Schädler et al.
Assessments in der Rehabilitation Bd. 1

Verlag Hans Huber
Programmbereich Gesundheit

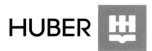

Ebenfalls lieferbar:

Oesch et al.
Assessments in der Rehabilitation Bd. 2: Bewegungsapparat
2. Auflage 2011. ISBN 978-3-456-84893-8

Büsching et al.
Assessments in der Rehabilitation Bd. 3: Kardiologie und Pneumologie
2009. ISBN 978-3-456-84571-5

Set Assessments in der Rehabilitation Bd. 1–3
ISBN 978-3-456-85162-4

Stefan Schädler
Jan Kool
Hansjörg Lüthi
Detlef Marks
Peter Oesch
Adrian Pfeffer
Markus Wirz

Assessments in der Rehabilitation

Band 1: Neurologie

3., vollständig überarbeitete und erweiterte Auflage

Unter Mitarbeit von:
Hanna Aviv, Kaspar Herren, Sabine Hahn, Roger Hilfiker, Annette Kurre, Nanco van der Maas, Stefanie Mey, Martin Sattelmayer, Corinna Schuster, Regula Steinlin Egli, Tim Vanbellingen, Ann Van de Winckel

Diese Arbeit wurde unterstützt durch:

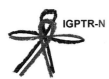

Interessengemeinschaft
Physiotherapie in der
Neurorehabilitation

Interessengemeinschaft
Physiotherapie in der
Rehabilitation

Zürcher Hochschule für angewandte Wissenschaften ZHAW, Physiotherapie
IBITA Swiss, Organisation der in der Schweiz tätigen Bobath-InstruktorInnen
Schweizerische Multiple Sklerose Gesellschaft
Schweizerische Gesellschaft für Neurorehabilitation (SGNR)
Stiftung Cerebral Parkinson Schweiz
Schweizer Paraplegiker-Stiftung
pro humanis
HELIOS Klinik Zihlschlacht

Verlag Hans Huber

Korrespondenzanschrift:
Stefan Schädler
Ahornweg 14
CH-3400 Burgdorf
E-Mail: mail@stefan-schaedler.ch

Lektorat: Dr. Klaus Reinhardt
Herstellung: Daniel Berger
Bearbeitung und Druckvorstufe: Stefan Schädler
Umschlaggestaltung: Claude Borer, Basel
Druck und buchbinderische Verarbeitung: AZ Druck und Datentechnik GmbH, Kempten
Printed in Germany

Bibliographische Information der Deutschen Nationalbibliothek
Die Deutsche Nationalbibliothek verzeichnet diese Publikation in der Deutschen Nationalbibliographie; detaillierte bibliographische Daten sind im Internet über http://dnb.d-nb.de abrufbar.

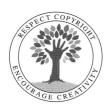

Dieses Werk, einschließlich aller seiner Teile, ist urheberrechtlich geschützt. Jede Verwertung außerhalb der engen Grenzen des Urheberrechtes ist ohne Zustimmung des Verlages unzulässig und strafbar. Das gilt insbesondere für Vervielfältigungen, Übersetzungen, Mikroverfilmungen sowie die Einspeicherung und Verarbeitung in elektronischen Systemen.
Die Wiedergabe von Gebrauchsnamen, Handelsnamen oder Warenbezeichnungen in diesem Werk berechtigt auch ohne besondere Kennzeichnung nicht zu der Annahme, dass solche Namen im Sinne der Warenzeichen-Markenschutz-Gesetzgebung als frei zu betrachten wären und daher von jedermann benutzt werden dürfen.

Anregungen und Zuschriften bitte an:
Verlag Hans Huber
Lektorat Medizin/Gesundheit
Länggass-Strasse 76
CH-3000 Bern 9
Tel: 0041 (0)31 300 4500
Fax: 0041 (0)31 300 4593
verlag@hanshuber.com
www.verlag-hanshuber.com

3. Auflage 2012
© 2006, 2009, 2012 by Verlag Hans Huber, Hogrefe AG, Bern
ISBN 978-3-456-85118-1

Inhaltsverzeichnis

Dank 11
Über die Autoren 13
Geleitwort 19
Vorwort zur 3. Auflage 21
Vorwort zur 1. Auflage 23

Einleitung 25

Frühphase 37

Bewusstseinszustand: Glasgow Coma Scale (GCS) 39
Bewusstsein: Koma Remissions-Skala (KRS) 44
Fähigkeiten während der Frührehabilitation: Early Functional Abilities (EFA) 49
Selbständigkeit in den Aktivitäten des täglichen Lebens (ADL): Frühreha-Barthel-Index
   (FRB) 58

Selbständigkeit im Alltag 63

Selbständigkeit in den Aktivitäten des täglichen Lebens (ADL): Functional Independence
   Measure (FIM) 65
Funktionale Selbständigkeit: Functional Assessment Measure (FAM) 71
Funktionale Gesundheit und Behinderung: WHODAS 2.0 76
Selbständigkeit im Alltag: Barthel-Index (BI) 80
Selbständigkeit im Alltag: Erweiterter Barthel-Index (EBI) 94
Selbständigkeit im Alltag: Spinal Cord Independence Measure (SCIM) 106

Zielsetzung 115

Zielerreichung: Goal Attainment Scaling (GAS) 117
Dokumentation der Behandlung in der Ergotherapie: Canadian Occupational Performance
   Measure (COPM) 123

Mobilität und Fortbewegung 129

Basale Rumpfaktivitäten: Trunk Control Test (TCT) 131
Mobilität: Rivermead Mobility Index (RMI) 136
Grobmotorische Fähigkeiten bei Kindern mit Zerebralparese: Gross Motor Function
   Measure (GMFM) 140
Mobilität: Chedoke McMaster Stroke Assessment, Aktivitätsskala 150
Mobilität: Timed Up and Go (TUG) 154
Gehgeschwindigkeit/ Gehtests mit Zeitnahme 160

Gehfähigkeit: Functional Ambulation Categories (FAC) 168
Gehen bei Patienten mit Querschnittlähmung: Walking Index for Spinal Cord Injury II
  (WISCI II) 172
Gehfähigkeit und Motorik der unteren Extremität: Six Spot Step Test (SSST) 177

Obere Extremitäten 181

Arm-Hand-Funktion: Action Research Arm Test (ARAT) 183
Manuelle Geschicklichkeit: Nine-hole-peg Test (NHPT) 190
Arm-Hand-Funktion: Box & Block Test (BBT) 198
Arm-Hand-Aktivitäten: Wolf Motor Function Test (WMFT) 208
Gebrauch der oberen Extremitäten im Alltag: Motor Acitivty Log (MAL) 213
Alltagsaktivitäten der Oberen Extremitäten Deutsche Version des Chedoke Arm und Hand
  Aktivitätsinventars (CAHAI-G) 226
Uni- und bilaterale Armaktivitäten: Test d'Evaluation de la performance des Membres
  Supérieurs des Personnes Agées (TEMPA®) 235
Arm-Hand-Funktion: Motor Evaluation Scale for Upper Extremity in Stroke Patients
  (MESUPES) 243
Schulter-Hand-Syndrom Score (SHS) 253

Gleichgewicht und Sturzrisiko 257

Funktionelle Reichweite: Functional Reach (FR) 259
Einbeinstand 264
Rumpfkontrolle: Trunk Impairment Scale (TIS) 269
Sensorische Organisation des Gleichgewichts: Clinical Test for Sensory Interaction in Balance
  (CTSIB) und Sensory Organization Test (SOT) 280
Mobilität und Sturzrisiko: Performance Oriented Mobility Assessment (POMA) 287
Gleichgewicht: Berg Balance Scale (BBS) 298
Gleichgewicht beim Gehen: Dynamic Gait Index (DGI) 312
Funktionales Gehen: Functional Gait Assessment (FGA) 322
Gleichgewicht bei Schlaganfall: Brunel Balance Assessment (BBA) 332
Sturzangst: Falls Efficacy Scale-International Version (FES–I) 336
Sturzrisiko: Morse Sturz Skala (MSS) 343

Sensorische Funktionen 347

Sensibilität: Oberflächensensibilität 349
Vibrationssinn: Stimmgabel 353
Lage- und Bewegungssinn 357
Stereognosie: Subskala vom Nottingham Sensory Assessment 362
Schmerzintensität: Numeric Rating Scale (NRS)/ Visual Analogue Scale (VAS) 367

Neurologischer Status und motorische Funktionen 369

Schulterschmerzen, Haltungskontrolle und motorische Kontrolle: Chedoke McMaster
  Stroke Assessment, Körperfunktionsskalen 371
Reflexe 377

Internationale neurologische Standard-Klassifikation für Querschnittlähmungen: (International Standards for Neurological Classification of Spinal Cord Injury -ISNCSCI) .381
Propriozeption und vestibuläre Funktion: Romberg-Test und Unterberger-Tretversuch 388
Spastizität: (Modifizierte) Tardieu-Skala 394
Spastizität: Modified Ashworth Scale (MAS) 399
Rigidität: Subskala der Unified Parkinson's Disease Rating Scale (UPDRS) 404
Parkinson-Syndrom: Unified Parkinson's Disease Rating Scale (UPDRS): Motorische Untersuchung 407
Tremor: Fahn Tremor Rating Scale (FTRS) 411
Intentionstremor: Finger-Nase-Test (FNT) 417
Neurodynamik: Straight Leg Raise Test (SLR), Slump-Test, Upper Limb Neurodynamic Test (ULNT) 422
Muskelkrafttest: Manueller Muskelfunktionstest 424
Muskelkraft: Quantitativer Muskeltest mittels Kraftmessgerät (Hand Held Dynamometer) 430
Handkraft: JAMAR Dynamometer 431

Kognitive Funktionen und Wahrnehmung 433

Neglekt: Beobachtung bei Aktivitäten Catherine Bergego Scale (CBS) 435
Pusher-Symptomatik: Klinische Skala für Contraversives Pushing (SCP) 440
Apraxie: TULIA (test of upper limb apraxia) und AST (apraxia screen of TULIA) 445
Vorstellungsfähigkeit: Deutsche Version des Fragebogens zur kinästhetischen und visuellen Vorstellungsfähigkeit (KVIQ-G) 456
Kognitive Funktionen: Mini Mental Status Test (MMST) 468

Krankheitsspezifische Messungen 469

Neurologischer Schaden in der Akutphase nach CVI: National Institute of Health Stroke Scale (NIH-SS) 471
Neurologischer Schaden in der Akutphase nach CVI: European Stroke Scale (ESS) 479
Sensomotorische Funktionen nach Schlaganfall: Fugl-Meyer-Assessment (FMA) 486
Globale Erfassung der Behinderung: Modified Rankin Scale (MRS) 491
Schlaganfall: Stroke Activity Scale (SAS) 495
Symptome und Behinderung nach Schlaganfall: Stroke Impact Scale (SIS) 504
Krankheitsfolgen bei ALS: Amyotrophic Lateral Sclerosis Functional Rating Scale - Revised (ALSFRS-R) 515
Schwindel und Gleichgewichtsstörungen: Dizziness Handicap Inventory (DHI) 522
Evaluation des subjektiven Gesundheitszustandes von MS-Patienten in physiotherapeutischer Behandlung: Multiple Sclerosis Questionnaire for Physiotherapists® (MSQPT®) 532
Einschränkungen bei Multipler Sklerose: Expanded Disability Status Scale (EDSS) - („Kurtzke Scale") 540
Ermüdbarkeit bei Multipler Sklerose: Fatigue Severity Scale (FSS) 546
Symptome und Behinderung bei M. Parkinson: Parkinson's Disease Questionnaire 39 (PDQ-39) 552
Gangstörungen bei M. Parkinson: Freezing of gait questionnaire (FOGQ) 559

M. Parkinson: Hoehn und Yahr Klassifizierung 564
Allgemeiner Gesundheitszustand: SF-36 570
Partizipation/ Unterstützung und Beziehungen: Modified Caregiver Strain Index (CSI) 571

Glossar 577

Abkürzungsverzeichnis 591

Stichwortverzeichnis 597

Zur Bedienung der CD-ROM 608

Diese Arbeit wurde unterstützt durch:

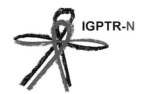 Interessengemeinschaft Physiotherapie in der Rehabilitation – Neurologie (IGPTR-N)

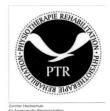 Interessengemeinschaft Physiotherapie in der Rehabilitation (PTR) www.igptr.ch

 Zürcher Hochschule für angewandte Wissenschaften ZHAW, Physiotherapie

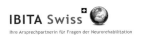 IBITA Swiss, Organisation der in der Schweiz tätigen Bobath-InstruktorInnen, Ansprechpartner für Fragen der Neurorehabilitation, www.ibitaswiss.ch

 Schweizerische Multiple Sklerose Gesellschaft

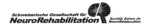 Schweizerische Gesellschaft für Neurorehabilitation (SNRG)

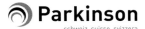 Parkinson Schweiz

 Stiftung Cerebral

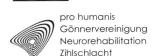 Schweizer Paraplegiker-Stiftung

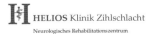 pro humanis

HELIOS Kliniken Zihlschlacht

Dank

Seit der Erstveröffentlichung der „Assessments in der Neurorehabilitation" 2006 sind der Anspruch an den fachlich-wissenschaftlichen Inhalt und der organisatorisch-administrative Aufwand enorm gestiegen. Unsere höher gesteckten Zielsetzungen erforderten einen wesentlich grösseren Aufwand. Ein Projekt in diesem Ausmass ist ohne die Unterstützung des Umfeldes und von Organisationen undenkbar. Diese beitragenden Teile des Netzwerkes möchten wir hier besonders erwähnen und uns bei ihnen bedanken.

Ohne die grosszügige und motivierende Förderung sowie finanzielle Unterstützung unseres Projektes durch die Interessengemeinschaft Physiotherapie in der Rehabilitation (PTR) und die Interessengemeinschaft Physiotherapie in der Neurorehabilitation (IGPTR-N), wäre diese Arbeit nicht entstanden. Besonders danken wir den Präsidentinnen Madeleine Isler (PTR) und Ida Dommen, die sich mit Enthusiasmus und Engagement für die Entstehung dieser Arbeit eingesetzt haben.

Ein derartiges Projekt erfordert enorme zeitliche Ressourcen. Die ideelle und finanzielle Unterstützung von verschiedenen Organisationen und Personen gibt uns den Mut und die Kraft, diese Arbeit fortzusetzen. Ganz besonders danken wir:

Zürcher Hochschule für angewandte Wissenschaften ZHAW, Institut für Physiotherapie
IBITA Swiss, Organisation der in der Schweiz tätigen Bobath-InstruktorInnen

- Schweizerische Multiple Sklerose Gesellschaft
- Schweizerische Gesellschaft für Neurorehabilitation (SNRG)
- Schweizerische Paraplegiker Stiftung
- Stiftung Cerebral
- Parkinson Schweiz
- Pro Humanis
- HELIOS Kliniken Zihlschlacht

Einen wertvollen Beitrag leisteten die Gastautorinnen/-en, die mit ihren persönlichen Beiträgen den Katalog erweitert und inhaltlich verbessert haben.

Besonders bedanken wir uns bei Colette Widmer Leu für das Korrekturlesen des gesamten Buches. Mit ihren kritischen Beiträgen hat sie wesentlich zur inhaltlichen Qualität des Buches beigetragen und für eine Konsistenz der unterschiedlichen Kapitel gesorgt.

Die Autorinnen und Autoren der Bände 2 (Bewegungsapparat) und 3 (Kardiologie und Pneumologie) haben mit der Weiterentwicklung und Vertiefung der Thematik einen wesentlichen Beitrag zur inhaltlichen Verbesserung dieses Bandes geleistet.

Im Weiteren gilt unser Dank unseren Arbeitgebern für ihre Unterstützung. Sie haben es ermöglicht, dass mit diesem Buch die praktische Anwendung und Umsetzung von Assessments erleichtert werden kann und haben mit ihrer Unterstützung die Realisierung dieser Arbeit erst möglich gemacht:

- SRO AG, Langenthal
- ZHAW Winterthur
- Klinik Valens
- REHAB Basel
- HUMAINE-Klinik Zihlschlacht
- Paraplegikerzentrum der Uniklinik Balgrist, Zürich

Ein Dank gebührt zusätzlich dem Paraplegikerzentrum der Uniklinik Balgrist in Zürich und der Zürcher Hochschule für angewandte Wissenschaften ZHAW, Physiotherapie, die uns für unsere „multimedialen" Sitzungen mit Laptop und Beamer beherbergt sowie für unser leibliches Wohl gesorgt haben.

Herrn Prof. Dietz vom Paraplegikerzentrum der Uniklinik Balgrist in Zürich danken wir ganz herzlich für sein Geleitwort.

Bedanken möchten wir uns beim Hans Huber Verlag im Besonderen bei Dr. Klaus Reinhard für die Unterstützung während der Realisierung.

Einen wertvollen Beitrag und Entlastung leistete Dominique Bucher für die Zusammenstellung der Beiträge ins Buch.

Schliesslich möchten wir uns bedanken für die Beiträge unserer Patientinnen/-en wie auch unserer Berufskollegen in der Rehabilitation. Ihre Erfahrungen und Meinungen zu den verschiedenen Assessments halfen uns sehr, die praktischen Vor- und Nachteile zu erkennen.

Nicht unerwähnt sei die Unterstützung, die wir durch unsere Familien, Freunde und Arbeitskollegen erfuhren.

Über die Autoren

Stefan Schädler

Sein Physiotherapiediplom erhielt er 1995 am Unispital Zürich und 2006 die Qualifikation zum Bobath-Instruktor in Walzenhausen. Seit 2002 leitet er die Arbeitsgruppe Assessments der IGPTR-N mit der Erstpublikation dieser Ausgabe in 2006. Er war beteiligt bei der Realisierung von „Assessments in der Rehabilitation" (Band 2: Bewegungsapparat, 2007/ 2011, Band 3: Kardiologie/ Pneumologie 2008). Er ist Referent/ Kursleiter zu Themen der Neurorehabilitation v.a. Schlaganfall in der Akut- und Spätphase, Assessments, Sturzprävention und Schwindel und hat zu diesen Themen Artikel realisiert. Er arbeitet als Fachverantwortlicher Geriatrie/ Neurologie am SRO AG Spital Langenthal.

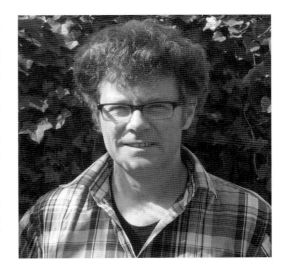

Jan Kool

Jan Kool ist Leiter Forschung am Institut für Physiotherapie der Zürcher Hochschule für Angewandte Wissenschaften in Winterthur, wo er auch unterrichtet. Er ist Physiotherapeut und beendete 2005 seine Doktorarbeit über die Rehabilitation von Patienten mit lumbalen Rückenschmerzen. Er verfasste zusammen mit Rob de Bie von der Universität Maastricht das Kapitel ‚Wissenschaftliches Arbeiten' im Buch ‚Beruf, Recht und Wissenschaftliches Arbeiten' (Thieme Verlag). Forschungsschwerpunkte sind unter anderem die Physiotherapie und Rehabilitation von Patienten mit lumbalen Rückenschmerzen und die Entwicklung eines Feedback-Gerätes, das Rückmeldungen gibt über Rückenbewegungen und so die Patientenmotivation und Effizienz der Therapie fördern soll.

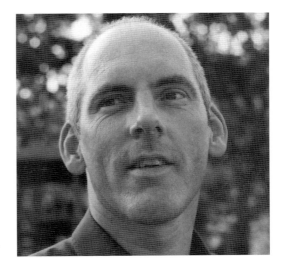

Hansjörg Lüthi

Nach der Ausbildung zum Physiotherapeuten am Kantonsspital Basel (1995) arbeitete Hansjörg Lüthi als Physiotherapeut im REHAB Basel mit querschnittgelähmten und hirnverletzten Menschen zusammen. Nach dem Besuch der Fachhochschule Gesundheit, Fachrichtung Therapiewissenschaften in Aarau und einer Qualitätsmanagement-Ausbildung sowie einem interuniversitäre Nachdiplomstudium zum Master of Public Health (MPH) arbeitet er als Leiter Qualitätsmanagement und Verantwortlicher für die Studienkoordination eines kleinen interdisziplinären Teams im REHAB. Als Gründungsmitglied der Schweizerischen Gesellschaft für Qualitätsmanagement im Gesundheitswesen (SQMH) ist er in deren Vorstand und seit 2011 im Vorstand der Schweiz. Arbeitsgemeinschaft für Rehabilitation (SAR). Im Sommer 2012 schliesst er einen Executive Master of Business Administration (EMBA) an der Fachhochschule Nordwestschweiz Basel ab.

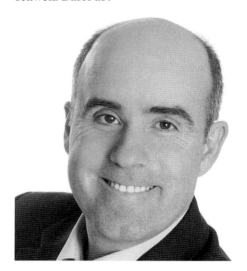

Detlef Marks

Detlef Marks ist seit 1991 diplomierter Physiotherapeut. Schwerpunkt seiner Arbeit ist die Behandlung von Patienten mit neurologischen Störungsbildern, hierbei besonders die Gangrehabilitation v.a. auch mit robotassistierter Unterstützung (z.B. durch den Lokomat).
Er arbeitet in der HELIOS Klinik Zihlschlacht als Leitung Sensomotorik und war dort auch in den Jahren 1999 bis 2006 als Qualitätsbeauftragter der Klinik tätig.
Aktuell ist er Mitglied der Kommission „Qualität" des Schweizer Physiotherapie Verbandes *physioswiss*. Er absolvierte ein Nachdiplomstudium zum Thema „Management im Sozial- und Gesundheitsbereich" der Fachhochschule Luzern und hat dieses im 2010 mit einem Master of Advanced Studies (MAS) abgeschlossen.

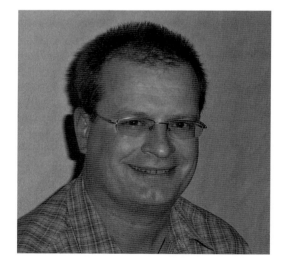

Peter Oesch

Peter Oesch erhielt 1984 sein Physiotherapiediplom am Universitätsspital Zürich und 1992 das Diplom in mechanischer Diagnose und Therapie vom McKenzie Institute International in Neuseeland. Im Jahr 2006 schloss er ein Studium in Health Ergonomics an der University of Surrey (England) mit einem Master of Science ab. Er arbeitet in der Klinik Valens für Rheumatologie und Rehabilitation des Bewegungsapparates als stellvertretender Cheftherapeut und Leiter der Ergonomieabteilung. Sein Spezialgebiet ist die arbeitsbezogene Rehabilitation. Er erteilt Kurse über die Evaluation der funktionellen Leistungsfähigkeit und Ergonomietrainingsprogramme. Zu diesen Themen hat er verschiedene Studien publiziert und schreibt nun seine Doktorarbeit an der Universität von Oslo. Peter ist verheiratet und Vater von zwei Kindern.

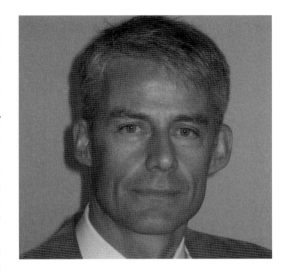

Adrian Pfeffer

Adrian Pfeffer arbeitet als selbständiger Physiotherapeut in St. Gallen. Neben dem Schwerpunkt der Behandlung von neurologischen Patienten umfasst sein Arbeitsfeld auch die Behandlungen von Patienten mit Schwindel, kraniomandibulären Dysfunktionen oder Muskelerkrankungen. Berufserfahrung in der Neurorehabilitation sammelte er vorgängig in Akutspital und Rehabilitationsklinik. Er schloss die Ausbildung zum Physiotherapeuten 1995 an der Schule für Physiotherapie des Kantons Aargau in Schinznach Bad ab. 2010 erhielt er durch nachträglichen Titelerwerb den BSc der ZHAW.

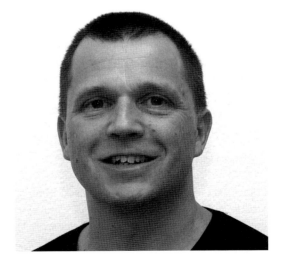

Markus Wirz

Arbeitet als Physiotherapeut im Paraplegikerzentrum der Universitätsklinik Balgrist in Zürich. Dies ist ein Rehabilitationszentrum für Patienten mit Querschnittlähmung. Zu seinen Aufgaben zählen Patientenbehandlungen sowie die organisatorische und fachliche Leitung der Physiotherapie. Markus Wirz nimmt aktiv an Projekten der angegliederten Forschungsabteilung des Paraplegikerzentrums (Prof. A. Curt) teil. Diese befassen sich mit der Evaluation rehabilitativer Assessments oder physiotherapeutischer Interventionen wie z.B. Lokomotionstraining.

Markus Wirz arbeitet zudem an der Zürcher Fachhochschule für angewandte Wissenschaften (zhaw) als externer Dozent im Studiengang Physiotherapie.

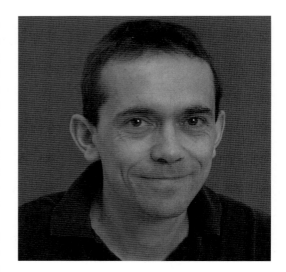

Unter Mitarbeit von:

Hanna Aviv

Hanna Aviv wurde 1974 am Wingate Institute, Israel, zur Physiotherapeutin qualifiziert. Seit 1979 arbeitet sie an der BDH-Klinik Braunfels als Therapeutin für Patienten mit neurologischen Erkrankungen und als klinische Instruktorin. Zu ihren Aufgaben gehören die Organisation der Fortbildung sowie die Implementierung der evidence based practice. Sie ist Bobath-Aufbaukurs-Instruktorin und Mitglied der wissenschaftlichen AG des VEBiD. 2011 erwarb sie einen Abschluss als MScPT an der FH Campus Wien.

Sabine Hahn

Sabine Hahn hat 1998 in Deutschland ihren Abschluss in Ergotherapie gemacht. In der Schweiz arbeitet sie seit 1999 im Bereich der Neurorehabilitation. Neben diversen Fort- und Weiterbildungen hat sie 2009 den Lehrgang Master of Science in Neurorehabilitation an der Donau Universität, Krems, abgeschlossen.

Seit 2007 ist sie Leitende Ergotherapeutin in der Reha Rheinfelden und am klinikeigenen Kurszentrum als Referentin tätig. Ihren fachlichen Schwerpunkt bilden weiterhin die Neurorehabilitation sowie der Bereich der Sklerodermie.

Kaspar Herren

Kaspar Herren arbeitet seit 1991 als Physiotherapeut an der Universitätsklinik für Neurologie. Seit 2001 ist er Mitglied des Forschungsteams der Physiotherapie am Inselspital in Bern. 2005 schloss er den Lehrgang Master of Science in Neurorehabilitation an der Donau Universität Krems ab. Seine Interessensgebiete sind die Behandlung von Patienten nach Schlaganfall und Motor-Learning-Strategien. Er ist Autor und Mitautor mehrerer Publikationen.

Roger Hilfiker

Nach der Diplomierung 1994 in Leukerbad arbeitete Roger Hilfiker zehn Jahre als Physiotherapeut. Nach dem OMT (SVOMP) Abschluss 2001 schloss er das Masterprogramm „Physiotherapie-Wissenschaften" (PTW) 2005 ab. Er doziert jetzt an der HES-SO Wallis und forscht im Institut für Gesundheit und Soziale Arbeit sowie im „Institut de recherche en réadaptation" in der SUVA-Klinik in Sitten. Er studiert berufsbegleitend an der Graduate School for Health Sciences an der Universität Bern.

Annette Kurre

Annette Kurre hat 1981 in Göttingen ihre Ausbildung zur Physiotherapeutin abgeschlossen. Seit 1995 ist sie Cheftherapeutin der Neurologischen Klinik des UniversitätsSpitals Zürich (USZ). Neben diversen fachspezifischen Weiterbildungen hat sie 2008 die universitäre Weiterbildung mit dem Master in Physiotherapiewissenschaften abgeschlossen. Sie nutzt ihre Weiterbildungen für das kritische Lesen von Literatur, die Ausbildung von Studierenden im Praktikum und zur Beurteilung und Behandlung von Patienten der Neurologischen Klinik und des interdisziplinären Zentrums für Schwindel und Gleichgewichtsstörungen am USZ.

Nanco van der Maas

Nanco van der Maas ist seit 1985 diplomierter Physiotherapeut. Er hat von 1991 bis 1995 Statistik und Datenanalyse sowie Methoden der Soziologie und Psychologie studiert. Seit 1995 arbeitet er als selbstständiger Physiotherapeut in Brügg bei Biel. In 2010 hat er in Biel das Institut für Physiotherapieforschung IPForschung gegründet. Er ist seit 2010 Mitglied der Forschungskommission von Physioswiss und Mitbegründer und Vize-Präsident des Physionet Seeland.
Er leitet seit 2005 die Entwicklung und Validierung des MSQPT® und seit 2011 die Studie zur Responsivität und MCID des MSQPT®.

Stefanie Mey

Stefanie Mey besuchte die Physiotherapie-Schule in Schaffhausen. Nach dem Diplom 2001 arbeitete sie mehrere Jahre in der Neurorehabilitation und schloss 2006 in Zürich den Lehrgang

MScPT ab. Aktuell ist sie am Kantonsspital Winterthur in den Schwerpunkten Neurologie und Innere Medizin tätig.

Martin Sattelmayer

Martin Sattelmayer schloss 2003 seine Physiotherapieausbildung in den Niederlanden ab. Später beendete er einen Masterstudiengang an der Universität Brüssel in Neurorehabilitation und danach einen Masterstudiengang in Erwachsenenbildung an der Universität Kaiserslautern. Momentan arbeitet er in Leukerbad an der Fachhochschule Westschweiz, Studiengang Physiotherapie als Dozent. Daneben arbeitet er im Rehabilitationszentrum Leukerbad in der Neurorehabilitation.

Corina Schuster

Nach dem Abschluss als Physiotherapeutin (1997, Halle/D) und Arbeit als Therapeutin in verschiedenen Klinken mit dem Schwerpunkt neurologische Rehabilitation begann Corina Schuster ihre Tätigkeit an der Reha Rheinfelden im Januar 2000. Ihr Masterstudium an den Universitäten Zürich und Maastricht (NL) schloss Corina 2005 ab und ihre Dissertation an der Oxford Brookes University (GB) 2011. Seit Januar 2012 leitet Corina die Forschungsabteilung der Reha Rheinfelden und ist wissenschaftliche Mitarbeiterin am Institut für Rehabilitation und Leistungstechnologie der Berner Fachhochschule.

Regula Steinlin Egli

Regula Steinlin Egli ist selbständige Physiotherapeutin und arbeitet seit über 25 Jahren vorwiegend mit MS-PatientInnen. Neben der Ausbildung in Bobath und Manualtherapie absolvierte sie die Ausbildung zur Instruktorin FBL Functional Kinetics sowie zur HTK-Lehrtherapeutin. Als Präsidentin der Fachgruppe Physiotherapie bei MS (FPMS) und als Mitglied des wissenschaftlichen Beirates der Schweizerischen MS-Gesellschaft, setzt sie sich aktiv für die Weiterbildung von PhysiotherapeutInnen in der MS-Behandlung ein.

Tim Vanbellingen

Tim Vanbellingen ist seit 2002 ausgebildeter Physiotherapeut. Er hat von 2002 bis 2010 in der Klinik Bethesda Tschugg als Physiotherapeut/ Gruppenleiter Sensomotorik gearbeitet. Aktuell arbeitet er an einer Doktorarbeit an der Graduate School of Health Sciences, Universität Bern. Zudem macht er ein postgraduales Programm für Neurowissenschaften an den Universitäten Fribourg und Bern (BENEFRI). Er hat diverse Studien publiziert über höhere motorische Störungen bei Schlaganfall und M. Parkinson.

Geleitwort

In vorliegendem Buch werden erstmals in der Physiotherapie häufig angewandte Testverfahren übersichtlich beschrieben. Es verfolgt damit einen wichtigen Schritt in Richtung einer modernen Neurorehabilitation.
Sensomotorische Funktionen, wie die Hand- und Gangfunktion, stellen einen zentralen Bereich der Neurorehabilitation dar. Neue funktionelle Trainingsmethoden, wie z.B. das Lokomotions- oder Handfunktionstraining, nutzen die verbliebene Plastizität des Nervensystems nach einer Schädigung mit dem Ziel, den Patienten ein weitgehend eigenständiges Leben zu ermöglichen. In Zukunft könnte eine *Teilregeneration* verletzter Nervenbahnen, durch funktionelle Aktivierung von Nervenzellverbänden, die Kapazität für Funktionsverbesserungen erweitern.

Wir wissen, dass die mit den derzeit zur Verfügung stehenden Therapieverfahren erreichbaren Funktionsverbesserungen individuell erheblich variieren, abhängig von verschiedenen Faktoren, wie z.B. Schwere und Ort der Verletzung, Alter des Patienten und eventuellen Begleiterkrankungen/ Verletzungen. Das heisst aber, dass wir solide, standardisierte Untersuchungsverfahren benötigen, um eine Hirn- oder Rückenmarkschädigung und deren Verlauf zu erfassen. So können auch die Effekte neuer Therapien objektiv beurteilt und vom Spontanverlauf abgegrenzt werden.

Wir benötigen, eine fortlaufende Kontrolle gängiger Therapieansätze, um diese zu aktualisieren und zu optimieren. Dazu müssen die Effekte dieser Therapie objektiv erfasst werden. Eine Qualitätskontrolle auf standardisierter Basis ermöglicht Vergleiche der Therapieerfolge sowohl zwischen Ländern wie auch zwischen einzelnen Zentren. Das vorliegende Buch erfüllt dieses Erfordernis in vorbildlicher Weise. Es werden verschiedene Verfahren zur Erfassung einer Funktion übersichtlich und klar beschrieben und die Wertigkeit der Testverfahren anhand der Literatur kritisch beurteilt. Damit kann die zum Teil sehr aufwändige Rehabilitation hirn- und rückenmarkverletzter Patienten auf qualitativ hohem Niveau effizient gestaltet werden. Therapiekonzepte und deren Kontrolle auf der Basis der „evidence based medicine" führen nicht nur zu einer besseren Lebensqualität der Patienten; sie überzeugen auch darin, dass sich der Einsatz erheblicher Mittel für die Rehabilitation Querschnittgelähmter oder Hirnverletzter für die Gesellschaft letztlich auszahlt. Das vorliegende Buch stellt einen Meilenstein in dem Bestreben dar, Erfolge physiotherapeutischer Interventionen in der Neurorehabilitation nachvollziehbar zu machen. Damit legt es einen Grundstein zu optimierten Therapiestrategien.

Zürich, 15. Juli 2005
Prof. Dr. V. Dietz, FRCP

Vorwort zur 3. Auflage

Seit dem Erscheinen von "Assessments in der Neurorehabilitation" im Jahr 2006 stieg das Interesse an der Einführung von Tests und standardisierten Messverfahren in zahlreichen Kliniken und Praxen im deutschsprachigen Raum. In der Zwischenzeit ist eine Serie mit 3 Bänden von „Assessments in der Rehabilitation" entstanden. In Band 2 werden von der IGPTR-B (Interessengemeinschaft Physiotherapie in der Rehabilitation – Bewegungsapparat) rund 70 Assessments der muskuloskeletalen Rehabilitation beschrieben. Die 2. Auflage erschien 2011. Assessments aus der Kardiologie/ Pneumologie werden von der IGPTR-KP (Interessengemeinschaft Physiotherapie in der Rehabilitaiton – Kardiologie und Pneumologie) beschrieben. Unter dem Patronat der PTR (Interessengemeinschaft Physiotherapie in der Rehabilitation) wird dieses Gesamtwerk weiter gefördert. An einer Tagung entstand eine interne Leitlinie für die Beurteilung von Assessments und eine einheitliche Gestaltung der Beiträge in den 3 Bänden. Die drei Autorengruppen realisierten zudem seit 2006 eine Artikelserie in physiopraxis (Thieme-Verlag) zu verschiedenen Assessments. Eine Autorengruppe arbeitet an einem Lehrbuch Assessment. Zudem ist ein Projekt zur Realisierung einer messzielorientierten Datenbank angelaufen.
Bestärkt durch die zahlreichen positiven Rückmeldungen hat sich die Gruppe entschlossen, die 3. Auflage dieses Bandes zu überarbeiten und weitere häufig verwendete Assessments aufzunehmen.

Was ist neu?
In diesem Band wurden weitere 10 Assessments neu aufgenommen und beschrieben.
Einige Beurteilungen wurden gegenüber der 2. Auflage geändert. Dies hat sich aufgrund der aktuellen Studienlage und der strengeren internen Richtlinie ergeben. Die Beurteilung von Assessments ist ein laufender Prozess und muss bei neuen Erkenntnissen revidiert werden. Die Beurteilung richtet sich sowohl nach den aktuellen Daten von Studien als auch danach, ob andere bessere Assessments verfügbar sind. Wir stimmen der allgemeinen Meinung zu, dass auch für Assessments gezielt systematische Reviews erstellt werden sollten. Bisher liegen nur wenig systematische Reviews zu Assessments vor. Zudem ist teilweise noch unklar, wie die unterschiedlichen statistischen Verfahren zur Evaluation der Gütekriterien verglichen werden können. In diesem Band sind nicht alle wiedergegebenen Tests auf Deutsch validiert. Diese Lücke ist in den nächsten Jahren zu schliessen. Die vorliegenden nichtvalidierten Versionen können für die Praxis verwendet werden, eignen sich aber für die klinische Forschung nur bedingt.
Grundsätzlich wurden die Testformulare der 2. Auflage verwendet. Gab es Änderungen in einem bestehenden Testformular gegenüber der 2. Auflage, wird dies unter Kommentar erwähnt.
Die Autorengruppe hatte sich dazu entschlossen, für die 3. Auflage weitere Experten als Gastautoren für einzelne Beiträge zu gewinnen. So konnten wir Autoren beiziehen, die

sich z.B. durch ihre Masterarbeit besonders mit einem Assessment auseinandergesetzt haben. Wir begrüssen Sabine Hahn, Martin Sattelmeyer und Corina Schuster als Gastautoren. Wir sind überzeugt, damit die Qualität der Beiträge zu verbessern und den Lesern vertiefte Informationen zu bieten.

Wir beobachten, dass Assessments zunehmend Bestandteil der praktischen Arbeit werden und helfen, die physiotherapeutische Arbeit z.B. gegenüber Kostenträgeren zu rechtfertigen. Wir hoffen, dass dieses Buch dafür ein nützliches Werkzeug ist und sich als Standardwerk in Ausbildung und Praxis etablieren wird.

Burgdorf, 6. März 2012
Stefan Schädler

Vorwort zur 1. Auflage

Die Neurorehabilitation ist seit einigen Jahren einem starken Wandel unterworfen, der hauptsächlich auf zwei Gründen beruht: Einerseits hinterfragen Ergebnisse einer aktuellen und zunehmend lebhaften Forschung etablierte physiotherapeutische Behandlungsansätze, andererseits wächst der Kostendruck bei gleichzeitig sinkenden Ressourcen. Vor diesem Hintergrund steht die rehabilitative Arbeit, welche darin besteht, Problembereiche eines Individuums mit allen seinen bio-psycho-sozialen Aspekten umfassend zu erkennen, eine den individuellen Zielen angepasste Behandlung zu planen und Behandlungserfolge zu überprüfen. Allen diesen Aspekten ist gemeinsam, dass Merkmale oder Fähigkeiten von Menschen mit ihrem bio-psycho-sozialen Hintergrund und ihren individuellen Zielen und Erwartungen dargestellt werden müssen. Der Wahl geeigneter Assessment-Instrumente für die Messung von Behandlungsergebnissen, zur Qualitätssicherung und in der Forschung, kommt eine zentrale Rolle zu. Die Instrumente sollten zuverlässig und empfindlich sein und das messen, was sie vorgeben zu messen: Sie müssen bestimmte Gütekriterien erfüllen.

Das von Derick T. Wade 1992 erschienene Buch „Measurements in Neurological Rehabilitation" (Oxford University Press 1992) wurde zu einem Standardwerk und gilt als Nachschlagewerk und Referenz bei der Auswahl von Assessments.

Einige weitere Autoren geben eine mehr oder weniger grosse Übersicht über die gebräuchlichsten Messinstrumente in der Neurorehabilitation.

Einen Beitrag und ersten Anstoss zur vorliegenden Arbeit gab die Tagung „Messen in der Neurorehabilitation im Rahmen der Physiotherapie" vom 21. Oktober 1996 im Bürgerspital Solothurn (CH). Als greifbares Ergebnis dieser Tagung entstand eine Zusammenstellung der in der Schweiz bekanntesten und gebräuchlichsten Assessments.

Kurz darauf, im August 1998, wurde die Interessengemeinschaft Physiotherapie in der Neurorehabilitation (IGPNR) gegründet. Die IGPNR ist eine Gemeinschaft von Physiotherapeutinnen und Physiotherapeuten, die sich für die Qualitätssicherung, einen breiten fachlichen Austausch sowie für die Interessenvertretung der Physiotherapie in der Neurorehabilitation einsetzt. Sie besteht aus Physiotherapeutinnen und Physiotherapeuten, die in verschiedenen Kliniken und Einrichtungen der Schweiz in der Früh-, Rehabilitations- und Spätphase tätig sind.

Anlässlich der Generalversammlung der IGPNR im Jahr 2002 bildete sich eine Arbeitsgruppe mit dem Ziel, einen bestehenden Katalog von elf Assessments bezüglich Gütekriterien zu überarbeiten und zu erweitern. Zu Beginn der Arbeit wurde eine Umfrage in den Mitgliederkliniken der IGPNR durchgeführt. Von 28 verschickten Fragebogen konnten 21 ausgewertet werden (6 Akutphase, 16 Rehabilitationsphase und 3 Langzeitphase). Das am häufigsten verwendete Assessment war das Performance Oriented Mobility Assessment (POMA) oder auch Tinetti-Test, gefolgt vom Functional Indepence Measure (FIM), dem Modified Ashworth-Scale und dem Olson, einer Messung der Gehgeschwindigkeit. Wurde nach der Wichtigkeit für den klinischen Alltag gefragt, stand wiederum der POMA (Tinetti-Test) an erster Stelle, gefolgt vom Olson-Gehtest, dem Manuellen Muskelfunktionstest und dem FIM. Diese Angaben beruhten auf den persönlichen Einschätzungen der Befragten ohne Berücksichtigung der Gütekriterien.

Auf der Basis dieser Umfrage und den Erfahrungen der Autoren wurde eine Auswahl von Assessments getroffen, zu welchen die Gütekriterien zusammengestellt wurden. Als Resultat entstand eine Sammlung von insgesamt 21 Assessments mit ihren Gütekriterien, Formularen und Manuals. Diese Sammlung erschien im März 2004 als Broschüre „Assessments in der Neurorehabilitation" und auf der Webseite der Dachorganisation, der Interessengemeinschaft Physiotherapie in der Rehabilitation (PTR).

Aufgrund der grossen Nachfrage konstituierte sich die Arbeitsgruppe erneut mit dem Ziel, die bestehenden Assessments zu überarbeiten und weitere auszuwählen, die für die praktische Anwendung als relevant erschienen.

Zum ersten Mal liegt nun eine Zusammenstellung der Gütekriterien von 50 Assessments der Neurorehabilitation in Buchform vor. Einzigartig sind die Verlinkung zu den ICF-Domänen und -Kategorien sowie eine differenzierte Beurteilung der Assessments entsprechend ihren Anwendungsbereichen auf der Basis von Literaturrecherchen. Für den Anwender sollen die Angaben zur Praktikabilität sowie die zur Verfügung gestellten Formulare von grossem Nutzen sein.

Das Buch mit seinen Formularen und Manuals auf der mitgelieferten CD-ROM soll eine Anleitung für Fachleute der Neurorehabilitation darstellen und eine Entscheidungshilfe für die Einführung und Anwendung von Messinstrumenten bieten. Das Buch richtet sich aber auch an Studenten und wissenschaftlich Interessierte, die mehr über Hintergründe und technische Daten der Assessments wissen möchten.

Burgdorf, 7. Februar 2006
Stefan Schädler

Einleitung

Im folgenden Kapitel besprechen wir die theoretischen Begriffe, die im Buch bei der Beurteilung der Assessments verwendet werden. Die Einleitung wurde für diese Auflage überarbeitet und mit Inhalten aus „Assessments in der Rehabiliation - Band 2: Bewegungsapparat" und „Assessments in der Rehabilitation - Band 3: Kardiologie und Pneumologie" ergänzt. Wir möchten uns dafür ganz herzlich bei den Autoren Roger Hilfiker, Martin Verra und Peter Oesch bedanken.

1. Beurteilung der Assessments

Jedes Assessment wird mit dem Abschnitt „Hintergrund" kurz eingeführt. Dann folgen eine Verlinkung mit den entsprechenden Kategorien der ICF sowie eine Stellungnahme zu den Stichworten „Praktikabilität", „Reliabilität", „Validität" und „Responsivität". Diese Stellungnahmen basieren auf der zur Verfügung stehenden Literatur. Empfehlungen für die physiotherapeutischen Anwendungsbereiche und Kommentare schliessen die Präsentation der einzelnen Assessments ab.

1.1 Hintergrund

Im Abschnitt „Hintergrund" wird jedes Assessment kurz eingeführt. Dieser Abschnitt beschreibt die Entstehungsgeschichte des Assessments, das Messziel, den theoretischen Rahmen und wichtige Definitionen.
Da zum Beispiel für Spastizität unterschiedliche Definitionen verwendet werden, ist es wichtig, die verwendete Definition zu beschreiben (ein erhöhter geschwindigkeitsabhängiger Widerstand bei passiver Bewegung). Bei Patienten mit Spastizität finden wir oft auch eine Einschränkung der passiven Gelenksbeweglichkeit, die von der Spastizität unterschieden werden muss. Diese Trennung wird in der Tardieu Skala besser berücksichtigt als in der Ashworth Skala.

1.2 ICF-Klassifikation

Die Internationale Klassifikation der Funktionsfähigkeit, Behinderung und Gesundheit (International Classification of Functioning, Disability and Health - ICF) ist eine von der Weltgesundheitsorganisation (WHO) zur Verfügung gestellte Klassifikation von Gesundheit und mit Gesundheit zusammenhängenden Zuständen.
Die Ziele der ICF bestehen darin, eine wissenschaftliche Grundlage für Studien zur Verfügung zu stellen, eine gemeinsame Sprache für die Beschreibung von Gesundheit darzustellen, Datenvergleiche zu ermöglichen und ein Codierungssystem bereit zu stellen. Für die Neurorehabilitation sind die Disziplinen übergreifende gemeinsame Sprache und die Möglichkeit, zwischen Kliniken und Ländern Ergebnisse zu vergleichen, sehr wertvoll.

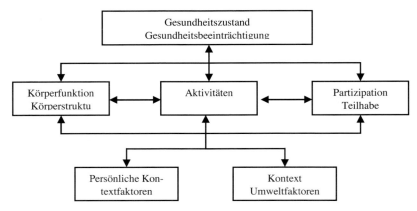

Die ICF mit ihren weit über 1000 Kategorien ist für den alltäglichen Einsatz nicht direkt zu gebrauchen. Um den Gebrauch der Assessments unter Berücksichtigung der ICF zu erleichtern, wurden die in diesem Buch zusammengestellten Assessments den entsprechenden Kategorien der ICF zugeordnet. Diese Zuordnung erfolgte auf der Basis von definierten Verknüpfungs- oder Linking-Regeln (Cieza et al. 2005).

Beispiel:
Der Action Research Arm Test (ARAT) hat 4 Skalen A-D (siehe Seite 183).

Skalen A-C beinhalten das Ergreifen, Halten und Auflesen von Gegenständen und wurden verlinkt mit den ICF-Kategorien
- d430 Gegenstände anheben und tragen
- d440 Feinmotorischer Handgebrauch
- d445 Hand- und Armgebrauch

Skala D erfasst nicht aufgabenorientierte Grobmotorik des Arms und wurde verlinkt mit
- b760 Kontrolle von Willkürbewegungen

Zu beachten gilt, dass einige der Assessments das Zielmerkmal eines Patienten nicht direkt zu erfassen vermögen. Beurteilt werden dann Aktivitäten, die Hinweise auf dieses Merkmal liefern. Meist handelt es sich um Merkmale aus der ICF-Komponente „Körperfunktion". So kann beispielsweise das Gleichgewicht nicht direkt, wohl aber über Aktivitäten wie z.B. Stehen mit geschlossenen Augen oder einer schnellen Drehung um die eigene Körperachse, beurteilt werden (. In diesen Fällen wurden das Zielmerkmal, und nicht die Beobachtungsmerkmale, mit den ICF-Kategorien verknüpft.
Ein weiteres Beispiel dafür ist ein standardisiertes Assessment, das den Neglekt, die Vernachlässigung einer Seite (siehe Beispiel Neglekt im Kasten auf der nächsten Seite 27) als Zielmerkmal erfasst. In der ICF kommt der Begriff Neglekt nicht vor.

1.3 Praktikabilität

Der Abschnitt „Praktikabilität" beschreibt, für welche Patientengruppe ein Test entwickelt und validiert wurde, ob die Anschaffung von speziellen Geräten oder Materialien erforderlich ist, wie hoch der Schulungsaufwand und schliesslich wie gross der Zeitaufwand für die Durchführung sind. Bei den Angaben der entsprechenden Geld- und Zeitbeträge handelt es sich um Schätzungen. Die Kosten für einen Stuhl, ein Metermass oder eine Stoppuhr wurden nicht angegeben, da davon ausgegangen wurde, dass diese Gegenstände in den Rehabilitationseinrichtungen oder Praxen vorhanden sind.

Beispiel Neglekt
Die Catherine Bergego Scale (CBS) erfasst Neglekt im Alltag (siehe Seite 435). In der ICF kommt der Begriff Neglekt nicht vor. Die der CBS zugeordneten ICF-Begriffe entsprechen nicht eindeutig dem Neglekt. Die genannten Klassifikationen umschreiben in Kombination den Neglekt recht gut
Körperfunktion
- b156 Funktionen der Wahrnehmung, insbesondere
- b1565 Räumlich visuelle Wahrnehmung
- b114 Funktion der Orientierung

Der Neglekt wird bei der Beobachtung folgender *Aktivitäten* erfasst:
- d510 sich waschen
- d520 Körperpflege
- d540 sich kleiden
- d550 essen
- d450 gehen
- d465 sich unter Verwendung von Geräten fortbewegen (Rollstuhl fahren)

Reliabilität, Validität und Responsivität stellen die drei wissenschaftlichen Gütekriterien dar, die bei allen Assessments besprochen werden.

1.4 Reliabilität

Reliabilität, Reproduzierbarkeit und Zuverlässigkeit sind grösstenteils identische Begriffe.

Definition
Ein Messverfahren ist reliabel, wenn wiederholte Messungen unter gleichen Bedingungen zum gleichen Ergebnis führen.

Lerneffekte können die Reliabilität eines Assessment beeinträchtigen.
Bei der Untersuchung der Test-Retest-Reliabilität wird unterschieden, ob der gleiche Physiotherapeut die Messung wiederholt (*Intrarater oder Intratester-Reliabilität*), oder ob ein zweiter Untersucher die Messung wiederholt (*Interrater- oder Intertester-Reliabilität*).

Beispiel:
a. Durch die Untersuchung der Ausdauer beim Gehen mit einem Timed walking Test kann bereits ein Trainingseffekt auftreten, der die zweite Messung beeinflusst.
b. Bei der ersten Untersuchung des Gleichgewichts mit der Berg Balance Scale lernt der Patient, wie er nach vorne reichen, im Tandemstand oder auf einem Bein stehen kann. Dies kann einen Einfluss auf die zweite Messung haben.

Die verschiedenen Untersuchungen der Reliabilität haben ergeben, dass in der Regel bessere Resultate erzielt wurden, wenn die Untersucher vor der Studie in der Anwendung des Tests geschult worden sind (z.B. siehe Dynamic Gait Index Seite 312: Shumway-Cook et al. 1997c vs. Wrisley et al. 2003). Bei der Einführung von Assessments und Testverfahren sollte deshalb auf eine ausreichende Schulung Wert gelegt werden. Möglichkeiten dazu bestehen beispielsweise darin, den Test praktisch an Kollegen durchzuführen oder den Test durch die einzelnen Teammitglieder anhand einer Videoaufnahme zu bewerten und diese Resultate anschliessend zu vergleichen (Eichung). Gelegentlich erfordert eine ungenügende Beschreibung im Test eine zusätzliche Standardisierung innerhalb des Teams.
Auf das Resultat hat es weiter einen Einfluss, ob der Test wiederholt am Patienten gemacht wurde oder ob der Test anhand eines Videos von mehreren Personen beurteilt wurde. Studien, die den Test anhand eines Videos beurtei-

len, zeigen oft bessere Werte, weil die Variabilität des Patienten nicht abgebildet wird.

Einen weiteren Einfluss auf das Resultat hat der Abstand zwischen den beiden Messungen. Dieser sollte nicht zu kurz (Erinnerung der Untersucher an das Ergebnis) und nicht zu lang sein, um eine Verbesserung oder Verschlechterung nicht abzubilden.

In besonderen Fällen (Parkinson mit On- oder Off-Phasen, Spastizität) sollte auch die Tageszeit bzw. der Zusammenhang mit äusseren Einflüssen berücksichtigt werden.

Korrelation nach Pearson und Spearman

Die Test-Retest-Reliabilität wird oft mit einem Korrelationskoeffizienten angegeben. Ein Korrelationswert gibt die Stärke des Zusammenhangs der zwei Testresultate an und sagt aus, wie nahe Messpaare (Test-Retest) bei grafischen Darstellungen auf einer Linie liegen. Korrelationen können zwischen 0.00 und 1.00 oder -1.00 liegen.

Bei perfekter Korrelation (1.00 oder -1.00) liegen alle Messpaare auf einer Geraden. Abhängig von den Bedürfnissen werden in den Studien der parametrische *Pearsons Korrelationskoeffizient - r_p* oder der nicht-parametrische *Spearmans Rang-Korrelationskoeffizient - r_s* bestimmt.

> Eine Einschränkung der Korrelationswerte nach Pearson und Spearman ist, dass systematische Fehler nicht berücksichtigt werden. Ein konkretes Beispiel dazu: Wenn eine Person bei der Winkelmessung immer 10° mehr misst als die andere Person, ist die Korrelation perfekt, obwohl die Ergebnisse immer unterschiedlich sind!

Intraclass-Correlation-Coefficient, ICC

Der ICC kann systematische Fehler zwischen den untersuchten Messungen berücksichtigen. Shrout & Fleiss (1979) geben keine absoluten Grenzwerte für den ICC, da die Anforderung an den ICC von der jeweiligen Fragestellung abhängt. Eine andere Expertengruppe hat Richtlinien für die Interpretation von ICC-Werten formuliert (Scientific Advisory Committee of the Medical Outcome Trust 2002). In Gruppenvergleichen, wie sie oft in Studien durchgeführt werden, ist es leichter Unterschiede nachzuweisen und ein ICC>0.7 wird als genügend erachtet. Für Verlaufsmessungen bei einzelnen Patienten gelten strengere Massstäbe und es wird ein ICC von 0.90-0.95 empfohlen.

Korrelationen sind insbesondere geeignet für Assessments, die stetige oder kontinuierliche Merkmale erfassen, wobei eine grosse Anzahl Werte in einem bestimmten Intervall möglich sind. Im nächsten Abschnitt wird der Kappawert besprochen, ein Kennwert für die Reliabilität von Messungen mit nominaler Skalierung.

Kappawert

Bei vielen Messungen ist nur eine geringe Anzahl Kategorien möglich (z.B. krank/ gesund). Der Kappawert ist ein Kennwert für die Reliabilität von Assessments, die mit einer Nominalskala messen und berücksichtigt das Mass an zufälliger Übereinstimmung zwischen 2 Untersuchern. Der Kappawert ist 1 für eine perfekte Übereinstimmung, 0 für eine zufällige Übereinstimmung und nimmt negative Ausprägungen an, wenn die Übereinstimmung schlechter als der Zufall ist. Für die Interpretation der Kappa-Werte bestehen folgende Richtlinien: >0.80 sehr gut; 0.60-0.80 gut; 0.40-0.59 mässig; 0.20-0.39 gering und <0.20 schlecht (Landis & Koch 1977).

Cronbachs Alpha für interne Konsistenz

Die *interne Konsistenz* eines Assessments gibt Auskunft darüber, inwiefern die Items (z.B. die einzelnen Fragen eines Fragebogens) einer Skala oder Subskala das gleiche Konstrukt (z.B. Schmerz oder Beweglichkeit) messen. Die interne Konsistenz wird meist mit dem *Cronbachs Alpha* (Cα) beurteilt (0.00 = keine interne Konsistenz; 1.00 = maximale interne Konsistenz). Ein Cα >0.70 wird als Hinweis auf eine hohe interne Konsistenz betrachtet. Tiefere Werte bedeuten, dass die Items verschiedene Konstrukte messen. Werte >0.90 bedeuten, dass einzelne Items überflüssig sind (Cronbach 1951). Tests, die Entscheidungen über Einzelpersonen treffen, sollten eher einen Cα=0.90 aufzeigen.

1.5 Validität

> *Definition*
> Die Validität oder Gültigkeit beschreibt, wie gut ein Instrument das misst, was es vorgibt zu messen.

Man unterscheidet verschiedene Methoden um die Validität zu bestimmen. Die Relevanz der einzelnen Methoden ist teilweise vom Assessment abhängig.

Augenscheinvalidität
Augenscheinvalidität (englisch: face validity) ist die niedrigste Validitätsstufe und bedeutet, dass ein Test von Fachpersonen ohne formelle Untersuchung als valides Messinstrument akzeptiert wird.

Inhaltsvalidität
Inhaltsvalidität (englisch: content validity) ist dann gegeben, wenn Experten der Meinung sind, dass der Inhalt der Messung das Problem gut erfasst. Eine Gruppe kompetenter Fachleute wird zu einer Beurteilung bezüglich des Grades an Inhaltsvalidität des speziellen Tests befragt. Dazu wird oft eine systematische Vorgehensweise oder Delphi-Methode verwendet.

Kriteriumsvalidität
Kriteriumsvalidität (englisch: criterion-related validity) wird durch den Vergleich der Ergebnisse eines Assessments mit dem Referenztest oder „Kriterium" (früher Goldstandard genannt) bestimmt. Bei der Kriteriumsvalidität wird unterschieden zwischen konkurrenter (englisch: concurrent validity) und prädiktiver Validität (englisch: predictive validity).

Prädiktive Validität ist dann gegeben, wenn die von einem Test vorhergesagten Prognosen auch tatsächlich eintreten, z.B. Therapieerfolg, Rezidiv Stürze. Oft wird für eine optimale Prädiktion eine Kombination von Assessments benützt.

Bei der *konkurrenten Validität* wird die Übereinstimmung der Messresultate etwa zur selben Zeit (konkurrent) mit den Werten eines zuvor festgelegten Kriteriums untersucht. Oft ist in der Physiotherapie kein Referenztest verfügbar. Dann können andere Methoden der Validierung verwendet werden, insbesondere die Bestimmung der Konstruktvalidität.

Konstruktvalidität
Diese Methode ist besonders relevant bei komplexeren Konstrukten. Passive Beweglichkeit ist ein relativ einfaches Konstrukt. Dass man mit einem Winkelmesser die passive Beweglichkeit messen kann, wird kaum angezweifelt. Ein Beispiel von einem komplexeren Konstrukt ist z.B. die Angst zu stürzen. Da Angst direkt nicht gemessen werden kann, wird ein Konstrukt gebildet, das diese Angst darstellt. Die Falls Efficacy Scale (FES, siehe Seite 336) ist ein solches Konstrukt. Sie befragt den Probanden nach dessen Bedenken in bestimmten Situationen (z.B. beim Bücken) zu stürzen. Die Konstruktvalidität wird beurteilt, indem untersucht wird, ob ein Assessment den Erwartungen entsprechend mit anderen Assessments zusammenhängt, oder eben nicht. Ist der Zusammen-

hang hoch, zum Beispiel >0.6, spricht man von *konvergenter Validität* zweier Instrumente, ist er klein (<0.2), weist sie auf *divergente Validität* hin, das heisst die Instrumente weisen verschiedene Konstrukte auf.

Um die verschiedenen Aspekte der Validität zu überprüfen, werden unterschiedliche statistische Methoden angewandt. Der Zusammenhang zwischen zwei Assessments wird mittels Korrelationen quantifiziert (siehe Reliabilität Seite 27).

Sensitivität und Spezifität
Diagnostik ist die Zuordnung von diagnostischen Zeichen oder Symptomen zu einem Krankheitsbegriff oder einer Symptomatik. Bei diagnostischen Assessments, die mit einem Referenztest verglichen werden können, wird zur Untersuchung der Validität die Sensitivität und Spezifität bestimmt. Oft haben diagnostische Assessments zwei Ergebnisse, positiv oder negativ. Das Ergebnis kann entweder falsch oder richtig sein. Im Idealfall haben alle als positiv bewerteten Personen wirklich die Diagnose und sind „richtig positiv", während alle negativen Ergebnisse ebenfalls „richtig negativ" sind. Ein diagnostisches Assessment muss sensitiv und spezifisch sein, d.h. sein Ergebnis muss möglichst nahe an der Klassifizierung durch den Referenztest liegen.

		Referenztest	
		Stürzer	Nicht-Stürzer
Test POMA	Positiv	**Richtig positiv**	Falsch positiv	Alle mit positivem POMA
Test POMA	Negativ	Falsch negativ	**Richtig negativ**	Alle mit negativem POMA
		Alle Stürzer	Alle Nicht-Stürzer	

Als Beispiel zur Erklärung der Begriffe Sensitivität und Spezifität verwenden wir das Performance Oriented Mobility Assessment (POMA). Als Referenztest gilt die Anzahl berichteter Stürze in den letzten 6 Monaten, welche die untersuchten Personen in „Stürzer" und „Nicht-Stürzer" unterteilt.

Wir vergleichen das jeweilige Ergebnis des POMA mit dem Referenztest.

Sensitivität
Sensitivität ist das Vermögen eines Tests, Merkmalsträger oder „Kranke" zu identifizieren. In diesem Beispiel das Vermögen des POMA „Stürzer" zu identifizieren. Die „Richtig-positiven" sind „Stürzer" die mit ihrem tiefen POMA Wert richtigerweise als Stürzer identifiziert werden. Die Sensitivität ist der Anteil der Test-positiven gemessen an der Gesamtzahl der Merkmalsträger oder „Stürzer".

Spezifität
Spezifität ist das Vermögen eines Tests, Nicht-Merkmalsträger oder „Gesunde" zu identifizieren. In diesem Beispiel das Vermögen des POMA „Nicht-Stürzer" zu identifizieren. Die „Richtig-negativen" sind „Nicht-Stürzer", die mit ihrem hohen POMA Wert richtigerweise als Nicht-Stürzer identifiziert werden. Die Spezifität ist der Anteil der Test-negativen gemessen an der Gesamtzahl der Nicht-Merkmalsträger oder „Nicht-Stürzer".

1.5.1 Übersetzung und transkulturelle Anpassung

Die Validität von Assessments kann durch die Übersetzung in eine andere Sprache beeinträchtigt werden. Es ist deshalb oft wichtig die Übersetzung zu testen und ihre Reliabilität, Validität und Responsivität zu überprüfen.

Bedeutung transkultureller Validierung
Die Validierung einer Übersetzung und die transkulturelle Anpassung von Fragebögen ist nötig wenn

- die Übersetzung zu einer veränderten Interpretation führen kann
- kulturelle Unterschiede eine Anpassung des Inhalts oder der Interpretation des Assessments erfordern

In den letzten Jahren sind zahlreiche Instrumente zur Selbstbeurteilung des Gesundheitszustandes entwickelt worden, die meisten im angelsächsischen Raum. So mussten und müssen heute viele dieser Fragebogen aus dem Englischen ins Deutsche übersetzt werden (Verra & Angst 2006).

> *Beispiele:*
> - Gefühle und Emotionen werden oft je nach Kultur unterschiedlich formuliert oder lassen sich schwer übersetzen (bohrende Schmerzen, sich niedergeschlagen fühlen)
> - Die Benützung von Messer und Gabel (oder Stäbchen) ist kulturabhängig, ebenso wie das Alter in dem Kinder diese Fähigkeiten normalerweise lernen. Deshalb müssen Fragen über die Entwicklung der motorischen Fähigkeiten beim Essen bei Kindern, und deren Bewertung, der Kultur angepasst werden.

International anerkannte Leitlinien für die Übersetzung von Assessments wurden von der American-Academy-of-Orthopaedic-Surgeons entwickelt (Beaton et al. 2002). Das Prozedere besteht aus 6 Schritten: 1. Übersetzung vom Englischen ins Deutsche (als Beispiel zweier Sprachen) durch zwei unabhängige Übersetzer, 2. Synthese der zwei Versionen zu einer deutschen Übersetzung, 3. Rück-Übersetzung der deutschen Version ins Englische durch zwei Rückübersetzer, 4. Konsensus durch Experten-Komitee zu einer prä-finalen deutschen Version, 5. klinische Vortestung über die Einfachheit der Anwendung und Verständlichkeit und schliesslich das 6. Controlling über alle Schritte, das zusammen mit der finalen deutschen Version vom Ersteller der Originalversion als richtig beurteilt werden muss.

1.6 Responsivität

> *Definition*
> Die Responsivität (Änderungssensitivität, sensitivity-to-change) ist ein Mass für die Empfindlichkeit eines Messverfahrens für Veränderungen.

Responsivität ist ein entscheidendes Gütekriterium für Assessments, die bei Verlaufsmessungen verwendet werden. Es gibt unterschiedliche Methoden, die Responsivität eines Assessments zu beurteilen. In den folgenden Abschnitten besprechen wir drei Beurteilungsmethoden der Responsivität.

1. Vergleich der Responsivität ähnlicher Assessments

Wenn mehrere Assessments verfügbar sind, möchten wir das Assessments mit den besten Eigenschaften verwenden, damit wir Veränderungen bei unseren Patienten besser nachweisen können. Die Selbständigkeit kann mit dem Barthel Index oder mit der Functional Independence Measure gemessen werden.

Studien vergleichen die Responsivität ähnlicher Assessments, indem diese gleichzeitig bei einem Patientenkollektiv erfasst werden. Wichtig ist, dass sich das Kollektiv zwischen der ersten und zweiten Messung (t_1 und t_2) verändert. Da unterschiedliche Skalen nicht direkt vergleichbar sind, wird ein statistischer Wert berechnet, der den Vergleich ermöglicht. Häufig wird die Effektstärke verwendet (Effect-Size, ES = Mittelwert t_2 - Mittelwert t_1 / Standardabweichung t_1, Kazis et al. 1989; Rosenthal 1994). Andere Studien verwenden den Standardized Response Mean (SRM).

SRM = (Mittelwert t₂ - Mittelwert t₁) / Standardabweichung der Scoredifferenzen (t₁- t₂). Als dritte Variante nennen wir den Koeffizienten nach Guyatt = Mittelwert t₂ - Mittelwert t₁ / Standardabweichung der Scoredifferenzen (t₀ - t₁) während einer „stabilen" Phase gemessen, zum Beispiel vor Therapiebeginn (Guyatt et al. 1989; Redelmeier & Lorig 1993).

Bei allen Methoden gilt, dass das Messinstrument mit dem höheren ES/ SRM/ Guyatts Koeffizient messempfindlicher, das heisst „responsiver" ist.

2. Minimale klinisch erkennbare Veränderung

> Die minimale klinisch erkennbare Veränderung ist der minimale Unterschied zwischen zwei Messungen, der nicht als Messfehler, sondern als wirkliche Veränderung interpretiert werden kann.

Diese Methode ist insbesondere auch hilfreich für klinische Anwender, die damit die Responsivität in den jeweiligen Situationen beurteilen können.

Die Responsivität eines Assessments für die jeweilige Verwendung wird in drei Schritten beurteilt (de Bie & Kool 2005).

I. Der erste Schritt beantwortet die Frage, wie gross die minimale klinisch relevante Veränderung ist (minimal clinically important difference, MCID). In Studien wird die MCID meistens im Konsensusverfahren von Patientenvertretern und Fachpersonen bestimmt. Wenn keine Studienergebnisse vorliegen, kann der Praktiker zusammen mit dem Patienten die MCID bestimmen.

II. Im zweiten Schritt wird der Messfehler des Assessments bestimmt, indem stabile Patienten wiederholt gemessen werden (siehe auch Test-Retest-Reliabilität Seite 27). Aus dem Messfehler kann die minimale erkennbare Veränderung (minimal detectable change, MDC) berechnet werden. Die minimale erkennbare Veränderung bei einzelnen Patienten wird oft definiert als 2.7 Standardabweichungen des Messfehlers bei wiederholten Messungen. Es gibt auch Autoren, die als Grenze für den MDC 1.5 oder 2.1 SD verwenden (Hopkins 2000).

III. Im dritten und letzten Schritt wird beurteilt, ob die minimale erkennbare Veränderung kleiner als die minimale klinisch relevante Veränderung ist.

> *Beispiel*
> Der Action Research Arm Test (ARAT), ein Messverfahren für die Armfunktion, hat eine Ausprägungsskala von 0 bis 57 Punkte. Die Frage bezüglich der Änderungssensitivität lautet nun: Wie gross muss der gemessene Unterschied sein, damit er als tatsächliche, klinisch relevante Veränderung interpretiert werden kann?
> I. Der erste Schritt zur Beantwortung dieser Frage ist: was betrachten wir als klinisch relevante Veränderung? Häufig wird eine Veränderung von 10%, in diesem Fall etwa 6 Punkte, als relevant betrachtet.
> II. Im zweiten Schritt suchen wir in der Literatur die Standardabweichung der Fehler bei wiederholter Messung. Beim ARAT beträgt der Messfehler 2 Punkte.
> III. Damit eine klinisch relevante Verbesserung mit genügender Sicherheit nachgewiesen werden kann, muss sie 2.7 Mal so gross sein wie der Messfehler. Daraus kann abgeleitet werden, dass der Armfunktionstest klinisch relevante Unterschiede ab 6 Punkten (entspricht ca. 10% der Skala) nachweisen kann.

3. Beurteilung der Responsivität mit einem externen Kriterium

Die Responsivität eines Messinstrumentes kann mit einem externen anerkannten Kriterium für die Gesundheitsveränderung untersucht werden (Angst et al. 2001). Das gebräuchlichste externe Kriterium ist die Frage nach der globalen Veränderung des Gesundheitszustandes, die sogenannte Transitionsfrage. Die Veränderung des Gesundheitszustandes wird auf einer 5-Punkte-Skala erfasst: viel schlechter, etwas schlechter, unverändert, etwas besser und viel besser. Mit der Transitionsfrage kann man untersuchen, ob das Messinstrument positive Effekte bei den Patienten misst, die sich verbessert haben, und negative Effekte bei denen, die sich als verschlechtert beurteilen.

Die Erfassung der Transitionsfrage ist auch geeignet für die Bestimmung der minimalen klinisch relevanten Veränderung (MCID). Aus der Differenz der Effekte in den Patientengruppen, die sich als „unverändert" und „etwas besser" beurteilt haben wird die MCID für Verbesserung berechnet. Die MCID stellt also den kleinsten Effekt dar, den der Patient (im Mittel) als globale Veränderung gerade noch wahrnimmt. Kleinere Effekte als der MCID sind zwar messbar und können auch statistisch signifikant grösser als Null (kein Effekt) sein, sind jedoch für den Patienten im Mittel nicht mehr spürbar und haben somit eine eingeschränkte klinische Relevanz.

Zusammenfassung Responsivität

Die drei besprochenen Methoden dienen unterschiedlichen Zwecken. Mit der ersten Methode, die Bestimmung der minimalen klinisch erkennbaren Veränderung, kann der klinische Praktiker in konkreten Situationen bestimmen, ob die Responsivität eines Assessment genügt. Die zweite Methode vergleicht die Responsivität von ähnlichen Assessments mit einer unterschiedlichen Skala. Sie wird in Studien verwendet. Die dritte Methode, die ebenfalls in der Forschung verwendet wird, beurteilt ob die Responsivität eines Assessments genügt um relevante Veränderungen zu erfassen. Dazu werden die Veränderungen auch mit einer anderen, anerkannten Messung erfasst.

Die Änderungssensitivität vieler in diesem Buch beurteilter Messinstrumente ist bisher nicht untersucht worden. Deshalb werden diese Assessments nicht oder nur teilweise für die Ergebnis-/ Verlaufskontrolle empfohlen.

1.7 Empfehlungen

In diesem Buch werden für drei Anwendungsgebiete Empfehlungen abgegeben.

Befund/ Diagnostik

Diagnostische Assessments beantworten die Frage, welche Funktionen vorhanden, beziehungsweise betroffen sind. Diagnostische Assessments müssen eine gute Validität haben und reliabel sein. Responsivität im Sinne der Änderungssensitivität ist hingegen weniger wichtig als bei Ergebnismessungen.

Verlauf/ Ergebnis

Für Ergebnismessungen ist die Responsivität eines Assessments von entscheidender Bedeutung. Validität und Reliabilität sind selbstverständlich ebenfalls eine Voraussetzung. Die Anforderung an die Responsivität ist geringer bei Gruppenvergleichen in Studien. Für ein „empfohlen" ist es wichtig, dass das Assessment eine hinreichende Responsivität hat für die Anwendung bei einzelnen Patienten.

Beispiel:
Die Messung der Spastizität mit der Tardieu-Skala ist für diagnostische Zwecke sehr gut geeignet und wird empfohlen, aber die Responsivität ist für die Verlaufsmessung ungenügend und wird hier deshalb nicht empfohlen (siehe Seite 399).

Prognose
Eine Empfehlung in Zusammenhang mit der Anwendung eines Assessments für Vorhersagen über zukünftige Ergebnisse setzt voraus, dass diesbezüglich Studien durchgeführt wurden, welche die prädiktive Validität unterstützen. Für den Anwender ist es wichtig zu wissen, bei welchen Patienten und wofür ein Assessment angewendet werden kann.

> *Beispiel:*
> Verschiedene Studien bei Patienten in den ersten Tagen nach einer Rückenmarksverletzung zeigen, dass die Algesie ein wichtiges prognostisches Kriterium ist. 8 von 9 Patienten, die direkt nach der Verletzung keine Muskelfunktion, aber Schmerz- und Berührungsempfindung hatten, erholen sich bis zur Gehfähigkeit (siehe Seite 382).

Wir erstellten Leitlinien für die Empfehlungen und klärten unterschiedliche Meinungen in Konsensuskonferenzen. Die Empfehlungen können revidiert werden, wenn weitere Studienergebnisse bekannt werden.

Die Empfehlungen eines Assessments berücksichtigen auch andere, vergleichbare Assessments, mit dem Ziel, dem besten Assessment die positivste Empfehlung zu geben.

1.8 Kommentar

Kommentare der Autoren betreffen den Vergleich mit anderen Assessments und die Begründung der Empfehlungen.

1.9 Achtung!

Wir haben in Zusammenhang mit den Gütekriterien Reliabilität, Validität und Responsivität verschiedene Kennwerte kennengelernt, unter Anderem Korrelationen, Kappawerte, Sensitivität und Spezifität.

> *Diese Kennwerte sind nicht „fix", sondern abhängig von der untersuchten Patientengruppe.*
>
> - Zum Vergleich zweier Assessments können die Resultate unterschiedlicher Studien nicht direkt verglichen werden.
> - Bei einer anderen als der untersuchten Patientengruppe sind die Reliabilität, Validität und Responsivität eines Assessments ebenfalls anders.

Da die Kennwerte keine absolute Gültigkeit haben, ist ihre „Generalisierbarkeit" und „externe Validität", das heisst ihre Anwendung bei anderen Patientengruppen, eingeschränkt. Für den Vergleich von Assessments empfiehlt es sich deshalb, diese parallel in einer Studie zu untersuchen.

Autoren: Jan Kool, Markus Wirz

Literatur

Angst, F., et al., Responsiveness of the WOMAC osteoarthritis index as compared with the SF-36 in patients with osteoarthritis of the legs undergoing a comprehensive rehabilitation intervention. Ann Rheum Dis, 2001. 60(9): p. 834-40.

Beaton, D.E., et al., Guidelines for the process of cross-cultural adaptation of self-report measures. Spine, 2000. 25(24): p. 3186-91.

Cieza A, Geyh S, Chatterji S, Kostanjsek N, Ustun B, Stucki G. ICF linking rules: an update based on lessons learned. J Rehabil Med. 2005;37(4):212-218.

Cronbach, L.J. and W.G. Warrington, Time-limit tests: estimating their reliability and degree of speeding. Psychometrika, 1951. 16(2): p. 167-88.De Bie, Kool, 2005

Guyatt, G., S. Walter, and G. Norman, Measuring change over time: assessing the usefulness of evaluative instruments. J Chronic Dis, 1987. 40(2): p. 171-8.Landis JR, Koch GG. The measurement of observer agreement for categorical data. Biometrics 1977; 33 (1):159-74.

Hopkins, W.G., Measures of reliability in sports medicine and science. Sports Med, 2000. 30(1): p. 1-15.

Kazis, L.E., J.J. Anderson, and R.F. Meenan, Effect sizes for interpreting changes in health status. Med Care, 1989. 27(3 Suppl): p. S178-89.

Redelmeier, D.A. and K. Lorig, Assessing the clinical importance of symptomatic improvements. An illustration in rheumatology. Arch Intern Med, 1993. 153(11): p. 1337-42.

Rosenthal, R., Parametric measures of effect size., in The handbook of research synthesis, H. Cooper and L.V. Hedges, Editors. 1994, Russell Sage Foundation: New York. p. 231-244.

Scientific Advisory Committee of the Medical Outcome Trust: Assessing health status and quality-of-life instruments: attributes and review criteria. Qual Life Res, 2002. 11(3): p. 193-205.Shrout, P.E. and J.L. Fleiss, Intraclass correlations: uses in assessing rater reliability. Psychol. Bull., 1979. 36: p. 420-428.

Verra, M. and F. Angst, Wissenschaft verstehen Folge 34: Selbstbeurteilungsfragebogen zur Ergebnismessung in der Physiotherapie - Chancen und Probleme übersetzter Instrumente. Zeitschrift für Physiotherapeuten, 2006. 58: p. 370-376.

World Health Organization. International Classification of Function, Disability and Health (ICF). World Health Organization: Geneva 2001.

Frühphase

	Seite	Empfehlungen		
		Diagnose	Ergebnis	Prognose
Bewusstseinszustand: Glasgow Coma Scale (GCS)	39	te	ne	te
Bewusstsein: Koma Remissions-Skala (KRS)	44	ne	te	ne
Fähigkeiten während der Frührehabilitation: Early Functional Abilities (EFA)	49	e	e	ne
Selbständigkeit in den Aktivitäten des täglichen Lebens (ADL): Frühreha-Barthel-Index (FRB)	58	te	te	te

Legende: e = empfohlen, te = teilweise empfohlen, ne = nicht empfohlen, na = nicht anwendbar

Bewusstseinszustand: Glasgow Coma Scale (GCS)

Hintergrund

Die Glasgow Coma Scale (GCS) ist eine einfache Skala zur Einschätzung einer Bewusstseinsstörung. Diese weit verbreitete Skala zur Beschreibung der Bewusstseinslage resp. der Kommunikationsfähigkeit bei einer Bewusstseinsstörung nach einer Hirnverletzung wurde in Glasgow, Schottland, in den 70er-Jahren entwickelt (Teasdale et al. 1974). Heute wird die GCS auch bei Komata anderer Genese eingesetzt. Die Anwendungsbereiche erstrecken sich von der Notfall- und Intensivmedizin bis hin zur neurologischen Rehabilitation.

Es werden dabei die Bereiche Augenöffnung, verbale Reaktion auf eine Ansprache und die motorischen Reaktionen getestet, wobei 15 die maximale und 3 die minimale zu erreichende Punktzahl ist. Parallel dazu werden meistens auch noch die Pupillen geprüft.

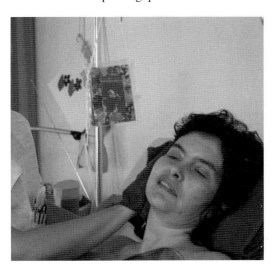

ICF-Klassifikation

Die ICF definiert die „Funktionen des Bewusstseins" als allgemeine mentale Funktionen, die die bewusste Wahrnehmung und Wachheit, einschliesslich Klarheit und Kontinuität des Wachheitszustandes betreffen.

Die GCS prüft zur Beurteilung des Bewusstseins die Schmerzempfindung (b280), Funktionen der motorischen Reflexe ausgelöst durch spezifische Stimuli (b750) und Funktionen der Kontrolle von Willkürbewegungen (b760) als Reaktion auf verbale Aufforderung (d310, Kommunizieren als Empfänger gesprochener Mitteilungen). Auch beobachtet werden die zeitliche und örtliche Orientierung (b114) und die verbalen Äusserungen (d330).

Körperfunktionen	
Bewusstsein	b1100 Bewusstseinszustand

Praktikabilität

Patientengruppe
Schwer hirnverletzte, komatöse und wachkomatöse Patienten

Zeitaufwand
1 Minute

Kosten
Keine

Ausbildung
½ Stunde

Praktische Durchführung
Die drei Bereiche werden einzeln mit den jeweiligen Reizen getestet.

Augenöffnung (max. 4 Punkte):
Durch Ansprechen resp. durch Setzen eines Schmerzreizes (durch Klemmen der Haut) wird das Augenöffnen geprüft.

Motorische Antwort (max. 6 Punkte):
Der Patient wird verbal resp. durch Setzen eines Schmerzreizes aufgefordert, eine Bewegung durchzuführen.

Verbale Reaktion (max. 5 Punkte):
Hier wird die bestmögliche verbale Kommunikation erfasst.

Format
Funktionelle Leistung

Skalierung
Ordinalskalierung
je nach Bereich 1 bis 4 resp. 6 Punkte
Maximal 15 Punkte, minimal 3 Punkte.
13-15 Punkte: leichtes Schädel-Hirn-Trauma
9-12 Punkte: mittelschweres Schädel-Hirn-Trauma
3-8 Punkte: schweres Schädel-Hirn-Trauma

Subskalen
Keine

Reliabilität (Zuverlässigkeit)

Teasdale et al. (1974) untersuchten in der Originalstudie die Reliabilität mittels einer dreistufigen Untersuchung bei Hirnverletzten, wobei die verschiedenen Disziplinen resp. die verschiedenen teilnehmenden Kliniken miteinander verglichen wurden. Das Resultat fiel schlecht aus, wobei die Population mit 12 Patienten sehr klein war.
Bei einer Untersuchung von Stanczak et al. (1984) wurde die Test-Retest-Reliabilität der GCS und der Comprehensive Level of Consciousness Scale (CLOCS) bei neurochirurgischen Patienten verglichen, wobei die GCS ($r=0.85$) leicht schlechter als die CLOCS ($r=0.89$) abschnitt.
Eine Untersuchung der Intertester-Reliabilität mit neurologischen Patienten in den USA, getestet durch das Pflegepersonal, zeigte sehr gute Werte (Juarez et al. 1995).
Bei der Untersuchung der Intertester-Reliabilität bei Notfall-Ärzten bei 116 Patienten einer Notfallstation resultierte nur eine moderate Übereinstimmung (Spearmans Rho=0.864, Spearmans Rho2=75%), wobei vor allem die verbale Reaktion die grössten Probleme bereitete (Gill et al. 2004).
Ebenfalls wurde die Intratester-Reliabilität mit 39 Patienten nach einer Vergiftung getestet und als sehr gut befunden (Heard et al. 2004).
Eine Gruppe von Hirnverletzten wurde bei der Studie von Ingersoll et al. (1987) untersucht. Die Resultate der drei Bereiche schlossen alle gut ab, wobei der Bereich „Verbale Reaktion" die geringste Übereinstimmung brachte.
Neuere Untersuchungen auf einer Notfallstation in Australien beurteilen die Intertester-Reliabilität deutlich skeptischer (Kevric et al. 2011). Im Vergleich zur "Full Outline of Unresponsiveness (FOR) Scale" schnitt die GCS

schlechter ab (FOR: Kappa= 0.76, p<0.01, GCS: Kappa= 0.59, p<0.01).

Validität (Gültigkeit)

Schon 1974 bis 1979 untersuchten Teasdale et al. (1979) die Validität mehrfach.
Die Kriterienvalidität wurde hauptsächlich mit dem Outcome „überlebend-tot" oder der Glasgow Outcome Scale GOS Kategorie 1 und 2 untersucht, was ungenügend ist, da zuerst noch die psychometrischen Gütekriterien der GOS kritisch untersucht werden müssten.

Konkurrente Validität
Zur Testung der konkurrenten Validität des Clinical Neurologic Assessment CNA wurde die GCS als Standard benutzt und eine hohe Übereinstimmung festgestellt (Crosby et al. 1989).
Kritischer stehen Segatore et al. (1992) zur GCS. Sie beschreiben, dass für die Einschätzung des Bewusstseinszustandes heute mehrere Instrumente zur Verfügung stehen und raten dazu, ein anderes und besser validiertes Instrument als die GCS in der Klinik und in der Forschung anzuwenden.

Prädiktive Validität
Entsprechend den Literatur-Recherchen von Prasad (1996) ist die prädiktive Validität der GCS noch nicht genügend gut untersucht worden, damit sie in der Praxis zuverlässig eingesetzt werden kann. Dies bestätigten Waxman et al. (1991). Sacco et al. (1990) beschrieben, dass die Werte der GCS bei Ereigniseintritt von nicht-traumatischen Patienten ein reliabler Prediktor für den Zustand nach 2 Wochen sei.
Der prognostische Wert der GCS für das Outcome nach Schädel-Hirn-Trauma ist jedoch noch immer nicht eindeutig geklärt (Heim et al. 2004). Nach wie vor problematisch ist die Beurteilung eines sedierten, relaxierten und/ oder intubierten Patienten. Es fehlt „ein Konsensus für die in solchen Fällen angewandten Pseudoskores", was eine der Hauptkritiken am GCS ist.

Responsivität (Empfindlichkeit)

Spittler et al. (1993) untersuchten mehrere Instrumente zur Quantifizierung pathologischer Störungen des Bewusstseins. Sie kamen zum Schluss, dass alle Instrumente inkl. die GCS zu wenig sensitiv seien, um die Veränderungen des Bewusstseins zu erfassen.

Beurteilung

Diagnostik/ Befund teilweise empfohlen[1]
Ergebnis/ Verlauf nicht empfohlen
Prognose teilweise empfohlen[2]

Kommentar

1) Schwierigkeiten gibt es bei Kindern (v.a. jünger als 3 Jahre), bei Querschnittgelähmten, desorientierten Menschen oder Locked-In-Syndromen. Für die pädiatrischen Patienten wurde die „Pediatric Glasgow Coma Scale" entwickelt.
2) Ein noch ungelöstes Problem ist nach wie vor die Beurteilung eines sedierten, relaxierten und/ oder intubierten Patienten.

1996 wurde eine Übersichtsarbeit der Gütekriterien im Journal of Clinical Epidemiology veröffentlicht, wobei die Sensitivität, die Reliabilität und die Validität (mit Einschränkungen) durchwegs positiv abgeschnitten haben (Prasad 1996). Generell haben aber die neueren Publikationen eher eine kritische Haltung betr. der psychometrischen Kriterien der GCS. Eine mögliche Alternative wäre die Comprehensive Level of Consciousness Scale CLOCS (Stanczak et al 1984).

Literatur

Literatursuche: PubMed; 11/2011
Autor: Hansjörg Lüthi

Crosby L, Parsons LC. Clinical neurologic assessment tool: development and testing of an instrument to index neurologic status. Heart Lung 1989; 18 (2):121-9.

Gill MR, Reiley DG, Green SM. Interrater reliability of Glasgow Coma Scale scores in the emergency department. Ann Emerg Med 2004; 43 (2):215-23.

Heard K, Bebarta VS. Reliability of the Glasgow Coma Scale for the emergency department evaluation of poisoned patients. Hum Exp Toxicol 2004; 23 (4):197-200.

Heim C, Schoettker P, Spahn DR. [Glasgow Coma Scale in traumatic brain injury]. Anaesthesist 2004; 53 (12):1245-55; quiz 56.

Ingersoll GL, Leyden DB. The Glasgow Coma Scale for patients with head injuries. Crit Care Nurse 1987; 7 (5):26-32.

Juarez VJ, Lyons M. Interrater reliability of the Glasgow Coma Scale. J Neurosci Nurs 1995; 27 (5):283-6.

Kevric J, Jelinek GA, Knott J, Weiland TJ. Validation of the Full Outline of Unresponsiveness (FOUR) Scale for conscious state in the emergency department: comparison against the Glasgow Coma Scale. Emerg Med J 2011; 28 (6):486-90.

Prasad K. The Glasgow Coma Scale: a critical appraisal of its clinimetric properties. J Clin Epidemiol 1996; 49 (7):755-63.

Segatore M, Way C. The Glasgow Coma Scale: time for change. Heart Lung 1992; 21 (6):548-57.

Spittler JF, Langenstein H, Calabrese P. [Quantifying pathological disorders of consciousness. Reliability criteria, aims, feasibility]. Anasthesiol Intensivmed Notfallmed Schmerzther 1993; 28 (4):213-21.

Stanczak DE, White JG, 3rd, Gouview WD, Moehle KA, Daniel M, Novack T, Long CJ. Assessment of level of consciousness following severe neurological insult. A comparison of the psychometric qualities of the Glasgow Coma Scale and the Comprehensive Level of Consciousness Scale. J Neurosurg 1984; 60 (5):955-60.

Teasdale G, Jennett B. Assessment of coma and impaired consciousness. A practical scale. Lancet 1974; 2 (7872):81-4.

Teasdale G, Parker L, Murray G, Jennett B. On comparing series of head injured patients. Acta Neurochir Suppl (Wien) 1979; 28 (1):205-8.

Waxman K, Sundine MJ, Young RF. Is early prediction of outcome in severe head injury possible? Arch Surg 1991; 126 (10):1237-41; discussion 42.

Glasgow Coma Scale (GCS)

Name: _____ Geburtsdatum: _____

	Datum/Zeit:	Score												
Augen	spontan offen	4												
	auf Anruf offen	3												
	auf Schmerz offen	2												
	geschlossen	1												
Bewusstsein	orientiert	5												
	desorientiert	4												
	Wortsalat	3												
	unartikulierte Laute	2												
	nicht ansprechbar	1												
Motorik	führt Befehle aus	6												
	gezielte Abwehr	5												
	ungezielte Abwehr	4												
	beugt auf Schmerz	3												
	streckt auf Schmerz	2												
	keine Reaktion	1												
Total															

Bewusstsein: Koma Remissions-Skala (KRS)

Hintergrund

Die Koma Remissions-Skala (KRS) ist ein bewährtes Instrument zur Verlaufsbeurteilung von Patienten mit schwerer Hirnverletzung bis hin zum Koma (von Wild et al. 1990). Dabei werden die Reaktionen auf unterschiedliche Reize getestet. Es werden Reaktionen auf akustische, visuelle und taktile Reize sowie nach beliebigen Reizen die Erweckbarkeit, die Aufmerksamkeit und die motorische resp. sprechmotorische Antwort erfasst.

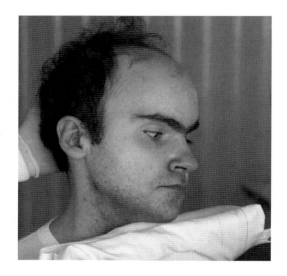

ICF-Klassifikation

Körperfunktionen

1. Erweckbarkeit/ Aufmerksamkeit	b1100 Bewusstseinszustand
	b167 Kognitiv-sprachliche Funktionen
	b114 Funktionen der Orientierung
2. Motorische Antwort	b750 Funktionen der motorischen Reflexe, ausgelöst durch spezifische Stimuli
	b755 Funktionen der unwillkürlichen Bewegungsreaktionen
	b760 Funktionen der Kontrolle von Willkürbewegungen
3. Reaktion auf akustische Reize	b1560 Auditive Wahrnehmung
	b750 Funktionen der motorischen Reflexe, ausgelöst durch spezifische Stimuli
	b755 Funktionen der unwillkürlichen Bewegungsreaktionen
	b760 Funktionen der Kontrolle von Willkürbewegungen
4. Reaktionen auf visuelle Reize	b1561 Visuelle Wahrnehmung
	b2152 Funktionen der externen Augenmuskeln

5. Reaktion auf taktile Reize	b1564 Taktile Wahrnehmung
6. Sprechmotorische Antwort	b167 Kognitiv-sprachliche Funktionen

Praktikabilität

Patientengruppe
Neurologische Patienten mit einer schweren Hirnverletzung

Zeitaufwand
15 Minuten

Kosten
Keine

Ausbildung
1 Stunde

Praktische Durchführung
Die sechs verschiedenen Bereiche werden einzeln getestet, beobachtet, sowie die Werte notiert. Als Hilfsmittel wird ein Knack-Frosch oder ein ähnliches Hilfsmittel benötigt.

Format
Funktionelle Leistung

Skalierung
Ordinalskala
zwischen 0 bis 3 resp. 0 bis 6 Punkten.
Totalscore:
Minimum 0 und Maximum 24 Punkte.

Subskalen
Keine

Reliabilität (Zuverlässigkeit)

Keine Angaben

Validität (Gültigkeit)

Keine Angaben

Responsivität (Empfindlichkeit)

Keine Angaben

Beurteilung

Diagnostik/ Befund	nicht empfohlen
Ergebnis/ Verlauf	teilweise empfohlen[1]
Prognose	nicht empfohlen

Kommentar

1) Teilweise empfohlen, da die Gütekriterien nicht untersucht sind. Die praktische Erfahrung zeigt aber, dass die KRS ein nützliches Verlaufsinstrument ist.

Die KRS ist ein bewährtes und akzeptiertes Instrument zur Beurteilung des Verlaufes bei schwerer Hirnverletzung u.a. mit einem Koma. Leider sind die Gütekriterien noch nicht untersucht worden, was so bald als möglich erfolgen sollte (Lippert-Gruner et al. 2002; Stepan et al. 2004).

Die KRS gibt es bisher nur auf Deutsch und wird auch nur im deutschsprachigen Raum angewendet.

Es besteht eine modifizierte KRS als reine Zustandsbeschreibung ohne Quantifizierung (Mues 1995).

Literatur

Literatursuche: Highwire, PubMed, 12/2011
Autor: Hansjörg Lüthi

Lippert-Gruner M, Wedekind C, Ernestus RI, Klug N. Early rehabilitative concepts in therapy of the comatose brain injured patients. Acta Neurochir Suppl 2002; 79:21-3.

Mues G. Beurteilungsmöglichkeiten von Bewusstsein anhand von Skalen. Intensiv 1995; 3:8-13.

Stepan C, Haidinger G, Binder H. Die Problematik der klinischen Verlaufsbeurteilung von Patienten mit Apallischem Syndrom (AS) anhand von Rehabilitationsskalen-ein Uberblick. JOURNAL FUR NEUROLOGIE NEUROCHIRURGIE UND PSYCHIATRIE 2004:14-23.

von Wild K, Janzik H. Neurologische Frührehabilitation. München: Zuckerschwerdt Verlag;

Koma Remissions-Skala (KRS)

Name: _____ Geburtsdatum: _____.
Beginn des Komas: _____ Ende des Komas: _____

	Datum						
	Untersucher (Kürzel)						

1. Erweckbarkeit/ Aufmerksamkeit (auf beliebigen Reiz)

Aufmerksamkeit für 1 min. oder länger	5						
Verweilen am Reiz (> 5 sec.)	4						
Hinwendung zum Reiz	3						
Augenöffnen spontan	2						
Augenöffnen auf Schmerzreize	1						
Keine	0						

2. Motorische Antwort (6 Pte von der Gesamtsumme abziehen, falls tetraplegisch)

Spontanes Greifen (auch im Liegen)	6						
Gezielte Abwehr auf Schmerzreize	5						
Körper-Halte-Reaktion erkennbar	4						
Ungezielte Abwehr auf Schmerz (vegetativ oder spastisches Muster)	3						
Beugesynergien	2						
Strecksynergien	1						
Keine	0						

3. Reaktion auf akustischen Reiz (z.B. vertraute Stimme, Musik, auch scharfes Geräusch z.B. Knackfrosch) (3 Pte. von der Gesamtsumme abziehen, falls taub)

Erkennt vertraute Stimme, Musik, usw.	3						
Augenöffnen, Kopfwenden, ev. Lächeln	2						
Vegetative (Schreck-)Reaktionen	1						
Keine	0						

4. Reaktionen auf visuelle Reize (4 Punkte abziehen, falls blind)

Erkennt Bilder, Personen, Gegenstände	4					
Verfolgt gezielt Bilder, Personen oder Gegenstände	3					
Fixiert Bilder, Personen oder Gegenstände	2					
Gelegentliches, zufälliges Anschauen	1					
Keine	0					

5. Reaktionen auf taktile Reize

Erkennt durch Betasten/ Fühlen	3					
Tastet spontan, greift gezielt (wenn "blind"), jedoch ohne Sinnverständnis	2					
Auf passive Berührung nur vegetative Reaktion	1					
Keine	0					

6. Sprechmotorische Antwort
  (Trachealkanülträger = 3, wenn über Lippenmotorik, Sprachlaute/ Buchstaben erkennbar)

Mind. 1 verständlich artikuliertes Einzelwort	3					
Unverständliche (unartikul.) Äusserungen oder Laute	2					
Stöhnen, Schreien, Husten (emotional, vegetativ getönt)	1					
Keine Phonation, keine Artikulation hör- oder erkennbar	0					

Erreichte Punkte						
für diesen Patietnen maximal erreichbare Punktzahl (von 24)						

Fähigkeiten während der Frührehabilitation: Early Functional Abilities (EFA)

Hintergrund

Bei den Early-Functional-Abilities (EFA) handelt es sich um eine Skala, die in der HUMAINE Klinik Zihlschlacht und am Therapiezentrum Burgau entwickelt wurde. Sie beschreibt klinisch beobachtbare Veränderungen während der neurologischen Frührehabilitation bei Patienten mit schweren zerebralen Schädigungen (Heck et al. 1996). Vier Funktionsbereiche werden betrachtet: Vegetativum, faziooraler Bereich, Sensomotorik und sensorisch-kognitive Fähigkeiten. Die Skala ermöglicht die Phase spezifisch zu beschreiben, in der die Unabhängigkeit von Fremdhilfe als Mass für die Therapiefortschritte (Boden-Effekt der ADL-Skalen) noch nicht und die Reaktion auf sensorische Reize (Deckeneffekt der Koma-Skalen) nicht mehr angewendet werden können.

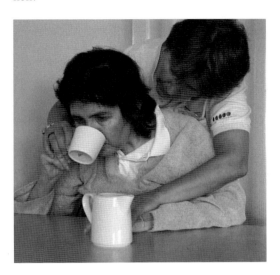

ICF-Klassifikation

Körperfunktionen

1. Vegetativum	b420 Blutdruckfunktionen
	b410 Herzfunktionen
2. Wachheit	b134 Funktionen des Schlafes
	b140 Funktionen der Aufmerksamkeit
4. Ausscheidung	b525 Defäkationsfunktionen
	b620 Miktionsfunktionen
5. Facio-orale Stimulation	Nicht definiert
6. Schlucken	b5105 Schlucken
7. Zungenbewegungen	b510 Funktionen der Nahrungsaufnahme
	b5102 Kauen
	insbesondere b5103 Handhabung von Speisen im Mund
8. Mimik	b147 Psychomotorische Funktionen

9. Tonus	b735 Funktionen des Muskeltonus
	b760 Funktionen der Kontrolle von Willkürbewegungen
11. Kopfkontrolle	b755 Funktionen der unwillkürlichen Bewegungsreaktionen
14. Willkürmotorik	b760 Funktionen der Kontrolle von Willkürbewegungen
16. Taktile Info	b1564 Taktile Wahrnehmung
17. Visuelle Info	b1561 Visuelle Wahrnehmung
18. Akustische Info	b1560 Auditive Wahrnehmung
Aktivitäten	
3. Lagerungstoleranz	d415 In einer Körperposition verbleiben
8. Mimik	d335 Non-verbale Mitteilungen produzieren
10. Rumpfkontrolle/Sitzen	d4153 In sitzender Position verbleiben
12. Transfer	d420 Sich verlagern
13. Stehen	d415 In einer Körperposition verbleiben insbesondere d 4154 In stehender Position verbleiben
15. Mobilität	d465 Sich unter Verwendung von Geräten/Ausrüstung fortbewegen
	d450 Gehen
19. Kommunikation	Kommunizieren als Empfänger (d310 - d329)
	Kommunizieren als Sender (d330 - d349)
20. ADL (Aktivitäten des täglichen Lebens)	d210 Eine Einzelaufgabe übernehmen
	d220 Mehrfachaufgaben übernehmen
	d230 Die tägliche Routine durchführen

Praktikabilität

Patientengruppe
Neurologische Frührehabilitation

Zeitaufwand
30 Minuten

Kosten
Keine

Ausbildung
2 Stunden

Praktische Durchführung
Regelmässige Erhebung der EFA-Werte aufgrund der klinisch beobachtbaren Veränderungen

Format
Funktionelle Leistung

Skalierung
Ordinalskalierung, Skala von 1 bis 5

Subskalen
4 Subskalen:
- Vegetativum
- Fazio-oraler Bereich
- Sensomotorik
- Sensorisch-kognitve Funktionen

Reliabilität (Zuverlässigkeit)

Zur Überprüfung der Reliabilität wurde jeweils

ein Patient in derselben Woche von zwei Untersuchern unabhängig voneinander mit der EFA, der Koma Remission-Skala KRS und der Functional Independence Measure FIM eingestuft (Heck et al. 2000). Der Gesamtscore erreichte mit r=0.81 eine gute Korrelation, wobei die einzelnen EFA-Funktionsbereiche unterschiedliche Resultate erreichten (von r=0.61 bis 0.78) (Heck et al. 2000).

Alvsaker et al. (2011) untersuchten die Interrater-Reliabilität bei 24 hirnverletzten Menschen auf einer Frührehabilitations-Abteilung. Dabei wurden die Resultate der vier Berufsgruppen Arztdienst, Ergotherapie, Physiotherapie und Pflege ausgewertet. Dabei schnitten die Kategorien der sensomotorischen Items am besten ab (Kappa von 0.68-0.76), die vegetative Stabilität, die Wachheit und die Lagerungstoleranz hatten die geringste Übereinstimmung (Kappa von 0.49, 0.33 und 0.49). Beim Vergleich der verschiedenen Berufsgruppen zeigten die Ergo- mit den Physiotherapeuten die grösste, währenddessen die Pflege mit den Ärzten die geringste Übereinstimmung.

Validität (Gültigkeit)

Die Validierungsstudie wurde bei 48 Patienten mit teils schwerer Hirnverletzung in der HUMAINE Klinik Zihlschlacht durchgeführt. Mit der Paralleltest-Methode wurde die EFA der Functional Independece Measure (FIM) und der Koma Remission-Skala (KRS) gegenübergestellt. Die Korrelation der Gesamtscores zeigte eine Korrelation von r=0.86 zur FIM und r=0.61 zur KRS (Heck et al. 2000). Nichtkomatöse neurologische Patienten mit einem schweren Störungsbild können besser differenziert werden als mit der FIM oder der KRS (Heck et al 2000).

Responsivität (Empfindlichkeit)

Keine Angaben

Beurteilung

Diagnostik/ Befund   empfohlen
Ergebnis/ Verlauf   empfohlen
Prognose   nicht empfohlen[1]

Kommentar

1) Es wurden keine Untersuchungen zur prädiktiven Validität gefunden.

Das Instrument eignet sich sehr gut zur Verlaufsdokumentation bei einem interdisziplinären Reha-Team.

Literatur

Literatursuche: PubMed; 08/2011
Autor: Hansjörg Lüthi

Alvsaker K, Walther SM, Kleffelgard I, Mongs M, Draegebo RA, Keller A. Inter-rater reliability of the early functional abilities scale. J Rehabil Med. 2011 Oct;43(10):892-9.

Heck G, Schönberger JL. Early Functional Abilities (EFA) - eine Skala für die Evaluation von klinischem Zustandsbild und Verlauf bei Patienten mit schweren cerebralen Schädigungen. Neurol Rehabil 1996; (Supplement):4-10.

Heck G, Steiger-Bächler G, Schmidt T. Early Functional Abilities (EFA)-eine Skala zur Evaluation von Behandlungsverläufen in der neurologischen Frührehabilitation. Neurologie und Rehabilitation 2000; 6 (3):125-33.

Early Functional Abilities

Name: _____ Pflege: _____ Logo: _____
Zi-Nr.: _____ Physio: _____ Ergo: _____

Datum:						
1. Vegetative Stabilität						
2. Wachheit						
3. Lagerungstoleranz						
4. Ausscheidung/ Kontinenz						
Subtotal Vegetativum (1-4)						
5. FO-Stimulation, Mundhygiene						
6. Schlucken						
7. Zungenbeweglichkeit, Kauen						
8. Mimik						
Subtotal Facio-oraler Bereich (5-8)						
9. Tonus						
10. Rumpfkontrolle/ Sitzen						
11. Kopfkontrolle						
12. Transfer						
13. Stehen						
14. Willkürmotorik						
15. Fortbewegung/ Mobilität im RS						
Subtotal Sensomotorik (9-15)						
16. Taktile Information						
17. Visuelle Information						
18. Aktustische Information						
19. Kommunikation						
20. Situationsverständnis ATL						
Subtotal Sensorisch-kognitive Funktionen (16-20)						
Total						

Manual Early Functional Abilities

Level	1	2	3	4	5
Fähigkeit	Fehlt/ nicht sicher erkennbar	angedeutet erkennbar	Deutlich erkennbar	~	~
		Instabil	Stabil	~	~
		Ungezielt/ undifferenziert	Gezielt/ wenig differenziert	Gezielt und differenziert	~
		Schwer eingeschränkt	Mittelgradig eingeschränkt	Leichtgradig eingeschränkt	Nicht wesentlich eingeschränkt

A) Vegetativum

1. Vegetative Stabilität
1   erheblich instabil in Ruhe, monitorenpflichtig, braucht entsprechende Medikation, Therapien im Bett
2   weitgehend stabil in Ruhe, instabil bei schwachen Reizen, zeitweise monitorenpflichtig, entsprechende Medikation bei Bedarf, Therapien unter veget. Kontrolle
3   Stabil in Ruhe und bei Aktivität, instabil bei starken Reizen, nicht mehr monitorenpflichtig, keine entsprechende Medikation, "übungsstabil"
4   stabil in Ruhe und bei Aktivität, noch leicht gesteigerte veget. Reaktion bei starken Reizen u/o Belastung > 10min < 1h
5   stabil, keine gesteigerte Reaktion auch bei starken Reizen, auch bei Belastung > 1h

2. Wachheit
1   kein eindeutiger SWR, nächtliche Unruhephasen, schläft viel tagsüber
2   beginnender SWR, nächtliche Unruhe selten, noch vermehrtes Schlafen tagsüber
3   stabiler SWR, rasches Ermüden bei Aktivitäten/ Anstrengung < 10min
4   ~ Ermüden bei Aktivitäten > 10 min < 60 min
5   ~ auch bei Aktivitäten > 60 min keine vermehrte Ermüdbarkeit

3. Lagerungstoleranz
1   vorwiegend oder nur RL < 1h, SL < 20min, viele Lagerungshilfsmittel
2   SL nur li oder re > 20min < 1h viele Lagerungshilfsmittel
3   SL li und re > 1h < 2h, vermehrt Lagerungshilfsmittel
4   SL bds. > 2h, leicht vermehrt Lagerungshilfsmittel
5   SL > 2h oder nicht mehr gefordert, kein vermehrter Bedarf an Lagerungshilfsmitteln

4. Ausscheidung / Kontinenz
1   keine Kontrolle, Katheter/ Abführen erforderlich, Miktion/ Abführen im Bett
2   keine Kontrolle, ev. noch Katheter/ Abführen, toleriert Windel/ Flasche etc., ev. Unruhe bei Einnässen
3   beginnende Kontrolle, kein Katheter mehr, teilweise Unruhe bei Harn-/ Stuhldrang - noch instabil, Blasentraining/ WC (Stuhl)
4   tagsüber meist kontinent, nachts noch teilweise Einnässen, zeigt zuverlässig Harn-/ Stuhldrang an, Weglassen von Windel
5   kontinent

B) Facio-oraler Bereich

5. FO-Stimulation, Mundhygiene, Zähneputzen
1   Stimulation (fast) nicht möglich, 2 Helfer erforderlich wegen Unruhe oder keinerlei Reaktion bzw. Mitarbeit
2   Stimulation noch schwer eingeschränkt (Zahnfleisch/ Zähne nur aussen), allenfalls schwache Reaktion, keine Mitarbeit
3   Stimulation mittelgradig eingeschränkt (aussen problemlos, innen Zähneputzen teilweise möglich), teilweise Mitarbeit (Mundöffnen)
4   Stimulation problemlos (inkl. Gaumen, Zunge), Zähneputzen problemlos möglich, gute Mitarbeit (Ausspühlen)
5   Stimulation problemlos od. nicht mehr erforderlich, Zähneputzen weitg. alleine möglich (ev. noch geringe Hilfestellung)

6. Schlucken
1   nicht/ selten beobachtbar und stimulierbar, Speichelfluss, Aspiration
2   Speichelschlucken häufiger beobachtbar, gut stimulierbar, häufig Aspiration (in RL)
3   Beginn Esstraining (Breikost), Probleme beim Bolustransport, Aspiration bei Dünnflüssigem
4   feste Speisen rel. gut möglich, zu langsam/ hastig, selten Aspiration (dünnflüssig)
5   vollständige orale Nahrungs- und Flüssigkeitszufuhr (auch mit Kompensationsmanöver), keine Aspiration

7. Zungenbeweglichkeit, Kauen
1   keinerlei Bewegungen beobachtbar oder anhaltende Automatismen, Kauen nicht möglich/ ev. Beissreflex
2   noch teilweise Automatismen (können gehemmt werden), stark eingeschränkte Kauübungen in Gaze (Auf-Ab-Beissbewegungen/ keine Rotation)
3   gezielte Zungenbewegungen (noch stark eingeschränkt), überschiessende/ verminderte Kaubewegungen (noch in Gaze), kein Differenzieren von Konsistenzen
4   noch Probleme in best. Bewegungsrichtungen, keine Gaze mehr, verschiedene Konsistenzen mit Lippenschluss/ ev. noch zu langsam/ hastig/ einseitig
5   keine funktionelle Einschränkung der Zungenbeweglichkeit/ des Kauens

8. Mimik

1	keine gezielte mimische Reaktion erkennbar, Amimie/ Automatismen
2	spontane od. reaktive mimische Ausdrucksbewegungen beobachtbar (Lachen/ Weinen...), noch instabil/ ungezielt
3	spontan und zielgerichtet mimische Ausdrucksbewegungen, noch wenig differenziert, Grimassieren, beginnende Mitarbeit bei fazilitierten Bewegungen
4	spontan gezielte u. differenzierte Mimik, gute Mitarbeit in der Therapie, ev einseitige Schwäche, ev. Einschränkung durch HOPS (Hirnorganisches Psychosyndrom)
5	mimische Ausdrucksbewegungen ohne funktionelle Einschränkungen möglich

C) Sensomotorik

9. Tonus

1	keine Tonusanpassung erkennbar, generalisiert schlaff od. spastisch/ rigid
2	unterschiedlicher Tonus Arme/ Beine u/o re/li, an "besseren Extremitäten" angedeutete Tonusanpassung
3	an "besseren Extremitäten" Placing in erleichternden Ausgangsstellungen möglich, Massensynergien bei Willküraktivität
4	pathologischer Tonus in bestimmten Bereichen (z.B. Hemi-Seite), an "besseren Extremitäten" vollständiges Placing möglich
5	in RL allseits physiol. Tonus, Placing allseits möglich, pathol. Tonus erst bei Willkür/ Änderung der Ausgangsstellung, dann z.B. assoz. Reaktionen

10. Rumpfkontrolle/ Sitzen

1	passiver Sitz nicht möglich (z.B. wegen veget. Instabilität od. general. Streck-Beugespastik)
2	passiver Sitz möglich mit besonderen Lagerungshilfsmitteln/ RS od. < 10min , noch keine aktive Rumpfaufrichtung
3	passiver Sitz möglich ohne bes. Lagerungshilfsmittel/ RS, beginnende aktive Rumpfaufrichtung (Bank mit Helfer/ Armstütz)
4	freies Sitzen < 10 min ohne Unterstützung durch Helfer/ Hände, ev. noch asymmetrisch, keine Balancereaktion
5	freies Sitzen > 10 min möglich, Balancereaktion ev. noch leicht eingeschränkt

11. Kopfkontrolle

1	keine Kopfkontrolle erkennbar
2	unter Therapie angedeutete Tonusanpassung/ Mithilfe bzw. beginnende Kopfstellreaktion
3	aktives Anheben des Kopfes situationsabhängig möglich, ev. asymmetrische Kopfstellreaktion
4	aktive/ symmetr. Kopfausrichtung ohne bes. Vorbehandlung für < 10min möglich
5	aktive/ symmetr. Kopfausrichtung ohne bes. Vorbehandlung für > 10min möglich

12. Transfer
1 völig passiv, u.U. mit 2 Helfern od. bes. Hilfsmittel (Lift/ Rutschbrett...)
2 passiv, noch keine aktive Mithilfe, aber teilweise Tonusanpassung möglich, 1 Helfer/ erschwerter Transfer
3 aktive Mithilfe teilweise möglich (Kopf anheben/ Bridging/ Oberkörpervorlage), Transfer mit 1 Helfer gut möglich
4 gute aktive Mithilfe (Belastung beider Beine/ Einsatz der Arme), geringe Unterstützung durch 1 Helfer
5 selbständiger Transfer ohne Sturzrisiko möglich

13. Stehen
1 nicht möglich (veget. Instabilität, Frakturen/ Kontrakturen...)
2 nur kurzfristig 5-10min u/o nicht aufrecht möglich, Stehbrett od. 2 Helfer + Schienen
3 > 10 min passiver, aufrechter Stand, keine aktive Rumpfaufrichtung/ einseitige Belastung, 2 Helfer + Schienen
4 aktives Stehen, Belastung beider Beine, 1 Helfer + Schiene/ Bank
5 aktives Stehen frei im Raum ohne Helfer u. Hilfsmittel möglich (ev. noch asymmetrisch)

14. Willkürmotorik
1 keine Willküraktivität erkennbar
2 erkennbare Willküraktivität (z.B. Abwehr), Massensynergien
3 Willküraktivität/ Mitarbeit in Form von konzentr. Muskelanspannung
4 Willküraktivität/ Mitarbeit in Form von konzentr. u. exzentr. Muskelanspannung
5 selektive Bewegungen möglich (ev. noch kraftgemindert)

15. Fortbewegung / Mobilität im Rollstuhl
1 völig passiv, Transport im Aktiv-RS noch nicht möglich
2 Transport im Aktiv-RS nach entspr. Vorbehandlung od. Passiv-RS mit Rumpf- u. Kopfstütze erforderlich
3 Transport im Aktiv-RS mit teilweise aktiver Rumpfaufrichtung u. Kopfkontrolle möglich
4 aktive Mithilfe beim Antreiben des RS (Bein u/o Hand u/o wenige Schritte mit therapeut. Unterstützung)
5 selbständige Fortbewegung im RS u/o Gehen mit ausreichendes Gangsicherheit für mind. 15 m (auch mit Rollator...)

D) Sensorisch-kognitive Funktionen

16. Taktile Information
1 unspez. Reaktion auf taktile Reize (z.B. veget. Unruhe, Tonusänderung)
2 gezielte Reaktion z.B. Tonusanpassung (Entspannung/ Abwehr)
3 differenzierte Reaktion z.B. Greifen..., aber noch eingeschränkte Objektbehandlung (Loslassen, Druck)
4 Greifen, Umfassen, Loslassen mit Druckdosierung möglich, erkennbare adäquate Objektbehandlung

17. Visuelle Information
1   keine sicher erkennbare Reaktion auf visuelle Reize, kein sicheres Fixieren
2   unspez. Reaktion auf visuelle Reize, kurzfristiges Fixieren beobachtbar, keine sichere Blickfolge
3   gezielte Reaktion, deutliches Fixieren, Blickfolge bei Objekten im Gesichtsfeld (nur für Momente)
4   differenzierte Reaktion, Fixieren, Blickfolge für längeren Zeitraum, Suchbewegung der Augen bei Objekten ausserhalb des Gesichtsfeldes, Ablenkbarkeit erhöht
5   aktive visuelle Exploration der Umwelt, geringe Ablenkbarkeit

18. Akustische Information
1   keine sicher erkennbare Reaktion auf akustische Reize
2   unspez. Reaktion auf akust. Reize z.B. vegetativ, Schreckreaktion, Tonusänderung
3   gezielte Reaktion z.B. Blick-/ Kopfwendung, Entspannung
4   differenzierte, unterscheidbare Reaktionen, z.B. bei fremden/ vertrauten Stimmen
5   differenzierte, unterscheidbare Reaktionen, aktives Zuhören über längere Zeit mögl.

19. Kommunikation
1   nicht sicher erkennbar
2   unspez., aktuelle Befindlichkeit erkennbar (Wohlbefinden/ Unbehagen), dadurch angedeutete "basale" Kommunikation
3   gezielte Zustimmung/ Ablehnung deutl. erkennbar, kommt Aufforderungen teilweise nach (noch instabil), keine stabile Ja/ Nein-Kommunikation
4   kommt Aufforderungen stabil nach, stabile Ja/ Nein-Kommunikation
5   mehr als stabile Ja/ Nein-Kommunikation möglich, Pat. kann spontan/ aktiv/ ungefragt Bedürfnisse/ Information zum Ausdruck bringen

20. Situationsverständnis ADL
1   bei allen ADL völlig passiv
2   ADL passiv, angedeutetes Situationsverständnis (z.B. Tonusanpassung...)
3   teilweise aktive Mitarbeit bei den ADL z.B. Übernehmen einzelner Handlungsschritte, noch kein sicheres Erkennen von Objekten
4   führt mehre Handlungsschritte alleine aus, zeigt Erkennen u. adäquates Handhaben v. Objekten, braucht noch Personenhilfe zur Vorbereitung/ Strukturierung
5   Pat. kann eine komplexere alltagspraktische Aufgabe weitgehend selbständig lösen (allenfalls noch Hilfe in unvertrauten Situationen)

Selbständigkeit in den Aktivitäten des täglichen Lebens (ADL): Frühreha-Barthel-Index (FRB)

Hintergrund

Der Frühreha-Barthel-Index (FRB) wurde aus dem bekannten Barthel-Index (BI) und dem Frühreha-Index für die Frühphase der Neurorehabilitation abgeleitet und weiterentwickelt (Schönle et al. 2001; Schönle 1996). Dabei wurde der Barthel-Index um 7 zusätzliche, frühreha-relevante Parameter erweitert (Frühreha-Index).

So bildet der Frühreha-Barthel-Index die Fähigkeiten zu verschiedenen Alltagsfunktionen ab, zusätzlich enthält er aber noch Kriterien, welche die Überwachungspflichtigkeit und die Pflegeintensität schwer betroffener Patienten abbilden.

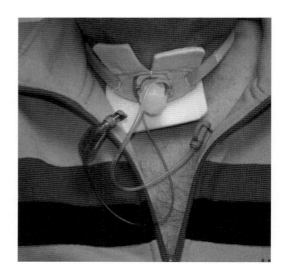

ICF-Klassifikation

Körperfunktionen
1. Intensivmedizinisch

2. Absaugpflichtiges Tracheostoma
3. Beatmung
4. Orientierung
5. Verhaltensstörung
7. Schluckstörungen

8. Dekubitus
17. Stuhlkontrolle
18. Harnkontrolle

Aktivitäten
6. Verständigungsstörung

b420 Blutdruckfunktionen
b410 Herzfunktionen
b440 Atmungsfunktionen
b440 Atmungsfunktionen
b114 Funktionen der Orientierung
b147 Psychomotorische Funktionen
b510 Funktionen der Nahrungsaufnahme
insbesondere b5105 Schlucken
b810 Schutzfunktionen der Haut
b525 Defäkationsfunktionen
b620 Miktionsfunktionen

d310 - d329 Kommunizieren als Empfänger
d330 - d349 Kommunizieren als Sender

9. Essen/ Trinken	d550 Essen
	d560 Trinken
10. Umsteigen	d420 Sich verlagern
11. Persönliche Pflege	d510 Sich waschen
	d520 Seine Körperteile pflegen
12. Toilette	d420 Sich verlagern
	d530 Die Toilette benutzen
	d540 Sich kleiden
13. Baden Duschen	d510 Sich waschen
14. Gehen	d450 Gehen
	d465 Sich unter Verwendung von Geräten/Ausrüstung fortbewegen
15. Treppe	d4551 Klettern/ steigen
16. Anziehen	d540 Sich kleiden

Praktikabilität

Patientengruppe
Neurologische Frührehabilitation

Zeitaufwand
15 Minuten

Kosten
Keine

Ausbildung
Einführung in den Barthel-Index und in den Frühreha-Barthel-Index

Praktische Durchführung
Beurteilung mittels modifiziertem Barthel-Index (wie Barthel-Index, siehe Seite 80), danach Beurteilung der 7 frührehabilitationsspezifischen Fragen, die dann vom Barthel-Total abgezogen werden.

Format
Funktionelle Leistung

Skalierung
Ordinalskalierung
Skala des Barthel-Index mit 0, 5, 10 und 15 Punkten. Die 7 Frühreha-Bereiche werden davon abgezogen, als Gesamtscore können somit auch negative Werte entstehen.

Subskalen
Bereiche aus Barthel-Index

Reliabilität (Zuverlässigkeit)

Keine Angaben

Validität (Gültigkeit)

Keine Angaben

Responsivität (Empfindlichkeit)

Keine Angaben

Beurteilung

Diagnostik/ Befund	teilweise empfohlen[1]
Ergebnis/ Verlauf	teilweise empfohlen[1]
Prognose	nicht empfohlen[2]

Kommentar

1) Der FRB bildet einerseits wichtige Bereiche während der Frührehabilitation ab, andererseits sind die psychometrischen Kriterien bis dato nicht untersucht.
2) Es liegen keine Studienresultate zur prädiktiver Validität vor.

Die Reliabilität und die Validität des Barthel-Index sind in der Literatur mehrfach untersucht worden, hingegen diejenigen des Frühreha-Barthel-Index noch nicht. In Medline wurden nur drei Artikel gefunden (Stand Oktober 2011). Die Benutzung des Frühreha-Barthel-Index macht Sinn, wenn der Barthel-Index sowieso schon erfasst wird, ansonsten ist die Early Functional Abilities (EFA) vorzuziehen.

Literatur

Literatursuche: Highwire, PubMed; 10/2011
Autor: Hansjörg Lüthi

Schönle PW, Ritter K, Diesener P et al. Frührehabilitation in Baden-Württemberg- Eine Untersuchung aller Frührehabilitationseinrichtungen Baden-Württembergs 1. Die Rehabilitation 2001; 40 (3):123-30.

Schönle P. Frühe Phasen der neurologischen Rehabilitation: Differentielle Schweregradbeurteilung bei Patienten in der Phase B (Frührehabilitation) und in der Phase C (Frühmobilisation/ Postprimäre Rehabilitation) mit Hilfe des Frühreha-Barthel-Index FRB. Neurologische Rehabilitation 1996; 1:21-5.

Frühreha-Barthel-Index (FRB)

Name: _____ Geburtsdatum: _____ Datum: _____

Frühreha-Index

1. Intensivmedizinisch überwachungspflichtiger Zustand ja -50 ☐
   nein 0 ☐

2. Absaugpflichtiges Tracheostoma ja -50 ☐
   nein 0 ☐

3. Intermittierende Beatmung ja -50 ☐
   nein 0 ☐

4. Beaufsichtungspflichtige Orientierungsstörung (Verwirrtheit) ja -50 ☐
   nein 0 ☐

5. Beaufsichtigungspflichtige Verhaltensstörung (mit Eigen- und/
   oder Fremdgefährdung) ja -50 ☐
   nein 0 ☐

6. Schwere Verständigungsstörung ja -50 ☐
   nein 0 ☐

7. Beaufsichtungspflichtige Schluckstörung ja -50 ☐
   nein 0 ☐

8. Dekubitus oder andere verbandspflichtige Wunden ja -50 ☐
   nein 0 ☐

Barthel-Index

9. Essen und Trinken nicht möglich 0 ☐
   (mit Unterstützung, wenn Speisen vor dem Essen mit Unterstützung 5 ☐
   zurechtgeschnitten werden) selbständig 10 ☐

10. Umsteigen aus dem Rollstuhl ins Bett und umgekehrt. nicht möglich 0 ☐
    (einschliesslich Aufsetzen im Bett) mit Unterstützung 5 ☐
    selbständig 15 ☐

11. Persönliche Pflege nicht möglich 0 ☐
    (Gesichtwaschen, Kämmen, Rasieren, Zähneputzen) mit Unterstützung 0 ☐
    selbständig 5 ☐

12. Benutzung der Toilette nicht möglich 0 ☐
    (An-/ Auskleiden, Körperreinigung, Wasserspülung) mit Unterstützung 5 ☐
    selbständig 10 ☐

13. Baden und Duschen nicht möglich 0 ☐
    mit Unterstützung 0 ☐
    selbständig 5 ☐

14. Gehen auf ebenem Untergrund nicht möglich 0 ☐
    mit Unterstützung 10 ☐
    selbständig 15 ☐

    falls nicht möglich:
    Fortbewegung mit dem Rollstuhl auf ebenem Untergrund nicht möglich 0 ☐
    mit Unterstützung 0 ☐
    selbständig 5 ☐

15. Treppen auf-/ absteigen nicht möglich 0 ☐
    mit Unterstützung 5 ☐
    selbständig 10 ☐

16. An-/ Ausziehen (einschl. Schuhe binden, Knöpfe schliessen) nicht möglich 0 ☐
    mit Unterstützung 5 ☐
    selbständig 10 ☐

17. Stuhlkontrolle nicht möglich 0 ☐
    mit Unterstützung 5 ☐
    selbständig 10 ☐

18. Harnkontrolle nicht möglich 0 ☐
    mit Unterstützung 5 ☐
    selbständig 10 ☐

Gesamtsumme ☐

Selbständigkeit im Alltag

	Seite	Empfehlungen		
		Diagnose	**Ergebnis**	**Prognose**
Selbständigkeit in den Aktivitäten des täglichen Lebens (ADL): Functional Independence Measure (FIM)	65	e	e	e
Funktionale Selbständigkeit: Functional Assessment Measure (FAM)	71	e	e	te
Funktionale Gesundheit und Behinderung: WHODAS 2.0	76	te	te	ne
Selbständigkeit im Alltag: Barthel-Index (BI)	80	e	e	e
Selbständigkeit im Alltag: Erweiterter Barthel-Index (EBI)	94	e	e	e
Selbständigkeit im Alltag: Spinal Cord Independence Measure (SCIM)	106	e	e	ne

Legende: e = empfohlen, te = teilweise empfohlen, ne = nicht empfohlen, na = nicht anwendbar

Selbständigkeit in den Aktivitäten des täglichen Lebens (ADL): Functional Independence Measure (FIM)

Hintergrund

Die Functional Independence Measure (FIM) misst bei verschiedenen Diagnosen unter Berücksichtigung der Hilfestellung die Fähigkeitsstörung in den ADL-Bereichen Selbstversorgung, Kontinenz, Transfers, Fortbewegung, Kommunikation und sozio-kognitive Fähigkeiten (Keith et al. 1987). Dabei werden die verschiedenen Aktivitäten des täglichen Lebens mit einer speziellen Skala von 1 bis 7 regelmässig bewertet. Insgesamt können so minimal 18 Punkte (= vollständige Abhängigkeit) und maximal 126 Punkte (vollständige Unabhängigkeit) erreicht werden. Die FIM eignet sich besonders für die Anwendung im klinischen stationären Bereich (Granger 1998).

Der Test wurde 1983 von einer Arbeitsgruppe unter der Leitung von Prof. Carl V. Granger in den USA entwickelt und sollte vor allem die Pflegebedürftigkeit abbilden. Die FIM ist neben dem Barthel-Index (Mahoney et al. 1965) das weltweit am meisten gebrauchte Messinstrument für Fähigkeitsstörungen (Turner-Stokes et al. 1997). Im angelsächsischen Bereich ist die FIM das am häufigsten angewendete Instrument zur Messung der ADL, im deutschsprachigen Gebiet etwa gleich beliebt wie der Barthel-Index.

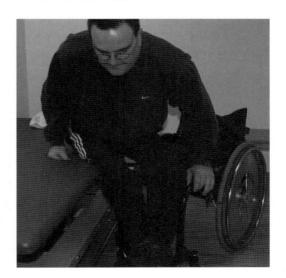

ICF-Klassifikation

Körperfunktionen

G	Blasenkontrolle	b6202 Harnkontinenz
		e1151 Hilfsmittel für den persönlichen Gebrauch
H	Darmkontrolle	b5253 Stuhlkontinenz
		e1101 Medikamente
R	Gedächtnis	b144 Funktionen des Gedächtnisses

Aktivitäten

A	Essen/ Trinken	d550	Essen
		d560	Trinken
B	Körperpflege	d5100	Körperteile waschen
		d5102	Sich abtrocknen
		d5200	Die Haut pflegen
		d5201	Die Zähne pflegen
C	Baden/ Duschen/ Waschen	d510	Sich waschen
D	Ankleiden oben	d540	Sich kleiden
		e1151	Hilfsmittel für den persönlichen Gebrauch
E	Ankleiden unten	d540	Sich kleiden
		e1151	Hilfsmittel für den persönlichen Gebrauch
F	Intimhygiene	d530	Die Toilette benutzen
I	Transfer Bett/ Stuhl/ Rollstuhl	d4200	Sich beim Sitzen verlagern
J	Transfer Toilettensitz	d4200	Sich beim Sitzen verlagern
		d530	Die Toilette benutzen
K	Transfer Dusche/ Badewanne	d4200	Sich beim Sitzen verlagern
L	Gehen/ Rollstuhl	d450	Gehen
		d465	Sich unter Verwendung von Geräten/ Ausrüstung fortbewegen
M	Treppensteigen	d4551	Klettern/ steigen
N	Verstehen	d310	Kommunizieren als Empfänger gesprochener Mitteilungen
		d315	Kommunizieren als Empfänger non-verbaler Mitteilungen
O	Ausdruck	d330	Sprechen
		d335	Non-verbale Mitteilungen produzieren
		b16710	Das lautsprachliche Ausdrucksvermögen betreffende Funktionen
		b16712	Das Ausdrucksvermögen in Gebärdensprache betreffende Funktionen
P	Soziales Verhalten	d9100	Informelle Vereinigungen
		d9205	Geselligkeit
Q	Problemlösung	d175	Probleme lösen

Praktikabilität

Patientengruppe
Patienten in der Rehabilitation

Zeitaufwand
15-30 Minuten

Zeit zum Ausfüllen des Tests: 5.5 Minuten (EBI 2.5 Minuten, FIM signifikant länger als beim EBI) (Prosiegel et al. 1996)

Kosten
Keine

Ausbildung
4 Stunden (Einführung in das Konzept der ADLs, Vorstellung der Items, Anwendung am Fallbeispiel z.B. mittels Video).
Angaben zu Workshops sowie weitere Informationen findet man unter www.udsmr.org [09.04.2012].

Praktische Durchführung
Zuerst werden die Patienten bei der Ausführung der ADL während des normalen Klinikalltags beobachtet. Wenn die Beobachtung nicht ausreicht, wird bei den Patienten oder deren Angehörigen nachgefragt resp. werden klinische Dokumentationen zu Rate gezogen. Danach werden zusammen mit dem FIM-Manual die 18 verschiedenen Aktivitäten mit der untenstehenden Skala bewertet (Total-Score von 18 bis 126 Punkte).

Format
Funktionelle Leistung

Skalierung
Ordinalskalierung
Skala von 1 bis 7 Punkte

Keine Hilfsperson erforderlich
7   Völlige Selbständigkeit
6   Eingeschränkte Selbständigkeit (Hilfsvorrichtung oder Sicherheitsbedenken)
Eingeschränkte Unselbständigkeit
5   Supervision
4   Kontakthilfe
3   Mässige Hilfestellung
Völlige Unselbständigkeit
2   Ausgeprägte Hilfestellung
1   Totale Hilfestellung

Subskalen
Subskalen Motorik (Selbstversorgung, Sphinkter-Kontrolle, Transfers, Fortbewegung) und sozio-kognitive Funktionen (Kommunikation, soziales Verhalten, Problemlösung und Gedächtnis)

Reliabilität (Zuverlässigkeit)

Segal et al. (1993) untersuchten die Reliabilität in einer Rehabilitationsklinik von Querschnittgelähmten sowie in einem ambulanten Setting, wobei in beiden Settings eine hohe Reliabilität gemessen wurde. Die schlechteste Übereinstimmung trat bei den inkompletten Tetraplegikern auf.
In einer Review von Ottenbacher et al. (1996) wurde die Reliabilität von 11 Studien berücksichtigt und ein durchschnittlicher ICC von 0.95 für die Intratester-Reliabilität und 0.92 für die Intertester-Reliabilität beschrieben.
In einer Studie mit Multiple Sklerose-Patienten (Sharrack et al. 1999) wurde die Intertester-Reliabilität der verschiedenen Items mit ICC-Werten von 0.56 bis 0.99 als moderat bis fast perfekt beschrieben, wobei „Verstehen" und „Ausdruck" am Schlechtesten abschnitten. Die Intratester-Reliabilität schnitt ähnlich gut ab mit ICC-Werten von 0.6 bis 1 (moderat bis perfekt).
Eine Untersuchung von Haas (2000) bei Schädel-Hirn-Verletzten belegt ebenfalls eine gute Intertester-Reliabilität, wobei bei der Beurteilung der Items soziales Verhalten (Kappa = 0.56), Verstehen (Kappa = 0.57) sowie Transfer Bett/ Stuhl/ Rollstuhl (Kappa = 0.58) die geringste Übereinstimmung resultierte.

Validität (Gültigkeit)

Heinemann et al. (1993) sowie Granger et al. (1993) untersuchten die Validität der FIM mit 13 verschiedenen Patientengruppen, wobei vor allem bei den motorischen Items eine hohe Übereinstimmung festgestellt wurde.
Die prädiktive Validität wurde bei MS-Patienten untersucht und für gut befunden (Granger et al. 1990). Dabei wurde eine hohe Übereinstimmung zwischen der FIM, dem Brief Symptom Inventory, der Environmental Status Scale und dem Barthel-Index festgestellt.

Hall et al. (1999) stellten bei Querschnittgelähmten nach Trauma eine hohe Korrelation zwischen der FIM (motorischer und kognitiver Teil) und der Lähmungshöhe sowie dem neurologischen Status fest. Betreffend der kognitiven Items wurde ein beträchtlicher Deckeneffekt festgestellt. Für die Validierung in verschiedenen Settings wie Pflegeheime usw. sind hingegen noch weitere Studien gefordert (Glenny et al. 2009).

Responsivität (Empfindlichkeit)

In einer Studie über klinische Messinstrumente bei Multiple Sklerose-Patienten (Sharrack et al. 1999) wurden die motorischen Items als schwach sensitiv und die kognitiven Items als nicht sensitiv auf klinische Veränderungen beurteilt.

Bei einer Population von 48 Stroke-Patienten waren die Austrittswerte nach einer stationären Rehabilitation (durchschnittliche Aufenthaltsdauer von 75 Tagen) um 19.3 Punkte besser als bei Eintritt, wobei sich nur 55% der untersuchten Gruppe um die als Fortschritt deklarierten 13 Punkte steigerten (Streppel et al. 2002).

Beim Vergleich der FIM mit dem „Functional autonomy measurement system" (SMAF) stellten die Untersucher bei der FIM einen SRM von 0.97 (0.76, 1.28) fest, die somit leicht weniger sensitiv als das SMAF war (Desrosiers et al. 2003).

Beurteilung

Diagnostik/ Befund	empfohlen
Ergebnis/ Verlauf	empfohlen
Prognose	empfohlen

Kommentar

Gerade bei leicht beeinträchtigten, mobilen Patienten ist der Deckeneffekt, bei Patienten mit schweren Hirnverletzungen der Bodeneffekt unbedingt zu bedenken resp. ein zusätzliches Instrument zu berücksichtigen.

Die FIM wird je nach Klinik nur von den Pflegefachpersonen oder von einem interdisziplinären Team beurteilt und erfasst.

Für die Anwendung im Rahmen der Physiotherapie können relevante Items benützt werden, insofern sie die Zielerreichung erfassen.

Zunehmend wird die FIM für Tarifbestimmungen z.B. DRG (Diagnosis Related Groups: Fallgruppenpauschale) sowie für die Ressourcen-Planung benutzt.

Der Barthel-Index kann vom Subscore Motorik der FIM abgeleitet werden (Nyein et al. 1999).

Das Chedoke McMaster Stroke Assessment verwendet die gleiche Skala wie die FIM. Die Items Fortbewegung, Treppe und Transfer sind identisch.

Literatur

Literatursuche: Highwire, PubMed, 11/2011
Autor: Hansjörg Lüthi

Desrosiers J, Rochette A, Noreau L et al. Comparison of two functional independence scales with a participation measure in post-stroke rehabilitation. Arch Gerontol Geriatr 2003; 37 (2):157-72.

Glenny C, Stolee P. Comparing the functional independence measure and the interRAI/MDS for use in the functional assessment of older adults: a review of the literature. BMC Geriatr 2009; 9:52.

Granger CV. The emerging science of functional assessment: our tool for outcomes analysis. Arch Phys Med Rehabil 1998; 79 (3):235-40

Granger CV, Cotter AC, Hamilton BB et al. Functional assessment scales: a study of persons with multiple sclerosis. Arch Phys Med Rehabil 1990; 71 (11):870-5.

Granger CV, Hamilton BB, Linacre JM et al. Performance profiles of the functional independence measure. Am J Phys Med Rehabil 1993; 72 (2):84-9.

Haas U. Die Interrater Reliabilität des "Functional Independence Measure" (FIM) bei Patienten mit Schädel-Hirn-Verletzungen. Witten/Herdecke; 2000.

Hall KM, Cohen ME, Wright J et al. Characteristics of the Functional Independence Measure in traumatic spinal cord injury. Arch Phys Med Rehabil 1999; 80 (11): 1471-6.

Heinemann AW, Linacre JM, Wright BD et al. Relationships between impairment and physical disability as measured by the functional independence measure. Arch Phys Med Rehabil 1993; 74 (6):566-73.

Keith RA, Granger CV, Hamilton BB et al. The functional independence measure: a new tool for rehabilitation. Adv Clin Rehabil 1987; 1:6-18.

Mahoney FI, Barthel DW. Functional Evaluation: the Barthel Index. Md State Med J 1965; 14:61-5.

Nyein K, McMichael L, Turner-Stokes L. Can a Barthel score be derived from the FIM? Clin Rehabil 1999; 13 (1):56-63.

Ottenbacher KJ, Hsu Y, Granger CV et al. The reliability of the functional independence measure: A quantitative review. Archives of Physical Medicine and Rehabilitation 1996; 77 (12):1226-32.

Prosiegel M, Böttger S, Schenk T, König N, Marolf M, Vaney C, Garner C, Yassouridis A. Der Erweiterte Barthel-Index (EBI) - eine neue Skala zur Erfassung von Fähigkeitsstörungen bei neurologischen Patienten. Neurol Rehabil. 1996, 1, 7-13.

Segal ME, Ditunno JF, Staas WE. Interinstitutional agreement of individual functional independence measure (FIM) items measured at two sites on one sample of SCI patients. Paraplegia 1993; 31 (10):622-31.

Sharrack B, Hughes RAC, Soudain S et al. The psychometric properties of clinical rating scales used in multiple sclerosis. Brain 1999; 122 (1):141.

Streppel KR, Van Harten WH. The Functional Independence Measure used in a Dutch rehabilitating stroke population; a pilot study to assess progress. Int J Rehabil Res 2002; 25 (2):87-91.

Turner-Stokes L, Turner-Stokes T. The use of standardized outcome measures in rehabilitation centres in the UK. Clin Rehabil 1997; 11 (4):306-13.

Selbständigkeit im Alltag

Functional Independence Measure (FIM)

Name: _____ Geburtsdatum: _____ Datum: _____

Items	1	2	3	4	5	6	7	Bemerkungen
Selbstversorung								
A. Essen/ Trinken								
B. Körperpflege								
C. Baden/ Duschen/ Waschen								
D. Ankleiden oben								
E. Ankleiden unten								
F. Intimhygiene								
Kontinenz								
G. Blasenkontrolle								
H. Darmkontrolle								
Transfers								
I. Bett/ Stuhl/ Rollstuhl								
J. Toilettensitz								
K. Dusche/ Badewanne								
Fortbewegung								
L. Gehen								
Rollstuhl								
M. Treppensteigen								
Kommunikation								
N. Verstehen akustisch								
Verstehen visuell								
O. Ausdruck verbal								
Ausdruck nonverbal								
Kognitive Fähigkeiten								
P. Soziales Verhalten								
Q. Problemlösung								
R. Gedächtnis								

Selbständig		**Teilselbständig**		**Unselbständig**	
7	völlig unabhängig (sicher, zeitlich)	5	Supervision	2	maximale Unterstützung (selbständig 25% +)
6	modifizierte Unabhängigkeit (Hilfsmittel, mehr Zeit)	4	minimale Unterstützung (selbständig 75 % +)	1	totale Unterstützung (selbständig 0% +)
		3	mittlere Unterstützung (selbständig 50% +)		

Funktionale Selbständigkeit: Functional Assessment Measure (FAM)

Hintergrund

Die Functional Assessment Measure (FAM) ist eine Erweiterung der Functional Independence Measure (FIM) und wurde hauptsächlich für neurologische Patienten in der Rehabilitation entwickelt (Hall et al. 1993). Sie beinhaltet zwölf weitere Merkmale, die zusätzlich zur FIM erfasst werden (FIM+FAM = 30 Items). Die FAM-Items können nicht losgelöst von der FIM ausgewertet werden. Dabei werden vor allem Bereiche abgedeckt, die durch die FIM zu wenig umfassend berücksichtigt werden, wie z.B. Teile des kognitiven Bereichs, des Verhaltens, der Kommunikation und Beeinträchtigungen beim Leben in der Gemeinde. Diese FIM-Erweiterung ist zwar in Europa bekannt, wird aber nicht wie in den USA routinemässig angewendet.

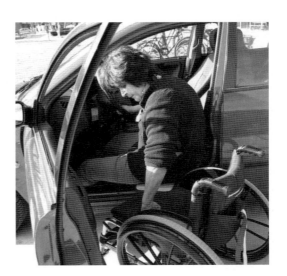

ICF-Klassifikation

Körperfunktionen	
Schlucken	b5105 Schlucken
Sprachverständnis	b167 Kognitiv-sprachliche Funktionen
Emotionaler Zustand	b152 Emotionale Funktionen
Anpassung an funktionale Grenzen	b164 Höhere kognitive Funktionen
Orientierung	b114 Funktionen der Orientierung
Aufmerksamkeit	b140 Funktionen der Aufmerksamkeit
Sicherheitsbeurteilung	b164 Höhere kognitive Funktionen
Aktivitäten	
Transfer Auto, Bus	d420 Sich verlagern
Mobilität innerhalb der Gemeinde	d450 Gehen
	d460 Sich in verschiedenen Umgebungen fortbewegen

Lesen	d465 Sich unter Verwendung von Geräten/ Ausrüstung fortbewegen
	d470 Transportmittel benutzen
Lesen	d166 Lesen
Schreiben	d170 Schreiben
Beschäftigungsfähigkeit	d845 Eine Arbeit erhalten, behalten und beenden
	d850 Bezahlte Tätigkeit
	d855 Unbezahlte Tätigkeit

Praktikabilität

Patientengruppe
Neurologische Patienten in der Rehabilitation

Zeitaufwand
Bei Ersterfassung: 10-15 Minuten, bei Wiederholung 2-3 Minuten

Kosten
Keine

Ausbildung
Einführung FIM siehe Seite 65, nur FAM ca. 1 Stunde

Praktische Durchführung
Zuerst werden die Patienten bei der Ausführung der ADL während dem normalen Klinikalltag beobachtet. Wenn die Beobachtung nicht ausreicht, wird bei den Patienten oder deren Angehörigen nachgefragt. Danach werden zusammen mit dem FAM-Manual die zusätzlichen 12 Items der verschiedenen Aktivitäten mit der FIM-Skala (siehe FIM Seite 65) bewertet mit 1 bis 7 Punkten pro Item.

Format
Funktionelle Leistung

Skalierung
Ordinalskalierung mit einer Skala von 1 bis 7 Punkten (siehe FIM Seite 65)

Keine Hilfsperson erforderlich
7 Völlige Selbständigkeit
6 Eingeschränkte Selbständigkeit (Hilfsvorrichtung oder Sicherheitsbedenken)
Eingeschränkte Unselbständigkeit
5 Supervision
4 Kontakthilfe
3 Mässige Hilfestellung
Völlige Unselbständigkeit
2 Ausgeprägte Hilfestellung
1 Totale Hilfestellung

Subskalen
Subskalen „motorische Items" und „sozio-kognitive Items"

Reliabilität (Zuverlässigkeit)

In der Literatur wird die Intertester-Reliabilität für die einzelnen Items sowie für die Subgruppen als gut bis exzellent beschrieben (Alcott et al. 1997; Donaghy et al. 1998; Hawley et al. 1999; McPherson et al. 1996). Die Reliabilität wurde zusammen mit derjenigen der FIM untersucht, wobei das FAM-Item „Anpassung an funktionelle Grenzen" die schlechtesten Werte aufweist. Deswegen raten Alcott et al. (1997), dass bei den kognitiven Items die Beschreibungen verbessert werden sollten, die Prüfer trainiert und auf die wichtigen Beobachtungskriterien aufmerksam gemacht werden sollen. Tesio et al. (1998) nennen das Item „Beschäftigungsfähigkeit" das schwierigste. In der Liste der am wenigsten reliablen Items des FIM+FAM erscheinen „Problemlösung" (FIM), „Anpassung an funktionelle Grenzen" (FAM), „Emotionen" (FAM), „Beschäftigungsfähigkeit" (FAM), „soziales Verhalten" (FIM), „Mobilität innerhalb der Gemeinde" (FAM), „Sicherheitsbeurteilung" (FAM), „Aufmerksamkeit" (FAM), „Sprachverständnis" (FAM), sowie „Verstehen" (FIM), wobei die ersten 5 genannten Items von 80% der Studienteilnehmer als „schwierig" eingestuft wurden (Turner-Stokes et al. 1999).

Bei einem Vergleich von FIM, FIM+FAM und dem Barthel-Index stellten Hobart et al. (2001) eine exzellente Intratester-Reliabilität von 0.98 für den FIM+FAM und für den FIM fest, was die gute Reliabilität dieser Instrumente bestätigt.

Validität (Gültigkeit)

Die Validität der FIM ist gut untersucht (siehe FIM Seite 65), über die FAM findet sich hingegen wenig Literatur. Bei der Untersuchung von Barthel-Index, FIM und FIM+FAM wurde die FAM als ein valides Instrument für neurologische Patienten beschrieben (Hobart et al. 2001). Kritischer äussern sich Tesio et al. (1998) gegen die Erweiterung der FIM durch die FAM, da sich durch die Ergänzung durch die FAM die Gütekriterien (psychometrische Angaben) verschlechtern. Auch Turner-Stokes (2002) kritisieren, dass durch das Hinzufügen der subjektiv eingeschätzten FAM-Items zum FIM das Gesamtinstrument FIM+FAM an Zuverlässigkeit verliert. Linn et al. (1999) kritisieren, dass der Deckeneffekt, der u.a. durch die FAM verringert werden sollte, sich nur minimal verringert und daher den zusätzlichen Aufwand nicht rechtfertigt.

Um zu untersuchen, ob der Rehabilitation nachfolgende Hausärzte und Konsiliarärzte mit den FIM+FAM-Resultaten etwas anfangen können, wurde eine grosse Umfrage in England durchgeführt. Dabei gaben 81% der Hausärzte und 54% der Konsiliarärzte den FIM+FAM als wichtiges Instrument zum Austrittsbericht an (Pentland et al. 1999). Kritisiert wurden nur einzelne unklare Abkürzungen.

Responsivität (Empfindlichkeit)

Hobart et al. (2001) verglichen FIM, FIM+FAM und den Barthel-Index. Dabei wurde auch die Responsivität dieser Instrumente untersucht und festgestellt, dass alle drei Instrumente eine zufriedenstellende Responsivität mit SRMs von 0.42 bei FIM+FAM, 0.48 bei FIM und 0.56 beim Barthel-Index aufwiesen. Seel et al. (2007) beschrieben, dass bei 20 der 30 FIM+FAM-Items eine klinisch relevante Verbesserung in über 60% der beobachteten Fälle auftraten.

Beurteilung

Diagnostik/ Befund empfohlen

Ergebnis/ Verlauf empfohlen

Prognose **nicht empfohlen**[1]

Kommentar

1) Es fehlen Studienresultate zur prädiktiven Validität.

Generell eignen sich die FIM+FAM zur Beurteilung von Patienten, die am Ende des Rehabilitationsaufenthaltes stehen oder zuhause leben. Voegele et al. (2006) übersetzten den Original-FAM ins Deutsche und untersuchten die Reliabilität der deutschen Version mit Schlaganfall-Patienten. Die Intertester-Reliabilität (ICC von 0.86) und die Intratester-Reliabilität (ICC von 0.99) schnitten sehr gut ab.

Turner-Stokes et al. (1999) beschreiben eine Britische Version der FIM+FAM (UK FIM+FAM).

Literatur

Literatursuche: PubMed, 10/2011
Autor: Hansjörg Lüthi

Alcott D, Dixon K, Swann R. The reliability of the items of the Functional Assessment Measure (FAM): differences in abstractness between FAM items. Disabil Rehabil 1997; 19 (9):355-8.

Donaghy S, Wass PJ. Interrater reliability of the Functional Assessment Measure in a brain injury rehabilitation program. Arch Phys Med Rehabil 1998; 79 (10):1231-6.

Hall KM, Hamilton BB, Gordon WA et al. Characteristics and comparisons of functional assessment indices: Disability Rating Scale, Functional Independence Measure, and Functional Assessment Measure. JOURNAL OF HEAD TRAUMA REHABILITATION 1993; 8:60-.

Hawley CA, Taylor R, Hellawell DJ et al. Use of the functional assessment measure (FIM+ FAM) in head injury rehabilitation: a psychometric analysis. Journal of Neurology, Neurosurgery & Psychiatry 1999; 67 (6):749.

Hobart JC, Lamping DL, Freeman JA et al. Evidence-based measurement: which disability scale for neurologic rehabilitation? Neurology 2001; 57 (4):639-44.

Linn RT, Blair RS, Granger CV et al. Does the functional assessment measure (FAM) extend the functional independence measure (FIM) instrument? A rasch analysis of stroke inpatients. J Outcome Meas 1999; 3 (4):339-59.

McPherson KM, Pentland B, Cudmore SF et al. An interrater reliability study of the Functional Assessment Measure (FIM+FAM). Disabil Rehabil 1996; 18 (7):341-7.

Pentland B, Hellawell DJ, Benjamin J. The Functional Assessment Measure (FIM+ FAM) as part of the hospital discharge summary after brain injury rehabilitation. Clinical Rehabilitation 1999; 13 (6):498.

Seel RT, Wright G, Wallace T et al. The utility of the FIM+FAM for assessing traumatic brain injury day program outcomes. J Head Trauma Rehabil 2007; 22 (5):267-77.

Tesio L, Cantagallo A. The functional assessment measure (FAM) in closed traumatic brain injury outpatients: a Rasch-based psychometric study. J Outcome Meas 1998; 2 (2):79-96.

Turner-Stokes L. Standardized outcome assessment in brain injury rehabilitation for younger adults. Disability and Rehabilitation 2002; 24 (7):383-9.

Turner-Stokes L, Nyein K, Turner-Stokes T et al. The UK FIM+FAM: development and evaluation. Functional Assessment Measure. Clin Rehabil 1999; 13 (4):277-87.

Vögele B. Translation, cross-cultural adaptation, and reliability of the German version of the Functional Assessment Measure (FAM-G), Masterthesis, 2006

Funktionale Selbständigkeit: Functional Assessment Measure (FAM) **75**

FIM und FAM

Name: _____ Geburtsdatum: _____ Datum: _____

Items	1	2	3	4	5	6	7	Bemerkungen
A. Essen/ Trinken								
B. Körperpflege								
C. Baden/ Duschen/ Waschen								
D. Ankleiden oben								
E. Ankleiden unten								
F. Intimhygiene								
+ Schlucken								
G. Blasenkontrolle								
H. Darmkontrolle								
I. Transfer Bett/ Stuhl/ Rollstuhl								
J. Transfer Toilettensitz								
K. Transfer Dusche/ Badewanne								
+ Transfer Auto/ Bus								
L. Gehen/ Rollstuhl								
M. Treppensteigen								
+ Mobilität in der Wohngemeinde								
N. Verstehen akustisch/ visuell								
O. Ausdruck verbal/ nonverbal								
+ Lesen								
+ Schreiben								
+ Sprachverständnis								
P. Soziales Verhalten								
+ Emotionaler Zustand								
+ Anpassung an funktionale Grenzen								
+ Beschäftigungsfähigkeit								
Q. Problemlösung								
R. Gedächtnis								
+ Orientierung								
+ Aufmerksamkeit								
+ Sicherheitsbeurteilung								

Selbständig		Teilselbständig		Unselbständig	
7	völlig unabhängig (sicher, zeitlich)	5	Supervision	2	maximale Untersützung (selbständig 25% +)
6	modifizierte Unabhängigkeit (Hilfsmittel, mehr Zeit)	4	minimale Unterstützung (selbständig 75 % +)	1	totale Unterstützung (selbständig 0% +)
		3	mittlere Unterstützung (selbständig 50% +)		

Funktionale Gesundheit und Behinderung: WHODAS 2.0

Hintergrund

Der Fragebogen World Health Organization Disability Assessment Schedule II (WHODAS II) ist ein international bekanntes Messinstrument zur Erfassung von funktionaler Gesundheit und Behinderung. Dieser stimmt konzeptuell mit dem Klassifikationssystem International Classification of Functioning, Disability and Health (ICF) überein und wurde 1998 erstmals von der WHO publiziert. Der WHODAS II basiert auf einem internationalen Klassifikationssystem, kann kulturübergreifend eingesetzt werden und behandelt alle Krankheiten gleichwertig bei der Bestimmung der funktionalen Gesundheit.
Er deckt sechs verschiedene Bereiche ab:
- Kognition/ Wahrnehmung
- Mobilität
- Selbstversorgung
- Umgang mit anderen Menschen
- Tätigkeiten des täglichen Lebens
- Teilnahme am gesellschaftlichen Leben

Der WHODAS II ist in mehrere Sprachen übersetzt und validiert worden. Den Fragebogen gibt es in verschiedenen Formen – als ausführlichen Fragebogen mit 36 Items und als Kurzfragebogen mit 12 Items. Beide Versionen wurden als Interviewer-Fragebogen, als Selbstbeurteilungsfragebogen und als Angehörigen-Fragebogen entwickelt. Die verschiedenen Versionen sind alle auf der WHO-Website erhältlich.

Der WHODAS II wird auch bei wissenschaftlichen Studien als Outcome-Messung eingesetzt und wurde für verschiedene Krankheitsbilder validiert.

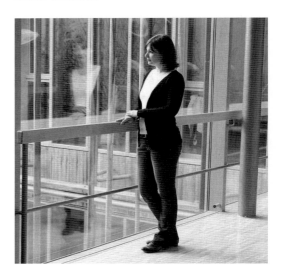

ICF- Klassifikation

Aktivitäten und Partizipation			
D1.1	sich 10 Minuten konzentrieren	b140	Funktionen der Aufmerksamkeit
D1.2	sich erinnern	b144	Funktionen des Gedächtnisses
D1.3	Alltagsprobleme bewältigen	d175	Probleme lösen

D1.4	neue Aufgaben lernen	d155	Sich Fertigkeiten aneignen
D1.5	Allgemeines Verständnis	d310	Kommunizieren als Empfänger gesprochener Mitteilungen
D1.6	Gespräch beginnen/ aufrechterhalten	d350	Konversation
D2.1	längere Zeit stehen	d4154	In stehender Position verbleiben
D2.2	aufstehen	d4103	Stehen
D2.3	sich zuhause fortbewegen	d4600	Sich in seiner Wohnung umherbewegen
D2.4	das Zuhause verlassen	d4602	Sich ausserhalb der eigenen Wohnung und andere Gebäuden umherbewegen
D2.5	längere Strecke gehen	d4501	Lange Entfernungen gehen
D3.1	Körper waschen	d510	Sich waschen
D3.2	sich anziehen	d540	Sich kleiden
D3.3	Essen	d550	Essen
D3.4	einige Tage alleine sein	d230	Die tägliche Routine durchführen
D4.1	Umgang mit fremden Personen	d730	Mit Fremden umgehen
D4.2	Freundschaft aufrechterhalten	d750	Informelle soziale Beziehungen
D4.3	Umgang mit nahestehenden Personen	d720	Komplexe interpersonelle Interaktionen
D4.4	neue Freunde	d750	Informelle soziale Beziehungen
D4.5	sexuelle Aktivitäten	d7702	Sexualbeziehungen
D5.1	Haushaltsverpflichtungen	d6	Häusliches Leben
D5.2	Haushalt	d640	Hausarbeiten erledigen
D5.3	gesamter Haushalt	d640	Hausarbeiten erledigen
D5.4	Haushalt so schnell wie möglich	d640	Hausarbeiten erledigen
D5.5	Arbeits-/ Schulalltag	d8	Bedeutende Lebensbereiche
D5.6	wichtigste Aufgaben im Arbeitsalltag	d8	Bedeutende Lebensbereiche
D5.7	gesamte Arbeit	d8	Bedeutende Lebensbereiche
D5.8	Arbeit so schnell wie möglich	d8	Bedeutende Lebensbereiche
D5.9	Reduktion der Arbeit	d8	Bedeutende Lebensbereiche
D5.10	weniger Geld verdienen	d850	Bezahlte Tätigkeit
D6.1	an gesellschaftlichen Aktivitäten teilnehmen	d910	Gemeinschaftsleben
D6.2	Barrieren und Hindernisse	d	
D6.3	Einstellungen der anderen	e4	Einstellungen
D6.4	zeitliche Auswirkungen	Nicht definiert	
D6.5	emotionale Belastung	Nicht definiert	
D6.7 D6.6	finanzielle Belastung	Nicht definiert	
	Belastung für die Familie	Nicht definiert	
D6.8	Erholung und Vergnügen	d920	Erholung und Freizeit

Praktikabilität

Patientengruppe
Für jede Art von gesundheitlichen Einschränkungen und Behinderungen

Zeitaufwand
20 Minuten (Zeitangabe der WHO)

Kosten
Keine

Ausbildung
2h für das Studium des WHODAS-Manuals „Measuring Health and Disability: Manual for WHO Disability Assessment Schedule (WHODAS 2.0)" und zur Besprechung der einzelnen Fragen

Format
Selbstbeurteilung oder Fremdbeurteilung durch Angehörige

Skalierung
Ordinalskala mit Stufen von 1 bis 5

Subskalen
Bildung von Subskalen möglich, aber keine Vergleichswerte vorhanden
- Kognition/ Wahrnehmung D1.1 bis D1.6
- Mobilität D2.1 bis D2.5
- Selbstversorgung D3.1 bis D3.4
- Umgang mit anderen Menschen D4.1 bis D4.5
- Haushaltsaktivitäten D5.1 bis D5.4
- Arbeits- und Schulaktivitäten D5.5 bis D5.10
- Teilnahme am gesellschaftlichen Leben D6.1 bis D6.8
- Allgemeine Fragen zur Gesundheit H1 bis H3

Reliabilität (Zuverlässigkeit)

Schlote et al. untersuchten die Reliabilität des WHODAS II. Es wurden 84 Patienten-Angehörige-Paare sechs Monate nach Schlaganfall mit dem Selbst- und dem Angehörigenfragebogen befragt, um die interne Konsistenz und Intertester-Reliabilität zu untersuchen (Schlote et al. 2008). Insgesamt fiel die Einschätzung der einzelnen Items durch die Patienten und den Angehörigen teilweise recht unterschiedlich aus, die Resultate für den Gesamtscore und die Subscalen-Scores jedoch zufriedenstellend (ICC von 0.64 bis 0.90). Die Korrelationskoeffizienten bei Verständnis und Kommunikation ($p=0.39-0.55$), Umgang mit anderen Menschen ($p=0.43-0.58$) und Gesellschaftliche Teilhabe ($p=0.24-0.49$) wiesen eine schlechte Reliabilität auf. Bei den Fragen zu Mobilität, Selbstversorgung, Alltagsaktivitäten sowie beim Gesamtscore resultierten zufriedenstellende bis gute Werte (ICC von 0.84 bis 0.90).

2008 wurde von Korff et al. eine modifizierte Version des WHODAS II publiziert und bei knapp 39'000 Personen die Reliabilität berechnet und validiert (Von Korff et al. 2008).

Validität (Gültigkeit)

Die Validität des WHODAS II wurde mit verschiedenen Populationen untersucht: Psychiatrie (Chopra et al. 2004; Norton et al. 2004), Spondylitis ankylosans (van Tubergen et al. 2003), Depression und Rückenschmerzen (Chwastiak et al. 2003), Schizophrenie (McKibbin et al. 2004), Hörvermögen (Chisolm et al. 2005).

Bei einer koreanischen Studie wurde der WHODAS II bei 1204 Personen untersucht, wobei das Assessment signifikant das Level der funktionalen Gesundheit, physische Gesundheit (Anzahl Komorbiditäten), Depression (untersucht mit dem Geriatric Mental State Schedule B3), kognitive Einschränkungen (untersucht mit dem Mini Mental State Examination MMSE) aufzeigte (Kim et al. 2005).

Responsivität (Empfindlichkeit)

Bei einer europäischen Studie wurden bei über 1119 Personen mit 13 verschiedenen chronischen Krankheiten der SF-36 und der WHODAS-Fragebogen bei Beginn, nach 6 Wochen und nach 3 Monaten erfasst und verglichen (Garin et al.). Die Responsivität wurde mit dem „Effect Size"- Koeffizienten berechnet. Bei den Subgruppen, welche sich verbessert hatten, zeigte sich nur eine kleine bis geringe

Veränderung (Effect Size =0.3-0.7). Schlussfolgernd zeigte sich eine geringe bis moderate Responsivität in dieser Studie, wobei dieses Kriterium in dieser Studie aufgrund der untersuchten Population etwas unterschätzt wurde.

Beurteilung

Diagnostik/ Befund   teilweise empfohlen
Ergebnis/ Verlauf   teilweise empfohlen
Prognose   nicht empfohlen[1)]

Kommentar

1) Zur prädiktiven Validität wurden keine Studien gefunden.

Weiterführende Informationen zum WHODAS II findet man auf der Website der WHO http://www.who.int/icidh/whodas/index.html [09.04.2012]. Dort kann auch das Schulungsmanual heruntergeladen werden.

Literatur

Literatursuche: PubMed; 12/2011
Autor: Hansjörg Lüthi

Chisolm TH, Abrams HB, McArdle R, Wilson RH, Doyle PJ. The WHO-DAS II: psychometric properties in the measurement of functional health status in adults with acquired hearing loss. Trends Amplif 2005; 9 (3):111-26.

Chopra PK, Couper JW, Herrman H. The assessment of patients with long-term psychotic disorders: application of the WHO Disability Assessment Schedule II. Aust N Z J Psychiatry 2004; 38 (9):753-9.

Chwastiak LA, Von Korff M. Disability in depression and back pain: evaluation of the World Health Organization Disability Assessment Schedule (WHO DAS II) in a primary care setting. J Clin Epidemiol 2003; 56 (6):507-14.

Garin O, Ayuso-Mateos JL, Almansa J, Nieto M, Chatterji S, Vilagut G, Alonso J, Cieza A, Svetskova O, Burger H, Racca V, Francescutti C, Vieta E, Kostanjsek N, Raggi A, Leonardi M, Ferrer M. Validation of the "World Health Organization Disability Assessment Schedule, WHODAS-2" in patients with chronic diseases. Health Qual Life Outcomes; 8:51.

Kim JM, Stewart R, Glozier N, Prince M, Kim SW, Yang SJ, Shin IS, Yoon JS. Physical health, depression and cognitive function as correlates of disability in an older Korean population. Int J Geriatr Psychiatry 2005; 20 (2):160-7.

McKibbin C, Patterson TL, Jeste DV. Assessing disability in older patients with schizophrenia: results from the WHODAS-II. J Nerv Ment Dis 2004; 192 (6):405-13.

Norton J, de Roquefeuil G, Benjamins A, Boulenger JP, Mann A. Psychiatric morbidity, disability and service use amongst primary care attenders in France. Eur Psychiatry 2004; 19 (3):164-7.

Schlote A, Richter M, Wunderlich MT, Poppendick U, Moller C, Wallesch CW. [Use of the WHODAS II with Stroke Patients and Their Relatives: Reliability and Inter-Rater-Reliability.]. Rehabilitation (Stuttg) 2008; 47 (1):31-8.

van Tubergen A, Landewe R, Heuft-Dorenbosch L, Spoorenberg A, van der Heijde D, van der Tempel H, van der Linden S. Assessment of disability with the World Health Organisation Disability Assessment Schedule II in patients with ankylosing spondylitis. Ann Rheum Dis 2003; 62 (2):140-5.

Von Korff M, Crane PK, Alonso J, Vilagut G, Angermeyer MC, Bruffaerts R, de Girolamo G, Gureje O, de Graaf R, Huang Y, Iwata N, Karam EG, Kovess V, Lara C, Levinson D, Posada-Villa J, Scott KM, Ormel J. Modified WHODAS-II provides valid measure of global disability but filter items increased skewness. J Clin Epidemiol 2008; 61 (11):1132-43.

Selbständigkeit im Alltag: Barthel-Index (BI)

Hintergrund

Der Barthel-Index (BI) wurde von Mahoney schon im Jahre 1965 entwickelt, um den Behandlungserfolg auf Aktivitätsebene und die resultierende Pflegebedürftigkeit von Schlaganfallpatienten zu bestimmen (Mahoney et al. 1965). Er ist seit seiner Erstveröffentlichung eines der am häufigsten verwendeten Instrumente zur Messung der Einschränkungen der ADL bei Schlaganfallpatienten (Quinn et. al. 2009). Alle Items des Tests werden durch direkte Beobachtung oder durch ein persönliches Gespräch mit Betroffenen, Angehörigen oder Pflegepersonal erhoben. (McGinnis et al. 1986) Beurteilt werden dabei folgende ADL:

- Essen
- Baden
- Körperpflege
- An- und Ausziehen
- Kontrolle des Stuhlgangs
- Blasenkontrolle
- Toilettenbenutzung
- Lagewechsel (vom Bett zum Stuhl und zurück)
- Fortbewegung
- Treppensteigen

Innerhalb der Literatur bestehen zwei Skalierungen: Im Original wurden die Items mit 0, 5, 10 oder max. 15 Punkten bewertet (Gesamtscore 100). In neueren Veröffentlichungen wurde die Skalierung auf 0, 1, 2, oder 3 Punkte vereinfacht (Gesamtscore 20), um den Eindruck einer hohen Sensitivität zu vermeiden (Wade 1992).

Im Jahr 2005 wurde von Heuschmann eine deutsche Version des Instrumentes veröffentlicht, von dem auch eine telefonische sowie eine postalische Version existiert (Heuschmann et al. 2005).

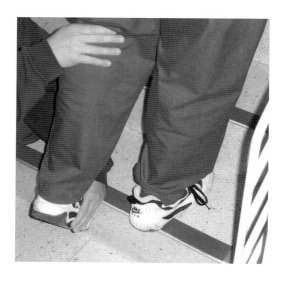

ICF-Klassifikation

Körperfunktionen
Darmkontrolle
Blasenkontrolle
Aktivitäten
Essen
Transfer Bett/ Rollstuhl

b525 Defäkationsfunktionen
b620 Miktionsfunktionen

d550 Essen
d420 Sich verlagern

Gesichts- und Mundpflege	d510 Sich waschen
Gesichts- und Mundpflege	d520 Seinen Körper pflegen
Toilette	d530 Die Toilette benutzen
Körperpflege	d510 Sich waschen
Gehen/ Rollstuhl fahren	d450 Gehen
	d465 Sich unter Verwendung von Geräten/ Ausrüstung fortbewegen
Treppensteigen	d4551 Klettern/ steigen
Anziehen	d540 Sich kleiden

Praktikabilität

Patientengruppe
Alle Diagnosen, insbesondere Patienten nach Schlaganfall

Zeitaufwand
15 Minuten

Kosten
Keine

Ausbildung
2 Stunden

Praktische Durchführung
Die Patienten werden durch direkte Beobachtung oder ein persönliches Gespräch mit Betroffenen, Angehörigen oder Pflegepersonal bewertet, welches auch durch eine telefonische Befragung erfolgen kann. Bewertet wird, was ein Patient tatsächlich im Alltag macht (Performance) und nicht, was er machen könnte (Capacity).
Bei der Einschätzung wird der Grad der Unabhängigkeit der Hilfestellung festgestellt, ohne zu beurteilen, wie es der Patient macht und aus welchem Grund die Hilfe benötigt wird. Eine notwendige Supervision bei Tätigkeiten gilt nicht als Selbständigkeit.
Zur Beurteilung wird ein Zeitraum der letzten 24 bis 48 Stunden zugrunde gelegt.
Eine Einstufung in der mittleren Kategorie (2 Punkte) bedeutet, dass mehr als 50% der Funktion durchgeführt werden kann. Die Nutzung von Hilfsmitteln ist erlaubt.

Format
Funktionelle Leistung

Skalierung
Ordinalskala
je nach verwendeter Fassung 0, 5, 10, 15 oder 0, 1, 2, 3 Punkte

Subskalen
einzelne ADL (Items) - siehe oben

Reliabilität (Zuverlässigkeit)

Zur Reliabilität des Tests wurden zahlreichen Studien, z. B. im Vergleich mit dem Rivermead Mobility Index durchgeführt – diese war generell sehr hoch, z.B.:

- wurde eine grosse Übereinstimmung beim Gesamtscore (>0.95) und moderate bis hohe Werte für die Einzelitems (0.71-1.00) bei 18 Schlaganfallpatienten beobachtet (Shinar et al. 1985).
- zeigte die Intertester-Reliabilität vom Barthel-Index im Vergleich zum Rivermead Mobility Index bei 181 Patienten, die zu Hause oder in einer tagesrehabilitativen Einrichtung rehabilitiert wurden eine annähernd perfekte Übereinstimmung (Kappa =0.86-1.00 bzw. 0.89-1.00), während in der Berg Balance Skala sehr gute bis annähernd

perfekte Übereinstimmungen (Kappa =0.74-1.00) erreicht wurden (Sackley et al. 2005).
- Die deutsche Übersetzung des Originals wurde ebenfalls hinsichtlich der Zuverlässigkeit untersucht: Auch hier wurden sehr gute Werte gemessen. Die Autoren geben dabei Werte für die Intertester-Reliabilität bei einem Kollektiv von 72 Schlaganfall Patienten innerhalb einer multizentrischen Studie mit einer mittleren Übereinstimmung bei einem mittleren Kappa-Koeffizienten von 0.93 als hervorragend an (Heuschmann et al. 2005).

Validität (Gültigkeit)

Laut Wade et al. (1988) besitzt der Barthel-Index eine „Face-Validity", da er alle basalen ADL abdeckt. Aufgrund der häufigen Verwendung des BI als Referenzwert für ADL scheint der BI ein „Gold-Standard" für ADL in europäischen Studien zu sein, während in nordamerikanischen Studien der FIM vermehrt Verwendung findet (Sangha et al. 2005).

Der Barthel-Index wurde in zahlreichen Studien zur parallelen bzw. konkurrenten Validität als Vergleichswert für ADL gegenüber vielen anderen Assessments beigezogen: Hsueh und Kollegen zeigten zum Beispiel, dass der Barthel-Index eng mit den Impairment-Werten des Fugl-Meyer Motor Assessments korrelierte und ebenfalls eine hohe Korrelation mit den Balance Items der Berg Balance Skala aufzeigte (Pearsons r ≥ 0.78, $p<0.0001$) (Hsueh et al. 2001).

Beim Vergleich vom Barthel-Index mit dem Rivermead Mobility Index durch Sackley zeigte sich eine annähernd perfekte Übereinstimmung, während im Vergleich mit der Berg Balance Skala sehr gute bis annähernd perfekte Übereinstimmungen erreicht wurden, was auf eine sehr gute konkurrente Validität hinweist (Sackley et al. 2005).

Rollnik konnte eine Aussage über eine Verweildauer bei Schlaganfallpatienten in deutschen Rehabilitationseinrichtungen nachweisen (Prädiktive Validität): Bei einer Erfassung von 161 Patienten mit unterschiedlichen Störungsbildern, die in einer neurologischen Rehabilitationsklinik aufgenommen wurden, konnte gezeigt werden, dass der Eingangs- Barthel-Index einen sehr hohen Einfluss auf die Verweildauer in der Rehabilitation hat und für die Prognose der Aufenthaltsdauer verwendet werden sollte (Rollnik 2009).

Auch Loewen et al. verwenden den Barthel-Index als prognostisches Instrument: So korrelieren Blasenkontrolle und freier Sitz eine Woche nach Ereignis signifikant mit der motorischen Entwicklung, verglichen mit dem Modified Motor Assessment Scale, bei Entlassung (Loewen et al. 1990).

Responsivität (Empfindlichkeit)

Obwohl die FIM entwickelt wurde, eine im Vergleich zum Barthel-Index höhere Empfindlichkeit zu zeigen, konnte im direkten Vergleich mit dem Barthel-Index nur eine ähnliche Empfindlichkeit festgestellt werden: In einer Studie, die die Eignung der Messung der Alltagsfähigkeiten bei Schlaganfall- und MS-Patienten zeigen sollte, wurden eine gute Variabilität bei geringen Decken- und Bodeneffekten gezeigt (Van der Putten et al. 1999). Dabei wurden 201 Patienten mit MS und 81 Patienten nach Schlaganfall, die stationär neurorehabilitativ betreut wurden, bei Ein- und Austritt mit beiden Skalen beurteilt. Dabei zeigten sich Übereinstimmungen der Effektgrössen des Barthel-Index und des FIM Gesamt-Scores bzw. dem Unterscore "Motorisch" der FIM) - die Subskala "Kognitiv" zeigte dabei einen bemerkenswerten Deckeneffekt bei Patienten mit MS.

Trotzdem wurde von den Autoren zusammengefasst, dass die gemessenen Werte von FIM (gesamt) und FIM (motorisch) keine Vorteile gegenüber dem Barthel-Index bieten, um eine Veränderung in der Entwicklung des Patienten festzustellen.

Beurteilung

Diagnostik/ Befund empfohlen[1]
Ergebnis/ Verlauf empfohlen[2]
Prognose empfohlen[3]

Kommentar

1) Gilt als Referenztest zur Erfassung und Beurteilung von ADL
2) Gilt als Referenztest zur Erfassung von Veränderungen innerhalb der ADL
3) Die Verweildauer in der Rehabilitation kann durch den BI vorausgesagt werden

Neben der Berg Balance Skala und dem Rivermead Mobility Index stellt der Barthel-Index laut Sackley et al. (2005) ein reliables Instrument für Klinik und Forschung von Physiotherapeuten dar, die mit Erwachsenen arbeiten, welche Schwierigkeiten im motorischen Lernen zeigen. Er kann somit als Referenztest zur Messung von ADL bei Schlaganfallpatienten gesehen werden.

Quinn et al. bemängeln in einer Metaanalyse, dass im Laufe der Zeit nicht nur die eingangs erwähnte Änderung in der Skalierung (von einer Maximalpunktzahl von 100 auf 20) durchgeführt wurde, sondern durch verschiedene Autoren auch Anpassungen, Ergänzungen und Veränderungen am Original vorgenommen wurden (Quinn et al. 2011). Als unglücklich sehen sie auch, dass mindestens vier Skalen, die in verschiedenen Publikationen Verwendung finden, die Bezeichnung "Barthel Index" beibehalten haben, was eine Vergleichbarkeit von Ergebnissen erschwert.

Bei der hier beschriebenen deutschen Version handelt es sich um eine Übersetzung des englischen Originals durch Heuschmann (2005).

Bei der Verwendung des Assessments bemerken Collin et al. (1998), dass Nachfragen bei informiertem Pflegepersonal oder Angehörigen die gleichen Resultate und Reliabilität aufzeigen, wie eine eigene Messung, im Vergleich aber schneller sind.

Grundsätzlich scheint sich der Barthel-Index eher für das Messen basaler ADL zu eignen: Green et al. (2001) weisen in einer Untersuchung mit 22 Schlaganfallpatienten darauf hin, dass die Erhebung basaler ADL mit Barthel bzw. Rivermead Mobility Index eine gute Reliabilität bei Patienten nach Schlaganfall zeigt, während die statistische Auswertung des Erhebens von komplexen ADL weniger reliabel war.

Obwohl der ursprüngliche Barthel-Index ausschliesslich für Schlaganfallpatienten erschaffen wurde, wird er in verschiedenen Untersuchungen auch für andere Patientenkollektive verwendet: So wurde die Verwendung bei geriatrischen Patienten von Sainsbury et al. im Jahre 2005 untersucht - sie kamen zum Schluss, dass aufgrund unzureichenden Übereinstimmungen der Einschätzungen v.a. im kognitiven Bereich Unsicherheiten bei der Bewertung auftreten können, weshalb sie von einer Anwendung im geriatrischen Bereich abraten.

Eine telefonische und eine postalische deutsche Version sind auf der CD-ROM zu finden.

Literatur

Literatursuche: PubMed; 06/2011
Autor: Detlef Marks

Collin C, Wade DT, Davies S, Horne V. The Barthel ADL Index: a reliability study. Int Disabil Stud. 1988;10(2):61-3.

Green J, Forster, Young J. A test-retest reliability study of the Barthel Index, the Rivermead Mobility Index, the Nottingham extended Activities of Daily Living Scale and the Frenchay Activities Index in stroke patients. Disability and Rehabilitation, Volume 23,Number 15, 20 October 2001 , pp. 670-676(7)

Heuschmann PU, Kolominsky-Rabas PL, Nolte CH, Huenermund G, Ruf HU, Laumeier I, Meyer R, Alberti T, Ramann A, Kurth T, Berger K. Untersuchung der Reliabilität der deutschen Version des Barthel-Index sowie Entwicklung einer postalischen und telefonischen Fassung für den Einsatz bei Schlaganfallpatienten. Fortschr Neurol Psychiatr.2005;73:74-82.

Hsueh IP, Lee MM, Hsieh CL. Psychometric characteristics of the Barthel activities of daily living index in stroke patients. J Formos Med Assoc. 2001 Aug;100(8):526-32.

Loewen SC, Anderson BA. Predictors of stroke outcome using objective measurement scales. Stroke 1990;21:78-81.

Mahoney FI, Barthel D. Functional Evaluation: the Barthel Index; Maryland State Medical Journal. 1965; Feb14:61-5 - used with permission.

McGinnis GE, Seward ML, Dejong G, Osberg JS. Program evaluation of physical medicine and rehabilitation departments using self-report Barthel. Arch Phys Med Rehabil. 1986; Feb67(2):123-5.

Quinn TJ, Dawson J, Walters MR, Lees KR. Functional outcome measures in contemporary stroke trials. Int J Stroke. 2009 Jun;4(3):200-5.

Quinn TJ, Langhorne P, Stott DJ. Barthel-Index for stroke trials: development, properties, and application. Stroke. 2011 Apr;42(4):1146-51. Epub 2011 Mar 3.

Rollnik JD. Barthel-Index as a length of stay predictor in neurological rehabilitation. Rehabilitation (Stuttg). 2009 Apr;48(2):91-4. Epub 2009 Apr 17.

Sackley C, Richardson P, McDonnell K, Ratib S, Dewey M, Hill HJ. The reliability of balance, mobility and self-care measures in a population of adults with a learning disability known to a physiotherapy service. Clin Rehabil. 2005; Mar;19(2):216-23.

Sainsbury A, Seebass G, Bansal A, Young JB. Reliability of the Barthel-Index when used with older people. Age Ageing. 2005 May;34(3):228-32.

Sangha H, Lipson D, Foley N, Salter K, Bhogal S, Pohani G, Teasell RW. A comparison of the Barthel-Index and the Functional Independence Measure as outcome measures in stroke rehabilitation: patterns of disability scale usage in clinical trials. Int J Rehabil Res. 2005 Jun;28(2):135-9. Review

Shinar D, Goss CR, Mohr JP, Caplan LR, Price TR, Wolf PA. Interobserver variability in the assessment of neurologic history and examination in the Stroke Data Bank. Arch Neurol. 1985; Jun42(6):557-65.

Van der Putten JJ, Hobart JC, Freeman JA, Thompson AJ. Measuring change in disability after inpatient rehabilitation: comparison of the responsiveness of the Barthel-Index and the Functional Independence Measure. J Neurol Neurosurg Psychiatry. 1999; 66(April):480-484.

Wade DT. Measurement in Neurological Rehabilitation. Oxford University Press 1992; S.76.

Wade DT, Collin C. The Barthel ADL index: a standard measure of physical disability. Int Disabil Stud. 1988;10(2):64-7.

Richtlinien zum Ausfüllen des Barthel Index

(Quelle: Heuschmann PU, Kolominsky-Rabas PL, Nolte CH, Huenermund G, Ruf HU, Laumeier I, Meyer R, Alberti T, Ramann A, Kurth T, Berger K. Untersuchung der Reliabilität der deutschen Version des Barthel-Index sowie Entwicklung einer postalischen und telefonischen Fassung für den Einsatz bei Schlaganfallpatienten. Fortschr Neurol Psychiatr.2005;73:74-82.)

Allgemeines

- Der Index sollte wiedergeben, was ein Patient macht und NICHT was ein Patient machen könnte.

- Das Hauptziel besteht darin, den Grad der Unabhängigkeit von jeglicher Hilfe, körperlicher oder verbaler, festzustellen, unabhängig davon, wie gering sie ist oder aus welchem Grund sie angeboten werden muss.

- Die Notwendigkeit der Beaufsichtigung führt dazu, dass ein Patient NICHT in die Kategorie unabhängig eingestuft werden kann.

- Die Beurteilung der Unabhängigkeit eines Patienten sollte auf der am besten verfügbaren Information beruhen. Die Befragung des Patienten, von Freunden oder Verwandten und des betreuenden Pflegepersonals stellen normalerweise Informationsquellen dar. Die direkte Beobachtung und der gesunde Menschenverstand sind auch wichtig. Ein direktes Testen der verschiedenen Aufgaben ist nicht erforderlich.

- Für die Einstufung eines Patienten sind die letzten 24 bis 48 Stunden massgeblich, gelegentlich können längere Zeitperioden relevant sein.

- Bewusstlose Patienten erhalten in allen Funktionen einen Score von 0, auch wenn sie (noch) nicht inkontinent sind.

- Die Einstufung in die mittleren Kategorien bedeutet, dass der Patient mehr als 50 % der entsprechenden Funktionen selber durchführen kann.

- Die Benutzung von Hilfsmitteln ist erlaubt, um unabhängig zu sein.

Spezielle Anleitungen
Kontrolle des Stuhlgangs: Wenn in der vergangenen Woche Einläufe vom Pflegepersonal verabreicht wurden, dann ist „inkontinent" anzukreuzen. „Gelegentlich inkontinent" bedeutet eine Häufigkeit von höchstens 1 mal pro Woche.

Blasenkontrolle: „Gelegentlich inkontinent" bedeutet höchstens 1 mal pro 24 Stunden. Ein katheterisierter Patient, der seinen Katheter vollständig selbst versorgen kann, wird „kontinent" eingestuft.

Körperpflege: Bezieht sich auf die vergangenen 24 bis 48 Stunden und schliesst Funktionen der Körperpflege ein (Zähne putzen, Gebiss selbständig einsetzen, Haare kämmen, Rasieren und das Gesicht waschen). Erforderliche Gegenstände können durch eine Hilfsperson bereitgestellt werden.

Toilettenbenutzung: Unabhängigkeit bedeutet, dass der Patient in der Lage ist selber zur Toilette oder zum Toilettenstuhl zu gelangen, sich auszuziehen, abzuputzen, wieder anzuziehen und die Toilette zu verlassen. „Einige Hilfe" bedeutet, dass der Patient in der Lage ist, sich selbständig abzuputzen und darüber einige der anderen genannten Funktionen selbständig ausführen.

Essen: Die Funktion Essen bezieht sich auf die Fähigkeit normale Nahrung (d. h. nicht nur speziell zubereitete wie Astronautenkost, pürierte Kost oder Brei) zu essen. Das Essen kann durch andere gekocht und bereitgestellt, aber nicht geschnitten werden. Hilfe bedeutet, das Essen wird geschnitten, der Patient isst selbständig.

Lagewechsel: Bezieht sich auf den Lagewechsel vom Bett zum Stuhl und zurück. „Kann Lagewechsel nicht durchführen" bedeutet, dass ein Patient unfähig ist alleine zu sitzen und zwei Personen zum Heben erforderlich sind. „Grosse körperliche Unterstützung" bedeutet die Unterstützung durch eine starke bzw. ausgebildete Person oder durch zwei nicht speziell trainierte Personen. Der Patient kann sich aufrichten. „Geringe Unterstützung" bedeutet, dass eine Person den Patienten problemlos unterstützen kann oder lediglich aus Sicherheitsgründen dabeisteht.

Fortbewegung: Bezieht sich auf die Fortbewegung innerhalb der eigenen Wohnung oder auf der Station. Hilfsmittel können dabei benutzt werden. Bei Rollstuhlbenutzung muss der Patient in der Lage sein, das Öffnen der Türen und Manövrieren um Ecken ohne Hilfe durchzuführen. Hilfe bedeutet, die Unterstützung von einer nicht speziell trainierten Person und schliesst Beaufsichtigung und Zuspruch ein.

An- und Ausziehen: Unabhängigkeit bedeutet, dass ein Patient in der Lage ist alle Kleidungstücke auszuwählen und anzuziehen. Das Bereitlegen der Kleidung ist erlaubt. Hilfe bedeutet Hilfestellung bei Knöpfen, Zuziehen von Reissverschlüssen etc.. Der Patient kann einige Kleidungsstücke selbständig anziehen.

Treppensteigen: Unabhängigkeit bedeutet, dass der Patient in der Lage sein muss, zur Fortbewegung benutzte Hilfsmittel (Stock, Unterarmgehstütze) selbständig zu tragen.

Baden: Diese Funktion ist in der Regel die schwierigste. Unabhängigkeit bedeutet, dass ein Patient in der Lage ist, ohne Beaufsichtigung in die Badewanne hinein und wieder heraus zu kommen und sich selbst zu waschen. Unabhängigkeit beim Duschen bedeutet ebenfalls keine Beaufsichtigung und keine Hilfe.

Der Barthel Index – deutsche Version

Quelle: Heuschmann PU, Kolominsky-Rabas PL, Nolte CH, Huenermund G, Ruf HU, Laumeier I, Meyer R, Alberti T, Ramann A, Kurth T, Berger K. Untersuchung der Reliabilität der deutschen Version des Barthel-Index sowie Entwicklung einer postalischen und telefonischen Fassung für den Einsatz bei Schlaganfallpatienten. Fortschr Neurol Psychiatr.2005;73:74-82.

Name: _____ Geburtsdatum: _____ Datum: _____

Kontrolle des Stuhlgangs		
Inkontinent (oder ist auf die Gabe von Einläufen angewiesen)		0
Gelegentlich inkontinent (höchstens 1 mal pro Woche)		1
Kontinent		2
Blasenkontrolle		
Inkontinent oder unfähig einen liegenden Blasenkatheter selbst zu versorgen		0
Gelegentlich inkontinent (höchstens 1 mal pro 24 Stunden)		1
Kontinent (über mindestens 7 Tage)		2
Körperpflege		
Benötigt Hilfe bei eigener Körperpflege		0
Unabhängig beim Gesicht waschen, Haare kämmen, Zähne putzen und Rasieren (wenn die entsprechenden Gegenstände bereit gestellt werden)		1
Toilettenbenutzung		
Abhängig		0
Benötigt einige Hilfe, kann aber einige Tätigkeiten alleine ausführen		1
Unabhängig (beim Hinsetzen und Aufstehen, Aus- und Anziehen und Abwischen)		2
Essen		
Kann nicht essen		0
Benötigt Hilfe beim Schneiden, Butter aufstreichen etc.		1
Selbständig (Essen steht in Reichweite)		2
Lagewechsel (vom Bett zum Stuhl und zurück)		
Kann Lagewechsel nicht durchführen		0
Benötig grosse körperliche Unterstützung (von einer oder zwei Personen), kann Sitzen		1
Benötigt geringe körperliche oder verbale Unterstützung		2
Unabhängig		3
Fortbewegung		
Nicht mobil		0
Unabhängig im Rollstuhl (einschliesslich Manövrieren um Ecken etc.)		1
Geht mit der Hilfe einer Person (verbale oder körperliche Unterstützung)		2
Unabhängig (kann aber Hilfsmittel, z.B. Stock, benutzen)		3

An- und Ausziehen		
Abhängig		0
Benötigt Hilfe, kann sich jedoch etwa zur Hälfte an- und ausziehen		1
Unabhängig (einschliesslich Knöpfe, Reissverschlüsse und Schnürsenkel etc.)		2
Treppensteigen		
Kann keine Treppen steigen		0
Benötigt Hilfe (verbale oder körperliche Unterstützung oder Unterstützung durch Hilfsmittel)		1
Unabhängig beim Treppauf- und absteigen		2
Baden		
Abhängig		0
Unabhängig (schliesst auch das Duschen ein)		1
TOTAL		

Der Barthel Index – Postalische Fassung deutsche Version

Quelle: Heuschmann PU, Kolominsky-Rabas PL, Nolte CH, Huenermund G, Ruf HU, Laumeier I, Meyer R, Alberti T, Ramann A, Kurth T, Berger K. Untersuchung der Reliabilität der deutschen Version des Barthel-Index sowie Entwicklung einer postalischen und telefonischen Fassung für den Einsatz bei Schlaganfallpatienten. Fortschr Neurol Psychiatr.2005;73:74-82.

Name: _____ Geburtsdatum: _____ Datum: _____

Wir würden nun gerne wissen, wie es Ihnen **zum jetzigen Zeitpunkt**, etwa 3 Monate nach dem Schlaganfall, geht.

Die folgenden Fragen beschäftigen sich mit Ihren Fähigkeiten, sich selbst zu versorgen. Einige der Fragen treffen vielleicht nicht auf Sie persönlich zu; wir möchten Sie dennoch darum bitten, **alle** Fragen zu beantworten.

Bitte achten Sie bei der Beantwortung der Fragen darauf, dass Sie nur Tätigkeiten angeben, die Sie zum jetzigen Zeitpunkt auch **ausführen** und nicht solche Tätigkeiten, die Sie vielleicht durchführen könnten!

Wie bewegen Sie sich zur Zeit innerhalb Ihrer Wohnung fort? (Item Fortbewegung)	Bitte nur ein Kästchen ankreuzen
Ich kann innerhalb meiner Wohnung selbstständig gehen (auch unter Zuhilfenahme von Hilfsmitteln wie z.B. einem Gehstock)	☐ 3
Ich kann innerhalb meiner Wohnung nur mit körperlicher Unterstützung oder Ermunterung durch eine andere Person gehen	☐ 2
Ich kann mich innerhalb meiner Wohnung nur mit Hilfe eines Rollstuhles fortbewegen, kann den Rollstuhl aber selbstständig bedienen.	☐ 1
Ich kann weder selbstständig innerhalb meiner Wohnung gehen noch kann ich einen Rollstuhl selbstständig benutzen.	☐ 0
Wie viel Hilfe benötigen Sie, wenn Sie von Ihrem Bett aufstehen und sich auf einen Stuhl oder in einen Sessel setzen? (Item Lagewechsel)	Bitte nur ein Kästchen ankreuzen
Ich benötige keinerlei Hilfe beim Aufstehen vom Bett und dem Hinsetzen in einen Stuhl oder Sessel.	☐ 3
Ich kann vom Bett in einen Stuhl oder Sessel mit nur geringer körperlicher Unterstützung oder Ermunterung durch eine andere Person wechseln.	☐ 2
Ich benötige beim Wechseln vom Bett in einen Stuhl oder Sessel grosse körperliche Unterstützung durch ein oder zwei andere Personen, kann jedoch alleine sitzen.	☐ 1
Ich kann nicht alleine auf einem Stuhl oder Sessel sitzen oder ich bin vollständig bettlägerig.	☐ 0
Benötigen Sie Hilfe beim Treppensteigen? (Item Treppensteigen)	Bitte nur ein Kästchen ankreuzen
Ich benötige keine Hilfe beim Treppensteigen.	☐ 2
Ich benötige entweder körperliche Hilfe oder Ermunterung beim Treppensteigen oder Unterstützung durch Hilfsmittel wie z.B. einen Gehstock.	☐ 1
Ich kann keine Treppen steigen.	☐ 0

Benötigen Sie Hilfe beim Essen? (Item Essen) Bitte nur ein Kästchen ankreuzen	
Ich benötige keine Hilfe beim Essen (Das Essen kann durch andere Personen gekocht oder bereitgestellt werden).	☐ 2
Ich benötige Hilfe beim Essen, z.B. beim Schneiden oder beim Aufstreichen von Butter.	☐ 1
Ich kann nicht alleine essen oder bin auf speziell zubereitete Nahrung angewiesen wie z.B. Sonderkost, pürierte Kost oder Brei.	☐ 0
Benötigen Sie Hilfe beim An- und Ausziehen Ihrer Kleidung (einschliesslich Knöpfen und Zuziehen von Reissverschlüssen)? (Item An- und Ausziehen) Bitte nur ein Kästchen ankreuzen	
Ich benötige keine Hilfe beim An- und Ausziehen.	☐ 2
Ich benötige Hilfe beim An- und Ausziehen, kann mich jedoch mindestens zur Hälfte selbst an- und ausziehen.	☐ 1
Ich kann mich nicht selbst an- und ausziehen.	☐ 0
Benötigen Sie Hilfe beim Baden oder Duschen? (Item Baden) Bitte nur ein Kästchen ankreuzen	
Ich benötige keine Hilfe beim Baden oder Duschen, ich komme ohne Hilfe in die Badewanne hinein und wieder heraus und kann mich alleine waschen.	☐ 1
Ich benötige Hilfe beim Baden oder Duschen.	☐ 0
Benötigen Sie Hilfe bei der Körperpflege (z.B. beim Zähne putzen, Gebiss einsetzen, Haare kämmen, Rasieren oder Gesicht waschen)? (Item Körperpflege) Bitte nur ein Kästchen ankreuzen	
Ich benötige keine Hilfe bei der Körperpflege, (Hilfsmittel wie z.B. Kamm oder Rasierer können bereitgestellt werden).	☐ 1
Ich benötige Hilfe bei der Körperpflege.	☐ 0
Benötigen Sie Hilfe bei der Benutzung der Toilette (z.B. beim Hinsetzen und Aufstehen von der Toilette, beim An- und Ausziehen sowie beim Abwischen)? (Item Toilettenbenutzung) Bitte nur ein Kästchen ankreuzen	
Ich benötige keine Hilfe bei der Benutzung der Toilette.	☐ 2
Ich benötige einige Hilfe bei der Benutzung der Toilette, kann aber einzelne Tätigkeiten alleine ausführen, wie z.B. Hinsetzen oder An- und Ausziehen.	☐ 1
Ich benötige grosse Hilfe bei der Benutzung der Toilette.	☐ 0
Hatten Sie in der vergangenen Woche Probleme beim Wasserlassen? (Item Blasenkontrolle) Bitte nur ein Kästchen ankreuzen	
Ich hatte in der vergangenen Woche keinerlei Probleme beim Wasserlassen (oder ich kann einen liegenden Blasenkatheter selbst versorgen).	☐ 2
Ich verliere gelegentlich die Kontrolle über meine Blase, höchstens jedoch einmal am Tag.	☐ 1
Ich verliere mehrmals als einmal am Tag die Kontrolle über meine Blase (oder ich kann einen liegenden Blasenkatheter nicht selbst versorgen).	☐ 0
Hatten Sie in der vergangenen Woche Probleme beim Stuhlgang? (Item Kontrolle des Stuhlgangs) Bitte nur ein Kästchen ankreuzen	
Ich hatte in der vergangenen Woche keinerlei Probleme beim Stuhlgang.	☐ 2
Ich verliere gelegentlich die Kontrolle über meinen Stuhlgang, höchstens jedoch einmal in der Woche.	☐ 1
Ich verliere mehr als einmal pro Woche die Kontrolle über meinen Stuhlgang oder bin auf die Gabe von Einläufen angewiesen.	☐ 0
TOTAL	

Der Barthel Index – Telefonische Fassung deutsche Version

Quelle: Heuschmann PU, Kolominsky-Rabas PL, Nolte CH, Huenermund G, Ruf HU, Laumeier I, Meyer R, Alberti T, Ramann A, Kurth T, Berger K. Untersuchung der Reliabilität der deutschen Version des Barthel-Index sowie Entwicklung einer postalischen und telefonischen Fassung für den Einsatz bei Schlaganfallpatienten. Fortschr Neurol Psychiatr.2005;73:74-82.

Name: _____ Geburtsdatum: _____ Datum: _____

Sie wurden vor circa 3 Monaten aufgrund eines Schlaganfalls bzw. einer vorübergehenden Durchblutungsstörung des Gehirns behandelt.
Wir würden nun gerne wissen, wie es Ihnen **zum jetzigen Zeitpunkt**, etwa 3 Monate nach dem Schlaganfall geht.
Aus diesem Grund stelle ich Ihnen im Folgenden einige kurze Fragen. Im Anschluss an die jeweilige Frage lese ich Ihnen eine Reihe von möglichen Antworten vor.
Falls Sie eine Frage oder eine Antwort nicht genau verstanden haben, wiederhole ich selbstverständlich die jeweilige Frage oder Antwort noch einmal.
Die folgenden Fragen beschäftigen sich mit Ihren Fähigkeiten, sich selbst zu versorgen. Wir sind uns bewusst, dass nicht alle Fragen auf Ihre persönliche Situation zutreffen. Bitte nennen Sie mir diejenige Antwort, die nach Ihrer Meinung die Frage **am zutreffendsten** beantwortet.
Bitte achten Sie bei der Beantwortung der Fragen darauf, dass Sie die Tätigkeiten angeben, die Sie zum jetzigen Zeitpunkt auch ausführen und nicht solche Tätigkeiten, die Sie vielleicht durchführen könnten!

1.	Wie bewegen Sie sich zur Zeit innerhalb Ihrer Wohnung fort? (Item Fortbewegung) Interviewer: nur eine Antwort möglich		
a.	Ich kann innerhalb meiner Wohnung ohne Unterstützung gehen.	3	weiter mit Frage 3
b.	Ich kann mich innerhalb meiner Wohnung nur mit Unterstützung fortbewegen.	X	weiter mit Frage 2
2.	Welche Unterstützung benötigen Sie bei der Fortbewegung innerhalb Ihrer Wohnung? (Item Fortbewegung) Interviewer: nur eine Antwort möglich		
a.	Ich kann innerhalb meiner Wohnung unter Zuhilfenahme von Hilfsmittel wie z.B. einem Gehstock selbstständig gehen.	3	
b.	Ich kann innerhalb meiner Wohnung nur mit körperlicher Unterstützung oder Ermunterung durch eine andere Person gehen.	2	
c.	Ich kann mich innerhalb meiner Wohnung nur mit Hilfe eines Rollstuhles fortbewegen, kann den Rollstuhl aber selbstständig bedienen.	1	
d.	Ich kann weder selbstständig innerhalb meiner Wohnung gehen noch kann ich einen Rollstuhl selbstständig benutzen.	0	
3.	Wie viel Hilfe benötigen Sie, wenn Sie von Ihrem Bett aufstehen und sich auf einen Stuhl oder in einen Sessel setzen? (Item Lagewechsel) Interviewer: nur eine Antwort möglich		
a.	Ich benötige keinerlei Hilfe beim Aufstehen vom Bett und dem Hinsetzen in einen Stuhl oder einen Sessel.	3	weiter mit Frage 5
b.	Ich kann vom Bett in einen Stuhl oder Sessel nur mit Unterstützung durch eine oder mehrere andere Personen wechseln.	X	weiter mit Frage 4
c.	Ich kann nicht alleine im Stuhl oder Sessel sitzen oder ich bin vollständig bettlägerig.	0	weiter mit Frage 5

4.	Wie viel Unterstützung durch eine oder mehrere andere Personen benötigen Sie, wenn Sie von Ihrem Bett aufstehen und sich auf einen Stuhl oder in einen Sessel setzen? (Item Lagewechsel)　　　Interviewer: nur eine Antwort möglich		
a.	Ich kann vom Bett in einen Stuhl oder Sessel nur mit geringer körperlicher Unterstützung oder Ermunterung durch eine andere Person wechseln.	2	
b.	Ich benötige beim Wechsel vom Bett in einen Stuhl oder Sessel grosse körperliche Unterstützung durch ein oder zwei andere Personen, ich kann jedoch alleine sitzen.	1	
c.	Ich benötige beim Wechsel vom Bett in einen Stuhl oder Sessel grosse körperliche Unterstützung durch zwei andere Personen, ich kann nicht alleine sitzen.	0	
5.	Benötigen Sie Hilfe beim Treppensteigen? (Item Treppensteigen)　　　Interviewer: nur eine Antwort möglich		
a.	Ich benötige keine Hilfe beim Treppensteigen.	2	
b.	Ich benötige entweder körperliche Hilfe oder Ermunterung beim Treppensteigen oder Unterstützung durch Hilfsmittel wie z.B. einen Gehstock.	1	
c.	Ich kann keine Treppen steigen.	0	
6.	Benötigen Sie Hilfe beim Essen? (Item Essen)　　　Interviewer: nur eine Antwort möglich		
a.	Ich benötige keine Hilfe beim Essen, das Essen kann durch andere Personen gekocht oder bereitgestellt werden.	2	
b.	Ich benötige Hilfe beim Essen, z.B. beim Schneiden oder beim Aufstreichen von Butter.	1	
c.	Ich kann nicht alleine essen oder bin auf speziell zubereitete Nahrung angewiesen wie z.B. Sondenkost, pürierte Kost oder Brei.	0	
7.	Benötigen Sie Hilfe beim An- und Ausziehen Ihrer Kleidung (einschliesslich Knöpfen und Zuziehen von Reissverschlüssen)? (Item An- und Anziehen)　　　Interviewer: nur eine Antwort möglich		
a.	Ich benötige keine Hilfe beim An- und Ausziehen.	2	weiter mit Frage 9
b.	Ich benötige Hilfe beim An- und Ausziehen.	X	weiter mit Frage 8
8.	Wie viel Hilfe benötigen Sie beim An- und Ausziehen Ihrer Kleidung? (Item An- und Ausziehen)　　　Interviewer: nur eine Antwort möglich		
a.	Ich benötige Hilfe beim An- und Ausziehen, kann mich jedoch mindestens zur Hälfte selbst an- und ausziehen.	1	
c.	Ich kann mich nicht selbst an- und ausziehen.	0	
9.	Benötigen Sie Hilfe beim Baden oder Duschen? (Item Baden)　　　Interviewer: nur eine Antwort möglich		
a.	Ich benötige keine Hilfe beim Baden oder Duschen, ich komme ohne Hilfe in die Badewanne hinein und wieder heraus und kann mich alleine waschen.	1	
b.	Ich benötige Hilfe beim Baden oder Duschen.	0	

10. Benötigen Sie Hilfe bei der Körperpflege (z.B. beim Zähne putzen, Gebiss einsetzen, Haare kämmen, Rasieren oder Gesicht waschen)? (Item Körperpflege) Interviewer: nur eine Antwort möglich			
a.	Ich benötige keine Hilfe bei der Körperpflege, Hilfsmittel wie z.B. Kamm oder Rasierer können bereitgestellt werden.	1	
b.	Ich benötige Hilfe bei der Körperpflege.	0	
11. Benötigen Sie Hilfe bei der Benutzung der Toilette (z.B. beim Hinsetzen und Aufstehen, beim An- und Ausziehen sowie beim Abwischen)? (Item Toilettenbenutzung) Interviewer: nur eine Antwort möglich			
a.	Ich benötige keine Hilfe bei der Benutzung der Toilette.	2	weiter mit Frage 13
b.	Ich benötige Hilfe bei der Benutzung der Toilette.	X	weiter mit Frage 12
12. Wie viel Hilfe benötigen Sie bei der Benutzung der Toilette? (Item Toilettenbenutzung) Interviewer: nur eine Antwort möglich			
a.	Ich benötige einige Hilfe bei der Benutzung der Toilette, kann aber einzelne Tätigkeiten alleine ausführen, wie z.B. Hinsetzen oder An- und Ausziehen.	1	
b.	Ich benötige grosse Hilfe bei der Benutzung der Toilette.	0	
13. Hatten Sie in der vergangenen Woche Probleme beim Wasserlassen? (Item Blasenkontrolle) Interviewer: nur eine Antwort möglich			
a.	Ich hatte in der vergangenen Woche keinerlei Probleme beim Wasserlassen.	2	weiter mit Frage 16
b.	Ich hatte in der vergangenen Woche Probleme beim Wasserlassen.	X	weiter mit Frage 14
c.	Ich habe einen Blasenkatheter.	X	weiter mit Frage 15
14. Welcher Art waren die Probleme beim Wasserlassen in der vergangenen Woche? (Item Blasenkontrolle) Interviewer: nur eine Antwort möglich			
a.	Ich verliere gelegentlich die Kontrolle über meine Blase, höchstens jedoch einmal am Tag.	1	weiter mit Frage 16
b.	Ich verliere mehr als einmal am Tag die Kontrolle über meine Blase.	0	weiter mit Frage 16
15. Wie versorgen Sie Ihren Blasenkatheter? (Item Blasenkontrolle) Interviewer: nur eine Antwort möglich			
a.	Ich versorge meinen Blasenkatheter selbst.	2	
b.	Ich kann meinen Blasenkatheter nicht selbst versorgen.	0	
16. Hatten Sie in der vergangenen Woche Probleme beim Stuhlgang? (Item Kontrolle des Stuhlgangs) Interviewer: nur eine Antwort möglich			
a.	Ich hatte in der vergangenen Woche keinerlei Probleme beim Stuhlgang.	2	Abschluss
b.	Ich hatte in der vergangenen Woche Probleme beim Stuhlgang.	X	weiter mit Frage 17
17. Welche Probleme beim Stuhlgang hatten Sie in der vergangenen Woche? (Item Kontrolle des Stuhlgangs) Interviewer: nur eine Antwort möglich			
a.	Ich verliere gelegentlich die Kontrolle über meinen Stuhlgang, höchstens jedoch einmal in der Woche.	1	
b.	Ich verliere mehr als einmal pro Woche die Kontrolle über meinen Stuhlgang.	0	
c.	Ich bin auf die Gabe von Einläufen angewiesen.	0	
TOTAL			

Selbständigkeit im Alltag: Erweiterter Barthel-Index (EBI)

Hintergrund

Unter Berücksichtigung der Unterstützung misst der EBI die Fähigkeitsstörung in verschiedenen ADL-Bereichen. Dabei werden die verschiedenen Aktivitäten des täglichen Lebens mit einer Skala von 0 bis 4 regelmässig bewertet. Da der Barthel-Index (BI) vor allem motorische Fähigkeiten bewertet, wurde er von Prosiegel et al. (1996) um weitere sechs vorwiegend kognitive Items (Verständnis, Verständlichkeit, Problemlösen usw.) ergänzt. Zudem wurde die Bewertung der einzelnen Items angepasst und von einer 4-stufigen (0-3) auf eine 5-stufige (0-4) Skala erweitert.

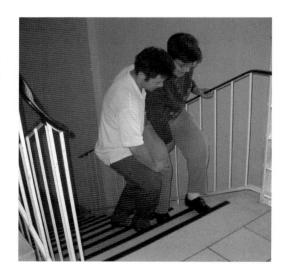

ICF-Klassifikation

Körperfunktionen
9. Stuhlkontrolle	b525 Defäkationsfunktionen
10. Harnkontrolle	b620 Miktionsfunktionen
13. Soziale Interaktion	b122 Globale psychosoziale Funktionen
	b126 Funktionen von Temperament und Persönlichkeit
16. Sehen/ Neglekt	b210 Funktionen des Sehens
	b156 Funktionen der Wahrnehmung insbesondere b1565 Räumlich-visuelle Wahrnehmung
15. Gedächtnis	b114 Funktionen der Orientierung
	b144 Funktionen des Gedächtnisses

Aktivitäten
1. Essen und Trinken	d550 Essen
	d560 Trinken
2. Persönliche Pflege	d510 Sich waschen
	d520 Seine Körperteile pflegen

3. Anziehen	d540	Sich kleiden
4. Baden	d510	Sich waschen
5. Umsteigen	d420	Sich verlagern
6. Fortbewegung	d450	Gehen
	d465	Sich unter Verwendung von Geräten/Ausrüstung fortbewegen
7. Treppe	d4551	Klettern/ steigen
8. Toilette benützen	d420	Sich verlagern
	d540	Sich kleiden
	d530	Die Toilette benutzen
11. Verstehen	d310	Kommunizieren als Empfänger gesprochener Mitteilungen
	d315	Kommunizieren als Empfänger non-verbaler Mitteilungen
	d320	Kommunizieren als Empfänger von Mitteilungen in Gebärdensprache
12. Verständlichkeit	d330 – d349	Kommunizieren als Sender
	d350	Konversation
	d360	Kommunikationsgeräte und –techniken benutzen
14. Problemlösen	d175	Probleme lösen

Praktikabilität

Patientengruppe
Patienten in der Rehabilitation, mit Multipler Sklerose (Prosiegel et al. 1996; Marolf et al. 1996), mit akutem Schlaganfall (Jansa et al. 2004)

Zeitaufwand
20-30 Minuten
Zeit zum Ausfüllen des Tests 2.5 Minuten (signifikant kürzer als beim FIM 5.5 Minuten) (Prosiegel et al. 1996)

Kosten
Keine

Ausbildung
2 Stunden

Praktische Durchführung
Zuerst werden die Patienten bei der Ausführung der ADL während des normalen Klinikalltags beobachtet. Wenn die Beobachtung nicht ausreicht, wird bei den Patienten oder deren Angehörigen nachgefragt. Danach werden die 16 verschiedenen Aktivitäten im Formular ausgefüllt (Totalscore 64 Punkte).

Format
Funktionelle Leistung

Skalierung
Ordinalskalierung
Skala von meist 0 bis 4 Punkten:
0   nicht möglich
1   Unterstützung durch eine Hilfsperson
2   mit geringer Unterstützung
3   mit Hilfsmittel
4   Selbständig

Subskalen
Nichtkognitive Subskala:
1. Essen und Trinken
2. Persönliche Pflege
3. An-/ Ausziehen
4. Baden/ Duschen/ Körperwaschen
5. Umsteigen aus Rollstuhl in Bett
6. Fortbewegung auf ebenem Untergrund
7. Treppen auf-/absteigen
8. Benutzung der Toilette
9. Stuhlkontrolle
10. Harnkontrolle

kognitive Subskala:
11. Verstehen
12. Verständlichkeit
13. Soziale Interaktion
14. Problemlösen
15. Gedächtnis/ Lernfähigkeit/ Orientierung
16. Sehen/ Neglekt

Reliabilität (Zuverlässigkeit)

Bei 176 Patienten (davon 131 Patienten mit Multipler Sklerose) untersuchten Prosiegel et al. (1996) die Intertester-Reliabilität auf der Ebene der einzelnen Items und des Gesamtscores. Diese erreichte eine sehr gute Übereinstimmung: EBI gesamt 0.96-0.99, EBI Subscala nichtkognitiv 0.96-0.99, EBI Subskala kognitiv 0.77-0.97.

Validität (Gültigkeit)

Die Korrelation mit der FIM (konkurrente Validität) bei einer Patientengruppe von 176 Personen (davon 131 Patienten mit Multipler Sklerose) war hoch und betrug beim Gesamtscore 0.94-0.98, bei der Subskala nichtkognitiv 0.91-0.99 und bei der Subskala kognitiv 0.88-0.95. Die Korrelation mit dem Barthel Index war geringer und betrug in der gleichen Untersuchung beim Gesamtscore 0.81-0.85, bei der Subscala nichtkognitiv vom EBI zum Barthel Index 0.84-0.88 und bei der Subskala kognitiv vom EBI zum Barthel Index 0.35-0.36 (Prosiegel et al. 1996).

Bei MS-Patienten wurde die Korrelation zur Expanded Disability Status Scale (EDSS) untersucht. Diese betrug beim EBI-Gesamtscore zur EDSS 0.82-0.84, die EBI- Subskala nichtkognitiv zur EDSS 0.87-0.89. Die Korrelation der EBI-Subskala kognitiv zur EDSS war nicht signifikant (Prosiegel et al 1996).

Jansa et al. (2004) untersuchten die Kriterienvalidität bei 33 Patienten mit akutem ischämischem Schlaganfall in der ersten, der dritten und der sechsten Woche. Der EBI korrelierte sehr gut mit dem Barthel-Index (0.89-0.98) und mässig bis gut mit der Fugl-Meyer Motor Impairment Scale (0.66-0.87). Der physische Teil (ohne kognitiven Teil) korrelierte sehr gut mit dem Barthel-Index (0.98-0.99) und gut mit der Fugl-Meyer Motor Impairment Scale (0.70-0.88). Das Item Gedächtnis korrelierte, gemessen 6 Wochen nach Stroke gut mit dem Rivermead Behavioural Memory Test (0.74-0.75). Die externe Validität zur Self Assessment Scale war signifikant ($p<0.001$).

Sie ist empfindlicher für Veränderungen im funktionellen Status in den ersten sechs Wochen als der BI.

Responsivität (Empfindlichkeit)

In einer separaten Patientenpopulation (100 Patienten mit Multipler Sklerose) wurde die Veränderungssensitivität im Vergleich mit der FIM vor und nach einem 4-wöchigen Aufenthalt in einer MS-Klinik untersucht (Marolf et al. 1995). Die Veränderung im Gesamtscore war 29% (FIM 32%, EDSS 5%). Dabei verbesserten sich 25% (FIM 25%, EDSS 4%) und es verschlechterten sich 4% (FIM 7%, EDSS 1%).

Jansa et al. (2004) zeigten bei Patienten mit akutem Schlaganfall, dass es bei der Originalskala des Barthel-Index häufiger zu einem

Deckeneffekt kommt als beim EBI (7/33 im Vergleich zu 3/33).

Beurteilung

Diagnostik/ Befund   empfohlen
Ergebnis/ Verlauf   empfohlen[1]
Prognose   empfohlen

Kommentar

Der EBI ist insbesondere bei interdisziplinärer Rehabilitation empfohlen.
Für die Anwendung im Rahmen der Physiotherapie können relevante Items benützt werden, insofern sie die Zielerreichung erfassen.
Mit dem EBI wurde eine Alternative zur FIM entwickelt. Der EBI weist in weiten Teilen die gleichen Items wie die FIM auf. Der EBI erfordert deutlich weniger Schulung und einen etwas geringeren Zeitaufwand für das Ausfüllen als die FIM (Prosiegel et al. 1996) und eignet sich deshalb für Institutionen mit wenig Zeitressourcen. Der EBI weist eine sehr hohe Korrelation zur FIM auf und die Reliabilität entspricht weitgehend der FIM.

1) Durch diese Testanleitung ist es möglich, dass sich trotz einer Verbesserung (z.B. keinen Katheter mehr) in den Items 8, 15 oder 16 der Gesamtscore verschlechtern kann. („Ein Patient, der völlig urin- und stuhlinkontinent ist, jedoch mit Dauerkatheter und Windeln versorgt wird, benutzt deshalb die Toilette nicht. Dementsprechend benötigt er im Bereich Toilette (Item VIII) auch keine Hilfe und erhält in diesem Item den höchsten Score (nämlich 4). Ähnliche Situationen können sich in den Items XV (Gedächtnis/ Lernen/ Orientierung) und XVI (Sehen/ Neglekt) ergeben, wenn z.B. ein desorientierter oder schwer sehgestörter Patient keine Hilfe in diesem Bereich benötigt, da er ohnehin völlig immobil ist (und deshalb nicht weglaufgefährdet ist bzw. nicht an Hindernisse anstossen kann).

Literatur

Literatursuche: PubMed; 08/2011
Autor: Stefan Schädler

Jansa J, Pogacnik T, Gompertz P. An evaluation of the Extended Barthel Index with acute ischemic stroke patients. Neurorehabil Neural Repair. 2004 Mar;18(1):37-41.

Marolf MV, Vaney C, Prosiegel M, König N. Evaluation of disability in multiple sclerosis patients: a comparative study of the functional independence measure, the extended barthel Index and the expanded disability status scale. Clin Rehabil. 1996, 10, 309-313.

Prosiegel M, Böttger S, Schenk T, König N, Marolf M, Vaney C, Garner C, Yassouridis A. Der Erweiterte Barthel-Index (EBI) - eine neue Skala zur Erfassung von Fähigkeitsstörungen bei neurologischen Patienten. Neurol Rehabil. 1996, 1, 7-13.

Weimar C, Kurth T, Kraywinkel K, Wagner M, Busse O, Haberl RL, Diener HC; German Stroke Data Bank Collaborators. Assessment of functioning and disability after ischemic stroke. Stroke. 2002 Aug;33(8):2053-9.

Erweiterter Barthel Index (EBI)

Quelle: Prosiegel M, Böttger S, Schenk T, König N, Marolf M, Vaney C, Garner C, Yassouridis A. Der Erweiterte Barthel-Index (EBI) - eine neue Skala zur Erfassung von Fähigkeitsstörungen bei neurologischen Patienten. Neurol Rehabil. 1996, 1, 7-13.

Name: _____ Geburtsdatum: _____

	Datum:				
I. Essen und Trinken					
II. Persönliche Pflege (Gesicht waschen, Kämmen, Rasieren, Zähneputzen)					
III. An- / Ausziehen (einschl. Schuhe binden, Knöpfe schliessen)					
IV. Baden/ Duschen/ Körper waschen					
V. Umsteigen aus Rollstuhl in Bett und umgekehrt					
VI. Fortbewegung auf ebenem Untergrund					
VII. Treppen auf-/ absteigen					
VIII. Benutzung der Toilette (Transfer, An-/ Auskleiden, Körperreinigung, Wasserspülung)					
IX. Stuhlkontrolle					
X. Harnkontrolle					
XI. Verstehen					
XII. Verständlichkeit					
XIII. Soziale Interaktion					
XIV. Problemlösen					
XV. Gedächtnis/ Lernfähigkeit/ Orientierung					
XVI. Sehen/ Neglekt					
Total Punktzahl (max. 64 Punkmte):					

Manual Erweiterter Barthel Index

Quelle: Prosiegel M, Böttger S, Schenk T, König N, Marolf M, Vaney C, Garner C, Yassouridis A. Der Erweiterte Barthel-Index (EBI) - eine neue Skala zur Erfassung von Fähigkeitsstörungen bei neurologischen Patienten. Neurol Rehabil. 1996, 1, 7-13.

Name: _____ Geburtsdatum: _____

Datum:

Total Punktzahl:

I. Essen und Trinken
0 nicht möglich
  Oder: Ernährung über Magensonde (PEG oder Nasensonde), die nicht selbständig bedient werden kann
2 Essen muss vorbereitet werden (z.B. zurechtschneiden von Fleisch und Gemüse)
3 Essen (ohne Vorbereitung) mit Hilfsmittel alleine möglich, z.B. Frühstücksbrett, verdickte Griffe, etc.
  Oder: Magensonde kann selbständig bedient werden
4 selbständig

II. Persönliche Pflege (Gesicht waschen, Kämmen, Rasieren, Zähneputzen)
0 nicht möglich
1 Unterstützung durch eine Hilfsperson bei einigen, aber nicht allen Abläufen nötig mit geringer Unterstützung möglich (z.B. Aufschrauben der Zahnpastatube)
  Oder: keine direkte Unterstützung, aber Erinnerung/ Aufforderung/ Supervision bei einigen Abläufen nötig
3 persönliche Pflege mit Hilfsmittel alleine möglich, z.B. Verlängerungsgriff für Kamm, Waschlappen, Bürste
4 selbständig (in allen oben genannten Bereichen; als selbständig werden auch solche Patienten eingestuft, die z.B. ihr Haar nicht stilgerecht flechten können)

III. An-/ Ausziehen (einschl. Schuhe binden, Knöpfe schliessen)
0 nicht möglich
1 Unterstützung beim An- oder Ausziehen der meisten, aber nicht aller Kleidungsstücke nötig
  Oder: zeigt effektive Mitarbeit, obwohl eine Unterstützung beim An- und Ausziehen aller Kleidungsstücke nötig ist
2 Unterstützung nur bei wenigen Prozeduren (z.B. Hilfe beim Schuhe Binden, beim Knöpfe Auf- oder Zumachen, beim Anziehen von elastischen Strümpfen oder Hilfsmitteln wie z.B. Schienen)
  Oder: Keine direkte Unterstützung, aber Erinnerung/ Aufforderung/ Supervision bei einigen Abläufen nötig
4 selbständig (erlaubt sind z.B. Strumpfanzieher)

IV. Baden/ Duschen/ Körper waschen

0   nicht möglich
1   Unterstützung durch eine Hilfsperson bei einigen, aber nicht allen Abläufen nötig (z.B. Unterstützung bei erforderlichen Transfers oder beim Abtrocknen nötig; kann sich oben herum waschen, benötigt jedoch Hilfe beim Waschen der unteren Körperpartie)
2   mit geringer Unterstützung möglich (z.B. Aufschrauben der Bade-Utensilen)
    Oder: Keine direkte Unterstützung nötig, aber Erinnerung/ Aufforderung/ Supervision bei einigen Abläufen nötig
3   Hilfsmittel nötig (wie z.B.: Lift, Bade- oder Duschsitz), die jedoch selbständig bedient werden können
4   selbständig

V. Umsteigen aus Rollstuhl in Bett und umgekehrt

0   nicht möglich
1   Unterstützung einer Hilfsperson bei einigen, aber nicht allen Abläufen nötig
2   keine direkte Unterstützung, aber Erinnerung/ Aufforderung/ Supervision bei einigen Abläufen nötig (z.B. muss erinnert werden, die Bremsen festzustellen)
4   selbständig

VI. Fortbewegung auf ebenem Untergrund

0   nicht möglich (weder Gehen noch Fortbewegung mit Rollstuhl)
1   benötigt Rollstuhl oder Gehwagen, den er aber weitgehend selbständig bedienen kann (d.h. bewältigt längere Strecken, stösst nicht an Hindernisse, kann Kurven fahren, wenden etc. und benötigt allenfalls in seltenen Fällen geringe Unterstützung)
    Oder: kann kürzere Strecken (< 50 m) gehen, aber nur mit einer Hilfsperson oder mit Geländer
2   kann selbständig kürzere Strecken (< 50m) ohne Hilfsperson oder Geländer gehen, benötigt jedoch für längere Strecken (> 50m) einen Rollstuhl oder Gehwagen oder Supervision
3   kann selbständig längere Strecken (> 50m) ohne Gehwagen oder Geländer gehen, benötigt aber Stock, Krücke, Schiene oder ähnliches
4   selbständiges Gehen auch über längere Strecken ohne jede Hilfe oder Hilfsmittel möglich

VII. Treppen auf-/ absteigen
0 nicht möglich
1 möglich, aber nur mit erheblicher Unterstützung einer Person (z.B. Hilfe beim Hochheben eines Beines)
2 möglich, aber geringe Unterstützung oder Supervision durch eine Person
4 selbständig möglich (zugelassen sind festhalten am Geländer, benutzen von Stock, Krücke oder ähnliches)

VIII. Benutzung der Toilette (Transfer, An-/ Auskleiden, Körperreinigung, Wasserspülung)
0 nicht möglich
1 Unterstützung durch eine Hilfsperson bei einigen, aber nicht allen Abläufen nötig (z.B. selbständiger Transfer, jedoch Hilfe beim An-/ Auskleiden)
2 keine direkte Unterstützung, jedoch Erinnerung/ Aufforderung/ Supervision bei einigen Ablaufen nötig (muss z.B. erinnert werden, die Wasserspülung zu bedienen)
4 selbständig oder nicht nötig (z.B. weil komplette Versorgung mit Windeln oder Puffi/ Dauerkatheter erfolgt, die Toilette also gar nicht benutzt wird)

IX. Stuhlkontrolle
0 nicht möglich
2 es kommt zu gelengentlicher Inkontinenz (mindestens einmal pro Woche, aber nicht täglich) und er kann sich nicht selbständig mit Windel versorgen und nicht selbständig reinigen
Oder: es ist gelegentlich (mindestens einmal pro Woche, aber nicht täglich) die Unterstützung einer Person bei der Stuhlregulierung erforderlich (z.B. Klistier)
3 gestörte Stuhlkontrolle, kann jedoch Windel selbständig wechseln, sich selbständig reinigen oder selbständig stuhlregulierende Massnahmen vornehmen
4 normale Stuhlkontrolle (auch: Stuhlinkontinenz, die seltener als einmal pro Woche vorkommt)

X. Harnkontrolle
0 komplette oder sehr häufige Inkontinenz (mehrmals täglich) und kann Windel nicht selbständig wechseln
Oder: kann Versorgung von Puffi oder Dauerkatheter nicht selbständig durchführen bzw. sich nicht selbst katheterisieren
1 inkomplette Inkontinenz (maximal 1x täglich), kann sich nicht selbständig mit Windel/ Urinalkondom versorgen und sich nicht selbständig reinigen
3 komplette oder inkomplette Inkontinenz, benötigt aber keinerlei Hilfe (beim Wechseln von Windel/ Urinalkondom, beim sich Säubern, bei der Puffi- oder Dauerkatheterversorgung bzw. bei der Einmalkatheterisierung)
4 normale Harnkontinenz

XI. Verstehen

0 nicht möglich; selbst einfache Instruktionen oder Fragen werden nicht verstanden; ist auch nicht in der Lage, Geschriebenes zu verstehen oder durch Mimik oder Gestik vermittelten Aufforderungen zuverlässig nachzukommen

1 versteht einfache Instruktionen (z.B. "Nehmen Sie bitte diese Tablette ein"), in einer gesprochenen oder geschriebenen oder gestischen Form

3 versteht komplexe Sachverhalte (z.B. "bevor Sie mit dem Essen beginnen, nehmen Sie diese Tablette ein"), jedoch nicht immer ganz zuverlässig
Oder : kann nur Geschriebenes zuverlässig verstehen

4 normales Verstehen (umfasst auch Patienten, die auf Hörhilfen angewiesen sind, nicht jedoch Patienten, die nur Geschriebenes verstehen)

XII. Verständlichkeit

0 kann sich nie oder fast nie verständlich machen

1 kann nur einfache alltägliche Sachverhalte (z.B. Hunger, Durst, etc.) ausdrücken, sei es mit oder ohne Hilfsmittel (z.B. Geschriebenes, Kommunikator)

3 kann sich über praktisch alles verständlich machen, jedoch nur mit Hilfsmitteln (z.B. Geschriebenes, Kommunikator)

4 kann sich ohne Hilfsmittel über praktisch alles verständlich machen (grammatikalische Fehler, leichte Wortfindungsschwierigkeiten bzw. leicht undeutliches Sprechen sind zulässig)

XIII. Soziale Interaktion

0 ist immer oder fast immer unkooperativ (z.B. widersetzt sich pflegerischen Bemühungen), aggressiv, distanzlos oder zurückgezogen

2 ist gelegentlich unkooperativ, aggressiv, distanzlos oder zurückgezogen

4 normale soziale Interaktion

XIV. Problemlösen

Beispiele von Störungen des Problemlösens im Alltag sind: vorschnelles Handeln (z.B. Aufstehen aus dem Rollstuhl, ohne vorher die Bremsen zu fixieren); unflexibles Verhalten (z.B. Schwierigkeiten, sich an einen veränderten Tagesablauf anzupassen); Nichteinhalten von Terminen; Schwierigkeiten bei der selbständigen Einnahme der Medikamente (die nicht durch motorische Behinderung bedingt sind); gestörte Einsicht in die Defizite bzw. ihre Alltagskonsequenzen

0 benötigt aufgrund oben aufgeführter Störungen erhebliche Hilfestellung

2 benötigt aufgrund oben aufgeführter Störungen geringe Hilfestellung

4 benötigt beim Problemlösen in alltäglichen Situationen keinerlei Hilfestellung

XV. Gedächtnis/ Lernfähigkeit/ Orientierung
0 ist desorientiert oder verwirrt und zeigt eine starke Weglauftendenz
1 ist desorientiert oder verwirrt, zeigt jedoch keine Weglauftendenz; allerdings hat er Schwierigkeiten, sich in der Klinik zurechtzufinden
Oder: kann neue Informationen überhaupt nicht behalten (z.B. kennt seine Bezugspersonen in der Klinik auch nach mehreren Kontakten nicht; vergisst Gesprächsinhalte, Abmachungen, Aufbewahrung von Gegenständen) und kann externe Gedächtnishilfen (z.B. Kalender, Notizblock) nicht einsetzen
2 muss häufig erinnert werden
3 muss nur gelegentlich erinnert werden
4 keine alltagsrelevante Beeinträchtigung
Oder: kann externe Gedächtnishilfen wirksam einsetzen
Oder: benötigt trotz Gedächtnis- oder Orientierungsstörungen wegen dieser Störungen keinen zusätzlichen (pflegerischen) Aufwand (z.B. völlig immobiler Patient mit schwerer Orientierungsstörung)

XVI. Sehen/ Neglekt
0 findet sich aufgrund der Sehstörung/ des Neglekts auch in bekannter Umgebung (z.B. eigenes Zimmer oder Station) nicht ausreichend zurecht
Oder: übersieht bzw. stösst häufig an Hindernisse bzw. Personen
1 findet sich in bekannter Umgebung zurecht und übersieht nicht bzw. stösst nicht oder nur selten an Hindernisse bzw. Personen an; er findet sich jedoch in unbekannter Umgebung (z.B. Klinikbereich ausserhalb der Station) nicht zurecht
3 hat schwere Lesestörung, findet sich jedoch in bekannter und unbekannter Umgebung gut zurecht, sei es mit oder ohne Hilfen (z.B. Blindenhund, Stock)
Oder: benötigt für gute Leseleistungen spezielle Hilfsmittel (z.B. Leselupe, Grossdruckbücher, besondere Leselampe, Zeilenlineal)
4 keine alltagsrelevante Beeinträchtigung (Brillenträger werden dieser Kategorie zugeordnet)
Oder: benötigt trotz Sehstörungen oder Neglekt wegen dieser Störungen keinen zusätzlichen (pflegerischen) Aufwand (z.B. völlig immobiler Patient mit schwerer Sehstörung)

Manual Erweiterter Barthel-Index

Testanweisungen

1. Da der Index aufgrund der Operationalisierungen (d.h. der sehr detaillierten Itembeschreibungen) ohnehin sehr genau gelesen werden muss, wurden - um die Übersichtlichkeit und Flüssigkeit des Textes nicht zu sehr zu stören - durchwegs männliche Pronomen (er, sein, ihm etc.) verwendet, die sich natürlich auf die Patienten beiderlei Geschlechts beziehen.
2. Hauptziel bei der Anwendung des Index ist das **Ausmass der Abhängigkeit** von fremder Hilfe bei neurologischen Patienten möglichst genau zu erfassen. Dabei kann es sich um physische Hilfestellungen, aber auch um verbale Hilfestellungen wie Erinnerung/ Aufforderungen/ Supervision, sowie um Hilfsmittel handeln
3. Der Index besteht aus 16 Items. **Die Einstufung eines Patienten muss immer bezüglich aller Items erfolgen.** Dabei muss die Einstufung jedes Items unabhängig von der Einstufung auf anderen Items erfolgen (Ausnahme siehe nächster Punkt 4).
4. Jeder Patient muss pro Item so eingestuft werden, dass **das tatsächlich vorliegende Mass der Abhängigkeit** im entsprechenden Bereich widergespiegelt wird.
   Beispiel: Ein Patient, der völlig urin- und stuhlinkontinent ist, jedoch mit Dauerkatheter und Windeln versorgt wird, benutzt deshalb die Toilette nicht. Dementsprechend benötigt er im Beeich Toilette (Item VIII) auch keine Hilfe und erhält in diesem Item den höchsten Score (nämlich 4). Ähnliche Situationen können sich in den Items XV (Gedächtnis/ Lernen/ Orientierung) und XVI (Sehen/ Neglekt) ergeben, wenn z.B. ein desorientierter oder schwer sehgestörter Patient keine Hilfe in diesem Bereich benötigt, da er ohnehin völlig immobil ist (und deshalb nicht weglaufgefährdet ist bzw. nicht an Hindernisse anstossen kann).
5. Es können **Überlappungen in der Einstufung** auftreten, wie das folgende Beispiel zeigt: körperlicher Transfer spielt sowohl in Item V (Umsteigen aus Rollstuhl ins Bett und umgekehrt) eine Rolle als auch in den Items VIII (Benützung der Toilette) und IV (Baden/ Duschen/ Körper waschen). Patienten, die beispielsweise einen niedrigen Score in Item V aufweisen, werden demnach häufig auch einen niedrigen Score in den beiden anderen Items (VIII und IV) erhalten.
6. Die Einstufung der Items sollen widerspiegeln, **was ein Patient wirklich tut und nicht was er eigentlich tun könnte.** Insofern ist bei der Einstufung unwichtig, ob der Patient aus körperlichen, kognitiven oder motivationalen Gründen Hilfe benötigt. So kann beispielsweise ein Patient mit schwerer Motivationsstörung durchaus auf erhebliche physische Hilfe angewiesen sein.
7. Ein Patient kann nur dann als funktionell unabhängig eingestuft werden, wenn er die entsprechende Aufgabe ohne Hilfe und innerhalb eines vertretbaren Zeitbereiches erfüllt. Wenn dieser **vertretbare Zeitbereich** überschritten wird, so hat die Einstufung so zu erfolgen, dass sie das Mass der Hilfe erfasst, die erforderlich ist, damit der Patient die Aufgabe innerhalb des vertretbaren Zeitbereiches erfüllt. Ein Richtwert für vertretbare Zeitbereiche ist in dem Index bei den Items, für die eine derartige Angabe Sinn macht, in Minuten oder Stunden angegeben.
   Beispiel: Ein Patient, der zum selbständigen Anziehen 2 Stunden benötigt, würde in Item III einen Score von 2 erhalten, wenn er mit geringer Hilfestellung in der Lage ist, sich innerhalb ca. 30 Minuten anzuziehen. Kann sich der Patient hingegen nur mit umfangreicher Hilfestellung innerhalb von ca. 30 Minuten anziehen, so erhält er den niedrigsten Score 0.

Die Einstufung eines Patienten sollte erst dann erfolgen, wenn der Patient dem Beurteiler gut bekannt ist. D.h. in aller Regel ist die Einstufung mit dem EBI **erst ca. eine Woche nach Aufnahme** in die Klinik sinnvoll.

Selbständigkeit im Alltag: Spinal Cord Independence Measure (SCIM)

Hintergrund

Die Spinal Cord Independence Measure (SCIM) ist ein Testinstrument, mit dessen Hilfe erfasst wird, wie Patienten mit Querschnittlähmung die Verrichtungen des täglichen Lebens erledigen.
Die SCIM ist unterteilt in die drei Bereiche 1. Selbstversorgung, 2. Atmung und Sphinkterkontrolle sowie 3. Mobilität. Die Ausprägungsgrade der einzelnen Items werden auf einer ordinalen Skala quantifiziert.
Die SCIM wurde in einer ersten Version 1997 (Catz et al.) erstmals publiziert. Revidierte Versionen wurden 2001 (Catz et al.) (SCIM II) und 2007 (Itzkovich et al.) (SCIM III) vorgestellt.

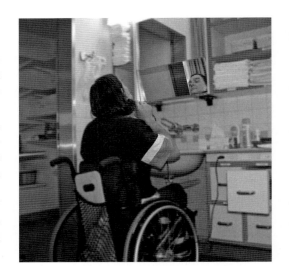

ICF-Klassifikation

Körperfunktionen
Atmung	b440	Atmungsfunktion
Blasenkontrolle	b620	Miktionsfunktionen
Darmkontrolle	b525	Defäkationsfunktionen

Aktivitäten
Essen/ Trinken	d550	Essen
	b510	Funktionen der Nahrungsaufnahme
	d560	Trinken
Waschen	d510	Sich waschen
An-/ Ausziehen	d540	Sich kleiden
Gesichtspflege	d520	Seine Körperteile pflegen
Toilettenhygiene	d530	Die Toilette benutzen
Bettmobilität/ Dekubitusprophylaxe	d420	Sich verlagern
Transfer Bett-Rollstuhl	d420	Sich verlagern
Transfer Rollstuhl-WC-Dusche	d420	Sich verlagern
Fortbewegung	d450	Gehen
	d465	Sich unter Verwendung von Geräten/ Ausrüstung fortbewegen

Treppensteigen	d4551 Klettern/ steigen
Transfer Rollstuhl-Auto	d420 Sich verlagern

Praktikabilität

Patientengruppe
Patienten mit Querschnittlähmung

Zeitaufwand
Beobachtung: 40 Minuten, Befragung 10 Minuten (siehe Praktische Durchführung).

Kosten
Keine

Ausbildung
Einführung ca. 1 Stunde

Praktische Durchführung
Der Patient wird bei den Alltags-Aktivitäten entweder beobachtet oder dazu befragt. Die der Ausführung entsprechende Punktzahl wird in ein Formular eingetragen und addiert.

Format
Funktionelle Leistung.

Skalierung
Ein aus 18 Ordinalskalen zusammengesetzter Summenscore (0-100), der gewichtet ist nach den Problemen der Patienten mit Querschnittlähmung. Eine tiefere Punktzahl entspricht einer stärkeren Behinderung.

Subskalen
In der SCIM III werden folgende Bereiche unterschieden: 1. Selbstversorgung (6 Items, 0-20 Punkte), 2. Atmung und Sphinkterkontrolle (4 Items, 0-40 Punkte) und 3. Mobilität (9 Items, 0-40 Punkte).

Reliabilität (Zuverlässigkeit)

Mehrere Untersuchungen haben für SCIM I und II eine gute Reliabilität gezeigt (Catz et al. 1997; Catz et al. 2001; Catz et al. 2002) .
Anhand der SCIM II wurde auch untersucht, wie gross der Unterschied ist, wenn Patienten (n=28) zur Durchführung der einzelnen Aufgaben befragt oder beobachtet wurden. Die Übereinstimmung betrug 50-80% oder Kappa Koeffizient von 0.4-0.6. Der Vergleich der einzelnen Subskalen korrelierte mit $r=0.79-0.94$, $p<0.0001$. Somit hatte bei dieser Studie mit nur 28 Teilnehmenden die Art der Testerhebung einen nur geringen Einfluss auf das Ergebnis (Itzkovich et al. 2003).
Mit einer grossen internationalen Studie, die 425 Patienten einschloss, wurde eine Übereinstimmung zwischen verschiedenen Untersuchern von über 80% und ICC-Werte über 0.94 gefunden (Itzkovich et al. 2007). Diese Studie wurde 2011 mit der aktuellsten SCIM Version erneut durchgeführt (Anderson et al.). Es wurden 390 Patienten mit kompletter oder inkompletter Querschnittlähmung eingeschlossen. Für die Intertester Reliabilität wurden etwas geringere, aber immer noch sehr gute Werte gefunden (Übereinstimmungen >70% und ICC-Werte über 0.81). Eine ähnliche Studie mit 261 Patienten mit ausschliesslich traumatischer Querschnittlähmung, die aus 13 verschiedenen Zentren rekrutiert wurden, fand zwischen zwei unterschiedlichen Untersuchern eine Übereinstimmungen von >80% und ICC-Werte von >0.94 (Bluvshtein et al. 2011).

Validität (Gültigkeit)

Verschiedene Studien haben eine gute Validität für die SCIM I und SCIM II gezeigt. Dabei wurde die SCIM mit der Functional Independence Measure (FIM) oder ihren Vorgängerversionen verglichen (Catz et al. 2001; Catz et al. 2002; Itzkovich et al. 2002). Eine Arbeit zeigte, dass die Ursache der Querschnittlähmung (traumatisch oder ischämisch) keinen Einfluss auf die erreichte Punktzahl im SCIM II hatte (Pouw et al. 2011). Die Studie von Rudhe et al. (2009) verglich bei 29 Patienten mit kompletter oder inkompletter Tetraplegie die SCIM III mit einem Test für die Handfunktion und mit der Willkürkraft der Arme und Hände. Die Resultate zeigten Korrelationskoeffizienten von ≥0.75. Besonders hohe Übereinstimmungen mit dem Handfunktionstest und der Willkürkraft zeigte die Subskala Selbstversorgung. Eine Autorengruppe untersuchte die Validität der SCIM II-Items Mobilität im Innenbereich über 10m, 10-100m und >100m im Aussenbereich. Dabei wurden diese SCIM Items mit der bevorzugten Gehgeschwindigkeit und dem Walking Index for Spinal Cord Injury (WISCI) verglichen. Die Resultate zeigten mittlere bis sehr gute Korrelationswerte, was bestätigt, dass die untersuchten Kategorien der SCIM II die Mobilität im Rollstuhl oder zu Fuss valide erfassen konnten (van Hedel et al. 2009). Die Validität der SCIM III wurde ebenfalls in der internationalen Studie erfasst (Itzkovich et al. 2007). Die Korrelation zwischen der SCIM III und der FIM betrug r=0.79.

Eine Raschanalyse der SCIM III und ihrer Subskalen in einer multizentrisch durchgeführten Studie bestätigte insgesamt die Konstruktvalidität, zeigte aber auch die Notwendigkeit, in einzelnen Bereichen die SCIM III weiter zu verbessern (Itzkovich et al. 2002). Anderson et al. (2011) fanden mit einem Korrelationswert von 0.8 eine sehr hohe Übereinstimmung der SCIM III mit der Functional Independence Measure (FIM). Für ihre Studie schlossen die Autoren 390 Patienten aus 19 US amerikanischen Zentren mit kompletter oder inkompletter Querschnittlähmung verschiedener Ursachen ein. Bei einer ganz ähnlichen Studie mit 261 Patienten wurden mit r=0.84 ebenso hohe Korrelationskoeffizienten zwischen der SCIM III und der FIM gefunden (Bluvshtein et al. 2011).

Zwei Studien (Ackerman et al. 2010; Aidinoff et al. 2011) untersuchten die SCIM III-Werte zu Beginn und Ende der Rehabilitation in Abhängigkeit mit der neurologischen Verletzungshöhe und schufen so erste normative Daten, die als Behandlungsziele herangezogen werden können.

Neben den generell guten Beurteilungen zur Validität der SCIM sticht eine Arbeit hervor, welche die erreichten SCIM-Punkte (Version II und III) mit einer subjektiven Einschätzung der Selbständigkeit verglich, die der Patient mit einer visuellen Analogskala angab. Die zuerst auf eine vergleichbare Skala transformierten Werte zeigten, dass die SCIM-Punkte generell höher waren und während der Rehabilitation in grösserem Ausmass zunahmen, als die subjektiv empfundene Selbständigkeit (van Hedel et al. 2011).

Responsivität (Empfindlichkeit)

Im Vergleich zur FIM zeigen SCIM I und II eine bessere Responsivität (Catz et al. 1997; Catz et al. 2002). Eine gute Responsivität zeigte auch eine Analyse der Kategorien der SCIM II, welche die Fortbewegung erfassen (van Hedel & Dietz 2009). Die Responsivität der SCIM III war im Vergleich mit der FIM besser für die Subskalen Atmung und Sphinkterkontrolle sowie Mobilität im und ausser Haus (Itzkovich et al. 2007). Eine vergleichbare Responsivität zeigte die SCIM III auch in einer weiteren vergleichenden Studie mit der FIM. Überlegene Responsivität zeigte die SCIM III in den Kategorien Atmung und Sphinkterkontrolle (Anderson et al. 2011). Ein leichteres Ansprechen auf Veränderungen der SCIM III zeigten Autoren einer Studie mit 261 Patienten. Sie verglichen die Änderungen der Patienten während einer stationären Rehabilitation gemessen mit der FIM und der SCIM III (Bluvshtein et al. 2011).

von Supervision bis vollständiger Hilfe reichen und müsste deshalb weiter aufgegliedert werden. Als Beispiel führten die Autoren die Bewertung der FIM an. Ein weiterer Punkt betraf die Kategorien der Atmung. Viele Patienten erreichten den minimalen oder maximalen Wert, es zeigten sich Boden- und Deckeneffekte. Eine feinere Aufgliederung der Bewertung dieses Items wurde daher empfohlen.

Beurteilung

Diagnostik/ Befund	empfohlen
Ergebnis/ Verlauf	empfohlen
Prognose	nicht empfohlen

Kommentar

Eine Expertengruppe hat verschiedene Instrumente evaluiert. Sie empfiehlt, die SCIM III als primäres Messinstrument für die Erfassung der funktionellen Erholung für Patienten mit Querschnittlähmung weltweit einzusetzen, ortet aber gleichzeitig auch die Notwendigkeit für weitere Evaluationen des Instruments selbst (Anderson et al. 2008). Entsprechend den früher abgegebenen Empfehlungen, setzt sich die SCIM III als Standard für die Erfassung der Selbständigkeit von Patienten mit Querschnittlähmung international durch. Die Anzahl an neu erschienenen Studien deutet auf den Stellenwert des Instruments und seiner Weiterentwicklungen hin. Obwohl erste Daten zu Ausgangs- und Endwerten publiziert wurden, eignet sich die SCIM als alleiniges Instrument nicht, um eine Prognose bezüglich zu erreichender Selbständigkeit zu stellen.

In einer aktuellen Studie zeigten Anderson et al. (2011) Änderungsbedarf bezüglich der Instruktionen, die auf dem Formular enthalten sind. Diese sollten mehr Klarheit schaffen. Ein Problem ist z.B. die unscharf formulierte Bewertung „benötigt teilweise Hilfe". Diese kann

Literatur

Literatursuche: PubMed; 02/2012
Autor: Markus Wirz

Ackerman P, Morrison SA, McDowell S, Vazquez L. Using the Spinal Cord Independence Measure III to measure functional recovery in a post-acute spinal cord injury program. Spinal cord 2010; 48 (5):380-7.

Aidinoff E, Front L, Itzkovich M, Bluvshtein V, Gelernter I, Hart J, Biering-Sorensen F, Weeks C, Laramee MT, Craven C, Hitzig SL, Glaser E, Zeilig G, Aito S, Scivoletto G, Mecci M, Chadwick RJ, El Masry WS, Osman A, Glass CA, Soni BM, Gardner BP, Savic G, Bergstrom EM, Silva P, Catz A. Expected spinal cord independence measure, third version, scores for various neurological levels after complete spinal cord lesions. Spinal cord 2011; 49 (8):893-6.

Anderson K, Aito S, Atkins M, Biering-Sorensen F, Charlifue S, Curt A, Ditunno J, Glass C, Marino R, Marshall R, Mulcahey MJ, Post M, Savic G, Scivoletto G, Catz A. Functional recovery measures for spinal cord injury: an evidence-based review for clinical practice and research. The journal of spinal cord medicine 2008; 31 (2):133-44.

Anderson KD, Acuff ME, Arp BG, Backus D, Chun S, Fisher K, Fjerstad JE, Graves DE, Greenwald K, Groah SL, Harkema SJ, Horton JA, 3rd, Huang MN, Jennings M, Kelley KS, Kessler SM, Kirshblum S, Koltenuk S, Linke M, Ljungberg I, Nagy J, Nicolini L, Roach MJ, Salles S, Scelza WM, Read MS, Reeves RK, Scott MD, Tansey KE, Theis JL, Tolfo CZ, Whitney M, Williams CD, Winter CM, Zanca JM. United States (US) multi-center study to assess the validity and reliability of the Spinal Cord Independence Measure (SCIM III). Spinal cord 2011; 49 (8):880-5.

Bluvshtein V, Front L, Itzkovich M, Aidinoff E, Gelernter I, Hart J, Biering-Soerensen F, Weeks C, Laramee MT, Craven C, Hitzig SL, Glaser E, Zeilig G, Aito S, Scivoletto G, Mecci M, Chadwick RJ, El Masry WS, Osman A, Glass CA, Silva P, Soni BM, Gardner BP, Savic G, Bergstrom EM, Catz A. SCIM III is reliable and valid in a separate analysis for traumatic spinal cord lesions. Spinal cord 2011; 49 (2):292-6.

Catz A, Itzkovich M, Agranov E, Ring H, Tamir A. SCIM--spinal cord independence measure: a new disability scale for patients with spinal cord lesions. Spinal cord 1997; 35 (12):850-6.

Catz A, Itzkovich M, Steinberg F, Philo O, Ring H, Ronen J, Spasser R, Gepstein R, Tamir A. The Catz-Itzkovich SCIM: a revised version of the Spinal Cord Independence Measure. Disability and rehabilitation 2001; 23 (6):263-8.

Catz A, Itzkovich M, Tamir A, Philo O, Steinberg F, Ring H, Ronen J, Spasser R, Gepstein R. [SCIM--spinal cord independence measure (version II): sensitivity to functional changes]. Harefuah 2002; 141 (12):1025-31, 91.

Itzkovich M, Gelernter I, Biering-Sorensen F, Weeks C, Laramee MT, Craven BC, Tonack M, Hitzig SL, Glaser E, Zeilig G, Aito S, Scivoletto G, Mecci M, Chadwick RJ, El Masry WS, Osman A, Glass CA, Silva P, Soni BM, Gardner BP, Savic G, Bergstrom EM, Bluvshtein V, Ronen J, Catz A. The Spinal Cord Independence Measure (SCIM) version III: reliability and validity in a multi-center international study. Disability and rehabilitation 2007; 29 (24):1926-33.

Itzkovich M, Tamir A, Philo O, Steinberg F, Ronen J, Spasser R, Gepstein R, Ring H, Catz A. Reliability of the Catz-Itzkovich Spinal Cord Independence Measure assessment by interview and comparison with observation. American journal of physical medicine & rehabilitation / Association of Academic Physiatrists 2003; 82 (4):267-72.

Itzkovich M, Tripolski M, Zeilig G, Ring H, Rosentul N, Ronen J, Spasser R, Gepstein R, Catz A. Rasch analysis of the Catz-Itzkovich spinal cord independence measure. Spinal cord 2002; 40 (8):396-407.

Pouw MH, Hosman AJ, van Kampen A, Hirschfeld S, Thietje R, van de Meent H. Is the outcome in acute spinal cord ischaemia different from that in traumatic spinal cord injury? A cross-sectional analysis of the neurological and functional outcome in a cohort of 93 paraplegics. Spinal cord 2011; 49 (2):307-12.

Rudhe C, van Hedel HJ. Upper extremity function in persons with tetraplegia: relationships between strength, capacity, and the spinal cord independence measure. Neurorehabilitation and neural repair 2009; 23 (5):413-21.

van Hedel HJ, Dietz V. Walking during daily life can be validly and responsively assessed in subjects with a spinal cord injury. Neurorehabilitation and neural repair 2009; 23 (2):117-24.

van Hedel HJ, Dokladal P, Hotz-Boendermaker S. Mismatch between investigator-determined and patient-reported independence after spinal cord injury: consequences for rehabilitation and trials. Neurorehabilitation and neural repair 2011; 25 (9):855-64.

Spinal Cord Independence Measure (SCIM) und SCIM III

Itzkovich M, Gelernter I, Biering-Sorensen F, Weeks C, Laramee MT, Craven BC, Tonack M, Hitzig SL, Glaser E, Zeilig G, Aito S, Scivoletto G, Mecci M, Chadwick RJ, El Masry WS, Osman A, Glass CA, Silva P, Soni BM, Gardner BP, Savic G, Bergström EM, Bluvshtein V, Ronen J, Catz A. The Spinal Cord Independence Measure (SCIM) version III: reliability and validity in a multi-center international study.Disabil Rehabil. 2007 Dec 30;29(24):1926-33.
Deutsche Übersetzung: EMSCI Project - SCIM-Gruppe, April 2007

Name: _____ Geburtsdatum: _____ Datum:

Selbstversorgung

Nahrungsaufnahme (Schneiden, Verpackungen öffnen, Eingiessen, Nahrung zum Mund bringen, gefüllte Tasse/ Becher halten)
- 0 parenteral, Gastrostoma oder Eingeben durch Hilfsperson
- 1 benötigt teilweise Hilfe beim Essen und/ oder Trinken, oder zum Anziehen von Hilfsmitteln
- 2 isst selbstständig, benötigt Hilfsmittel oder Hilfestellung nur beim Schneiden des Essens und/ oder Eingiessen und / oder Öffnen von Verpackungen
- 3 isst und trinkt selbstständig, benötigt keine Hilfestellung oder Hilfsmittel

Waschen (Kopf und Körper einseifen, waschen, abtrocknen, Wasserhahn bedienen)

A: Oberkörper
- 0 unselbstständig in allen Bereichen
- 1 benötigt teilweise Hilfestellung
- 2 wäscht sich selbstständig mit Hilfsmitteln oder in angepasstem Umfeld (z. B. Haltegriffe, Stuhl)
- 3 wäscht sich selbstständig, benötigt keine **H**ilfsmittel oder **a**ngepasstes **U**mfeld (**HaU** - die von Gesunden normalerweise nicht benötigt werden)

B: Unterkörper
- 0 unselbstständig in allen Bereichen
- 1 benötigt teilweise Hilfestellung
- 2 wäscht sich selbstständig mit Hilfsmitteln oder in angepasstem Umfeld (z.B. Haltegriffe, Stuhl)
- 3 wäscht sich selbstständig, benötigt keine **H**ilfsmittel oder **a**ngepasstes **U**mfeld (**HaU** - die von Gesunden normalerweise nicht benötigt werden)

An-/ Ausziehen (Kleidung, Schuhe, dauerhaft getragene Orthesen: anziehen, tragen, ausziehen)

A: Oberkörper
- 0 unselbstständig in allen Bereichen
- 1 benötigt teilweise Hilfe bei **K**leidung **o**hne **K**nöpfe, **R**eissverschluss **o**der **S**chnürungen (**KOKROS**)
- 2 selbstständig bei **KOKROS**, benötigt **H**ilfsmittel und/ oder **a**ngepasstes **U**mfeld
- 3 selbstständig bei **KOKROS**, benötigt keine **HaU**, benötigt Hilfsperson oder **HaU** nur für **KROS**
- 4 An – und Ausziehen jeglicher Kleidung selbstständig, benötigt keine Hilfsmittel oder angepasstes Umfeld

B: Unterkörper
- 0 unselbstständig in allen Bereichen
- 1 benötigt teilweise Hilfe bei **K**leidung **o**hne **K**nöpfe, **R**eissverschluss **o**der **S**chnürungen (**KOKROS**)
- 2 selbstständig bei **KOKROS**, benötigt **H**ilfsmittel und/ oder **a**ngepasstes **U**mfeld
- 3 selbstständig bei **KOKROS**, benötigt keine **HaU**, benötigt Hilfsperson oder **HaU** nur für **KROS**
- 4 An – und Ausziehen jeglicher Kleidung selbstständig; benötigt keine Hilfsmittel oder angepasstes Umfeld

Gesichtspflege (Gesicht und Hände waschen, Zähne putzen, Haare kämmen, Rasieren, Schminken)
- 0 unselbstständig in allen Bereichen
- 1 benötigt teilweise Hilfestellung
- 2 Gesichtspflege selbstständig mit Hilfsmitteln
- 3 Gesichtspflege selbstständig ohne Hilfsmittel

Atmung und Sphinktermanagement

Atmung
- 0 benötigt Trachealkanüle (TK) und dauerhafte oder intermittierende unterstützende Beatmung (IUB)
- 2 atmet selbstständig mit TK, benötigt Sauerstoff, viel Hilfestellung beim Abhusten oder Umgang mit TK
- 4 atmet selbstständig mit TK, benötigt wenig Hilfestellung beim Abhusten oder Umgang mit TK
- 6 atmet selbstständig ohne TK, benötigt Sauerstoff, viel Hilfe beim Abhusten, eine Maske (peep) oder IAV (bipap)
- 8 atmet selbstständig ohne TK; benötigt wenig Hilfe oder Stimulation zum Abhusten
- 10 atmet selbstständig ohne Hilfe oder Hilfsmittel

Blasenmanagement
- 0 Dauerkatheter
- 3 Restharn > 100 ml, kein regelmässiges Kathetern oder Hilfe beim intermittierenden Kathetern
- 6 Restharn< 100 ml, oder intermittierender Selbstkatheterismus (ISK), benötigt Hilfe beim Anlegen eines Urinals
- 9 Intermittiernder Selbstkatheterismus, benutzt Urinal, benötigt keine Hilfe zum Anlegen
- 11 Intermittiernder Selbstkatheterismus, kontinent zwischen den Katheterzeiten, benutzt keine Urinale
- 13 Restharn< 100 ml, benötigt nur Urinal, benötigt keine Hilfe bei Urinalbenutzung
- 15 Restharn< 100 ml, kontinent, benötigt kein Urinal

Darmmanagement
- 0 Unregelmässige Zeiten oder sehr seltener Stuhlgang (weniger als 1x/ 3 Tagen)
- 5 regelmässige Zeiten, benötigt aber Hilfe (z.B. Abführmittel einführen), seltenes Einstuhlen (weniger als 2x pro Monat)
- 8 regelmässiges Abführen ohne Hilfestellung, seltenes Einstuhlen (weniger als 2x pro Monat)
- 10 regelmässiges Abführen, keine Hilfestellung, kein Einstuhlen

Toilettenhygiene (Intimhygiene, An- und Ausziehen, Gebrauch von Einlagen oder Binden)
- 0 unselbstständig in allen Bereichen
- 1 benötigt teilweise Hilfestellung, reinigt sich nicht selbst
- 2 benötigt teilweise Hilfe, reinigt sich selbst
- 4 selbstständig in allen Bereichen, benötigt aber Hilfsmittel oder angepasstes Umfeld (z.B. Haltegriff)
- 5 selbstständig in allen Bereichen, benötigt keine Hilfsmittel oder angepasstes Umfeld

Mobilität (Zimmer und Bad)

Bettmobilität und Dekubitusprophylaxe
- 0 benötigt Hilfe bei allen Aktivitäten: Drehen des Oberkörpers im Bett, Drehen des Unterkörpers im Bett, Aufsetzen im Bett, Entlasten im Rollstuhl mit oder ohne Hilfsmittel, aber nicht mit elektrischen Hilfsmitteln
- 2 führt eine dieser Aktivitäten ohne Hilfe aus
- 4 führt 2 oder 3 dieser Aktivitäten ohne Hilfe aus
- 6 führt alle Aktivitäten im Bett und zum Entlasten selbstständig durch

Transfer Bett ↔ Rollstuhl (Bremse feststellen, Fussrasten hochklappen, Entfernen und Anbringen von Seitenteilen, Übersetzen, Beine hochheben)
- 0 unselbstständig in allen Bereichen
- 1 benötigt teilweise Hilfestellung und / oder Supervision und / oder Hilfsmittel (z.B. Rutschbrett)
- 2 selbstständig (oder benötigt keinen Rollstuhl)

Transfer Rollstuhl ↔ WC (Falls Toilettenrollstuhl benutzt wird: Transfer hin und zurück; falls normaler Rollstuhl benutzt wird: Bremse feststellen, Fussrasten hochklappen, Entfernen und Anbringen von Seitenteilen, Übersetzen, Beine hochheben)
- 0 unselbstständig in allen Bereichen
- 1 benötigt teilweise Hilfestellung und / oder Supervision und / oder Hilfsmittel (z.B. Haltegriffe)
- 2 selbstständig (oder benötigt keinen Rollstuhl)

Mobilität (drinnen und draussen, auf ebenem Gelände)

Mobilität im Haus
- 0 unselbstständig in allen Bereichen
- 1 benötigt Elektrorollstuhl oder teilweise Hilfe beim Antreiben eines mechanischen Rollstuhls
- 2 selbstständig mit mechanischem Rollstuhl
- 3 benötigt Supervision beim Gehen (mit oder ohne Hilfsmittel)
- 4 geht mit Gehgestell oder Unterarmgehstützen (Durchschwunggang)
- 5 geht mit Unterarmgehstützen oder 2 Stöcken (reziproker Gang)
- 6 geht mit einem Stock
- 7 benötigt nur Beinorthesen
- 8 geht ohne Hilfsmittel

Mobilität bei mittleren Distanzen 10 – 100 m
0   unselbstständig in allen Bereichen
1   benötigt Elektrorollstuhl oder teilweise Hilfe beim Antreiben eines mechanischen Rollstuhls
2   selbstständig mit mechanischem Rollstuhl
3   benötigt Supervision beim Gehen (mit oder ohne Hilfsmittel)
4   geht mit Gehgestell oder Unterarmgehstützen (Durchschwunggang)
5   geht mit Unterarmgehstützen oder 2 Stöcken (reziproker Gang)
6   geht mit einem Stock
7   benötigt nur Beinorthesen
8   geht ohne Hilfsmittel

Mobilität ausser Haus, mehr als 100 m
0   unselbstständig in allen Bereichen
1   benötigt Elektrorollstuhl oder teilweise Hilfe beim Antreiben eines mechanischen Rollstuhls
2   selbstständig mit mechanischem Rollstuhl
3   benötigt Supervision beim Gehen (mit oder ohne Hilfsmittel)
4   geht mit Gehgestell oder Unterarmgehstützen (Durchschwunggang)
5   geht mit Unterarmgehstützen oder 2 Stöcken (reziproker Gang)
6   geht mit einem Stock
7   benötigt nur Beinorthesen
8   geht ohne Hilfsmittel

Treppensteigen
0   Treppensteigen abwärts oder aufwärts nicht möglich
1   mindestens 3 Stufen abwärts und aufwärts mit Hilfe oder Supervision möglich
2   mindestens 3 Stufen abwärts und aufwärts mit Handlauf und / oder Unterarmgehstützen oder Stock möglich
3   mindestens 3 Stufen abwärts und aufwärts ohne Unterstützung/ Hilfsmittel oder Supervision möglich

Transfer Rollstuhl ↔ Auto (an das Auto heranfahren, Bremsen feststellen, Entfernen von Armlehnen und Beinstützen, Übersetzen ins Auto und zurück, Rollstuhl verladen und ausladen)
0   benötigt komplette Hilfe
1   benötigt teilweise Hilfe und / oder Supervision und / oder Hilfsmittel
2   selbstständig, benötigt keine Hilfsmittel (oder benötigt keinen Rollstuhl)

Transfer Boden – Rollstuhl
0   benötigt Hilfe
1   Transfer selbstständig mit oder ohne Hilfsmittel (oder benötigt keinen Rollstuhl)

Summe (0-100):

Zielsetzung

		Seite	**Empfehlungen**		
			Diagnose	**Ergebnis**	**Prognose**
Zielerreichung:	Goal Attainment Scaling (GAS)	117	e	e	**na**
Dokumentation der Behandlung in der Ergotherapie: Canadian Occupational Performance Measure (COPM)		123	e	e	**na**

Legende: e = empfohlen, te = teilweise empfohlen, ne = nicht empfohlen, na = nicht anwendbar

Zielerreichung: Goal Attainment Scaling (GAS)

Hintergrund

Beim Goal Attainment Scaling werden patientenrelevante Ziele auf Aktivitäts- oder Partizipationsebene definiert und evaluiert. Drei Merkmale kennzeichnen das GAS: die Quantifizierbarkeit der Zielerreichung, die optimale Anpassung an die einzelnen Patienten und die gute Empfindlichkeit für Veränderung.

Das Goal Attainment Scaling oder GAS wurde ursprünglich in der Psychiatrie entwickelt (in Malec 1999). GAS wird zunehmend in der Neurorehabilitation angewendet, da standardisierte Messungen wie EBI und FIM die persönlich relevanten Ziele und Fortschritte nicht vollständig erfassen. Die Evaluation der Zielerreichung mit dem GAS fördert a) die individuelle Zielfindung (Doig et al. 2010), b) die Strukturierung von Teambesprechungen, c) die Planung der Behandlung, d) die Kommunikation mit den involvierten Personen (Patienten, Bezugspersonen, Zuweisende, Versicherer) und e) die Evaluation der Fortschritte und die Effektivität von Behandlungsangeboten.

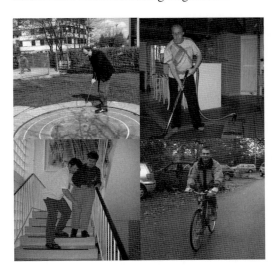

ICF-Klassifikation

Aktivitäten
Anwendbar für alle Aktivitäten

Praktikabilität

Patientengruppe
Alle Patienten. Die grosse klinische Verbreitung ist ein Hinweis auf gute Praktikabilität.

Zeitaufwand
20 Minuten

Kosten
Keine

Ausbildung
2 Stunden

Praktische Durchführung
Stolee et al. (1993) beschreiben beim GAS folgende 6 Schritte:
1. Auswahl der Ziele: Besprechen Sie mit dem Patienten oder Bezugspersonen, welche Gesundheitsbereiche/ Gesundheitsprobleme am wichtigsten sind.
2. Gewichtung der Ziele: Meistens wird bei der Zielfestlegung ein Bereich gewählt. Falls mehrere Ziele definiert werden, können Sie die Ziele gewichten und so bei der Auswertung einen Gesamtscore berechnen.
3. Festlegung der Dauer bis zur Zielerreichung: Anschliessend legen Sie den Zeitraum fest, der für eine Zielerreichung zur Verfügung steht. Dieser beträgt, wenn schnelle Veränderungen erwartet werden, zwischen 1-3 Wochen. Bei anderen Patienten, zum Beispiel solchen mit chronischen Erkrankungen, können es 1-3 Monate sein.
4. Präzise Beschreibung der erwarteten Stufe der Zielerreichung: Normalerweise werden 5 mögliche Ergebnisstufen auf einer 5-Punkte Skala von +2 bis -2 formuliert. Das erwartete Ergebnis wird auf der Stufe 0 gesetzt. Meistens beinhaltet dies eine Verbesserung. Bei progredienten Erkrankungen kann auch die Erhaltung des momentanen Zustandes die Stufe 0 beinhalten. Legen Sie mit konkreten und objektiven Beschreibungen schriftlich fest, woran erkennbar ist, ob das Therapieziel erreicht wird. Anschliessend werden Kriterien festgelegt, mit denen man später erkennt, ob die Therapieziele „etwas mehr", „etwas weniger", „viel mehr" oder „viel weniger" als erwartet erreicht worden sind.

+ 2   viel mehr als erwartet
+ 1   etwas mehr als erwartet
  0   erwartetes Ergebnis
- 1   etwas weniger als erwartet
- 2   viel weniger als erwartet

5. Präzise Beschreibung der anderen Stufen der Zielerreichung.
6. Evaluation der Zielerreichung.

Die Ziele sollen den Behandlungsauftrag des Patienten und die realistischen klinischen/ therapeutischen Möglichkeiten für die Behandlung berücksichtigen.
Die Therapeuten sollten sich daran orientieren, was sie für den Patienten unter den gegebenen Umständen und aufgrund ihrer Erfahrung mit grosser Wahrscheinlichkeit für erreichbar halten. Dabei ist zu beachten, dass die Therapieziele weder zu tief noch zu hoch angesetzt werden.

Bei einer Zeitmessung (Gehen einer bestimmten Strecke, Anziehen eines Pullovers usw.) wären folgende Stufen geeignet:

+ 2   Ziel deutlich übertroffen (30% besser)
+ 1   Ziel übertroffen (20% besser)
  0   Ziel erreicht (Zeit 10% besser)
- 1   Unverändert
- 2   Schlechter (10% schlechter)

Die Prozentangaben im Beispiel oben vereinfachen die Definierung der 5 Stufen. Ein anderes Beispiel von Stufen, die verwendet werden können, sind Selbständigkeitsstufen, wie diese der FIM (Seite 65) zu Grunde liegen. Die Erreichungsstufen für das Ziel „Stehen, sich in Rückenlage auf dem Boden hinlegen, wieder aufstehen" können wie folgt verwendet werden:

+ 2   angepasst selbständig
+ 1   mit Supervision
  0   mit 25% Hilfe
- 1   mit 50% Hilfe
- 2   mit 75% Hilfe

Im GAS können auch unterschiedliche Ausführungen einer Aktivität in einer hierarchischen Reihenfolge verwendet werden (Beispiel aus Schädler 2007).

+ 2 Mit linker Hand zwei Minuten mit Haartrockner Haare trocknen
+ 1 Mit linker Hand Haartrockner über Kopfhöhe heben und 20 Sekunden halten
  0 Mit linker Hand Haartrockner über Kopfhöhe heben
- 1 Mit linker Hand Haartrockner auf Ohrenhöhe heben und 20 Sekunden halten
- 2 Mit linker Hand Haartrockner auf Ohrenhöhe heben

Format
Funktionelle Leistung

Skalierung
5-Punkte Skala von -2 bis +2

Subskalen
Wenn mehrere Patientenziele beurteilt werden, können die einzelnen Scores als Subscores betrachtet werden. Die einzelnen Ziele können je nach Wichtigkeit gewichtet werden.

Reliabilität (Zuverlässigkeit)

In der neurologischen Rehabilitation und in der Physiotherapie können die Ziele meistens eindeutig definiert und evaluiert werden, und die Reliabilität ist gut. Im Bereich der mentalen Gesundheit und Psychiatrie ist die Formulierung von Zielen und Erreichungsstufen schwieriger und die Reliabilität ist in diesen Bereichen allgemein schlechter (Malec 1999). Nicht untersucht wurde die Reliabilität bei der Verwendung in der pädiatrischen Rehabilitation (Steenbeek 2007).
Stolee et al. (1992) untersuchten in der Rehabilitation vier Aspekte der Reliabilität: 1) zwei unabhängige Kliniker wählten bei 82% der Patienten die gleichen Zielbereiche und 2) bei 14 von 15 Patienten das gleiche Hauptziel; 3) sie definierten das gleiche erwartete Zielniveau bei 59% der Patienten und 4) wählten in 49% der Fälle identische Zielerreichungsstufen. Diese Resultate sind zufriedenstellend bis sehr gut.
Die Intertester-Reliabilität der Messung der Veränderung bei Austritt wird unterschiedlich beurteilt. In einer Studie in einer geriatrischen Rehabilitation war die Reliabilität sehr gut (r=0.93, Stolee et al. 1999). In einer anderen Studie beurteilten die Therapeutin der Patienten und eine unabhängige Person unabhängig voneinander bei 29 Patienten die Erreichung von insgesamt 112 Zielen. Es gab keine systematischen Unterschiede, aber die Intertester-Reliabilität war ungenügend, der ICC betrug 0.48 (Bovend'Eerdt et al. 2011).

Validität (Gültigkeit)

Viele Studien unterstützen die Validität des GAS. In einer Untersuchung bei Patienten mit MS konnten 105 von 203 individuellen, mit dem GAS definierten Zielen nicht mit dem FIM oder Barthel Index abgedeckt werden. Die Scores im GAS korrelierten stärker als die Veränderungen in FIM und EBI mit der klinischen Gesamtbeurteilung der Veränderung. GAS-Scores waren signifikant tiefer bei unveränderten Patienten als bei solchen, die sich verbessert hatten (Khan et al. 2008).

Die Tatsache, dass der Patient selbst das Ziel formuliert, erübrigt zum Teil die Frage, ob der Inhalt beim Messen der individuellen Zielerreichung valide ist. Der Patient wäre ja der Referentest, womit jede Messung auf ihre Inhaltsvalidität überprüft werden muss. Die gute Korrelation mit allgemein anerkannten Skalen ist ein Hinweis auf inhaltliche Validität (Joyce et al. 1994, Smith et al. 1998, Stolee et al. 1999).

Responsivität (Empfindlichkeit)

Patienten mit Multipler Sklerose definierten mit dem Rehabilitationsteam 5 bis 10 individuelle Ziele. Das GAS war deutlich responsiver als FIM und EBI (Khan 2008). Andere Studien mit ähnlichen Ergebnissen publizierten Rockwood et al. (1993), Rockwood et al. (2003) und Sakzewski et al. (2007).

Beurteilung

Diagnostik/ Befund	**empfohlen**
Ergebnis/ Verlauf	**empfohlen**
Prognose	**nicht anwendbar**

Kommentar

Reviews über individuelle Ergebnismessungen schrieben unter anderem Malec (1999), Donelly et al. (2002) und Hurn et al. (2006). Goal Attainment Scaling, wie es heute praktiziert wird, ist eine attraktive Möglichkeit für die Dokumentation der Ergebnisqualität in der Physiotherapie. Die Formulierung realistischer und konkreter Ziele gemeinsam mit den Patienten muss geübt werden. Patienten haben keine Erfahrung mit der Formulierung überprüfbarer Ziele und sie kennen die Prognose ihrer Fortschritte zu wenig. Der Patient spielt bei der Zielformulierung eher eine richtungsgebende Rolle und der Therapeut macht konkrete Vorschläge für beobachtbare und überprüfbare Aktivitäten.

Mit dem GAS können relevante Veränderungen besser gemessen werden als mit standardisierten Assessments. Eine besonders wichtige Rolle spielt das GAS deshalb bei der Langzeitbehandlung chronischer progredienter Krankheiten wie MS. So kann die Beibehaltung des Zustandes gemessen mit dem GAS einen Erfolg aufzeigen.

Zudem unterstützt das GAS die Selbstverantwortung und Eigenaktivität des Patienten, indem die für ihn relevanten Ziele gesetzt und gemeinsam verfolgt werden.

Patienten mit einer Hemiplegie die ihre Ziele erreichen, haben ein höhere Selbstwirksamkeit und ein geringeres Risiko depressiv zu werden (Brock et al. 2009).

Literatur

Literatursuche: PubMed, 09/2011
Autor: Jan Kool

Bovend'Eerdt TJ, Dawes H, Izadi H, Wade DT. Agreement between two different scoring procedures for goal attainment scaling is low. J Rehabil Med 2011; 43 (1):46-9.

Brock K, Black S, Cotton S et al. Goal achievement in the six months after inpatient rehabilitation for stroke. Disabil Rehabil 2009; 31 (11):880-6.

Doig E, Fleming J, Kuipers P, Cornwell PL. Clinical utility of the combined use of the Canadian Occupational Performance Measure and Goal Attainment Scaling. Am J Occup Ther 2010; 64 (6):904-14.

Donnelly C, Carswell A. Individualized outcome measures: a review of the literature. Revue Canadienne d'ergotherapie. 2002; 4; 84-94.

Hurn J, Kneebone I and Cropley M. Goal setting as an outcome measure: A systematic review. Clin Rehabil 2006;20:756-72.Joyce BM, Rockwood KJ, Mate-Kole CC. Use of goal attainment scaling in brain injury in a rehabilitation hospital. Am J Phys Med Rehabil. 1994; 73: 10-4.

Khan F, Pallant JF and Turner-Stokes L. Use of goal attainment scaling in inpatient rehabilitation for persons with multiple sclerosis. Arch Phys Med Rehabil 2008; 89: 652-9.

Kiresuk T, Sherman S. Goal attainment scaling, a general method for evaluating comprehensive community mental health programs. Community Mental Health J. 1968, 4: 441-453.

Malec, JF. Goal attainment scaling in rehabilitation. Neuropsychol Rehabil 1999; 9: 253-275

Rockwood K, Stolee P, Fox RA. Use of goal attainment scaling in measuring clinically important change in the frail elderly. J Clin Epidemiol. 1993; 46: 1113-1118.

Rockwood K, Howlett S, Stadnyk K, Carver D, Powell C, Stolee P. Responsiveness of goal attainment scaling in a randomized controlled trial of comprehensive geriatric assessment. J Clin Epidemiol. 2003; 56: 736-43.

Sakzewski L, Boyd R and Ziviani J. Clinimetric properties of participation measures for 5- to 13-year-old children with cerebral palsy: A systematic review. Dev Med Child Neurol 2007; 49: 232-40.

Schädler S. Assessment: Goal Attainment Scale, Subjektive Ziele objektiv messen. Physiopraxis 2007:33-35

Smith A, Cardillo JE, Smith SC, Amezaga AM 1998. Improvement scaling (rehabilitation version). A new approach to measuring progress of patients in achieving their individual rehabilitation goals. Med Care. 1998; 36: 333-47.

Steenbeek D, Ketelaar M, Galama K and Gorter JW. Goal attainment scaling in paediatric rehabilitation: A critical review of the literature. Dev Med Child Neurol 2007; 49: 550-6.

Steffanowski A, Lichtenberg S, Schmidt J, Huber C, Wittmann WW, Nubling R. Ergebnisqualität psychosomatischer Rehabilitation: Zielerreichungsskalierung auf der Basis einer strukturierten Therapiezielliste. Rehabilitation. 2004; 43: 219-32.

Stolee P, Stadnyk K, Myers AM, Rockwood K. An individualized approach to outcome measurement in geriatric rehabilitation. J Gerontol A Biol Sci Med Sci. 1999; 54: M641-7.

Stolee P, Rockwood K, Fox RA, Streiner DL. The use of goal attainment scaling in a geriatric care setting. J Am Geriatr Soc. 1992; 40: 574-8.

Goal Attainment Scale (GAS)

Individuelle Zielvereinbarung

Name: _____ Geburtsdatum: _____

PatientInnenziel:

....

....

Datum:.. Kontrolle:..

+2

viel mehr als erwartet

....

....

....

+1

etwas mehr als erwartet

....

....

....

0

erwartetes Ergebnis

....

....

....

-1

etwas weniger als erwartet

....

....

....

-2

Viel weniger als erwartet

....

....

Dokumentation der Behandlung in der Ergotherapie: Canadian Occupational Performance Measure (COPM)

Hintergrund

Die Canadian Occupational Performance Measure (COPM) ist ein für die Ergotherapie entworfenes Messinstrument. Mit diesem werden über einen bestimmten Zeitraum die Veränderungen in der Eigenwahrnehmung eines Patienten bezüglich seiner "Occupational Performance" festgestellt (Canadian Association of Occupational Therapists 1991). Der Begriff "Occupational Performance" wurde nicht ins Deutsche übersetzt, da in keiner Publikation ein zufriedenstellender deutscher Begriff gefunden wurde. Folgend wird der Begriff „Occupational Performance" als Ergebnis der Interaktionen zwischen Individuum, Umwelt und Betätigung verstanden (Law et al. 1998). Dieses Modell definiert Occupational Performance als aus Selbstversorgung, Produktivität und Freizeit bestehend und wird durch die Umwelt, die eigenen Rollen und den eigenen Entwicklungsstand beeinflusst. Dieses Messinstrument wurde vom kanadischen Ergotherapie-Verband (CAOT) entwickelt, lanciert und unterstützt. Die COPM geniesst seit ihrer ersten Veröffentlichung im Jahr 1991 grosses Interesse über die Ergotherapie hinaus und findet auch weltweit Verbreitung. 1998 wurde die COPM auf Deutsch übersetzt und in Deutschland eingeführt (Law et al. 1998). Die COPM dient dazu, das Ergebnis der Rehabilitation zu dokumentieren und sollte daher von Beginn der Rehabilitation und danach in von Patienten und Therapeuten gemeinsam festgelegten Abständen eingesetzt werden. Das Messinstrument identifiziert Problembereiche der Occupational Performance, und stuft die Prioritäten der Patienten bezüglich ihrer Occupational Performance ein. Im Weiteren bewertet sie diese Performance und die Zufriedenheit in Bezug auf diese Problembereiche und misst, wie sich die Wahrnehmung (d.h. die Eigeneinschätzung) der Patienten im Laufe der Behandlung verändert. Occupational Performance wird entsprechend dem Modell „Canadian Model of Occupational Performance" CMOP als das Ergebnis der Interaktionen zwischen Individuum, Umwelt und Betätigung beschrieben (Canadian Association of Occupational Therapists 1991). Die COPM ist die eigentliche Operationalisierung des oben erwähnten „Canadian Model of Occupational Performance" und gibt dieses Modell wieder (Pollock 1993). Der Bereich der Betätigung wird

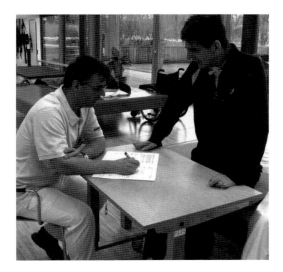

nach diesem Modell in die Selbstversorgung, Produktivität und Freizeit unterteilt, dies mit dem Hintergrund der physischen, institutionellen, kulturellen und sozialen Umwelt.

ICF-Klassifikation

Aktivitäten	
Selbstversorgung	d5 Selbstversorgung
Produktivität	d6 Häusliches Leben
	d8 Bedeutende Lebensbereiche
Freizeit	d9 Gemeinschafts-, soziales und staatsbürgerliches Leben

Praktikabilität

Patientengruppe
Personen in der Rehabilitation (diagnose-unabhängig).
Nur teilweise geeignet für Patienten mit kognitiven Einschränkungen. Bei diesen Patienten können die Angehörigen befragt werden.

Zeitaufwand
30-45 Minuten (Canadian Association of Occupational Therapists 1991).
In der Literatur wird eine Spanne von 10 bis 180 Minuten beschrieben.

Kosten
Keine

Ausbildung
Schulung mittels Handbuch. Dauer ca. 2 bis 4 Stunden (Law et al. 1998)
Die Schulung ist bei der COPM wesentlich und sollte am besten mit Video-Sequenzen erfolgen (Law et al. 1994).

Praktische Durchführung
Der Prozess teilt sich in vier Schritte auf:
- Identifizierung der Probleme
- Einstufung der Wichtigkeit
- Beurteilung der Performance
- Zufriedenheit bzw. die gemeinsame Evaluation der Problembereiche

Nachdem der Patient seine spezifischen Probleme identifiziert hat, wird er gebeten, die Bedeutung dieser Tätigkeiten für sein Leben einzustufen. Die Einstufung der Wichtigkeit wird auf einer 10-Punkte Skala vorgenommen. Dadurch bekommt man als Therapeut einen guten Einblick in die Prioritäten des Patienten.
Der Patient wählt nun höchstens 5 Probleme aus, die ihm am wichtigsten und dringendsten sind. McColl et al. (1997) zeigten im Durchschnitt 4.3 Probleme pro Erhebung. Meistens sind dies diejenigen Probleme, die in Schritt 2 die meisten Punkte erhalten haben, es können aber auch noch andere Probleme genannt werden, die entscheidend für die weitere Behandlung sind. Die ausgesuchten Probleme werden nun in den Erfassungsbogen eingetragen und dienen als Grundlage für die Behandlungsziele. Bei jedem Problem soll nun die Ausführung (eben die „Performance") und die Zufriedenheit wieder mit einer 10er-Skala eingestuft werden.
Für die Errechnung des Gesamtwertes werden nun alle Performance-Werte addiert und die Summe durch Anzahl Probleme dividiert. Auf die gleiche Weise wird der Gesamtwert für die Zufriedenheit berechnet.
Zu einem, im Idealfall während der ersten Untersuchung gemeinsam von Therapeut und Patient definierten, Zeitpunkt wird eine zweite

Erhebung durchgeführt und die Werte entsprechend mit denjenigen der ersten verglichen.

In einer gut angelegten Studie von Toomey et al. (1995) wurde der klinische Nutzen der COPM untersucht. Sie zeigten einen klaren Nutzen für alle Beteiligten auf. Der Therapeut kann aufgrund des ganzheitlichen Ansatzes dem Patienten helfen, die Ziele zu definieren, die Bewertung der Prioritäten zu klären und die weitere Therapieplanung zu unterstützen. Dem Patienten ermöglicht die COPM mehr Eigenverantwortung innerhalb dieses Prozesses zu übernehmen, was auch als Nachteil beschrieben wird, da nicht alle Patienten bereit sind, sich aktiv am Zielsetzungsprozess zu beteiligen.

Format
Halbstrukturiertes Interview

Skalierung
Ordinalskala von 1 bis 10 bei der Einstufung der Wichtigkeit sowie der Beurteilung der Performance und der Zufriedenheit damit. Es gibt keine Normwerte, die Werte sind von Person zu Person unterschiedlich (nur Vergleich im Verlauf möglich).

Subskalen
Die beiden Subskalen Beurteilung der Performance und Zufriedenheit können errechnet werden, indem die Werte der jeweiligen Bereiche addiert und durch die Anzahl Probleme dividiert werden. Diese Werte liegen dann wieder zwischen 1 und 10.

Reliabilität (Zuverlässigkeit)

In einer Pilotstudie erwies sich die Test-Retest-Reliabilität als akzeptabel sowohl in den Performance- als auch in den Zufriedenheitswerten mit einer ICC von 0.63 resp. 0.84 (Sanford et al. 1994). Weiter ermittelte Bosch im Abstand von ein bis zwei Wochen eine Test-Retest-Reliabilität von 0.80 für die Performance und 0.89 für die Zufriedenheit (Bosch 1995). Die interne Konsistenz-Reliabilität von 0.41 bis 0.56 für Performance und 0.71 für Zufriedenheit weist auf eine hohe Zuverlässigkeit hin. Cup et al. (2003) berichten von einer Test-Retest-Reliabilität bei Patienten mit einer Hemiplegie und Hirnverletzten von r (Spearmeans Rho) 0.89 für die Performance und r=0.88 für die Zufriedenheit. Allgemein wird die Test-Retest-Reliabilität als hoch eingestuft.

Validität (Gültigkeit)

Die Inhaltsvalidität wird durch den Entwicklungsprozess gestützt. Die theoretische Basis der COPM leitet sich aus dem „Canadian Model of the Occupational Performance" (CMOP) ab (Canadian Association of Occupational Therapists 1991). Sie ist klientenzentriert und enthält sowohl eine Performance- und eine Zufriedenheits-Dimension (Canadian Association of Occupational Therapists 1997).

Die Kriteriums-Validität haben McColl et al. (1997) nachgewiesen, indem sie Probleme, die durch die COPM identifiziert wurden, mit solchen verglichen, die spontan auf die Frage „Was sind die fünf wichtigen Probleme, die sie im täglichen Leben haben?" genannt wurden. Dabei wurde gezeigt, dass 53% der Antwortenden mindestens ein gleiches Problem sowohl bei offener Fragestellung als auch mit Hilfe der COPM identifizieren. Mit der COPM wurden aber mehr Probleme genannt als bei der offenen Fragestellung.

In derselben Studie wurde die Konstrukt-Validität untersucht (McColl et al. 1997). Sie verglichen Messwerte aus dem Reintegration to Normal Living Index RNL (Wood-Dauphinee et al. 1988) und der Life Satisfaction Scale LSS (Michalos 1980) unter Berücksichtigung der Variablen Alter, Geschlecht und Schwere der Behinderung und stellten eine hohe Korrelation zwischen COPM-Werten und den Werten dieser Instrumente fest.

Responsivität (Empfindlichkeit)

Law et al. (1994) stellten in einer Pilotstudie signifikante Unterschiede zwischen den Werten des Erstbefundes und denen der erneuten Befunderhebung fest, sowohl für die Performance als auch für die Zufriedenheit (p>0.0001). Die Veränderung der Mittelwerte in Performance und Zufriedenheit zeigten, dass die COPM Veränderungen in der Wahrnehmung der Patienten bezüglich ihrer Occupational Performance erfassen kann (Law et al. 1994).

Auch Sanford et al. (1994) untersuchten die Responsivität mit 30 Patienten aus einer Tagesklinik. Es wurde dabei die Fähigkeit der COPM, Veränderungen nach einem 3-monatigen Rehaprogramm zu messen, untersucht. Die Werte zu Beginn und am Ende des Rehaprogramms für Performance und Zufriedenheit innerhalb der COPM zeigen signifikante Veränderungen in diesem Zeitraum (p<0.001).

Eyssen et al. untersuchten die Responsivität anhand einer Studie mit 152 ambulanten Patienten mit verschiedenen Diagnosen. Zu zwei verschiedenen Zeitpunkten wurden neben dem COPM auch das Sickness Impact Profile (SIP68), das Disability Impact Profile und das Impact on Participation and Autonomy (IPA) erhoben. Dabei wurde eine signifikant positive Korrelation zwischen diesen vier Instrumenten berechnet.

Eine gute Übersicht über die psychometrischen Kriterien der COPM erhält man in der Studie von Carswell et al. (2004).

Beurteilung

Diagnostik/ Befund	**empfohlen**
Ergebnis/ Verlauf	**empfohlen**
Prognose	**nicht anwendbar**

Kommentar

Die Methodik und das Vorgehen der COPM sind für die Rehabilitation absolut geeignet, insbesondere für die ambulante Rehabilitation. Die Vorteile der Problemanalyse, des zielorientierten Vorgehens und der vermehrten Eigenverantwortung sprechen für den Einsatz im ambulanten Bereich. Aufgrund des Zeitaufwandes scheint ein standardisierter Einsatz bei allen stationären Patienten nicht realistisch. Speziell für Ergotherapeutinnen ist die COPM zu empfehlen, um die Veränderungen in der Eigenwahrnehmung der Patienten zu dokumentieren. Für den interdisziplinären Gebrauch müsste das zugrundeliegende Modell überarbeitet und ergänzt werden.

Obwohl der Prozess aufwändig und die Dokumentation nicht ganz einfach ist, unterstützen die Teilnehmer der Toomey-Studie (Toomey et al. 1995) die Anwendung der COPM, was auch der Erfahrung des Autors entspricht.

Literatur

Literatursuche: PubMed; 10/2011
Autor: Hansjörg Lüthi

Bosch J. The reliability and validity of the Canadian Occupational Performance Measure. Toronto, Ontario; 1995. (unpublished master's thesis).

Canadian Association of Occupational Therapists. Enabling Occupation: An Occupational Therapy Perspective. Ottawa, Ontario: CAOT Publications ACE; 1997.

Canadian Association of Occupational Therapists. Occupational therapy guidelines for client-centred practice. Toronto, Ontario: CAOT Publications ACE; 1991.

Carswell A, McColl MA, Baptiste S, Law M, Polatajko H, Pollock N. The Canadian Occupational Performance Measure: a research and clinical literature review. Can J Occup Ther 2004; 71 (4):210-22.

Cup EH, Scholte op Reimer WJ, Thijssen MC, van Kuyk-Minis MA. Reliability and validity of the Canadian Occupational Performance Measure in stroke patients. Clin Rehabil 2003; 17 (4):402-9.

Eyssen IC, Steultjens MP, Oud TA, Bolt EM, Maasdam A, Dekker J. Responsiveness of the canadian occupational performance measure. J Rehabil Res Dev; 48 (5):517-28.

Law M, Baptiste S, Carswell A, McColl M, Polatajko H, Pollock N. Canadian Occupational Performance Measure. Hamilton, Ontario: CAOT Publications ACE; 1998.

Law M, Polatajko H, Pollock N, McColl MA, Carswell A, Baptiste S. Pilot testing of the Canadian Occupational Performance Measure: clinical and measurement issues. Can J Occup Ther 1994; 61 (4):191-7.

McColl M, Paterson M, Law M. Validity of the Occupational Performance Measure. In., Series Validity of the Occupational Performance Measure. 1997.

Michalos A. Satisfaction and happiness. Social Indicators Research 1980; 8:385-422.

Pollock N. Client-centered assessment. Am J Occup Ther 1993; 47 (4):298-301.

Sanford J, Law M, Swanson L, Guyatt G. Assessing clinically important change as an outcome in rehabilitation in older adults. In Congress of the American Society on Aging. San Francisco; 1994.

Toomey M, Nicholson D, Carswell A. The clinical utility of the Canadian Occupational Performance Measure. Can J Occup Ther 1995; 62 (5):242-9.

Wood-Dauphinee SL, Opzoomer MA, Williams JI, Marchand B, Spitzer WO. Assessment of global function: The Reintegration to Normal Living Index. Arch Phys Med Rehabil 1988; 69 (8):583-90.

Mobilität und Fortbewegung

	Seite	Empfehlungen		
		Diagnose	**Ergebnis**	**Prognose**
Basale Mobilität/ Rumpfkontrolle: Trunk Control Test (TCT)	131	e	te	e
Mobilität: Rivermead Mobility Index (RMI)	136	e	e	ne
Grobmotorische Fähigkeiten bei Kindern mit Zerebralparese: Gross Motor Function Measure (GMFM)	140	e	e	e
Mobilität: Chedoke McMaster Stroke Assessment, Aktivitätsskala	150	e	e	e
Mobilität: Timed Up and Go (TUG)	154	e	e	te
Gehgeschwindigkeit/ Gehtests mit Zeitnahme	160	e	e	e
Gehfähigkeit: Functional Ambulation Categories (FAC)	168	e	e	ne
Gehen bei Patienten mit Querschnittlähmung: Walking Index for Spinal Cord Injury II (WISCI II)	172	e	te	ne
Gehfähigkeit und Motorik der unteren Extremität: Six Spot Step Test (SSST)	177	e	te	te

Legende: e = empfohlen, te = teilweise empfohlen, ne = nicht empfohlen, na = nicht anwendbar

Basale Rumpfaktivitäten: Trunk Control Test (TCT)

Hintergrund

Die Wiederherstellung der Rumpfkontrolle ist eine wichtige Aufgabe bei der Rehabilitation von Patienten mit neurologischen Läsionen. Auf ihrer Basis können funktionale Fähigkeiten wie z.B. das Gehen, das Greifen von Gegenständen mit der Hand, oder ADL wiedererlangt werden. Das Erreichen von Sitzbalance wird in der Literatur (Referenzen 5-8 in Verheyden et al. (2007)) als Prädiktor (Wirkungsvariable) für die Erholung motorischer Funktionen nach einer neurologischen Läsion wie z.B. einem Schlaganfall angesehen.

Der TCT ist ein klinisches Messinstrument, um die Rumpfaktivitäten in der Frühphase der Rehabilitation zu evaluieren.

Erstmals publiziert wurde der vom Northwick Park Motor Assessment (Sheikh et al. 1980) abgeleitete Trunk Control Test anhand einer Validierungsstudie bei Patienten mit Hemiplegie, 1990 von Collin und Wade. Der Test wurde entwickelt um ein einfaches, mit wenig Schulungsaufwand schnell auszuführendes Messinstrument zu erhalten. In der Literatur (Masur 2000) bildet der TCT eine Unterskala des Motricity Index (Demeurisse et al. 1980).

Der Test umfasst die Rumpfkontrolle im Lagewechsel und im Sitzen und beinhaltet vier Aufgaben.

Er wurde ursprünglich entwickelt, um motorische Ausfälle bei Patienten mit Schlaganfall zu messen. Der TCT war der erste spezifische Test zur Evaluierung der Rumpfkontrolle (Collin und Wade 1990; Verheyden et al. 2007).

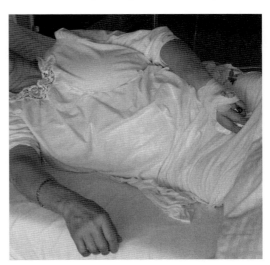

ICF-Klassifikation

Aktivitäten

1. Drehen auf die paretische Seite	d410 Eine elementare Körperposition wechseln
2. Drehen auf die nicht-paretische Seite	d410 Eine elementare Körperposition wechseln
3. vom Liegen zum Sitzen	d410 Eine elementare Körperposition wechseln
	d4100 Sich hinlegen
4. Sitzbalance	d4103 Sitzen
	d4153 In sitzender Position verbleiben

Praktikabilität

Patientengruppe
Patienten mit Hemiparese im Akutstadium und bei anderen neurologischen Läsionen

Zeitaufwand
5-10 Minuten

Kosten
Keine

Ausbildung
30-45 Minuten

Praktische Durchführung
Ausgangstellung: Der Patient liegt im Bett auf dem Rücken.
Der Patient wird aufgefordert:
1. Sich aus der Rückenlage auf die schwächere (paretische) Seite zu drehen. Drücken oder ziehen mit der nicht-paretischen Seite ist dabei erlaubt.
2. Sich aus der Rückenlage auf die stärkere (nicht-paretische) Seite zu drehen. Die paretischen Extremitäten werden dabei übergesetzt.
3. Aus dem Liegen aufzusitzen.
4. Sitzen an der Bettkante ohne Halt oder Unterstützung für 30 Sekunden, dabei sollen die Füsse keinen Bodenkontakt haben.

Der Therapeut darf KEINE Hilfestellungen anbieten.

Format
Funktionelle Leistung

Skalierung
Ordinalskala
0 = Aufgabe kann nicht selbständig ausgeführt werden.
12 = Aufgabe ist möglich mit Kompensationen der nicht-paretischen Extremitäten wie z.B. Hochziehen am Bettgitter, Bettlaken oder Aufsetzen mit Bettgalgen.
25 = Aufgabe ist ohne Kompensation möglich.
Die Skalierung reicht von 0 bis 100 Punkte. Je höher der Score desto besser ist die Leistung des Patienten.

Subskalen
Keine

Reliabilität (Zuverlässigkeit)

In einer Studie mit 36 Patienten mit Hemiplegie und zwei unabhängigen Testern fanden Collin und Wade (1990) eine hohe Zuverlässigkeit (Spearmans Rho =0.76).

Validität (Gültigkeit)

Collin und Wade (1990) untersuchten die Validität des TCT bei 36 Patienten mit Hemiplegie und fanden starke Korrelationen mit dem Rivermead Motor Assessment. In Messungen 6, 12, und 18 Wochen nach dem Ereignis fanden sie Rangkorrelation von $\rho=0.70, 0.72, 0.79$ (Spermanns Rho).
In einer Studie mit 49 Testpersonen mit Hemiparese fanden Franchignoni et al. (1997) die Validität des TCT durch starke Korrelationen mit Ergebnissen der Functional Independence Measure (FIM) bestätigt. Die Rangkorrelation zwischen TCT bei Einweisung und FIM bei Einweisung bzw. Entlassung betrug $\rho=0.71$, bzw. $\rho=0.79$.
Verheyden et al. (2004) fanden bei 28 Patienten mit einer Hemiparese in der Rehabilitation eine Korrelation vom Trunk Impairment Scale zum Trunk Control Test von $\rho=0.83$.
Franchignoni et al. (1997) zeigten eine hohe Interne Homogenität mit einem Cronbachs Alpha bei Eintritt und Austritt ($\alpha=0.86$, bzw. $\alpha=0.83$).

Prädiktive Validität
Collin und Wade (1990) zeigten, dass der TCT prädiktiv dafür ist, ob die Betroffenen schließlich gehen können. Alle Personen die 6 Wochen nach dem Ereignis einen Wert von unter 40 erzielten, konnten nach 18 Wochen nicht gehen, wohingegen alle Personen, die nach 6 Wochen mindestens 50 Punkte erreichten nach 18 Wochen wieder gehen konnten.
In der Studie von Franchignoni et al. (1997) wird eine gute Sensitivität bezüglich der frühen Prognose des Rehabilitationserfolges festgestellt.

Responsivität (Empfindlichkeit)

Collin und Wade (1990) zeigten, dass der TCT in der Lage ist, Veränderungen nach einem Schlaganfall zu entdecken.
75% der Testpersonen in Franchignoni et al. (1997) verbesserten ihren TCT während des Klinikaufenthaltes. Allerdings wurden auch Anzeichen für einen Deckeneffekt (Ceiling-Effekt) gefunden, die in späteren Studien bestätigt wurden (Duarte et al. 2002; Franchignoni 2003; Verheyden et al. 2006). Die minimal erkennbare Veränderung wurde nicht untersucht.

Beurteilung

Diagnostik/ Befund empfohlen

Ergebnis/ Verlauf teilweise empfohlen[1)2)]

Prognose empfohlen[3)]

Kommentar

1) Der TCT eignet sich für die Verlaufskontrolle bei Patienten in der Frühphase oder bei noch geringer motorischer Erholung (Franchignoni et al. 2003). Die Teilaufgaben des TCT starten in Rückenlage und enden im statischen Sitzen. Demnach bestehen die Testaufgaben aus Bewegungen in der sagittalen und horizontalen Ebene. Die Testaufgaben des TCT dürfen mit Kompensationen ausgeführt werden. Diese sollen vom Beobachter registriert werden und gehen in die Bewertung ein.

2) Ein Nachteil des TCT ist sein Deckeneffekt. In verschiedenen Studien erreichte ein Großteil der Probanden im Laufe des Rehabilitationsprozesses die maximal mögliche Punktzahl (Duarte et al. 2002; Franchignoni et al. 2003); Verheyden et al. 2006). Der TCT ist wahrscheinlich am effizientesten kurz unterhalb oder an der Schwelle von Messungen funktioneller Fähigkeiten (Franchignoni et al. 2003; Verheyden et al. 2006).

3) Der TCT ist prädiktiv für die Entwicklung funktioneller Fähigkeiten im Laufe des Rehabilitationsprozesses (Collin et al. 1990; Franchignoni et al. 1997).
Was die Korrelation mit Messungen von Balance, Gang und funktionelle Fähigkeiten bei chronischen Patienten nach einem Schlaganfall angeht, unterscheidet sich der TCT kaum von der Trunk Impairment Scale (TIS) (Verheyden et al. 2006).

Der TCT hat sich als Instrument zur Evaluierung der Mobilität und Rumpfaktivitäten v.a. in der Frühphase nach einem Ereignis bewährt. Der Test ist schnell durchführbar, für eine klinische Umgebung geeignet und erfordert keine spezifische Ausbildung der testenden Therapeuten.

Da drei der vier Testaufgaben im Liegen auszuführen sind, ist der TCT das einzige Messinstrument, das für Evaluierung der Rumpfaktivität bei schwer betroffenen Patienten sowohl in der Akutphase als auch für bettlägerige Patienten in der chronischen Phase geeignet ist.

Einschränkungen:
Der TCT liefert nur Informationen über basale funktionelle Aktivitäten, nicht aber über die Körperfunktionen des Rumpfes. Darüber hinaus berücksichtigt der TCT Phänomene wie Spastizität, Verlust von Sensibilität oder Apraxien nicht (Collin & Wade 1990). Offenbar gibt es nur einen geringen Zusammenhang zwischen TCT und der Kraft der Rumpfmuskulatur (Bohannon 1995).

In einem neueren Übersichtsartikel (Tyson et al. 2009) über Messinstrumente zur Bewertung der Balance ist der TCT nicht berücksichtigt. Der genaue Ausschlussgrund ist allerdings nicht angeführt.

Literatur

Literatursuche: PubMed; 03/2012
Autorin: Hanna Aviv, Stefan Schädler

Bohannon RW. Recovery and correlates of trunk muscle strength after stroke. Int J Rehabil Res 1995; 18 (2):162-7.

Collin C, Wade D. Assessing motor impairment after stroke: a pilot reliability study. J Neurol Neurosurg Psychiatry 1990; 53 (7):576-9.

Demeurisse G, Demol O, Robaye E. Motor evaluation in vascular hemiplegia. Eur Neurol 1980; 19 (6):382-9.

Duarte E, Marco E, Muniesa JM, Belmonte R, Diaz P, Tejero M, Escalada F. Trunk control test as a functional predictor in stroke patients. J Rehabil Med 2002; 34 (6):267-72.

Franchignoni F. Psychometric properties and practical attributes of the trunk control test in stroke patients. J Rehabil Med 2003; 35 (3):150; author reply -1.

Franchignoni FP, Tesio L, Ricupero C, Martino MT. Trunk control test as an early predictor of stroke rehabilitation outcome. Stroke 1997; 28 (7):1382-5.

Sheikh K, Smith DS, Meade TW, Brennan PJ, Ide L. Assessment of motor function in studies of chronic disability. Rheumatol Rehabil 1980; 19 (2):83-90.

Tyson SF, Connell LA. How to measure balance in clinical practice. A systematic review of the psychometrics and clinical utility of measures of balance activity for neurological conditions. Clin Rehabil 2009; 23 (9):824-40.

Verheyden G, Nieuwboer A, Mertin J, Preger R, Kiekens C, De Weerdt W. The Trunk Impairment Scale: a new tool to measure motor impairment of the trunk after stroke. Clin Rehabil 2004; 18 (3):326-34.

Verheyden G, Vereeck L, Truijen S, Troch M, Herregodts I, Lafosse C, Nieuwboer A, De Weerdt W. Trunk performance after stroke and the relationship with balance, gait and functional ability. Clin Rehabil 2006; 20 (5):451-8.

Verheyden G, Willems AM, Ooms L, Nieuwboer A. Validity of the trunk impairment scale as a measure of trunk performance in people with Parkinson's disease. Arch Phys Med Rehabil 2007; 88 (10):1304-8.

Trunk Control Test

Quelle: Collin C, Wade D. Assessing motor impairment after stroke: a pilot reliability study. J Neurol Neurosurg Psychiatry 1990; 53 (7):576-9.
Nichtvalidierte deutsche Übersetzung: Hanna Aviv

Name: _____ Geburtsdatum: _____ Datum: _____

Bewertung:
0 = Patient kann die Aufgabe nicht selbständig erledigen
12 = Patient kann die Aufgabe selbständig lösen, jedoch mit Hilfe der nicht paretischen Extremitäten wie z.B. Hochziehen am Bettgitter, Bettlaken oder Aufsetzen mit Bettgalgen, oder der Patient muss sich abstützen oder festhalten, um aufrecht sitzen zu können
25 = Patient erfüllt die Aufgabe selbständig ohne jegliche Kompensation

	Datum:			
1. Drehen auf die paretische Seite Aus der Rückenlage auf die paretische Seite drehen. **12 Punkte:** Drücken oder ziehen mit der nichtparetischen Seite oder Benutzung von Aufrichthilfen, wie Bettleiter, ist erlaubt.				
2. Drehen auf die nicht paretische Seite Aus der Rückenlage auf die nicht paretische Seite drehen. Die paretischen Extremitäten werden übersetzen **12 Punkte:** wenn die nicht paretische Seite benutzt wird				
3. vom Liegen zum Sitzen Aus dem Liegen in den Sitz. **12 Punkte:** wenn der Patient sich mit Hilfe der nicht paretischen Extremitäten aufrichtet. z.B. Hochziehen am Bettgitter, Bettlaken oder Aufsetzen mit Bettgalgen.				
4. Sitzbalance Sitzbalance an der Bettkante: 30 sec Sitzen ohne Halt oder Unterstützung. Patient sitzt an der Bettkante, die Füße haben Bodenkontakt. **12 Punkte:** wenn der Patient sich irgendwo halten muss um aufrecht zu bleiben **0 Punkte:** wenn der Patient nicht in der Lage ist auf irgendeine Weise 30 sec aufrecht zu sitzen				
Gesamtpunkte /100 Punkten				

Mobilität: Rivermead Mobility Index (RMI)

Hintergrund

In dem von Collen et al. (1991) entwickelten Fragebogen wird die Mobilität im Alltag über die Aktivitäten und Lagewechsel zwischen Rückenlage, Seitlage, Sitz, Stand, Gehen, sich Bücken und einen Gegenstand aufheben, beim Duschen/ Baden, Treppensteigen und Rennen erfragt. Die 13 Testitems sind hierarchisch nach zunehmender Schwierigkeit angeordnet.

Der Test ist eine Weiterentwicklung der ersten Subskala des Rivermead Motor Assessment (RMA), welches für Patienten mit Problemen der Mobilität entwickelt wurde. Praktisch ist, dass die Items, mit Ausnahme von Item 5, durch Befragung erfasst werden. Der Test wird sehr häufig in Effektivitätsstudien verwendet, von 2008-2011 in über 40 Studien.

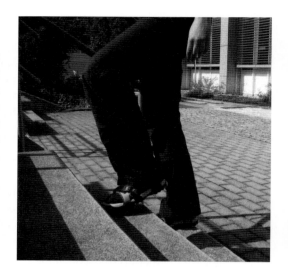

ICF-Klassifikation

Aktivitäten

1. Rücken- zur Seitlage	d410 Eine elementare Körperposition wechseln
2. Liegen zum Sitzen	d410 Eine elementare Körperposition wechseln
3. Sitzen 10 Sekunden	d4153 In sitzender Position verbleiben
4. Aufstehen und stehenbleiben	d410 Eine elementare Körperposition wechseln
5. Frei stehen ohne Hilfsmittel	d4154 In stehender Position verbleiben
6. Transfer Stuhl Bett	d420 Sich verlagern
7. Gehen mit Hilfsmittel	d450 Gehen
8. Treppen aufwärts (Hilfsmittel)	d4551 Steigen (Treppen)
9. Gehen draussen	d450 Gehen
10. Gehen ohne Schiene + Hilfsmittel	d450 Gehen
11. … Gegenstand vom Boden aufheben (Hilfsmittel)	d410 Eine elementare Körperposition wechseln (sich beugen)
	d430 Gegenstände anheben und tragen
	d450 Gehen

12. Gehen im Freien auf unebenem Boden (Hilfsmittel)
13. Baden oder Duschen und sich waschen
14. 4 Treppenstufen (ohne Geländer, mit Hilfsmittel)
15. 10 Meter Rennen ohne zu hinken (symmetrischer Armpendel)

d4502 Gehen auf unterschiedlichen Unterlagen
d410 Eine elementare Körperposition wechseln
d510 Sich waschen
d4551 Steigen (Treppen)
d4552 Rennen

Praktikabilität

Patientengruppe
Der Test ist bei allen Patienten mit Einschränkungen der Mobilität anwendbar. Die Reliabilität und Sensitivität wurden bei neurologischen Patienten untersucht.

Zeitaufwand
5 Minuten

Kosten
Keine

Ausbildung
1 Stunde

Praktische Durchführung
Selbsterklärender Fragebogen, der mit dem Patienten ausgefüllt wird. Wichtig ist, dass bei den Items 14/15 gefragt wird, was der Patient zu Hause tatsächlich durchführt (=Partizipa-tion), und nicht was er durchführen kann (Aktivität). Item 5 und unklare Items werden beobachtet.

Format
15 hierarchisch nach Schwierigkeit geordnete Items, bestehend aus 14 Fragen und einer Beobachtung.

Skalierung
15 Items werden mit erfüllt = 1 oder nicht erfüllt = 0 bewertet. Daraus wird der Totalscore berechnet.

Subskalen
Keine

Reliabilität (Zuverlässigkeit)

Interrater-Reliabilität gut, ICC=0.93 (Hsueh et al. 2003). Bei unabhängiger Beurteilung durch zwei Personen mit einem Intervall von einer Woche fanden Sackley et al. (2005) mässige bis sehr gute Kappawerte von 0.47-1.00.

Validität (Gültigkeit)

Der RMI repräsentiert ein einziges Konstrukt (Antonucci et al. 2002) und die Reihenfolge der Items kann als hierarchisch betrachtet werden. Sie erfüllt die Kriterien nach Guttman (coefficients of reproducibility >0.9, coefficients of scalability >0.7) (Hsieh et al. 2000). Parallele Validität: Schindl et al. (2000) validierten die deutsche Version gegenüber der FIM und der Gehgeschwindigkeit und fand eine gute Korrelation zwischen den Messinstrumenten. Hsieh et al. (2000) zeigten, dass der Rivermead Mobility Index eine starke Korrelation mit dem Barthel Index (Spearmans Rho >0.6) und mit der Berg Balance Scale hat (Spearmans Rho >0.8). Der RMI korrelierte in einer gemischten neurologischen Population mit der Gehgeschwindigkeit (Spearmans Rho =0.86, (Walsh et al. 2010). Saunders (2008) zeigte bei Patienten mit einer Hemiplegie, dass die Mobilität stark mit der Kraft der beiden unteren Extremitäten korreliert. In diesem Sinne könnte der RMI auch als Evaluation von Interventionen zur Verbesserung der Kraft eingesetzt werden.

Responsivität (Empfindlichkeit)

Unterschiede von mehr als 1 Punkt können als wirkliche Veränderung interpretiert werden. Hsieh et al. (2000) berichten, dass die Responsivität „gut" ist, geben aber leider keine konkrete Angabe für die minimale Veränderung, die bei einzelnen Patienten als wirkliche Veränderung interpretiert werden kann. Hsueh et al. (2003) bestätigen die zuvor gefundene Responsivität, insbesondere bei Patienten mit akutem CVI (<3 Monate). In der gleichen Arbeit erwähnten die Autoren eine „STREAM-mobility scale", die nach >3 Monaten responsiver sei.

Beurteilung

Diagnostik/ Befund	empfohlen
Ergebnis/ Verlauf	empfohlen
Prognose	nicht empfohlen

Kommentar

Der RMI deckt den Bereich der Mobilität gezielter ab als allgemeine ADL Assessments wie FIM, BI und EBI. Der RMI wird sowohl in der Rehabilitation als in der klinischen Forschung häufig verwendet. Zwischen 2006 und 2011 erschienen über 60 Studien die den RMI verwendeten.

Rossier et al. (2001) entwickelte eine Version mit 4 Antwortmöglichkeiten pro Item, mit dem Ziel, die Responsivität zu erhöhen. Diese wurde dabei leider nicht besser, da sich der Fehler bei wiederholter Messung in einem ähnlichen Ausmass verschlechterte.

Lennon et al. (2000) entwickelten eine Version mit 8 statt 15 Items und je 6 statt 2 Scoremöglichkeiten. Sie beschreiben die Validität, Reliabilität und Responsivität. Diese Version ist in der Schweiz noch nicht verbreitet.

Literatur

Literatursuche: PubMed; 09/2011
Autor: Jan Kool

Antonucci G, Aprile T, Paolucci S. Rasch analysis of the Rivermead Mobility Index: a study using mobility measures of first-stroke inpatients. Arch Phys Med Rehabil. 2002 Oct; 83 (10): 1442-9.

Collen FM, Wade DT, Robb GF, Bradshaw CM.The Rivermead Mobility Index: a further development of the Rivermead Motor Assessment. Int Disabil Stud. 1991 Apr-Jun;13 (2): 50-4.

Hsieh CL, Hsueh IP, Mao HF Validity and responsiveness of the rivermead mobility index in stroke patients. Scand J Rehabil Med. 2000 Sep; 32 (3): 140-2.

Hsueh IP, Wang CH, Sheu CF, Hsieh CL.Comparison of psychometric properties of three mobility measures for patients with stroke. Stroke. 2003 Jul;34(7):1741-5.

Lennon S, Johnson L. The modified rivermead mobility index: validity and reliability. Disabil Rehabil. 2000 Dec 15;22 (18): 833-9.

Rossier P, Wade DT. Validity and reliability comparison of 4 mobility measures in patients presenting with neurologic impairment. Arch Phys Med Rehabil. 2001 Jan; 82 (1): 9-13.

Sackley C, Richardson P, McDonnell K, Ratib S, Dewey M, Hill HJ. The reliability of balance, mobility and self-care measures in a population of adults with a learning disability known to a physiotherapy service. Clin Rehabil 2005;19:216-23.

Saunders DH, Greig CA, Young A and Mead GE. Association of activity limitations and lower-limb explosive extensor power in ambulatory people with stroke. Arch Phys Med Rehabil 2008;89:677-83.

Schindl MR, Forstner C, Kern H, Zipko HT, Rupp M, Zifko UA Evaluation of a German version of the Rivermead Mobility Index (RMI) in acute and chronic stroke patients. Eur J Neurol. 2000 Sep; 7 (5): 523-8.

Vaney CH, Blaurock H, Gattlen B, Meisels C. Assessing mobility in multiple sclerosis using the Rivermead Mobility Index and Gait speed. Clin Rehab. 1996;10: 216-226.

Walsh JM, Barrett A, Murray D et al. The Modified Rivermead Mobility Index: reliability and convergent validity in a mixed neurological population. Disabil Rehabil 2010; 32 (14):1133-9.

Rivermead Mobility Index

Quelle: Collen FM, Wade DT, Robb GF, Bradshaw CM.The Rivermead Mobility Index: a further development of the Rivermead Motor Assessment. Int Disabil Stud. 1991 Apr-Jun;13 (2): 50-4.

Anamnestische Messung (*'haben Sie das in den letzten 2 Wochen wirklich gemacht'*) , ausser Nr. 5 und Zweifelsfälle: beobachten

- Bewertung: erfüllt = 1, nicht erfüllt = 0
- Ausführen bei Ein- und Austritt, oder in 1-monatigen Abständen

Datum:

1. Drehen Sie sich im Bett selbständig von der Rücken- zur Seitlage?
2. Kommen Sie im Bett selbständig vom Liegen zum Sitzen am Bettrand?
3. Sitzen Sie 10 Sekunden am Bettrand, ohne sich festzuhalten?
4. Aufstehen. Stehen Sie von irgendeinem Stuhl in weniger als 15 Sekunden auf und können Sie anschliessend 15 Sekunden stehenbleiben? (auch mit Gebrauch von Händen , Stock, Schiene oder Rollator)
5. Beobachten: 10 Sekunden frei stehen ohne Hilfsmittel (mit Schuhen)
6. Machen Sie den Transfer von einem Stuhl zum Bett und zurück alleine?
7. Gehen Sie 10 Meter alleine mit Hilfsmittel? (Stock, Schiene, Rollator, keine Hilfsperson, 2 Meter Abstand zwischen Patient und Therapeut)
8. Gehen sie Treppen nur aufwärts ohne Hilfsperson? (Halt am Geländer und Hilfsmittel erlaubt)
9. Gehen sie draussen? (ebene Unterlagen)
10. Gehen Sie im Haus 10 Meter alleine ohne Fuss-Schiene und Hilfsmittel?
11. Wenn Sie etwas auf dem Boden fallen lassen, schaffen Sie es 5 Meter zu gehen, den Gegenstand vom Boden aufzuheben und zurückzutragen? (Hilfsmittel erlaubt)
12. Gehen Sie alleine im Freien auf unebenem Boden? (Naturstrasse, Wiese, Hilfsmittel erlaubt)
13. Baden oder Duschen Sie selbständig? (ein-, aussteigen und sich waschen?)
14. Gehen Sie 4 Treppenstufen alternierend auf- und abwärts? (Halt am Geländer nicht erlaubt, Hilfsmittel erlaubt)
15. Rennen Sie 10 Meter ohne zu hinken? (symmetrischer Armpendel)

TOTAL

Grobmotorische Fähigkeiten bei Kindern mit Zerebralparese:
Gross Motor Function Measure (GMFM)

Hintergrund

Die GMFM wurde als ein klinisches Messinstrument entwickelt, um bei Kindern mit Zerebralparese Veränderungen der grobmotorischen Fähigkeiten zu untersuchen. Nach neueren Untersuchungen kann der Test auch bei Kindern mit Down-Syndrom angewendet werden. Die ursprüngliche Version enthält 88 Einzelaufgaben (GMFM-88) im Bereich verschiedener Aktivitäten vom Liegen und Drehen bis zum Gehen, Rennen und Hüpfen. Dies entspricht den motorischen Fähigkeiten eines gesunden 5-jährigen Kindes. Die zu testenden Aktivitäten entsprechen der normalen Entwicklung grobmotorischer Fähigkeiten. Die kürzere Version enthält 66 Items (GMFM-66).

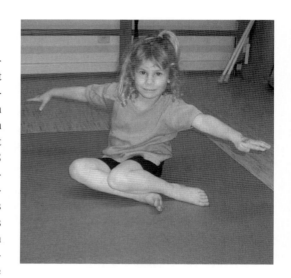

ICF-Klassifikation

Körperfunktionen
1. - 5.   b760 Funktionen der Kontrolle von Willkürbewegungen
10. - 13.   b760 Funktionen der Kontrolle von Willkürbewegungen
18.   b760 Funktionen der Kontrolle von Willkürbewegungen
                   d4103 Sitzen

Aktivitäten
6./ 7.   d4452 Nach etwas langen
8./ 9.   d4201 Sich beim Liegen verlagern
14. - 17.   d4201 Sich beim Liegen verlagern
19./ 20.   d4201 Sich beim Liegen verlagern
                   d4103 Sitzen
21. - 22.   d4153 In sitzender Position verbleiben
                   b760 Funktionen der Kontrolle von Willkürbewegungen

23.	d4153 In sitzender Position verbleiben
	b7603 Stützbewegungen der Arme und Beine
24.	d4153 In sitzender Position verbleiben
25. - 27.	d4153 In sitzender Position verbleiben
	b760 Funktionen der Kontrolle von Willkürbewegungen
28./ 29.	d4153 In sitzender Position verbleiben
30.	d4100 Sich hinlegen
31. - 33.	d410 Eine elementare Körperposition wechseln
34.	d4153 In sitzender Position verbleiben
35. - 37.	d4103 Sitzen
38.	d4550 Krabbeln/ robben
39.	d415 In einer Körperposition verbleiben
40.	d4103 Sitzen
41.	d410 Eine elementare Körperposition wechseln
42. - 43.	d415 In einer Körperposition verbleiben
	b760 Funktionen der Kontrolle von Willkürbewegungen
44./ 45.	d4550 Krabbeln/ robben
46./ 47.	d4550 Krabbeln/ robben
	d4551 Klettern/ steigen
48. - 50.	d4102 Knien
	d4152 In kniender Position verbleiben
51.	d455 Sich auf andere Weise fortbewegen
52.	d4104 Stehen
53.	d4154 In stehender Position verbleiben
54./ 55.	d4154 In stehender Position verbleiben
	b760 Funktionen der Kontrolle von Willkürbewegungen
56.	d4154 In stehender Position verbleiben
57./ 58.	d4154 In stehender Position verbleiben
	b760 Funktionen der Kontrolle von Willkürbewegungen
59. - 61.	d4104 Stehen
62.	d4103 Sitzen
63.	d4101 Hocken
64.	d4300 Anheben
65. - 71.	d4500 Kurze Entfernungen gehen
72.	d4500 Kurze Entfernungen gehen
	d4301 Mit den Händen tragen
73./ 74.	d4500 Kurze Entfernungen gehen
75./ 76.	d4551 Klettern/ steigen
77.	d4552 Rennen
78.	d4351 Stossen
79. - 83.	d4553 Springen
85. - 87.	d4551 Klettern/ steigen
88.	d4553 Springen

Praktikabilität

Patientengruppe
Kinder mit Zerebralparese
Kinder mit Down-Syndrom

Zeitaufwand
45-60 Minuten.
Bei Kindern, die ermüden, wird empfohlen, den Test auf mehrere Sitzungen aufzuteilen.

Kosten
Lizenzpflichtig

Ausbildung
Zweitägiger Kurs (ca. 16 Stunden), Schulungsvideo

Praktische Durchführung
Die Aktivitäten werden anhand der ausführlichen Testanweisungen instruiert, beobachtet und bewertet.

Format
Funktionelle Leistung

Skalierung
Bewertungsschlüssel
0 = initiiert nicht
1 = initiiert
2 = vollendet teilweise
3 = vollendet
NT = nicht getestet

Subskalen
A. Liegen und Drehen
B. Sitzen
C. Krabbeln und Knien
D. Stehen
E. Gehen, Rennen, Springen

Reliabilität (Zuverlässigkeit)

Palisano et al. (1997) geben eine Intertester-Reliabilität (Kappa) von 0.55 bei Kindern mit Zerebralparese unter 2 Jahren und von 0.75 bei Kindern mit Zerebralparese von 2 bis 12 Jahren an.
Die Untersuchung der Intratester-Reliabilität von Russell et al. (2000) bei 19 Kindern mit Zerebralparese ergab sehr gute Werte (ICC =0.99).
Bei 26 Kindern mit Zerebralparese (2-6 jährig) wurden 2 abgekürzte Versionen des GMFM-66 untersucht. Beide Versionen (Ansatz mit Item-Set, Basis- und Deckenansatz) erreichten sehr gute Werte mit einem ICC über 0.98 (Brunton et al. 2011).

Validität (Gültigkeit)

McDowell et al. (2005) untersuchten die konkurrente Validität eines 1-Minuten-Gehtests und der GMFM bei 34 Kindern (Durchschnittsalter 11 Jahre, 4 bis 16 Jahre) mit bilateraler spastischer Zerebralparese. Es zeigte sich eine signifikante Korrelation (r=0.92).
Palisano et al. (2000) untersuchten bei Kindern mit Zerebralparese den Zusammenhang zwischen den Gesamtscores der GMFM und den Levels I bis V des Gross Motor Function Classification System (GMFCS). Die Korrelation zwischen GMFCS und GMFM-Scores war hoch (r=0.91).
Zur Effizienzsteigerung wurde ein Item-Set auf der Basis der GMFM-66 entwickelt. Das GMFM-66-IS ist eine vielversprechende Alternative zur vollen GMFM-66. Dieses hat eine ausgezeichnete Übereinstimmung mit der vollen GMFM-66 von ICC=0.99. Die Autoren schlussfolgern, dass die Anwender bei der Wahl der Massnahme (GMFM-66 oder GMFM-66-IS) konsequent bei einer Version bleiben sollten, um spätere Messungen nicht zu verfälschen (Russell et al. 2010).

Zwei abgekürzte Versionen der GMFM-66 (Ansatz mit Item-Set, Basis- und Deckenansatz) zeigen bei 26 Kindern mit Zerebralparese (2-6 jährig). Sehr hohe Übereinstimmung mit der GMFM-66 (ICC=0.99) Die Autoren empfehlen, die Abkürzung mit dem Basis- und Deckenansatz zu bevorzugen (Brunton & Bartlett 2011).

Lundkvist und Kollegen (2009) untersuchten bei Kindern mit Zerebralparese mit einer selektiven dorsalen Rhizotomie die Längs-Konstruktvalidität (Messung nach 6, 12 und 18 Monaten sowie nach 3 und 5 Jahren). Die Autoren schlussfolgern, dass alle 3 Scoring-Optionen (GMFM-88, Zielscore GMFM-88 und GMFM-66) eine sehr gute Längs-Konstruktvalidität im Langzeit-Follow-up zeigen. Die GMFM-88 insgesamt und Ziel-Gesamtscore ergaben grössere Veränderungen in Grobmotorik früh postoperativ als die GMFM-66 Scores.

Responsivität (Empfindlichkeit)

Nordmark et al. (2000) untersuchten die Änderungsempfindlichkeit bei GMFM und Pedriatric Evaluation of Disability Inventory (PEDI) bei Kindern mit Zerebralparese. Das PEDI zeigte früher signifikante Veränderungen in der Gruppe mit schwereren Beeinträchtigungen.

Vos-Vromans et al. (2005) untersuchten die Responsivität der GMFM und des PEDI bei 55 Kindern mit Zerebralparese. Die Effektgrösse (Effect Size) und die standardisierte Durchschnittsantwort (Standardised Response Mean SRM) waren beim PEDI grösser als 0.8 und bei der GMFM grösser als 0.5. Die Werte der Gruppe mit jüngeren Kindern waren grösser als diejenigen der älteren Kinder. Die GMFM ist somit empfindlich für Veränderungen der motorischen Fähigkeiten bei Kindern mit Zerebralparese, insbesondere bei solchen unter 4 Jahren.

Beurteilung

Diagnostik/ Befund   empfohlen

Ergebnis/ Verlauf   empfohlen

Prognose   empfohlen[1]

Kommentar

1) Ausser im Zusammenhang mit Rhizotomie wurden noch keine prädiktiven Werte gefunden.

Es bestehen 2 Versionen von Abkürzungen der GMFM-66.

Genaue Testanweisungen, Testbogen und ein Softwareprogramm zur Auswertung sind im Buch von Dianne J. Russell et al., (2006) zu finden.

Literatur

Literatursuche: PubMed; 12/2011
Autor: Stefan Schädler

Brunton LK, Bartlett DJ. Validity and reliability of two abbreviated versions of the Gross Motor Function Measure. Phys Ther 2011; 91 (4):577-88.

Lundkvist Josenby A, Jarnlo GB, Gummesson C, Nordmark E. Longitudinal construct validity of the GMFM-88 total score and goal total score and the GMFM-66 score in a 5-year follow-up study. Phys Ther 2009; 89 (4):342-50.

McDowell BC, Kerr C, Parkes J, Cosgrove A. Validity of a 1 minute walk test for children with cerebral palsy. Dev Med Child Neurol 2005; 47 (11):744-8.

Nordmark E, Jarnlo GB, Hagglund G. Comparison of the Gross Motor Function Measure and Paediatric Evaluation of Disability Inventory in assessing motor function in children undergoing selective dorsal rhizotomy. Dev Med Child Neurol 2000; 42 (4):245-52.

Palisano R, Rosenbaum P, Walter S, Russell D, Wood E, Galuppi B. Development and reliability of a system to classify gross motor function in children with cerebral palsy. Dev Med Child Neurol 1997; 39 (4):214-23.

Palisano RJ, Hanna SE, Rosenbaum PL, Russell DJ, Walter SD, Wood EP, Raina PS, Galuppi BE. Validation of a model of gross motor function for children with cerebral palsy. Phys Ther 2000; 80 (10):974-85.

Russell DJ, Avery LM, Rosenbaum PL, Raina PS, Walter SD, Palisano RJ. Improved scaling of the gross motor function measure for children with cerebral palsy: evidence of reliability and validity. Phys Ther 2000; 80 (9):873-85.

Russell DJ, Avery LM, Walter SD, Hanna SE, Bartlett DJ, Rosenbaum PL, Palisano RJ, Gorter JW. Development and validation of item sets to improve efficiency of administration of the 66-item Gross Motor Function Measure in children with cerebral palsy. Dev Med Child Neurol 2010; 52 (2):e48-54.

Russell DJ, Rosenbaum PL, Avery LM, M. L. GMFM und GMFCS - Messung und Klassifikation motorischer Funktionen. Hans Huber Verlag 2006.

Vos-Vromans DC, Ketelaar M, Gorter JW. Responsiveness of evaluative measures for children with cerebral palsy: the Gross Motor Function Measure and the Pediatric Evaluation of Disability Inventory. Disabil Rehabil 2005; 27 (20):1245-52.

Gross Motor Function Measure (GMFM)

Bewertungsbogen (GMFM-88 und GMFM-66) Version 1.0
Quelle: Russell, D.J. Rosenbaum, P.L. Avery, L.M. Lane M. GMFM und GMFCS - Messung und Klassifikation motorischer Funktionen; Hans Huber Verlag, 2006.

Name des Kindes: _____

Geburtsdatum: _____ Alter: _____ Untersuchungsdatum: _____

Diagnose: _____ Grad der motorischen Beeinträchtigung (GMFCS): _____

Name des Untersuchers: _____

Testbedingungen (z.B. Raum, Bekleidung, Uhrzeit, weitere anwesende Personen):
_____
_____
_____

Die GMFM ist ein standardisiertes Beobachtungsinstrument, welches erstellt und validiert wurde, um Veränderungen der grobmotorischen Funktion über die Zeit bei Kindern mit Zerebralparese zu messen.
Der Bewertungsschlüssel ist als allgemeine Richtlinie gedacht. Dennoch haben die meisten Aufgaben spezifische Beschreibungen für jede Punktzahl. Es ist unbedingt erforderlich, dass die Richtlinien für die Bewertung jeder einzelnen Aufgabe benutzt werden.

Bewertungsschlüssel
0 = initiiert nicht
1 = initiiert
2 = vollendet teilweise
3 = vollendet
NT = nicht getestet (für die GMAE Auswertung)

Es ist wichtig, eine wirkliche Punktzahl von „0" (Kind initiiert nicht) von einer Aufgabe, die nicht getestet wurde (NT), zu unterscheiden, wenn die GMFM-66 Ability Estimator Software benutzt wird.

*Die GMFM-66 Gross Motor Ability Estimator (GMAE) Software ist erhältlich mit dem GMFM-Handbuch. Der Vorteil der Software ist die Umrechnung der Ordinalskala in eine Intervallskala. Dies erlaubt eine viel genauere Beurteilung der Fähigkeiten des Kindes und stellt eine Messmethode bereit, die auf Veränderungen der Motorik über einen bestimmten Zeitraum bei Kindern mit unterschiedlichem Schweregrad der Beeinträchtigung gleich empfindlich ist. Die Aufgaben, die für die Berechnung der GMFM-66-Bewertung gebraucht werden, sind mit einem Sternchen (*) gekennzeichnet. Die GMFM-66 ist nur für den Gebrauch bei Kindern mit Zerebralparese valide.

Markieren (**X**) Sie die entsprechende Punktzahl:

Aufgabe   A: LIEGEN UND DREHEN   Bewertung   NT
1. RL, KOPF IN MITTELLINIE: dreht Kopf bei symmetrisch gehaltenen Extremitäten   0   1   2   3   1.
2. RL: bringt Hände zur Mittellinie, Finger der einen Hand berühren die andere   0   1   2   3   2.
3. RL: hebt den Kopf **45°**   0   1   2   3   3.
4. RL: Beugt **rechte** Hüfte und Knie vollständig   0   1   2   3   4.
5. RL: Beugt **linke** Hüfte und Knie vollständig   0   1   2   3   5.
6. RL: streckt **rechten** Arm in Richtung Spielzeug aus, Hand kreuzt Mittellinie   0   1   2   3   6.
7. RL: streckt **linken** Arm in Richtung Spielzeug aus, Hand kreuzt Mittellinie   0   1   2   3   7.
8. RL: dreht sich in BL über die **rechte** Seite   0   1   2   3   8.
9. RL: dreht sich in BL über die **linke** Seite   0   1   2   3   9.
10. BL: hebt Kopf in die Vertikale   0   1   2   3   10.
11. BL, UNTERARMSTÜTZ: hebt Kopf vertikal, Ellenbogen gestreckt, Brust vom Boden abgehoben   0   1   2   3   11.
12. BL, UNTERARMSTÜTZ: Gewicht auf dem **rechten** Unterarm, linker Arm voll nach vorne gesteckt   0   1   2   3   12.
13. BL, UNTERARMSTÜTZ: Gewicht auf dem **linken** Unterarm, rechter Arm voll nach vorne gestreckt   0   1   2   3   13.
14. BL: dreht über die **rechte** Seite in RL   0   1   2   3   14.
15. BL: dreht über die **linke** Seite in RL   0   1   2   3   15.
16. BL: Pivoting (Kreiskriechen) **90°** nach **rechts** mit Einsatz der Extremitäten   0   1   2   3   16.
17. BL: Pivoting (Kreiskriechen) **90°** nach **links** mit Einsatz der Extremitäten   0   1   2   3   17.

GESAMT DIMENSION A:

Aufgabe   B: SITZEN   Bewertung   NT
18. RL, DURCH UNTERSUCHER AN HÄNDEN GEHALTEN: zieht sich mit Kopfkontrolle in den Sitz   0   1   2   3   18.
19. RL: dreht sich auf die **rechte** Seite, kommt in den Sitz   0   1   2   3   19.
20. RL: dreht sich auf die **linke** Seite, kommt in den Sitz   0   1   2   3   20.
21. SITZ AUF MATTE, THORAX VON UNTERSUCHER UNTERSTÜTZT: hebt Kopf in die Vertikale, hält Stellung **3** Sekunden   0   1   2   3   21.
22. SITZ AUF MATTE, THORAX VON UNTERSUCHER UNTERSTÜTZT: hebt Kopf zur Mittellinie, hält Stellung 10 Sekunden.   0   1   2   3   22.
23. SITZ AUF MATTE, MIT ABSTÜTZEN DER(S) ARME(S): hält Stellung **5** Sekunden.   0   1   2   3   23.
24. SITZ AUF MATTE: Arme frei, hält Stellung **3** Sekunden.   0   1   2   3   24.
25. SITZ AUF MATTE, KLEINES SPIELZEUG VOR SICH: lehnt sich nach vorne, berührt Spielzeug, richtet sich ohne Armstütz wieder auf   0   1   2   3   25.

		Bewertung	NT
26.	SITZ AUF MATTE: berührt **45° rechts** hinter dem Kind plaziertes Spielzeug, kehrt zur Ausgangsstellung zurück	0 1 2 3	26.
27.	SITZ AUF MATTE: berührt **45° links** hinter dem Kind plaziertes Spielzeug, kehrt zur Ausgangsstellung zurück	0 1 2 3	27.
28.	SEITSITZ RECHTS: Arme frei, hält Stellung **5** Sekunden	0 1 2 3	28.
29.	SEITSITZ LINKS: Arme frei, hält Stellung **5** Sekunden	0 1 2 3	29.
30.	SITZ AUF MATTE: erreicht kontrolliert die Bauchlage	0 1 2 3	30.
31.	LANGSITZ AUF MATTE: erreicht VFST über die **rechte** Seite	0 1 2 3	31.
32.	LANGSITZ AUF MATTE: erreicht VFST über die **linke** Seite	0 1 2 3	32.
33.	SITZ AUF MATTE: Pivoting (Kreisrutschen) **90°**, ohne Hilfe der Arme	0 1 2 3	33.
34.	SITZ AUF BANK: Arme und Füsse frei, hält Stellung **10** Sekunden	0 1 2 3	34.
35.	STD: erreicht Sitz auf niedriger Bank	0 1 2 3	35.
36.	BODEN: erreicht Sitz auf niedriger Bank	0 1 2 3	36.
37.	BODEN: erreicht Sitz auf hoher Bank	0 1 2 3	37.
	GESAMT DIMENSION B:		

Aufgabe C: KRABBELN UND KNIEN Bewertung NT

		Bewertung	NT
38.	BL: robbt **1,80 m** vorwärts	0 1 2 3	38.
39.	VFST: Gewicht auf Händen und Knien, hält Stellung **10** Sekunden	0 1 2 3	39.
40.	VFST: erreicht freien Sitz	0 1 2 3	40.
41.	BL: erreicht Vierfüsslerstand mit Gewicht auf Händen und Knien	0 1 2 3	41.
42.	VFST: streckt **rechten** Arm nach vorne, Hand über Schulterhöhe	0 1 2 3	42.
43.	VFST: streckt **linken** Arm nach vorne, Hand über Schulterhöhe	0 1 2 3	43.
44.	VFST: krabbelt oder hoppelt **1,80 m** vorwärts	0 1 2 3	44.
45.	VFST: krabbelt reziprok **1,80 m** vorwärts	0 1 2 3	45.
46.	VFST: krabbelt **4** Stufen auf Händen und Knien/Füssen nach oben	0 1 2 3	46.
47.	VFST: krabbelt **4** Stufen rückwärts auf Händen und Knien/Füssen nach unten	0 1 2 3	47.
48.	SITZ AUF MATTE: erreicht den KST mit Hilfe der Arme, kann sich freihändig **10** Sekunden halten.	0 1 2 3	48.
49.	KST: erreicht Einbeinkniestand auf dem rechten Knie mit Hilfe der Arme, hält Stellung freihändig **10** Sekunden	0 1 2 3	49.
50.	KST: erreicht Einbeinkniestand auf dem linken Knie mit Hilfe der Arme, hält Stellung freihändig **10** Sekunden	0 1 2 3	50.
51.	KST: geht auf Knien freihändig **10** Schritte vorwärts	0 1 2 3	51.
	GESAMT DIMENSION C:		

Aufgabe D: STEHEN Bewertung NT

		Bewertung	NT
52.	AUF DEM BODEN: zieht sich an hoher Bank in den STD	0 1 2 3	52.
53.	STD: **3** Sekunden, freihändig	0 1 2 3	53.
54.	STD: hält sich mit einer Hand an hoher Bank, **rechter** Fuss **3** Sekunden abgehoben	0 1 2 3	54.

55.	STD: hält sich mit einer Hand an hoher Bank, **linker** Fuss **3** Sekunden abgehoben	0	1	2	3	55.
56.	STD: hält sich freihändig **20** Sekunden	0	1	2	3	56.
57.	STD: linker Fuss abgehoben, hält Stellung freihändig **10** Sekunden	0	1	2	3	57.
58.	STD: rechter Fuss abgehoben, hält Stellung freihändig **10** Sekunden	0	1	2	3	58.
59.	SITZ AUF NIEDRIGER BANK: erreicht den STD, ohne Hilfe der Arme	0	1	2	3	59.
60.	KST: erreicht STD über Einbeinkniestand auf dem **rechten** Knie, ohne Hilfe der Arme	0	1	2	3	60.
61.	KST: erreicht STD über Einbeinkniestand auf dem **linken** Knie, ohne Hilfe der Arme	0	1	2	3	61.
62.	STD: setzt sich freihändig kontrolliert auf den Boden	0	1	2	3	62.
63.	STD: erreicht freihändig die Hocke	0	1	2	3	63.
64.	STD: hebt, ohne sich abzustützen, Gegenstand vom Boden auf, kehrt in Ausgangsstellung zurück	0	1	2	3	64.

GESAMT DIMENSION D:

Aufgabe E: GEHEN, RENNEN, SPRINGEN Bewertung NT

65.	STD, 2 HÄNDE AN HOHER BANK: geht seitwärts **5** Schritte nach **rechts**	0	1	2	3	65.
66.	STD, 2 HÄNDE AN HOHER BANK: geht seitwärts **5** Schritte nach **links**	0	1	2	3	66.
67.	STD, AN 2 HÄNDEN GEHALTEN: geht **10** Schritte vorwärts	0	1	2	3	67.
68.	STD, AN 1 HAND GEHALTEN: geht **10** Schritte vorwärts	0	1	2	3	68.
69.	STD: geht **10** Schritte vorwärts	0	1	2	3	69.
70.	STD: geht **10** Schritte vorwärts, stoppt, dreht **180°**, kehrt zurück	0	1	2	3	70.
71.	STD: geht **10** Schritte rückwärts	0	1	2	3	71.
72.	STD: geht **10** Schritte vorwärts, trägt grosses Objekt mit zwei Händen	0	1	2	3	72.
73.	STD: geht ohne Unterbrechung **10** Schritte vorwärts zwischen 2 parallelen Linien von **20 cm** Abstand	0	1	2	3	73.
74.	STD: geht ohne Unterbrechung auf gerader 2 cm breiter Linie **10** Schritte vorwärts	0	1	2	3	74.
75.	STD: steigt über Stock auf Kniehöhe, mit dem **rechten** Fuss beginnend	0	1	2	3	75.
76.	STD: steigt über Stock auf Kniehöhe, mit dem **linken** Fuss beginnend	0	1	2	3	76.
77.	STD: rennt **4,5 m**, stoppt und kehrt zurück	0	1	2	3	77.
78.	STD: kickt Ball mit dem **rechten** Fuss	0	1	2	3	78.
79.	STD: kickt Ball mit dem **linken** Fuss	0	1	2	3	79.
80.	STD: springt mit beiden Füssen gleichzeitig **30 cm** hoch	0	1	2	3	80.
81.	STD: springt mit beiden Füssen gleichzeitig **30 cm** vorwärts	0	1	2	3	81.
82.	STD: hüpft auf dem **rechten** Fuss 10-mal innerhalb eines Kreises von **60 cm** Durchmesser	0	1	2	3	82.

83.	STD: hüpft auf dem **linken** Fuss 10-mal innerhalb eines Kreises von **60 cm** Durchmesser	0	1	2	3	83.
84.	STD, HALT AN EINEM GELÄNDER: geht **4** Stufen nach oben, hält sich an **einem** Geländer, Füsse alternierend	0	1	2	3	84.
85.	STD, HALT AN EINEM GELÄNDER: geht **4** Stufen nach unten, hält sich an **einem** Geländer, Füsse alternierend	0	1	2	3	85.
86.	STD: geht **4** Stufen nach oben, Füsse alternierend	0	1	2	3	86.
87.	STD: geht **4** Stufen nach unten, Füsse alternierend	0	1	2	3	87.
88.	STD AUF 15 CM HOHER STUFE: springt auf den Boden, beide Füsse gleichzeitig abgehoben	0	1	2	3	88.

GESAMT DIMENSION E:

Hat diese Bewertung die „üblichen" Fähigkeiten des Kindes wiedergegeben?   Ja ☐   Nein ☐

Die ausführliche Beschreibung, die Berechnung und Analyse mit einer entsprechenden Software ist im Buch „GMFM und GMFCS, Übersicht – Handbuch – CD-ROM" von Dianne J. Russell et al., erschienen 2006 im Verlag Hans Huber.

Mobilität: Chedoke McMaster Stroke Assessment, Aktivitätsskala

Hintergrund

Das Chedoke McMaster Stroke Assessment wurde für Patienten mit einer Hemiparese entwickelt. In Kanada wird das Assessment in der Rehabilitation bei über 60% der Patienten mit einer Hemiplegie verwendet (Salbach, 2011). Die Aktivitätsskala vom Chedoke McMaster Stroke Assessment wurde erstellt, um Probleme der Mobilität zu beschreiben. Die Skala erfasst die Selbständigkeit bei Lagewechseln von Rückenlage zum Sitzen und Stehen, die Gehfähigkeit im Haus und draussen und das Treppensteigen.
Alle Items werden auf einer Skala von 1-7 beurteilt. Die Skalierung entspricht derjenigen der FIM. Dabei werden die Benützung von Hilfsmitteln und die Hilfestellung berücksichtigt.
Das Chedoke McMaster Stroke Assessment besteht aus dieser Aktivitätsskala und 6 weiteren Skalen für Schulterschmerzen, Haltungskontrolle (Gleichgewicht) und aktive Bewegung der Extremitäten (4 Skalen für Arm, Hand, Bein und Fuss, siehe Seite 371).
Ein ausführliches Testmanual ist in Englisch erhältlich (Gowland et al. 1995). Kapitel 6 und 7 des Testmanuals sind auf Deutsch übersetzt und auf der CD-ROM in diesem Buch zu finden.

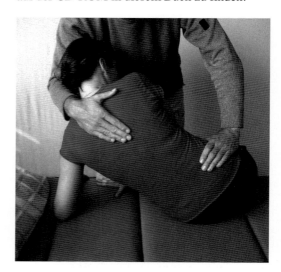

ICF-Klassifikation

Aktivitäten

1-2	Rückenlage zur Seitenlage	d410	Eine elementare Körperposition wechseln
3	Seitenlage zu Langsitz	d410	Eine elementare Körperposition wechseln
4-5	Seitenlage zum Sitzen	d410	Eine elementare Körperposition wechseln
6	Stehenbleiben	d4154	In stehender Position verbleiben
7-8	Transfer Rollstuhl-Behandlungsliege	d420	Sich verlagern
9-10	Vom Stuhl oder Stand zum Langsitz auf den Boden	d410	Eine elementare Körperposition wechseln
11.	Gehen im Haus 25m	d450	Gehen

12. Gehen ausser Haus, über unebene Unterlagen, bis150m	d4502 Gehen auf unterschiedlichen Unterlagen
13. Gehen ausser Haus 900m	d4502 Lange Entfernungen gehen
14. Treppen hinauf und hinunter steigen	d4551 Steigen (Treppen)
15. Altersentsprechende Gehstrecke in 2 Minuten	d450 Gehen

Praktikabilität

Patientengruppe
Patienten mit Schlaganfall (Gowland et al. 1993a,b) und geriatrischen Patienten verwendet (Sacks 2010). Klinisch kann diese Skala bei allen neurologischen Patienten angewendet werden.

Zeitaufwand
5-20 Minuten

Kosten
Keine

Ausbildung
4 Stunden für die theoretischen Grundlagen und für die praktische Anwendung.

Praktische Durchführung
Instruktion der Aufgaben (verbal/vormachen/passiv), Beurteilung anhand der Kriterien (siehe ausführliches Manual auf der CD-ROM).
Wird die Skala bei Patienten ohne Halbseitensymptomatik angewendet, wird die vom Patienten als schlechter empfundene Seite bzw. die vom Therapeuten als schlechter eingeschätzte Seite als die betroffene Seite angenommen. Diese muss auf dem Testprotokoll vermerkt sein.

Format
Funktionelle Leistung

Skalierung
Ordinalskala
14-100 Punkte

Subskalen
Die Aktivitätsskala des Chedoke McMaster Stroke Assessment zählt 14 Aufgaben. Diese können als Subskalen betrachtet werden, da sie einzeln 1-7 Punkte erhalten.

Reliabilität (Zuverlässigkeit)

Intratester-Reliabilität: 32 Patienten, 2-36 Wochen nach einem CVI wurden von einem Physiotherapeuten untersucht und auf Video aufgenommen. Diese Videos wurden nach 2 Wochen nochmals beurteilt. Dies ergab einen ICC 0.98 für den Totalscore der Aktivitätenskala (Gowland et al. 1993a).
Intertester-Reliabilität: 32 Patienten, 2-36 Wochen nach einem CVI wurden während einer Woche von jeweils 2 unterschiedlichen Physiotherapeuten untersucht. ICC 0.98 für die Aktivitätsskala des Chedoke McMaster Stroke Assessments (Gowland et al. 1993b).

Validität (Gültigkeit)

Die Validierung der deutschen Übersetzung des Assessments und des Manuals durch Rückübersetzung ist unseres Erachtens nicht nötig. Es handelt sich um eindeutige Begriffe wie „10 Meter Gehen".
Valach et al. (2003) fanden in einem Rehabilitationszentrum bei 127 Patienten mit einem CVI eine gute Korrelation der Chedoke-Aktivitätsskala mit dem Barthel Index ($r^2=0.77$). Die Aktivitätsskala korreliert auch

gut mit den Mobilitäts-Items der FIM (r=0.90, p<0.001) (Gowland et al. 1993).

Eine detaillierte Berechnung von prädiktiven Werten für den Arbeitsort der Untersuchergruppe ist in der Testanleitung zu finden (Gowland et al. 1995).

Responsivität (Empfindlichkeit)

Die Empfindlichkeit der Chedoke-Aktivitätsskala ist besser als die der FIM (Gowland et al. 1993a).

Beurteilung

Diagnostik/ Befund	**empfohlen**
Ergebnis/ Verlauf	**empfohlen**
Prognose	**empfohlen**

Kommentar

Die Chedoke-Aktivitätsskala wurde bei geriatrischen und hemiplegischen Patienten untersucht. Da die Messung im Wesentlichen ähnlich ist wie die FIM und der Barthel Index, kann sie in der klinischen Arbeit allgemein verwendet werden (siehe auch praktische Durchführung).

Literatur

Literatursuche: PubMed; 09/2011
Autor: Jan Kool

Gowland C, Stratford P, Ward M, Moreland J, Torresin W, Van Hullenaar S, Sanford J, Sanford J, Barreca S, Vanspall B, Plews N.. Measuring physical impairment and disability with the Chedoke McMaster Stroke Assessment. Stroke. 1993a; 24-1:58-63.

Gowland C, Stratford P, Ward M, Moreland J. Stroke Rehabilitation: validation of a physical impairment and disability measure. Hamilton: McMaster Press.1993b.

Gowland C, VanHullenaar S, Torresin W, Moreland J, Vanspall B, Barreca S, Ward M, Huijbregts M, Stratford P, Goddard RB. Chedoke-McMaster Stroke Assessment – Development, Validation and Administration Manual. Physiotherapy Department Chedoke-MacMaster Hospitals Hamilton, Ontario, Canaca. 1995.

Sacks L, Yee K, Huijbregts M et al. Validation of the activity inventory of the Chedoke-McMaster stroke assessment and the clinical outcome variables scale to evaluate mobility in geriatric clients. J Rehabil Med 2010; 42 (1):90-2.

Salbach NM, Guilcher SJ, Jaglal SB. Physical therapists' perceptions and use of standardized assessments of walking ability post-stroke. J Rehabil Med 2011; 43 (6):543-9.

Valach L, Signer S, Hartmeier A, Hofer K, Steck GC. Chedoke-McMaster stroke assessment and modified Barthel Index self-assessment in patients with vascular brain damage. Int J Rehabil Res. 2003 Jun; 26(2): 93-9.

Chedoke-McMaster Stroke Assessment (siehe Manual auf CD-ROM)

Name, Vorname
Krankheitsbeginn
Geb
Eintritt
Diagnose

Datum	
Aktivität (ATL)	../100
Schulterschmerzen	.../ 7
Haltungskontrolle	.../ 7
Arm	.../ 7
Hand	.../ 7
Bein	.../ 7
Fuss	.../ 7
Prüfer	

Bewertung der Items
Selbständig
7 Ganz selbständig (normale Zeit)
6 Angepasst selbständig (Anpassung)
Teilweise auf Hilfe angewiesen
5 Aufsicht
4 Minimale Hilfe (25%)
3 Mittelmässige Hilfe (50%)
Vollständig auf Hilfe angewiesen
2 Maximale Hilfe (75%)
1 Totale Hilfe (100%)

Gehhilfen:
Rollator ☐
4 Punktestock ☐
Handstock ☐
Schiene ☐

zu Punkt 15:
Personen unter 70 Jahren: > 95m
Personen über 70 Jahre: > 85m

Aktivität (Activity)   Datum:

Von der Rückenlage zur Seitenlage auf der besseren Seite

Von der Rückenlage zur Seitenlage auf der betroffenen Seite

Von der Seitenlage (SL) auf der besseren Seite zum Langsitz

Von d. SL auf der besseren Seite zum Sitzen am Rand der Behandlungsbank

Von d. SL auf der betroffenen Seite zum Sitzen am Rand d. Behandlungsbank

Stehenbleiben

Transfer auf die Behandlungsbank und zurück über die bessere Seite

Transfer auf die Behandlungsbank und zurück über die betroffene Seite

Transfer vom Stuhl zum Langsitz auf den Boden und zurück

Transfer aus dem Stand zum Langsitz auf den Boden und zurück

Gehen im Haus 25 m

Gehen im Freien, über unebene Unterlagen, Rampen, Randsteine -150 m

Gehen im Freien 900 m

Treppen hinauf und hinunter gehen

Altersentsprechende Gehstrecke in 2 Minuten (2 Punkte)

    Abstand .... Meter   **TOTAL..../100**

Mobilität: Timed Up and Go (TUG)

Hintergrund

Der erstmals 1986 publizierte „Get up and go test" wurde als klinische Messmethode für Balance mittels einer Ordinalskalierung (qualitative Klassifizierung) von 1 - 5 entwickelt (Mathias et al. 1986). Der 1991 publizierte „Timed up and go"-Test TUG basiert auf dem „Get up and go test" und ersetzt die Ordinalskalierung durch eine Zeitmessung (Podsiadlo et al. 1991). Der TUG stellt ein einfaches Testverfahren dar, um bei geriatrischen und neurologischen Patienten die Mobilität zu beurteilen.

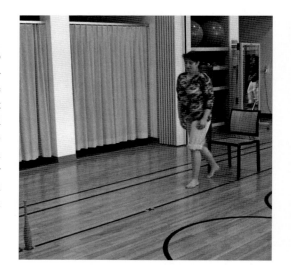

ICF-Klassifikation

Aktivitäten	
	d410 Eine elementare Körperposition wechseln
	d4103 Sich setzen und aufstehen
	d4104 Stehende Position verändern
	d4500 Kurze Entfernungen gehen

Praktikabilität

Patientengruppe
Patienten aus: Neurologie, Geriatrie, Orthopädie, Chirurgie

Zeitaufwand
Weniger als 5 Minuten

Kosten
Stoppuhr, Stuhl, Streckenmarkierung

Ausbildung
½ Stunde, Einführung in die standardisierte Messung

Praktische Durchführung
Es wird die Zeit in Sekunden gemessen, die der Patient braucht, um vom Sitz auf einem normalen Stuhl (Sitzhöhe ca. 46cm) mit Armlehnen aufzustehen, drei Meter (10ft) zu gehen, umzudrehen, zurück zum Stuhl zu gehen und sich wieder hinzusetzen. Die Testperson soll ihre

normalen Schuhe tragen und benutzt die normalen Hilfsmittel (Stock, Rollator etc.). Es wird keine Hilfestellung gegeben. Die Testperson startet mit dem Rücken an der Rückenlehne, die Arme auf den Lehnen parkiert, mit ihrem Hilfsmittel in der Hand auf das Kommando „Start" („go"). Sie soll den Parcours in ihrer komfortablen und sicheren Geschwindigkeit zurücklegen.

Format
Funktionelle Leistung

Skalierung
Sekunden (Intervallskaliert)

Subskalen
Es können drei Gruppen gebildet werden: Zeitbedarf <20 Sekunden, von 20-29 Sekunden und >29 Sekunden (Podsiadlo & Richardson 1991).

Reliabilität (Zuverlässigkeit)

Sehr gute Intratester- und Intertester-Reliabilität sind bei 60 geriatrischen Patienten mit einer ICC von jeweils 0.99 belegt (Podsiadlo & Richardson 1991). Bei 12 Patienten mit Parkinson in der „off"-Phase von r=0.80-0.98, in der „on" Phase von r=0.73-0.99. Über alle Testreihen r=0.90-0.97, auch eine gute Intertester-Reliabilität mit ICC 0.87-0.99 (Morris et al. 2001). Bei einer anderen Studie mit 26 Patienten wurden diese Werte bestätigt (Lim et al. 2005). Die Reliabilität wird als "sehr gut" bei geriatrischem Kollektiv mit 1200 Teilnehmern beschrieben: r=0.93-0.99 (Lin et al. 2004). Bei 22 Patienten mit (inkompletter) Querschnittslähmung r=0.979 und r=0.973 (van Hedel et al. 2005). Bei einem Vergleich mit 28 Probanden mit Gleichgewichts- und Gangproblemen anhand von Videos des TUG und ETUG („Expanded timed get up and go", bei dem die Gehstrecke vergrössert und die einzelnen Komponenten des Bewegungsauftrages gemessen werden) zeigte der ETUG eine höhere Reliabilität (Botolfsen et al. 2008).
Bei einer grossen Gruppe mit 2305 geriatrischen Patienten zeigte der TUG eine schwache Reliabilität von 0.56. Hier wurde interpretiert, dass Folgestudien von Messinstrumenten typischerweise schlechtere Resultate zeigen (Rockwood et al. 2000).

Validität (Gültigkeit)

Die inhaltliche Validität ist durch die gemessene Zeit, die der Patient für den Bewegungsauftrag braucht, gegeben. Dies stellt die Erweiterung des ursprünglichen Tests dar, der im Gegensatz, eine Ordinalskala benutzte.
Die Konstruktvalidität basiert darauf, dass einzelne Komponenten des Tests schneller ausgeführt werden können, wenn der Patient über eine bessere Mobilität verfügt.
In diversen Studien wurde die parallele Validität bei geriatrischen Patienten belegt, so bestehen Korrelationen mit Gehgeschwindigkeit r=−0.55, Berg Balance Scale r=−0.072 Barthel Index r=−0.51 (Podsiadlo & Richardson 1991). Berg Balance Scale r=−0.76, Tinetti Balance Scale r=0.74 (Berg et al. 1992). Moderate bis gute Korrelation mit Tinetti Balance (=−0.55), Tinetti Gang (=0.51), Gehgeschwindigkeit (=−0.66) und ADL Scale (=−0.45) (Lin et al. 2004). Sehr gute Korrelation bei Querschnittspatienten mit WISCI II (=−0.76), 10 Meter Gehtest (r=0.89) und dem 6 Minuten Gehtest (r=0.88) (van Hedel et al. 2005). Bei Patienten mit Parkinson erweist sich der TUG einerseits als Prädiktor von „Fatigue" und somit auch verminderter funktioneller Kapazität (Garber et al. 2003), zudem bietet er eine Aussage über Sturzgefahr (Dibble et al. 2006). Bei Patienten mit unilateraler Amputation der unteren Extremität wird eine gute Korrelation mit dem Sickness Impact Profile festgestellt (mobility control =0.46; mobility range =0.36) (Schoppen et al. 1999).

Es besteht eine Voraussagevalidität bei neurologischen Krankheitsbildern. Es wird beschrieben, dass Patienten, die weniger als 20 Sekunden brauchen, eher selbständig mobil sind, zwischen 20 und 29 Sekunden eine Grauzone besteht und Patienten, die mehr als 29 Sekunden brauchen zu Hilfestellungen neigen (Podsiadlo & Richardson 1991). In einer anderen Studie konnte eine Diskriminierung bei 12 Sekunden für selbständiges Leben gegenüber einer Heimplatzierung berechnet werden (Bischoff et al. 2003). Bei alten Menschen (65-95 Jahren) ohne neurologische Erkrankungen, die länger als 14 Sekunden brauchen, besteht ein hohes Sturzrisiko (Shumway-Cook et al. 2000). Interessanterweise wurde auch bei ALS (amyotrophe Lateralsklerose) -Betroffenen die Schwelle zu erhöhtem Sturzrisiko bei 14 Sekunden berechnet, ab diesem Wert sollten Hilfsmittel zur Sturzprävention empfohlen werden (Montes et al. 2007). Bei Patienten mit vestibulärer Dysfunktion zeigte sich eine 3.7x erhöhte Sturzhäufigkeit, wenn sie länger als 13.5 Sekunden brauchten (Whitney et al. 2004).

Bei 59 Patienten nach Hüftfraktur erwies sich eine Dauer von über 24 Sekunden für den TUG als signifikante Voraussage für einen Sturz während der sechsmonatigen Beobachtungsdauer. Es wird empfohlen den TUG für das Planen präventiver Massnahmen einzusetzen (Kristensen et al. 2007). Bei 86 Patientinnen nach Wirbelkörperfrakturen erwies sich ein modifizierter TUG (über 5m) mit einer Zeit über 30 Sekunden und vorhergehende Stürze als valide Vorraussage für weitere Sturzereignisse (Morris et al. 2007).

Die Sensitivität und Spezifität für Sturzrisiko wurde in zahlreichen Studien bei verschiedenen Cut-off-Werten und unterschiedlichen Patientengruppen untersucht (siehe Tabelle 1). Der TUG zeigt gegenüber anderen Tests gute Werte.

Referenz	Patientengruppe	Studiendesign (retrospektiv, "case control" oder prospektiv)	N=	Cut-Off in s	Sens.	Spez.
Shumway-Cook et al. (2000)	Ältere Menschen mit und ohne Sturzgeschichte	retrospektiv	30	≥13.5	87%	100%
wie oben	Ältere Menschen mit und ohne Sturzgeschichte, mit zusätzlichen manuellen Aufgaben	wie oben	30	≥14.5	87%	93%
wie oben	Ältere Menschen mit und ohne Sturzgeschichte, mit zusätzlichen kognitiven Aufgaben	wie oben	30	≥15	80%	93%
Bischoff et al. (2003)	Frauen, wohnten in Gemeinde (Alter 73J)	nicht Stürze, sondern „normal mobility". Transversale Studie (cross-sectional)	413	>12	0.969[4]	
wie oben	Frauen in einer Altersinstitution (79J)	wie oben	78	>12		
Boulgarides et al. (2003)	Community		99	10-12		
Chiu et al. (2003)	Stürze in den letzten 6 Monaten Einmal-Stürzende vs. KG	Fall-Kontrollstudie	56[5]	20.1	59%	88%
wie oben	Stürze in den letzten 6 Monaten Mehrfach-Stürzende vs. KG	wie oben	61[5]	24.7	77%	88%
wie oben	Stürze in den letzten 6 Monaten Einmal-Stürzende vs. Mehrfach-Stürzende	wie oben	39[5]	23.3	88%	81%
Lindsay et al. 2004	160 Patienten (105 Frauen). Mittleres Alter (81 Jahre, zwischen 65 bis 99 Jahren)	Retrospektive Analyse		[3]		

Referenz	Patientengruppe	Studiendesign (retrospektiv, "case control" oder prospektiv)	N=	Cut-Off in s	Sens.	Spez.
Whitney et al. (2004)	Vestibuläre Erkrankungen, selbstberichtete Stürze in den letzten 6 Monaten		103	>11.1[6]	80%	56%
wie oben	Vestibuläre Erkrankungen, selbstberichtete Stürze in den letzten 6 Monaten	wie oben	103	>13.5	47%	81%
Lin et al. (2004)	Zu Hause lebende Personen über 65 Jahre.	Prospektiv, 1 Jahr Follow Up	1200		AUC 0.614	
Thomas et al. (2005)	Tagesklinik, 65 Jahre oder älter	12 Monate retrospektive Sturzgeschichte	30	32.6	75%	67%
Large et al. (2006)	Ältere Personen, die in eine „aged care unit" eingeliefert wurden. Durchschnittliches Alter: 82 Jahre	Prospektive Kohortenstudie	2388	[1]		
Arnold & Faulkner (2007)	Hüftarthrose, Alter 74 Jahre, von 65 bis 88	retrospektiv (Test jetzt, Stürze in der Vergangenheit)	106	≥10	0.73	0.35
wie oben	wie oben	wie oben	106	≥11	0.67	0.55
wie oben	wie oben	wie oben	106	≥12	0.44	0.70
wie oben	wie oben	wie oben	106	≥13	0.33	0.74
wie oben	wie oben	wie oben	106	≥14	0.37	0.77
Kristensen et al. (2007)	Patienten mit Hüftfraktur (Median 10 Tage nach Operation, Range 3 bis 40 Tage), Median Alter: 80 Jahre, 19% jünger als 65 Jahre	Prospektive Kohortenstudie mit 6 Monaten Nachfolgeuntersuchung	79	≥20	95%	10%
wie oben	wie oben	wie oben	79	≥24	95%	35%
wie oben	wie oben	wie oben	79	≥30	84%	55%
wie oben	wie oben	wie oben	79	≥34	74%	65%
Thrane et al. (2007)	Personen aus der Bevölkerung	Retrospektive Analyse	974	>12	44%	58%
wie oben	wie oben	wie oben	974	>15	20%	82%
Nordin et al. (2008)	Personen, die in Alterswohnungen leben	Prospektive Analyse mit 6 Monate Nachfolgeuntersuchung	183	>12	98%	13%
wie oben	wie oben	wie oben	183	>15	96%	32%
wie oben	wie oben	wie oben	183	>25	62%	62%
wie oben	wie oben	wie oben	183	>40	26%	89%
Nilsagard et al. (2009)	Multiple Sklerose EDSS 3.5-6.0 TUG mit kognitiver Zusatzaufgabe	Prospektiv 3 Monate	76	≥13.6	73%	54%

Tabelle 1: Sensitivität und Spezifität des Timed up and go bei verschiedenen Cut-Off-Werten.
1) Dichotomisiert, ob fähig oder nicht fähig
2) keine Sens. und Spez. angegeben, jedoch OR: 1.59 (95% CI: 1.09-2.25)
3) nur Logistische Regression
4) Fläche unter der Kurve:
5) Chiu: 17 Einmalstürzer, 22 Mehrfachstürzer, 39 Kontroll
6) zahlreiche verschiedene Cut-off's im Originalartikel.
KG = Kontrollgruppe

Responsivität (Empfindlichkeit)

Lin et al. (2004) verglichen die Sensitivität und Spezifität von Timed up and go, Functional Reach, Tinetti Balance Test und Einbeinstand bei 1200 Personen über 65 Jahre. In einer telefonischen Folgebefragung alle 3 Monate während eines Jahres wurden die Teilnehmer der Studie nach Sturzereignissen befragt. Alle Tests zeigten eine exzellente Test-Retest-Reliabilität, aber eine schlechtere Responsivität. Die Responsivität war am besten bei der

Gleichgewichtsskala des Tinetti-Tests. Bei 85 geriatrischen Patienten erwiesen sich eine Veränderung um 9% beim TUG (und um 5% bei der Gehgeschwindigkeit) als die besten Aussagen einer Veränderung (van Iersel et al. 2008).

Beurteilung

Diagnostik/ Befund   empfohlen
Ergebnis/ Verlauf   **empfohlen**[1]
Prognose   **teilweise empfohlen**[2]

Kommentar

1) Wenn sowohl die Verbesserung der Zeit, welche für das Aufstehen benötigt wird, als auch die Verbesserung der Gehgeschwindigkeit ein wichtiges Ziel sind, ist der „Timed get up and go test" der Geschwindigkeitsmessung vorzuziehen.
2) Mehrere Autoren (Berg et al. 1992b; Neuls et al. 2011; Raiche et al. 2000; Tinetti et al. 1988) weisen darauf hin, dass ein Test alleine zur Bestimmung des Sturzrisikos nicht genügt. Weitere Risikofaktoren für Stürze müssen erhoben werden.

Vorteile des TUG bestehen darin, dass er aufgrund der Zeitmessung keinen Deckeneffekt aufweist. In einer neueren Studie im Vergleich zum BBT und DGI wird dem TUG auch der Vorteil belegt, dass dieser auch Beziehung zu exekutiven Funktionen hat (da dieser mehr kognitive Fähigkeiten erfordert) (Herman et al. 2011) .

In mehreren Studien wurden Schwellenwerte berechnet, die aber mit Vorsicht anzuwenden sind. Eine Studie zeigte, dass bei einem beobachteten Wert von 10 Sekunden eine Variabilität von 7 bis 15 Sekunden und bei 40 Sekunden von 26 bis 61 Sekunden bei 95% der Messungen auftraten (Nordin et al. 2006). Es wird auch empfohlen altersbezogene Referenzwerte zu evaluieren, wozu es aber noch weitere Studien braucht (Steffen et al. 2002).

Die meisten Studien wurden mit geriatrischem Kollektiv durchgeführt - in einer Studie wurde aber auch belegt, dass der TUG schon bei 3-jährigen Kindern valide durchgeführt werden kann (Williams et al. 2005).

Es bestehen verschiedene Bezeichnungen für diesen Test, teilweise wird er auch als „Timed get up and go" (TGUG) oder als „Modifizierter get up and go" verwendet. Inzwischen wurde auch eine erweiterte Variante publiziert. Beim „Expanded timed get up and go" (ETGUG) wurde die Gehstrecke vergrössert und die einzelnen Komponenten des Bewegungsauftrages gemessen (Wall et al. 2000). Diese Variante kann im Gegensatz zur ursprünglichen Variante mehr Informationen über die einzelnen Testabschnitte liefern (Botolfsen et al. 2008).

Literatur

Literatursuche: PubMed; 11/2011
Autoren: Adrian Pfeffer, Roger Hilfiker

Arnold CM, Faulkner RA. The history of falls and the association of the timed up and go test to falls and near-falls in older adults with hip osteoarthritis. BMC Geriatr 2007; 7:17.

Berg KO, Maki BE, Williams JI et al. Clinical and laboratory measures of postural balance in an elderly population. Arch Phys Med Rehabil 1992; 73 (11):1073-80.

Berg KO, Wood-Dauphinee SL, Williams JI, Maki B. Measuring balance in the elderly: validation of an instrument. Can J Public Health 1992b; 83 Suppl 2:S7-11.

Bischoff HA, Stahelin HB, Monsch AU et al. Identifying a cut-off point for normal mobility: a comparison of the timed 'up and go' test in community-dwelling and institutionalised elderly women. Age Ageing 2003; 32 (3):315-20.

Botolfsen P, Helbostad JL, Moe-Nilssen R et al. Reliability and concurrent validity of the Expanded Timed Up-and-Go test in older people with impaired mobility. Physiother Res Int 2008.

Boulgarides LK, McGinty SM, Willett JA, Barnes CW. Use of clinical and impairment-based tests to predict falls by community-dwelling older adults. Phys Ther 2003; 83 (4):328-39.

Dibble LE, Lange M. Predicting falls in individuals with Parkinson disease: a reconsideration of clinical balance measures. J Neurol Phys Ther 2006; 30 (2):60-7.

Garber CE, Friedman JH. Effects of fatigue on physical activity and function in patients with Parkinson's disease. Neurology 2003; 60 (7):1119-24.

Herman T, Giladi N, Hausdorff JM. Properties of the 'timed up and go' test: more than meets the eye. Gerontology 2011; 57 (3):203-10.Kristensen MT, Foss NB, Kehlet H. Timed "up & go" test as a predictor of falls within 6 months after hip fracture surgery. Phys Ther 2007; 87 (1):24-30.

Large J, Gan N, Basic D, Jennings N. Using the timed up and go test to stratify elderly inpatients at risk of falls. Clin Rehabil 2006; 20 (5):421-8.

Lim LI, van Wegen EE, de Goede CJ et al. Measuring gait and gait-related activities in Parkinson's patients own home environment: a reliability, responsiveness and feasibility study. Parkinsonism Relat Disord 2005; 11 (1):19-24.

Lin MR, Hwang HF, Hu MH et al. Psychometric comparisons of the timed up and go, one-leg stand, functional reach, and Tinetti balance measures in community-dwelling older people. J Am Geriatr Soc 2004; 52 (8):1343-8.

Lindsay R, James EL, Kippen S. The Timed Up and Go Test: unable to predict falls on the acute medical ward. Aust J Physiother 2004; 50 (4):249-51.

Mathias S, Nayak US, Isaacs B. Balance in elderly patients: the "get-up and go" test. Arch Phys Med Rehabil 1986; 67 (6):387-9.

Montes J, Cheng B, Diamond B et al. The Timed Up and Go test: predicting falls in ALS. Amyotroph Lateral Scler 2007; 8 (5):292-5.

Morris R, Harwood RH, Baker R et al. A comparison of different balance tests in the prediction of falls in older women with vertebral fractures: a cohort study. Age Ageing 2007; 36 (1):78-83.

Morris S, Morris ME, Iansek R. Reliability of measurements obtained with the Timed "Up & Go" test in people with Parkinson disease. Phys Ther 2001; 81 (2):810-8.

Neuls PD, Clark TL, Van Heuklon NC, Proctor JE, Kilker BJ, Bieber ME, Donlan AV, Carr-Jules SA, Neidel WH, Newton RA. Usefulness of the Berg Balance Scale to predict falls in the elderly. J Geriatr Phys Ther 2011; 34 (1):3-10.

Nordin E, Rosendahl E, Lundin-Olsson L. Timed "Up & Go" test: reliability in older people dependent in activities of daily living--focus on cognitive state. Phys Ther 2006; 86 (5):646-55.

Podsiadlo D, Richardson S. The timed "Up & Go": a test of basic functional mobility for frail elderly persons. J Am Geriatr Soc 1991; 39 (2):142-8.

Raiche M, Hebert R, Prince F, Corriveau H. Screening older adults at risk of falling with the Tinetti balance scale. Lancet 2000; 356 (9234):1001-2.

Rockwood K, Awalt E, Carver D et al. Feasibility and measurement properties of the functional reach and the timed up and go tests in the Canadian study of health and aging. J Gerontol A Biol Sci Med Sci 2000; 55 (2):M70-3.

Schoppen T, Boonstra A, Groothoff JW et al. The Timed "up and go" test: reliability and validity in persons with unilateral lower limb amputation. Arch Phys Med Rehabil 1999; 80 (7):825-8.

Shumway-Cook A, Brauer S, Woollacott M. Predicting the probability for falls in community-dwelling older adults using the Timed Up & Go Test. Phys Ther 2000; 80 (9):896-903.

Steffen TM, Hacker TA, Mollinger L. Age- and gender-related test performance in community-dwelling elderly people: Six-Minute Walk Test, Berg Balance Scale, Timed Up & Go Test, and gait speeds. Phys Ther 2002; 82 (2):128-37.

Thomas JI, Lane JV. A pilot study to explore the predictive validity of 4 measures of falls risk in frail elderly patients. Arch Phys Med Rehabil 2005; 86 (8):1636-40.

Thrane G, Joakimsen RM, Thornquist E. The association between timed up and go test and history of falls: the Tromso study. BMC Geriatr 2007; 7:1.

Tinetti ME, Speechley M, Ginter SF. Risk factors for falls among elderly persons living in the community. N Engl J Med 1988; 319 (26):1701-7.

van Hedel HJ, Wirz M, Dietz V. Assessing walking ability in subjects with spinal cord injury: validity and reliability of 3 walking tests. Arch Phys Med Rehabil 2005; 86 (2):190-6.

van Iersel MB, Munneke M, Esselink RA et al. Gait velocity and the Timed-Up-and-Go test were sensitive to changes in mobility in frail elderly patients. J Clin Epidemiol 2008; 61 (2):186-91.

Wall JC, Bell C, Campbell S et al. The Timed Get-up-and-Go test revisited: measurement of the component tasks. J Rehabil Res Dev 2000; 37 (1):109-13.

Whitney SL, Marchetti GF, Schade A et al. The sensitivity and specificity of the Timed "Up & Go" and the Dynamic Gait Index for self-reported falls in persons with vestibular disorders. J Vestib Res 2004; 14 (5):397-409.

Williams EN, Carroll SG, Reddihough DS et al. Investigation of the timed 'up & go' test in children. Dev Med Child Neurol 2005; 47 (8):518-24.

Gehgeschwindigkeit/ Gehtests mit Zeitnahme

Hintergrund

Gemessen wird je nach Test die Zeit, die benötigt wird, eine definierte Strecke zu gehen (z.B. 10m-Gehtest) oder die Strecke, die während einer definierten Zeit zurückgelegt wird (z.B. 6min-Gehtest). Es bestehen Tests für kürzere und längere Strecken/ Zeitabschnitte. Aus den Angaben lässt sich die Gehgeschwindigkeit berechnen.

Gehtests mit Zeitnahme wurden ursprünglich für die kardio-pulmonale Rehabilitation entwickelt. Sie haben sich inzwischen in vielen Fachbereichen wie z.B. der neurologischen Rehabilitation etabliert.

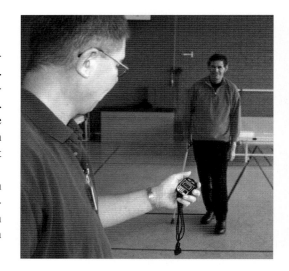

ICF-Klassifikation

Körperfunktionen	b455 Funktionen der Kardiorespiratorischen Belastbarkeit b770 Funktionen der Bewegungsmuster beim Gehen
Aktivitäten	d450 Gehen

Praktikabilität

Patientengruppe
Gehtests werden generell bei Patienten mit Beeinträchtigung des Gehens angewendet. Mit Gehtests über längere Distanzen kann zudem indirekt die kardio-pulmonale Leistungsfähigkeit beurteilt werden.
Da Gehtests nicht für eine spezifische Patientengruppe gelten, müssen Reliabilität, Validität und Responsivität für jede Entität gesondert betrachtet werden.

Zeitaufwand
wenige Minuten

Kosten
Kosten einer Stoppuhr

Ausbildung
30 Minuten

Praktische Durchführung
Der Patient wird aufgefordert, über eine definierte Strecke oder während einer definierten Zeit zu gehen. Gemessen werden die dafür notwendige Zeit bzw. Strecke und allenfalls die verwendeten Gehhilfen. Vor der Durchführung muss festgelegt werden, ob der Patient in seinem bevorzugten oder maximalen Tempo, mit oder ohne Gehhilfen, Schienen oder Hilfspersonen geht sowie ob er bereits vor der eigentlichen Startlinie zu gehen beginnt (fliegender Start) und weiter als die eigentliche Stopplinie geht. Letzteres dient dazu, Anlauf- und Anhalte-Verzögerungen von der Messung auszuschliessen. Bei Patienten nach Schlaganfall spielte es keine Rolle, ob ein kurzer Test über 5, 8 oder 10m durchgeführt wurde (Ng et al. 2012). Bei längeren Tests wie z.B. beim 6min-Gehtest hatte die Länge der Teststrecke einen Einfluss auf die zurückgelegte Strecke. Dies zeigte sich bei Patienten mit Querschnittlähmung (Scivoletto et al. 2011). Patienten, die an einer kardialen Rehabilitation teilnahmen, legten beim 6min-Gehtest auf einem Laufband eine kürzere Strecke zurück, als beim normalen Gehen (Lenssen et al. 2010). Eine zusammenfassende Studie zeigte, dass die Methode der Durchführung der Gehtests einen Einfluss auf das Ergebnis hat (Graham et al. 2008). Dies sollte dann beachtet werden, wenn Daten von verschiedenen Erhebungsorten miteinander verglichen werden sollen.

Format
Funktionelle Leistung

Skalierung
Zeit in Sekunden oder Strecke in Metern bzw. die daraus errechnete Gehgeschwindigkeit, Beschreibung der Gehhilfen

Subskalen
Die Tests können verschieden durchgeführt und entsprechend gesondert betrachtet werden (z.B. mit selbst gewähltem oder maximalem Gehtempo)

Reliabilität (Zuverlässigkeit)

Die Intertester-Reliabilität der 6-Minuten- und 10-Meter-Gehtests bei Patienten mit *Halbseitenlähmung nach Schlaganfall* zeigt in der Regel hohe Werte, wie z.B. in der Studie von Flansbjer et al., die 50 Patienten mit selbst gewähltem und maximalem Tempo testeten und einen ICC von 0.94-0.97 erhielten (Flansbjer et al. 2005). Eine ebenso hohe Reliabilität zeigte eine weitere Studie (0.95-0.99) (Green et al. 2002).
Die Übereinstimmung von zwei 6min-Gehtests, die innerhalb von 10 Tagen mit 23 Patienten nach *Hirnverletzung* gemessen wurde, war ausgezeichnet (ICC=0.94) (Mossberg 2003).
Auch bei Patienten mit *Querschnittlähmung* zeigten sich hohe Werte für die Reliabilität (ICC>0.95) (Scivoletto et al. 2011; van Hedel et al. 2005).
Bei Patienten mit *Multipler Sklerose* zeigten sich leicht tiefere Werte, die jedoch immer noch gut sind (ICC >0.8) (Paltamaa et al. 2005).
Im ähnlichen Bereich sind die Werte bei Patienten mit *Morbus Parkinson* (ICC 0.81-0.87) (Lim et al. 2005).
Bei Erwachsenen mit *Cerebralparese* zeigte sich bei wiederholter Messung des 6-Minuten-Gehtests ein Übungseffekt, weshalb die Autoren empfehlen, einen Test zum Üben durchzuführen (Andersson et al. 2006).
Für Patienten mit *Postpolio-Syndrom* zeigte sich eine gute Wiederholbarkeit beim 2-Minuten-Gehtest (ICC 0.94-0.97) (Horemans et al. 2004).
Bei einer Studie, die Patienten mit *M. Alzheimer* einschloss, zeigten sich für alle 51 Patienten aber auch für die beiden nach Schweregrad unterteilten Untergruppen gute Werte für die

Test-Retest-Reliabilität (ICC≥0.973). Die Autoren erwähnen aber, dass bei einzelnen Studienteilnehmern grosse Variabilität zwischen den Tests beobachtet wurde (Ries et al. 2009).

Validität (Gültigkeit)

Bei älteren Patienten ohne neurologische Erkrankung wird die Gehgeschwindigkeit reduziert durch: kleine Körpergrösse, hohes Alter, höheres Körpergewicht, weibliches Geschlecht, beeinträchtigte Wahrnehmung, kurzer Korridor (mehrere Drehungen), Atembeschwerden, Herzkrankheit (Bohannon 2008; Enright 2003). Weiter gilt zu beachten, dass bei wiederholter Anwendung Lerneffekte teilweise ein besseres Resultat bestimmen (Wu et al. 2003).

Eine Untersuchung mit 46 Patienten mit *verschiedenen neurologischen Gesundheitsstörungen* zeigte, dass die Gehgeschwindigkeit gemessen über 10 Meter, die Gehdistanz über 2 Minuten, und der Rivermead Mobility Index (RMI) miteinander korrelierten, was ein Hinweis ist, dass die Instrumente das gleiche Konstrukt, nämlich die Gehfähigkeit, messen. Die gemessene Gehgeschwindigkeit vermochte langsame von schnellen und Patienten mit Störungen der Sensibilität von solchen ohne zu unterscheiden. Zudem war man in der Lage, die Notwendigkeit von Gehhilfen zu bestimmen (Rossier et al. 2001).

Perry et al. (1995) konnten die Alltagsgehfähigkeit von Patienten mit Hemiparese nach Schlaganfall auf der Basis der Gehgeschwindigkeit klassifizieren. Patienten, die nur zu Hause gingen, hatten eine Gehgeschwindigkeit von <0.4m/s, Patienten, die draussen mit Einschränkungen gehen konnten, eine solche von 0.4-0.8m/s und überall uneingeschränkt Gehfähige gingen mit einem Tempo von >0.8m/s. Bei 37 Patienten fanden Fulk et al. (2008) einen Zusammenhang zwischen dem 6min-Gehtest und dem 10m-Test (r=0.89) und den Teilbereichen Gehen (r=0.69) und Motorik (r=0.52) der Functional Independence Measure FIM (Fulk et al. 2008). Die Studie von Roth et al. (1997) zeigte, dass die Gehgeschwindigkeit (über 15m gemessen, n=25) mit 16 zeitlichen Gangparametern zusammenhing. Keinen Zusammenhang fanden die Autoren zwischen Gehgeschwindigkeit und Gang-Asymmetrie sowie den prozentualen Anteilen der Stand- und Schwungphase des paretischen Beins am Schrittzyklus (Roth et al. 1997). Die bei 50 Patienten gemessene Gehgeschwindigkeit innerhalb der ersten 8 Tage nach Schlaganfall, zeigte eine Aussagekraft über die Notwendigkeit einer anschliessenden Rehabilitation oder direkten Entlassung nach Hause (Salbach et al. 2001). Die Studie von Goldie et al. (1999) zeigte bei Patienten mit Hemiparese nach akutem Schlaganfall (n=42), dass sich die Gehgeschwindigkeit während der Erstrehabilitation unterschiedlich stark veränderte. Die zu Beginn gemessene Gehgeschwindigkeit korrelierte nur moderat mit der zu Ende der Rehabilitation erreichten Geschwindigkeit (r=0.62) (Goldie et al. 1999). Ein Vergleich zwischen der Gehgeschwindigkeit in der Klinik und im Aussenbereich bei Patienten mit Halbseitenlähmung nach Schlaganfall (n=28) stellten Taylor et al. (2006) in ihrer Studie an. Die Autoren stellten fest, dass ein Test in der Klinik die Gehgeschwindigkeit draussen bei den Patienten vorhersagen kann, die 0.8m/s oder schneller gehen. Patienten mit langsamerem Gehtempo gingen in der Klinik schneller (Taylor et al. 2006). Eine jüngere Studie zum gleichen Thema fand, dass Patienten mit langsamem Gehtempo (<0.8m/s) im Innen- und Aussenbereich gleich schnell gehen. Patienten mit einem Gehtempo >0.8m/s gingen draussen schneller als beim Test in der Klinik (Carvalho et al. 2010). Zwei Studien, die Patienten im chronischen Stadium einer Halbseitenlähmung nach Schlaganfall einschlossen, zeigten, dass die Gehgeschwindigkeit einen grossen Zusammenhang hatte mit der Alltagsgehfähigkeit. Die Geschwindigkeit war jedoch nur eines von mehreren Kriterien, ob ein Patient sich auch draussen gehend fortbewegte. Weitere

Kriterien waren z.B. Gleichgewicht, Kraft oder der Gebrauch eines Gehhilfsmittels (Fulk et al. 2010; van de Port et al. 2008). Eine kanadische Studie hat einen Zusammenhang zwischen Muskelkraft und Gehgeschwindigkeit auf ebenem Boden und beim Treppensteigen gezeigt (Kim et al. 2003). Eingeschlossen wurden 20 Patienten im Mittel 4 Jahre nach Schlaganfall, die ohne Hilfsmittel gehfähig waren.

Bei 10 Patienten mit traumatischer *Hirnverletzung* zeigte der Vergleich der maximalen und selbst gewählten Gehgeschwindigkeit in der Klinik und in einem Einkaufszentrum eine schlechte Korrelation (ICC=−0.24 bis 0.63). Die Patienten konnten in der Klinik schneller gehen. Am ähnlichsten war die selbst gewählte Gehgeschwindigkeit (Moseley et al. 2004).

Die bei Patienten nach Hirnverletzung mit einer Stoppuhr gemessene Gehgeschwindigkeit stimmte hoch überein mit derjenigen, die mit Infrarot-Lichtschranken gemessen wurde (ICC=0.998) (van Loo et al. 2003).

Bei Patienten mit *inkompletter Querschnittlähmung* (n=75) zeigte sich eine Übereinstimmung der Gehgeschwindigkeit (10m), der 6min-Gehdistanz und des Walking Index for Spinal Cord Injury (WISCI) zwischen r=0.6 bis 0.95 (van Hedel et al. 2005). Die Autoren schliessen daraus, dass die Tests das Gehen messen und somit die Validität gegeben ist.

Bei Patienten mit *Multipler Sklerose* (n=40) wurde der 6min-Gehtest mit der Multiple Sclerosis Walking Scale (MSWS) verglichen. Es zeigte sich eine hohe Übereinstimmung (r=0.81). Die 6min-Gehdistanz hatte auch einen Zusammenhang mit dem Schweregrad sowie der subjektiven Müdigkeit der Patienten (Goldman et al. 2008). Eine weitere Studie mit Patienten mit MS (n=30) zeigte einen Zusammenhang der 6min-Gehdistanz mit Alltagsfunktionen (gemessen mit dem Barthel Index), der subjektiven Müdigkeit (Fatigue Severity Scale) und dem Ruhepuls (Savci et al. 2005).

Kempen et al. (2011) zeigten in ihrer Studie, dass die Gehgeschwindigkeit gemessen mit dem 10m-Gehtest mit der Fähigkeit im Alltag draussen zu gehen (gemessen mit Modified Functional Walking Categories) zusammenhing.

Yang et al. (2008) untersuchten in ihrer Studie mit Patienten in einem frühen Stadium des *Morbus Parkinson* (n=18) den Zusammenhang zwischen Gehgeschwindigkeit und dynamischer Balance (gemessen mit Balance Master) sowie weiteren Gangparametern (gemessen mit Gait Rite). Die Autoren fanden Zusammenhänge zwischen Gehgeschwindigkeit und Balance v.a. in anteriore Richtung sowie mit der Schrittlänge (Yang et al. 2008).

Die Studie von Horemans et al. (2005) untersuchte bei Patienten mit *Postpoliomyelitis Syndrom* (n=24) den Zusammenhang der in der Klinik gemessenen und der im Alltag angewendeten Gehgeschwindigkeit. Die beiden Werte hingen signifikant zusammen (r=0.55) (Horemans et al. 2005).

Responsivität (Empfindlichkeit)

Die selbstgewählte Gehgeschwindigkeit gemessen über eine Strecke von 5m bei 50 Patienten mit *Hemiparese nach Schlaganfall* zeigte im Vergleich zum 10m-Gehtest, Barthel Index, Berg Balance Scale und Stroke Rehabilitation Assessment of Movement (STREAM) die höchste Responsivität (Salbach et al. 2001). Die Studie von Kosak et al. 2005 fand, dass der 12min-Gehtest im Vergleich zu 2- und 6min-Gehtest am empfindlichsten war, Veränderungen abzubilden (Kosak et al. 2005). Die Schlussfolgerung einer Studie mit 37 Patienten in der Rehabilitation war, dass mit dem 6min-Gehtest Distanzen ab 54.1m als Unterschied gewertet werden können (minimal detectable change) (Flansbjer et al. 2005). Die Autorengruppe rund um Fulk untersuchte, wie gross ein Unterschied in der Gehfähigkeit von Patienten im subakuten Stadium sein musste, damit er als klinisch wichtig eingestuft wurde

(Minimal clinically important difference-MCID). Als Referenztest verwendeten sie die Einschätzung der Veränderungen der Gehfähigkeit durch die Patienten selbst und durch ihre betreuenden Physiotherapeuten mittels einer 15 Punkte umfassenden Beurteilung (Global Rating of change). Sie kamen zum Schluss, dass Veränderungen der Gehgeschwindigkeit von 0.175m/s bzw. 0.190m/s mit der von Patienten bzw. Physiotherapeuten empfundenen Veränderung der Gehfähigkeit korrespondierten (Fulk et al. 2011). Ebenfalls den klinisch bedeutsamen Unterschied bei 283 Patienten mit subakutem Schlaganfall untersuchten Tilson et al. (2010). Als Ankerpunkt verwendeten die Autoren die Modified Rankin Scale (MRS). Eine Veränderung um einen Punkt auf der MRS wurde als klinisch relevante Veränderung festgelegt. Während sich die Patienten um diesen einen Punkt verbesserten, wuchs ihre Gehgeschwindigkeit um 0.16m/s. Eine weitere Studie mit 64 Patienten untersuchte, ob sich eine Verbesserung der Gehfähigkeits-Kategorie nach Perry (1995) mit einer Verbesserungen im Stroke Impact Scale (SIS) einherging. Die Kategorien nach Perry basieren auf der Gehgeschwindigkeit: nur im Innenbereich gehfähig: <0.4m/s, draussen gehfähig mit Einschränkungen: 0.4 bis 0.8m/s und voll gehfähig >0.8m/s. Die Resultate zeigen, dass Erhöhungen der Gehgeschwindigkeit über die Kategorie-Grenzen hinweg mit Verbesserungen im SIS korrelierten (Schmid et al. 2007).

Eine Untersuchung mit 63 Patienten mit *Multipler Sklerose* in stabilem Krankheitszustand zeigte, dass die Messfehler in einem 25Fuss-Gehtest (entspricht 7.62m) kleiner als 20% der benötigten Zeit waren. Die Autoren schliessen daraus, dass Änderungen in der benötigten Zeit von ≥20% als wahre Veränderungen betrachtet werden können (das gleiche Resultat gilt auch für den Nine-hole Peg Test, den die Autoren in gleicher Weise untersuchten) (Schwid et al. 2002). Eine jüngere Untersuchung versuchte die Veränderung der Gehgeschwindigkeit zu definieren, die mit einer Veränderung in der Expanded Disability Status Scale (EDSS) oder den Modified Functional Walking Categories (MFWC) einherging. Für die Studie wurden 156 Patienten während 6 Jahren wiederholt gemessen. Weil sich die Gehgeschwindigkeit nur wenig veränderte, konnten die Autoren diesen Unterschied nicht festmachen (Kempen et al. 2011).

Bei Patienten im ersten Jahr nach *Querschnittlähmung* zeigte sich, dass Tests mit Zeitnahme (10m und 6min) auch dann noch Veränderungen erfassen konnten, wenn der Walking Index for Spinal Cord Injury (WISCI) stabile Werte anzeigte. Diese stabile Phase war für den WISCI nach 3 Monaten, für die Tests mit Zeitnahme nach 6 Monaten erreicht (van Hedel et al. 2006).

Bei Patienten mit *Morbus Parkinson* zeigte sich, dass 0.19m/s die kleinste messbare Veränderung der Gehgeschwindigkeit war (Lim et al. 2005).

Eine Differenz von 15% der selbst gewählten- (2min) oder maximalen Gehgeschwindigkeit über 75m gilt als kleinstmögliche, messbare Veränderung bei Patienten mit *Postpolio Syndrom* (Horemans et al. 2004).

In zwei Gruppen von Patienten mit unterschiedlich ausgeprägten Symptomen des *M. Alzheimer* wurde der minimal messbare Unterschied (minimal detectable change MDC), der im 6min-Gehtest zurückgelegten Strecke und der Gehgeschwindigkeit, gemessen mit einem kürzeren Test, untersucht. Die MDC im 90%-Konfidenzintervall betrugen für den 6min-Gehtest 33.5m und für die Gehgeschwindigkeit 9.4cm/s (Ries et al. 2009).

Beurteilung

Diagnostik/ Befund	**empfohlen**
Ergebnis/ Verlauf	**empfohlen**
Prognose	**empfohlen**

Kommentar

Smith et al. 1999 stellten in ihrer Studie fest, dass nach einem *Schlaganfall mit Halbseitenlähmung* das Gehen einer der letzten Meilensteine darstellt (nach Sitzen und Stehen) (Smith et al. 1999). Dean et al. 2001 untersuchten die selbst gewählte Gehgeschwindigkeit während des 10m- und 6min-Gehtests. Die Autoren fanden ein schnelleres Gehtempo beim 10m-Test (Dean et al. 2001). Kein Unterschied zwischen einem kürzeren (15m) und einem längeren (6min) fand Dobkin 2006 in einer Stichprobe von Patienten, deren Schlaganfall längere Zeit zurück lag (Dobkin 2006). Tang et al. 2006 (Tang et al. 2006) und Eng et al. (2002) fanden in ihren Studien, dass die 6min-Gehdistanz nicht durch kardiovaskuläre, sondern durch Folgen des Schlaganfalls limitiert ist. Patterson et al. schliesslich fanden, dass kurze Gehtests limitiert sind durch Balance, kardiorespiratorische Fitness und Muskelkraft, lange Gehtests mit selbst gewähltem Tempo durch Balance und mit maximalem Tempo durchgeführt, durch kardiovaskuläre Faktoren (Patterson et al. 2007).
Bei Patienten mit inkompletter *Querschnittlähmung* zeigte sich kein Unterschied im Gehtempo während des 10m- und des 6min-Gehtests (van Hedel et al. 2007). Zum gleichen Resultat kamen Barbeau et al. 2007 (Barbeau et al. 2007).
Die Studie von Godman et al. 2007 zeigte, dass bei Patienten mit *Multipler Sklerose* bei wiederholter Testung des 6min-Tests kein Lerneffekt und keine Ermüdung auftraten (Goldman et al. 2008).
Einen deutlichen Unterschied zwischen kurzer (8m) und langer (6min) Testung fand sich bei Patienten mit *Morbus Parkinson*. Diese erreichten über die kurze Strecke annähernd normale Werte, konnten dieses Tempo über eine längere Distanz jedoch nicht aufrechterhalten (Canning et al. 2006).

Die Gehgeschwindigkeit von Gesunden ist abhängig von Alter, Geschlecht und Muskelkraft. Das selbst gewählte Tempo liegt zwischen 4.5 und 5.3km/h, das maximale Gehtempo zwischen 6.3 und 9.11km/h (Bohannon 1997).

Literatur

Literatursuche PubMed; 02/2012
Autor: Markus Wirz

Andersson C, Asztalos L, Mattsson E. Six-minute walk test in adults with cerebral palsy. A study of reliability. Clin Rehabil 2006; 20 (6):488-95.

Barbeau H, Elashoff R, Deforge D, Ditunno J, Saulino M, Dobkin BH. Comparison of speeds used for the 15.2-meter and 6-minute walks over the year after an incomplete spinal cord injury: the SCILT Trial. Neurorehabil Neural Repair 2007; 21 (4):302-6.

Bohannon RW. Comfortable and maximum walking speed of adults aged 20-79 years: reference values and determinants. Age Ageing 1997; 26 (1):15-9.

Bohannon RW. Population representative gait speed and its determinants. J Geriatr Phys Ther 2008; 31 (2):49-52.

Canning CG, Ada L, Johnson JJ, McWhirter S. Walking capacity in mild to moderate Parkinson's disease. Arch Phys Med Rehabil 2006; 87 (3):371-5.

Carvalho C, Sunnerhagen KS, Willen C. Walking speed and distance in different environments of subjects in the later stage post-stroke. Physiother Theory Pract 2010; 26 (8):519-27.

Dean CM, Richards CL, Malouin F. Walking speed over 10 metres overestimates locomotor capacity after stroke. Clin Rehabil 2001; 15 (4):415-21.

Dobkin BH. Short-distance walking speed and timed walking distance: redundant measures for clinical trials? Neurology 2006; 66 (4):584-6.

Enright PL. The six-minute walk test. Respir Care 2003; 48 (8):783-5.

Flansbjer UB, Holmback AM, Downham D, Patten C, Lexell J. Reliability of gait performance tests in men and women with hemiparesis after stroke. J Rehabil Med 2005; 37 (2):75-82.

Fulk GD, Echternach JL, Nof L, O'Sullivan S. Clinometric properties of the six-minute walk test in individuals undergoing rehabilitation poststroke. Physiother Theory Pract 2008; 24 (3):195-204.

Fulk GD, Ludwig M, Dunning K, Golden S, Boyne P, West T. Estimating clinically important change in gait speed in people with stroke undergoing outpatient rehabilitation. J Neurol Phys Ther 2011; 35 (2):82-9.

Fulk GD, Reynolds C, Mondal S, Deutsch JE. Predicting home and community walking activity in people with stroke. Arch Phys Med Rehabil 2010; 91 (10):1582-6.

Goldie PA, Matyas TA, Kinsella GJ, Galea MP, Evans OM, Bach TM. Prediction of gait velocity in ambulatory stroke patients during rehabilitation. Arch Phys Med Rehabil 1999; 80 (4):415-20.

Goldman MD, Marrie RA, Cohen JA. Evaluation of the six-minute walk in multiple sclerosis subjects and healthy controls. Mult Scler 2008; 14 (3):383-90.

Graham JE, Ostir GV, Kuo YF, Fisher SR, Ottenbacher KJ. Relationship between test methodology and mean velocity in timed walk tests: a review. Arch Phys Med Rehabil 2008; 89 (5):865-72.

Green J, Forster A, Young J. Reliability of gait speed measured by a timed walking test in patients one year after stroke. Clin Rehabil 2002; 16 (3):306-14.

Horemans HL, Beelen A, Nollet F, Lankhorst GJ. Reproducibility of walking at self-preferred and maximal speed in patients with postpoliomyelitis syndrome. Arch Phys Med Rehabil 2004; 85 (12):1929-32.

Horemans HL, Bussmann JB, Beelen A, Stam HJ, Nollet F. Walking in postpoliomyelitis syndrome: the relationships between time-scored tests, walking in daily life and perceived mobility problems. J Rehabil Med 2005; 37 (3):142-6.

Kempen JC, de Groot V, Knol DL, Polman CH, Lankhorst GJ, Beckerman H. Community walking can be assessed using a 10-metre timed walk test. Mult Scler 2011; 17 (8):980-90.

Kosak M, Smith T. Comparison of the 2-, 6-, and 12-minute walk tests in patients with stroke. J Rehabil Res Dev 2005; 42 (1):103-7.

Lenssen AF, Wijnen LC, Vankan DG, Van Eck BH, Berghmans DP, Roox GM. Six-minute walking test done in a hallway or on a treadmill: how close do the two methods agree? Eur J Cardiovasc Prev Rehabil 2010; 17 (6):713-7.

Lim LI, van Wegen EE, de Goede CJ, Jones D, Rochester L, Hetherington V, Nieuwboer A, Willems AM, Kwakkel G. Measuring gait and gait-related activities in Parkinson's patients own home environment: a reliability, responsiveness and feasibility study. Parkinsonism Relat Disord 2005; 11 (1):19-24.

Moseley AM, Lanzarone S, Bosman JM, van Loo MA, de Bie RA, Hassett L, Caplan B. Ecological validity of walking speed assessment after traumatic brain injury: a pilot study. J Head Trauma Rehabil 2004; 19 (4):341-8.

Mossberg KA. Reliability of a timed walk test in persons with acquired brain injury. Am J Phys Med Rehabil 2003; 82 (5):385-90; quiz 91-2.

Ng SS, Ng PC, Lee CY, Ng ES, Tong MH. Walkway lengths for measuring walking speed in stroke rehabilitation. J Rehabil Med 2012; 44 (1):43-6.

Paltamaa J, West H, Sarasoja T, Wikstrom J, Malkia E. Reliability of physical functioning measures in ambulatory subjects with MS. Physiother Res Int 2005; 10 (2):93-109.

Patterson SL, Forrester LW, Rodgers MM, Ryan AS, Ivey FM, Sorkin JD, Macko RF. Determinants of walking function after stroke: differences by deficit severity. Arch Phys Med Rehabil 2007; 88 (1):115-9.

Perry J, Garrett M, Gronley JK, Mulroy SJ. Classification of walking handicap in the stroke population. Stroke 1995; 26 (6):982-9.

Ries JD, Echternach JL, Nof L, Gagnon Blodgett M. Test-retest reliability and minimal detectable change scores for the timed "up & go" test, the six-minute walk test, and gait speed in people with Alzheimer disease. Phys Ther 2009; 89 (6):569-79.

Rossier P, Wade DT. Validity and reliability comparison of 4 mobility measures in patients presenting with neurologic impairment. Arch Phys Med Rehabil 2001; 82 (1):9-13.

Roth EJ, Merbitz C, Mroczek K, Dugan SA, Suh WW. Hemiplegic gait. Relationships between walking speed and other temporal parameters. Am J Phys Med Rehabil 1997; 76 (2):128-33.

Salbach NM, Mayo NE, Higgins J, Ahmed S, Finch LE, Richards CL. Responsiveness and predictability of gait speed and other disability measures in acute stroke. Arch Phys Med Rehabil 2001; 82 (9):1204-12.

Savci S, Inal-Ince D, Arikan H, Guclu-Gunduz A, Cetisli-Korkmaz N, Armutlu K, Karabudak R. Six-minute walk distance as a measure of functional exercise capacity in multiple sclerosis. Disabil Rehabil 2005; 27 (22):1365-71.

Schmid A, Duncan PW, Studenski S, Lai SM, Richards L, Perera S, Wu SS. Improvements in speed-based gait classifications are meaningful. Stroke 2007; 38 (7):2096-100.

Schwid SR, Goodman AD, McDermott MP, Bever CF, Cook SD. Quantitative functional measures in MS: what is a reliable change? Neurology 2002; 58 (8):1294-6.

Scivoletto G, Tamburella F, Laurenza L, Foti C, Ditunno JF, Molinari M. Validity and reliability of the 10-m walk test and the 6-min walk test in spinal cord injury patients. Spinal Cord 2011; 49 (6):736-40.

Smith MT, Baer GD. Achievement of simple mobility milestones after stroke. Arch Phys Med Rehabil 1999; 80 (4):442-7.

Tang A, Sibley KM, Bayley MT, McIlroy WE, Brooks D. Do functional walk tests reflect cardiorespiratory fitness in sub-acute stroke? J Neuroeng Rehabil 2006; 3:23.

Taylor D, Stretton CM, Mudge S, Garrett N. Does clinic-measured gait speed differ from gait speed measured in the community in people with stroke? Clin Rehabil 2006; 20 (5):438-44.

Tilson JK, Sullivan KJ, Cen SY, Rose DK, Koradia CH, Azen SP, Duncan PW. Meaningful gait speed improvement during the first 60 days poststroke: minimal clinically important difference. Phys Ther 2010; 90 (2):196-208.

van de Port IG, Kwakkel G, Lindeman E. Community ambulation in patients with chronic stroke: how is it related to gait speed? J Rehabil Med 2008; 40 (1):23-7.

van Hedel HJ, Dietz V, Curt A. Assessment of walking speed and distance in subjects with an incomplete spinal cord injury. Neurorehabil Neural Repair 2007; 21 (4):295-301.

van Hedel HJ, Wirz M, Curt A. Improving walking assessment in subjects with an incomplete spinal cord injury: responsiveness. Spinal Cord 2006; 44 (6):352-6.

van Hedel HJ, Wirz M, Dietz V. Assessing walking ability in subjects with spinal cord injury: validity and reliability of 3 walking tests. Arch Phys Med Rehabil 2005; 86 (2):190-6.

van Loo MA, Moseley AM, Bosman JM, de Bie RA, Hassett L. Inter-rater reliability and concurrent validity of walking speed measurement after traumatic brain injury. Clin Rehabil 2003; 17 (7):775-9.

Wu G, Sanderson B, Bittner V. The 6-minute walk test: how important is the learning effect? Am Heart J 2003; 146 (1):129-33.

Yang YR, Lee YY, Cheng SJ, Lin PY, Wang RY. Relationships between gait and dynamic balance in early Parkinson's disease. Gait Posture 2008; 27 (4):611-5.

Gehfähigkeit:
Functional Ambulation Categories (FAC)

Hintergrund

Die Functional Ambulation Categories FAC werden schon seit längerer Zeit in der englischsprachigen Literatur als einfacher Gehtest beschrieben (Holden et al. 1986,; Collen et al. 1990). Die Gehfähigkeit wird mit diesem Test anhand des Ausmasses der Hilfestellung beim Gehen beschrieben.

Mit einer einfachen Skalierung wird der aktuelle Mobilitätszustand des Patienten eingeteilt. Diese Kategorien beschreiben relevante „Meilensteine" der Mobilität.

Neben einer häufigen Anwendung im Alltag, wird dieser Test sehr häufig in klinischen Studien mit Schlaganfall Patienten verwendet.

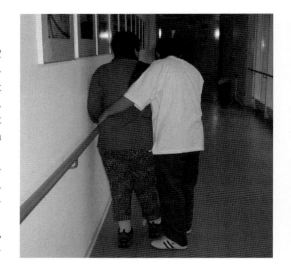

ICF-Klassifikation

Aktivitäten

d450 Gehen

Praktikabilität

Patientengruppe
Patienten mit Hemiplegie / MS (Holden 1986)
Alle neurologischen Patienten

Zeitaufwand
1 Minute

Kosten
Keine

Ausbildung
Keine

Praktische Durchführung
Die Gehfähigkeit des Patienten wird im Alltag/ während der Behandlung beobachtet und anhand einer 6-stufigen Skala (0-5) bewertet. Es wird keine Bewertung der benötigten Hilfsmittel gemacht.

Format
Funktionelle Leistung

Skalierung
Ordinalskala (0-5 Punkte)

Subskalen
Keine

Reliabilität (Zuverlässigkeit)

Mehrholz (2007) beschreibt die Inter- bzw. Intratester-Reliabilität der englischen Originalversion mit Kappa-Werten von 0.950 und 0.905 als exzellent – die deutsche Version wird von ihm mit Werten von 0.950, bzw. 0.910 ebenfalls als exzellent bewertet.

Validität (Gültigkeit)

Die konkurrente Validität des Assessments wird von Mehrholz für die Originalversion im Vergleich mit dem Rivermead Mobility Index (RMI), dem 6-Minuten-Gehtest, der Gehgeschwindigkeit und der Schrittlänge als signifikant bezeichnet, (RMI: p=0.841, p<0.001; 6-Minuten-Gehtest: p=0.795, p<0.001, Gehgeschwindigkeit p=0.767, p<0.001 und Schrittlänge p=0.805, p<0.001).
Auch die deutsche Version zeigte sehr hohe Korrelationen von Gehgeschwindigkeit und Schrittlänge (p=0.952), bzw. Gangkapazität (Meter in 6 Minuten) von p=0.949 (Mehrholz 2007)

Responsivität (Empfindlichkeit)

Die Responsivität wird von Mehrholz (2007) ebenfalls als gut bezeichnet: so zeigt die Veränderung der FAC innerhalb der durchgeführten Studie eine Empfindlichkeit für Veränderung der Mobilitätsparameter zwischen den ersten Wochen und 6 Monaten nach dem Ereignis.

Beurteilung

Diagnostik/ Befund	**empfohlen**[1]
Ergebnis/ Verlauf	**empfohlen**[2]
Prognose	**nicht empfohlen**

Kommentar

1) Der Test dient der globalen Einschätzung der Gehfähigkeit eines Patienten. Er liefert aber keine detaillierten Informationen.
2) Für den Verlauf kann der Test kleine Veränderungen nicht darstellen. Um kleinere Veränderungen darzustellen, kann zusätzlich z.B. der TUG oder ein Timed Walking Test eingesetzt werden.

Obwohl das Assessment seit Jahren in vielen klinischen Studien als Outcome-Instrument verwendet wurde, können die FAC erst seit den Arbeiten von Mehrholz et al. (2007a; 2007b) ohne Vorbehalt empfohlen werden. Er gilt seither als prädiktiv valide und ausreichend empfindlich, um grössere Veränderungen darzustellen.

Der Grund für die weite Verbreitung liegt vermutlich in der (sehr) einfachen und schnellen Durchführbarkeit und den für Patienten durchaus relevanten Einteilungen der Gehfähigkeit, welche in vielen Fällen entscheidend für eine Heimkehr in das gewohnte häusliche Umfeld ist.

Allgemeine Erfahrungen haben gezeigt, dass Patienten mit einem FAC-Wert von 0 oder 1 nur mit maximaler Hilfestellung in ein häusliches Umfeld integriert werden können.

Ein FAC-Wert von 2 oder 3 führt in vielen Fällen zu einer eingeschränkten Gehfähigkeit, auch mit „nicht-therapeutischen-pflegerischen" Hilfspersonen.

Ein FAC-Wert von 4 oder 5 eröffnet (aus motorischer Sicht) in den meisten Fällen die Chance auf eine Rückkehr in das gewohnte häusliche Umfeld.

Es erscheint sinnvoll, die FAC mit verschiedenen anderen einfachen Messinstrumenten zur Messung der Gehfähigkeit (z.B. einem Timed Walking Test) zu kombinieren, um detailliertere Aussagen zur Gehfähigkeit zu erhalten, bzw. Parameter wie Umweltfaktoren und kognitive Einschränkungen in der Bewertung der Gehfähigkeit mit zu beachten.

Literatur

Literatursuche: PubMed; 11/2011
Autor: Detlef Marks

Holden MK, Gill KM, Magliozzi MR. Gait Assessment for neurologically impaired Patients. Standarts for outcome assessment. Phys Ther. 1986;66(10): 1530-9

Collen MF, Wade DT, Bradshaw CM, Mobility after stroke: Reliability of measures of Impairment and Disablity. Int Disabil Studies. 1990; 12(1):6-9.

Mehrholz J, Wagner K, Rutte K, Meissner D, Pohl M. Predictive validity and responsiveness of the functional ambulation category in hemiparetic patients after stroke. Arch Phys Med Rehabil. 2007;88(10):1314-9.

Mehrholz J, Den Gang zuverlässig beurteilen. pt_Zeitschrift für Physiotherapeuten_59. 2007; 11: 1096-1104.

Manual Functional Ambulation Categories (FAC)

Quelle: Mehrholz, J. Den Gang zuverlässig beurteilen. pt_Zeitschrift für Physiotherapeuten_59. 2007; 11: 1096 -1104.

FAC-Wert	Gehfähigkeit
0	Der Patient kann nicht gehen oder benötigt die Hilfe von 2 oder mehr Therapeuten.
1	Der Patient ist auf dauerhafte Hilfe einer Person angewiesen, welche hilft, das Gewicht zu tragen und das Gleichgewicht zu halten.
2	Der Patient ist auf andauernde oder intermittierende Hilfe einer Person zur Sicherung des Gleichgewichts und der Koordination angewiesen.
3	Der Patient ist auf verbale Unterstützung oder Begleitung einer Person angewiesen, unmittelbare physische Hilfe ist jedoch ausgeschlossen.
4	Der Patient geht selbständig in der Ebene, nur noch geringe Hilfe zum Beispiel beim Treppensteigen oder auf schwierigen Bodenverhältnissen oder Untergrund erforderlich.
5	Der Patient ist in allen Belangen selbständig gehfähig.

Gehen bei Patienten mit Querschnittlähmung: Walking Index for Spinal Cord Injury II (WISCI II)

Hintergrund

Mit Hilfe des Walking Index for Spinal Cord Injury II (WISCI II) kann die Gehfähigkeit von Patienten mit Querschnittlähmung beschrieben und quantifiziert werden. Der WISCI II wurde 2001 publiziert (Dittuno et al. 2001) und ist eine Weiterentwicklung des WISCI, der 2000 (Ditunno et al.) vorgestellt wurde.

Der Index besteht aus einer 21-stufigen, ordinalen Skala. Die Abstufungen der einzelnen Kategorien orientieren sich am Bedarf von Schienen, Gehhilfen und Assistenz (Hilfsperson) für die Bewältigung einer Strecke von 10 Metern.

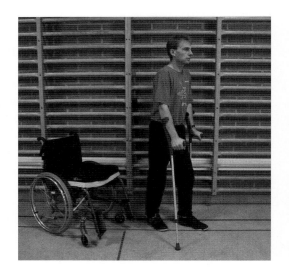

ICF-Klassifikation

Aktivitäten	
Gehen	d450 Gehen
	d4500 Kurze Entfernungen gehen
Kontextfaktoren	
Hilfsmittel	e1201 Hilfsmittel zur persönlichen Mobilität
	e1151 Hilfsmittel im täglichen Leben (Orthesen)
	e340 Persönliche Hilfs- und Pflegepersonen

Praktikabilität

Patientengruppe	*Kosten*
Patienten mit Querschnittlähmung	Keine
Zeitaufwand	*Ausbildung*
5 Minuten	Einführung ca. ½ Stunde

Praktische Durchführung
Mittels Beobachtung des Patienten beim Gehen wird die entsprechende WISCI-Kategorie in einem Formular angekreuzt. Es ist dabei von Bedeutung, ob die vom Patienten selbst gewählte und sichere Art des Gehens oder die maximal mögliche bewertet wird (Kim et al. 2007; Marino et al. 2010).

Format
Funktionelle Leistung

Skalierung
Ordinalskala von 0 (nicht steh- und gehfähig) bis 20 (gehen ohne Hilfsmittel, Schienen und Assistenz über eine Distanz von mindestens 10 Metern).

Subskalen
Keine

Reliabilität (Zuverlässigkeit)

Die Reliabilität der Originalversion wurde untersucht, indem 24 Teilnehmer den WISCI von 40 Patienten an Hand von Videosequenzen beurteilten. Die gefundene Übereinstimmung betrug 100% (Ditunno et al. 2000). Inter- und Intratester-Reliabilität des WISCI II wurde mit 26 Patienten mit einer Querschnittlähmung im chronischen Stadium untersucht. Dabei untersuchten zwei Physiotherapeuten die Patienten unabhängig voneinander je zwei Mal. Bei einer Messung wurde sowohl der selbstgewählte als auch der maximale WISCI II-Level erhoben. Mit Intraklassen Korrelationskoeffizienten (ICC) von >0.98 fanden sich sehr gute Werte für die Inter- als auch die Intratester-Reliabilität (Marino et al. 2010). Ähnlich gute Werte fanden Burns et al. (2011) in ihrer Studie, welche die Test-Retest-Reliabilität untersuchte. Bei Patienten mit chronischer Querschnittlähmung fanden die Autoren einen ICC=0.994 für den selbstgewählten WISCI II-Level und ICC=0.995 für den maximalen Level.

Validität (Gültigkeit)

Der Vergleich zwischen WISCI und der Functional Independence Measure (FIM) zeigte eine Korrelation von 0.765 (Ditunno et al. 2000).
In einer retrospektiven Studie mit 284 Patienten mit Querschnittlähmung wurde der WISCI II mit Tests für das Ausmass der Querschnittlähmung und anderen Tests für die Mobilität verglichen (American Spinal Injury Association (ASIA) Impairment Scale, ASIA Motorscore, FIM, Barthel Index (BI), Rivermead Mobility Index (RMI) sowie Spinal Cord Independence Measure (SCIM)). Die Autoren fanden eine hohe Übereinstimmung, was die Validität unterstützt. Allerdings zeigte sich auch, dass die Gehfähigkeit der meisten Patienten in nur drei WISCI II-Kategorien beschrieben werden konnte, weshalb die Autoren als Ergänzung die Gehgeschwindigkeit oder Messungen des Energieverbrauchs vorschlugen (Morganti et al. 2005). Eine Untersuchung mit 75 Patienten mit Querschnittlähmung zeigte eine moderate Übereinstimmung des WISCI II mit Timed Up and Go, 10-Meter- und 6-Minuten-Gehtest (r<0.6). Für Patienten mit stark eingeschränkter Gehfähigkeit nahm die Korrelation ab (r<0.35) (van Hedel et al. 2005). Im Rahmen einer grösseren Interventionsstudie wurde untersucht, wie gross die Zusammenhänge des WISCI II mit Messungen der Kraft (ASIA Motorscore), Mobilität (FIM, Gehgeschwindigkeit und 6-Minuten-Gehdistanz) und des Gleichgewichts (Berg Balance Scale) sind. Die Korrelationsanalysen ergaben Werte zwischen 0.77 und 0.90, was die Validität des Instruments unterstützt (Ditunno et al. 2007). In einer Studie, die sowohl in US-amerikanischen, wie europäischen Zentren durchgeführt wurde, zeigte sich eine Bestätigung der Rangreihe der Kategorien des

WISCI II sowie eine Übereinstimmung mit den Werten des ASIA-Motorscores. Aus Letzterem schlossen die Autoren, dass der WISCI II nicht nur mit dem Gehen direkt, sondern auch mit der Schädigung der Körperfunktion assoziiert ist (Ditunno et al. 2008). Burns et al. (2011) schlossen in ihrer Studie 76 Patienten mit chronischer Querschnittlähmung ein. Das Ziel war die Erfassung der konvergenten Validität, indem Werte des WISCI II mit denjenigen der Willkürkraft der Beine (lower extremity motor score-LEMS) sowie der Gehgeschwindigkeit korreliert wurden. Bei Patienten mit Paraplegie war der Zusammenhang zwischen LEMS und selbstgewähltem und maximalem WISCI II-Level moderat ($\rho=0.479$ und $\rho=0.533$). Deutlich stärker war dieser Zusammenhang bei Patienten mit Tetraplegie ($\rho=0.852$ und $\rho=0.816$).

Responsivität (Empfindlichkeit)

Die Autoren der Studie, die verschiedene Mobilitätsteste verglichen, betrachten den WISCI als den empfindlichsten, weil er die detaillierteste Skalierung hat (Morganti et al. 2005).
In einer prospektiven Studie mit 22 Patienten mit inkompletter Querschnittlähmung wurden neben dem WISCI II weitere Tests (ASIA-Motorscore, 6-Minuten-Gehdistanz und 10-Meter-Gehtest) auf ihre Responsivität untersucht. Die Resultate zeigen, dass der WISCI II (und der ASIA-Motorscore) nur zwischen dem ersten und dritten Monat Änderungen erfassen konnte, während die Tests mit Zeitnahme Veränderungen bis 6 Monate nach Querschnittlähmung erfassten. Die meisten der eingeschlossenen Patienten erreichten bereits nach 3 Monaten die höchste Kategorie des WISCI II (20). Weitere Verbesserungen wurden wegen des Deckeneffekts des WISCI II nicht mehr erfasst (van Hedel et al. 2006). Der kleinste wirkliche Unterschied (smallest real difference-SRD) der WISCI II wurde von Burns et al. (2011) berechnet. Er betrug in einer Gruppe von 76 Patienten mit chronischer Querschnittlähmung 0.785, was bedeutet, dass die Veränderung eines WISCI II-Levels als eine reale Veränderung interpretiert werden kann.

Beurteilung

Diagnostik/ Befund	empfohlen
Ergebnis/ Verlauf	teilweise empfohlen
Prognose	nicht empfohlen[1]

Kommentar

Der WISCI II wurde in der Vergangenheit von verschiedenen Gruppen als Standard für die Erfassung der Gehfähigkeit im Rahmen von Studien empfohlen. Dabei ist wegen des Deckeneffekts und der teilweise fehlenden Differenzierung innerhalb einer Kategorie die Ergänzung durch einen Test mit Zeitnahme wichtig (Curt et al. 2004; Ditunno et al. 2005; van Hedel et al. 2008).
Studien zeigen, dass nicht alle Kategorien der WISCI II gleich häufig zutreffen (van Hedel et al. 2008) und dass in den USA im Vergleich zu Europa andere Kategorien bestimmt werden (Ditunno et al. 2008). Letzteres scheint mit unterschiedlichem Vorgehen während der Rehabilitation und mit der Indikation für die Verlängerung der stationären Rehabilitation zusammen zu hängen.

[1] Für die Prognose ist der WISCI wegen fehlender Angaben nicht empfohlen.

Literatur

Literatursuche PubMed, 2/2012
Autor: Markus Wirz

Burns AS, Delparte JJ, Patrick M, Marino RJ, Ditunno JF. The reproducibility and convergent validity of the walking index for spinal cord injury (WISCI) in chronic spinal cord injury. Neurorehabilitation and neural repair 2011; 25 (2):149-57.

Curt A, Schwab ME, Dietz V. Providing the clinical basis for new interventional therapies: refined diagnosis and assessment of recovery after spinal cord injury. Spinal cord 2004; 42 (1):1-6.

Dittuno PL, Ditunno JF, Jr. Walking index for spinal cord injury (WISCI II): scale revision. Spinal cord 2001; 39 (12):654-6.

Ditunno JF, Jr., Barbeau H, Dobkin BH, Elashoff R, Harkema S, Marino RJ, Hauck WW, Apple D, Basso DM, Behrman A, Deforge D, Fugate L, Saulino M, Scott M, Chung J. Validity of the walking scale for spinal cord injury and other domains of function in a multicenter clinical trial. Neurorehabilitation and neural repair 2007; 21 (6):539-50.

Ditunno JF, Jr., Burns AS, Marino RJ. Neurological and functional capacity outcome measures: essential to spinal cord injury clinical trials. Journal of rehabilitation research and development 2005; 42 (3 Suppl 1):35-41.

Ditunno JF, Jr., Ditunno PL, Graziani V, Scivoletto G, Bernardi M, Castellano V, Marchetti M, Barbeau H, Frankel HL, D'Andrea Greve JM, Ko HY, Marshall R, Nance P. Walking index for spinal cord injury (WISCI): an international multicenter validity and reliability study. Spinal cord 2000; 38 (4):234-43.

Ditunno JF, Scivoletto G, Patrick M, Biering-Sorensen F, Abel R, Marino R. Validation of the walking index for spinal cord injury in a US and European clinical population. Spinal cord 2008; 46 (3):181-8.

Kim MO, Burns AS, Ditunno JF, Jr., Marino RJ. The assessment of walking capacity using the walking index for spinal cord injury: self-selected versus maximal levels. Archives of physical medicine and rehabilitation 2007; 88 (6):762-7.

Marino RJ, Scivoletto G, Patrick M, Tamburella F, Read MS, Burns AS, Hauck W, Ditunno J, Jr. Walking index for spinal cord injury version 2 (WISCI-II) with repeatability of the 10-m walk time: Inter- and intrarater reliabilities. American journal of physical medicine & rehabilitation / Association of Academic Physiatrists 2010; 89 (1):7-15.

Morganti B, Scivoletto G, Ditunno P, Ditunno JF, Molinari M. Walking index for spinal cord injury (WISCI): criterion validation. Spinal cord 2005; 43 (1):27-33.

van Hedel HJ, Wirz M, Curt A. Improving walking assessment in subjects with an incomplete spinal cord injury: responsiveness. Spinal cord 2006; 44 (6):352-6.

van Hedel HJ, Wirz M, Dietz V. Assessing walking ability in subjects with spinal cord injury: validity and reliability of 3 walking tests. Archives of physical medicine and rehabilitation 2005; 86 (2):190-6.

van Hedel HJ, Wirz M, Dietz V. Standardized assessment of walking capacity after spinal cord injury: the European network approach. Neurological research 2008; 30 (1):61-73.

Walking Index for Spinal Cord Injury II (WISCI II)

Quelle: Dittuno PL, Dittuno Jr JF Jr. Walking index for spinal cord injury (WISCI II): scale revision. Spinal Cord. 2001
Übersetzung: Markus Wirz, Paraplegikerzentrum der Uniklinik Balgrist, 8008 Zürich

Name: _____   Geburtsdatum: _____

WISCI II			Datum:				
0. Stehen und gehen nicht möglich							
1. Gehbarren	Schienen	2 Personen	<10 m				
2. Gehbarren	Schienen	2 Personen	10 m				
3. Gehbarren	Schienen	1 Person	10 m				
4. Gehbarren		1 Person	10 m				
5. Gehbarren	Schienen		10 m				
6. Gehgestell	Schienen	1 Person	10 m				
7. 2 Stöcke	Schienen	1 Person	10 m				
8. Gehgestell		1 Person	10 m				
9. Gehgestell	Schienen		10 m				
10. 1 Handstock/ Unterarmstock	Schienen	1 Person	10 m				
11. 2 Stöcke		1 Person	10 m				
12. 2 Stöcke	Schienen		10 m				
13. Gehgestell			10 m				
14. 1 Handstock/ Unterarmstock		1 Person	10 m				
15. 1 Handstock/ Unterarmstock	Schienen		10 m				
16. 2 Stöcke			10 m				
17.		1 Person	10 m				
18.	Schienen		10 m				
19. 1 Handstock/ Unterarmstock			10 m				
20.			10 m				

Gehfähigkeit und Motorik der unteren Extremität: Six Spot Step Test (SSST)

Hintergrund

Entwickelt wurde der SSST für die quantitative Erfassung der Gehfähigkeit, der Motorik der unteren Extremitäten und des Gleichgewichts bei Patienten mit Multipler Sklerose (Nieuwenhuis et al. 2006). Das Ziel war, einen kurzen Test zu entwickeln, der sensitiver für Veränderung ist, als die Messung der Gehgeschwindigkeit, gemessen über eine Distanz von etwa 8 Metern. Eine weitere Absicht war, nicht nur die Gehgeschwindigkeit, sondern auch die Koordination der Motorik der unteren Extremität und das Gleichgewicht zu messen. Seit der Erstpublikation wurde der Test nicht in weiteren publizierten und in PubMed registrierten Studien verwendet.

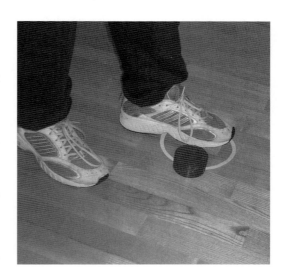

ICF-Klassifikation

Aktivitäten	
Gehen	d450 Gehen
Mit dem Fuss einen Gegenstand verschieben	b760 Kontrolle von Willkürbewegungen
Gleichgewicht	b755 Unwillkürliche Bewegungsreaktionen

Praktikabilität

Patientengruppe
Entwickelt und untersucht wurde der Test für Patienten mit Multiple Sklerose (Nieuwenhuis et al. 2006).

Zeitaufwand
4-8 Minuten

Kosten
Konstruktion aus Holz: Ca. CHF 50.-

Ausbildung
½ Stunde

Praktische Durchführung
Auf dem Boden ist ein Feld mit einer Breite von 1 Meter und einer Länge von 5 Metern

markiert. Auf der Mitte der beiden kurzen, 1 Meter langen Seiten, befindet sich eine kreisförmige Markierung mit einem Durchmesser von 20cm. Auf den beiden langen Seiten befinden sich je 2 kreisförmige Markierungen mit dem gleichen Durchmesser in einem Abstand von 1 und 3 Metern vom Beginn auf der einen, und 2 und 4 Metern vom Beginn auf der anderen Seite (Abb 1). Fünf Zylinder aus Holz mit einem Durchmesser von 8cm, einer Höhe von 4cm und einem Gewicht von 134g werden in der Mitte der Kreise, mit Ausnahme des Kreises am Anfang, der als Startpunkt dient, platziert (Nieuwenhuis et al. 2006).

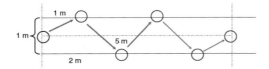

Nach dem Startzeichen geht der Patient im Zick-Zack von Kreis zu Kreis und schiebt, abwechslungsweise mit der lateralen und medialen Seite des Fusses, die Zylinder aus den Kreisen. Der Patient wird aufgefordert, möglichst schnell zu gehen, ohne zu rennen. Die Zeitmessung beginnt, wenn der erste Fuss abgehoben wird und endet, wenn der letzte Zylinder aus dem Kreis geschoben ist. Die Zeit wird in Ganzen und Zehntel-Sekunden notiert. Der Patient macht 4 Testwiederholungen. Zuerst 2, wobei die Zylinder mit dem dominanten Bein bewegt werden, dann 2 mit dem nicht dominanten Bein. Bei jeder Durchführung wird nur ein Bein verwendet um die Zylinder aus den Kreisen zu schieben. Hilfsmittel zum Gehen dürfen verwendet werden, wenn diese für die Sicherheit erforderlich sind. Als Score wird der Mittelwert der 4 Wiederholungen verwendet (Nieuwenhuis et al. 2006).
Der Patient wird mündlich instruiert und der Test wird vom Untersucher demonstriert. In der Startposition berühren die Füsse den Kreis am einen Ende des Feldes.
Der Untersucher erteilt folgenden Auftrag (nach Nieuwenhuis et al. 2006, übersetzt aus dem Englischen): „Bitte gehen Sie so schnell Sie können zum anderen Ende dieses Feldes und schieben Sie mit der Innen- und Aussenseite Ihres besseren Fusses die Zylinder aus den Kreisen. Achtung, fertig, los!"

Der Test wird abgebrochen wenn:
- Der Patient die Wiederholungen der Tests nach einer Pause von 5 Minuten nicht durchführen kann.
- Nach zwei erfolglosen Versuchen.
- Wenn ein Testversuch mit dem dominanten Bein länger als 3 Minuten dauert, wird zu den Tests mit dem nicht dominanten Bein übergegangen.

Hilfsmittel
Der Patient verwendet die gleichen Hilfsmittel wie beim Gehen draussen. Der Gebrauch von Hilfsmitteln wird vermerkt.

Wiederholung
Der Test wird nach einer Pause von maximal 2 Minuten erneut durchgeführt:
- wenn der Patient das Hilfsmittel fallen lässt
- wenn der Patient stürzt, sich dabei nicht verletzt und fähig ist, die Untersuchung fortzusetzen.

Format
Funktionelle Leistung

Skalierung
Sekunden und Zehntelsekunden

Subskalen
Keine

Reliabilität (Zuverlässigkeit)

Die Korrelation (ICC) bei wiederholter Durchführung innerhalb weniger Minuten war 0.95. Es gab keinen relevanten Lerneffekt (Nieuwenhuis et al. 2006).

Validität (Gültigkeit)

Patienten im Alter von 20-40 Jahren sind im SSST und der Gehgeschwindigkeit gemessen mit dem Timed 25-foot Walk (T25FW) bedeutend schneller als Patienten mit einem Alter von 41-80 Jahren. Zusätzlich zeigte sich in der älteren Patientengruppe eine geringere Gehgeschwindigkeit gemessen mit der Multiple Sclerosis Walking Scale (MSWS-12), ein tieferer Skore im Extended Disability Status Scale (EDSS) und im Multiple Sclerosis Impairment Scale (MSIS). Patienten, die den SSST ohne Hilfsmittel absolvierten, hatten einen besseren Score im MSWS-12, EDSS und MSIS. Das Geschlecht hatte keinen Einfluss auf den Score. Von 151 untersuchten Patienten hatten 10 eine Gehgeschwindigkeit unter der Norm (T25FW), definiert als ein Score, der mehr als 2 Standardabweichungen unterhalb des Mittelwertes von gesunden Personen (n=67) lag. Im SSST waren 107 Patienten unterhalb der Norm. Die Korrelation zwischen den zwei Gehtests (T25FW und SSST) und den allgemeinen Skalen EDSS und MSIS war 0.80 (Spearmans Rho). Die Korrelation zwischen SSST und T25FW war 0.92 (Pearson) (Nieuwenhuis et al. 2006).

Responsivität (Empfindlichkeit)

Die Responsivität des SSST wird von den Autoren nicht beschrieben.

Beurteilung

Diagnostik/ Befund	empfohlen
Ergebnis/ Verlauf	teilweise empfohlen[1]
Prognose	teilweise empfohlen[1]

Kommentar

1) Die Autoren haben die Responsivität des SSST nicht untersucht. Trotzdem empfehlen wir den SSST teilweise für die Ergebnis- und Prognosemessung. Diese positiven Empfehlungen beruhen auf Erkenntnissen bei anderen Gehtests. Gehfähigkeit hat einen starken Zusammenhang mit der Selbständigkeit im Alltag und mit vielen anderen Outcomes. Der Bodeneffekt war beim SSST leicht und nicht signifikant geringer als bei der Messung der Gehgeschwindigkeit mit dem T25FW. Die Reliabilität der 2 Messungen war ähnlich. Vermutlich ist die Responsivität des SSST und der Messung der Gehgeschwindigkeit ähnlich. Unsicher ist, ob der SSST im Vergleich zur Messung der Gehgeschwindigkeit hinsichtlich der Responsivität Vorteile bringt. Untersuchungen über die Responsivität des SSST im Vergleich zur Messung der Gehgeschwindigkeit und anderen Gehtests stehen noch aus. Der SSST wurde bisher nicht in Effektivitätsstudien verwendet.

Literatur

Literatursuche: PubMed; 09/2011
Autor: Jan Kool

Nieuwenhuis MM, Van Tongeren H, Sorensen PS et al. The six spot step test: a new measurement for walking ability in multiple sclerosis. Mult Scler 2006; 12 (4):495-500.

Obere Extremitäten

	Seite	Empfehlungen		
		Diagnose	**Ergebnis**	**Prognose**
Arm-Hand-Funktion: Action Research Arm Test (ARAT)	183	e	e	ne
Manuelle Geschicklichkeit: Nine-hole-peg Test (NHPT)	190	e	e	ne
Arm-Hand-Funktion: Box&Block Test (BBT)	198	e	e	e
Arm-Hand-Aktivitäten: Wolf Motor Function Test (WMFT)	208	e	e	ne
Gebrauch der oberen Extremitäten im Alltag: Motor Activity Log (MAL)	213	e	e	ne
Alltagsaktivitäten der Oberen Extremitäten Deutsche Version des Chedoke Arm und Hand Aktivitätsinventars (CAHAI-G)	226	e	e	ne
Uni- und bilaterale Armaktivitäten: Test d'Evaluation de la performance des Membres Supérieurs des Personnes Âgées (TEMPA®)	235	e	e	kA
Arm-Hand-Funktion: Motor Evaluation Scale for Upper Extremity in Stroke Patients (MESUPES)	243	e	e	ne
Schulter-Hand-Syndrom-Score (SHS)	253	e	te	te

Legende: e = empfohlen, te = teilweise empfohlen, ne = nicht empfohlen, na = nicht anwendba,r, kA= keine Angaben

Arm-Hand-Funktion: Action Research Arm Test (ARAT)

Hintergrund

Der ARAT wurde 1981 von Lyle entwickelt. Der Test basiert auf dem Upper Extremity Function Test (U.E.F.T.) von Carrol (1965). Die grundlegende Idee des U.E.F.T. ist, die zahllosen Bewegungsvarianten der oberen Extremitäten in wenigen typischen Bewegungsmustern (ergreifen, halten, auflesen, Grobmotorik Arm) abzubilden und deren Bewegungsausführung zu bewerten. Lyle (1981) vereinfachte den U.E.F.T. indem er u.a. die 33 Items auf deren 19 reduzierte. Die Bewegungsausführung der Items wird anhand einer vierstufigen Bewertungsskala beurteilt. Lyle (1981) wählte für den modifizierten Test die Bezeichnung ARAT. Platz et al. (2005b) publizierten eine Bauanleitung des ARAT mit einem ausführlichen Testmanual. Yozbatiran et al. (2008) publizierten ein noch detaillierteres Testmanual (siehe Grafik „Start-/Zielpositionen des Testmaterials"), um die Reliabilität zu verbessern. In dieser Studie findet sich auch ein Link, unter welchem der Test bestellt werden kann (http://www.aratest.eu [09.04.2012]).

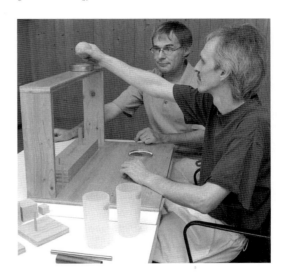

ICF-Klassifikation

Aktivitäten
Subskalen A-C

d430 Gegenstände anheben und tragen
d440 Feinmotorischer Handgebrauch
d445 Hand- und Armgebrauch

Körperfunktion
Subskala D

b760 Kontrolle von Willkürbewegungen

Praktikabilität

Patientengruppe
Patienten mit reduzierter Armfunktion nach einer Hirnverletzung

Kosten
Eigenkonstruktion: Ca. CHF 100.--
Im Handel erhältliches Modell: Ca. CHF 1100.- (€ 870.-).(http://www.aratest.eu [09.04.2012])

Zeitaufwand
10 Minuten

Ausbildung
2 Stunden

Praktische Durchführung
Der Patient sitzt auf einem Stuhl ohne Armlehnen (Höhe 44cm +/-2cm) an einem Tisch (Höhe 75cm). Die weniger betroffene Hand wird zuerst getestet. Der Untersucher erklärt/demonstriert die Aufgaben. Die Startposition des zu testenden Armes befindet sich für jedes Item auf der Grundplatte des ARAT (Ausnahme Subskala „Grobe Bewegung": Startposition auf Oberschenkel). Jede Aufgabe wird einmal – ohne therapeutische Unterstützung – ausgeführt. Pausen zwischen den einzelnen Aufgaben sind erlaubt (Hsueh et al. 2002, Platz et al. 2005b, Rabadi & Rabadi 2006, Yozbatiran et al. 2008).

Format
Funktionelle Leistung

Skalierung
Der ARAT besteht aus 19 Items. Die Qualität der Bewegungsausführung für die 19 Items wird anhand folgender ordinaler, vierstufiger Bewertungsskala (0-3 Punkte) beurteilt.

3 Die Aufgabe wird normal ausgeführt. Laut Yozbatiran et al. (2008) müssen die Aufgaben für einen Score 3 in weniger als 5 Sekunden bewältigt werden.
2 Die Aufgabe kann ausgeführt werden. Die Versuchsperson benötigt jedoch abnormal viel Zeit oder hat grosse Schwierigkeiten. „Abnormal viel Zeit" bedeutet nach Yozbatiran et al. (2008) 5-60 Sekunden (Abbruch nach 60 Sekunden).
1 Die Aufgabe kann teilweise ausgeführt werden. (Das Objekt muss jedoch vollständig von der Plattform abgehoben werden können).
0 Die Aufgabe kann nicht ausgeführt werden.
Das Punktemaximum beträgt 57 Punkte.

Subskalen
Die 19 Items sind den 4 Subskalen „Greifen", „Griff", „Präzisionsgriff" und „Grobe Bewegung" zugeordnet.
Die Subskalen sind hierarchisch aufgebaut: Die erste Aufgabe ist jeweils die schwierigste und die zweite die leichteste.
Für Vergleichsmessungen sollte nur der Gesamtscore (Summe aller Subskalen) verwendet werden (Koh et al. 2006).

A. Greifen
Holzwürfel (unterschiedliche Grössen), Holzkugel und Stein vom Tisch heben und auf eine erhöhte Ablagefläche legen (6 Unteraufgaben).

B. Griff
Wasser von einem Glas ins andere umgiessen, Metallröhrchen (unterschiedliche Durchmesser) auf Dübelstab stecken, Unterlegscheibe über Stab schieben (4 Unteraufgaben).

C. Präzisionsgriff
Stahlkugel (Kugellager) und Marmel mit verschiedenen Griffen von einem Behälter in den anderen legen (6 Unteraufgaben).

D. Grobe Bewegung
Hand hinter und auf den Kopf legen und zum Mund führen (3 Unteraufgaben).

Reliabilität (Zuverlässigkeit)

Die Intertester-Reliabilität des ARAT ist sehr hoch. Hsieh et al. (1998), gaben in ihrer Untersuchung an Schlaganfall-Patienten (akute bis subakute Phase) einen ICC für den Gesamtscore von 0.98 an.
Van der Lee et al. (2001b) attestierten dem ARAT für Schlaganfall-Patienten in der Spätphase eine sehr hohe Test-Retest- und Intertester-Reliabilität mit Korrelationen >0.98.
Zu vergleichbaren Ergebnissen kamen auch Platz et al. (2005a).
Auch diverse andere Studien zeigten eine sehr hohe Reliabilität (Lyle 1981, Carrol 1965).

Validität (Gültigkeit)

Der ARAT ist bezüglich der konvergenten Validität gut untersucht. Laut Lin et al. (2010) korreliert er bei Schlaganfall-Patienten vor und nach der Therapie moderat mit dem Box & Block-Test (r_s=0.63, resp. r_s=0.64). Moderat korreliert er ebenfalls mit dem Nine-hole Peg Test. Er zeigt starke Korrelationen (r=0.87) mit den Arm-Subskalen des Motricity Index und der Motor Assessment Scale (r=0.96) bei Schlaganfall-Patienten (Hsieh et al. 1998). Rabadi & Rabadi (2006) wiesen eine hohe Korrelation von r_s=0.77 bei Spitaleintritt und r_s = 0.87 bei Spitalaustritt mit dem Armscore des Fugl-Meyer-Tests nach. Untermauert werden die Resultate durch diverse weitere Studien (De Weerdt & Harrison 1985, Yozbatiran et al. 2008).
Der ARAT korreliert moderat mit dem Motor Activity Log (r_s=0.63), einem semistrukturierten Interview, das den Arm-Handeinsatz von Schlaganfall-Patienten bei Alltagsaktivitäten erfasst (Van der Lee et al. 2004). Lang et al. (2006) untersuchten den ARAT bei Schlaganfall-Patienten in der Frühphase. Sie fanden bloss minimale Korrelationen mit der NIHSS (r=-0.15) und ermittelten moderate Korrelationen mit der Subskala „Selbstversorgung" des FIM von r=0.4-0.6 (gemessen zu unterschiedlichen Zeitpunkten). Sie fanden zudem heraus, dass der ARAT zu verschiedenen Messzeitpunkten moderat mit der Griffkraft (r=0.42-0.60) und der Spastik (r=0.28-0.49) korreliert. Der ARAT korreliert minimal (r_s=0.049) mit dem modifizierten Barthel Index (Platz et al. 2005a). Barreca et al. (2006) fanden hohe konvergente Validitätskoeffizienten zwischen 2 Versionen des CAHAI (Chedoke Arm and Hand Activity Inventory) und dem ARAT (r=0.93 (95% CI: 0.90-0.95) bei 105 Patienten nach Schlaganfall.

Responsivität (Empfindlichkeit)

Lin et al. (2010) attestierten dem ARAT eine moderate Responsivität (standardized response mean (SRM) = 0.79 (0.6—1.10). Gestützt wird dieses Ergebnis durch die Studie von Rabadi & Rabadi (2006), die eine Responsivität von 0.68 (standardized response mean) bei 104 Schlaganfall-Patienten ermittelten. Lang et al. (2006) bestätigten die Resultate und berechneten eine sehr hohe Responsivität für den ARAT bei Patienten in den ersten Wochen bis Monaten nach Schlaganfall (Responsiveness ratio 5.2-7). Der CAHAI scheint empfindlicher für Veränderungen zu sein als der ARAT (Barreca et al. (2006). Bei einer Veränderung von 3 Punkten kann beim ARAT von einer nicht zufälligen Verbesserung bzw. Verschlechterung gesprochen werden. Dies ist weniger als der minimale klinisch bedeutsame Unterschied von 5.7 Punkten. Dadurch erhöht sich die Gewissheit, dass signifikante Unterschiede, die vom ARAT entdeckt werden, nicht das Resultat von Messfehlern sind. (Van der Lee et al. 2001a, Yozbatiran et al. 2008).

Rabadi & Rabadi (2006) berichten sowohl von einem Boden- als auch einem Deckeneffekt beim ARAT. Er eignet sich daher für Patienten mit moderaten Einschränkungen der Arm-Handfunktion.

Die Erfahrungen aus dem klinischen Alltag stützen diese Untersuchungsergebnisse.

Beurteilung

Diagnostik/ Befund[1]	**empfohlen**
Ergebnis/ Verlauf[1]	**empfohlen**
Prognose	**nicht empfohlen**

Kommentar

1) Der ARAT findet sich als valider Test häufig in Studien. Er ist sehr alltagstauglich, da er leicht verständlich und einfach in der Durchführung ist. Zudem ist der benötigte Zeitaufwand gering. Es werden Grifffassungen und Armbewegungen geprüft, die bei Alltagsaktivitäten oft vorkommen. Spezifische ADL-Funktionen werden jedoch nicht getestet (Platz, 2005b). Die Herstellung/ Beschaffung des benötigten Testmaterials ist relativ aufwändig. Das grosse Grundbrett macht den ARAT etwas unhandlich.

Als Nachteil des Tests erweist sich, dass die manuelle Geschicklichkeit (z.B. Manipulation kleiner Gegenstände) nur ungenügend erfasst wird.

Literatur

Literatursuche: PubMed; 10/2011
Autoren: Kaspar Herren, Jan Kool

Barreca SR, Stratford PW, Masters LM, Lambert CL, Griffiths J. Comparing 2 versions of the Chedoke Arm and Hand Activity Inventory with the Action Research Arm Test. Phys Ther. 2006 Feb;86(2):245-53.

Carroll D. A quantitative test of upper extremity function. J Chronic Diseases. 1965;18:479-491.

De Weerdt WJG, Harrison MA. Measuring recovery of arm-hand function in stroke patients: a comparison of the Brunnstrom-Fugl-Meyer test and the Action Research Arm test. Physiotherapy Canada. 1985;37:65-70.

Hsieh CL, Hsueh IP, Chiang FM et al. Inter-rater reliability and validity of the action research arm test in stroke patients. Age Ageing 1998; 27 (2):107-13.

Hsueh IP, Lee MM, Hsieh CL. The Action Research Arm Test: is it necessary for patients being tested to sit at a standardized table? Clin Rehabil. 2002 Jun;16(4):382-8.

Koh CL, Hsueh IP, Wang WC et al. Validation of the action research arm test using item response theory in patients after stroke. J Rehabil Med 2006; 38 (6):375-80.

Lang CE, Wagner JM, Dromerick AW et al. Measurement of upper-extremity function early after stroke: properties of the action research arm test. Arch Phys Med Rehabil 2006; 87 (12):1605-10.

Lin KC, Chuang LL, Wu CY, Hsieh YW, Chang WY. Responsiveness and validity of three dexterous function measures in stroke rehabilitation. J Rehabil Res Dev. 2010;47(6):563-71.

Lyle RC. A performance test for assessment of upper limb function in physical rehabilitation treatment and research. Int J Rehabil Res. 1981;4:483-492.

Platz T, Pinkowski C, van Wijck F et al. Reliability and validity of arm function assessment with standardized guidelines for the Fugl-Meyer Test, Action Research Arm Test and Box and Block Test: a multicentre study. Clin Rehabil 2005a; 19 (4):404-11.

Platz T, Pinkowski C, Van Wijk F et al. ARM Arm Rehabilitation Measurement. 1st. ed. Baden-Baden: Deutscher Wissenschafts-Verlag (DWV); 2005b

Rabadi MH, Rabadi FM. Comparison of the action research arm test and the Fugl-Meyer assessment as measures of upper-extremity motor weakness after stroke. Arch Phys Med Rehabil 2006; 87 (7):962-6.

Van der Lee JH, Beckerman H, Lankhorst GJ, Bouter LM. The responsiveness of the Action Research Arm test and the Fugl-Meyer Assessment scale in chronic stroke patients. J Rehabil Med. 2001a Mar;33(3):110-3.

Van der Lee JH, De Groot V, Beckerman H, Wagenaar RC, Lankhorst GJ, Bouter LM. The intra- and interrater reliability of the action research arm test: a practical test of upper extremity function in patients with stroke. Arch Phys Med Rehabil. 2001b Jan;82(1):14-9.

Van der Lee JH, Beckerman H, Knol DL, de Vet HC, Bouter LM. Clinimetric properties of the motor activity log for the assessment of arm use in hemiparetic patients. Stroke. 2004 Jun;35(6):1410-4.

Yozbatiran N, Der-Yeghiaian L, Cramer SC. A standardized approach to performing the action research arm test. Neurorehabil Neural Repair 2008; 22 (1):78-90.

Action Research Arm Test (ARAT)

Score:
0 = kann die Aufgabe nicht ausführen
1 = teilweise ausführbar
2 = ausführbar, aber verlangsamt oder mit Schwierigkeiten
3 = normal

Die Items der 4 Subskalen A-D sind folgendermassen geordnet:
- Wenn das erste Item einer Subskala normal ausgeführt wird, erhält der Patient die maximale Punktezahl für die betreffende Subskala.
- Wenn das erste Item einer Subskala nicht ausgeführt werden kann, erhält der Patient 0 Punkte für die betreffende Subskala.
- In allen anderen Fällen müssen die anderen Subtests durchgeführt werden.

Start- / Zielpositionen des Testmaterials

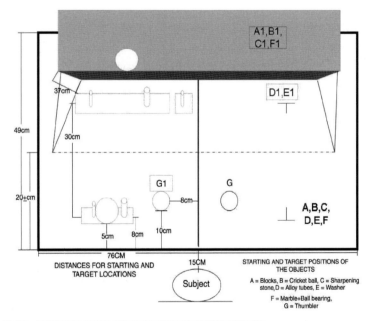

Figure 2. Mat dimensions and object placement positions are indicated for ARAT testing.

Yozbatiran et al. (2008)

A. Greifen (grasp)

Der Patient greift Objekte, die vor ihm auf einem Tisch liegen und legt diese auf eine Ablage 30 cm oberhalb des Tisches. Der Holzkoffer vom Testmaterial, 30 cm hoch, kann als Ablage verwendet werden.

		Datum 1		Datum 2	
		Links	Rechts	Links	Rechts
1	Holzwürfel 10 cm (Wenn = 3, total = 18 weiter zu B)				
2	Holzwürfel 2.5 cm (Wenn = 0, total = 0, weiter zu B)				
3	Holzwürfel 5 cm				
4	Holzwürfel 7.5 cm				
5	Harter Ball 7.5 cm				
6	Stein 10 x 2.5 x 1 cm				
SUBTOTAL		/18	/18	/18	/18

B. Griff (grip)

Der Patient giesst Wasser von einem Glas in ein anderes. Der Patient hebt eine Röhre aus Aluminium (15 x 2.25 oder 1 cm) und legt diese 30 cm weiter vorne wieder auf den Tisch. Er nimmt eine Unterlegscheibe und legt sie über eine Schraube.

		Datum 1		Datum 2	
		Links	Rechts	Links	Rechts
1	Wasser von einem Glas in das andere giessen mit Pronation (Wenn = 3, total = 12, gehe zu C)				
2	Röhre (2.25 x 15 cm) (Wenn = 0, total = 0, gehe zu C)				
3	Röhre (1 x 15 cm)				
4	Unterlegscheibe über Schraube				
SUBTOTAL		/12	/12	/12	/12

C. Präzisionsgriff

Kügelchen werden aufgehoben und auf eine Ablage 30 cm oberhalb des Tisches gelegt.

		Datum 1		Datum 2	
		Links	Rechts	Links	Rechts
1	Stahlkugel 6 mm (von einem Kugellager), Ringfinger und Daumen (Wenn = 3, total = 18 gehe zu D)				
2	Glaskugel, 1.5 cm, Zeigefinger und Daumen (Wenn = 0, total = 0 gehe zu D)				
3	Stahlkugel 6 mm, Mittelfinger und Daumen				
4	Stahlkugel 6 mm, Zeigefinger und Daumen				
5	Glaskugel, 1.5 cm, Mittelfinger und Daumen				
6	Glaskugel, 1.5 cm, Zeigefinger und Daumen				
SUBTOTAL		/18	/18	/18	/18

D. Grobe Bewegung

		Datum 1		Datum 2	
		Links	Rechts	Links	Rechts
1	Hand hinter Kopf (Wenn = 3, total = 9, Ende. Wenn = 0, total = 0 Ende)				
2	Hand auf den Kopf				
3	Hand zum Mund				
SUBTOTAL		/9	/9	/9	/9
TOTAL		/57	/57	/57	/57

Manuelle Geschicklichkeit: Nine-hole-peg Test (NHPT)

Hintergrund

Entwickelt wurde der NHPT 1971 von Kellor und Kollegen. Mathiowetz et al. publizierten 1985 eine exakte Bauanleitung für den NHPT mit einer standardisierten Testanleitung und Normwerten für gesunde Erwachsene (20-75+ Jahre). Normwerte für Kinder und Jugendliche im Alter von 4-19 Jahren wurden von Poole et al. (2005) erhoben. Sie benutzten eine im Handel erhältliche Version des NHPT mit der Testanleitung von Mathiowetz et al. (1985).

Der Test beurteilt die feinmotorischen Fertigkeiten der Hand. Er macht keine Aussage über die Ursache einer eingeschränkten manuellen Geschicklichkeit (Parese, Ataxie, Sensibilitätsstörung, Antriebsstörung, etc.) und beurteilt auch nicht die Bewegungsqualität. Der NHPT zeichnet sich durch einen geringen Material- und Zeitbedarf und durch eine gute Praktikabilität aus. Problematisch ist, dass in der Literatur mehrere Varianten des Tests beschrieben werden, die sich bezüglich Konstruktion und Testanleitung teilweise deutlich unterscheiden (Davis et al. 1999). Empfohlen werden die Version von Mathiowetz et al. (1985) oder der im Handel erhältliche NHPT von Homecraft Rolyan® mit der Testanleitung von Mathiowetz et al. (1985) (Herren 2005).

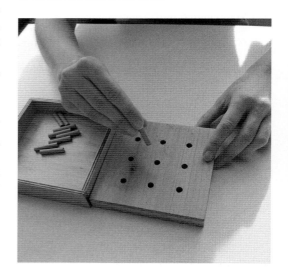

ICF-Klassifikation

Aktivitäten

d440 Feinmotorische Aktivitäten der Hand

Praktikabilität

Patientengruppe
Der NHPT kann unserer Ansicht nach für alle Patienten mit einer leichten bis mittleren Störung der manuellen Geschicklichkeit empfohlen werden. Untersucht wurde er für Patienten nach Schlaganfall (Heller et al. 1987; Parker et al. 1986; Sunderland et al. 1989; Croarkin et al. 2004), mit MS (Goodkin et al. 1988;

Schwid et al. 2000), zervikaler Myelopathie (Olindo et al. 2008), Friedreich`scher Ataxie (Lynch et al. 2005), Karpaltunnelsyndrom (Hobby et al. 2005) und Charcot-Marie-Tooth Krankheit (Svensson & Hager-Ross 2006).
Es existieren Normwerte für gesunde Erwachsene und Kinder (Mathiowetz et al. 1985; Poole et al. 2005; Smith et al. 2000) (siehe Seite 195-196).

Zeitaufwand
5 Minuten

Kosten
NHPT von Homecraft Rolyan® (Firma Strack AG, CH) Ca. CHF 120.-

Ausbildung
½ Stunde

Praktische Durchführung
Nach Mathiowetz et al. (1985), übersetzt aus dem Englischen:
Der Patient sitzt auf einem Stuhl am Tisch mit den Händen auf dem Tisch. Das Steckbrett wird zentriert vor den Patienten auf eine rutschfeste Folie gelegt. Der Behälter wird auf der Seite der zu testenden Hand direkt neben das Steckbrett platziert. Die Stäbchen befinden sich im Behälter. Die dominante Hand wird zuerst getestet. Die folgenden Instruktionen werden gegeben, nachdem der Untersucher den Test kurz demonstriert hat:
Probemessung:
„Ergreifen Sie - ausschliesslich mit Ihrer rechten (oder linken) Hand - einen Holzstift nach dem anderen und stecken Sie die Holzstifte in beliebiger Reihenfolge in die Löcher, bis alle Löcher gefüllt sind. Dann entfernen Sie einen Holzstift nach dem andern und legen die Holzstifte in den Behälter zurück. Stabilisieren Sie das Steckbrett mit Ihrer linken (oder rechten) Hand.

Dies ist ein Probedurchgang. Achten Sie darauf, wie schnell Sie alle Holzstifte einstecken und wieder herausnehmen können.
Sind Sie bereit? Los!"
Nachdem die Versuchsperson den Probedurchgang ausgeführt hat, sagt der Untersucher: „Dies wird der eigentliche Test sein. Die Instruktionen sind dieselben. Arbeiten Sie so schnell Sie können. Sind Sie bereit? Los!"
[Während des Tests] „Schneller"
[Sobald der letzte Holzstift im Steckbrett steckt,] „Wieder heraus…. schneller!"
Die Stoppuhr wird gestartet, sobald die Versuchsperson den ersten Holzstift berührt und gestoppt, sobald der letzte Holzstift wiederum im Behälter liegt. Der Behälter wird dann auf die andere Seite des Steckbrettes gelegt. Der Test wird auf dieselbe Art für die nicht-dominante Hand durchgeführt.

Format
Funktionelle Leistung

Skalierung
Sekunden

Subskalen
Keine

Reliabilität (Zuverlässigkeit)

Nach Einschätzung von Mathiowetz et al. (1985) ist die Test-Retest-Reliabilität bei gesunden Erwachsenen (Durchschnittsalter 25 Jahre) für die rechte Hand hoch (r=0.69) und für die linke Hand moderat (r=0.43). Oxford et al. (2003) berechneten diesbezüglich etwas tiefere Werte (rechte Hand r=0.459 / linke Hand r=0.442) bei derselben Altersgruppe.
Die Intertester-Reliabilität des NHPT hingegen ist ausgezeichnet (Mathiowetz et al. 1985; Oxford et al. 2003). Oxford et al. (2003) ermittelten beispielsweise Korrelationen für die

rechte Hand von r=0.984 und die linke Hand von r=0.993.
Gemäss Svensson & Hager-Ross (2006) ist bei Patienten mit der Charcot Marie Tooth Erkrankung die Reliabilität gut, wenn die benötigte Zeit unter 2 Minuten ist (ICC=0.99, coefficient of repeatability =4.3s, coefficient of variation =3.9%). Auch Heller et al. (1987) und Parker et al. (1986) setzten in ihren Studien eine Maximalzeit von 50 Sekunden für die Testdurchführung. Heller (1987) begründete dies mit der Tatsache, dass der NHPT Bodeneffekte zeigt. Er beurteilte den Test zudem als sensitiv für Patienten mit einer mittleren bis guten Arm-/ Handfunktion. Gestützt wird die Beobachtung durch eine Studie von Chen et al. (2009) mit Schlaganfall-Patienten. Sie ermittelten bei den Patienten mit einer relativ schlechten Handfunktion (NHPT-Werte im Bereich von 1 Minute) eine hohe Messfehlerrate (smallest real difference 32.8s). Zeigte die Hand zusätzlich spastische Anteile war sie sogar noch höher (smallest real difference 67.5s). Bei der nicht betroffenen Hand war sie vergleichsweise gering mit 6.2s.

Validität (Gültigkeit)

Der NHPT korreliert moderat bis hoch mit dem Box & Block-Test r_s =–0.80 (95% CI: –0.69 bis –0.88) bei Patienten nach Schlaganfall vor und r =–0.71 (95% CI: –0.56 bis –0.82) nach der Therapie. Er korreliert zudem moderat mit dem Action Research Arm Test (Lin et al. 2010).
Der NHPT zeigte bei Schlaganfall-Patienten eine gute Konstruktvalidität im Vergleich mit dem Barthel-Index und dem Motricity Index (r=0.68 bzw. r=0.82) (Parker et al. 1986). Eine gute Korrelation wiesen Smith et al. (2000) auch zwischen dem NHPT und dem Purdue Pegboard Test bei gesunden Schulkindern nach (dominante Hand r_s=–0.80, nicht dominante Hand r_s=–0.74).

Bei Patienten mit Multipler Sklerose besteht eine moderate Korrelation zwischen den NHPT-Werten und folgenden Parametern (Yozbatiran et al. 2006):
- Behinderungsgrad (Expanded Disability Status Scale)
- Motorik der oberen Extremität (Upper Extremity Index)
- Lebensqualität (MS Quality of Life-54, körperliche Gesundheit).

Mathiowetz et al. (1985) beschrieben Normwerte für gesunde Männer und Frauen unterschiedlicher Altersgruppen (siehe Seite 195-196). Oxford et al. (2003) untersuchten den im Handel erhältlichen NHPT von Homecraft Rolyan® bei gesunden Männern und Frauen mit demselben Studiendesign wie Mathiowetz et al. (1985). Die Normwerte von Oxford und Mathiowetz zeigten keine signifikanten Unterschiede. Poole et al. (2005) ermittelten altersentsprechende Normwerte für Kinder.
Sunderland et al. (1989) verglichen die prognostische Aussagekraft von Messwerten diverser motorischer Tests (Griffkraft, Motricity Index, Motor Club Assessment, Frenchay Arm Test, NHPT) zum Zeitpunkt 1 Monat nach dem Ereignis, indem sie die Scores mit den Messwerten des Frenchay Arm Tests nach 6 Monaten verglichen. Der NHPT schätzte den funktionellen Outcome von 27% der Patienten falsch ein. Die prognostischen Aussagen des Motricity Indexes stimmten zu 100% überein. Der NHPT korreliert gemäss Faria-Fortini et al. (2011) nur sehr schwach (r_s=–0.22) mit der Stroke Specific Quality of Life Scale (SS-QOL).

Responsivität (Empfindlichkeit)

Lin et al. (2010) beurteilten die Responsivität des NHPT mit moderat bei 59 Patienten mit Schlaganfall und höchstens leichter Spastik (standardized response mean (SRM) =0.64 (95% CI: 0.41–0.86).

Schwid et al. (2000) fanden bei Patienten mit MS, dass eine Veränderung in den Testzeiten von 27% als nicht mehr zufällig gelten. Die Empfindlichkeit des NHPT ist besser als die des Expanded Disability Status Scale (Schwid et al. 2000; Goodkin et al. 1988). Der Box & Block-Test scheint empfindlicher für Veränderungen in der Armfunktion bei Schlaganfall-Patienten zu sein als der NHPT (Higgins et al. 2006).

muss gesagt werden, dass die Zuverlässigkeit (Test-Retest-Reliabilität) des NHPT bei Patienten mit ausgeprägter Armparese deutlich abnimmt (Ermüdungseffekte bei Testzeiten >50 Sekunden etc.). Der Test ist für diese Patienten somit ungeeignet.

Die auf deutsch übersetzte Test- und Bauanleitung ist beim Autor (kaspar.herren@bluewin.ch) erhältlich.

Beurteilung

Diagnostik/ Befund	**empfohlen**[1]
Ergebnis/ Verlauf	**empfohlen**[1]
Prognose	**nicht empfohlen**

Kommentar

1) Der NHPT eignet sich als Screening-Verfahren zum Erfassen der manuellen Geschicklichkeit. Der Test ist einfach, benötigt wenig Zeit und generiert zuverlässige Resultate. Daher ist er für den Einsatz im klinischen Alltag sehr geeignet.

Der Test bietet aber wenige Informationen für eine detaillierte Problemanalyse und Behandlungsplanung. Er muss daher ergänzt werden mit einer genauen klinischen Untersuchung und gegebenenfalls mit zusätzlichen Testverfahren.

Die Empfehlung gilt für Patienten mit einer leichten bis mittelmässig eingeschränkten manuellen Geschicklichkeit. Der NHPT zeigte im Vergleich mit dem ARAT bei Schlaganfall-Patienten keinerlei Deckeneffekt und ist daher geeigneter für die Messung der manuellen Geschicklichkeit bei Patienten mit geringen Defiziten (Robertson et al. 1997; Hsueh & Hsieh 2002).

Anhand klinischer Erfahrungen und Hinweisen aus der Literatur (Heller et al. 1987)

Literatur

Literatursuche: PubMed; 10/2011
Autoren: Kaspar Herren, Jan Kool

Chen HM, Chen CC, Hsueh IP et al. Test-retest reproducibility and smallest real difference of 5 hand function tests in patients with stroke. Neurorehabil Neural Repair. 2009 Jun;23(5):435-40.

Croarkin E, Danoff J, Barnes C. Evidence-based rating of upper-extremity motor function tests used for people following a stroke. Phys Ther. 2004 Jan;84(1):62-74

Davis J, Kayser J, Matlin P et al. Nine-Hole Peg Tests: Are they all the same? OT Practice 1999; April:59-61

Faria-Fortini I, Michaelsen SM, Cassiano JG, Teixeira-Salmela LF. Upper extremity function in stroke subjects: relationships between the international classification of functioning, disability, and health domains. J Hand Ther. 2011 Jul-Sep;24(3):257-64; quiz 65.

Goodkin DE, Hertsgaard D, Seminary J. Upper extremity function in multiple sclerosis: improving assessment sensitivity with box-and-block and nine-hole peg tests. Arch Phys Med Rehabil. 1988 Oct; 69 (10): 850-4.

Heller A, Wade DT, Wood VA et al. Arm function after stroke: measurement and recovery over the first three months. J Neurol Neurosurg Psychiatry. 1987 Jun; 50 (6): 714-9.

Herren K. Zur Aussagekraft zweier Versionen des Nine-hole-peg-Tests. Unpublizierte Masterthese, Krems, Donau Universität 2005.

Higgins J, Salbach NM, Wood-Dauphinee S et al. The effect of a task-oriented intervention on arm function in people with stroke: a randomized controlled trial. Clin Rehabil. 2006 Apr;20(4):296-310.

Hobby JL, Watts C, Elliot D. Validity and responsiveness of the patient evaluation measure as an outcome measure for carpal tunnel syndrome. J Hand Surg [Br] 2005; 30 (4):350-4.

Hsueh IP, Hsieh CL. Responsiveness of two upper extremity function instruments for stroke inpatients receiving rehabilitation. Clin Rehabil. 2002 Sep;16(6):617-24.

Kellor M, Frost J, Silberberg N et al. Hand Strength and Dexterity. Am J Occupational Ther. 1971, 25: 77-83.

Lin KC, Chuang LL, Wu CY, Hsieh YW, Chang WY. Responsiveness and validity of three dexterous function measures in stroke rehabilitation. J Rehabil Res Dev. 2010;47(6):563-71.

Lynch DR, Farmer JM, Wilson RL et al. Performance measures in Friedreich ataxia: potential utility as clinical outcome tools. Mov Disord 2005; 20 (7):777-82.

Mathiowetz V, Weber K, Kashman N et al. Adult Norms for the Nine Hole Peg Test of Finger Dexterity. Occupational Ther J Research. 1985, 5: 24-38.

Olindo S, Signate A, Richech A et al. Quantitative assessment of hand disability by the Nine-Hole-Peg test (9-HPT) in cervical spondylotic myelopathy. J Neurol Neurosurg Psychiatry 2008; 79 (8):965-7.

Oxford Grice K, Vogel KA, Le V, Mitchell A, Muniz S, Vollmer MA. Adult norms for a commercially available Nine Hole Peg Test for finger dexterity. Am J Occup Ther. 2003 Sep-Oct;57(5):570-3.

Parker VM, Wade DT, Langton Hewer R. Loss of arm function after stroke: measurement, frequency, and recovery. Int Rehabil Med 1986; 8 (2):69-73.

Poole JL, Burtner PA, Torres TA et al. Measuring dexterity in children using the Nine-hole Peg Test. J Hand Ther 2005; 18 (3):348-51.

Robertson IH, Ridgeway V, Greenfield E, Parr A. Motor recovery after stroke depends on intact sustained attention: a 2-year follow-up study. Neuropsychology. 1997 Apr;11(2):290-5.

Schwid SR, Goodman AD, Apatoff BR et al. Are quantitative functional measures more sensitive to worsening MS than traditional measures? Neurology 2000; 55 (12):1901-3.

Smith YA, Hong E, Presson C. Normative and validation studies of the Nine-hole Peg Test with children. Percept Mot Skills. 2000 Jun; 90: 823-43.

Sunderland A, Tinson D, Bradley L et al. Arm function after stroke. An evaluation of grip strength as a measure of recovery and a prognostic indicator. J Neurol Neurosurg Psychiatry 1989; 52 (11):1267-72.

Svensson E, Hager-Ross C. Hand function in Charcot Marie Tooth: test retest reliability of some measurements. Clin Rehabil 2006; 20 (10):896-908.

Yozbatiran N, Baskurt F, Baskurt Z et al. Motor assessment of upper extremity function and its relation with fatigue, cognitive function and quality of life in multiple sclerosis patients. J Neurol Sci 2006; 246 (1-2):117-22.

Normwerte Nine Hole Peg Test (NHPT)

Quelle: Mathiowetz V, Weber K, Kashman N, Volland G. Adult Norms for the Nine Hole Peg Test of Finger Dexterity. Occupational Ther J Research. 1985, 5: 24-38.

Alter	Hand	Männer			Frauen		
		Mean	Low	High	Mean	Low	High
20 - 24	R	16.1	13	22	15.8	12	22
	L	16.8	13	23	17.2	14	26
25 – 29	R	16.7	14	21	15.8	13	23
	L	17.7	15	21	17.2	15	25
30 – 34	R	17.7	14	24	16.3	13	20
	L	18.7	14	24	17.8	15	22
35 – 39	R	17.9	15	26	16.4	14	20
	L	19.4	14	28	17.3	15	21
40 – 44	R	17.7	14	22	16.8	14	23
	L	18.9	16	24	18.6	15	24
45 – 49	R	18.8	15	24	17.3	13	23
	L	20.4	15	27	18.4	16	24
50 – 54	R	19.2	15	22	18	14	24
	L	20.7	16	25	20.1	16	26
55 – 59	R	19.2	14	25	17.8	14	26
	L	21.0	17	27	19.4	16	24
60 – 64	R	20.3	15	25	18.4	15	22
	L	21.0	18	27	20.6	17	25
65 – 69	R	20.7	15	29	19.5	16	25
	L	22.9	18	30	21.4	17	26
70 – 74	R	22.0	17	30	20.2	15	26
	L	23.8	16	33	22	18	27
75 +	R	22.9	17	35	21.5	17	31
	L	26.4	19	37	24.6	18	35
Alle	R	19.0	13	35	17.9	12	31
	L	20.6	13	37	19.6	14	35

Mean = Durchschnittswert; Low = Tiefstwert; High = Höchstwert

Normwerte Nine Hole Peg Test (NHPT): Kinder/ Jugendliche

Quelle: Poole JL, Burtner PA, Torres TA et al. Measuring dexterity in children using the Nine-hole Peg Test. J Hand Ther 2005; 18(3):348-51.

Alter	Hand	männlich Mean	SD ±	weiblich Mean	SD ±
4 – 5	D	29.8	3.8	30.2	6.3
	ND	34.5	5.9	33.2	6.2
6 – 7	D	25.5	6.0	22.5	2.3
	ND	28.5	6.6	25.9	5.2
8 – 9	D	19.9	3.9	18.7	1.9
	ND	21.7	4.3	21.2	3.2
10 – 11	D	18.9	4.1	16.7	3.4
	ND	20.2	3.3	19.0	3.1
12 – 13	D	18.0	2.5	17.1	1.8
	ND	18.4	2.6	18.1	2.2
14 – 15	D	18.0	2.7	16.8	2.4
	ND	18.6	1.8	18.1	1.8
16 – 17	D	16.9	2.0	15.8	1.9
	ND	17.1	2.4	17.1	1.8
18 – 19	D	16.1	1.6	16.1	2.1
	ND	16.7	1.2	17.4	2.0

Mean = Durchschnittswert; D = Dominante Hand; ND = Nicht dominante Hand
SD = Standardabweichung

Nine-hole-peg Test (NHPT)

Name / Vorname: _____   Geburtsdatum: _____

Diagnose/n: _____

Ziel der PatientIn (ICF: Aktivitäts-/ Partizipationsebene):

_____

Altersensprechende Normwerte linke Hand: _____ Sekunden

Altersensprechende Normwerte rechte Hand: _____ Sekunden

		Linke Hand ☐ dominant		Rechte Hand ☐ dominant	
		Test (Zeit in Sekunden)	*Retest* (Zeit in Sekunden)	*Test* (Zeit in Sekunden)	*Retest* (Zeit in Sekunden)
1. Messtag	Datum:				
	TherapeutIn:				
2. Messtag	Datum:				
	TherapeutIn:				
3. Messtag	Datum:				
	TherapeutIn:				
4. Messtag	Datum:				
	TherapeutIn:				
5. Messtag	Datum:				
	TherapeutIn:				

Arm-Hand-Funktion: Box & Block Test (BBT)

Hintergrund

Der Box & Block Test (BBT) wurde ursprünglich von Anna Jean Ayres and Patricia Holser Buehler zur Erfassung der Grobmotorik der Hand bei erwachsenen Patienten mit Cerebralparese entwickelt (Smith 1961). Sie benutzten jedoch anstelle des heute gebräuchlichen Testbehälters eine Schale für die Würfel. Im Jahre 1957 publizierten Patricia Holser Buehler und Elisabeth Fuchs einen Konstruktionsplan für den Behälter des BBT und eine Testanleitung (Smith 1961; Mathiowetz et al. 1985). Letztere wurde 1985 von Mathiowetz et al. modifiziert und standardisiert. Verschiedene Autoren (Desrosiers et al. 1994; Mathiowetz et al. 1985; Smith 1961) berechneten BBT-Normwerte für Kinder und Erwachsene (siehe Tabellen „Normwerte BBT Erwachsene" und „Normwerte BBT Kinder). Smith (1961) adaptierte den Test in ihrer Untersuchung an die geistigen und körperlichen Voraussetzungen der Kinder. So wurden die Stuhl- und Tischhöhe entsprechend angepasst und die Instruktionen etwas vereinfacht. Die Grösse des Behälters und der Würfel des BBT blieben jedoch unverändert.

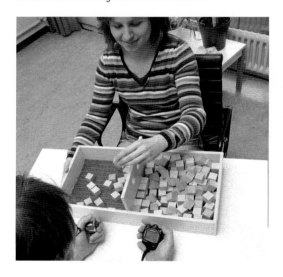

ICF-Klassifikation

Aktivitäten
Subskalen A-C

d430 Gegenstände anheben und tragen
d445 Hand- und Armgebrauch
d449 Gegenstände tragen, bewegen und hand haben, anders oder nicht näher bezeichnet

Körperfunktion
Subskala D

b760 Kontrolle von Willkürbewegungen

Praktikabilität

Patientengruppe
Gesunde Kinder, Erwachsene und Patienten mit eingeschränkter Grobmotorik der Hand:
Neurologische Erkrankungen: Schlaganfall, Schädel-Hirntrauma, Multiple Sklerose, Friedreich´sche Ataxie, M. Parkinson, Karpaltunnelsyndrom, Charcot Marie-Tooth
Rheumatologische Erkrankungen: Fibromyalgie, Rheumatoide Polyarthritis, Osteoarthritis
Orthopädische Probleme: Status nach Fraktur
Der BBT wird auch zur Evaluation der Handfunktion bei gesunden Erwachsenen und Kindern benutzt (Smith 1961; Mathiowetz et al. 1985; Goodkin et al. 1988; Desrosiers et al. 1994; Kimberley et al. 2004; Cromwell et al. 2004; Paltamaa et al. 2005; Platz et al. 2005; Higgins et al. 2006; Svensson & Häger-Ross 2006; Canny et al. 2009; Yancosek & Howell 2009; Lin et al. 2010).

Kosten
Im Handel erhältliches Modell: ca. CHF 250.- (www.reha-stim.de/ [09.04.2012])

Zeitaufwand
5-10 Minuten

Ausbildung
15 Minuten

Praktische Durchführung
Nach Mathiowetz et al. (1985) übersetzt aus dem Englischen:
Der Patient sitzt auf einem Stuhl an einem Tisch (Tisch und Stuhl haben Standardhöhe). Der BBT wird mit der Längsseite an die Tischkante platziert. Das Fach mit den 150 Würfeln befindet sich auf der Seite der zu testenden Hand. Die Versuchsperson soll während 1 Minute möglichst viele Würfel von einem Fach ins andere transportieren. Es wird zuerst die dominante / bessere Hand getestet. Der Untersucher demonstriert vorgängig die Aufgabe. Vor dem eigentlichen Test kann die Versuchsperson den Testablauf während eines Probedurchgangs von 15 Sekunden kurz üben.
Folgende Instruktionen werden für den Probedurchgang gegeben:
„*Ich möchte sehen, wie schnell sie einen Würfel nach dem anderen mit ihrer rechten (oder linken) Hand [der Untersucher zeigt auf die zu testende Hand] ins andere Fach befördern können. Befördern sie den Würfel mit der Hand über die Trennwand und lassen ihn ins andere Fach fallen. Achten sie darauf, dass ihre Fingerspitzen die Trennwand jeweils überqueren.*"
„*Wenn Sie 2 Würfel aufs Mal nehmen, wird nur 1 gezählt. Wenn 1 Würfel aus dem Fach auf den Tisch oder den Boden spickt, wir er trotzdem gezählt. Verschwenden Sie keine Zeit, indem Sie versuchen, den Würfel aufzuheben. Wenn Sie den Würfel ins andere Fach befördern ohne dass die Fingerspitzen die Trennwand überqueren, wird er nicht gezählt. Vor dem eigentlichen Test können Sie während 15 Sekunden einen Probelauf machen. Haben Sie irgendwelche Fragen? Legen Sie die Handflächen an die Seitenwände des Behälters. Vor dem Start werde ich „bereit" und dann „los" sagen.*"
Die Stoppuhr wird auf das Kommando „*Los*" gestartet. Nach 15 Sekunden sagt der Untersucher „*Stopp*". Wurden während des Probelaufs Fehler gemacht, werden diese vor dem eigentlichen Test noch korrigiert. Nach dem Probelauf werden alle Würfel wiederum ins ursprüngliche Fach zurückgelegt. Der Untersucher mischt die Würfel durcheinander, um eine zufällige Anordnung zu erreichen.
Anschliessend werden folgende Instruktionen erteilt:
„*Dies wird nun der eigentliche Test sein. Die Instruktionen sind dieselben. Arbeiten Sie so schnell Sie können. „Bereit" [der Untersucher wartet 3 Sekunden] „Los". [nach 1 Minute] „Stopp".*
[Die Würfel werden wie beschrieben gezählt und das Resultat festgehalten].

„Nun müssen Sie dasselbe mit Ihrer linken (oder rechten) Hand tun. Zuerst dürfen Sie einen Probedurchgang machen. Legen Sie die Hände wie vorhin an die Seitenwände des Behälters. Nehmen Sie einen Würfel nach dem anderen und lassen ihn ins andere Fach fallen. „Bereit" [der Untersucher wartet 3 Sekunden] *„Los"* [nach 1 Minute] *„Stopp"*.
Gemessen werden die Anzahl Würfel, die innerhalb einer Minute von einem Fach ins andere befördert werden können.
Die validierte, englische Originalversion der Testinstruktionen, eine Bauanleitung für den BBT und Normwerte des Tests findet man in der Studie von Mathiowetz et al. (1985).

Format
Funktionelle Leistung

Skalierung
Anzahl umplatzierter Würfel in 1 Minute.

Subskalen
Keine

Reliabilität (Zuverlässigkeit)

Holser & Fuchs in Cromwell (1960) beschrieben bei erwachsenen Patienten mit Cerebralparese und anderen neuromuskulären Erkrankungen eine Test-Retest-Reliabilität von r_s (Spearmans Rho)=0.937 für die linke Hand und r_s=0.976 für die rechte Hand. Bei 27 gesunden Frauen (20-39 Jahre) ermittelten Mathiowetz et al. (1985) sehr hohe Intertester-Korrelationen (linke Hand: r (Pearsons r)=0.999, rechte Hand: r=1.000). Die Test-Retest-Reliabilität des BBT ist auch gemäss Desrosiers et al. (1994) sowohl für gesunde ältere Erwachsene (linke Hand: ICC=0.89, 95% CI: 0.79-0.95; rechte Hand: ICC=0.90, 95% CI: 0.81-0.95) wie auch für Patienten (linke Hand: ICC=0.96, 95% CI: 0.91-0.97; rechte Hand: ICC=0.97, 95% CI: 0.93-0.98) sehr hoch. Platz et al. (2005a) konnten bei 23 Patienten mit einer Armparese unterschiedlicher Genese (CVI, SHT, MS) eine sehr hohe Test-Retest-Reliabilität (ICC=0.963/ r_s=0.973) und Intertester-Reliabilität (ICC=0.993/ r_s=0.993) nachweisen.

Paltamaa et al. (2005) zeigten bei Patienten mit Multipler Sklerose eine sehr hohe Test-Retest-Reliabilität (rechte Hand: ICC=0.87, 95% CI: 0.72-0.95; linke Hand: ICC=0.91, 95% CI: 0.81-0.96) und Intertester-Reliabilität (rechte Hand: ICC=0.93, 95% CI: 0.73-0.98; linke Hand: ICC=0.94, 95% CI: 0.76-0.99).

Für Schlaganfallpatienten berechneten Chen et al. (2009) eine sehr hohe Test-Retest-Reliabilität für den BBT. Für die betroffene Hand ermittelten die Autoren einen ICC von 0.98 (95% CI: 0.97-0.99), für die nicht betroffene Hand einen ICC von 0.93 (95%CI: 0.88-0.96).

Canny et al. (2009) fanden sehr hohe Test-Retest-Korrelationen bei Gesunden für die dominante Hand (ICC=0.98) und Patientinnen mit Fibromyalgie (ICC=0.90). Auch die Intertester-Reliabilität für die dominante Hand erwies sich bei beiden Populationen als hoch (Gesunde Frauen: ICC=0.80, Patienten mit Fibromyalgie: ICC=0.85).

Smith (1961) ermittelte eine hohe bis sehr hohe Test-Retest-Reliabilität bei gesunden Kindern im Alter von 7-9 Jahren:
7-Jährige (N=39):
    Dominante Hand r=0.82
    Nicht dominante Hand r=0.91
8-Jährige (N=33):
    Dominante Hand r=0.86
    Nicht dominante Hand r=0.79
9-Jährige (N=41):
    Dominante Hand r=0.78
    Nicht dominante Hand r=0.88.

Svensson&Hager-Ross (2006) attestierten dem BBT eine sehr hohe Test-Retest-Reliabilität (rechte Hand: ICC=0.95, 95% CI: 0.87-0.98; linke Hand: ICC=0.96, 95% CI: 0.89-0.98) bei Patienten mit einer Charcot-Marie-Tooth Krankheit.

Validität (Gültigkeit)

Der BBT eignet sich laut Cromwell (1960) für alle Versuchspersonen (Gesunde und Patienten mit Cerebralparese oder anderen neuromuskulären Erkrankungen), die eine Greiffunktion haben.

Holser & Fuchs in Cromwell (1960) wiesen in ihrer Arbeit darauf hin, dass diverse Autoren den BBT mit anderen Scores verglichen und hohe Korrelationen mit einem Subtest (Manipulation von Dübeln) der General Aptitude Test Battery (r=0.86), einem Subtest (Placing) des Minnesota Rate of Manipulation Tests (r=0.91) ermittelten. Sie beurteilen den BBT aufgrund der hohen Korrelation mit anderen Handmotorik-Tests als einen offensichtlich adäquaten Test zur Erfassung der Grobmotorik der Hand. Mathiowetz et al. (1985) berichteten, dass der BBT offensichtlich sicher zwischen einer Handfunktion von Gesunden und derjenigen von Patienten mit eingeschränkter manueller Geschicklichkeit unterscheiden kann, obschon zum Zeitpunkt seiner Untersuchung noch wenig Patientendaten vorlagen.

Der BBT wurde von Desrosiers et al. (1994) mit dem ARAT und dem Functional Autonomy Measurement System (SMAF) verglichen. Der BBT zeigte eine hohe Korrelation mit dem ARAT (linke Hand: r=0.82; rechte Hand: r=0.80). Moderat korrelierte der BBT mit dem Totalscore des SMAF (linke Hand: r=0.51; rechte Hand: r=0.47).

McEwen (1995) berechnete für die paretische Hand von Schlaganfallpatienten eine hohe Korrelation (r=0.82) zwischen dem BBT und der Chedoke McMaster Stroke Assessment Scale (Impairment Inventory).

Schlaganfallpatienten zeigen gemäss Desrosiers et al. (1996) mit der nicht betroffenen Hand hoch signifikant schlechtere Werte im BBT als Gesunde mit der Hand derselben Seite. So brachten Schlaganfallpatienten in einer Minute mit der gesunden Hand durchschnittlich 56.7 (SD=10.5) Klötze von einem Behälter in den anderen, während Gesunde 66.0 (SD=9.1) Klötze schafften (p=0.0001).

Der BBT wurde in Bezug auf die Konstruktvalidität mit den Werten folgender Tests korreliert (Platz et al. 2005a, 2005b):
Fugl-Meyer Test (motor score): r_s=0.921
Action Research Arm Test (ARAT): r_s=0.951
Motricity Index: r_s=0.798
Hemispheric Stroke Scale: r_s=-0.676
Ashworth Scale: r_s=-0.383
Modifizierter Barthel Index: r_s=0.044.

Lin et al. (2010) berechneten schwächere Korrelationen als Platz et al. (2005a). Sie kamen zum Schluss, dass der BBT bei Patienten mit Schlaganfall moderat bis hoch mit dem Ninehole-peg Test (vor Therapie: r_s=-0.80, 95% CI: -0.69 bis -0.88; nach Therapie: r_s=-0.71, 95% CI: -0.56 bis -0.82) und dem ARAT (vor Therapie: r_s=0.63, 95% CI: 0.45-0.76; nach Therapie: r_s=0.64, 95% CI: 0.46-0.77) korreliert. Schwach bis moderat korrelierte er in ihrer Studie mit der Subskala „Obere Extremität" des Fugl-Meyer Assessments (vor Therapie: r_s=0.44, 95% CI: 0.21-0.63; nach Therapie: r_s=0.35, 95% CI: 0.10-0.56), dem Motor Activity Log und der Stroke Impairment Scale (Subscala „Handfunktion"). Ein Grund für die schwächeren Korrelationen könnte nach ihrer Auffassung in den unterschiedlichen Patientengruppen liegen. Der BBT und der ARAT scheinen laut Lin et al. (2010) die motorischen Einschränkungen der betroffenen oberen Extremität besser abzubilden als der Nine-hole-peg Test (NHPT).

Young erhob 1976 Normwerte für den BBT bei Kindern im Alter von 7-9 Jahren. Sie fand heraus, dass die jüngsten Kinder die schlechtesten und die ältesten die besten Leistungen zeigten. Die sieben- und achtjährigen Mädchen schienen geschickter als die gleichaltrigen Knaben zu sein. Im Alter von 9 Jahren zeigten die Knaben dann die besseren Leistungen mit der dominanten Hand als die Mädchen. Begründet wurde dies mit dem unterschiedlichen Entwicklungstempo bei Mädchen und Knaben.

Prädiktive Validität

Laut McEwen (1995) und Higgins et al. (2006) kann anhand der BBT-Werte die körperliche Gesundheit von Schlaganfallpatienten – erfasst mit dem Medical Outcomes Study 36-Item Short Form Fragebogen (MOS SF-36) – vorausgesagt werden. Ein um 7 Würfel besserer BBT-Wert entsprach nämlich einer Verbesserung von durchschnittlich 2 Punkten im MOS SF-36 (Subskala „Körperliche Gesundheit"). Dies wurde als klinisch relevant betrachtet. Umgekehrt bildete sich eine Verbesserung von 5 Punkten im MOS SF-36 (Subskala „Körperliche Gesundheit") in einer Verbesserung von 17.5 Würfeln im BBT ab. Schlaganfallpatienten mit schlechten Werten im BBT (36 +/−20 Würfel) gaben bei der Stroke Impact Scale auch Schwierigkeiten bei Alltagsaktivitäten wie „schneiden", „Schuhe binden", „Münzen aufheben" oder „Gegenstände tragen" an (Finch et al. 2009).

Anhand von Untersuchungen mit MS-Patienten unterschiedlichen Alters und mit geringen bis moderaten funktionellen Einschränkungen stuften Paltamaa et al. (2007/ 2008) den BBT als einen Test ein, der Schwierigkeiten oder Abhängigkeiten beim Ausführen von ADL-Aufgaben mittels tiefer Testresultate (dominante Hand) mit hoher Wahrscheinlichkeit voraussagen kann. MS-Patienten, die im BBT Werte erzielten, die minimal (1 Würfel pro Minute) über den von Mathiowetz et al. (1985) ermittelten Normwerten lagen, hatten eine zweimal so hohe Wahrscheinlichkeit völlig unabhängig leben zu können als Patienten, die unter den Normwerten lagen. (Odds ratio [OR]=2.87, 95% CI: 1.12-7.38).

Responsivität (Empfindlichkeit)

Young (1976) ermittelte einen Standardfehler bei den Siebenjährigen von 3.0 Würfeln (dominante Hand), respektive 2.4 Würfel (nicht-dominante Hand). Bei den Achtjährigen betrug der Standardfehler sowohl für die dominante als auch die nicht-dominate Hand 2.3 Würfel. Die Neunjährigen zeigten einen Standardfehler von 2.4 (dominante Hand) und 1.8 (nicht-dominante Hand). Kinder dieser Altersgruppen konnten in einer Minute zwischen 57.7 und 71.0 Würfel umplatzieren.

Bei 120 Patienten mit MS (Fussgänger) fanden Paltamaa et al. (2007; 2008) heraus, dass die BBT-Werte der dominanten Hand neben den Messwerten des Functional Status Questionnaire (Subskalen „Selbstsorge", „Mobilität", „häusliches Leben"), des 6-Minuten Gehtests (Gehstrecke, Herzfrequenz), des 10m-Gehtests (Tempo, Schrittlänge, Kadenz) oder des repetitiven Squattings die höchste Responsivität für eine Verschlechterung innerhalb von 2 Jahren haben.

Dieselben Autoren sind der Auffassung, dass bei dieser Patientengruppe zwischen 2 Messungen mindestens 8.11 Würfel Unterschied notwendig sind, um mit hoher Wahrscheinlichkeit (95%-Konfidenzintervall Niveau) von einer realen Veränderung und nicht einer zufälligen Schwankung sprechen zu können. Der minimale bedeutsame Unterschied für eine Verschlechterung zwischen zwei BBT-Messungen mit der dominanten Hand betrug -3.48 (95% CI: -6.83 bis -0.13, p=0.42) aus der Sicht der Patienten und -5.23 (95% CI: -8.58 bis -2.07, p=0.002) aus der Sicht der Untersucher (Paltamaa et al. 2008).

Bei Patienten mit einer Charcot-Marie-Tooth Erkrankung scheint ein Unterschied von mindestens 11.5 Würfeln (rechte Hand), respektive 9.3 Würfeln (linke Hand) zwischen zwei Messungen notwendig zu sein, um von einer wahren Veränderung sprechen zu können (Svensson & Häger-Ross 2006). Die Testergebnisse variierten im Bereich von 6.4% (linke Hand) und 8.4% (rechte Hand).

Eine Steigerung um mindestens 7 Würfel im BBT scheint bei Schlaganfallpatienten notwendig zu sein, damit sich eine alltagsrelevante Verbesserung der Handfunktion zeigt (McEwen

1995). In einer Studie von Kimberley et al. (2004) erwiesen sich bei chronischen Schlaganfallpatienten Differenzen von 4-5 Würfeln zwischen BBT-Messungen vor und nach einer Intervention als signifikant. Ein Unterschied von 8 Würfeln wurde bei derselben Patientengruppe in einer Untersuchung von Carey et al. (2002; 2007) als signifikante Verbesserung der Greiffunktion der Hand bewertet. Gestützt werden die Resultate durch eine Untersuchung von Chen et al. (2009), die bei Schlaganfallpatienten für die betroffene Hand eine Mindestdifferenz (smallest real difference SRD) von 5.5 Würfeln und für die nicht betroffene Hand von 7.8 Würfeln pro Minute postulierten, um von einer realen Veränderung und nicht von zufälligen Schwankungen sprechen zu können. Ein Unterschied von 6 Würfeln innerhalb von 2 Messungen mit der betroffenen Hand wurde bei diesen Patienten als wahre Veränderung angesehen (95% CI-Level). Einschränkend ist zu sagen, dass bei Patienten mit einer spastischen Hand die SRD höher lag (>8.2 Würfel pro Minute). Der Messfehler lag beim BBT für die betroffene Hand im Bereich von 20% des Mittelwerts, was den Autoren als akzeptabel erschien. Zu einem ähnlichen Schluss kamen 1988 Goodkin et al. bei Patienten mit Multipler Sklerose. Sie postulierten, dass ein Unterschied von 20%, zwischen 2 BBT-Messungen (Test-Retest) eine signifikante Veränderung der Funktion der oberen Extremitäten darstellt.

Die Responsivität des BBT erwies sich als moderat (SRM=0.74, 95% CI: 0.51-1.10, p<0.001) in einer Interventionsstudie mit jungen Schlaganfallpatienten (Lin et al. 2010).

Die BBT-Werte lagen bei Schlaganfallpatienten für den betroffenen Arm initial (erste Woche nach Schlaganfall) im Bereich von 34% (SD=28.8) der altersentsprechenden Normwerte von Gesunden und 4 Wochen später bei 51% (SD=31.7) der Normwerte (Higgins et al. 2005). Platz et al. (2005) ermittelten einen Bodeneffekt für den BBT im Vergleich mit dem Fugl-Meyer Test (motor score).

Beurteilung

Diagnostik/ Befund empfohlen[1]

Ergebnis/ Verlauf empfohlen[2]

Prognose empfohlen[3]

Kommentar

1) Der BBT misst die grobmotorische Leistungsfähigkeit der Hand bei Kindern, Erwachsenen und Patienten mit neurologischen, rheumatologischen oder orthopädischen Erkrankungen. Es liegen Normwerte für Kinder und Erwachsene vor (siehe Anhang Seite 195-196).
2) Der Test scheint für Verlaufsmessungen geeignet zu sein. Bei neurologischen Patienten können im klinischen Alltag Veränderungen im Bereich von 7-12 Würfeln pro Minute als reale Veränderung angesehen werden.
3) Für Patienten nach Schlaganfall ergibt der BBT-Wert der ersten Woche nach Ereignis Hinweise auf die Armfunktion nach 5 Wochen. Tiefe BBT-Werte (dominante Hand) können bei MS-Patienten Schwierigkeiten oder Abhängigkeiten beim Ausführen von ADL-Aufgaben voraussagen.

Der BBT eignet sich sehr für den Einsatz im klinischen Alltag. Er ist leicht verständlich, benötigt deshalb für die Untersucher nur eine kurze Einführung und kann auch von Patienten mit verminderten kognitiven Leistungen und/oder deutlich verminderter manueller Geschicklichkeit durchgeführt werden. Die Testung benötigt sehr wenig Zeit, das Testmaterial ist kostengünstig und einfach zu transportieren. Wie bereits erwähnt, sind Normwerte für Kinder und Erwachsene vorhanden. Zudem kann anhand des Konstruktionsplans von Mathiowetz et al. (1985) der BBT einfach selber nachgebaut werden. Er ist jedoch auch im Handel erhältlich.

Die auf deutsch übersetzte Test- und Bauanleitung ist beim Autor (kaspar.herren@bluewin.ch) erhältlich.

Literatur

Literatursuche: PubMed; 12/2011
Autor: Kaspar Herren

Canny ML, Thompson JM, Wheeler MJ. Reliability of the box and block test of manual dexterity for use with patients with fibromyalgia. Am J Occup Ther. 2009 Jul-Aug;63(4):506-10.

Carey JR, Kimberley TJ, Lewis SM, Auerbach EJ, Dorsey L, Rundquist P, et al. Analysis of fMRI and finger tracking training in subjects with chronic stroke. Brain. 2002 Apr;125(Pt 4):773-88.

Carey JR, Durfee WK, Bhatt E, Nagpal A, Weinstein SA, Anderson KM, et al. Comparison of finger tracking versus simple movement training via telerehabilitation to alter hand function and cortical reorganization after stroke. Neurorehabil Neural Repair. 2007 May-Jun;21(3):216-32.

Chen HM, Chen CC, Hsueh IP, Huang SL, Hsieh CL. Test-retest reproducibility and smallest real difference of 5 hand function tests in patients with stroke. Neurorehabil Neural Repair. 2009 Jun;23(5):435-40.

Cromwell FS. Occupational therapist´s manual for basic skills assessment or primary pre-vocational evaluation. Altadena, CA: Fair Oaks Printing. 1960:29-30.

Desrosiers J, Bravo G, Hebert R, Dutil E, Mercier L. Validation of the Box and Block Test as a measure of dexterity of elderly people: reliability, validity, and norms studies. Arch Phys Med Rehabil. 1994 Jul;75(7):751-5.

Desrosiers J, Bourbonnais D, Bravo G, Roy PM, Guay M. Performance of the 'unaffected' upper extremity of elderly stroke patients. Stroke. 1996 Sep;27(9):1564-70.

Duncan PW, Bode RK, Min Lai S, Perera S. Rasch analysis of a new stroke-specific outcome scale: the Stroke Impact Scale. Arch Phys Med Rehabil. 2003 Jul;84(7):950-63.

Finch LE, Higgins J, Wood-Dauphinee SL, Mayo NE. A measure of physical functioning to define stroke recovery at 3 months: preliminary results. Arch Phys Med Rehabil. 2009 Sep;90(9):1584-95.

Goodkin DE, Hertsgaard D, Seminary J. Upper extremity function in multiple sclerosis: improving assessment sensitivity with box-and-block and nine-hole peg tests. Arch Phys Med Rehabil. 1988 Oct;69(10):850-4.

Higgins J, Mayo NE, Desrosiers J, Salbach NM, Ahmed S. Upper-limb function and recovery in the acute phase poststroke. J Rehabil Res Dev. 2005 Jan-Feb;42(1):65-76.

Higgins J, Salbach NM, Wood-Dauphinee S, Richards CL, Cote R, Mayo NE. The effect of a task-oriented intervention on arm function in people with stroke: a randomized controlled trial. Clin Rehabil. 2006 Apr;20(4):296-310.

Kimberley TJ, Lewis SM, Auerbach EJ, Dorsey LL, Lojovich JM, Carey JR. Electrical stimulation driving functional improvements and cortical changes in subjects with stroke. Exp Brain Res. 2004 Feb;154(4):450-60.

Lin KC, Chuang LL, Wu CY, Hsieh YW, Chang WY. Responsiveness and validity of three dexterous function measures in stroke rehabilitation. J Rehabil Res Dev. 2010;47(6):563-71.

Mathiowetz V, Volland G, Kashman N, Weber K. Adult norms for the Box and Block Test of manual dexterity. Am J Occup Ther. 1985 Jun;39(6):386-91.

McEwen S, Mayo N, Wood-Dauphinee S. Performance-Based Correlates of Health-Related Quality of Life in Persons with Stroke. Quality of Life Research. 1995;4(5):461.

Paltamaa J, West H, Sarasoja T, Wikstrom J, Malkia E. Reliability of physical functioning measures in ambulatory subjects with MS. Physiother Res Int. 2005;10(2):93-109.

Paltamaa J, Sarasoja T, Leskinen E, Wikstrom J, Malkia E. Measures of physical functioning predict self-reported performance in self-care, mobility, and domestic life in ambulatory persons with multiple sclerosis. Arch Phys Med Rehabil. 2007 Dec;88(12):1649-57.

Paltamaa J, Sarasoja T, Leskinen E, Wikstrom J, Malkia E. Measuring deterioration in international classification of functioning domains of people with multiple sclerosis who are ambulatory. Phys Ther. 2008 Feb;88(2):176-90.

Platz T, Pinkowski C, van Wijck F, Kim IH, di Bella P, Johnson G. Reliability and validity of arm function assessment with standardized guidelines for the Fugl-Meyer Test, Action Research Arm Test and Box and Block Test: a multicentre study. Clin Rehabil. 2005a Jun;19(4):404-11.

Platz T, Pinkowski C, Van Wijk F et al. ARM Arm Rehabilitation Measurement. 1st. ed. Baden-Baden: Deutscher Wissenschafts-Verlag (DWV); 2005b.

Smith DA. The box and block test: Normative data for 7, 8, 9 year-old children (master´s thesis). Los Angeles: Univ of Southern California, 1961.

Svensson E, Hager-Ross C. Hand function in Charcot Marie Tooth: test retest reliability of some measurements. Clin Rehabil. 2006 Oct;20(10):896-908.

Yancosek KE, Howell D. A narrative review of dexterity assessments. J Hand Ther. 2009 Jul-Sep;22(3):258-69; quiz 70.

Young DS. Children´s prehension: Normative data for the children´s box and block test. Percept Mot Skills. 1976;42:568-70.

Normwerte Box & Block Test (BBT)

Quelle: Mathiowetz V, Volland G, Kashman N, Weber K. Adult Norms for the Box and Block Test of Manual Dexterity. Am J Occup Ther. 1985 Jun;39(6):386-91

Alter	Hand	Männer				
		Mean	SD	SE	Low	High
20 – 24	R	88.2	8.8	1.6	70	105
	L	86.4	8.5	1.6	70	102
25 – 29	R	85.0	7.5	1.4	71	95
	L	84.1	7.1	1.4	69	100
30 – 34	R	81.9	9.0	1.7	68	96
	L	81.3	8.1	1.6	69	99
35 – 39	R	81.9	9.5	1.9	64	104
	L	79.8	9.7	1.9	56	97
40 – 44	R	83.0	8.1	1.6	69	101
	L	80.0	8.8	1.7	59	93
45 – 49	R	76.9	9.2	1.7	61	93
	L	75.8	7.8	1.5	60	88
50 – 54	R	79.0	9.7	1.9	62	106
	L	77.0	9.2	1.8	60	97
55 – 59	R	75.2	11.9	2.6	45	97
	L	73.8	10.5	2.3	43	94
60 – 64	R	71.3	8.8	1.8	52	84
	L	70.5	8.1	1.6	47	82
65 – 69	R	68.4	7.1	1.4	55	80
	L	67.4	7.8	1.5	48	86
70 – 74	R	66.3	9.2	1.8	50	86
	L	64.3	9.8	1.9	45	84
75 +	R	63.0	7.1	1.4	47	75
	L	61.3	8.4	1.7	46	74
Alle	R	76.9	11.6	.66	45	106
	L	75.4	11.4	.65	43	102

R = rechts; L = links; Mean = Durchschnittswert; SD = Standardabweichung; SE = Standardfehler; Low = Tiefstwert; High = Höchstwert

Alter	Hand	Frauen				
		Mean	SD	SE	Low	High
20 - 24	R	88.0	8.3	1.6	67	103
	L	83.4	7.9	1.6	66	99
25 – 29	R	86.0	7.4	1.4	63	96
	L	80.9	6.4	1.2	63	93
30 – 34	R	85.2	7.4	1.5	75	101
	L	80.2	5.6	1.1	66	92
35 – 39	R	84.8	6.1	1.2	71	95
	L	83.5	6.1	1.2	72	97
40 – 44	R	81.1	8.2	1.5	60	97
	L	79.7	8.8	1.6	57	97
45 – 49	R	82.1	7.5	1.5	68	99
	L	78.3	7.6	1.5	59	91
50 – 54	R	77.7	10.7	2.1	57	98
	L	74.3	9.9	2.0	53	93
55 – 59	R	74.7	8.9	1.8	56	94
	L	73.6	7.8	1.6	54	85
60 – 64	R	76.1	6.9	1.4	63	95
	L	73.6	6.4	1.4	62	86
65 – 69	R	72.0	6.2	1.2	60	82
	L	71.3	7.7	1.4	61	89
70 – 74	R	68.6	7.0	1.3	53	80
	L	68.3	7.0	1.3	51	81
75 +	R	65.0	7.1	1.4	52	79
	L	63.6	7.4	1.5	51	81
Alle	R	78.4	10.4	.58	52	103
	L	75.8	9.5	.53	51	99

R = rechts; L = links; Mean = Durchschnittswert; SD = Standardabweichung; SE = Standardfehler; Low = Tiefstwert; High = Höchstwert

Durchschnittswerte für die dominante und nicht-dominante Hand bei 7-, 8- und 9-jährigen Kindern ohne Einschränkung der Handfunktion

Quelle: Smith DA. The box and block test: Normative data for 7, 8, 9 year-old children (master´s thesis). Los Angeles: Univ of Southern California, 1961.

Versuchsperson	7-Jährige	8-Jährige	9-Jährige
Anzahl Versuchspersonen	39	33	41
Anzahl Knaben	18	17	21
Anzahl Mädchen	21	16	20
Dominante Hand			
Durchschnittswert Knaben	61.8	66.0	71.0
Durchschnittswert Mädchen	62.7	67.2	68.0
Durchschnittlicher Gesamtscore	62.3	66.6	68.6
Standardabweichung der Werte „Knaben & Mädchen"	5.3	4.7	3.8
Test-Retest-Reliabilität	0.82	0.86	0.78
Standardfehler	3.0	2.3	2.4
Nicht-dominante Hand			
Durchschnittswert Knaben	57.7	61.9	62.3
Durchschnittswert Mädchen	59.4	63.3	64.6
Durchschnittlicher Gesamtscore	56.0	62.7	65.1
Standardabweichung der Werte „Knaben & Mädchen"	5.8	3.4	3.7
Test-Retest-Reliabilität	0.91	0.79	0.88
Standardfehler	2.4	2.3	1.8

Arm-Hand-Aktivitäten: Wolf Motor Function Test (WMFT)

Hintergrund

Der WMFT ist ein Assessment, welches die Fähigkeit des Einsatzes der oberen Extremität in einfachen oder komplexen Bewegungen bzw. funktionellen Tätigkeiten beurteilt.

Ursprünglich diente das Assessment dazu, die Wirksamkeit von CIMT (Constraint-Induced Movement Therapy) in Studien und im klinischen Alltag mit Patienten nach Schlaganfall oder Schädel-Hirn-Trauma zu evaluieren (Wolf et al. 1989; Taub et al. 1993).

Der Test beinhaltet 17 Teilaufgaben, wobei zwei davon Kraftmessungen und 15 ein- oder mehrgelenkige motorisch funktionelle Aufgaben sind. Die funktionellen Aufgaben sind hierarchisch strukturiert, von einfach zu komplex und von proximal nach distal.

Besonderheit des Assessments ist, dass bei der Erhebung eine Videoaufnahme gemacht und der Test anhand der Aufnahme beurteilt wird.

Bewertet werden 15 Aufgaben nach der benötigten Zeit und der Qualität des Einsatzes der oberen Extremität. Zwei weitere Aufgaben beurteilen den Krafteinsatz. Als Referenz dient jeweils die weniger betroffene obere Extremität. In der Auswertung werden Durchschnittswerte aller Items mit Zeitmessung und qualitativer Beurteilung angegeben.

Die eigentliche Beurteilung der Durchführung erfolgt anhand der Videoaufnahme. Die Durchführung des Tests wird mit standardisiertem Kleinmaterial durchgeführt.

Der Test wurde von Mey et al. (2006) auf Deutsch übersetzt, validiert und auf seine Reliabilität geprüft.

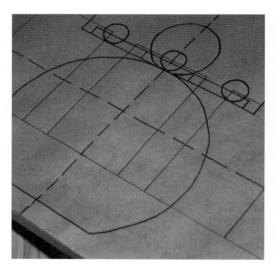

ICF-Klassifikation

Körperfunktionen

4. Ellenbogen Extension mit Gewicht	b730 Kraft isolierter Muskeln oder von Muskelgruppen
7. Gewicht zur Kiste	b730 Kraft isolierter Muskeln oder von Muskelgruppen
14. Griffstärke	b730 Kraft isolierter Muskeln oder von Muskelgruppen

Aktivitäten und Partizipation

1. Unterarm zum Tisch	d445	Hand- und Armgebrauch
2. Unterarm zur Kiste	d445	Hand- und Armgebrauch
3. Ellenbogen Extension	d445	Hand- und Armgebrauch
5. Hand zum Tisch	d445	Hand- und Armgebrauch
6. Hand zur Kiste	d445	Hand- und Armgebrauch
8. Greifen und Heranholen	d445	Hand- und Armgebrauch
9. Dose heben	d445	Hand- und Armgebrauch
10. Bleistift heben	d4400	einen Gegenstand aufheben
11. Büroklammer heben	d4400	einen Gegenstand aufheben
12. Mühlesteine stapeln	d4402	einen Gegenstand handhaben
13. Karten umdrehen	d4402	einen Gegenstand handhaben
15. Schlüssel im Schloss umdrehen	d4402	einen Gegenstand handhaben
16. Frottiertuch falten	d449	Gegenstände tragen, bewegen und handhaben
17. Korb heben	d449	Gegenstände tragen, bewegen und handhaben

Die Körperfunktionen Muskelkraftfunktionen (b730) und Kontrolle von Willkürbewegungen (b760) werden im Gesamtscore nicht erfasst.

Praktikabilität

Patientengruppe
Patienten nach Schlaganfall oder Schädel-Hirn-Trauma (Wolf et al. 1989; Taub et al. 1993)

Zeitaufwand
60 Minuten für Erhebung, Auswertung und Interpretation
30 bis 45 Minuten in Folgeerhebungen

Kosten
Testmaterial einmalig, ca. CHF 100.-
Anschaffungskosten für Videokamera, -stativ und Zubehör

Ausbildung
8 bis 10 Stunden
Dies beinhaltet die Einführung in das Manual und die Übungssequenz anhand von Video-Beispielen, Erhebungen, Auswertungen und Interpretationen.

Praktische Durchführung
Der Patient sitzt auf einem Stuhl neben (Aufgabe 1-4) bzw. vor einem Tisch (Aufgabe 5-14), beide Füsse stehen auf dem Boden. Die Aufgabe 15 wird im Stehen durchgeführt.
Ziel des Tests ist es, die einzelnen Aufgaben so schnell wie möglich durchzuführen. Ausnahmen bilden die Aufgaben 7 und 14. Die Testung einzelner Items wird abgebrochen, wenn die benötigte Zeit 2 Minuten überschreitet. Die Bewertung der Qualität der Durchführung geschieht anhand einer Skala.
Bewertet werden 15 Aufgaben nach der benötigten Zeit und der Qualität des Einsatzes der oberen Extremität. Zwei Aufgaben beurteilen die eingesetzte Kraft. Als Referenz dient jeweils die weniger-betroffene obere Extremität.
Zur Auswertung der Ergebnisse werden für jeden Patienten Durchschnittswerte in der benötigten Zeit und der Qualität des Einsatzes angegeben.
Die Beurteilung erfolgt anhand der Videoaufnahme.

Bewertungsskala der funktionellen Fähigkeiten
0: Kein Versuch mit der zu testenden oberen Extremität (OE).
1: Die zu testende obere Extremität nimmt funktionell nicht teil, es wird aber der Versuch gemacht die obere Extremität einzusetzen. In unilateralen Aufgaben kann die OE, welche nicht getestet wird, verwendet werden, um die getestete OE zu bewegen.
2: Versuch möglich, aber Unterstützung der nicht zu testenden OE für kleinere Anpassungen oder Änderungen der Position nötig; oder benötigt mehr als zwei Versuche um die Aufgabe zu vervollständigen; oder führt die Aufgabe sehr langsam aus.
In bilateralen Aufgaben kann die zu testende OE nur als Helfer eingesetzt werden.
3: Versuch mit der zu testenden OE, aber die Bewegung ist bis zu einem gewissen Grad durch Synergien beeinflusst oder wird langsam oder mit Mühe ausgeführt.
4: Die zu testende OE wird eingesetzt, die Bewegung ist nahezu normal*, aber leicht langsamer; und es kann an Präzision (Zielgenauigkeit), Feinkoordination oder Fluss mangeln.
5: Die Bewegung mit der zu testenden OE erscheint normal*.
(*) Für die Bestimmung von „normal" wird die weniger betroffene OE als Vergleich verwendet, wobei die Dominanz der Hand vor dem Ereignis berücksichtigt wird.

Format
Funktionelle Leistung

Skalierung
Ordinalskalierung
mit einer Skala von 0 bis 5 Punkten

Subskalen
Keine

Reliabilität (Zuverlässigkeit)

Die Zuverlässigkeit der deutschen Version des Tests hat sich als sehr hoch erwiesen. Die Intertester-Reliabilität bei 16 Patienten nach Schlaganfall betrug 0.93 (ICC) für die funktionelle Fähigkeit und 0.99 (ICC) für die durchschnittliche benötigte Zeit (Mey et al. 2006). Die wiederholte Anwendung ergab eine Zuverlässigkeit von 0.99 (ICC) für die benötigte Zeit und von 0.95 (ICC) für die Durchführung.

Validität (Gültigkeit)

In einem Vergleich bei 24 Patienten konnte eine grosse Übereinstimmung zwischen dem WMFT und dem Fugl-Meyer Motor Assessment (FMA) festgestellt werden ($p<0.002$) (Wolf et al. 2001). Die Korrelation mit dem FMA ist auch für subakute Schlaganfallpatienten gegeben, wobei die Werte des WMFT eine bessere Unterscheidung bei motorisch schlechteren Patienten aufweisen als das FMA (Wolf et al. 2005). Der WMFT ist geeignet für die Beurteilung der motorischen Fähigkeiten und für die Planung der Behandlung sowie die Evaluation einer Therapie. Eine schlechtere Handfunktion nach einem CVI korreliert mit einer schlechteren Erholung der Handfunktion.

Responsivität (Empfindlichkeit)

Lang et al. 2008 haben in einer Studie mit 52 Patienten nach Schlaganfall die geschätzte Minimal Clinically Important Difference (MCID) erhoben. Es hat sich in diesem Sample gezeigt, dass eine Verminderung der benötigten Zeit von 19 Sekunden oder mehr für die mehr-betroffene dominante obere Extremität mit einer Effektgrösse von 0.48 klinisch relevant ist. Für die Beurteilung der motorischen

Fähigkeiten ist ein Wert von 1.0 erhoben worden bei einer Effektgrösse von 0.91 für die mehr-betroffene dominante obere Extremität. In Prozenten heisst das, dass eine Veränderung von 15-30% benötigt wird, damit Fortschritte als klinisch relevant bezeichnet werden. Die Autoren weisen in ihrer Studie darauf hin, dass das Sample relativ klein ist und allenfalls nur für subakute, nicht aber für chronische, Patienten nach Schlaganfall zutreffen könnten.

In einer weiteren Studie (Keh-chung et al. 2009) mit Patienten nach Schlaganfall wurde gezeigt, dass die Clinically Important Difference und Minimal Detectable Change eine Verbesserung von 1.5 bis 2 Sekunden und auf der funktionellen Bewertungsskala eine Verbesserung von 0.2-0.4 Punkten als klinisch relevante Veränderung angesehen werden können.

Beurteilung

Diagnostik/ Befund	**empfohlen**[1]
Ergebnis/ Verlauf	**empfohlen**[2]
Prognose	**nicht empfohlen**[3]

Kommentar

1) Trotz grossem Zeitaufwand und intensiver Schulung der Tester sinnvoll.
2) Gute Objektivierbarkeit; Intervalle nicht zu kurz wählen.
3) Keine Referenzen gefunden

Nachdem der Test in seiner ursprünglichen Version lediglich erschaffen wurde, um die Effektivität des CIMT (Constraint-Induced Movement Therapy) zu untersuchen, hat sich das Instrument aufgrund weniger vergleichbarer Assessments zur Erhebung der oberen Extremität und den sehr guten psychometrischen Kriterien zu einem nennenswerten Assessment zur Messung der motorischen Fähigkeiten der oberen Extremität bei neurologischen Patienten entwickelt.

Eine Besonderheit des Assessments ist neben der Beurteilung anhand der Videoaufnahme die einzelne Bewertung der Kriterien „Qualität der Bewegung" und „benötigte Zeit zur Durchführung".

Das Formular wurde im Vergleich zur Ausgabe von 2006 verändert.

Das auf Deutsch übersetzte/ validierte Manual ist auf der beigefügten CD-ROM zu finden.

Literatur

Literatursuche: PubMed; 10/2011
Autoren: Stefanie Mey, Detlef Marks

Keh-chung L, Yu-weisch H, Ching-yi W, Chia-ling C, Yuh J, Jung-sen L. Minimal Detectable Change and Clinically Important Difference of the Wolf Motor Function Test in Stroke Patients. Neurorehabilitation and Neural Repair. 2009

Lang C, Edwards D, Birkenmeier R, Dromerick A. Estimating Minimal Clinically Important Differences of Upper-Extremity Measures Early After Stroke. Arch Phys Med Rehabil 2008;89:1693-700.

Mey S l. Reliabilität der deutschen Version des Wolf Motor Function Test (WMFT) bei Patienten nach Schlaganfall. Masterarbeit PTW 2006.

Morris DM, Uswatte G, Crago JE, Cook EW 3rd, Taub E. The reliability of the wolf motor function test for assessing upper extremity function after stroke. Arch Phys Med Rehabil. 2001 Jun;82(6):750-5.

Taub E, Miller NE, Novack TA, Cook EW 3rd, Fleming WC, Nepomuceno CS, Connell JS, Crago JE. Technique to improve chronic motor deficit after stroke. Arch Phys Med Rehabil. 1993 Apr;74(4):347-54.

Wolf SL, Lecraw DE, Barton LA, Jann BB. Forced use of hemiplegic upper extremities to reverse the effect of learned nonuse among chronic stroke and head-injured patients. Experimental Neurology. 1989 104(2): 125-132.

Wolf SL, Catlin PA, Ellis M, Archer AL, Morgan B, Piacentino A. Assessing Wolf motor function test as outcome measure for research in patients after stroke. Stroke. 2001 Jul;32(7):1635-9.

Wolf SL, Thompson PA, Morris DM, Rose DK, Winstein CJ, Taub E, Giuliani C, Pearson SL. The EXCITE trial: attributes of the Wolf Motor Function Test in patients with subacute stroke. Neurorehabil Neural Repair. 2005 Sep;19(3):194-205

Wolf Motor Function Test
Beurteilungsblatt

Name der Versuchsperson: _____ Datum: _____

Test (ankreuzen): Vorbehandlung (Ausgang)_____ Nachbehandlung (Verlauf)_____ Folgebehandlung_____

Getesteter Arm (ankreuzen): Stärker betroffen _____   Weniger betroffen _____

Item	Aufgabe	Zeit	Funktionale Fähigkeit	Bemerkung
1.	Unterarm zum Tisch (seitlich)		0 1 2 3 4 5	
2.	Unterarm zur Kiste (seitlich)		0 1 2 3 4 5	
3.	Ellenbogen Extension		0 1 2 3 4 5	
4.	Ellenbogen Extension (mit Gewicht)		0 1 2 3 4 5	
5.	Hand zum Tisch (vorne)		0 1 2 3 4 5	
6.	Hand zur Kiste (vorne)		0 1 2 3 4 5	
7.	Gewicht zur Kiste		_____kg	
8.	Greifen und Heranholen		0 1 2 3 4 5	
9.	Dose heben		0 1 2 3 4 5	
10.	Bleistift heben		0 1 2 3 4 5	
11.	Büroklammer heben		0 1 2 3 4 5	
12.	Mühlesteine stapeln		0 1 2 3 4 5	
13.	Karten umdrehen		0 1 2 3 4 5	
14.	Griffstärke		_____kg	
15.	Schlüssel im Schloss drehen		0 1 2 3 4 5	
16.	Frottiertuch falten		0 1 2 3 4 5	
17.	Korb heben		0 1 2 3 4 5	

Gebrauch der oberen Extremitäten im Alltag: Motor Acitivity Log (MAL)

Hintergrund

Der MAL ist ein Fragebogen in Form eines strukturierten Interviews, welches den Einsatz der oberen Extremität im Alltag beurteilt. Das Assessment wurde 1993 von Taub (1993) im Rahmen der Evaluation der Constraint-Induced Movement Therapy (CIMT) entwickelt. Dabei handelt es sich um ein Konzept in der Behandlung der oberen Extremität von Patienten nach einem Schlaganfall. Ziel des MAL ist es, die Häufigkeit und die Qualität des funktionalen Einsatzes der mehr betroffenen, oberen Extremität im Alltag zu erfassen.

Die ursprüngliche Version des MAL umfasst 14 Items. Aktuell sind in der Literatur mehrere Versionen beschrieben. So gibt es je eine Version mit 12, 14, 26, 28, und 30 Items, zwei Versionen für den pädiatrischen Bereich, eine Version für den Gebrauch im Spital und erweiterte Versionen für wenig und schwer betroffene Patienten. Die Version mit 28 Items geht aus der Version mit 30 Items hervor, wobei nach statistischer Analyse zwei Items eliminiert wurden. Die restlichen Versionen sind unabhängig von der ursprünglichen Version und beinhalten auch unterschiedliche Items.

Die einzelnen Aufgaben bestehen aus uni- und bilateralen Alltagsaktivitäten. So besteht der MAL-14 aus 14 einfachen und unilateralen Aufgaben, während der MAL-28 sieben der gleichen Items aufweist und noch 21 weitere zufügt. Ashford et al. haben 2008 in ihrem Artikel eine hilfreiche Übersicht publiziert.

Bei der Erhebung des Fragebogens soll der Patient und/ oder eine Bezugsperson die Häufigkeit des Gebrauchs (amount of use, AOU) und die Qualität des Einsatzes (quality of use, QOU) der mehr betroffenen, oberen Extremität bewerten.

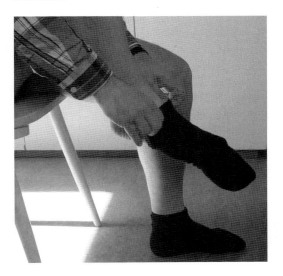

ICF- Klassifikation MAL- 30

Der MAL soll den Hand-und Armgebrauch im Alltag spiegeln. In der ICF-Klassifikation zeigen wir unter dieser Annahme aber auch die beschriebenen Aktivitäten auf. Grundsätzlich ist der MAL auf der Partizipationsebene anzusiedeln.

Aktivitäten

Licht einschalten mit Lichtschalter	d445 Hand- und Armgebrauch
Schublade öffnen	d445 Hand- und Armgebrauch
Ein Kleidungsstück aus der Schublade herausnehmen	d445 Hand- und Armgebrauch
Den Telefonhörer abnehmen	d445 Hand- und Armgebrauch
Die Küchenabdeckung oder eine andere Oberfläche abwischen	d445 Hand- und Armgebrauch
Aus einem Auto aussteigen	d470 ein Transportmittel benützen
Kühlschrank öffnen	d445 Hand- und Armgebrauch
Eine Türe öffnen mit Türklinke	d445 Hand- und Armgebrauch
Die TV-Bedienung benützen	d440 Feinmotorischer Handgebrauch
Hände waschen	d440 Feinmotorischer Handgebrauch
Wasser ein- und ausschalten	d440 Feinmotorischer Handgebrauch
Hände trocknen	d440 Feinmotorischer Handgebrauch
Socken anziehen	d540 sich kleiden
Socken ausziehen	d540 sich kleiden
Schuhe anziehen	d540 sich kleiden
Schuhe ausziehen	d540 sich kleiden
Aufstehen von einem Stuhl mit Armlehnen	d410 eine elementare Körperposition ändern
Den Stuhl vom Tisch wegziehen	d445 Hand- und Armgebrauch
Den Stuhl zum Tisch ziehen	d445 Hand- und Armgebrauch
Ein Glas, eine Flasche, Tasse oder Dose hochnehmen	d440 Feinmotorischer Handgebrauch
Zähne putzen	d520 seine Körperteile pflegen
Auftragen von Make-up, Lotion oder Rasierschaum ins Gesicht	d520 seine Körperteile pflegen
Einen Schlüssel benützen um eine Türe aufzusperren	d440 Feinmotorischer Handgebrauch
Auf Papier schreiben	d440 Feinmotorischer Handgebrauch
Ein Objekt mit der Hand tragen	d440 Feinmotorischer Handgebrauch
Eine Gabel oder einen Löffel zum Essen benützen	d440 Feinmotorischer Handgebrauch
Das Haar kämmen	d520 seine Körperteile pflegen
Eine Tasse am Henkel aufnehmen	d440 Feinmotorischer Handgebrauch
Die Knöpfe am Hemd schliessen	d540 sich kleiden
Ein halbes Sandwich oder „Fingerfood" essen	d550 essen

Praktikabilität

Patientengruppe

Patienten nach Schlaganfall, Kinder mit einer Cerebralparese
Zur Evaluation der oberen Extremitäten, speziell im Rahmen der Constraint-Induced Movement Therapy

Zeitaufwand

MAL 12/14: 20-30 Minuten für Erhebung, 5 Minuten Auswertung

MAL 28/30:   30-40 Minuten für die Erhebung, 5 Minuten Auswertung

Kosten
Keine

Ausbildung
Theorie zwei Stunden, zwei- bis dreimalige praktische Anwendung empfohlen

Praktische Durchführung
Bei der praktischen Durchführung werden immer zuerst alle Items der Häufigkeitsskala (AOU) beantwortet und dann erst die Bewegungsqualität (QOU). Wird das Interview mit einer Bezugsperson durchgeführt, sollte der Patient nicht zugegen sein.
Zuerst werden dem Patienten die Instruktionen vorgelesen und die Bewertungsskalen vorgelegt. Allfällige Fragen müssen dann gestellt und geklärt werden.
Jedes einzelne Item muss vom Tester hinterfragt und verifiziert werden. Gibt es eine Diskrepanz zwischen der funktionalen Fähigkeit aus Sicht des Therapeuten und der Selbsteinschätzung durch den Patienten, muss der Therapeut die Qualität und den wahrscheinlichen Gebrauch einer Aktivität des Patienten umschreiben und eine adäquate Einschätzung vorschlagen. Therapeut und Patient müssen in der Diskussion und der abschliessenden Bewertung einig sein.
Zwischen der Befragung zur Häufigkeit und der Qualität wird empfohlen, dem Patienten ein Video mit verschiedenen Ausschnitten zu den Items und der qualitativen Ausführung zu zeigen. Zusätzlich soll der Patient die ersten sechs Items, die er über 0 gewertet hat, pantomimisch vorzeigen. Die letzten zwei Schritte sind vor allem für eine Verifizierung in der ersten Ausführung des MALs von Wichtigkeit.
Bei der Bewertung sind neben der Skala von 0 bis 5 auch 0.5er Schritte erlaubt. Hatte der Patient keine Möglichkeit eine Aktivität durchzuführen oder wird die Aktivität ausschliesslich unilateral mit der dominanten Hand ausgeführt, wird diese nicht bewertet und „keine Anwendung" vermerkt; falls die nichtdominante, obere Extremität beurteilt werden soll. Am Ende werden die Durchschnittswerte der Häufigkeit und der Qualität errechnet. Items mit keiner Anwendung werden dabei nicht mit eingerechnet.
Wird der MAL als Verlaufszeichen während einer CIMT angewendet, sollte nur die Qualitätsskala angewandt werden. Die Beurteilung der Häufigkeit im Alltag wäre durch die Inhibition durch den Handschuh oder ähnlich verfälscht, da der Patient im Alltag nur seine mehr- betroffene, obere Extremität zur Verfügung hat.

Format
Interview

Skalierung
Ordinalskala
0-5, es sind auch 0.5er Schritte erlaubt

Subskalen
Keine

Reliabilität

Die englische Version des MAL-14 wurde im Rahmen der CIMT mit chronischen Schlaganfall-Patienten anhand von zwei Studien auf seine Gütekriterien geprüft (Uswatte et al. 2005). In der ersten Studie wurden 31 Patienten in eine CIMT-Interventionsgruppppe und eine Kontrollgruppe randomisiert. Dazu hat man mit 31 Bezugspersonen ebenfalls den MAL erhoben. Die Daten der zweiten Studie wurden im Rahmen einer automated CIMT (AutoCITE) mit 27 Patienten erfasst. Der MAL weist eine gute bis hohe innere Konsistenz auf. So beträgt Cronbachs α bei der mit dem Patienten erhobenen qualitativen Beurteilung 0.87. Bei der Häufigkeitsbefragung und dem Interview mit einer Bezugsperson beträgt Cronbachs α >0.81. Diese Daten wurden in einem gleichen Setting mit einer holländischen Version bestätigt (Cronbachs α 0.87 und 0.90) (van der Lee 2004).

Die Test-Retest-Reliabilität ist in der Befragung von 31 Patienten in Bezug auf die Qualität sehr gut (Pearsons Korrelation von 0.91). Er weist aber in der qualitativen Befragung und der Befragung der 31 Bezugspersonen eine mässige Reliabilität auf (Pearsons Korrelation von 0.44-0.61) (Uswatte et al. 2005). Für chronische und subakute Patienten nach Schlaganfall weist der MAL-28 eine Reliabilität von 0.79 bis 0.82 auf (Uswatte et al. 2006).

Die Intra- und Intertester-Reliabilität ist mit einer ICC von 0.52 bis 0.7 für die Erhebung mit Patienten und Bezugspersonen moderat (Uswatte et al. 2005).

Die Stabilität des MAL gemessen innerhalb der gleichen Gruppe ist mit einem Mean zwischen 0.1 und 0.2 und einer Standardabweichung von +/- 0.4 bis 0.5 gut.

Uswatte et al. haben 2006 eine Studie zur Reliabilität und Validität der englischen Version des MAL-28 publiziert. Die Datenerhebung fand mit 222 Patienten nach einem Schlaganfall statt. Die innere Konsistenz ist mit einem Cronbachs α von 0.94 für die AOU und QOU sehr gut. Hingegen zeigte sich in der Stabilität eine Tendenz hin zu einem leicht höheren Wert von Erhebung 1 zu Erhebung 2.

Validität (Gültigkeit)

Im Rahmen der Erhebung der Gültigkeit wurde beim MAL-14 und beim MAL-28 die Korrelation der Angaben zur Bewegungshäufigkeit mit den Daten eines Accelerometers verglichen. Der MAL-14 erreichte eine sehr gute Korrelation von Rho=0.91 (Uswatte 2005). Die Korrelationen des MAL-28 liegen für AOU und QOU zwischen 0.47 und 0.61 (Uswatte 2006). Des Weiteren wurde der MAL-28 mit dem Wolf Motor Function Test (Dromerick 2006), dem ARAT (Hammer 2010) und der Stroke Impact Scale (Uswatte 2006) verglichen.

In der holländischen Studienversion zeigte sich eine gute Korrelation der AOU und QOU (Spearman ρ 0.95), aber nur eine Korrelation von 0.63 zum ARAT (Action Research Arm Test). Die Korrelation der Veränderungen beim MAL im Vergleich zum ARAT sind schwach und nicht signifikant (Spearman ρ 0.16 für AOU und 0.16 für QOU).

Die Korrelation des MAL-28 mit weiteren Assessments zur Erhebung der funktionalen Fähigkeiten der mehr-betroffenen, oberen Extremität ist hoch; jedoch besteht nur eine schwache Korrelation mit Assessments die eine ganzheitliche, körperliche Aktivität erheben.

Ähnlich präsentieren sich die Daten, welche nicht mit den Patienten sondern mit der Bezugsperson erhoben wurden. Die Korrelation zwischen den mit Patienten und Bezugspersonen erfassten Interviews betrug nur 0.59 ($p<0.001$) (van der Lee 2004).

Responsivität (Empfindlichkeit)

Uswatte et al. (2005) erzielten beim MAL-14 eine Responsivität in der Bewertung der Qualität der funktionellen Aktivitäten durch den Patienten mit einer durchschnittlichen Veränderung von 4.5 Punkten, respektive 5.0 Punkten (Häufigkeit 3.2 Punkte und 3.8 Punkte). Lang et al. (2008) postulieren eine Effektstärke in der QOU von einem Punkt für die dominante betroffene, obere Extremität, respektive 1.1 Punkte für die nicht-dominante. 2010 haben Hammer et al. für den MAL-28 eine Effektstärke von 5.4 (QOU) respektive 5.1 (AOU) nach einer 15-tägigen Behandlung und eine Effektstärke von 1.17 und 1.02 in einem drei Monate Follow-up gefunden.

Die Responsivität in der holländischen Studie hingegen beträgt 1.9 Punkte, respektive 2.0

Punkte (van der Lee 2004). Diese Studiengruppe postuliert, dass eine Veränderung von mindestens 10% der Gesamtpunktzahl eine klinische Relevanz aufweist.

Beurteilung

Diagnostik/ Befund empfohlen

Ergebnis/ Verlauf empfohlen

Prognose nicht empfohlen

Kommentar

Die spezifische Anwendbarkeit (Schlaganfallpatienten und Cerebral Parese) und die geringe Verbreitung deutscher Versionen des MAL sind sicherlich auch Gründe, warum der MAL ein zu dieser Zeit noch nicht sehr weitverbreitetes Assessment darstellt.

Der MAL ist ein wichtiges Assessment für die Einschätzung des Gebrauchs der oberen Extremität von funktionalen Aktivitäten im Alltag und ist in seiner Form einzigartig.

Die Erhebung ist exakt standardisiert, was die Aussagekraft und Reproduzierbarkeit im klinischen Alltag vor allem aber im wissenschaftlichen Bereich sicherlich erhöht. In der Testanwendung ist darauf zu achten, dass der MAL nicht geeignet ist für Patienten mit einer schwer betroffenen, oberen Extremität, oder mit sehr geringer Aktivität in der oberen Extremität. Auch ist in der Erhebung ein gewisses Mass an kognitiven Fähigkeiten des Patienten vorausgesetzt.

Die Erhebung der Gütekriterien hat im Allgemeinen gezeigt, dass die QOU hinsichtlich der Reliabilität besser ist als die AOU. Ein Wert von drei oder mehr hat sich als klinisch relevantes Outcome gezeigt, da der Patient dann die mehr-betroffene, obere Extremität beim Einsatz in allen Items selbständig nutzen kann.

Im englischsprachigen Raum gibt es diverse Versionen des MAL. Die aktuell einzige deutsche Version, die zur Verfügung steht, beinhaltet 30 Items. Im Anhang stehen je eine nicht validierte deutsche Version des MAL-14 und des MAL-30, wie sie aktuell in den USA verwendet werden, zur Verfügung. Leider steht unseres Wissens kein Manual in deutscher Sprache zur Verfügung (siehe auch www.citherapy.net/ [09.04.2012]).

In der englischen Ausgabe des Manuals wird wie unter der praktischen Durchführung beschrieben ein Video gezeigt. Im klinischen Alltag wird jedoch auch aus Mangel eines deutschen Videos und des erhöhten Zeitaufwands auf diese Demonstration verzichtet. Die Autoren sind der Ansicht, dass der MAL auch ohne Video ein klinisch gutes und einsetzbares Assessment darstellt.

Gütekriterien für die deutsche Version des MAL-30 wurden noch keine erhoben, auch ist es der Autorin nicht bekannt, dass noch weitere Versionen im Umlauf sind. Die Verfasser der deutschen Version konnten nicht eruiert werden. Die englische Version des MAL-28 entstand aufgrund einer Reduktion von zwei Items nach statistischer Überprüfung. Demnach könnte es bei einer Prüfung der Gütekriterien der deutschen Version durchaus auch zu einer Reduktion der Items kommen.

Literatur

Literatursuche: PubMed, OVID; 2011/2012
Autorin: Stefanie Mey

Ashford St., Slade M., Malaprade F., Turner- Strokes L. Evaluation of functional outcome measures for the hemiparetic upper limb: a systematic review. J Rehabil Med 2008; 40: 787-795.

Dromerick AW, Lang CE, Birkenmeier R, Hanh MG, Sahrmann SA, Edwards DF. Relationships between upper-limb functional limitation and self-reported disability 3 months after stroke. Journal of Rehabilitation Research & Development 2006; 43(3):401-8.

Hammer A., Lindmark B. Responsiveness and validity of the Motor Activity Log in patients during the subacute phase after stroke. Disability and Rehabilitation 2010; 32(14):1184-1193.

Park S., Wolf St., Blanton S., Winstein C., Nichols-Larsen D. The EXCITE Trial: Predicting a Clinically Meaningful Motor Activity Log Outcome. Neurorehabil Neural Repair 2008; 22: 486-493.

Uswatte G., Taub E., Morris D., Light K., Thompson P.A. The Motor Activity Log-28: Assessing daily use of the hemiparetic arm after stroke. Neurology 2006; 67:1189-1194.

Uswatte G., Taub E., Morris D., Vignolo M., McCulloch K. Reliability and Validity of the Upper-Extremity Motor Activity Log-14 for Measuring Real-World Arm Use. Stroke 2005; 36: 2493-2496.

van der Lee J.H., Beckerman H., Knol D.L., de Vet H.C.W., Bouter L.M. Clinimetric Properties of the Motor Activity Log for the Assessment of Arm Use in Hemiparetic Patients. Stroke 2004; 35:1410-1414.

Wolf St., Winstein C., Miller J. Effect of constraint-induced movement therapy on upper extremity function 3 to 9 months after stroke: the EXCITE randomized clinical trial. JAMA 2006; 296: 2095-2104.

Motor Activity Log 14 (MAL-14)

Quelle: www.citherapy.net/ [09.04.2012]
Nicht validierte deutsche Übersetzung: Stefanie Mey, Winterthur

Name: _____ Geburtsdatum: _____

Datum: _____ Untersucher: _____

QOM   AOU

	QOM	AOU	Begründung/ Code
1. Ein Buch halten	____	____	Falls kein Gebrauch, warum?_____
2. Ein Handtuch brauchen	____	____	Falls kein Gebrauch, warum?_____
3. Ein Glas halten	____	____	Falls kein Gebrauch, warum?_____
4. Eine Zahnbürste halten	____	____	Falls kein Gebrauch, warum?_____
5. Rasieren/Schminken	____	____	Falls kein Gebrauch, warum?_____
6. Tür mit Schlüssel öffnen	____	____	Falls kein Gebrauch, warum?_____
7. Schreiben/ Tippen	____	____	Falls kein Gebrauch, warum?_____
8. Steady Myself	____	____	Falls kein Gebrauch, warum?_____
9. In Ärmel schlüpfen	____	____	Falls kein Gebrauch, warum?_____
10. Gegenstand tragen	____	____	Falls kein Gebrauch, warum?_____
11. Gabel/Löffel halten	____	____	Falls kein Gebrauch, warum?_____
12. Haare kämmen	____	____	Falls kein Gebrauch, warum?_____
13. Tasse halten (Griff)	____	____	Falls kein Gebrauch, warum?_____
14. Knöpfe schliessen	____	____	Falls kein Gebrauch, warum?_____

Codes:
1. "Ich habe gänzlich den nicht- betroffenen Arm gebraucht."
    Führt zu einer Bewertung mit „0"
2. „Jemand anderes hat es für mich getan."
    Führt zu einer Bewertung mit „0".
3. „Ich führe diese Aktivität nie aus mit oder ohne Hilfe von jemand anderem, weil es unmöglich ist." Zum Beispiel Haare kämmen für jemand der eine Glatze hat.
    Führt zu einer Bewertung mit „N/A" und streiche die Frage aus dem Interview/ aus der Bewertung.
4. „Manchmal mache ich diese Aktivität, aber ich hatte keine Gelegenheit seit der letzten Befragung."
    Bewertung aus der letzten Befragung übernehmen.
5. Parese der nicht- dominanten Hand, gilt nur für Nr.10.
    Führt zu einer Bewertung mit „N/A" und streiche die Frage aus dem Interview/ aus der Bewertung.

Mögliche Gründe den schwächeren Arm für die Aktivität nicht zu gebrauchen:

Grund A: „Ich habe gänzlich den nicht betroffenen Arm benutzt."
Grund B: „Jemand anderes hat es für mich getan."
Grund C: „Ich führe diese Aktivität nie aus mit oder ohne hilfe von jemand anderem. Weil es unmöglich ist." Zum Beispiel Haare kämmen für jemand der eine Glatze hat.
Grund D: „manchmal mache ich diese Aktivität, aber ich hatte keine Gelegenheit seit der letzten Befragung."
Grund E: „ Das ist eine Aktivität, die ich vor dem Schlaganfall normalerweise nur mit der dominanten Hand gemacht habe und ich mache sie jetzt weiterhin mit der dominanten Hand."

Häufigkeits- Skala (AOU)

0   Ich habe meinen schwächeren Arm nicht gebraucht (nicht gebraucht)
0.5
1   Ich habe meinen schwächeren Arm gelegentlich gebraucht, aber nur sehr selten (sehr selten)
1.5
2   Manchmal habe ich meinen schwächeren Arm gebraucht, habe die Aktivität aber meist mit dem stärkeren Arm gemacht (selten)
2.5
3   Ich habe meinen schwächeren Arm etwa halb so viel gebraucht wie vor dem Schlaganfall (halb so oft wie vor dem Schlaganfall)
3.5
4   Ich habe meinen schwächeren Arm beinahe so viel gebraucht wie vor dem Schlaganfall (3/4 wie vor dem Schlaganfall)
4.5
5   Ich habe meinen schwächeren Arm gleich oft wie vor dem Schlaganfall gebraucht (gleich wie vor dem Schlaganfall)

Qualitäts- Skala (QOU)

0   Ich habe meinen schwächeren Arm nicht gebraucht für diese Aktivität (nie)
0.5
1   Ich habe meinen schwächeren Arm bewegt bei dieser Aktivität, aber er war nicht hilfreich (weit ungenügend)
1.5
2   Ich konnte meinen schwächeren Arm etwas gebrauchen bei dieser Aktivität, aber er brauchte etwas Hilfe vom stärkeren Arm oder bewegte sehr langsam oder mit Schwierigkeit (ungenügend)
2.5
3   Ich konnte meinen schwächeren Arm für den betreffenden Zweck gebrauchen, aber die Bewegungen waren langsam oder konnten nur mit Anstrengung gemacht werden (mässig gut)
3.5
4   Die Bewegungen, die ich mit dem schwächeren Arm ausgeführt habe waren fast normal, aber nicht ganz so schnell oder präzise wie normal (fast normal)
4.5
5   Ich konnte meinen schwächeren Arm für diese Aktivität gleich gut wie vor dem Schlaganfall einsetzen (normal)

Motor Activity Log 30 (MAL-30)

Quelle: www.citherapy.net/ [09.04.2012]
Nicht validierte deutsche Übersetzung: Stefanie Mey, Winterthur

Name: _____   Geburtsdatum: _____

Datum: _____   Untersucher: _____

QOM AOI

Begründung/ Code

1. Das Licht einschalten   ____   ____   Falls kein Gebrauch, warum?_____

2. Eine Schublade öffnen   ____   ____   Falls kein Gebrauch, warum?_____

3. Ein Kleidungsstück
   ausaus der Schublade   ____   ____   Falls kein Gebrauch, warum?_____
   nehmen

4. Den Telefonhörer
   abnehmen   ____   ____   Falls kein Gebrauch, warum?_____

5. Die Küchenablage ab-
   wischen   ____   ____   Falls kein Gebrauch, warum?_____

6. Aus dem Auto steigen   ____   ____   Falls kein Gebrauch, warum?_____

7. Kühlschrank öffnen   ____   ____   Falls kein Gebrauch, warum?_____

8. Tür öffnen mit Klinke   ____   ____   Falls kein Gebrauch, warum?_____

9. TV-Bedienung brau-   ____   ____   Falls kein Gebrauch, warum?_____

10. Hände waschen   ____   ____   Falls kein Gebrauch, warum?_____

11. Wasser an-/abstellen   ____   ____   Falls kein Gebrauch, warum?_____

12. Hände trocknen   ____   ____   Falls kein Gebrauch, warum?_____

13. Socken anziehen   ____   ____   Falls kein Gebrauch, warum?_____

14. Socken ausziehen   ____   ____   Falls kein Gebrauch, warum?_____

QOM AOU

Begründung/ Code

15. Schuhe anziehen	____	____	Falls kein Gebrauch, warum?_____
16. Schuhe ausziehen	____	____	Falls kein Gebrauch, warum?_____
17. von einem Stuhl mit Arm-Lehnen aufstehender Schubalde nehmen	____	____	Falls kein Gebrauch, warum?_____
18. Stuhl vom Tisch wegziehen	____	____	Falls kein Gebrauch, warum?_____
19. Stuhl an den Tisch heranziehen im Sizen	____	____	Falls kein Gebrauch, warum?_____
20. Ein Glas, eine Tasse oder eine Flasche halten	____	____	Falls kein Gebrauch, warum?_____
21. Zähne putzen	____	____	Falls kein Gebrauch, warum?_____
22. Makeup oder After Shave Auftragen.	____	____	Falls kein Gebrauch, warum?_____
23. Türe mit Schlüssel aufschliessen	____	____	Falls kein Gebrauch, warum?_____
24. Schreiben	____	____	Falls kein Gebrauch, warum?_____
25. Ein Objekt in der Hand tragen	____	____	Falls kein Gebrauch, warum?_____
26. Gabel oder Löffel zum Essen brauchen	____	____	Falls kein Gebrauch, warum?_____
27. Haare kämmen	____	____	Falls kein Gebrauch, warum?_____
28. Tasse beim Griff halten	____	____	Falls kein Gebrauch, warum?_____
29. Hemd/Bluse knöpfen	____	____	Falls kein Gebrauch, warum?_____
30. Sandwich oder Snack essen	____	____	Falls kein Gebrauch, warum?_____

Codes:
1. "Ich habe gänzlich den nicht- betroffenen Arm gebraucht."
   Führt zu einer Bewertung mit „0"
2. „Jemand anderes hat es für mich getan."
   Führt zu einer Bewertung mit „0".
3. „Ich führe diese Aktivität nie aus mit oder ohne Hilfe von jemand anderem, weil es unmöglich ist." Zum Beispiel Haare kämmen für jemand der eine Glatze hat.
   Führt zu einer Bewertung mit „N/A" und streiche die Frage aus dem Interview/ aus der Bewertung.
4. „Manchmal mache ich diese Aktivität, aber ich hatte keine Gelegenheit seit der letzten Befragung."
   Bewertung aus der letzten Befragung übernehmen.
5. Parese der nicht- dominanten Hand, gilt nur für Nr.10.
   Führt zu einer Bewertung mit „N/A" und streiche die Frage aus dem Interview/ aus der Bewertung.

Mögliche Gründe den schwächeren Arm für die Aktivität nicht zu gebrauchen:

Grund A: „Ich habe gänzlich den nicht betroffenen Arm benutzt."
Grund B: „Jemand anderes hat es für mich getan."
Grund C: „Ich führe diese Aktivität nie aus mit oder ohne hilfe von jemand anderem. Weil es unmöglich ist." Zum Beispiel Haare kämmen für jemand der eine Glatze hat.
Grund D: „manchmal mache ich diese Aktivität, aber ich hatte keine Gelegenheit seit der letzten Befragung."
Grund E: „ Das ist eine Aktivität, die ich vor dem Schlaganfall normalerweise nur mit der dominanten Hand gemacht habe und ich mache sie jetzt weiterhin mit der dominanten Hand."

Häufigkeits- Skala (AOU)

1 Ich habe meinen schwächeren Arm nicht gebraucht (nicht gebraucht)
0.5
1 Ich habe meinen schwächeren Arm gelegentlich gebraucht, aber nur sehr selten (sehr selten)
1.5
2 Manchmal habe ich meinen schwächeren Arm gebraucht, habe die Aktivität aber meist mit dem stärkeren Arm gemacht (selten)
2.5
3 Ich habe meinen schwächeren Arm etwa halb so viel gebraucht wie vor dem Schlaganfall (halb so oft wie vor dem Schlaganfall)
3.5
4 Ich habe meinen schwächeren Arm beinahe so viel gebraucht wie vor dem Schlaganfall (3/4 wie vor dem Schlaganfall)
4.5
6 Ich habe meinen schwächeren Arm gleich oft wie vor dem Schlaganfall gebraucht (gleich wie vor dem Schlaganfall)

Qualitäts- Skala (QOU)

1 Ich habe meinen schwächeren Arm nicht gebraucht für diese Aktivität (nie)
0.5
1 Ich habe meinen schwächeren Arm bewegt bei dieser Aktivität, aber er war nicht hilfreich (weit ungenügend)
1.5
2 Ich konnte meinen schwächeren Arm etwas gebrauchen bei dieser Aktivität, aber er brauchte etwas Hilfe vom stärkeren Arm oder bewegte sehr langsam oder mit Schwierigkeit (ungenügend)
2.5
3 Ich konnte meinen schwächeren Arm für den betreffenden Zweck gebrauchen, aber die Bewegungen waren langsam oder konnten nur mit Anstrengung gemacht werden (mässig gut)
3.5
4 Die Bewegungen, die ich mit dem schwächeren Arm ausgeführt habe waren fast normal, aber nicht ganz so schnell oder präzise wie normal (fast normal)
4.5
5 Ich konnte meinen schwächeren Arm für diese Aktivität gleich gut wie vor dem Schlaganfall einsetzen (normal)

Alltagsaktivitäten der Oberen Extremitäten Deutsche Version des Chedoke Arm und Hand Aktivitätsinventars (CAHAI-G)

Hintergrund

Das Chedoke Arm und Hand Aktivitätsinventar (CAHAI) wurde von Barreca et al. in Kanada entwickelt und 2004 publiziert (Barreca et al. 2004). Es vereint acht Domänen der World Health Organisation (WHO): (1) geschlechtsneutrale Aufgaben, (2) wiederholtes Stabilisieren, Manipulieren, Reichen, Greifen, (3) Grad der motorischen Erholung, (4) klientenspezifische und motivierende Aufgaben, (5) bedeutungsvolle Items, (6) bilaterale Aufgaben, (7) normative Bewegungen der oberen Extremität und (8) Anteil, der von der betroffenen oberen Extremität beigetragen wird. Basierend auf diesen Überlegungen wurde ein alltagsrelevantes Assessment für Patienten nach einem Schlaganfall entwickelt (Barreca et al. 2004).

Die Originalversion des CAHAI beinhaltet 13 Aufgaben (CAHAI 13). Mittlerweile liegen auch drei gekürzte Varianten mit sieben, acht oder neun Aufgaben vor (CAHAI 7, 8, 9) (Barreca et al. 2006a). Die kürzeste Version (CAHAI 7) beinhaltet eine Reduktion der Aufgaben um 46% und halbiert die Durchführungszeit auf ca. 12 Minuten. So kann ein speditiver Einsatz in der täglichen Praxis gewährleistet werden.

Im Jahr 2006 wurde das CAHAI, basierend auf den Richtlinien für objektiv bewertende Assessments übersetzt und validiert (Schuster et al. 2010). Das Vorgehen beinhaltete acht Schritte, die folgendermassen zusammengefasst werden können: Erstellen von unabhängigen Vorwärtsübersetzungen, deren Anpassung, Synthese und Kontrolle. Danach erfolgten die Rückübersetzung und die Durchsicht aller Dokumente durch die Originalautoren. Nach einem weiteren Kontrollschritt wurde die deutsche Version von mehreren Therapeuten getestet und schliesslich in einer Patientenstudie zur Bestimmung der Qualitätskriterien eingesetzt. Die deutsche Version des Aktivitätsinventars wurde von den Originalautoren offiziell anerkannt und mit einem „G" für „German" ergänzt.

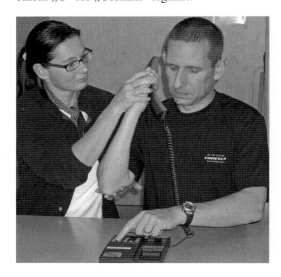

ICF-Klassifikation

Aktivitäten

1. Kaffeeglas öffnen
    d430 Gegenstände anheben und tragen
    d440 Feinmotorische Aktivitäten der Hand
    d445 Arm- und Handgebrauch
    d449 Gegenstände tragen, bewegen und handhaben, anders oder nicht näher bezeichnet

2. Nummer 144 wählen
    d430 Gegenstände anheben und tragen
    d440 Feinmotorische Aktivitäten der Hand
    d445 Arm- und Handgebrauch
    d449 Gegenstände tragen, bewegen und handhaben, anders oder nicht näher bezeichnet

3. Linie mit Lineal ziehen
    d430 Gegenstände anheben und tragen
    d440 Feinmotorische Aktivitäten der Hand
    d445 Arm- und Handgebrauch
    d449 Gegenstände tragen, bewegen und handhaben, anders oder nicht näher bezeichnet

4. Glas Wasser einschenken
    d430 Gegenstände anheben und tragen
    d440 Feinmotorische Aktivitäten der Hand
    d445 Arm- und Handgebrauch
    d449 Gegenstände tragen, bewegen und handhaben, anders oder nicht näher bezeichnet

5. Waschlappen auswringen
    d430 Gegenstände anheben und tragen
    d440 Feinmotorische Aktivitäten der Hand
    d445 Arm- und Handgebrauch
    d449 Gegenstände tragen, bewegen und handhaben, anders oder nicht näher bezeichnet

6. Fünf Knöpfe schliessen
    d430 Gegenstände anheben und tragen
    d440 Feinmotorische Aktivitäten der Hand
    d445 Arm- und Handgebrauch
    d449 Gegenstände tragen, bewegen und handhaben, anders oder nicht näher bezeichnet
    d540 Sich kleiden

7. Rücken mit Handtuch abreiben
    d520 Seine Körperteile pflegen
    d430 Gegenstände anheben und tragen
    d440 Feinmotorische Aktivitäten der Hand
    d445 Arm- und Handgebrauch
    d449 Gegenstände tragen, bewegen und handhaben, anders oder nicht näher bezeichnet

8. Zahnpasta auf Zahnbürste drücken
    d520 Seine Körperteile pflegen
    d430 Gegenstände anheben und tragen
    d440 Feinmotorische Aktivitäten der Hand
    d445 Arm- und Handgebrauch
    d449 Gegenstände tragen, bewegen und hand-

9. Mittelharte Knetmasse schneiden	haben, anders oder nicht näher bezeichnet d430 Gegenstände anheben und tragen d440 Feinmotorische Aktivitäten der Hand d445 Arm- und Handgebrauch d449 Gegenstände tragen, bewegen und handhaben, anders oder nicht näher bezeichnet
10. Reissverschluss schliessen	d540 Sich kleiden d440 Feinmotorische Aktivitäten der Hand d445 Arm- und Handgebrauch
11. Brille putzen	d430 Gegenstände anheben und tragen d440 Feinmotorische Aktivitäten der Hand d445 Arm- und Handgebrauch d449 Gegenstände tragen, bewegen und handhaben, anders oder nicht näher bezeichnet
12. Kunststoffbehälter auf den Tisch stellen	d430 Gegenstände heben und tragen d445 Arm- und Handgebrauch
13. Tasche eine Treppe hinauftragen	d430 Gegenstände heben und tragen d445 Arm- und Handgebrauch

Praktikabilität

Patientengruppe
Angewendet wurden die Originalversion und die deutsche Version des CAHAI bei stationären und ambulanten Patienten in der Zeitspanne 3 Tage bis 8 Jahre nach einem Schlaganfall.

Zeitaufwand
15-45 Minuten, je nach Version
CAHAI-G-13: Ca. 45 Minuten
CAHAI-G-7: Ca 12-15 Minuten

Kosten
Ca. CHF 80.- einmalig für Testmaterial:
Adresse für Erwerb (Manual, Bewertungsblätter für alle 4 Versionen, Übungsvideos, Literatur):
Reha Rheinfelden
Kurssekretariat
Salinenstrasse 98
4310 Rheinfelden
(kurssekretariat@reha-rhf.ch)

Ausbildung
4 bis 6 Stunden

Es wird ein 1-Tages-Workshop zur Einführung in die Anwendung des CAHAI-G unter Leitung von Sabine Hahn (s.hahn@reha-rhf.ch) angeboten.

Praktische Durchführung
Zum CAHAI-G gehören folgende Unterlagen zur Durchführung und Auswertung des Tests:
- Allgemeine Benutzungshinweise
- Beschreibung der Funktionslevel der Aktivitätsskala
- Eine Aufstellung der erforderlichen Ausrüstung
- Die zu jeder der 13 Aufgaben gehörenden Aktivitätsskalen mit genauer Anweisung und Beschreibung der Ausgangsstellung, sowie das dazugehörige Aufgaben-Komponenten-Blatt

Vor der Durchführung des CAHAI-G sollten die Patienten informiert werden, dass es bei diesem Assessment darum geht, die Aufgaben mit beiden Händen durchzuführen. Es geht nicht um die Fähigkeit der Patienten, die Aufgaben nur mit der nichtbetroffenen Seite zu verrichten, um die Aufgaben vollenden zu können.

Vor Beginn jeder Aufgabe ist die Standardausgangsposition wichtig. Sie ist für jede Aufgabe im Manual beschrieben.

Instruktion der Aufgaben verbal und durch Vormachen. Beurteilung an Hand des Bewertungsbogens, der Aktivitätsskala sowie des Aufgaben-Komponenten-Blattes für die entsprechende Version mit 7, 8, 9 oder 13 Aufgaben.

Format
Funktionelle Leistung

Skalierung
Die Funktionsfähigkeit der betroffenen oberen Extremität wird anhand der folgenden 7-stufigen Aktivitätsskala bewertet. Diese Ordinalskalierung ist analog zur Bewertungsskala des Functional Independence Measure (FIM) bzw. des Chedoke-McMaster Stroke Assessments (CMSA). Die minimal zu erreichende Gesamtpunktzahl des CAHAI-G 13 beträgt 13 Punkte, der maximal erreichbare Wert 91 Punkte.

Die Anforderungen für die entsprechende Bewertung sind für jede der 13 Aufgaben definiert.

Subskalen
Keine

Reliabilität (Zuverlässigkeit)

Die Werte für Intertester-Reliabilität für die englische und die deutsche Version sind in den nachfolgenden Tabellen ersichtlich.

Intertester-Reliabilität: englische Version

	CAHAI 7	CAHAI 8	CAHAI 9	CAHAI 13	Bemerkung
Barreca et al. 2005	Nicht zutreffend	Nicht zutreffend	Nicht zutreffend	ICC 9.89 (CI 0.96-0.99)	24 Patienten max. 8 Wochen nach Ereignis + 15 Patienten mindestens 3 Monate nach Ereignis
				α wurde nicht angegeben	
				SEM 2.8 Punkte	
Barreca et al. 2006b	ICC 0.96 (CI 0.92)	ICC 0.97 (CI 0.95)	ICC 0.97 (CI 0.94)	ICC 0.98 (CI 0.96)	
	$\alpha = 0.98$	$\alpha = 0.98$	$\alpha = 0.97$	α wurde nicht angegeben	
	SEM 2.3	SEM 2.3	SEM 2.6	SEM 2.8	

Legende: Zahlen in Klammern geben die Grenzen des Konfidenzintervalls (95%) an bzw. eine einzelne Zahl in Klammern beschreibt das untere Limit des Konfidenzintervalls, ICC = Intraklassenkorrelationskoeffizient. SEM = Standardfehleer des Messinstruments.

Intertester-Reliabilität: deutsche Version

	CAHAI 7	CAHAI 8	CAHAI 9	CAHAI 13	Bemerkung
Schuster et al. 2010	ICC 0.97 (CI 0.94–0.99)	ICC 0.96 (CI 0.93–0.98)	ICC 0.97 (CI 0.93–0.98)	ICC 0.99 (CI 0.94–0.99)	23 Patienten nach Schlaganfall, Alter 69.4±12.9 Jahre, 3 Tester nach einer 8-stündigen Schulung.
	$\alpha = 0.98$	$\alpha = 0.98$	$\alpha = 0.98$	$\alpha = 0.97$	

Legende: Zahlen in Klammern geben die Grenzen des Konfidenzintervalls (95%) an bzw. eine einzelne Zahl in Klammern beschreibt das untere Limit des Konfidenzintervalls, ICC = Intraklassenkorrelationskoeffizient. CI: Konfidenzinterall.

Validität (Gültigkeit)

Barreca et al. testeten verschiedene Validitätstypen der CAHAI-Versionen mit dem CMSA und dem Action Research Arm Test (ARAT). Dabei dienten die Subskalen Arm und Hand des CMSA und der ARAT für die Überprüfung der konvergenten Konstruktvalidität. Die Subskala Schulterschmerz des CMSA diente zur Überprüfung der diskriminierenden Validität (Barreca et al. 2006a; Barreca et al. 2005).

Alle nachfolgenden Angaben in der Tabelle basieren auf der Untersuchung zur deutschen Version des CAHAI, ausser die Angaben zur Korrelation mit dem ARAT, welche auf der Publikation von Barreca et al. 2005 beruhen.

Die kleinste feststellbare Veränderung (engl.: minimal detectable change, MDC) wird mit 6.3 Punkten für den englischsprachigen CAHAI 13 angegeben (Barreca et al. 2005). Für die deutsche Version des CAHAI wird die konvergente Konstruktvalidität mit dem CMSA für Subskala Hand mit 0.74 und für Subskala Arm mit 0.67 angegeben (Schuster et al. 2010).

Responsivität (Empfindlichkeit)

Die Originalautoren geben an, dass das CAHAI besser Veränderungen über die Zeit erkennt als das CMSA oder der ARAT (Barreca et al. 2005).
Für die deutsche Version liegen keine Angaben vor.

Korrelationen verschiedener CAHAI-G-Versionen untereinander, mit dem CMSA und dem ARAT

	CAHAI 13	CAHAI 9	CAHAI 8	CAHAI 7	CMSA Arm-Hand	ARAT	CMSA Schulter-Schmerz
CAHAI 13	---	0.99 (CI 0.98)	0.99 (CI 0.98)	0.99 (CI 0.98)	0.81 (CI 0.66–0.90)	0.93 (CI 0.87–0.96)	0.47 (CI 0.18–0.68)
CAHAI 9	0.99 (CI 0.98)	---	≈ 1	≈ 1	0.84 (CI 0.73)	0.94 (CI 0.90)	Nicht angegeben
CAHAI 8	0.99 (CI 0.98)	≈ 1	---	≈ 1	0.84 (CI 0.73)	0.95 (CI 0.91)	Nicht angegeben
CAHAI 7	0.99 (CI 0.98)	≈ 1	≈ 1	---	0.85 (CI 0.75)	0.95 (CI 0.91)	Nicht angegeben
CMSA Arm-Hand	0.89 (CI 0.80–0.94)	0.91 (CI 0.84)	0.91 (CI 0.84)	0.91 (CI 0.84)	---	0.87 (CI 0.76–0.93)	0.55 CI 0.28–0.74
ARAT	0.93 (CI 0.87–0.96)	0.94 (CI 0.90)	0.94 (CI 0.90)	0.94 (CI 0.90)	0.92 (CI 0.85–0.96)	---	0.52 CI 0.24–0.72
CMSA Schulterschmerz	0.39 (CI 0.08–0.63)	Nicht angegeben	Nicht angegeben	Nicht angegeben	0.43 (CI 0.13–0.66)	0.40 (CI 0.10–0.64)	---

Legende: Zahlen in Klammern geben die Grenzen des Konfidenzintervalls (95%) an bzw. eine einzelne Zahl in Klammern beschreibt das untere Limit des Konfidenzintervalls, ICC = Intraklassenkorrelationkoeffizient. CI = Konfidenzintervall

Beurteilung

Diagnostik/ Befund	empfohlen
Ergebnis/ Verlauf	empfohlen[1]
Prognose	**nicht empfohlen**[2]

Kommentar

1) Die Empfehlung beruht auf den Angaben zur Englischen Version. Es liegen aktuell keine Studien zur Responsivität der deutschen Version vor.

2) Es liegen aktuell keine Studien zur prädiktiven Validität vor.

Im Vergleich zur englischsprachigen Originalversion werden bei der Durchführung des deutschen CAHAIs zwei Aspekte anders ausgeführt:

Bei Aufgabe neun „Schneiden der Knete mit Messer und Gabel" wurde das Unterlegen der Anti-Rutsch-Folie generell angewendet. Wenn dies mit der Unterlage der angemessenen Ausführung entsprach, wurden entgegen der Originalversion sieben Punkte vergeben. Das Schneiden der Knetmasse gelingt motorisch nichteingeschränkten Personen kaum.

Der zweite Aspekt bezieht sich auf die Instruktion und Demonstration der Aufgaben. Auf der Instruktions-DVD der Originalautoren steht die Therapeutin jeweils vor den Patienten und macht die Aufgaben im Stehen vor. Die Therapeutin hat eine andere Ausgangsstellung und setzt entsprechend andere Bewegungskomponenten ein. In der Validierungsstudie für die deutsche Version wurden alle Aufgaben sitzend neben der paretischen Seite der Patienten vorgemacht. Dadurch ist der Aktivitätsauftrag weitaus eindeutiger für die Patienten.

Die praktische Erfahrung zeigt, dass die Bewertungsvorgaben in den Aktivitätsskalen nicht immer eindeutig formuliert sind. Dies kann die Bewertung besonders bei weniger Erfahrenen erschweren. Es ist sinnvoll, sich primär an dem Aufgaben-Komponenten-Blatt zu orientieren.

Weiterhin konnte festgestellt werden, dass die Bewertung im schlechtesten Bereich, also der Wert „1", wenig empfindlich ist. Patienten mit einer vollkommen schlaffen Parese ohne jegliche beginnende Funktionen, die 0% der Aufgabe ausführen könnten, hätten in allen Aufgaben jeweils eine Bewertung von „1". Andere Patienten mit bereits wiederkehrenden Funktionen, die ihre obere Extremität zu 20 % mit einbeziehen können, erhalten ebenfalls eine Bewertung von „1".

Mit dem CAHAI-G liegt dem deutschsprachigen Raum ein valides und reliables Assessment zur standardisierten Erfassung der Hand- und Armaktivitäten bei Patienten nach einem Schlaganfall vor. Es misst Alltagsaktivitäten und ist aktuell das am besten standardisierte Instrument zur Evaluation der oberen Extremität auf Aktivitätsebene ohne Lizenz.

Literatur

Literatursuche: PubMed; 07/ 2011
Autorinnen: Sabine Hahn, Corina Schuster

Barreca S, Gowland CK, Stratford P et al. Development of the Chedoke Arm and Hand Activity Inventory: theoretical constructs, item generation, and selection. Top Stroke Rehabil 2004; 11 (4):31-42.

Barreca S, Stratford P, Masters L et al. Validation of Three Shortened Versions of the Chedoke Arm and Hand Activity Inventory. Physiother Can 2006a; 58:148-56.

Barreca SR, Stratford PW, Lambert CL et al. Test-retest reliability, validity, and sensitivity of the Chedoke arm and hand activity inventory: a new measure of upper-limb function for survivors of stroke. Arch Phys Med Rehabil 2005; 86 (8):1616-22.

Barreca SR, Stratford PW, Masters LM et al. Comparing 2 versions of the Chedoke Arm and Hand Activity Inventory with the Action Research Arm Test. Phys Ther 2006b; 86 (2):245-53.

Schuster C, Hahn S, Ettlin T. Objectively-assessed outcome measures: a translation and cross-cultural adaptation procedure applied to the Chedoke McMaster Arm and Hand Activity Inventory (CAHAI). BMC Med Res Methodol 2010; 10:106.

Weiterführende Literatur:

Gustafsson LA, Turpin MJ, Dorman CM. Clinical utility of the Chedoke Arm and Hand Activity Inventory for stroke rehabilitation. Can J Occup Ther2010 Jun;77(3):167-73.

Rowland T, Gustafsson L, Turpin M et al. Chedoke Arm and Hand Activity Inventory-9 (CAHAI-9): a multi-centre investigation of clinical utility. Int J Ther Rehabil 2011; 18 (5):290-8.

- Aktivitätsskala -

Aufgabe 4

EIN GLAS VOLL WASSER GIESSEN

Anweisungen: „Giessen Sie ein Glas voll Wasser und setzen Sie beide Hände ein."
Haltung: Standardausgangsstellung, ein 250 ml-Glas, daneben eine 2.3 L Kanne mit Wasser platziert in Distanz des ausgestreckten Armes.

Bitte beurteilen Sie die oben genannte Aufgabe wie folgt:

7   VÖLLIGE SELBSTÄNDIGKEIT
Ist in der Lage, Glas und Kanne aufzunehmen, füllt dann das Glas mit Wasser, ohne dass Glas, Kanne oder Arme auf dem Tisch verweilen.

6   EINGESCHRÄNKTE SELBSTÄNDIGKEIT
Die Aufgabe erfordert ein Hilfsmittel (z. B. Schiene) ODER der Patient stabilisiert die Ellbogen nur auf dem Tisch ODER erfordert mehr als die angemessene Zeit ODER es bestehen Sicherheitsbedenken.

5   SUPERVISION
Die Aufgabe erfordert Supervision (z. B. Beistand, Hinweise oder Zureden). Jede verschüttete Menge wird mit 5 bewertet.

4   MINIMALE HILFESTELLUNG
Die beeinträchtigte obere Extremität benötigt leichte Kontakthilfe (z. B. entweder mit dem Glas oder der Kanne, um das Glas mit Wasser zu füllen).
Der Patient kann die Aufgabe zu 75% oder mehr selbständig durchführen.

3   MÄSSIGE HILFESTELLUNG
Die beeinträchtigte obere Extremität **positioniert** und **stabilisiert** teilweise während der Aufgabe. Die Aufgabe erfordert Hilfestellung ODER der Patient reicht nach dem Glas und hält es auf dem Tisch während die Kanne gehoben wird, um das Glas mit Wasser zu füllen.
Der Patient kann die Aufgabe zu 50 - 74% selbständig durchführen.

2   MAXIMALE HILFESTELLUNG
Die beeinträchtigte obere Extremität **stabilisiert** während der Aufgabe. Die Aufgabe erfordert Hilfestellung (z. B. Hand-auf-Hand-Technik während allen Teilen der Aufgabe).
Der Patient kann die Aufgabe zu 25 - 49% selbständig durchführen.

1   TOTALE HILFESTELLUNG
Der Patient initiiert das Greifen nach Glas oder Kanne, ist aber nicht in der Lage, die Aufgabe auszuführen, selbst wenn durch die Hand-auf-Hand-Technik unterstützt wird.
Der Patient kann Aufgabe zu weniger als 25 % selbständig durchführen.

- Aufgaben-Komponenten-Blatt -

Aufgabe 4: Ein Glas voll Wasser giessen

Wenn beeinträchtigte Hand das Glas hält	Wenn beeinträchtigte Hand die Kanne hält
Komponenten der Armbeweglichkeit und Positionsfähigkeit der Hand - Reicht nach dem Glas und ergreift es - Hebt Glas vom Tisch **Komponenten der Stabilisierung** - Behält Glas ausreichend im Griff - Hält Glas beim Giessen stabil	**Komponenten der Armbeweglichkeit und Positionsfähigkeit der Hand** - Reicht nach Kanne und ergreift sie - Hebt die Kanne vom Tisch - Giesst Wasser aus der Kanne **Komponenten der Stabilisierung** - Behält Kanne ausreichend im Griff, ohne dass sie den Tisch berührt - Hält Kanne beim Giessen gleichmässig

Bewertungsbogen CAHAI-G 13

Name: Datum:

Aktivitätskala

1. Totale Hilfestellung	(FF beeinträchtigte	o. E. <25 %)	**5.** Supervision
2. Maximale Hilfestellung	(FF beeinträchtigte	o. E. 25–49 %)	**6.** Eingeschränkte Selbständigkeit (Hilfsmittel)
3. Mässige Hilfestellung	(FF beeinträchtigte	o. E. 50–75 %)	**7.** Völlige Selbständigkeit (zeitgerecht, sicher)
4. Minimale Hilfestellung	(FF beeinträchtigte	o. E. >75 %)	

FF beeinträchtigte o. E. = Funktionsfähigkeit beeinträchtigte obere Extremität

	Beeinträchtigte Extremität		**Punkte**
1. Kaffeeglas öffnen	☐ Hält Glas	☐ Hält Deckel	
2. Nummer 144 wählen	☐ Hält Hörer	☐ Wählt Nummer	
3. Linie mit Lineal ziehen	☐ Hält Lineal	☐ Hält Stift	
4. Glas Wasser einschenken	☐ Hält Glas	☐ Hält Kanne	
5. Waschlappen auswringen			
6. Fünf Knöpfe schliessen			
7. Rücken mit Handtuch abreiben	☐ Reicht nach Handtuch	☐ Ergreift Handtuchende	
8. Zahnpasta auf Zahnbürste drücken	☐ Hält Tube	☐ Hält Zahnbürste	
9. Mittelharte Knetmasse schneiden	☐ Hält Messer	☐ Hält Gabel	
10. Reissverschluss schliessen	☐ Hält Reissverschluss	☐ Hält Reissverschlussschieber	
11. Brille putzen	☐ Hält Brille	☐ Putzt Gläser	
12. Kunststoffbehälter auf den Tisch stellen			
13. Tasche eine Treppe hinauftragen			
	Gesamtpunktezahl		/91

Anmerkungen

*CAHAI-G: deutsche Übersetzung des Chedoke-McMaster Arm and Hand Activity Inventory (CAHAI); Barreca SR et al. Test-Retest Reliability, Validity, and Sensitivity of the Chedoke Arm and Hand Activity Inventory: A New Measure of Upper-Limb Function for Survivors of Stroke. Arch Phys Med Rehabil Vol 86, August 2005

Uni- und bilaterale Armaktivitäten: Test d'Evaluation de la performance des Membres Supérieurs des Personnes Agées (TEMPA®)

Hintergrund

Der Test wurde von Desrosiers et al. 1991 entwickelt, um die Funktionen der oberen Extremitäten bei älteren Menschen zu untersuchen. Seither wird der Test auch bei neurologischen, rheumatologischen oder orthopädischen Patienten angewendet (Pinkowski et al. 2000; Rallon & Chen 2008). Der Test besteht aus 9 standardisierten, alltagsnahen Aufgaben (4 unilaterale und 5 bilaterale), die nach folgenden 3 Kriterien bewertet werden:
- Tempo der Durchführung (Zeitmessung)
- Funktionelle Leistung (Vollständigkeit/ Schwierigkeiten)
- Bewegungsqualität (Kraft, aktives Bewegungsausmass, Präzision der Fein- und Grobmotorik, Greiffunktion).

Das Testmanual wurde in verschiedene Sprachen übersetzt (deutsch, französisch, englisch, portugiesisch). Hierzu sei eine kleine Anekdote angeführt: Das Testmanual wurde von Brasilianern ins Portugiesische übersetzt. Wegen der klimatischen Verhältnisse in Brasilien musste die Testaufgabe „Einen Schal um den Hals schlagen" weggelassen werden... (Michaelsen et al. 2008).

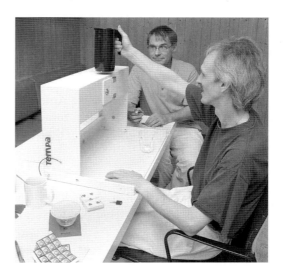

ICF-Klassifikation

Aktivitäten

1.	Heben und Bewegen eines Kaffeeglases	d4402 Einen Gegenstand handhaben
2.	Ein Kaffeeglas öffnen und einen Löffel Kaffee entnehmen	d4402 Einen Gegenstand handhaben
3.	Einen Krug ergreifen und Wasser in ein Glas giessen	d4402 Einen Gegenstand handhaben d4452 Nach etwas langen
4.	Aufschliessen/ abschliessen eines Pillenbehälters und Pillen einer Dose entnehmen	d4402 Einen Gegenstand handhaben d440 Feinmotorischer Handgebrauch
5.	Auf einen Briefumschlag schreiben und	d170 Schreiben

eine Briefmarke aufkleben	d440 Feinmotorischer Handgebrauch
6. Einen Schal um den Hals schlagen	d540 Sich kleiden
7. Mischen und austeilen von Spielkarten	d4402 Einen Gegenstand handhaben
8. Münzen handhaben	d440 Feinmotorischer Handgebrauch
9. Kleine Gegenstände ergreifen und bewegen	d4402 Einen Gegenstand handhaben

Folgende Körperfunktionen werden bei den Aktivitäten bewertet

Muskelkraft	b730 Funktionen der Muskelkraft
Beweglichkeit	b710 Funktionen der Gelenksbeweglichkeit
Präzision der Grobmotorik	b760 Kontrolle von Willkürbewegungen
Greiffunktion	b440 Feinmotorischer Handgebrauch
Präzision der Feinmotorik	b440 Feinmotorischer Handgebrauch

Praktikabilität

Patientengruppe
Geriatrie (Desrosiers et al. 1993, 1994, 1995), Multiple Sklerose (Feys et al. 2002), Einschränkung der Armfunktion aufgrund zentraler oder peripherer Ursachen, Insult oder SHT (Pinkowski et al. 2000), Hirnverletzung (Moseley & Yap 2003). Eingeschränkte Armfunktion als Folge von orthopädischen, rheumatologischen oder neurologischen Diagnosen (Rallon & Chen 2008).

Zeitaufwand
15-45 Minuten (Michaelsen et al. 2008), abhängig vom Behinderungsgrad der Versuchsperson.

Kosten
632.50 CAD (Canadian Dollars)

Bezugsquellen
<u>Kanada</u>
Les Equipements Adaptés Physipro Inc.
370, 10e Avenue Sud
Sherbrooke (Québec) J1G 2R7
Tel. : +1 819-823-2252
E-mail : physipro@physipro.com
Bestellung : order@physipro.com

<u>Europa</u>
Les Equipements Adaptés Physipro Inc.
Village des entrepreneurs
461, rue Saint-Léonard
49000 Angers, France
Tel. : +33 (0)2 41 69 38 01
E-mail : contact@physipro.fr

Ausbildung
Eine Schulung des Tests von ca. 8 Stunden ist aufgrund der anspruchsvollen Bewertung der Einzelaufgaben empfehlenswert.
Beschrieben wurde sie in der Studie von Michaelsen et al. (2008).

Praktische Durchführung
Die Versuchsperson sitzt auf einem Stuhl (Standardhöhe: 44cm +/−2.5cm) an einem Tisch (Standardhöhe: 76cm +/−2.5cm). Der TEMPA®-Test wird auf den Tisch gestellt. Die einzelnen Testutensilien werden auf markierte Stellen der Grundplatte des TEMPA®-Tests platziert. Der Testablauf sollte mit einer Videokamera aufgezeichnet werden, da dies die Bewertung der Bewegungsqualität erleichtert. Vor Testbeginn instruiert und demonstriert der Untersucher die Testaufgabe. Die Versuchsperson legt anschliessend die Hände an die Tischkante und wartet auf das Startsignal des Untersuchers. Nach erfolgtem Signal führt die Versuchsperson die geforderte Aufgabe so schnell wie möglich aus. Der Untersucher misst die benötigte Zeit mittels Stoppuhr und beurteilt gleichzeitig, ob die Aufgabe vollständig und ohne Schwierigkei-

ten ausgeführt wurde (funktionelle Leistung). Die Bewertung erfolgt anhand einer vierstufigen Skala (siehe Tabelle „Bewertung der funktionellen Leistung"). Alle neun Aufgaben werden in einer bestimmten Reihenfolge nacheinander ausgeführt. Bei den unilateralen Aufgaben wird zuerst die nicht-betroffene Hand getestet.
Der Untersucher darf jederzeit verbale Anleitungen geben. Zudem darf er folgende Hilfestellungen anbieten, wenn der Patient die Aufgabe sonst nicht bewältigen kann:
Manuelle Unterstützung (Briefumschlag festhalten etc.), Gewichtsreduktion (weniger Wasser im Krug etc.), Reduktion der Arbeitshöhe (Behälter für Pillendose vom oberen Regal auf Grundplatte des TEMPA®-Tests legen etc.). Dies muss jedoch im Erfassungsbogen notiert werden und eine allfällige Folgemessung muss nach der gleichen Vorgehensweise durchgeführt werden. Die Hilfestellungen haben jedoch einen Abzug in der Bewertung der funktionellen Leistung zur Folge. Anhand von Videoaufnahmen wird zudem die Bewegungsqualität beurteilt. Bewertet werden die Kraft, das aktive Bewegungsausmass, die Bewegungspräzision (Grob-/ Feinmotorik) und die Greiffunktion (Gegenstände ergreifen). Als Zusatzaufgabe wird mittels eines Jamar® Dynamometers die Kraft des Faustschlusses gemessen (Maximalkraft, relative Kraftausdauer) und mit den Normwerten von Mathiowetz et al. (1985, 1986) verglichen.
In Studien werden jedoch häufig nur das Tempo der Durchführung (Zeitmessung) und die Bewertung der funktionellen Leistung als Parameter beigezogen (Feys et al. 2002; Platz et al. 2001).

Format
Funktionelle Leistung (Bewegungsqualität, Kraft)

Skalierung
Sekunden (in Zehntelssekunden)
Kraft in Kilogramm/ amerikanischen Pfund

Ordinalskala
Für die Bewertung der funktionellen Leistung und der Bewegungsqualität wurden vierstufige Ordinalskalen formuliert (Platz 2006).

Beispielhaft werden hier die Skalen für die Bewertung der funktionellen Leistung und des aktiven Bewegungsumfanges aufgeführt.

Bewertung der funktionellen Leistung
- 0 = Die Aufgabe wurde erfolgreich beendet ohne Zögern oder Schwierigkeiten.
- -1 = Die Aufgabe wurde komplett ausgeführt, aber mit einigem Zögern oder Schwierigkeiten.
- -2 = Die Aufgabe wurde teilweise ausgeführt (>25%) oder bestimmte Schritte wurden mit grossen Schwierigkeiten ausgeführt und erforderten Wiederholungsvorgänge. Teile der Aufgabe mussten modifiziert werden oder brauchten Hilfestellung, um sie durchführbar zu machen.
- -3 = Die Aufgabe konnte zu nicht mehr als 25% durchgeführt werden.

Aktiver Bewegungsumfang
- 0 = Alle Bewegungsumfänge, die von der Aufgabe verlangt wurden, sind vorhanden.
- -1 = Bestimmte Teile der Aufgabe sind schwierig oder wurden kompensiert wegen einer teilweisen Einschränkung des aktiven Bewegungsumfanges.
- -2 = Bestimmte Bewegungsumfänge waren sehr eingeschränkt, sie machten es unmöglich, die Gegenstände zu erreichen oder Teile der Aufgabe zu erfüllen.
- -3 = Die Mehrheit der Bewegungsumfänge, die notwendig waren, um die Aufgabe durchzuführen, waren sehr eingeschränkt. Dadurch reduzierte sich die Ausführung der Aufgabe substantiell.

Subskalen
4 unilaterale und 5 bilaterale Aufgaben

Zusatzaufgaben: Maximalkraft/ relative Kraftausdauer Fingerflexoren

Reliabilität (Zuverlässigkeit)

Desrosiers et al. (1993) zeigten moderate bis sehr hohe Test-Retest-Reliabilität (ICC=0.70-1.0) und Intertester-Reliabilität (ICC=0.68-1.0). Die Autoren untersuchten sie bei 29 älteren Personen (Alter zwischen 62 und 82 Jahren) mit verschiedenen Beeinträchtigungen der oberen Extremitäten und verschiedenen Graden der funktionellen Unabhängigkeit.

Pinkowski et al. (2000) ermittelten folgende hohen Intertester-Reliabilitäts-Werte für den TEMPA®-Test bei einer Gruppe von 60 Patienten mit milder bis moderater Hemiparese: ICC>0.99 für das Tempo der Durchführung der Einzelaufgaben (Zeitmessung), r_s=0.84 für die funktionelle Leistung (Vollständigkeit/ Schwierigkeiten) und r_s=0.86 für die Bewegungsqualität (Kraft, Bewegungsausmass, Präzision). Dieselben Autoren erhoben ebenfalls eine sehr hohe Test-Retest-Reliabilität für das Tempo der Durchführung (ICC=0.91), die funktionelle Leistung (r_s=0.88) und die Bewegungsqualität (r_s=0.92) bei 32 Patienten mit neurologisch bedingten Einschränkungen der Armfunktion.

Gestützt werden diese Ergebnisse durch eine Studie von Michaelsen et al. (2008), die bei Schlaganfallpatienten ebenfalls eine sehr hohe Intertester-Reliabilität ermittelten (Totalscore: ICC=0.94, funktionelle Leistung: ICC=0.97 Bewegungsausführung: ICC=0.94). Die Test-Retest-Reliabilität war auch sehr hoch (Totalscore ICC=0.97, funktionelle Leistung: ICC=0.98, Bewegungsqualität: ICC=0.96).

Moseley & Yap (2003) untersuchten den TEMPA®-Test bei 20 Patienten mit einer schweren traumatischen Hirnverletzung in der Frühphase. Sie fanden eine ausgezeichnete Intertester-Reliabilität für das Tempo der Durchführung (Zeitmessung) aller Aufgaben zusammen (ICC=0.998, 95% CI: 0.995-1.000) und für die funktionelle Leistung (ICC=0.962, 95% CI: 0.925-0.983). Der Test wurde jeweils unabhängig von 5 Physiotherapeuten anhand eines Videos beurteilt.

Validität (Gültigkeit)

Desrosiers et al. (1993) verglichen den TEMPA®-Test mit dem Functional Autonomy Measurement System (SMAF), einem Fragebogen basierend auf der ICF, der die Autonomie in 5 Bereichen des täglichen Lebens (ADL, Mobilität, mentale Funktionen, Kommunikation, Benutzung Verkehrsmittel) erfragt. Sie fanden bei 29 Patienten mit einer eingeschränkten Armfunktion aufgrund unterschiedlicher Diagnosen (rheumatologisch, neurologisch, orthopädisch) erste Hinweise auf eine Korrelation zwischen der ADL-Subskala (v.a. Tätigkeiten im Bereich Körperpflege) des SMAF und der Bewertung der funktionellen Leistung des TEMPA®-Tests im Bereich von r_s=0.68. Gestützt werden die Ergebnisse durch eine weitere Studie von Desrosiers et al. (1994), die bei 104 Patienten mit einer Behinderung der Armfunktion (unterschiedliche Aetiologie) eine hohe Korrelation von r_s=0.71 zwischen der ADL-Subskala des SMAF und der Bewertung der funktionellen Leistung anhand des TEMPA®-Tests ermittelten.

Der Zusammenhang zwischen der Bewertung der funktionellen Leistung des TEMPA®-Tests und dem ARAT ergab in derselben Studie einen Spearman Korrelationskoeffizienten von r_s=−0.91. Der TEMPA®-Test korreliert nach Auffassung der Autoren hingegen weniger gut mit dem Box & Block-Test (Spearman Korrelationskoeffizient r_s=−0.78).

Desrosiers et al. (1995) ermittelten Normdaten für den TEMPA®-Test bei 360 gesunden Personen ab 60 Jahren (siehe Tabelle). Das Tempo der Durchführung (Zeitmessung) korreliert mit dem Alter, indem Menschen mit zunehmendem Alter längere Testzeiten zeigen. Frauen waren bei Aufgaben schneller, die eine höhere Feinmotorik und Sensibilität verlangen. Bei Aufgaben, die mehr Greifkraft erfordern, waren Männer schneller. Zudem erreichten Personen, die sich als körperlich aktiv und insgesamt als gesund einschätzten, bessere Testleistungen als inaktive und gesundheitlich angeschlagene.

Feys et al. (2002) untersuchten die Validität des TEMPA®-Tests bei 43 Patienten mit Multipler Sklerose. Sie fanden heraus, dass der TEMPA®-Test (Bewertung der funktionellen Leistung, Gesamtscore) moderat mit dem Functional Independence Measure (FIM) (r=0.52) korreliert. Die Bewertung der funktionellen Leistung des TEMPA®-Tests korreliert nach Auffassung von Feys et al. (2002) moderat bis hoch mit dem Jebsen Handfunktionstest (r=−0.73 linker Arm + bilaterale Aktivitäten, r=−0.56 rechter Arm + bilaterale Aktivitäten). Die Korrelation des TEMPA®-Tests mit dem Nine-hole Peg Test (NHPT) erweist sich bezüglich der Zeitmessung bei MS-Patienten als hoch (r=0.87 für den linken Arm, r=0.81 für den rechten Arm).

Pinkowski et al. (2000) fanden bei einer Gruppe von 32 Patienten mit einer neurologischen Erkrankung unterschiedlicher Genese eine hohe Korrelation zwischen der Zeitmessung des TEMPA®-Tests und derjenigen des Box & Block-Tests (r=−0.70). Der TEMPA®-Test korreliert bei dieser Patientengruppe in den Bereichen „funktionelle Leistung" (Vollständigkeit/ Schwierigkeiten) und „Bewegungsqualität" (Kraft, Bewegungsausmass, Präzision) hoch mit dem ARAT (funktionelle Leistung: r=0.86, Bewegungsqualität: r=0.86). Mercier et al. (2004) untersuchten bei 13 Patienten in der Spätphase nach Schlaganfall die Beziehung zwischen der Kraft verschiedener Muskelgruppen der oberen Extremitäten in Bezug auf den TEMPA®-Test, den Fugl-Meyer Test, den Box & Block-Test und den Finger-Nase-Versuch. Sie fanden Korrelationen (Spearmans Rho) zwischen der relativen Kraft der oberen Extremitäten und dem TEMPA®-Test von:

Schulterflexoren	r_s=0.707 (p<0.05)
Schulterextensoren	r_s=0.632 (p<0.01)
Ellbogenflexion	r_s=0.488
Ellbogenextension	r_s=0.439
Handkraft	r_s=0.385

Levin et al. (2004) fanden eine hohe Korrelation zwischen der funktionellen Leistung des TEMPA® und der Reaching Performance Scale (RPS) bei 28 Patienten nach Schlaganfall (Pearsons Korrelations-Koeffizienten r=−0.84 bis −0.88). Die RPS ist eine Skala entwickelt für Patienten mit einer Hemiparese zur Erfassung von Kompensationsbewegungen der oberen Extremitäten beim Ergreifen von nahen und weiter entfernt liegenden Objekten. Die Korrelation der RPS zum Chedoke-McMaster Assessment war etwas besser.

Michaelsen et al. (2006) untersuchten die konkurrente Validität des TEMPA®-Tests (Totalscore) mit dem Fugl-Meyer Motor Score und ermittelten Korrelationen im Bereich von r=0.85 bei Patienten nach Schlaganfall (späte Phase).

Rallon & Chen (2008) verglichen einen Fragebogen zur Handfunktion (Manual Ability Measure MAM-36) mit dem TEMPA®-Test bei 30 Personen mit Einschränkungen der Handfunktion aufgrund unterschiedlicher Genese (Frakturen, Karpaltunnelsyndrom, Arthritis, Schlaganfall etc.). Der MAM-36 beinhaltet alltagsorientierte und patientenzentrierte Fragen zur manuellen Geschicklichkeit. Es wurde ein Zusammenhang zwischen den Totalscore des MAM und der funktionelle Leistung im TEMPA®-Test gefunden (r=0.79, p<0.01).

Responsivität (Empfindlichkeit)

Das TEMPA®-Test wird in neueren Effektivitätsstudien als Outcome-Instrument verwendet. Es liegen jedoch keine Untersuchungen zur Responsivität vor.

Beurteilung

Diagnostik/ Befund	**empfohlen**[1]
Ergebnis/ Verlauf	**empfohlen**[2]
Prognose	keine Angaben

Kommentar

3) Der Test misst Beeinträchtigungen der oberen Extremitäten in neun verschiedenen Alltagsaktivitäten bei älteren Menschen und Menschen mit neurologischen, rheumatologischen oder orthopädischen Erkrankungen. Für das Tempo der Durchführung (Zeitmessung) der einzelnen Aufgaben liegen Normwerte (siehe Tabelle) bei älteren, gesunden Menschen vor.

4) Obwohl noch keine Werte zur Responsivität vorliegen, scheint der Test für Verlaufsmessungen zuverlässig zu sein.

Ein ausführliches Manual ist zu finden in T. Platz (2006).

Literatur

Literatursuche: PubMed; 10/2011
Autoren: Kaspar Herren, Stefan Schädler

Desrosiers J, Hébert R, Dutil E. TEMPA. Administration manual. National Library of Canada, ISBN 2-921470-08-X. 1991.

Desrosiers J, Hébert R, Dutil E, Bravo G. Development and reliability of an upper extremity function test for the elderly: the TEMPA. Can J Occup Ther. 1993;60(1):9-16.

Desrosiers J, Hebert R, Dutil E, Bravo G, Mercier L. Validity of the TEMPA: A measurement instrument for upper extremity performance. Occup Ther J Res. 1994;14(4):267-81.

Desrosiers J, Hebert R, Bravo G, Dutil E. Upper extremity performance test for the elderly (TEMPA): normative data and correlates with sensorimotor parameters. Test d'Evaluation des Membres Superieurs de Personnes Agees. Arch Phys Med Rehabil. 1995 Dec;76(12):1125-9.

Feys P, Duportail M, Kos D, Van Asch P, Ketelaer P. Validity of the TEMPA for the measurement of upper limb function in multiple sclerosis. Clin Rehabil. 2002 Mar;16(2):166-73.

Levin MF, Desrosiers J, Beauchemin D, Bergeron N, Rochette A. Development and validation of a scale for rating motor compensations used for reaching in patients with hemiparesis: the reaching performance scale. Phys Ther. 2004 Jan;84(1):8-22.

Mathiowetz V, Kashman N, Volland G, Weber K, Dowe M, Rogers S. Grip and pinch strength: normative data for adults. Arch Phys Med Rehabil. 1985 Feb;66(2):69-74.

Mathiowetz V, Wiemer DM, Federman SM. Grip and pinch strength: norms for 6- to 19-year-olds. Am J Occup Ther. 1986 Oct;40(10):705-11.

Mercier C, Bourbonnais D. Relative shoulder flexor and handgrip strength is related to upper limb function after stroke. Clin Rehabil. 2004 Mar;18(2):215-21.

Michaelsen SM, Dannenbaum R, Levin MF. Task-specific training with trunk restraint on arm recovery in stroke: randomized control trial. Stroke. 2006 Jan;37(1):186-92.

Michaelsen SM, Natalio MA, Silva AG, Pagnussat AS. Reliability of the translation and adaption of the Test d'Evaluation des Membres Supérieurs des Personnes Agées (TEMPA) to the Portuguese language and validation for adults with hemiparesis. Rev Bras Fisioter. 2008;12(6):511-19.

Moseley AM, Yap MC. Interrater reliability of the TEMPA for the measurement of upper limb function in adults with traumatic brain injury. J Head Trauma Rehabil. 2003 Nov-Dec;18(6):526-31.

Pinkowski C, Eickhof C, Müller N und Platz T: Tempa Test: ein valides und reliables Instrument zur Erfassung von alltagsrelevanten Armfunktionsstörungen bei neurologischen Patienten. In: Schuntermann MF und Schliehe F (Hrsg.): 9. Rehawissenschaftlichen Kolloquium des VDR, Würzburg, 13.-15.3.2000. DRV-Schriften, Band 20. DRV, Frankfurt 2000, 188-190

Platz T, Winter T, Muller N, Pinkowski C, Eickhof C, Mauritz KH. Arm ability training for stroke and traumatic brain injury patients with mild arm paresis: a single-blind, randomized, controlled trial. Arch Phys Med Rehabil. 2001 Jul;82(7):961-8.

Platz T. IOT Impairment-Oriented Training. Schädigungsorientiertes Training. Theorie und deutschsprachige Manuale für Therapie und Assessment. Arm-BASIS-Training, Arm-Fähigkeits-Training, Fugl- Meyer test (Arm), TEMPA. Deutscher Wissenschafts-Verlag (DWV) Baden-Baden. 2006.

Rallon CR, Chen CC. Relationship between performance-based and self-reported assessment of hand function. Am J Occup Ther. 2008 Sep-Oct;62(5):574-9.

Normwerte

Quelle: Desrosiers J, Hebert R, Bravo G, Dutil E. Upper extremity performance test for the elderly (TEMPA): normative data and correlates with sensorimotor parameters. Test d'Evaluation des Membres Superieurs de Personnes Agees. Arch Phys Med Rehabil. 1995 Dec;76(12):1125-9.

Normwerte (Zeit in Sekunden) für die Ausführung der Aufgaben

Aufgabe	Frauen 60-69	70-79	80+
Kaffeeglas ergreifen und hinstellen			
Rechte Hand	1.5 (0.3)	1.8 (0.4)	1.8 (0.5)
Linke Hand	1.6 (0.3)	1.8 (0.5)	1.9 (0.5)
Kaffeglas öffnen und Kaffee entnehmen	7.8 (1.3)	9.4 (2.3)	10.3 (2.3)
Wasserkanne ergreifen und Wasser eingiessen			
Rechte Hand	7.2 (1.4)	8.9 (1.9)	9.3 (2.0)
Linke Hand	7.2 (1.5)	8.7 (1.9)	9.5 (1.9)
Pillenbehälter öffnen und Pillen entnehmen	9.9 (1.9)	11.7 (2.8)	12.7 (3.2)
Auf Briefumschlag schreiben und Briefmarke aufkleben	11.8 (2.3)	14.5 (4.1)	16.7 (4.9)
Schal um Hals schlagen	7.2 (1.6)	8.9 (3.0)	10.5 (3.3)
Karten mischen und austeilen	14.7 (2.3)	18.1 (4.4)	19.1 (4.5)
Münzen handhaben			
Rechte Hand	7.1 (1.2)	8.1 (1.6)	8.8 (1.8)
Linke Hand	7.7 (1.3)	9.1 (1.9)	9.5 (2.1)
Kleine Gegenstände ergreifen und hinlegen			
Rechte Hand	6.8 (1.1)	7.9 (1.9)	8.6 (2.8)
Linke Hand	6.8 (1.2)	8.2 (2.1)	9.3 (3.1)

Normwerte (Zeit in Sekunden) für die Ausführung der Aufgaben

Aufgabe	Männer 60-69	70-79	80+
Kaffeeglas ergreifen und hinstellen			
Rechte Hand	1.5 (0.4)	1.5 (0.3)	1.7 (0.4)
Linke Hand	1.5 (0.4)	1.5 (0.3)	1.6 (0.4)
Kaffeeglas öffnen und Kaffee entnehmen	8.4 (1.6)	9.2 (1.8)	10.8 (3.2)
Wasserkanne ergreifen und Wasser eingiessen			
Rechte Hand	7.4 (1.0)	8.0 (1.7)	9.0 (1.7)
Linke Hand	7.6 (1.0)	8.0 (1.6)	9.0 (1.9)
Pillenbehälter öffnen und Pillen entnehmen	9.8 (1.7)	11.5 (2.7)	13.7 (3.9)
Auf Briefumschlag schreiben und Briefmarke aufkleben	12.3 (2.4)	15.5 (4.8)	17.4 (5.6)
Schal um Hals schlagen	7.8 (2.1)	9.2 (2.1)	11.8 (3.9)
Karten mischen und austeilen	15.0 (3.1)	17.7 (4.0)	19.0 (4.7)
Münzen handhaben			
Rechte Hand	7.9 (1.3)	8.7 (1.8)	9.6 (1.9)
Linke Hand	8.5 (1.6)	9.2 (2.0)	9.9 (1.9)
Kleine Gegenstände ergreifen und hinlegen			
Rechte Hand	8.0 (2.0)	8.7 (2.4)	9.2 (2.5)
Linke Hand	8.0 (1.9)	8.9 (2.1)	9.4 (2.5)

Normwerte: Durchführung in Sekunden

Quelle: Desrosiers J, Hébert R, Bravo G, Dutil E. Upper extremity performance test for the elderly (TEMPA): normative data and correlates with sensorimotor parameters. Test d'Evaluation des Membres Supérieurs de Personnes Agées. Arch Phys Med Rehabil. 1995 Dec;76(12):1125-9.

Aufgabe	Frauen			Männer		
	60-69	70-79	80+	60-69	70-79	80+
Aufnehmen und Bewegen eines Glases						
Rechte Hand	1.5	1.8	1.8	1.5	1.5	1.7
Linke Hand	1.6	1.8	1.9	1.5	1.5	1.6
Ein Glas öffnen und einen Löffel voll Kaffee entnehmen	1.8	9.4	10.3	8.4	9.2	10.8
Einen Krug aufnehmen und Wasser in ein Glas giessen						
Rechte Hand	7.2	8.9	9.3	7.3	8.0	9.0
Linke Hand	7.2	8.7	9.5	7.6	8.0	9.0
Ein Schloss aufschliessen und eine Pillendose öffnen	9.9	11.7	12.7	9.8	11.5	13.7
Einen Briefumschlag beschriften und eine Marke aufkleben	11.8	14.5	16.7	12.3	15.5	17.4
Einen Schal um den Hals wickeln	7.2	8.9	10.5	7.8	9.2	11.8
Mischen und Ausgeben von Spielkarten	14.7	18.1	19.1	15.0	17.7	19.0
Mit Münzen hantieren						
Rechte Hand	7.1	8.1	8.8	7.9	8.7	9.6
Linke Hand	7.7	9.1	9.5	8.5	9.3	9.9
Aufnehmen und bewegen von kleinen Objekten						
Rechte Hand	6.8	7.9	8.6	8.0	8.7	9.2
Linke Hand	6.8	8.2	9.3	8.0	8.9	9.4

Arm-Hand-Funktion: Motor Evaluation Scale for Upper Extremity in Stroke Patients (MESUPES)

Hintergrund

Die Idee zur Entwicklung der MESUPES entstand, weil bereits bestehende Tests zur Evaluation der Arm- und Handfunktion die Qualität der Bewegung zu wenig berücksichtigten. Die MESUPES basiert auf der Arbeit von Perfetti, der kognitiv therapeutische Übungen entwickelt hat (Perfetti 1997; Perfetti 2001; Dal Pezzo et al. 1995). Es handelt sich um ein therapeutisches Konzept, welches sich spezifisch auf die Wiedererlangung der Qualität der Bewegung richtet. Die MESUPES-Hand- und MESUPES-Arm-Tests messen die qualitative Funktion der oberen Extremität bei Patienten nach Schlaganfall. Eine Verbesserung der Scores in beiden Tests bedeutet, dass sich die Qualität der Bewegung bei einer motorischen Leistung verbessert hat.

In seiner ursprünglichen Form beinhaltete der Test 10 Aufgaben zur Prüfung der Armfunktion, 9 zur Prüfung der Handfunktion und 3 funktionelle Aufgaben.

Die aktuelle (vorliegende) Version, besteht aus 17 Items, aufgeteilt in 2 Subskalen MESUPES-Arm-Test (8 Items) und MESUPES-Hand-Test (9 Items).

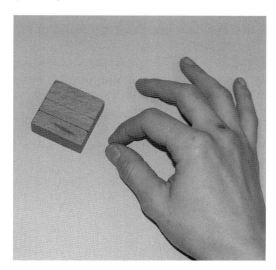

ICF-Klassifikation

Aktivitäten:

    d430 Gegenstände anheben und tragen
    d440 Feinmotorischer Handgebrauch

Körperfunktionen

    b710 Gelenkbeweglichkeit
    b735 Muskeltonus
    b760 Kontrolle von Willkürbewegungen

MESUPES-Arm-Test
Hand auf den Bauch legen   b760 Kontrolle von Willkürbewegungen

Hand in Startposition zurücklegen	b735 Muskeltonus b760 Kontrolle von Willkürbewegungen b735 Muskeltonus
Arm-Abduktion 0-90° mit gestrecktem Arm, Vorderarm in Neutralstellung (Arm gleitet über die Liege)	b760 Kontrolle von Willkürbewegungen b735 Muskeltonus
Arm in die Ausgangsposition zurückbringen	b760 Kontrolle von Willkürbewegungen b735 Muskeltonus
Hand vom Knie aus (Startposition) auf den Tisch legen	b760 Kontrolle von Willkürbewegungen b735 Muskeltonus
Hand (-innenseite) zum Mund bringen (Ellbogen bleibt auf dem Tisch)	b760 Kontrolle von Willkürbewegungen b735 Muskeltonus
Erreichen einer Plastikflasche (6cm Durchmesser) mit richtiger Ausrichtung der Finger und des Handgelenks (wie Greifen), die Flasche steht in Armlänge in der Körpermittellinie vor dem Patienten (der Rumpf muss in der Mittelposition bleiben; Greifen der Flasche ist nicht verlangt)	b760 Kontrolle von Willkürbewegungen b735 Muskeltonus
Hand auf den Kopf legen (Schulter in Abduktion)	b760 Kontrolle von Willkürbewegungen b735 Muskeltonus
MESUPES-Hand-Test Spitzgriff (*Startposition* mit Daumenabduktion; *Bewegung:* Opposition von Daumen und Zeigefinger; Daumen und Zeigefinger gleiten auf dem Tisch; die kürzeste erreichte Distanz zwischen Daumen und Zeigefinger wird gemessen.)	b760 Kontrolle von Willkürbewegungen b735 Muskeltonus b710 Gelenkbeweglichkeit
Handgelenk-Extension (Hyperextension der Finger ist nicht zugelassen; gemessen wird die senkrechte Distanz von der Handinnenseite zum Tisch vom MCP-Gelenk des Daumens aus)	b760 Kontrolle von Willkürbewegungen b735 Muskeltonus b710 Gelenkbeweglichkeit
Opposition Daumen-Kleinfinger (*Startposition* mit Daumenabduktion; *Bewegung:* Opposition von Daumen und Kleinfinger; Daumen und Kleinfinger gleiten auf dem Tisch; die kürzeste erreichte Distanz zwischen Daumen und Kleinfinger wird gemessen.)	b760 Kontrolle von Willkürbewegungen b735 Muskeltonus b710 Gelenkbeweglichkeit
Selektive Extension des Mittelfingers	b760 Kontrolle von Willkürbewegungen b735 Muskeltonus b710 Gelenkbeweglichkeit
Startposition mit Ring- und Kleinfinger leicht nach ulnar abgespreizt; Zeige- und Mittelfinger werden gleichzeitig über den Tisch gleitend abgespreizt (gemessen wird die Distanz zwischen den Fingerspitzen vom Zeig- und vom Mittelfinger)	b760 Kontrolle von Willkürbewegungen b735 Muskeltonus b710 Gelenkbeweglichkeit

Selektive Extension des Kleinfingers	b760 Kontrolle von Willkürbewegungen b735 Muskeltonus b710 Gelenkbeweglichkeit
Ergreifen einer Plastikflasche (Zylinder, Durchmesser 2.5cm, Höhe 8cm) mit den Fingerspitzen von Daumen und Zeigefinger und 2cm anheben (Unterarm bleibt auf dem Tisch)	b760 Kontrolle von Willkürbewegungen b735 Muskeltonus b710 Gelenkbeweglichkeit d430 Gegenstände anheben und tragen d440 Feinmotorischer Handgebrauch
Ergreifen eines Würfels (1.5 x 1.5cm) seitlich mit Daumen und Zeigefinger und drehen des Würfels um seine vertikale Achse (der Würfel bleibt auf dem Tisch)	b760 Kontrolle von Willkürbewegungen b735 Muskeltonus b710 Gelenkbeweglichkeit d430 Gegenstände anheben und tragen d440 Feinmotorischer Handgebrauch
Der Zeigefinger wird auf den Würfel gelegt und der Würfel wird mit Daumen und Mittelfinger einmal um seine Achse gedreht (der Würfel bleibt auf dem Tisch)	b760 Kontrolle von Willkürbewegungen b735 Muskeltonus b710 Gelenkbeweglichkeit d430 Gegenstände anheben und tragen d440 Feinmotorischer Handgebrauch

Praktikabilität

Patientengruppe
Patienten mit reduzierter Armfunktion nach einer Hemiplegie

Zeitaufwand
10-20 Minuten, je nach Schweregrad

Kosten
Keine

Ausbildung
1 Stunde

Praktische Durchführung
Allgemeine Bemerkungen:
Bei der Beurteilung wird die ‚normale' Bewegungsausführung besonders beachtet. In den meisten Fällen kann die Bewegung mit der kontralateralen Seite verglichen werden. Wenn störende Pathologien auf der nichtplegischen Seite (wie Apraxie, vorbestehende Verletzungen etc.) vorhanden sind, soll die Bewegung mit einer allgemein akzeptierten ‚normalen' Bewegung verglichen werden. Folgende Aspekte sind gemeint: schmerzfrei, kein Tremor, Ausführung mit einem normalen Bewegungsausmass, unter Gebrauch einer adäquaten Muskelkontraktion sowie einer normalen Orientierung/ Ausrichtung der verschiedenen Körpersegmente. Keine Punkte werden gegeben, wenn die Bewegungsausführung nur mittels einer inadäquaten Tonusanpassung, abnormalen Muskelkontraktionen, Synergien (Flexoren/ Extensoren) oder groben Bewegungsmustern durchgeführt wird.

Testdurchführung:
Der Test ist in MESUPES-Arm und MESUPES-Hand unterteilt.
Für jeden Subtest ist eine spezifische Startposition im Test beschrieben. Wenn ein Patient nicht frei sitzen kann, kann der Test auf einem Stuhl mit gerader Rückenlehne durchgeführt werden. Der Fusskontakt muss aber bestehen bleiben. Kann der Patient diese sitzende Position nicht in einer normalen Art beibehalten, können diese Subtests nicht gewertet werden. In diesem Fall werden keine Punkte gegeben.

Nach jedem Versuch hilft der Therapeut dem Patienten, die obere Extremität wieder in die Startposition zu bringen. Ein Weitergehen zum nächsten Bewegungsversuch oder der nächsten Aufgabe ist nur möglich, wenn der Tonus wieder normalisiert ist. Wenn eine entspannte Startposition nicht erreicht werden kann, z.B. wegen Kontrakturen (extremer Hypertonus), wird dieser Subtest mit 0 bewertet.

Der Patient muss sehr genau instruiert werden. Folgende Schritte sollen benutzt werden:

1. Die Aufgabe wird verbal erklärt und demonstriert, um die Aufforderungen möglichst verständlich zu machen.
2. Der Patient wird aufgefordert, die Bewegungsaufgabe mit der nichtbetroffenen Seite auszuführen, damit gesichert ist, dass er die Aufgabe gut verstanden hat.

Jede Aufgabe kann bis zu maximal 3 Mal wiederholt werden, wenn der Patient die Bewegungsaufgabe inadäquat ausführt. Dem Patienten werden die abnormale(n) Komponente(n) bewusst gemacht.

Wenn alle Bewegungsausführungen als normal betrachtet werden, ist auch gemeint, dass keine Kompensationen in anderen Körperteilen gemacht werden (z.B. Ausweichbewegungen im Rumpf).

Die Aufgaben im MESUPES-Arm-Test werden in drei Ausführungs-Phasen getestet.

Phase 1: Die Aufgabe wird passiv durchgeführt (Scores 0-1).
Phase 2: Der Therapeut assistiert dem Patienten während der Bewegung (Score 2).
Phase 3: Der Patient führt die Bewegungen selbständig aus (Scores 3-5).

Es wird immer in Phase 1 begonnen. Wenn der Patient als höchsten Score 0 bis 1 erreicht, wird mit dem nächsten Item fortgefahren. Wenn nicht, wird beim gleichen Item Phase 2 durchgeführt. Wenn der Patient Phase 2 nicht erreicht, weiter zum nächsten Item. Wenn der Patient Phase 2 erreicht, wird Phase 3 gemacht. Die Scores können zwischen 3-5 sein.

Die Wertung und die Testdurchführung soll vom gleichen Therapeuten durchgeführt werden. Für jede Aufgabe kann nur eine Wertung, nämlich die höchste, die der Patient erreicht hat, gegeben werden.

Im MESUPES-Hand-Test führt der Patient alle Aufgaben selbständig aus.

Im *Bewegungsausmass-Test* wird die Bewegungsamplitude gemessen.

Es wird der "*absolute*" Wert der erreichten Distanz während der Bewegung gemessen und nicht der Vergleich mit der anderen Seite. Es kann ein Holzblock mit 1cm- und 2cm-Markierung benutzt werden oder Holzstäbchen (1cm und 2cm lang).

Im *Ausrichtung/ Orientations-Test* wird die Bewertung während der Durchführung der Bewegungsaufgabe auf der betroffenen Seite im Vergleich mit einer normalen Ausrichtung/ Orientierung zugeordnet.

Die Bewegungsausführung wird als solche evaluiert und nicht mit der nichtbetroffenen Seite verglichen.

Format
Funktionelle Leistung

Skalierung
Ordinalskala
17 Items: Intervallskala von 0-5 für MESUPES-Arm-Test, 0-2 für MESUPES-Hand-Test.

Subskalen
Der Test ist in zwei Subskalen unterteilt: der MESUPES-Arm-Test (8 Items) und MESUPES-Hand-Test (9 Items).

Reliabilität (Zuverlässigkeit)

Zwei Untersucher evaluierten 56 Patienten mit Schlaganfall, unabhängig voneinander, für die Intertester-Reliabilität. Der zweite Untersucher examinierte die Patienten 24 Stunden nach der ersten Untersuchung. Die Intertester-Reliabilität auf Itemlevel wurde anhand von gewichteten Kappa-Koeffizienten (K_w) und gewichteten percentage-Übereinstimmung (w% agreement) untersucht. Intraklassen-Korrelationskoeffizienten wurden berechnet für die totalen Scores von beiden Subskalen. Die gewichteten Kappas variierten zwischen 0.62 und 0.79 für den MESUPES-Arm-Test (>0.60=gute Übereinstimmung). Die gewichteten Kappa-Koeffizienten konnten für die MESUPES-Hand-Items nicht berechnet werden, weil mehr als 50% der 56 Patienten einen Score von 0 erhielten. Aufgrund dessen wurde die percentage-Übereinstimmung berechnet, die bei 85.71% und mehr bei diesen Items lag. Für den totalen Score von beiden Subskalen wurde eine hohe Übereinstimmung festgestellt; MESUPES-Arm-Test 0.95 (ICC, 95% CI: 0.91-0.97) und MESUPES-Hand-Test 0.97 (ICC, 95% CI: 0.95-0-98) (Van de Winckel et al. 2006).

Validität (Gültigkeit)

Die Validität wurde anhand einer Rasch-Analyse bei Patienten mit Schlaganfall (n=396) untersucht und als gegeben bewertet. Für die Rasch-Analyse wurden sieben Untersucher eine Stunde ausgebildet, um sich mit dem Assessment-Protokoll vertraut zu machen.
Anhand der Rasch-Analyse wurden bei der Originalversion der MESUPES (22 Items) 5 Items entfernt, die nicht in das Modell passten. Weiterhin wurde festgestellt, dass es innerhalb der MESUPES zwei Dimensionen gibt: 9 Items für die Armfunktion (MESUPES-Arm-Test) und 8 Items für die Handfunktion (MESUPES-Hand-Test).

Responsivität (Empfindlichkeit)

Keine Angaben

Beurteilung

Diagnostik/ Befund   empfohlen
Ergebnis/ Verlauf   empfohlen
Prognose   nicht empfohlen

Kommentar

Bei der MESUPES (MESUPES-Arm- und MESUPES-Hand-Test) handelt es sich um die erste Skala, die eine standardisierte Messung der Qualität der Bewegung der oberen Extremität ermöglicht. Beide Subskalen zeigen sehr gute Gütekriterien: Intertester-Reliabilität, Konstruktvalidität, Unidimensionalität.
Interessant wäre es, die externe Validität des Instruments zu untersuchen, wie z.B. ein Vergleich mit einem bestehenden Arm-Hand-Funktionstest (ARAT oder WMFT). Die Autoren selber schreiben, dass die MESUPES nicht mit bestehenden Skalen verglichen wurde, weil diese Skalen auch weniger funktionelle Bewegungen als ein Fortschritt belohnen. Trotzdem wäre es interessant nachzuforschen, ob eine Korrelation zwischen einer Zunahme der Bewegungsqualität und der Zunahme der Selbständigkeit bzw. funktionellen Fähigkeiten besteht.
Eine andere Möglichkeit die externe Validität zu testen wäre es anhand eines Aussenkriteriums, wie z.B. der Selbständigkeit oder einer Körperfunktionsstörung (z.B. dem Schulter-Hand-Syndrom) zu überprüfen, ob eine Verbesserung in der MESUPES mit der Zunahme an Selbständigkeit korreliert.

Literatur

Literatursuche: PubMed, Highwire; 07/2011
Autoren: Tim Vanbellingen, Ann Van de Winckel

Van de Winckel, A., Feys, H., van der Knaap, S., Messerli, R., Baronti, F., Lehmann, R., Van Hemelrijk, B., Pante, F., Perfetti, C., De Weerdt, W., 2006. Can quality of movement be measured? Rasch analysis and inter-rater reliability of the Motor Evaluation Scale for Upper Extremity in Stroke Patients (MESUPES). Clin Rehabil 20, 871-884.

Perfetti C., Der hemiplegische Patient- Kognitiv-therapeutische Übungen. Pflaum Physiotherapie. Richard Pflaum Verlag GmbH and Co. KG, München, 1997.

Perfetti C., L'exercice thérapeutique cognitif pour la rééducation du patient hémiplégique. Masson, 2001

Dal Pezzo F, Fioralosso B, Rigodanzo D, Rodighiero L, Soldà M. Cartella valutativa per il recupero dei movimenti della mano nell'emiplegico. In 'Dall' Osservazione all esercizio: la pianificazione del trattamento riabilitativo' Collana di Riabilitazione direrra da Carlo Perfetti, Aldo Pieroni. Guido Gnocchi Editore srl., Casa editrice Idelson dal 1908; 1995: 75-77.

Motor Evaluation Scale for Upper Extremity in Strok Patients
(MESUPES-Arm und MESUPES-Hand)

Quelle: Van de Winckel A. et al. Can quality of movement be measured? Rasch analysis and inter-rater reliability of the Motor Evaluation Scale for Upper Extremity in Stroke Patients (MESUPES). Clin Rehabil. 2006; 20: 871-884.
Nichtvalidierte deutsche Übersetzung: Ruth Lehmann und Tim Vanbellingen,

Name Patient:			Datum und Uhrzeit:	/	Uhr
Name Therapeut:			Testdauer:		Min.
Händigkeit:	☐ rechts	☐ links	Sitzposition: anlehnen nötig:	☐ ja	☐ nein
Plegische Seite	☐ rechts	☐ links	Transfer Hilfe nötig:	☐ ja	☐ nein
			Tonuskontrolle:	☐ schwierig	☐ einfach
Anmerkungen:					

MESUPES ARM

ITEMS	SCORES	AUSFÜHRUNG					
		Passiv	Assistiert	Selbständig		
		0	1	2	3	4	5
AUSGANGSSTELLUNG Auf einer Behandlungsliege liegend, Kopf auf Kopfkissen, eine kleine Knierolle unter den Knien zur Unterstützung der Beine, die Arme sind neben dem Körper gestreckt hingelegt, Unterarm in Pronationsstellung und mit entspannten, gestreckten Fingern.							
1. Hand auf den Bauch legen							
2. Hand in Startposition zurück legen							
3. Arm-Abduktion 0-90° mit gestrecktem Arm, Vorder-arm in Neutralstellung (Arm gleitet über die Liege)							
4. Arm in die Ausgangsposition zurückbringen							
AUSGANGSSTELLUNG Sitzend auf einer Therapiebank, Hüfte und Knie in 90° Flexion, Füsse flach auf den Boden gestellt, die Unterarme liegen mit 90° Ellbogenflexion und Pronation auf einem vor dem Patienten stehenden Tisch, Finger in entspannter, gestreckter und adduzierter Position.							
5. Hand vom Knie aus (Startposition) auf den Tisch legen							
6. Hand (-innenseite) zum Mund bringen (Ellbogen bleibt auf dem Tisch)							

Obere Extremitäten

7. Erreichen einer Plastikflasche (6cm Durchmesser) mit richtiger Ausrichtung der Finger und des Handgelenks (wie Greifen), die Flasche steht in Armlänge in der Körpermittellinie vor dem Patienten (der Rumpf muss in der Mittelposition bleiben; Greifen der Flasche ist nicht verlangt)				
8. Hand auf den Kopf legen (Schulter in Abduktion)				

TOTAL

MESUPES HAND

a) Bewegungsausmass

ITEMS	SCORES	AUSFÜHRUNG aktiv		
		0	1	2
AUSGANGSSTELLUNG Sitzend auf einer Therapiebank, Hüfte und Knie in 90° Flexion, Füsse flach auf den Boden gestellt, die Unterarme liegen mit 90° Ellbogenflexion und Pronation auf einem vor dem Patienten stehenden Tisch, Finger in entspannter, gestreckter und adduzierter Position				
1. Spitzgriff (*Startposition* mit Daumenabduktion; *Bewegung:* Opposition von Daumen und Zeigefinger; Daumen und Zeigefinger gleiten auf dem Tisch; die kürzeste erreichte Distanz zwischen Daumen und Zeigefinger wird gemessen um zu scoren)				
2. Handgelenk-Extension (Hyperextension der Finger ist nicht zugelassen; gemessen wird die senkrechte Distanz von der Handinnenseite zum Tisch vom MCP-Gelenk des Daumens aus)				
3. Opposition Daumen- Kleinfinger (*Startposition* mit Daumenabduktion; *Bewegung:* Opposition von Daumen und Kleinfinger; Daumen und Kleinfinger gleiten auf dem Tisch; die kürzeste erreichte Distanz zwischen Daumen und Kleinfinger wird gemessen um zu scoren)				
4. Selektive Extension des Mittelfingers				
5. Startposition mit Ring- und Kleinfinger leicht nach ulnar abgespreizt; Zeige- und Mittelfinger werden gleichzeitig über den Tisch gleitend abgespreizt (gemessen wird die Distanz Zwischen den Fingerspitzen vom Zeig- und vom Mittelfinger)				
6. Selektive Extension des Kleinfingers				

TOTAL

b) Bewegungsausrichtung/ Orientierung

ITEMS	SCORES	AUSFÜHRUNG aktiv		
		0	1	2
AUSGANGSSTELLUNG Sitzend auf einer Therapiebank, Hüfte und Knie in 90° Flexion, Füsse flach auf den Boden gestellt, die Unterarme liegen mit 90° Ellbogenflexion und Pronation auf einem vor dem Patienten stehenden Tisch, Daumen abduziert und Finger in entspannter, gestreckter und adduzierter Position **Die TherapeutIn platziert jedes Objekt in der Mitte einer vorgestellten Linie, die die distalen Gelenke vom Daumen und Zeigefinger verbindet.**				
1. Ergreifen einer Plastikflasche (Zylinder, Durchmesser 2.5 cm, Höhe 8 cm) mit den Fingerspitzen von Daumen und Zeigefinger und 2 cm anheben (Unterarm bleibt auf dem Tisch)				
2. Ergreifen eines Würfels (1.5 x 1.5 cm) seitlich mit Daumen und Zeigefinger und drehen des Würfels um seine vertikale Achse (der Würfel bleibt auf dem Tisch)				
3. Der Zeigefinger wird auf den Würfel gelegt und der Würfel wird mit Daumen und Mittelfinger einmal um seine Achse gedreht (der Würfel bleibt auf dem Tisch)				
	TOTAL			

SCORES ARM

Passiv (Scores: 0-1)

⇨ Patient: wird aufgefordert, die TherapeutIn die Bewegung mit dem betroffenen Arm ausführen zu lassen
⇨ TherapeutIn: führt die Armbewegung langsam aus, um die Tonusanpassung zu spüren
0 =   keine adäquate Tonusanpassung an die Bewegung (Hyper- oder Hypotonus)
1 =   adäquate Tonusanpassung (Normotonus) <u>wenigstens</u> während einem Teil der Bewegung

Assistiert (Score: 2)

⇨ **Patient:**   wird aufgefordert, bei der Bewegungsausführung mitzuhelfen
⇨ **TherapeutIn:** - hilft dem Patienten soviel wie nötig, um die Bewegung normal auszuführen
                 - fühlt ob und wie weit der Patient **aktiv beiträgt** zu der normal ausgeführten Bewegung
2 =   *Beteiligung mit einer normalen Muskelkontraktion <u>wenigstens</u> während einem Teil der Bewegung*

Selbständig (Score: 3-5)

⇨ **Patient:** führt die Bewegung **ohne Hilfe** aus
⇨ **TherapeutIn:** kontrolliert visuell, wie weit der Patient auf normale Art bewegen kann
3 = *führt einen Teil der ganzen Bewegung normal aus*
4 = *führt die ganze Bewegung normal aus, aber langsam oder mit grosser Anstrengung*
5 = *führt die ganze Bewegung normal und in einem normalen Tempo aus*

SCORES HAND

⇨ **Patient:** führt die Bewegung **ohne Hilfe** aus
⇨ **TherapeutIn:** kontrolliert visuell, wie weit der Patient auf normale Art bewegen kann
0 = *keine Bewegung*
1 = *Bewegungsausmass < 2 cm*
2 = *Bewegungsausmass ≥ 2 cm*

SCORES BEWEGUNGSAUSRICHTUNG/ ORIENTIERUNG

⇨ **Patient** führt die Bewegung **ohne Hilfe** aus
⇨ **TherapeutIn:** kontrolliert visuell, ob der Patient **eines oder mehrere Armsegmente** (Arm-Handabschnitte) während der Bewegung auf normale Weise ausrichten/ orientieren kann
0 = *keine Bewegung oder Bewegung mit abnormaler Orientierung/Ausrichtung der Finger und des Handgelenks zum Objekt*
1 = *Bewegung mit normaler Orientierung/ Ausrichtung der Finger oder des Handgelenks zum Objekt (1 Segment)*
2 = *ganze Bewegung korrekt (alle Segmente)*

Schulter-Hand-Syndrom Score (SHS)

Hintergrund

Braus et al. entwickelten den SHS-Score zur Evaluation und zum Vergleich des Schweregrades eines Schulter-Hand-Syndroms in der 1994 publizierten Studie. Der Test bewertet drei Kardinalsymptome des Schulter-Hand-Syndroms: den Schmerz, das distale Ödem und die schmerzhaft eingeschränkte Beweglichkeit der Schulter. Mit Hilfe dieses Tests untersuchte Braus bei Patienten mit cerebrovaskulärem Insult das Auftreten und den Verlauf des Schulter-Hand-Syndroms sowie den Einfluss von oralen Corticoiden.

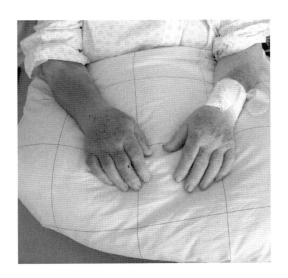

ICF-Klassifikation

Körperfunktionen		
1. Schmerz	b280	Schmerz
2. Ödem der Hand	b4352	Funktionen der Lymphgefässe
3./4. Schmerzfreie Beweglichkeit der Schulter in Abduktion, Aussenrotation	b710	Funktionen der Gelenkbeweglichkeit

Praktikabilität

Patientengruppe
Patienten nach Schlaganfall

Zeitaufwand
5 Minuten

Kosten
Keine

Ausbildung
1 Stunde

Praktische Durchführung
Der Schmerz und das Ödem der Hand werden nach einer vorgegebenen Skala erfragt bzw. beurteilt. Die passive schmerzfreie Beweglichkeit der Schulter wird geprüft und anhand der vorgegebenen Skala bewertet. Unterhalb von 4 Punkten ist kein SHS vorhanden. Ab 8 Punkten und mehr handelt es sich um ein Schulter-Hand-Syndrom (Braus et al. 1994). Die Maximalpunktzahl beträgt 14 Punkte. Schwieriger wird die Interpretation, wenn die Patienten Probleme mit dem Sprachverständnis oder der Sprachproduktion haben.

Format
Klinische Untersuchung

Skalierung
Ordinalskala (Ödem, Schmerz)
Winkelgrad (schmerzfreie Schulterbeweglichkeit)

Subskalen
Keine

Reliabilität (Zuverlässigkeit)

Braus et al. (1994) untersuchten im Rahmen ihrer Studie die Reliabilität des SHS-Scores bei 10 Patienten. Die Intertester-Reliabilität für zwei Untersucher bei zehn Patienten in einer randomisierten Reihenfolge war gut. Genauere Angaben über die Durchführung und Berechnung dieser Werte fehlen. Die Intratester-Reliabilität für die gleichen 10 Patienten nach 24 Stunden war gut.

Validität (Gültigkeit)

Die inhaltliche Validität des Schulter-Hand-Syndrom-Scores ist durch die Bewertung der drei Kardinalsymptome des Schulterhandsyndroms, Schmerz, distales Ödem und Bewegungseinschränkung der Schulter gegeben.
Die Validität des Assessments wird auch durch die erfolgreiche Behandlung unterstützt. Braus et al. (1994) empfehlen bei 8 oder mehr Punkten die Verabreichung von Cortison (32 mg Methylprednisolon 4x8mg + Magenschutz, nach 14 Tagen Ausschleichen über 14 Tage). Von 34 Patienten mit Schulter-Hand-Syndrom wurden 31 Patienten mit Methylprednisolon und Physiotherapie behandelt. Alle behandelten Patienten waren nach 10 Tagen und auch nach 6 Monaten symptomfrei (SHS-Score < 4).

Responsivität (Zuverlässigkeit)

Keine Angaben

Beurteilung

Diagnostik/ Befund empfohlen[1]
Ergebnis/ Verlauf teilweise empfohlen[2]
Prognose teilweise empfohlen[3]

Kommentar

1) Ab 8 und mehr Punkten wird von einem Schulter-Hand-Syndrom gesprochen. Bei 4 und weniger Punkten sind Patienten symptomfrei (Braus et al. 1994).
2) Die Reliabilität ist gut. Zur Responsivität sind keine Angaben vorhanden. Aus klinischer Erfahrung und den vorhandenen wissenschaftlichen Daten können wir dieses Assessment für Verlaufsmessungen teilweise (da es keine Studien gibt) empfehlen.
3) Ab 8 Punkten wird die Verabreichung von Methylprednisolon empfohlen, welches zu einer vollständigen Rückbildung des Schulter-Hand-Syndroms führt (Braus et al. 1994).

Momentan sind keine Alternativen zu diesem Assessment bekannt. Obwohl das SHS dem CRPS entspricht, ist der Verlust der schmerzhaften Abduktion und Aussenrotation ein spezifisches Problem bei Patienten mit einer Hemiplegie. Bei älteren Patienten können vorbestehende Schmerzen und Bewegungseinschränkungen der Schulter existieren. Diese können zu einem falsch positiven Score führen. Auch bei CRPS bestehen im Moment keine spezifischen Assessments. Vielmehr werden Diagnosekriterien für das CRPS verwendet (van de Vusse et al. 2003).

Literatur

Literatursuche: PubMed; 08/2011
Autor: Stefan Schädler

Braus DF, Krauss JK, Strobel J. The shoulder-hand syndrome after stroke: a prospective clinical trial. Ann Neurol. 1994 Nov;36(5):728-33.

van de Vusse AC, Stomp-van den Berg SG, de Vet HC, Weber WE. Interobserver reliability of diagnosis in patients with complex regional pain syndrome. Eur J Pain 2003; 7 (3):259-65.

Schulter-Hand-Syndrom Score

Quelle: Braus DF, Krauss JK, Strobel J. The shoulder-hand syndrome after stroke: a prospective clinical trial. Ann Neurol. 1994 Nov;36(5):728-33.

Name: _____ Geburtsdatum: _____

Untersucher: _____ Zuweisender Arzt/ Ärztin: _____

Diagnose/n: _____

Arm links/ rechts		Datum				
Item						
1. Sensorisch: Schmerz, Hyperalgesie						
kein	0					
leicht	1					
mässig	2					
stark	3					
heftig	4					
spontan auftretend	5					
2. Autonom: distales Oedem						
kein	0					
leicht	1					
deutlich	2					
sehr stark	3					
3. Schmerzfreie G/H Abduktion						
> 120 Grad	0					
< 120 Grad	1					
< 90 Grad	2					
< 45 Grad	3					
4. Schmerzfreie G/H Aussenrotation						
> 30 Grad	0					
< 30 Grad	1					
< 20 Grad	2					
< 10 Grad	3					
Total		/14	/14	/14	/14	/14

Schulter-Hand-Syndrom ab 8 Punkten
Vorschlag für orales Cortison bei SHS-Score ≥ 8 Punkten (Braus et al. 1995)

Gleichgewicht und Sturzrisiko

	Seite	Empfehlungen		
		Diagnose	**Ergebnis**	**Prognose**
Funktionelle Reichweite: Functional Reach (FR)	259	e	te	te
Einbeinstand	264	e	te	te
Rumpfkontrolle: Trunk Impairment Scale (TIS)	269	e	te	e
Sensorische Organisation des Gleichgewichts: Clinical Test for Sensory Interaction in Balance (CTSIB) und Sensory Organization Test (SOT)	280	te	ne	ne
Mobilität und Sturzrisiko: Performance Oriented Mobility Assessment (POMA)	287	e	te	te
Gleichgewicht: Berg Balance Scale (BBS)	298	e	e	te
Gleichgewicht beim Gehen: Dynamic Gait Index (DGI)	312	e	te	te
Funktionales Gehen: Functional Gait Assessment (FGA)	322	e	e	te
Gleichgewicht bei Schlaganfall: Brunel Balance Assessment (BBA)	332	e	te	te
Sturzangst: Falls Efficacy Scale-International Version (FES–I)	336	e	e	te
Sturzrisiko: Morse Sturz Skala (MSS)	343	te	te	te

Legende: e = empfohlen, te = teilweise empfohlen, ne = nicht empfohlen, na = nicht anwendbar

Funktionelle Reichweite: Functional Reach (FR)

Hintergrund

Die Functional Reach wurde von Duncan et al. 1990 erstmals beschrieben und gilt als einfacher Test für das Gleichgewicht und das Sturzrisiko. Die Functional Reach ist die maximale Distanz, die jemand bei ausgestrecktem Arm und sicherem Stand nach vorne reichen kann. Gemessen wird an der Spitze des Mittelfingers die maximale Distanz vom Ausgangs- bis zum Endpunkt mit einem Massstab, der auf einer Höhe von 150cm an einer Wand befestigt ist.
Die FR ist Bestandteil der Berg Balance Scale (entspricht dort dem Item Nr. 8 - Funktionelle Reichweite).

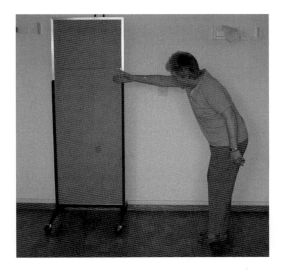

ICF-Klassifikation

Körperfunktionen

b755 Funktionen der unwillkürlichen Bewegungsreaktionen

Aktivitäten

d4106 Seinen Körperschwerpunkt verlagern

Praktikabilität

Patientengruppe
Geriatrie, Gleichgewichts-Dysfunktion, M. Parkinson (Jenkins et al. 2010)

Zeitaufwand
1 Minute

Kosten
Keine

Ausbildung
½ Stunde

Praktische Durchführung
Die Patienten werden gebeten, eine normale, entspannte Stehposition einzunehmen. Weder Schuhe noch Socken werden getragen und die Arme/ Hände hängen auf der Seite. Der Patient wird aufgefordert, im rechten Winkel mit der Schulter zum Messgerät zu stehen. Das Messgerät wird auf der Höhe des Acromions ange-

bracht. Zur Standardisierung kann die Fussposition auf dem Boden auf einem Blatt Papier aufgezeichnet werden oder die Distanz zwischen den Fersen kann gemessen werden. Die Person hebt den rechten Arm horizontal an (etwa 90°). Die Person wird aufgefordert, bequem so weit wie möglich nach vorne zu reichen, ohne einen Schritt zu machen oder das Gleichgewicht zu verlieren. Die Person wird bei der Durchführung der Aufgabe nicht korrigiert. Man führt zwei Probeversuche und 3 Testversuche durch. Von den 3 Testresultaten wird der Durchschnitt berechnet (Duncan et al. 1990).

Format
Funktionelle Leistung

Skalierung
Intervallskalierung (Masseinheit: Zentimeter)

Subskalen
Keine

Reliabilität (Zuverlässigkeit)

Die Messung der FR ist zuverlässig möglich. Der Variationskoeffizient ist 2.5%, was sehr tief ist. Auch der Intraklassen-Korrelationskoeffizient von 0.81 unterstützt die Reliabilität der FR (Duncan et al. 1990). Duncan et al. Untersuchten die Intertester-Reliabilität bei 128 gesunden Personen (Alter 21-87 Jahre, 70 Frauen, 58 Männer).
Villamonte et al. (2010) untersuchten die Reliabilität von 16 Gleichgewichtstests bei 21 Personen mit Down-Syndrom. Dabei gehörte die Functional Reach wegen der Reliabilität unter 0.55 nicht zu den 7 besten Tests.

Validität (Gültigkeit)

Duncan et al. (1990) untersuchten in der oben genannten Studie auch die parallele Validität der Functional Reach bei der Messung der Gewichtsverlagerung an den Rand der Unterstützungsfläche. Die FR korrelierte mit der Verschiebung des Kraftzentrums (Pearsons Korrelationskoeffizient 0.71) und die elektronische Messung der Reichweite korrelierte mit der Messung mit einem Massstab (Pearsons Korrelationskoeffizient 0.69).

Bei Schwindel ist die FR weniger geeignet als das Dizziness Handicap Inventory (DHI). Mann et al. (1996) untersuchten die parallele Validität bei 28 Patienten (15 Frauen, 13 Männer) mit peripherer vestibulärer Erkrankung (Alter 35-84 Jahre). Die Functional Reach zeigte keine Korrelation mit dem Schwindel-Assessment DHI. Die parallele Validität der FR wird auch dadurch unterstützt, dass sie offenbar mit ATL (r=0.48) und Kraft (r=0.64-0.71) zusammenhängt, wie Weiner et al. (1992) bei 45 Personen in betreutem Wohnen (Alter 66-104 Jahren) untersuchte. Wie erwartet, nahm die FR mit zunehmendem Alter ab (r = −0.50).

Die funktionelle Reichweite (nach vorne reichen) und die Verlagerung nach vorne (umgekehrtes Pendel, „nach vorne lehnen") sind nicht dasselbe Konstrukt. Wallmann et al. (2001) fanden keinen Zusammenhang bei 25 älteren Menschen (74.9 ±8.6 Jahre, Stürzer und Nicht-stürzer) zwischen der FR-Distanz und der Verlagerung des Schwerpunktes nach vorne beim LOS-Test (Limits of Stability, Verlagerung des Körperschwerpunktes, Verlagerung nach vorne/ hinten, links/ rechts auf der Kraftmessplatte). Clark et al. (2005) bestätigten diese Resultate. Sie untersuchten unterschiedliche posturale Strategien des Rumpfes und der Beine bei der Durchführung der FR (so weit wie möglich nach vorne reichen) und des LOS-Tests (Limits of Stability: nach vorne lehnen, ohne das Gleichgewicht zu verlieren oder die Unterstützungsfläche zu verändern). Obwohl die Instruktionen relativ ähnlich waren (so weit wie möglich nach vorne zu reichen oder nach vorne zu lehnen, ohne das Gleichgewicht zu verlieren oder die Unterstützungsfläche zu verändern), unterschieden sich die beiden posturalen Strategien.

Prädiktive Validität
Die prädiktive Validität einzelner Assessments wird durch die multifaktorielle Ursache von Stürzen reduziert.
Duncan et al. (1992) untersuchten die prädiktive Validität bei 217 älteren männlichen Veteranen (Alter 70-104 Jahre). Vor der Beobachtungsphase von 6 Monaten wurde bei allen die Functional Reach gemessen. Die Männer, die in der Beobachtungsphase zweimal oder mehr gestürzt waren, wurden als „Stürzer" klassifiziert. Das Chancenverhältnis bei einem reduzierten FR, im Vergleich zu einem normalen FR, zu stürzen (Odds Ratio, 95% Zuverlässigkeitsintervall) war:

Distanz	*Odds Ratio*
0cm:	8.07 (2.8-23.71)
5-15cm:	4.02 (1.84-8.77)
15-25cm:	2.00 (1.35-2.98)
>25cm:	1

Behrman et al. (2002) untersuchten die prädiktive Validität der Functional Reach für Stürze bei 58 Erwachsenen (43 Personen mit Parkinson und 15 Kontrollpersonen). Personen ohne Sturzgeschichte haben in der Regel eine Functional Reach von ≥25cm, Patienten mit einer reduzierten Functional Reach haben eine erhöhte Wahrscheinlichkeit zu stürzen. Bei Patienten mit Parkinson zeigte die Analyse eine Sensitivität von nur 30% und eine Spezifität von 92%.
Wallmann et al. (2001) fanden jedoch eine positive Korrelation mit den kombinierten Werten mit dem SOT (Sensory Organisation Test) kombiniert mit Daten zu Stürzern/ Nichtstürzern), mehr als der kombinierte Wert des SOT und des LOS-Tests. Dies unterstützt den Zusammenhang der Functional Reach mit dem kombinierten Wert des SOT und Sturzereignissen. Die Autoren schlussfolgern, dass die FR nicht imstande ist, Stürzer von Nichtstürzern zu unterscheiden. Demgegenüber kann der SOT dies besser.

Zur Untersuchung der prädiktiven Validität unterschiedlicher Assessments verglichen Lin et al. (2004) in einer prospektiven Studie bei 1200 Personen über 65 Jahren die Sensitivität und Spezifität von Functional Reach (FR), Tinetti Balance Test (POMA Balance), Timed up and go und Einbeinstand für die Prädiktion zukünftiger Sturzereignisse. In einem telefonischen Follow up alle 3 Monate während eines Jahres wurden die Teilnehmer der Studie nach Sturzereignissen befragt. Die prädiktive Validität war am besten bei der Gleichgewichtsskala des POMA, gefolgt vom Timed up and go Test.

In einer weiteren Untersuchung wurde nach dem optimalen Screeningtest gesucht, der das Sturzrisiko bei gebrechlichen älteren Menschen am besten einschätzen kann. Dabei fanden Shimada et al. (2009), dass die Functional Reach von allen Tests nicht am besten geeignet ist, sondern der 6 Meter Gehtest mit komfortabler Gehgeschwindigkeit (6-meter walking speed at a comfortable pace CWS).

Zur Einschätzung von künftigen Mobilitätseinschränkungen bei 287 älteren Menschen untersuchten Wang et al. (2011) sieben mobilitätsbezogene Tests (2 Jahre prospektiv). Auch hier zeigte die Functional Reach nicht genügend Validität, sondern einzig der Timed chair stands (TCSs).

Jenkins et al. (2010) zeigten bei 20 Patienten mit M. Parkinson, dass die Functional Reach das Risiko für posturale Instabilität besser erkennen kann als die "postural stability score" der Unified Parkinson's Disease Rating Scale (UPDRS). Sie bezogen sich dabei auf valide Reichaufgaben mit verschiedenen Höhen eines Schrankes. Die Autoren schlussfolgern, dass diese beiden Tests nicht dasselbe messen.

Zur Sensitivität und Spezifität liegen 2 Studien vor (siehe Tabelle 1). Die prädiktive Validität der Berg Balance Scale (siehe Seite 298) zeigt bessere Daten als die Functional Reach.

Referenz	Patientengruppe	Studiendesign	N=	Cut-Off in cm	Sens.	Spez.
Behrman et al. (2002)	Personen mit M. Parkinson	Retrospektiv (Stürze in den letzten 6 Monaten)	58	<25.4	30%	92%
Lin et al. (2004)	Personen über 65 Jahre.	Prospektiv, 1 Jahr Follow Up			0.617[1]	
Thomas et al. (2005)	Tagesspital, 65 Jahre oder älter	Retrospektiv (Sturzgeschichte in letzten 12 Monate)	30	18.5	75%	67%

Tabelle 1: Sensitivität und Spezifität der Functional Reach
[1] Nur Area under the Curve (AUC) dokumentiert

Responsivität (Empfindlichkeit)

Der Intraklassen-Korrelationskoeffizient von 0.81 bedeutet, dass die FR für Gruppenvergleiche responsiv genug ist, jedoch für eine Verlaufskontrolle bei einzelnen Personen nur eine mittelmässige Responsivität aufweist.
Die FR und Functional Independence Measure (FIM) messen unterschiedliche Konstrukte. Wenn wir bei Patienten mit einer eingeschränkten FR und FIM unabhängig vom gemessenen Konstrukt die responsivste Verlaufsmessung wählen wollen, ist die FIM der FR vorzuziehen. Weiner et al. (1993) untersuchten die Responsivität bei 28 männlichen Veteranen (Alter 40-105 Jahre, Mittel 67.3 Jahre) mit Rehabilitation und 13 Kontrollpersonen, die keine Rehabilitation erhielten. Die Functional Reach wurde zu Beginn und nach vier Wochen Rehabilitation gemessen. Der Responsiveness Index (je grösser umso besser) betrug für die Functional Reach 0.97, für die Gehgeschwindigkeit 11.26, die FIM 4.93

Kommentar

1) Geeignet für Untersuchung der funktionellen Reichweite.
2) Die Functional Reach eignet sich weniger zur primären Ergebnismessung. POMA und Gehgeschwindigkeit sind empfindlicher für Veränderungen (Lin et al. 2004) als die Functional Reach.
3) Ein Voraussagen des Sturzrisikos ist bei älteren Personen, die nicht in einer Institution leben (Duncan et al. 1992), aber nicht bei Personen mit M. Parkinson (Behrman et al. 2002) möglich. Obwohl die Voraussage des Sturzrisikos (Duncan et al. 1992) bei Männern untersucht wurde, sind die Resultate wahrscheinlich auch bei Frauen anwendbar. Da es zuverlässigere Tests für Sturzrisiko gibt, sind andere Tests wie die Berg Balance Scale vorzuziehen. Zudem müssen zusätzliche Risikofaktoren für Stürze erhoben werden (siehe auch Kommentar Seite. 293).

Beurteilung

Diagnostik/ Befund	**empfohlen**[1]
Ergebnis/ Verlauf	**teilweise empfohlen**[2]
Prognose	**teilweise empfohlen**[3]

Literatur

Literatursuche: PubMed; 12/2011
Autor: Stefan Schädler

Behrman AL, Light KE, Flynn SM, Thigpen MT. Is the functional reach test useful for identifying falls risk among individuals with Parkinson's disease? Archives of physical medicine and rehabilitation 2002; 83 (4):538-42.

Clark S, Iltis PW, Anthony CJ, Toews A. Comparison of older adult performance during the functional-reach and limits-of-stability tests. J Aging Phys Act 2005; 13 (3):266-75.

Duncan PW, Studenski S, Chandler J, Prescott B. Functional reach: predictive validity in a sample of elderly male veterans. J Gerontol 1992; 47 (3):M93-8.

Duncan PW, Weiner DK, Chandler J, Studenski S. Functional reach: a new clinical measure of balance. J Gerontol 1990; 45 (6):M192-7.

Jenkins ME, Johnson AM, Holmes JD, Stephenson FF, Spaulding SJ. Predictive validity of the UPDRS postural stability score and the Functional Reach Test, when compared with ecologically valid reaching tasks. Parkinsonism Relat Disord 2010; 16 (6):409-11.

Lin MR, Hwang HF, Hu MH, Wu HD, Wang YW, Huang FC. Psychometric comparisons of the timed up and go, one-leg stand, functional reach, and Tinetti balance measures in community-dwelling older people. J Am Geriatr Soc 2004; 52 (8):1343-8.

Mann GC, Whitney SL, Redfern MS, Borello-France DF, Furman JM. Functional reach and single leg stance in patients with peripheral vestibular disorders. J Vestib Res 1996; 6 (5):343-53.

Shimada H, Suzukawa M, Tiedemann A, Kobayashi K, Yoshida H, Suzuki T. Which neuromuscular or cognitive test is the optimal screening tool to predict falls in frail community-dwelling older people? Gerontology 2009; 55 (5):532-8.

Thomas JI, Lane JV. A pilot study to explore the predictive validity of 4 measures of falls risk in frail elderly patients. Arch Phys Med Rehabil 2005; 86 (8):1636-40.

Villamonte R, Vehrs PR, Feland JB, Johnson AW, Seeley MK, Eggett D. Reliability of 16 balance tests in individuals with Down syndrome. Percept Mot Skills 2010; 111 (2):530-42.

Wallmann HW. Comparison of elderly nonfallers and fallers on performance measures of functional reach, sensory organization, and limits of stability. J Gerontol A Biol Sci Med Sci 2001; 56 (9):M580-3.

Wang CY, Yeh CJ, Hu MH. Mobility-related performance tests to predict mobility disability at 2-year follow-up in community-dwelling older adults. Arch Gerontol Geriatr 2011; 52 (1):1-4.

Weiner DK, Bongiorni DR, Studenski SA, Duncan PW, Kochersberger GG. Does functional reach improve with rehabilitation? Arch Phys Med Rehabil 1993; 74 (8):796-800.

Weiner DK, Duncan PW, Chandler J, Studenski SA. Functional reach: a marker of physical frailty. J Am Geriatr Soc 1992; 40 (3):203-7.

Einbeinstand

Hintergrund

Der Einbeinstandtest ist eine oft verwendete Messung der statischen Balance. Laut einer Umfrage unter Physiotherapeuten in Kanada ist der Einbeinstand der meistverwendete Balance Test (Sibley et al. 2011). In der Literatur erscheint der Test unter verschieden Bezeichnungen, wie z.B. One-Leg-Stance Test (OLST), One-Leg-Balance (OLB), Single-Leg-Stance Test (SLST), Unipedal Stance Test etc. Neben der Variante, die Zeit, die man auf einem Bein balancieren kann, zu messen, wird in den Studien oft die Variante verwendet, eine bestimmte Zeitdauer zu erreichen. Es besteht zudem die Variante, dass gemessen wird, wie oft man in einer gewissen Zeit abstehen muss. Der Test kann durch verschiedene Aspekte erweitert werden, wie z.B. durch das Schliessen der Augen wie beim Stand-on-one-leg-eyes-closed Test (SOLEC), oder durch das Verändern der Unterlage (Matte oder Wackelbrett). Der Einbeinstandtest wird als selbständiger Test verwendet, findet aber auch Verwendung in anderen Assessments, z. B. dem Berg Balance Test (siehe Seite 298). Der Einbeinstandtest wird über ein weites Spektrum verwendet, neben der Balance, dem Sturzrisiko bei älteren Menschen, der Überprüfung der motorischen Koordination bei der Einschulung oder als Test bei Alkoholmissbrauch im Strassenverkehr. Der Einbeinstand kann auch mittels einer Kraftmessplatte gemessen werden (Stabilometrie), in diesen Fällen werden dann die Ausschläge des Köperschwerpunktes gemessen.

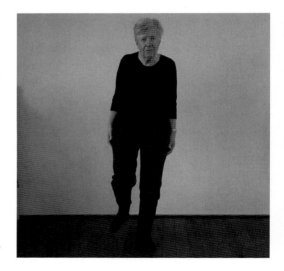

ICF-Klassifikation

Aktivitäten

d4154 In stehender Position verbleiben

Praktikabilität

Patientengruppe
Geriatrie, Personen mit eingeschränktem Gleichgewicht

Zeitaufwand
Je nach Variante einige Minuten (in einem Vergleich mit anderen Test, war er der am schnellsten durchführbare mit durchschnittlich 58 Sekunden) (Lin et al. 2004).

Kosten
Keine

Ausbildung
1 Stunde

Praktische Durchführung
Bei fast allen Varianten ist identisch, dass die Zeitmessung startet, sobald der Fuss vom Boden abgehoben wird, also nicht auf Kommando. Zudem wird das bevorzugte Standbein gemessen.
Es kann gemessen werden, wie lange auf einem Bein stehen geblieben werden kann oder ob der Patient während eines definierten Zeitintervalls stehen bleiben kann. Um einen Deckeneffekt zu vermeiden, sollte über 45 Sekunden gemessen werden (Briggs et al. 1989). Die meisten Autoren verwenden als Resultat die beste Wertung aus 3 Versuchen.
Je nach Variante wird die Messung mit verschiedenen Schwierigkeiten (wie z.B. mit geschlossenen Augen, auf einer Matte stehend, mit oder ohne Schuhe) wiederholt.
Als Vorgabe für den Test gelten folgende Punkte: der Fuss sollte ca. 5cm vom Boden abgehoben werden, die Beine dürfen sich dabei nicht berühren und die Arme sollen vor dem Brustkorb verschränkt werden oder neben dem Körper hängen.
Als Messendpunkte gelten in der Regel die Kriterien: Bodenberührung, Berührung des Standbeines, Verdrehen oder Hüpfen des Standbeines und Armbewegungen.

Format
Funktionelle Leistung

Skalierung
Sekunden, Zeit erreicht oder nicht, ev. auch Anzahl der Abstehmomente

Subskalen
Keine

Reliabilität (Zuverlässigkeit)

Die Werte zur Reliabilität aus der Literatur weisen eine grosse Spanne aus. An einer Untersuchung an 1200 geriatrischen Probanden (durchschnittliches Alter: 73.4 Jahre), die im Mittel 8.3 Sekunden im Einbeinstandtest erreichten, wurden Intraklassen-Korrelationskoeffizienten (ICC) von 0.93 bis 0.99 erzielt (Lin et al. 2004). Ebenfalls erhielt man bei einem Kollektiv von 35 Personen über 50 Jahren exzellente Werte mit ICC=0.99. Hier war es so, dass die Patienten, die schon Stürze hatten, im Schnitt 9.6 Sekunden stehen konnten, gegenüber Nichtstürzern, die 31.3 Sekunden erreichten (Hurvitz et al. 2000).
Bei einer Untersuchung, die Normwerte für den Einbeinstand mit den Augen offen oder geschlossen ermittelte, wurden anhand einer Subgruppe von 50 Personen Reliabilitätswerte von ICC 0.99 erreicht (Springer et al. 2007).
Hingegen wies eine Studie, mit 30 Teilnehmern, die im Schnitt 80 Jahre alt und in schlechtem Gesundheitszustand waren (an diversen Krankheiten wie CVI, Parkinson oder muskuloskelatalen Erkrankungen litten), eine nur schwache Reliabilität von ICC=0.69 auf. Diese Variabilität der Reliabilität führen die Autoren darauf zurück, dass bei einem Kollektiv mit sehr eingeschränktem Gleichgewicht die Messzeiten deutlich kürzer sind. Bei Thomas (2005) lagen die Standzeiten für die Stürzer bei 1.02 Sekunden. Die Schlussfolgerung war, dass je länger die gemessene Zeit ist,

desto geringer die Messfehlerquote wird (Thomas et al. 2005).

Validität (Gültigkeit)

Es konnte anhand einer Studie bei 316 gesunden Teilnehmern über 60 Jahre nachgewiesen werden, dass der OLST eine Voraussagekraft für Stürze mit Verletzungen hat. Diese Gruppe wurde über drei Jahre beobachtet. Neben anderen Messungen wurde der OLST über 5 Sekunden erfasst. Es zeigte sich nach drei Jahren, dass 225 (71%) der Teilnehmer stürzten, dabei erlitten 70 Teilnehmer Verletzungen. Für alle Teilnehmer die stürzten, war nur ein Alter von über 73 Jahren als prognostisch gültig berechnet worden (das Risiko erhöhte sich um das 1.8fache). Bei den Teilnehmern, die sich bei den Stürzen Verletzungen zuzogen, konnte neben dem Alter auch ein OLST unter 5 Sekunden als Risikofaktor (Risiko 2.1fach) ermittelt werden (Vellas et al. 1997).

In einer neueren Studie mit 1790 Teilnehmern konnte nachgewiesen werden, dass nur schon die Armbewegungen während der 5 Sekunden als Prädiktor für Stürze verwendet werden kann. Die Autoren schlossen aus Ihren Daten, dass das Balancieren mit den Armen zwar nicht sensitiv genug war, um die Sturzgefährdung zu erfassen, es konnten mit dem Test aber die nicht vom Sturzrisiko Betroffenen erfasst werden (Beauchet et al. 2010). Am gleichen Kollektiv wurde eine weitere Studie zur Empfehlung der Voraussagekraft für Stürze anhand eines Screening Tools durchgeführt. Dabei wurde als Risikofaktor neben Geschlecht, Lebenssituation, psychoaktiven Medikamenten, Arthrose und vorhergehenden Stürzen, der Einbeinstandtest empfohlen. Hier wurde ebenfalls das Erfassen der reaktiven Armaktivitäten in den ersten fünf Sekunden des Einbeinstandes empfohlen. Für die Zeitdauer des Einbeinstandes wurde für die sturzgefährdeten Patienten ein Grenzwert von ≤12.7 Sekunden berechnet (Bongue et al. 2011).

Anhand einer Studie mit 53 Patienten mit Verdacht auf eine Radikulopathie oder periphere Neuropathie im Alter von durchschnittlich 65 Jahren, wurde ein Schwellenwert von 30 Sekunden empfohlen. Bei diesem Wert konnten 95% der Patienten die gestürzt waren, erfasst werden, allerdings befanden sich unterhalb dieser Schwelle auch 42% der Patienten, die keine Stürze hatten (Hurvitz et al. 2000).

Patienten mit peripherer Neuropathie (PNP) zeigen deutlich schlechtere Werte im Einbeinstand gegenüber einer gesunden Kontrollgruppe: 3.83 gegenüber 32.3 Sekunden (Richardson et al. 1996). In einer weiteren Studie zur peripheren Neuropathie wurde ein Schwellenwert von 45 Sekunden empfohlen um PNP-Betroffene von Nicht-Betroffenen zu unterscheiden. Der Autor merkte aber kritisch an, dass der Einbeinstand sensitiv ist und 80% der Betroffenen erfasst, dafür aber weniger Spezifität hat und fälschlicherweise auch Gesunde als Betroffene erfasst (Hurvitz et al. 2001).

Es wurde nachgewiesen, dass erhöhtes Alter, ein Sturz innerhalb eines Jahres, die Benutzung von Gehhilfsmitteln und vermehrte Schwierigkeiten bei der Bewältigung der Alltagsaktivitäten, eine kürzere Zeit im OLST erreicht wird. Wobei der OLST einen Bodeneffekt aufweist, d.h., dass Probanden mit schlechtem Gleichgewicht den OLST nicht durchführen konnten und somit die Voraussagekraft für Stürze schlechter ist, als die des Timed up and go (TUG) oder des Performance Oriented Mobility Assessments (POMA). Zudem wurde in derselben Studie nachgewiesen, dass der OLST eine schlechte konvergente Validität zu TUG, POMA und Functional Reach hat (Lin et al. 2004).

Es bestehen mehrere Untersuchungen für Normwerte an Gesunden. Schon 1984 zeigte Bohannon auf, dass unterschiedliche Normwerte für die verschiedenen Altersgruppen verwendet werden müssen. Damals limitierte man die Testzeit aus unbekannten Gründen auf 30 Sekunden, was zur Folge hatte, dass für die Altersgruppen bis 50 Jahre Deckeneffekte entstanden. Es konnte hier aber die Aussage getroffen werden, dass Personen der Altersgruppe von 60 bis 69 Jahren mindestens 5 Sekunden auf einem Bein stehen können sollten. An einer Studie mit 567 gesunden Teilnehmern wurden Normwerte für verschieden Altersgruppen für den Einbeinstand mit offenen und geschlossenen Augen ermittelt. Der Test wurde barfuss durchgeführt, die Teilnehmer konnten selber entscheiden auf welchem Bein sie stehen wollten und der abgehobene Fuss musste nahe, aber ohne Berührung beim Standbein gehalten werden. Während des Tests mit offenen Augen musste ein Punkt, der sich auf Augenhöhe an der Wand vor den Teilnehmern befand, fixiert werden. Bevor der Fuss abgehoben wurde, musste der Proband die Arme vor der Brust verschränken. Die Zeit wurde mit einer Stoppuhr gemessen, sobald der Fuss vom Boden abgehoben wurde. Die Endkriterien waren: wenn der Proband die Arme bewegte (nicht mehr verschränkte), den Fuss vom Bein weg oder zum Bein hin bewegte oder den Boden berührte, den Fuss des Standbeines bewegte, 45 Sekunden erreichte oder bei dem Test mit geschlossen Augen diese öffnete. Der Test wurde drei Mal durchgeführt. Es wurden die Daten des besten Testes verwendet. Damit konnte gezeigt werden, dass die Normwerte für den Einbeinstand bei offenen Augen für die Altersgruppen unterschiedlich sind, z.B. bei 40 bis 49 jährigen 41.9 Sekunden und bei 70 bis 79 jährigen 21.5 Sekunden (Springer et al. 2007). An einer von der Testmethode her ähnlichen Studie wurden allerdings andere Werte ermittelt. So lag dort der Mittelwert für 70 bis 74 jährige bei 18.46 Sekunden und bei den 75 bis 79 jährigen bei 10.81 Sekunden. Auch bei dieser Studie wurde länger als 45 Sekunden gemessen um Deckeneffekte zu vermeiden (Briggs et al. 1989).

Bohannon konnte in einer Studie mit 11 Patienten nachweisen, dass der Gebrauch eines Gehstockes die Einbeinstandzeit deutlich verlängern kann. Somit kann man mit einfachen Mitteln den Nutzen eines Hilfsmittels belegen (Bohannon 2011b).

Responsivität (Empfindlichkeit)

In einer Studie mit 25 geriatrischen Personen (durchschnittliches Alter: 72 Jahre) in gutem bis sehr gutem Gesundheitszustand wurde ermittelt, dass der minimale Wert der eine Veränderung anzeigt 24.1 Sekunden beträgt. Diese Resultate lassen darauf schliessen, dass der Einbeinstand weniger geeignet für Verlaufsveränderungen ist, sich hingegen als Screeningtool dennoch eignet. Der Autor weist aber darauf hin, dass er mit einem kleinen Kollektiv gearbeitet habe und aufgrund des guten Gesundheitszustands eine Verallgemeinerung schwierig sei (Goldberg et al. 2011). Im Weiteren konnten 3 Studien ermittelt werden, bei denen der minimale Wert, der eine Veränderung bedeutete, berechenbar war (Bohannon 2011a). Diese Werte variierten aber stark. Es konnten 8.3-11.6 Sekunden für Frauen berechnet werden (Jarnlo et al. 2003). Bei Patienten nach Hüftfrakturen für die betroffene Seite 10.7 Sek. resp. für die nicht betroffene Seite 5.5 Sekunden (Sherrington et al. 2005). Bei Parkinson-Betroffenen, die Stürze hinter sich hatten, von 6.8 bis 10.8 Sekunden, ohne Stürze 14.4 bis 16 Sekunden, sowie bei neurologisch unauffälligen Personen 10.7 bis 10.9 Sekunden (Smithson et al. 1998).

Beurteilung

Diagnostik/ Befund	empfohlen
Ergebnis/ Verlauf	teilweise empfohlen
Prognose	teilweise empfohlen

Kommentar

Der Einbeinstandtest ist ein Assessment, das praktikabel in der Praxis einsetzbar ist. Es eignet sich, um anhand der Normwerte die Balancefähigkeit einschätzen zu können. Um das Sturzrisiko zu beurteilen, scheint der OLST als alleiniger Test nicht sinnvoll zu sein. Aufgrund der schlechten Responsivität, resp. dem Mangel an Angaben, ist er als Verlaufsmessung weniger gut geeignet.

Damit die gemessenen Werte mit den Normwerten vergleichbar sind, ist es ein zentraler Punkt, die Testanordnung, respektive die Endkriterien, nach den strengen Vorgaben der Literatur anzuwenden.

Der Einbeinstandtest ist weniger geeignet für Patienten mit schlechtem Gleichgewicht, da er einen Bodeneffekt aufweist. So konnte aufgezeigt werden, dass der OLST im Gegensatz zum TUG oder POMA von einer grösseren Anzahl Probanden nicht aussagekräftig durchgeführt werden konnte (Lin et al. 2004).

Das Sturzrisiko ist aufgrund der unterschiedlichen Angaben mit diesem Instrument schlecht zu beurteilen. Hier besteht die Problematik, dass die verschiedenen Autoren unterschiedliche Schwellen zur Sensitivität und Spezifität setzten. So werden z.B. in den Assessments von Berg oder Fugl-Meyer auch unterschiedliche Schwellenwerte verwendet (Bohannon et al. 1984).

Literatur

Literatursuche: PubMed; 12/2011
Autor: Adrian Pfeffer

Beauchet O, Rossat A, Bongue B, Dupre C, Colvez A, Fantino B. Change in arm position during one-leg balance test: a predictor of recurrent falls in community-dwelling older adults. J Am Geriatr Soc 2010; 58 (8):1598-600.

Bohannon RW. Responsiveness of the single-limb stance test. Book review. Gait Posture 2011a.

Bohannon RW. Use of a standard cane increases unipedal stance time during static testing. Percept Mot Skills 2011b; 112 (3):726-8.

Bohannon RW, Larkin PA, Cook AC, Gear J, Singer J. Decrease in timed balance test scores with aging. Phys Ther 1984; 64 (7):1067-70.

Bongue B, Dupre C, Beauchet O, Rossat A, Fantino B, Colvez A. A screening tool with five risk factors was developed for fall-risk prediction in community-dwelling elderly. J Clin Epidemiol 2011; 64 (10):1152-60.

Briggs RC, Gossman MR, Birch R, Drews JE, Shaddeau SA. Balance performance among noninstitutionalized elderly women. Phys Ther 1989; 69 (9):748-56.

Goldberg A, Casby A, Wasielewski M. Minimum detectable change for single-leg-stance-time in older adults. Gait Posture 2011; 33 (4):737-9.

Hurvitz EA, Richardson JK, Werner RA. Unipedal stance testing in the assessment of peripheral neuropathy. Arch Phys Med Rehabil 2001; 82 (2):198-204.

Hurvitz EA, Richardson JK, Werner RA, Ruhl AM, Dixon MR. Unipedal stance testing as an indicator of fall risk among older outpatients. Arch Phys Med Rehabil 2000; 81 (5):587-91.

Jarnlo GB, Nordell E. Reliability of the modified figure of eight--a balance performance test for elderly women. Physiotherapy Theory and Practice 2003; 19 (1):35-43.

Lin MR, Hwang HF, Hu MH, Wu HD, Wang YW, Huang FC. Psychometric comparisons of the timed up and go, one-leg stand, functional reach, and Tinetti balance measures in community-dwelling older people. J Am Geriatr Soc 2004; 52 (8):1343-8.

Richardson JK, Ashton-Miller JA, Lee SG, Jacobs K. Moderate peripheral neuropathy impairs weight transfer and unipedal balance in the elderly. Arch Phys Med Rehabil 1996; 77 (11):1152-6.

Sherrington C, Lord SR. Reliability of simple portable tests of physical performance in older people after hip fracture. Clin Rehabil 2005; 19 (5):496-504.

Sibley KM, Straus SE, Inness EL, Salbach NM, Jaglal SB. Balance assessment practices and use of standardized balance measures among ontario physical therapists. Phys Ther 2011; 91 (11):1583-91.

Smithson F, Morris ME, Iansek R. Performance on clinical tests of balance in Parkinson's disease. Phys Ther 1998; 78 (6):577-92.

Springer BA, Marin R, Cyhan T, Roberts H, Gill NW. Normative values for the unipedal stance test with eyes open and closed. J Geriatr Phys Ther 2007; 30 (1):8-15.

Thomas JI, Lane JV. A pilot study to explore the predictive validity of 4 measures of falls risk in frail elderly patients. Arch Phys Med Rehabil 2005; 86 (8):1636-40.

Vellas BJ, Wayne SJ, Romero L, Baumgartner RN, Rubenstein LZ, Garry PJ. One-leg balance is an important predictor of injurious falls in older persons. J Am Geriatr Soc 1997; 45 (6):735-8.

Rumpfkontrolle: Trunk Impairment Scale (TIS)

Hintergrund

Einschränkungen der Rumpfkontrolle bei Patienten mit einem Schlaganfall sind ein durch Praktiker häufig beschriebenes klinisches Zeichen (Davies 1990). Unterstützung findet dies durch Studienergebnisse, welche zeigen, dass die Rumpfkontrolle ein wichtiger prädiktiver Faktor für die motorische Erholung nach einem Schlaganfall (CVI) ist (Verheyden et al. 2007a). Trotz dieser Relevanz sind nur wenige Messinstrumente beschrieben worden, die Rumpfkontrolle bei Patienten valide erfassen können (Verheyden et al. 2007b).
Die Trunk Impairment Scale (TIS) ist ein Messinstrument, mit dessen Hilfe die Rumpfkontrolle eines Patienten mit einem Schlaganfall evaluiert werden kann. Die TIS ist von Geert Verheyden (2004) publiziert worden.
In der ursprünglichen Publikation ist die TIS als ein Assessment mit drei Unterkategorien präsentiert worden. Die erste Kategorie erfasst die „Statische Rumpfbalance" des Patienten. Die zweite Kategorie misst die „Dynamische Rumpfbalance" und die dritte Kategorie beurteilt die „Koordination" des Patienten. Die Besonderheit der TIS ist, dass auch Kompensationsbewegungen des Patienten in die Beurteilung der einzelnen Testaufgaben einfliessen. So erhalten Patienten, die bei bestimmten Aufgaben eine Kompensationsbewegung durchführen, Punktabzüge.
Ursprünglich ist die TIS für Patienten mit einem CVI entwickelt worden. Mittlerweile ist sie auch für Patienten mit Parkinson Erkrankung (PD), Multipler Sklerose (MS), Zerebralparese (CP) und Schädelhirntrauma (SHT) untersucht worden. Für diese Patienten ist die TIS jeweils leicht modifiziert worden. So wird dort z.B. nicht mehr vom hemiplegischen Bein, sondern vom schwächeren Bein gesprochen.
Neben der TIS, die von Verheyden (2004) vorgestellt worden ist, wird in der Literatur noch eine weitere Trunk Impairment Scale beschrieben. Diese ist von einer japanischen Forschungsgruppe (Fujiwara et al. 2004) veröffentlicht worden. In diesem Kapitel wird nur die TIS von Verheyden besprochen.
Ein detaillierter Vergleich der beiden Trunk Impairment Scales kann in einer systematischen Review von Verheyden und Kollegen (2007b) gefunden werden. Tyson und Mitarbeiter haben eine weitere Review publiziert in der die TIS besprochen wird (2009). Dort werden verschiedene Gleichgewichtsassessments für Patienten mit neurologischen Erkrankungen besprochen. Sie kommen dabei zu der Schlussfolgerung, dass die TIS zu empfehlen ist, da sie sowohl psychometrisch robust als auch praktisch anwendbar ist.

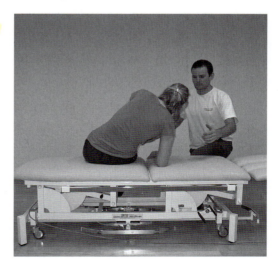

ICF-Klassifikation

Bei allen Testaufgaben muss der Patient in sitzender Position verbleiben (d4153) und teilweise muss er im Sitzen seine Position verändern (d4103).

Körperfunktionen	
Statische Sitzbalance & dynamische Sitzbalance	b760 Kontrolle von Willkürbewegungen
Subskala Koordination	b7602 Koordination von Willkürbewegungen

Praktikabilität

Patientengruppe
Patienten nach Schlaganfall. Modifizierte Versionen existieren für PD (Verheyden et al. 2007c), MS (Verheyden et al. 2006b), CP (Saether et al. 2011) und SHT (Verheyden et al. 2006a)

Zeitaufwand
15 Minuten

Kosten
Keine

Ausbildung
1 Stunde. Dies beinhaltet die Lektüre der praktischen Durchführung und die Ansicht der Videodemonstration.

Praktische Durchführung
Die Startposition ist für alle Items die Gleiche: Der Patient sitzt auf einem Bett oder einer Behandlungsbank ohne Arm- oder Rückenunterstützung. Die Oberschenkel liegen ganz auf, die Füsse stehen hüftweit auseinander und liegen flach auf dem Boden. Der Kniewinkel beträgt 90°. Die Arme liegen auf den Beinen. Wenn der hemiplegische Arm aufgrund von Hypertonie eine andere Stellung hat, wird diese als Startposition gewählt. Der Kopf und der Rumpf sind zur Mittellinie hin ausgerichtet. Jede Aufgabe der TIS kann dreimal wiederholt werden. Die höchste Punktzahl wird gewertet. Keine vorherige Übungseinheit ist erlaubt. Der Patient darf zwischen den Versuchen korrigiert werden. Die Tests werden verbal erklärt und können bei Bedarf auch demonstriert werden. Falls der Patient die Ausgangsstellung nicht halten kann, wird die gesamte TIS mit Null Punkten gewertet.
Für die Kategorie „Statische Rumpfbalance" wird bewertet, ob der Patient frei sitzen kann. Dies wird in der standardisierten Ausgangsstellung sowie mit reduzierter Unterstützungsfläche (Sitzen mit übereinandergeschlagenen Beinen) untersucht. Dies wird zweimal durchgeführt. Zuerst schlägt der Therapeut das nicht betroffene Bein des Patienten über das hemiplegische Bein, anschliessend soll der Patient diese Bewegung aktiv durchführen.
Die Kategorie „Dynamische Rumpfbalance" erfordert vom Patienten, dass er mit dem Ellenbogen die Behandlungsbank berührt. Dies wird erst auf der hemiplegischen Seite getestet und anschliessend auf der weniger betroffenen Seite. Diese Aufgabe wird auf jeder Seite dreimal wiederholt. Beim ersten Mal wird bewertet, ob der Patient die Aufgabe durchführen kann. Falls dies nicht der Fall ist, werden die nächsten beiden Aufgaben nicht mehr durchgeführt. Beim zweiten Mal wird bewertet, ob der Patient eine angemessene Verlängerung bzw. Verkürzung des Rumpfes zeigt und beim dritten Mal wird untersucht, ob der Patient sich ohne Kompensationen bewegen kann. Weiterhin wird in dieser Kategorie untersucht, ob der Patient das Becken von der Behandlungsbank abheben kann. Dies wird erst auf der hemiplegischen Seite (2x) und anschliessend auf der weniger betroffenen Seite (2x)

getestet. Beim ersten Mal wird bewertet, ob der Patient eine angemessen Verlängerung bzw. Verkürzung des Rumpfes zeigt und beim zweiten Mal wird untersucht, ob der Patient sich ohne Kompensationen bewegen kann.
Die Kategorie „Koordination" beinhaltet zwei Aufgaben, die jeweils zweimal wiederholt werden. Als erstes soll der Patient den oberen Rumpf sechsmal rotieren (jede Schulter sollte dreimal vorwärtsbewegt werden). Die erste Seite, die bewegt wird, muss die hemiplegische Seite sein. Der Kopf sollte in der Startposition fixiert bleiben. Beim ersten Mal wird bewertet, ob der Patient eine symmetrische Rotation durchführen kann. Beim zweiten Mal wird untersucht, ob dies innerhalb von 6 Sekunden möglich ist. Die zweite Aufgabe untersucht das Gleiche nur für den unteren Rumpf. Dieser sollte 6-mal rotiert werden. Auch hier wird erst bewertet, ob der Patient eine symmetrische Rotation durchführen kann. Danach wird geschaut, ob dies auch innerhalb von 6 Sekunden möglich ist.
Eine Besonderheit der TIS ist, dass einzelnen Tests abhängig von der Testleistung auf vorherigen Items sind. D.h. wenn dort null Punkte erzielt worden sind, werden nachfolgende Tests auch mit null Punkten gewertet. Auf dem Formular ist jeweils angegeben, welche Bedingungen zutreffen.

Format
Funktionelle Leistung

Skalierung
Ordinalskalierung. Die Aufgaben werden unterschiedlich bewertet. Folgende Skalen werden gebraucht: 0-1, 0-2 und 0-3 Punkte. Die Gesamtpunktzahl der TIS reicht von 0 Punkten für eine schlechte Rumpfkontrolle, bis zu 23 Punkten für eine sehr gute Rumpfkontrolle.

Subskalen
Die Subskala „Statische Sitzbalance" reicht von 0-7 Punkte

Die Subskala „Dynamische Sitzbalance" reicht von 0-10 Punkte
Die Subskala „Koordination" reicht von 0-6 Punkte

Reliabilität (Zuverlässigkeit)

In einer ersten Studie haben Verheyden et al. (2004) die Reliabilität der TIS bei 28 CVI-Patienten (Alter ⌀ 63 Jahre, CVI seit ⌀ 61 Tagen) mit 2 Testern untersucht. In Abständen von maximal 2 Stunden sind die Patienten zweimal vom gleichen Therapeuten mit der TIS untersucht worden.
Bei der Test-Retest-Reliabilität lagen die gemessenen ICCs für die drei Subskalen zwischen 0.87 (Subskala: „Koordination") und 0.94 (Subskala: „Dynamische Sitzbalance"). Die Test-Retest-Reliabilität für die gesamte TIS lag bei 0.96 (ICC). Bei einer Analyse der Test-Retest-Reliabilität der einzelnen Items wurde jedoch festgestellt, dass zwei Items eine wesentlich schlechtere Reliabilität zeigten. Dies war bei Item 2 der Subskala „Statische Sitzbalance" (der Patient muss mit überkreuzten Beinen auf der Bank sitzen) mit einem Kappa-Wert von 0.51 deutlich zu sehen. Das Gleiche wurde bei Item 2 der Subskala „Koordination" (Rotation des oberen Rumpfes innerhalb von 6 Sekunden) mit einem Kappa-Wert von 0.46 festgestellt. Die restlichen Items erzielten moderate bis gute Kappa-Werte zwischen 0.62 und 1.
Die ICC-Werte für die Intertester-Reliabilität waren für die einzelnen Subskalen gut bis sehr gut. Sie lagen zwischen 0.85 (Subskala: „Koordination") und 0.99 (Subskala: „Statische Sitzbalance"). Die Intertester-Reliabilität für die gesamte TIS war sehr gut und lag bei 0.99 (ICC). Die Analyse der einzelnen Items zeigte für die Intertester-Übereinstimmung keine Ausreisser, die gemessenen Kappa-Werte lagen zwischen 0.70 und 1. Der Messfehler für die Intertester-Reliabilität lag bei 1.84, das

entspricht 8% der TIS-Gesamtpunktzahl (Verheyden et al. 2004).

Verheyden und Kollegen untersuchten die psychometrischen Eigenschaften der TIS bei 30 Patienten mit MS. Jeweils 15 Männer und 15 Frauen mit einem Durchschnittsalter von 53 Jahren und einer gemittelten Krankheitsdauer von 16 Jahren nahmen an der Studie teil. Die Messungen wurden von zwei Physiotherapeuten mit mehrjähriger Erfahrung durchgeführt. Zwischen den Messungen für die Intertester-Reliabilität lag jeweils ein Tag, somit ist ein Recall Bias unwahrscheinlich. Sowohl die Intertester-Reliabilität (0.97) als auch die Test-Retest-Reliabilität (0.95) der TIS gemessen mit ICC waren hoch. Der Standardfehler der Messungen wurden mit 1.23 (Intertester-Reliabilität) und 1.58 (Test-Retest-Reliabilität) angegeben (Verheyden et al. 2006b).

Saether und Jorgenson untersuchten die Reliabilität der TIS bei Kindern mit CP.

An der Analyse nahmen 25 Patienten teil. Von diesen hatten 20 Kinder eine Zerebralparese (GMFCS Level 1-4), die weiteren fünf Kinder hatten keine motorischen Einschränkungen. Die Bewertungen sind von drei Therapeuten videobasiert durchgeführt worden und berücksichtigen somit nicht die Patientenvariabilität bei wiederholter Durchführung. Die Berufserfahrung der Therapeuten lag zwischen 4 Monaten und 29 Jahren. Die Werte für TIS-Gesamtscore und -Subskalen waren sowohl für Intertester- als auch Test-Retest-Reliabilität sehr hoch. ICC-Werte zwischen 0.94 und 1 wurden erzielt (Saether & Jorgensen 2011).

Verheyden et al. haben die Reliabilität der TIS bei Patienten mit einem SHT in einer Population von 30 Patienten ermittelt (2006a). Das Alter der Patienten reichte von 19-69 Jahren und der Median der Krankheitsdauer lag bei 84 Tagen. Für die Intertester-Reliabilität beurteilten zwei Forschungsassistenten gleichzeitig und unabhängig alle Patienten. Nach einer 1-2-stündigen Pause wurde jeder Patient für die Test-Retest-Reliabilität noch einmal untersucht. Die ICC-Werte für die TIS-Subskalen lagen zwischen 0.73 und 0.88 (Intertester-Reliabilität) und 0.77 und 0.81 (Test-Retest-Reliabilität).

Validität (Gültigkeit)

Der folgende Abschnitt beschreibt die Validität der TIS bei Patienten mit Schlaganfall. Die inhaltliche Validität ist von Verheyden und Kollegen durch verschiedene Massnahmen festgestellt worden. Diese beinhalteten eine Untersuchung der vorhandenen Literatur, Observation von Schlaganfallpatienten, klinischer Erfahrung der Autoren und Diskussionen mit Spezialisten (Verheyden et al. 2004).

Um die Konstruktvalidität anzuzeigen, ermittelten Verheyden und Kollegen die Korrelation zwischen der TIS und dem Barthel Index. Sie geben an, dass die Korrelation gemessen mit dem Spearmans Rangkorrelationskoeffizienten r=0.86 betrug (2004). Es bleibt dabei offen welches gemeinsame Konstrukt die beiden Skalen messen.

Die Diskriminanzvalidität haben Verheyden und Kollegen an einer Population von 80 Individuen (40 Patienten mit CVI und 40 gesunde Individuen ohne CVI) untersucht. Die durchschnittliche Krankheitsdauer der Patienten betrug 46 Tage. Das Ziel war herauszufinden, ob die TIS zuverlässig zwischen Menschen mit Erkrankung (CVI) und Menschen ohne Erkrankung unterscheiden kann. Die Gruppe ohne CVI erzielte einen Median von 23 Punkten (IQR 22-23) und bei der Gruppe mit CVI wurde ein Median von 10 Punkten (IQR 10-17) gemessen. Der Unterschied zwischen den beiden Gruppen war mit $p<0.0001$ statistisch signifikant. Dies zeigt, dass die TIS deutlich zwischen diesen beiden Gruppen unterscheiden kann (Verheyden et al. 2005).

Die konkurrente Validität mit dem Trunk Control Test (TCT) wurde mit r=0.83 (Spearmans Rangkorrelationskoeffizient) angegeben (Verheyden et al. 2004). Weiterhin stellten die Autoren in einer Studie mit 51 Schlaganfallpatienten fest, dass im Gegensatz zum Trunk Control Test (TCT) Siehe Seite 131 (hier erhielten 24% der Patienten die maximale Punktzahl) der Gesamtscore der TIS keinen Deckeneffekt aufwies. Die Patienten erzielten eine Maximalwert von höchstens 21 der 23 Punkten (Verheyden et al. 2006c).

Die prädiktive Validität der TIS wurde von Verheyden et al. (2007b) in einer prospektiven Studie, an der 102 Schlaganfallpatienten teilnahmen, ermittelt. Die Patienten wurden bei ihrer Aufnahme in eine Rehabilitationsklinik untersucht. Bei dieser Messung wurden unter anderem demografische Daten, die TIS, der Barthel Index (BI), die Rankin Scale (RS), die National Institute of Health Stroke Scale (NIHSS) und Schluck- oder Kontinenzprobleme erfasst. Nach 6 Monaten wurde evaluiert, wie gross der Einfluss der TIS auf die Selbständigkeit, gemessen mit dem Barthel Index, war. Das Ergebnis zeigte, dass die Selbständigkeit nach 6 Monaten am besten mit der TIS vorhergesagt werden konnte. Verheyden und Kollegen konnten zeigen, dass der TIS-Gesamtscore in der multiplen Regression einen Wert von $R^2=0.52$ (p<0.0001) aufwies. Hiermit wird ausgedrückt, dass die Unterschiede in der Selbständigkeit nach 6 Monaten, gemessen mit dem BI, zu 52% mit dem TIS-Score bei Eintritt zu erklären waren. Das Gesamtmodell beinhaltete die Variablen: TIS ($R^2=0.52$), Barthel Index bei Aufnahme ($R^2=0.06$), das Alter ($R^2=0.02$) und die Pre-Stroke Ranking Score ($R^2=0.02$). Für das gesamte Modell wurde ein R^2-Wert von 0.64 ermittelt.

Insgesamt waren in dieser Studie die Messungen der Rumpfkontrolle die wichtigsten Prädiktoren für die Selbständigkeit nach einem Schlaganfall, wichtiger sogar als der Barthel-Index bei Aufnahme in die Rehabilitationseinrichtung. Die Autoren ziehen die Schlussfolgerung, dass die Fähigkeit aufrecht zu sitzen eine Grundvoraussetzung ist, um weitere Aktivitäten wie das selbständige Essen oder einen Transfer durchzuführen. So ist in ihren Augen die hohe prädiktive Validität der Kategorie „Statische Sitzbalance" zu erklären.

Um die interne Validität der TIS noch weiter zu untersuchen, haben Verheyden und Kersten (2010) eine Rasch-Analyse durchgeführt. An dieser Studie nahmen 162 Patienten, die einen Schlaganfall erlitten haben, teil. Die Population setzte sich aus Teilnehmern von drei früheren Studien zusammen (Verheyden et al. 2008; Verheyden et al. 2004; Verheyden et al. 2007b). Auf die Subskala „Statische Sitzbalance" konnte aufgrund eines hohen Deckeneffekts (über 90% der Patienten erzielten volle Punktzahl bei der ersten Aufgabe) das Rasch-Modell nicht angewandt werden. Aus diesem Grund konnte für die Subskala „Statische Sitzbalance" die Annahme der Unidimensionalität (Unidimensionalität bedeutet, dass alle Items in dieser Kategorie jeweils das gleiche Konstrukt messen) nicht angewandt werden. Auf die anderen beiden Kategorien, „Dynamische Sitzbalance" und „Koordination", konnte das Rasch-Modell angewandt werden. Die Kategorie „Dynamische Sitzbalance" musste leicht angepasst werden. Als Konsequenz schlagen Verheyden und Kersten eine neue Version der TIS vor (2010). Die TIS 2.0 beinhaltet nur noch die Kategorien „Dynamische Sitzbalance" und „Koordination".

Um die Validität der TIS bei Patienten mit MS darzustellen, untersuchten Verheyden und Kollegen die Korrelation zwischen TIS und Expanded Disability Status Scale (EDSS) und Functional Independence Measure (FIM). Die Korrelation zwischen EDSS und TIS betrug r=-0.85 und die Korrelation zwischen FIM und TIS wurde mit r=0.81 angegeben und stellen gute Werte dar (Verheyden et al. 2006b).

Bei 26 Patienten mit Parkinson (PD seit ⌀ 9 Jahren, Hoehn & Yahr-Skala Median 2.5) verglichen Verheyden et al. (2007c) die TIS-Werte mit einer Kontrollgruppe von 26 Personen. In der Analyse konnte dargestellt werden, dass die PD-Patienten signifikant tiefere Werte für den TIS-Gesamtscore, die Subskala „Statische Sitzbalance" und die Subskala „Rumpfkoordination" erzielten als die Kontrollgruppe. Weiterhin erzielten Patienten in frühen H&Y-Stadien signifikant höhere Werte auf dem TIS-Gesamtscore und auf den Subskalen „Statische Sitzbalance" und Dynamische Sitzbalance", als Patienten mit einem H&Y-Stadium von 3 und mehr.

Bei 30 Patienten mit einem SHT untersuchten Verheyden und Kollegen die Konstruktvalidität der TIS (2006a). Es wurde eine moderate Korrelation von r=0.59 (Spearmans Rangkorrelationskoeffizienten) zwischen Barthel Index und TIS gefunden.

Responsivität (Empfindlichkeit)

Der Messfehler für die Test-Retest-Reliabilität lag bei 3.68. Das entspricht 16% der TIS-Gesamtpunktzahl. Verheyden et al. (2004) erklären somit, dass eine Verbesserung von 4 und mehr Punkten als Verbesserung des Patienten anzusehen ist und nicht auf Messungenauigkeiten zurückzuführen ist.

Beurteilung

Diagnostik/ Befund   empfohlen[1]
Ergebnis/ Verlauf   teilweise empfohlen[2]
Prognose   empfohlen[3]

Kommentar

1) Die TIS eignet sich zur Befunderhebung und Differenzierung der Impairments des Rumpfes. Die Ergebnisse können vom Praktiker verwendet werden, um Patienten in unterschiedliche Behandlungsgruppen zu klassifizieren. Auf diese Weise können massgeschneiderte Interventionen für Patienten mit Defiziten in der statischen und dynamischen Sitzbalance bzw. mit eingeschränkter Koordination entworfen werden. Ein weiterer Vorteil für den Praktiker ist, dass die TIS für verschiedene Populationen validiert ist.

2) Da die minimal messbare Veränderung der TIS bei 16% liegt, können kleinere Verbesserungen, die auch relevant sind, nicht erfasst werden.

3) Es konnte gezeigt werden, dass die Rumpfkontrolle (gemessen mit der TIS) ein wichtiger prädiktiver Faktor für die Selbstständigkeit nach einem Schlaganfall ist. Insbesondere die „Statische Sitzbalance", scheint eine relevante Grösse zu sein und besser als andere Messinstrumente die Selbständigkeit vorauszusagen. In diesem Zusammenhang ist es bedauerlich, dass Verheyden und Kersten (2010) diese Kategorie aufgrund fehlender Unidimensionalität in der TIS 2.0 streichen mussten.

Literatur

Literatursuche: PubMed; 05/2011
Autor: Martin Sattelmayer

Davies P. Right in the middle: Springer-Verlag; 1990.
Fujiwara T, Liu M, Tsuji T, Sonoda S, Mizuno K, Akaboshi K, Hase K, Masakado Y, Chino N. Development of a new measure to assess trunk impairment after stroke (trunk impairment scale): its psychometric properties. Am J Phys Med Rehabil 2004; 83 (9):681-8.
Saether R, Jorgensen L. Intra- and inter-observer reliability of the Trunk Impairment Scale for children with cerebral palsy. Res Dev Disabil 2011; 32 (2):727-39.
Tyson SF, Connell LA. How to measure balance in clinical practice. A systematic review of the psychometrics and clinical utility of measures of balance activity for neurological conditions. Clin Rehabil 2009; 23 (9):824-40.
Verheyden G, Hughes J, Jelsma J, De Weerdt W. Assessing Motor Impairment of the Trunk in Patients with Taumatic Brain Injury: Reliability and Validity of the Trunk Impairment Scale. SA Journal of Physiotherapy 2006a; 62 (2):23-8.
Verheyden G, Kersten P. Investigating the internal validity of the Trunk Impairment Scale (TIS) using Rasch

analysis: the TIS 2.0. Disabil Rehabil 2010; 32 (25):2127-37.

Verheyden G, Nieuwboer A, De Wit L, Feys H, Schuback B, Baert I, Jenni W, Schupp W, Thijs V, De Weerdt W. Trunk performance after stroke: an eye catching predictor of functional outcome. J Neurol Neurosurg Psychiatry 2007a; 78 (7):694-8.

Verheyden G, Nieuwboer A, De Wit L, Thijs V, Dobbelaere J, Devos H, Severijns D, Vanbeveren S, De Weerdt W. Time course of trunk, arm, leg, and functional recovery after ischemic stroke. Neurorehabil Neural Repair 2008; 22 (2):173-9.

Verheyden G, Nieuwboer A, Feys H, Thijs V, Vaes K, De Weerdt W. Discriminant ability of the Trunk Impairment Scale: A comparison between stroke patients and healthy individuals. Disabil Rehabil 2005; 27 (17):1023-8.

Verheyden G, Nieuwboer A, Mertin J, Preger R, Kiekens C, De Weerdt W. The Trunk Impairment Scale: a new tool to measure motor impairment of the trunk after stroke. Clin Rehabil 2004; 18 (3):326-34.

Verheyden G, Nieuwboer A, Van de Winckel A, De Weerdt W. Clinical tools to measure trunk performance after stroke: a systematic review of the literature. Clin Rehabil 2007b; 21 (5):387-94.

Verheyden G, Nuyens G, Nieuwboer A, Van Asch P, Ketelaer P, De Weerdt W. Reliability and validity of trunk assessment for people with multiple sclerosis. Phys Ther 2006b; 86 (1):66-76.

Verheyden G, Vereeck L, Truijen S, Troch M, Herregodts I, Lafosse C, Nieuwboer A, De Weerdt W. Trunk performance after stroke and the relationship with balance, gait and functional ability. Clin Rehabil 2006c; 20 (5):451-8.

Verheyden G, Willems AM, Ooms L, Nieuwboer A. Validity of the trunk impairment scale as a measure of trunk performance in people with Parkinson's disease. Arch Phys Med Rehabil 2007c; 88 (10):1304-8.

Trunk Impairment Scale

Quelle: Verheyden G, Nieuwboer A, Mertin J, Preger R, Kiekens C, De Weerdt W. The Trunk Impairment Scale: a new tool to measure motor impairment of the trunk after stroke. Clin Rehabil. 2004 May;18(3):326-34.
Nicht validierte deutsche Version von Geert Verheyden

Name: _____ Geburtsdatum: _____

Die Ausgangsstellung für jedes Item ist gleich: der/die PatientIn sitzt am Rande vom Bett oder Behandlungsliege ohne Rücken- und Armstütze. Die Oberschenkel liegen komplett auf dem Bett oder der Behandlungsliege, die Füße stehen auf Breite der Hüfte und flach auf dem Boden. Die Knie stehen im 90° Winkel. Die Arme liegen auf dem Oberschenkel. Wenn Hypertonie im Arm präsent ist, ist die Position vom hemiplegischen Arm die angenomme Ausgangsstellung. Der Kopf und Rumpf sind in einer Mittelposition.
Wenn der/die PatientIn 0 Punkte beim ersten Item erreicht, sind das für den TIS Total 0 Punkte. Jedes Item kann bis zu dreimal versucht worden. Die höchste Punktzahl zählt. Keine Übungsausführung ist erlaubt. Der/die PatientIn kann zwischen den Versuchen korrigiert werden. Die Items werden mündlich erklärt und können, wenn nötig, vorgeführt werden.

Item	Statische Sitzbalance		
1	Ausgangsstellung	Der/die PatientIn fällt um oder kann die Ausgangsstellung keine 10 Sekunden anhalten ohne Unterstützung eines Armes	0
		Der/die PatientIn kann die Ausgangsstellung für 10 Sekunden anhalten	2
		Wenn der/die PatientIn 0 Punkte erreicht, sind das für den TIS Total 0 Punkte	
2	Ausgangsstellung Der/die TherapeutIn überkreuzt das nichtbetroffene Bein über das hemiplegische Bein	Der/die PatientIn fällt um oder kann die Ausgangsstellung keine 10 Sekunden anhalten ohne Unterstützung eines Armes	0
		Der/die PatientIn kann die Ausgangsstellung für 10 Sekunden anhalten	2
3	Ausgangsstellung Der/die PatientIn überkreuzt das nichtbetroffene Bein über das hemiplegische Bein	Der/die PatientIn fällt um	0
		Der/die PatientIn kann die Beine nicht überkreuzen ohne Unterstützung eines Armes auf dem Bett oder der Behandlungsliege	1
		Der/die PatientIn überkreuzt die Beine, aber bewegt dabei den Rumpf mehr als 10 cm nach hinten oder hilft beim Überkreuzen mit einer Hand	2
		Der/die PatientIn überkreuzt die Beine ohne Rumpfbewegung oder Hilfe	3
		Total statische Sitzbalance	**/7**

	Dynamische Sitzbalance			
1	Ausgangsstellung Der/die PatientIn soll das Bett oder die Liege berühren mit dem hemiplegischen Ellenbogen (durch Verkürzen der hemiplegischen Rumpfseite und Verlängern der nichtbetroffenen Seite) und wieder zur Ausgangsstellung zurück kehren	Der/die PatientIn fällt um, braucht Hilfe von einer oberen Extremität oder dem Ellenbogen, berührt das Bett oder die Liege nicht	0	
		Der/die PatientIn bewegt sich aktiv ohne Hilfe, und der Ellenbogen berührt das Bett oder die Liege.	1	
		Wenn der/die PatientIn 0 Punkte erreicht, ist das Ergebnis für Item 2 und 3 auch 0 Punkte		
2	Wiederhole Item 1	Der/die PatientIn zeigt keine oder entgegengestellte Verkürzung/Verlängerung	0	
		Der/die PatientIn zeigt die richtige Verkürzung/Verlängerung□	1	
		Wenn der/die PatientIn 0 Punkte erreicht, ist das Ergebnis für Item 3 auch 0 Punkte		
3	Wiederhole Item 1	Der/die PatientIn kompensiert. Mögliche Kompensationen sind: (1) Gebrauch einer oberen Extremität, (2) kontralaterale Abduktion der Hüfte, (3) Flexion der Hüfte (wenn der Ellenbogen das Bett oder die Liege berührt im proximalen Bereich der Femur), (4) Flexion im Knie, (5) Wegrutschen der Füße	0	
		Der/die PatientIn bewegt ohne Kompensationen	1	
4	Ausgangsstellung Der/die PatientIn soll das Bett oder die Liege berühren mit dem nichtbetroffenen Ellenbogen (durch Verkürzen der nichtbetroffenen Rumpfseite und Verlängern der hemiplegischen Seite) und wieder zur Ausgangsstellung zurück kehren	Der/die PatientIn fällt um, braucht Hilfe von einer oberen Extremität oder dem Ellenbogen, berührt das Bett oder die Liege nicht	0	
		Der/die PatientIn bewegt aktiv ohne Hilfe, und der Ellenbogen berührt das Bett oder die Liege.	1	
		Wenn der/die PatientIn 0 Punkte erreicht, ist das Ergebnis für Item 5 und 6 auch 0 Punkte		
5	Wiederhole Item 4	Der/die PatientIn zeigt keine oder entgegengestellte Verkürzung/Verlängerung	0	
		Der/die PatientIn zeigt die richtige Verkürzung/Verlängerung	1	
		Wenn der/die PatientIn 0 Punkte erreicht, ist das Ergebnis für Item 6 auch 0 Punkte		

6	Wiederhole Item 4	Der/die PatientIn kompensiert. Mögliche Kompensationen sind: (1) Gebrauch einer oberen Extremität, (2) kontralaterale Abduktion der Hüfte, (3) Flexion der Hüfte (wenn der Ellenbogen das Bett oder die Liege berührt im proximalen Bereich der Femur), (4) Flexion im Knie, (5) Wegrutschen der Füße	0
		Der/die PatientIn bewegt ohne Kompensationen	1
7	Ausgangsstellung☐ Der/die PatientIn soll die hemiplegische Seite des Pelvis vom Bett oder Liege hochheben (durch Verkürzen der hemiplegischen Rumpfseite und Verlängern der nichtbetroffenen Seite) und wieder zur Ausgangsstellung zurück kehren	Der/die PatientIn zeigt keine oder entgegengestellte Verkürzung/Verlängerung	0
		Der/die PatientIn zeigt die richtige Verkürzung/Verlängerung	1
		Wenn der/die PatientIn 0 Punkte erreicht, ist das Ergebnis für Item 8 auch 0 Punkte	
8	Wiederhole Item 7	Der/die PatientIn kompensiert. Mögliche Kompensationen sind: (1) Gebrauch einer oberen Extremität, (2) Hochdrücken mit dem ipsilateralen Fuß (die Ferse wird vom Boden aufgehoben)	0
		Der/die PatientIn bewegt ohne Kompensationen	1
9	Ausgangsstellung Der/die PatientIn soll die nichtbetroffene Seite des Pelvis vom Bett oder Liege hochheben (durch Verkürzen der nichtbetroffenen Rumpfseite und Verlängern der hemiplegischen Seite) und wieder zur Ausgangsstellung zurück kehren	Der/die PatientIn zeigt keine oder entgegengestellte Verkürzung/Verlängerung	0
		Der/die PatientIn zeigt die richtige Verkürzung/Verlängerung	1
		Wenn der/die PatientIn 0 Punkte erreicht, ist das Ergebnis für Item 10 auch 0 Punkte	
10	Wiederhole Item 9	Der/die PatientIn kompensiert. Mögliche Kompensationen sind: (1) Gebrauch einer oberen Extremität, (2) Hochdrücken mit dem ipsilateralen Fuß (die Ferse wird vom Boden aufgehoben)	0
		Der/die PatientIn bewegt ohne Kompensationen	1
		Total dynamische Sitzbalance	/10

		Koordination		
1	Ausgangsstellung☐ Der/die PatientIn soll den oberen Teil des Rumpfes 6 mal rotieren (jede Schulter soll 3 mal nach vorne bewegt werden), die hemiplegische Seite soll zuerst bewegt werden, der Kopf soll in der Ausgangsstellung gehalten werden	Die hemiplegische Seite bewegt keine 3 mal	0	
		Die Rotation ist asymmetrisch	1	
		Die Rotation ist symmetrisch	2	
		Wenn der/die PatientIn 0 Punkte erreicht, ist das Ergebnis für Item 2 auch 0 Punkte		
2	Wiederhole Item 1 innerhalb von 6 Sekunden	Die Rotation ist asymmetrisch	0	
		Die Rotation ist symmetrisch	1	
3	Ausgangsstellung☐ Der/die PatientIn soll den unteren Teil des Rumpfes 6 mal rotieren (jedes Knie soll 3 mal nach vorne bewegt werden), die hemiplegische Seite soll zuerst bewegt werden, der Kopf soll in der Ausgangsstellung gehalten werden	Die hemiplegische Seite bewegt keine 3 mal	0	
		Die Rotation ist asymmetrisch	1	
		Die Rotation ist symmetrisch	2	
		Wenn der/die PatientIn 0 Punkte erreicht, ist das Ergebnis für Item 4 auch 0 Punkt		
4	Wiederhole Item 3 innerhalb von 6 Sekunden	Die Rotation ist asymmetrisch	0	
		Die Rotation ist symmetrisch	1	
		Total Koordination	/6	
		Total Trunk Impairment Scale	/23	

Sensorische Organisation des Gleichgewichts: Clinical Test for Sensory Interaction in Balance (CTSIB) und Sensory Organization Test (SOT)

Hintergrund

Der Test wurde von Shumway-Cook und Horak entwickelt (Shumway-Cook et al. 1986) und ausführlich im Lehrbuch Motor Control (1995) beschrieben. Der SOT identifiziert Probleme in der Verarbeitung sensorischer Informationen zur Erhaltung des Gleichgewichts. Der Test auf Kraftmessplatten durchgeführt, wird als Sensory Organization Test (SOT) bezeichnet. Der Test für die klinische Anwendung wird als Clinical Test for Sensory Interaction in Balance (CTSIB) bezeichnet. Weitere Synonyme für diesen Test sind:
- Foam and Dome
- Sensory Organisation Balance Test (SOT)

Die Entwickler des Tests gehen davon aus, dass zur Organisation des Gleichgewichtes drei sensorische Systeme notwendig sind: die Somatosensorik, das vestibuläre und das visuelle System. Das Ziel ist die Beurteilung der 3 sensorischen Inputs, deren Verarbeitung sowie ihre Anpassungs- und Kompensationsmöglichkeiten. Es wird ersichtlich mit welchem peripheren Gleichgewichtssystem intersensorische Konflikte gelöst werden und das Gleichgewicht korrigiert werden kann.

Durch den Test erhält der Therapeut wichtige Informationen für die Analyse und den Behandlungsaufbau, so dass ein spezifisches Gleichgewichtstraining geplant und durchgeführt werden kann.

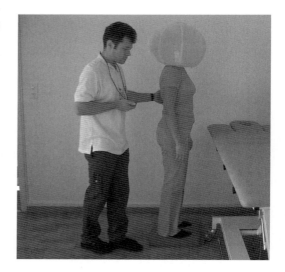

ICF-Klassifikation

Das Gleichgewicht (b755 Funktionen der unwillkürlichen Bewegungsreaktionen) wird im Stehen beobachtet (d4154 In stehender Position verbleiben). Das Ziel ist die Beurteilung der 3 sensorischen Inputs und deren Verarbeitung.

Körperfunktionen

b1565 Räumlich-visuelle Wahrnehmung
b235   Vestibuläre Funktionen,

insbesondere b2351 Gleichgewichtssinn
b260   Propriozeption

Praktikabilität

Patientengruppe
SOT: ältere Menschen (Ford-Smith et al. 1995), Menschen mit Unterschenkel-Amputation (Jayakaran et al. 2011), junge Freizeitsportler bei ihrer Rückkehr zum Sport (Dickin 2010), Patienten mit Hemiparese (Di Fabio et al. 1991), Patienten mit zentralen oder peripheren vestibulären Dysfunktionen (Kantner et al. 1991), Kinder mit entwicklungsbedingten Koordinationsstörungen (Fong et al. 2011)
CTSIB: insbesondere bei Patienten mit vestibulären Erkrankungen (El-Kashlan et al. 1998), Patienten mit ankylosierender Spondylitis (Amor-Dorado et al. 2011)

Zeitaufwand
10 Minuten

Kosten
CHF 100.-

Ausbildung
2 Stunden (theoretischer Hintergrund, Durchführung, Patientenbeispiele)

Praktische Durchführung
Clinical Test of Sensory Interaction and Balance (CTSIB):
In der Testsituation werden sechs verschiedene Positionen mit verschiedenen sensorischen Bedingungen getestet. Der Patient ist aufgefordert, in jeder Position 30 Sekunden stehen zu bleiben. Die nackten Füsse sind etwa schulterbreit voneinander entfernt. In ihrer Studie zeigten Wrisley et al., dass der modifizierte CTSIB mit Füssen ganz zusammengestellt mit dem SOT besser übereinstimmt als mit weiter auseinander positionierten Füssen (Wrisley et al. 2004). Eine weitere Studie zeigte, dass es keine Rolle spielt, ob die Testperson mit oder ohne Schuhen steht (Whitney et al. 2004). Der Therapeut steht nahe ohne zu berühren, aber um genügende Sicherheit zu geben, falls der Patient das Gleichgewicht verlieren sollte.
Das Material besteht aus einem Foam (Tempurschaumstoff 50 x 50 x 8cm) und einem Dome (Lampenschirm mit horizontalen Linien und vorne einem Kreuz zur Fixation mit den Augen).
Jede der Positionen wird während 30 Sekunden gehalten.
Der Lampenschirm bewirkt, dass bei einem Schwanken oder Gleichgewichtsverlust das visuelle System aufgrund der gleichbleibenden horizontalen Linien immer noch meint, ruhig zu stehen. Die Positionen 4-6 sind identisch, aber auf einem Schaumstoff.
Beobachtet und notiert wird das Ausmass des Schwankens (Oszillationen). Die Skala reicht von 1 bis 4. Bei Position 4 wird zudem die Zeit bis zum Verlust des Gleichgewichts festgehalten.

Position	1	2	3	4	5	6
Kondition	Augen offen	Augen verbunden	Lampenschirm	Schaumstoff Augen offen	Schaumstoff Augen verbunden	Schaumstoff Lampenschirm
Akkurat	Vestibulär Somatos. Visus	Vestibulär Somatos.	Vestibulär Somatos.	Vestibulär Visus	Vestibulär	Vestibulär
Inakkurat	Nichts	Nichts	Visus	Somatos.	Somatosens.	Somatosens. Visus

Positionen des CTSIB und sensorische Konditionen (Shumway-Cook & Woollacott 1995)

Minimal sind 6 Punkte und maximal sind 24 Punkte möglich. Weitere Interpretationshinweise sind unter Validität zu finden.

Modifizierter CTSIB
Beim modifizierten CTSIB werden die Positionen 3 und 6 mit Lampenschirm nicht durchgeführt, also nur Position 1, 2, 4 und 5.

Sensory Organization Test (SOT)
Dieser wird auf einer Kraftmessplatte durchgeführt, die dabei sowohl festgestellt, als auch beweglich ist.

Format
Funktionelle Leistung

Skalierung
CTSIB: Ordinalskala, Score von 1 bis 4
Zeit in Sekunden bei Score 4 bis zum Sturz
1 = minimale (normale) Oszillation
2 = leichte Oszillation
3 = bedeutende Oszillation
4 = hält sich, macht Schritte oder muss gehalten werden, um nicht zu stürzen
Zeit in Sekunden bis zur Veränderung der Unterstützungsfläche
SOT: Messungen mit Kraftmessplatte

Subskalen
Keine

Reliabilität (Zuverlässigkeit)

Clinical Test of Sensory Interaction an Balance CTSIB
DiFabio et al. (1990) fanden bei älteren Menschen eine Intertester-Reliabilität von 68-100% Übereinstimmung und eine Test-Retest-Reliabilität von r=0.99.

Sensory Organization Test SOT:
Ford-Smith et al. (1995) untersuchten die Test-Retest-Reliabilität des SOT bei 40 älteren Menschen. Die ICC reichten von 0.15 (Position 3) bis 0.70 (Position 5). Die ICCs von Durchschnittswerten von 3 Tests reichten von 0.26 (Position 3) bis 0.68 und 0.64 (Position 5 und 6).

Wrisley et al. (2007) fanden eine Test-Retest-Reliabilität des SOT bei 13 gesunden jüngeren Erwachsenen bei einem Testabstand von 1.9 Tagen von Test 1 zu Test 2 im Gesamtwert von 0.67 ($ICC_{2.3}$). Position 3 zeigte eine schlechte Reliabilität von 0.35 ($ICC_{2.3}$).

Jayakaran et al. (2011) untersuchten die Test-Retest-Reliabilität des SOT bei 15 Patienten mit Unterschenkel-Amputation. Die Autoren analysierten das posturale Schwanken der Teilnehmer mit Hilfe einer Kraftmessplatte. Der so ermittelte Equilibrium-Score wurde für die Berechnung des ICC verwendet. Sie fanden für die Konditionen 1-4 und 6 eine Reliabilität von 0.67-0.90 (ICC 2.1). Die Position 5 erreichte nur eine Reliabilität von 0.26 (ICC 2.1).

Dickin (2010) untersuchte den SOT mit 23 jungen erwachsenen Freizeitsportlern im Hinblick auf eine Rückkehr zum Sport. Sie wurden 2 Mal innert 2 Tagen getestet. Bei den beiden Testsequenzen wurden die 6 Positionen insgesamt 3 Mal durchgeführt, einmal in der vorgesehenen, einmal in zufälliger Reihenfolge. Es wurde eine moderate bis gute Reliabilität erreicht, wobei die Durchführung nach dem Zufallsprinzip eine bessere Reliabilität zeigte.

Validität (Gültigkeit)

Sensory Organization Test (SOT)
Bei verschiedenen Krankheitsbildern fanden Horak et al. (1990) bestimmte Muster, die Shumway-Cook in ihrem Buch „Motor Control" aufnahm und beschrieb (Shumway-Cook & Woollacott 1995). So haben Personen mit vestibulärem Ausfall in Position 5 und 6 besonders Mühe, während Personen mit Tendenz zu visueller Kompensation in Position 2 und 5 Probleme bekunden. Wer abhängig von Oberflächen ist, hat in Positionen 4-6 mehr Mühe. Di Fabio et al. (1991) untersuchten zehn Per-

sonen mit einer Hemiparese mit dem SOT. Die Stehdauer auf einer weichen Unterlage war reduziert (p<0.05). Die Stehdauer zeigte die grösste Reduktion beim Stehen auf einer weichen Unterlage mit geschlossenen Augen oder einem Lampenschirm für visuellen Konflikt.

Kantner et al. (1991) untersuchten den Zusammenhang von Schwanken gemessen mit einer fixen und beweglichen Kraftmessplatte für den Körperschwerpunkt bei gesunden Personen und Personen mit Schwindel. Patienten mit zentraler oder peripher vestibulärer Dysfunktion hatten ein signifikant grösseres Schwanken, als diejenigen mit anderem Schwindel. Dies zeigte sich in den meisten Testbedingungen, v.a. aber mit geschlossenen Augen und dem Lampenschirm für visuellen Konflikt jeweils beim Stehen auf einer Schaumstoff-Unterlage.

Die Sensitivität und Spezifität des SOT bezüglich peripher vestibulären Defiziten wurden in einer Review anhand von 5 Studien mit insgesamt 826 Patienten untersucht. Defizite wurden durch den SOT nur bei 40% (Sensitivität) der Fälle entdeckt (Di Fabio 1995).

Kinder mit entwicklungsbedingten Koordinationsstörungen zeigten Defizite im SOT gegenüber gleichaltrigen Kindern mit normaler Entwicklung (Fong et al. 2011).

Prädiktive Validität SOT:
Wallmann et al. (2001)fanden, dass der SOT besser imstande ist, Stürzer von Nichtstürzern zu unterscheiden als die Functional Reach. Sie verglichen Stürzer und Nichtstürzer (25 ältere Menschen, 74.9 ±8.6 Jahre) bei verschiedenen Tests. Sie fanden eine positive Korrelation zwischen den kombinierten Werte (SOT kombiniert mit Daten zu Stürzern/ Nichtstürzern) und der Distanz des Functional Reach. Die Korrelation der kombinierten Werte des SOT und des Limits of Stability-Tests (LOS) mit der Distanz des Functional Reach war geringer.

Bei 49 Patienten mit Idiopathischer Parkinson-Erkrankung fanden Landers et al. (2008) bei einem Cut-off von 68.5 eine Sensitivität von 0.626 und eine Spezifität von 0.600 für retrospektiv erfasste Stürze.

Clinical Test of Sensory Interaction an Balance CTSIB
El-Kashlan et al. (1998) verglichen die Ergebnisse des CTSIB mit der dynamischen Posturographie von gesunden Personen (Alter 20 bis 79 Jahre) und von Patienten mit verstibulären Erkrankungen mit der gleichen Messanordnung. Die Daten zeigten, dass dieser Test für die Untersuchung und Überwachung von Patienten mit chronischen vestibulären Dysfunktionen hilfreich sein kann. Die Resultate des CTSIB korrelierten gut mit der dynamischen Posturographie und zeigten, dass diese Messung hilfreich ist, für die Identifizierung von abnormaler posturaler Kontrolle.

In ihrer systematischen Review zu Gleichgewichtstests schlossen Tyson et al. (2009) den SOT bzw. CTSIB wegen der ungenügenden psychometrischen Gütekriterien nicht in die engere Analyse ein.

Bei 59 Patienten mit ankylosierender Spondylitis (AS) wurde der Zusammenhang von benignem paroxysmalem Lagerungsschwindel und dem CTSIB untersucht. Die Autoren schlussfolgerten, dass abnormale Werte im CTSIB bei Patienten mit AS gehäuft eine vestibuläre Ursache hatten (Amor-Dorado et al. 2011).

Die Durchführung des modifizierten CTSIB bei 30 Patienten mit vestibulären Dysfunktionen mit Füssen ganz zusammen korrelierte besser mit dem Ergebnis des SOT, als mit Füssen auseinander. Die Testung mit Füssen zusammen ergab leicht tiefere Scores, aber unterschied sich nicht signifikant von der Testung mit Füssen auseinander (Wrisley & Whitney 2004).

Die Durchführung des modifizierten CTSIB mit oder ohne Schuhe führte in einer Studie mit 30 Personen mit vestibulärer Therapie zum selben Resultat. Offenbar hatte es auch keinen Einfluss auf die Korrelation mit dem SOT und auf die Sensitivität und Spezifität (Whitney & Wrisley 2004).

Prädiktive Validität CTSIB:
Gamper et al. (2005) fanden bei zuhause lebenden Personen keinen Zusammenhang zwischen dem CTSIB und dem Sturzrisiko.
Auch Boulgarides et al. (2003) konnten keinen Zusammenhang des modifizierten CTSIB mit dem Sturzrisiko aufzeigen.

Responsivität

Aufgrund des Lerneffektes beim SOT von der 1. bis zur 4. Untersuchung kann erst bei 8 Punkten Unterschied von einer Veränderung gesprochen werden (Wrisley et al. 2007).
Park et al. (2012) konnten bei 102 gesunden Personen aus drei Altersgruppen zeigen, dass der SOT mit zusätzlichem Kopfschütteln eine bessere Veränderungssensitivität bei älteren Menschen zeigt, als der herkömmliche SOT. Dabei zeigte die Position 5 mit Kopfschütteln eine bessere Veränderungssensitivität als Position 2 mit Kopfschütteln.

Beurteilung

Diagnostik/ Befund	**teilweise empfohlen**[1]
Ergebnis/ Verlauf	**nicht empfohlen**[2]
Prognose	**nicht empfohlen**[3]

Kommentar

1) Erkennung/Identifikation von Störungen der Organisation des Gleichgewichtes bei Patienten mit Gleichgewichts-Dysfunktionen, insbesondere bei Verdacht auf zentrale oder periphere vestibuläre Dysfunktionen. Ausführliche Interpretationshilfen sind im Buch „Motor Control" von Shumwey-Cook et al. (1995) zu finden.

Der SOT kann periphere vestibuläre Störungen nur in 40% der Fälle erkennen (Di Fabio 1995).
Abnormale Werte im CTSIB bei Patienten mit ankylosierender Spondylitis weisen auf eine vestibuläre Ursache hin.

2) Werte für Reliabilität liegen nur für den SOT vor. Da für den SOT erst bei einer Veränderung von 8 Punkten, bei einem Maximalwert von 24 Punkten von einer Verbesserung gesprochen werden kann, erachten wir die Änderungsempfindlichkeit als zu gering.

3) Es gibt noch keine gesicherten Daten und widersprüchliche Angaben bezüglich prädiktiver Validität.

Bauanleitung
Der Dome (Lampenschirm) wird aus einem im Handel erhältlichen japanischen entfaltbaren Lampenschirm aus Papier und Peddigrohr hergestellt. Der Lampenschirm muss horizontale Linien (Peddigrohr) enthalten, darf aber keine Zeichnungen aufweisen. Eine detaillierte Bauanleitung ist auf der CD-Rom zu finden.

Literatur

Literatursuche: PubMed; 12/2011
Autor: Stefan Schädler

Amor-Dorado JC, Barreira-Fernandez MP, Vazquez-Rodriguez TR, Miranda-Filloy JA, Llorca J, Gonzalez-Gay MA. Benign paroxysmal positional vertigo and clinical test of sensory interaction and balance in ankylosing spondylitis. Otol Neurotol 2011; 32 (2):278-83.

Boulgarides LK, McGinty SM, Willett JA, Barnes CW. Use of clinical and impairment-based tests to predict falls by community-dwelling older adults. Phys Ther 2003; 83 (4):328-39.

Di Fabio RP. Sensitivity and Specificity of Platform Posturography for Identifying Patients With Vestibular Dysfunction. Phys Ther 1995; 75 (4):290-305.

Di Fabio RP, Badke MB. Stance duration under sensory conflict conditions in patients with hemiplegia. Archives of physical medicine and rehabilitation 1991; 72 (5):292-5.

Dickin DC. Obtaining reliable performance measures on the sensory organization test: altered testing sequences in young adults. Clin J Sport Med 2010; 20 (4):278-85.

DiFabio RE, Badke MB. Relarionship ofsensory organization to balance funcrion in parients wirh hemiplegia. Physical Therapy 1990; 70:543-8.

El-Kashlan HK, Shepard NT, Asher AM, Smith-Wheelock M, Telian SA. Evaluation of clinical measures of equilibrium. Laryngoscope 1998; 108 (3):311-9.

Fong SS, Lee VY, Pang MY. Sensory organization of balance control in children with developmental coordination disorder. Res Dev Disabil 2011; 32 (6):2376-82.

Ford-Smith CD, Wyman JF, Elswick RK, Jr., Fernandez T, Newton RA. Test-retest reliability of the sensory organization test in noninstitutionalized older adults. Arch Phys Med Rehabil 1995; 76 (1):77-81.

Gamper UN, Kool JP, Beer S. Untersuchung der Gleichgewichtsfunktion und des Sturzrisikos bei einer älteren Bevölkerungsgruppe in der Ostschweiz. Fisio active 2005; (10):4-16.

Horak FB, Nashner LM, Diener HC. Postural strategies associated with somatosensory and vestibular loss. Exp Brain Res 1990; 82 (1):167-77.

Jayakaran P, Johnson GM, Sullivan SJ. Test-retest reliability of the sensory organization test in older persons with a transtibial amputation. PM R 2011; 3 (8):723-9.

Kantner RM, Rubin AM, Armstrong CW, Cummings V. Stabilometry in balance assessment of dizzy and normal subjects. Am J Otolaryngol 1991; 12 (4):196-204.

Landers MR, Backlund A, Davenport J, Fortune J, Schuerman S, Altenburger P. Postural instability in idiopathic Parkinson's disease: discriminating fallers from nonfallers based on standardized clinical measures. J Neurol Phys Ther 2008; 32 (2):56-61.

Park MK, Lim HW, Cho JG, Choi CJ, Hwang SJ, Chae SW. A head shake sensory organization test to improve the sensitivity of the sensory organization test in the elderly. Otol Neurotol 2012; 33 (1):67-71.

Shumway-Cook A, Horak FB. Assessing the influence of sensory interaction of balance. Suggestion from the field. Phys Ther 1986; 66 (10):1548-50.

Shumway-Cook A, Woollacott MH. Motor Control, Theory and Practical Applications. Baltimore, Md: Williams & Wilkins 1995.

Tyson SF, Connell LA. How to measure balance in clinical practice. A systematic review of the psychometrics and clinical utility of measures of balance activity for neurological conditions. Clin Rehabil 2009; 23 (9):824-40.

Wallmann HW. Comparison of elderly nonfallers and fallers on performance measures of functional reach, sensory organization, and limits of stability. J Gerontol A Biol Sci Med Sci 2001; 56 (9):M580-3.

Whitney SL, Wrisley DM. The influence of footwear on timed balance scores of the modified clinical test of sensory interaction and balance. Arch Phys Med Rehabil 2004; 85 (3):439-43.

Wrisley DM, Stephens MJ, Mosley S, Wojnowski A, Duffy J, Burkard R. Learning effects of repetitive administrations of the sensory organization test in healthy young adults. Arch Phys Med Rehabil 2007; 88 (8):1049-54.

Wrisley DM, Whitney SL. The effect of foot position on the modified clinical test of sensory interaction and balance. Arch Phys Med Rehabil 2004; 85 (2):335-8.

Clinical Test for Sensory Interaction in Balance (CTSIB)

Quelle: Shumway-Cook A, Horak FB. Assessing the influence of sensory interaction of balance. Suggestion from the field. Phys Ther 1986; 66 (10):1548-50.

Name, Vorname:						Jahrgang:		
Diagnose:								

Datum: ⬇								

30 Sekunden. in jeder Stellung stehen bleiben (mit nackten Füssen)

Bewertungsskala:
1 = minimale (normale) Oszillation
2 = leichte Oszillation
3 = bedeutende Oszillation
4 = hält sich, macht Schritte oder muss gehalten werden, um nicht zu stürzen

Bemerkungen:

Mobilität und Sturzrisiko: Performance Oriented Mobility Assessment (POMA)

Hintergrund

Der von Mary Tinetti (1986a) entwickelte Test ist unter verschiedenen Begriffen bekannt wie Tinetti-Test, Performance Oriented Mobility Assessment (POMA), Motilitätstest nach Tinetti, Tinetti Gait Assessment (Tinetti-Subskala), Tinetti Mobility Tests (TMT), Tinetti Mobility Score (TMS) u.a.m. In den hier aufgeführten Studien werden sehr unterschiedliche Begriffe verwendet und es ist nicht klar ersichtlich, um welche Version es sich handelt. Deshalb wird der jeweilige Begriff verwendet, der in den Studien verwendet wird.

Nachdem Versicherungen in den USA einen Parameter für das Sturzrisiko bei älteren Menschen forderten, entwickelte Tinetti (1986a) einen Test zur Ermittlung des Sturzrisikos als Teil einer umfassenden Sturzuntersuchung. Die ursprünglich entwickelte längere Form des Tests mit 40 Punkten wird heute nicht mehr verwendet. Bei späteren Studien wurden die Items auf diejenigen reduziert, die eine Korrelation mit Sturzereignissen aufwiesen. Dieser Test entspricht dem heutigen gebräuchlichen POMA (Tinetti-Test). Allerdings sind verschiedene Versionen im Umlauf. Tinetti publizierte 1986 zwei unterschiedliche Versionen, die beide eine Maximalpunktzahl von 20 Punkten aufweisen. In diesem Buch liegt die Version aus dem Journal of the American Geriatric Society (Tinetti 1986a) vor, die in den grössten geriatrischen Studien verwendet wurde. Der Test bewertet 17 Items von Haltungen und Bewegungsabläufen beim Sitzen, Aufstehen, Gehen und Absitzen. Die einzelnen Items werden mit 0, 1 oder 2 Punkten bewertet. Der Test besteht aus zwei Skalen, „Gleichgewicht" (16 Punkte) und „Gang" (12 Punkte). Die Maximalpunktzahl beträgt 28 Punkte.

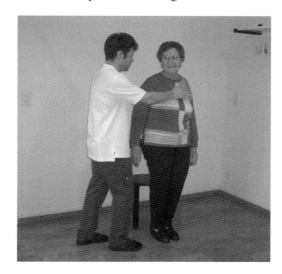

ICF-Klassifikation

Das POMA erfasst gleichzeitig die ICF-Ebenen der Körperfunktion und der Aktivität. Die Mobilität wird in der ICF in Kapitel d4 beschrieben. Gleichgewicht ist eine Körperfunktion, beschrieben unter „Funktionen der unwillkürlichen Bewegungsreaktionen" (b755). Sturzrisiko ist kein ICF-Begriff. Der Test gibt Hinweise über Körperfunktionen wie Muskelkraft (b730) und Propriozeption (b260). Das POMA beobachtet folgende Aktivitäten und Körperfunktionen:

Aktivitäten
Subskala Gleichgewicht
    Sitzbalance   d4153 In sitzender Position verbleiben
    Aufstehen   d410   Eine elementare Körperposition wechseln
    Unmittelbare Stehbalance   d4154 In stehender Position verbleiben
    Stehbalance beim Versuch, Füsse nahe beieinander zu halten   d4154 In stehender Position verbleiben
         d4106 Seinen Körperschwerpunkt verlagern
    Stehen, Augen geschlossen   d4154 In stehender Position verbleiben
Subskala Gang
    Beginn des Ganges, Schrittlänge, Schritthöhe   d450   Gehen
    Absitzen   d410   Eine elementare Körperposition wechseln

Körperfunktionen
Subskala Gleichgewicht
    Stoss auf Sternum   b755   Funktionen der unwillkürlichen Bewegungsreaktionen

Subskala Gang
    Gangsymetrie, Schrittkontinuität, Wegabweichung, Rumpfstabilität, Schrittbreite, Drehung um 360°   b770   Funktionen des Bewegungsmusters beim Gehen
         b755   Funktionen der unwillkürlichen Bewegungsreaktionen

Praktikabilität

Patientengruppe
Geriatrie: Patienten mit erhöhtem Sturzrisiko und/ oder eingeschränkter Mobilität, neurologische Patienten (CVI)

Zeitaufwand
5-15 Minuten

Kosten
Keine

Ausbildung
2 Stunden (Fallbeispiel)

Praktische Durchführung
Der Testablauf umfasst den Sitz auf einem Stuhl, das Aufstehen, den Stand, das Gehen für mindestens 3 Meter, eine Drehung um 360° das Gehen zurück und das Absitzen auf den Stuhl.

- Der Patient sitzt auf einem Stuhl ohne Armlehnen. Dabei wird die Sitzstabilität beurteilt.
- Auf Aufforderung steht der Patient auf. Beurteilt wird die Hilfestellung, um aufzustehen, die Versuche, um aufzustehen und die unmittelbare Stehbalance nach dem Aufstehen.
- Im Stand wird die Stehbalance beurteilt, indem beobachtet wird, ob der Patient sicher stehen bleiben kann, wenn er die Füsse nahe beieinander hält bzw. geschlossen hat. Bei geschlossenen Füssen übt der Tester dreimal einen Stoss auf das Sternum aus. Der Patient wird aufgefordert, bei geschlossenen Füssen auch die Augen zu schliessen.
- Der Patient wird aufgefordert, eine Strecke von mindestens 3 Metern bis zu einem vorher bestimmten Punkt zu gehen. Beurteilt wird der Beginn des Gehens, die Schrittbreite, Schrittsymmetrie, Kontinuität der Schritte, Rumpfstabilität, Wegabweichung (Devia-

tion) und das vollständige Abheben und Überholen des rechten und linken Fusses.
- Am vorher bestimmten Punkt macht der Patient eine Drehung um 360°. Dabei werden die Schrittkontinuität und die Sicherheit beurteilt.
- Nach dem Rückweg zum Stuhl setzt sich der Patient wieder auf den Stuhl. Beurteilt werden die Hilfestellung und die Sicherheit des Bewegungsablaufes.

Die Benützung von Hilfsmitteln ist möglich. In einzelnen Items wird aber die Benützung von Hilfsmitteln in die Beurteilung einbezogen.

Bei 75 Pflegeheimbewohnern mit Demenz verstanden 41% der Personen eine oder mehrere Instruktionen nicht (Sterke et al. 2010). So können zum besseren Verständnis einzelne Aufgaben (z.B. Gehen, Drehen etc.) vorgezeigt werden.

Format
Funktionelle Leistung

Skalierung
Eine Bewertung mit 1 bzw. 2 Punkten entspricht einer „sicheren" Ausführung ohne Hilfestellung. Gewisse Items werden mit einem Punkt bewertet, wenn diese adaptiert oder mit Hilfestellung/Hilfsmittel ausgeführt werden. Mit 0 Punkten wird eine unsichere oder ungenügende Ausführung bewertet.
Die Bewertung „Supervision" bietet immer wieder Anlass zu Diskussionen. Wir verstehen unter Supervision, dass der Untersucher sich nicht zwei Meter entfernen kann, um z.B. ans Telefon zu gehen, ohne den Patienten zu gefährden.

Subskalen
Subskalen Gleichgewicht (POMA-B für Subscale Balance) mit max. 16. Punkten
Subskala Gang (POMA-G für Subscale Gait) mit max. 12 Punkten

Reliabilität (Zuverlässigkeit)

Tinetti (1986a) nennt eine Übereinstimmung beim Test mit 40 Punkten von über 90% bei der Testung durch zwei Untersucher bei 15 ambulanten Langzeitbewohnern einer Langzeitinstitution. Leider fehlen nähere Angaben zu dieser Untersuchung wie Anzahl und Durchschnittsalter der Patienten, Methodik der Durchführung usw.

Cipriany-Dacko et al. (1997) untersuchten die Intertester-Reliabilität in einer ersten Phase mit drei Physiotherapiestudenten bei 26 Bewohnern eines Heimes (Durchschnittsalter 80.5 Jahre) und einer zweiten Phase mit neun Physiotherapeuten mit unterschiedlicher klinischer Erfahrung bei 29 Bewohnern eines Heimes (Durchschnittsalter 74.7 Jahre). Die Untersucher erhielten in zwei Lektionen eine Schulung anhand von Videoaufnahmen (zweimal 50 Minuten für Physiotherapiestudenten, zweimal 30 Minuten für Physiotherapeuten mit klinischer Erfahrung). In der ersten Phase wurde ein mässiger bis ausgezeichneter κ-Koeffizient erreicht (0.40-1.00). Die zweite Phase zeigte einen mässigen bis guten κ-Koeffizienten (0.40-0.75). Angesichts der guten Qualität dieser Studie gelten die gefundenen Werte als glaubwürdig. Daher ist das POMA für Verlaufsmessungen mit Vorsicht zu verwenden. Auf eine Schulung innerhalb eines Teams und in regelmässigen Abständen ist grossen Wert zu legen.

Behrmann et al. (2002) geben eine Intratester-Reliabilität von r=0.95 bei 25 randomisierten Gehversuchen bei Personen mit und ohne Parkinson an. Genauere Angaben fehlen.

Kegelmeyer et al. (2005) untersuchten die Reliabilität bei 30 Personen mit Parkinson. Sie fanden eine Intertester-Reliabilität für alle Tester über den Gesamtscore von allen Patienten gemessen direkt am Patienten (ohne Video) von ICC=0.87. Die Studenten (n=3) zeigten eine leicht bessere Reliabilität von ICC=0.89 gegenüber von ausgebildeten Therapeuten von

ICC=0.84. Für die Intratester-Reliabilität fanden die Untersucher über den Gesamtscore aller 30 Patienten bei den 6 Untersuchern ICCs zwischen 0.69 und 0.88.

Die Intertester-Reliabilität bei 71 Pflegeheimbewohnern mit Demenz war hoch für den POMA-T (POMA Total) mit einem ICC=0.97, den POMA-B mit einem ICC=0.97 und dem POMA-G mit einem ICC=0.88 (Sterke et al. 2010).

Validität (Gültigkeit)

Der Test bewertet Haltungen, Positionswechsel und verschiedene Gangparameter in Bezug auf ihre Sicherheit und das Gleichgewicht (Inhaltliche Validität).

Häufig wird der Grenzwert von 20 Punkten (und tiefer) angegeben, ab welchem das Sturzrisiko signifikant erhöht sei. In der Literatur finden sich zur prädiktiven Validität einzig die Werte von Tinetti et al. (1986b). Sie beschreiben, dass die Gruppe von Personen, die einmal oder nicht stürzten durchschnittlich 21 Punkte (+/- 4 Punkte) erzielten und jene Gruppe von Personen, die mehrmals stürzten, einen durchschnittlichen Wert von 14 Punkten (+/- 6 Punkte) erreichten. Nach den Angaben von Tinetti et al. (1986b) entspricht dies den Werten der Gruppe von Personen, die mehrmals gestürzt sind (14 Punkte + 6 Punkte = 20 Punkte).

Raiche et al. (2000) untersuchten bei 225 älteren Menschen über 75 Jahre (Durchschnittsalter 80 Jahre) die Sensitivität und Spezifität für das Sturzrisiko. Allerdings verwendeten sie das POMA mit einem Gesamtscore von 40 Punkten. Bei einem Punktwert von 36, der als Grenzwert für das Sturzrisiko angesehen wird, wurden 7 von 10 gestürzten Personen mit 70% Sensitivität und 50% Spezifität erfasst. 53% der Personen wurden als positiv erkannt und zeigten ein doppeltes Risiko für Sturz. Eine Spezifität von 52% ist mittelmässig. Zur Erfassung der Personen mit falsch positiven Werten empfehlen Raiche et al. (2000) die Verwendung eines multifaktoriellen Assessments (z.B. der Erfassung von Risikofaktoren für Stürze).

Konkurrente Validität

Im Vergleich zum FEMBAF (Checkliste von Risikofaktoren) erreichte die Subscala „Gleichgewicht" von Tinetti in der Studie von Di Fabio et al. (1997) unterschiedliche Werte (Spearman Rank-Order Correlation Coefficients): Korrelation zu Risikofaktoren -0.69; zu Beschwerden bei Aufgaben -0.91; Angst -0.26; Schmerz -0.01; Mobilität -0.58; Kraft -0.84.

Das POMA korreliert sehr hoch mit den Items L und M (Mobilität) der FIM bei 42 stationären Patienten (Marks et al. 2000). Obwohl FIM und POMA durchschnittlich eine hohe Korrelation aufweisen, die sich besonders in der Eingangsmessung zeigt (r=0.83), ist diese am Ende der Behandlung etwas geringer (r=0.75). Für Patienten mit hohen Werten in den Mobilitätsitems der FIM (zwischen 12 und 14 Punkten) liegt die Streuung der POMA-Werte zwischen 15 und 28 Punkten. Daraus ergibt sich die Tatsache, dass die POMA-Skalierung in diesem hohen Punktebereich sensitiver auf Veränderungen ist, als die FIM.

Die Untersuchung von Behrman et al. (2002) mit zwanzig älteren Menschen mit mässiger Beeinträchtigung durch eine Parkinson-Erkrankung wird wiederholt zitiert, muss aber kritisch hinterfragt werden. Sie kamen in ihrer Untersuchung zum Schluss, dass das POMA zu wenig empfindlich sei, um Veränderungen beim Gehen bei Patienten mit Parkinson zu erkennen. Dass das POMA die Veränderungen beim Gehen bei Patienten mit Parkinson nicht signifikant erkennen kann, liegt vermutlich an den Beeinträchtigungen durch die Erkrankung selbst. Den Patienten fällt es schwer, das Gehen bzw. das Gangmuster zu variieren. Die Personen mussten in der Untersuchung wiederholt eine Strecke von 7.4 Metern barfuss gehen und erhielten fünf verschiedene verbale Instruktion (normales Gehen, Arme schwingen, lange Schritte nehmen, schneller gehen, laut zählen). Die fünf Varianten wurden auf Video aufgezeichnet und durch einen Physiotherapeuten, blindiert auf die verschiedenen Instruktionsbedingungen, mit der Subskala des POMA bewertet. Die Resultate zeigten keine signifikanten Unterschiede der fünf verschiedenen Instruktionen.

Kegelmeyer et al. (2005) untersuchten die konkurrrente Validität bei 30 Personen mit Parkinson. Sie fanden eine Korrelation des Totalscores des Tinetti Mobility Tests (TMT) mit der UPDRS (Unified Parkinson Disease Rating Scale) von -0.45 und mit der komfortablen Gehgeschwindigkeit von -0.53. Die Subskala Gleichgewicht zeigte eine Korrelation von -0.40 mit der UPDRS und von -0.52 mit der Gehgeschwindigkeit. Die Subskala Gang zeigte eine Korrelation von -0.43 mit der UPDRS und von -0.50 mit der Gehgeschwindigkeit.

Tinetti et al. (1988) untersuchten den Zusammenhang von verschiedenen Risikofaktoren mit der Sturzhäufigkeit bzw. dem Sturzrisiko bei 336 Personen von mindestens 75 Jahren, die zuhause leben. Das Durchschnittsalter betrug 78.3 Jahre, 55 Prozent waren Frauen. Während des einjährigen Follow-ups stürzten 103 Personen (32%) mindestens einmal, 24% dieser gestürzten Personen hatten ernsthafte Verletzungen, 6 Personen erlitten Frakturen. Diese Resultate (siehe Tabelle 1) zeigen, dass das POMA allein keine genügende Aussage über das zu erwartende Sturzrisiko geben kann. Andere Risikofaktoren wie verwendete Sedativa, kognitive Beeinträchtigungen usw. sind bedeutender und deshalb unbedingt mitzuerfassen.

Im zweiten Teil der Untersuchung wurde die Korrelation der einzelnen Items des POMA mit der Sturzhäufigkeit untersucht. Die meisten der 20 Items für Gleichgewicht und Gang korrelierten mit der Sturzhäufigkeit. Die Items, die am wenigsten mit Stürzen korrelierten, wurden eliminiert. Die Items, die mit Stürzen korrelierten, wurden in die Analyse aufgenommen. Schliesslich blieben noch 4 Faktoren für Gleichgewicht und 3 Faktoren für Gang. Diese verbleibenden Items ergaben einen Score von 0 bis 7. Dieser wurde in Gruppen aufgeteilt und mit der Sturzhäufigkeit in Verbindung gesetzt (siehe Tabelle 2).

Risikofaktor	Sturzrisiko erhöht
Verwendete Sedativa	28.3
Kognitive Beeinträchtigungen	5.0
Beeinträchtigungen der unteren Extremität	3.8
Fusssohlenreflex	3.0
Abnormalitäten von Gleichgewicht und Gang	1.9
Fussprobleme	1.8

Tabelle 1: Chance für einen Sturz: Odds ratio: je höher der Wert, desto grösser das Risiko für einen Sturz (Tinetti et al. 1988)

Anzahl auffälliger Items	Sturzrisiko erhöht
0 – 2 Items	1.0
3 – 5 Items	1.4
6 – 7 Items	1.9

Tabelle 2: Anzahl auffälliger Items von Gleichgewicht und Gang: Chance für einen Sturz: Odds ratio, je höher der Wert, desto grösser das Risiko für einen Sturz (Tinetti et al. 1988)

Rubenstein et al. (1990) untersuchten den Effekt einer zweijährigen Intervention bei 160 Bewohnern einer Altersresidenz. In der Interventionsgruppe wurden deutlich weniger Hospitalisationen und Anzahl Hospitalisationstage registriert und das POMA war besser im Vergleich zur Kontrollgruppe. Trotzdem war die Sturzhäufigkeit (6% weniger als in der Kontrollgruppe) nicht signifikant tiefer. Diese Ergebnisse können damit erklärt werden, dass die Personen der Interventionsgruppe ein besseres Testergebnis erreichten und mobiler wurden und sich vermehrt einem Risiko für einen Sturz aussetzten.

Sensitivität und Spezifität

Die Sensitivität und Spezifität für Sturz bzw. die Identifikation von Sturzrisiko der verschiedenen Versionen und Subskalen wurden in einigen Studien untersucht (siehe Tabelle 3 auf Seite 293). Erstaunlich ist, dass viele verschiedene Varianten des POMA untersucht wurden. Umso mehr erstaunt dies bei der Tatsache, dass dieser Test in der Praxis am häufigsten für Sturzrisiko verwendet wird. Es wurden auch verschiedene Cut-Off-Werte verwendet. Die besten Resultate des Tinetti Mobility Score TMS bei einem Cut-Off-Wert von 17 Punkten zeigte Chiu et al. (2003). Die Werte reichen bei Sensitivität von 64% bis 96% und für Spezifität von 31% bis 100%. Die Berg Balance Scale weist allerdings deutlich bessere Werte auf und sollte als Alternative zum POMA geprüft werden.

Referenz	Patientengruppe	N=	Cut-Off	Sens.	Spez.
Tinetti Balance Scale 0-40 Punkte					
Raiche et al. (2000)	Ältere Menschen >75J	225	≤36	70%	52%
Tinetti fall risk index (1986b). Neun Risikofaktoren, Score 0 bis 9 bis und mit 3: tiefes Risiko, 4 bis 6 mittleres Risiko, 7 bis 9 hohes Risiko.					
Vassallo et al. (2005)	Ältere Menschen	135	> 3	77%	31%
Tinetti Subskala Gleichgewicht 0-16 Punkte					
Harada et al. (1995)	Altersresidenz	43	14	68%	78%
Tinetti Mobility Score TMS 0-24 Punkte					
Chiu et al. (2003)	Stürze in den letzten 6 Monaten Einmal-Stürzende vs. Kontrollgruppe	56 [1]	<21	82%	65%
	Stürze in den letzten 6 Monaten Mehrfach-Stürzende vs. Kontrollgruppe	61 [1]	<17	96%	96%
	Stürze in den letzten 6 Monaten Einmal-Stürzende vs. Mehrfach-Stürzende	39 [1]	<17	82%	100%
Kegelmeyer et al. (2007)	Personen mit Parkinson (Klinikaufenthalt), Befragung: Stürze in der letzten Woche	149	<20 [2]	76%	66%
wie oben	wie oben	149	<23	85%	53%
wie oben	wie oben, Stürze in letzten 6 Monaten	149	<20	64%	73%
wie oben	wie oben	149	<23	72%	58%
POMA-T (Total)					
Faber et al. (2006)	Langzeit- und Pflegeheime (selbständige ältere Menschen mit Pflege nach Bedarf). 85 Jahre (SD 6.1)	72	19	64%	66%
Sterke et al. (2010)	Pflegeheimbewohner mit Demenz	75	≤	85%	56%
POMA-B (Subscale Balance)					
Faber et al. (2006)	Langzeit- und Pflegeheime (selbständige ältere Menschen mit Pflege nach Bedarf). 85 Jahre (SD 6.1)	72	10	64%	66%
Thomas et al. (2005)	Tagesspital. 65 Jahre oder älter, 12 Monate retrospektive Sturzgeschichte	30	≤11	83%	72%
Sterke et al. (2010)	Pflegeheimbewohner mit Demenz	75	≤11	70%	51%

POMA-G (Subscale Gait)					
Faber et al. (2006)	Langzeit- und Pflegeheime (selbständige ältere Menschen mit Pflege nach Bedarf). 85 Jahre (SD 6.1)	72	9	64%	62%
Sterke et al. (2010)	Pflegeheimbewohner mit Demenz	75	≤9	70%	61%
Tinetti balance					
Lin et al. (2004)	Ältere Menschen ab 65, 59% Männer	1200		0.56 [3)]	

Tabelle 3: Sensitivität und Spezifität der verschiedenen Versionen und Subskalen des POMA
1) Chiu: 17 Einmalstürzer, 22 Mehrfachstürzer, 39 Kontroll
2) mehrere Cut-off-Werte
3) AU

Responsivität (Empfindlichkeit)

Leider sind hierzu keine Angaben in den Literaturdatenbanken zu finden. Die Ergebnisse von Rubenstein et al. (1990) lassen darauf schliessen, dass das POMA für Veränderungen des Sturzrisikos nicht zuverlässig ist.

Beurteilung

Diagnostik/ Befund empfohlen

Ergebnis/ Verlauf teilweise empfohlen[1)]

Prognose teilweise empfohlen[2)]

Kommentar

1) Für Verlaufsmessungen des Gleichgewichtes zeigt die Berg Balance Scale eine bessere Reliabilität und Responsivität und ist deshalb dem POMA vorzuziehen. Für Verlaufsmessungen der Gehfähigkeit ist ein Timed Walking Test empfindlicher für Veränderungen. Bei einer höheren Gehgeschwindigkeit werden auch einzelne Gangparameter wie z.B. Schrittlänge, Wegabweichung usw. besser.
   - Beim POMA ist die Responsivität nicht untersucht. Die Ergebnisse von Rubenstein et al. (1990) deuten darauf hin, dass die Responsivität wohl nicht so gut ist. Diese sollte akzeptabel sein, um im Verlauf ein verändertes Sturzrisiko auch zuverlässig zu erkennen.
   - Die Reliabilität ist beim POMA mässig bis gut. Im Vergleich mit der Berg Balance Scale, dem Dynamic Gait Index und dem Functional Reach liegen diese Werte tiefer.
2) Das POMA wird zwar sehr häufig für die Voraussage eines Sturzes bzw. des Sturzrisikos verwendet, einige Untersuchungen zeigen jedoch, dass die Korrelation mit dem Sturzrisiko relativiert werden muss
   - Gang und Gleichgewicht sind einzelne Aspekte von Sturzrisiko. Andere Risikofaktoren wiegen viel stärker (Tinetti et al. 1988). Verschiedene Autoren (Berg et al. 1992b; Neuls et al. 2011; Raiche et al. 2000; Tinetti et al. 1988) kommen zum Schluss, dass ein Assessment nicht genügt, um das Sturzrisiko einzuschätzen. Sie empfehlen zusätzlich zu einem Assessment für Mobilität und Gleichgewicht auch ein Assessment, das die Risikofaktoren für Stürze erfasst. Andere Risikofaktoren wie die Einnahme von Sedativa, Einnahme von über 4 Medikamenten, Alter über 75 Jahre, mentaler Zustand u.a. korrelieren höher mit dem Sturzrisiko und sind deshalb unbedingt zu erheben.
   - Rubenstein et al. (1990) haben in einer Studie aufgezeigt, dass nach einer zwei-

jährigen Intervention die POMA-Werte der Interventionsgruppe zwar besser wurden, dass die Sturzhäufigkeit aber gleich blieb. Auch Bogle Thorbahn et al. (1996) zeigten, dass eine Abnahme des Punktzahl nicht heisst, dass auch das Sturzrisiko zunimmt.

- Die Untersuchungen zu Sensitivität und Spezifität lassen sich schwierig verwenden, da unterschiedliche Versionen und Subskalen bei unterschiedlichen Cut-Off-Werten verwendet wurden. Andere Assessments wie die BBS oder der TUG weisen deutlich bessere Werte für Sensitivität und Spezifität auf. Bei genügend Zeitressourcen sollte deshalb die BBS zur Einschätzung des Sturzrisikos dem POMA vorgezogen werden.

Das POMA ist ein sehr praktikabler und häufig verwendeter Test für Mobilität, Gleichgewicht und Sturzrisiko. Leider sind Reliabilität, Validität und Responsivität teilweise ungenau, widersprüchlich oder noch zu wenig untersucht. Deshalb kann das POMA zwar als Screening-Test empfohlen werden, für präzise Aussagen über Sturzrisiko und Verlaufsmessungen sind aber andere Assessments vorzuziehen bzw. sind eine sehr gute und wiederholte Schulung im Team gefordert. Für die Voraussage eines Sturzes ist die Erhebung von Risikofaktoren unerlässlich. Bei Personen mit Demenz muss damit gerechnet werden, dass sie eine oder mehrere Instruktionen nicht verstehen (Sterke et al. 2010).

Literatur

Literatursuche: PubMed; 01/2012
Autor: Stefan Schädler

Behrman AL, Light KE, Miller GM. Sensitivity of the Tinetti Gait Assessment for detecting change in individuals with Parkinson's disease. Clin Rehabil 2002; 16 (4):399-405.

Berg KO, Wood-Dauphinee SL, Williams JI, Maki B. Measuring balance in the elderly: validation of an instrument. Can J Public Health 1992b; 83 Suppl 2:S7-11.

Bogle Thorbahn LD, Newton RA. Use of the Berg Balance Test to predict falls in elderly persons. Phys Ther 1996; 76 (6):576-83; discussion 84-5.

Chiu AYY, Au-Yeung SSY, Lo SK. A comparison of four functional tests in discriminating fallers from non-fallers in older people. Disability & Rehabilitation 2003; 25 (1):45-50.

Cipriany-Dacko LM, Innerst D, Johannsen J, Rude V. Interrater reliability of the Tinetti Balance Scores in novice and experienced physical therapy clinicians. Arch Phys Med Rehabil 1997; 78 (10):1160-4.

Di Fabio RP, Seay R. Use of the "fast evaluation of mobility, balance, and fear" in elderly community dwellers: validity and reliability. Phys Ther 1997; 77 (9):904-17.

Faber MJ, Bosscher RJ, Chin APMJ, van Wieringen PC. Effects of exercise programs on falls and mobility in frail and pre-frail older adults: A multicenter randomized controlled trial. Arch Phys Med Rehabil 2006; 87 (7):885-96.

Harada N, Chiu V, Damron-Rodriguez J, Fowler E, Siu A, Reuben DB. Screening for balance and mobility impairment in elderly individuals living in residential care facilities. Phys Ther 1995; 75 (6):462-9.

Kegelmeyer DA, Kloos AD, Thomas KM, Kostyk SK. Reliability and validity of the Tinetti Mobility Test for individuals with Parkinson disease. Phys Ther 2007; 87 (10):1369-78.

Lin MR, Hwang HF, Hu MH, Wu HD, Wang YW, Huang FC. Psychometric comparisons of the timed up and go, one-leg stand, functional reach, and Tinetti balance measures in community-dwelling older people. J Am Geriatr Soc 2004; 52 (8):1343-8.

Marks D, Pfeffer-Eichhübl A, Gutknecht C, Blanco J. Messung physiotherapeutischer Ergebnisqualität in der neurologischen Rehabilitation. Neurol Rehabil 2000; 6 (5):25.

Neuls PD, Clark TL, Van Heuklon NC, Proctor JE, Kilker BJ, Bieber ME, Donlan AV, Carr-Jules SA, Neidel WH, Newton RA. Usefulness of the Berg Balance Scale to predict falls in the elderly. J Geriatr Phys Ther 2011; 34 (1):3-10.

Raiche M, Hebert R, Prince F, Corriveau H. Screening older adults at risk of falling with the Tinetti balance scale. Lancet 2000; 356 (9234):1001-2.

Raîche M, Hébert R, Prince F, Corriveau H. Screening older adults at risk of falling with the Tinetti balance scale. The Lancet 2000; 356 (9234):1001-2.

Rubenstein LZ, Robbins AS, Josephson KR, Schulman BL, Osterweil D. The value of assessing falls in an elderly population. A randomized clinical trial. Ann Intern Med 1990; 113 (4):308-16.

Sterke CS, Huisman SL, van Beeck EF, Looman CW, van der Cammen TJ. Is the Tinetti Performance Oriented Mobility Assessment (POMA) a feasible and valid predictor of short-term fall risk in nursing home residents with dementia? Int Psychogeriatr 2010; 22 (2):254-63.

Thomas JI, Lane JV. A pilot study to explore the predictive validity of 4 measures of falls risk in frail elderly patients. Arch Phys Med Rehabil 2005; 86 (8):1636-40.

Tinetti ME. Performance-oriented assessment of mobility problems in elderly patients. J Am Geriatr Soc 1986a; 34 (2):119-26.

Tinetti ME, Speechley M, Ginter SF. Risk factors for falls among elderly persons living in the community. N Engl J Med 1988; 319 (26):1701-7.

Tinetti ME, Williams TF, Mayewski R. Fall risk index for elderly patients based on number of chronic disabilities. Am J Med 1986b; 80 (3):429-34.

Vassallo M, Stockdale R, Sharma JC, Briggs R, Allen S. A comparative study of the use of four fall risk assessment tools on acute medical wards. J Am Geriatr Soc 2005; 53 (6):1034-8.

Performance Oriented Mobility Assessment (POMA)

Name: _____ Geburtsdatum: _____

Hilfsmittel: O nein   O ja: welche: _____

						Datum
						TOTAL GESAMTPUNKTZAHL (max. 28 Punkte)
1)	2)	1)	2)	1)	2)	Total 1) Gleichgewicht (max. 16 Punkte), 2) Gang (max. 12 Punkte)
						Sitzbalance 0 lehnt zur Seite oder rutscht im Stuhl 1 sicher, stabil
						Aufstehen 0 ohne Hilfe nicht möglich 1 möglich, aber braucht Arme 2 möglich, ohne Benützung der Arme
						Versuche aufzustehen 0 unmöglich ohne Hilfe 1 möglich, aber braucht mehr als einen Versuch 2 möglich, in einem Versuch
						Unmittelbare Stehbalance (erste 5 Sekunden) 0 unsicher (macht kleine Schritte, deutliche Rumpfbewegungen) 1 sicher, aber benötigt Stock, Böckli od. anderes Hilfsmittel zum Stehen 2 sicher, ohne Hilfsmittel
						Stehbalance beim Versuch, Füsse nahe beieinander zu halten 0 unsicher 1 sicher aber Füsse weit voneinander (> 10 cm) oder benötigt Hilfsmittel 2 sicher, ohne Hilfsmittel
						Stoss (Patient hat Füsse so nahe wie möglich beieinander, Untersucher stösst 3x mit Handteller auf das Sternum des Patienten) 0 würde ohne Hilfe umfallen 1 macht Ausweichschritte, muss sich halten, fällt aber nicht um 2 sicher
						Augen geschlossen (bei Füssen so nahe beieinander wie möglich) 0 unsicher 1 sicher
1)	2)	1)	2)	1)	2)	**Beginn des Gangs** (unmittelbar nach dem Befehl zu gehen) 0 irgend ein Zögern oder verschiedene Versuche 1 kein Zögern

Schrittlänge und Schritthöhe Fuss <u>rechtes</u> Schwungbein
0 kommt nicht vor linken Standfuss beim Gang
1 kommt vor linken Standfuss

0 rechter Fuss hebt nicht vollständig vom Boden ab
1 rechter Fuss hebt vollständig vom Boden ab

Schrittlänge und Schritthöhe Fuss <u>linkes</u> Schwungbein
0 kommt nicht vor rechten Standfuss beim Gang
1 kommt vor rechten Standfuss

0 linker Fuss hebt nicht vollständig vom Boden ab
1 linker Fuss hebt vollständig vom Boden ab

Gangsymmetrie
0 rechte und linke Schrittlänge erscheinen nicht gleich (Schätzung)
1 rechte und linke Schrittlänge erscheinen gleich

Schrittkontinuität
0 Anhalten oder Diskontinuität der Schritte
1 Schritte erscheinen kontinuierlich

Wegabweichung (beobachtet über Distanz von mind. 3 m entlang einer imaginären geraden Linie)
0 deutliche Deviation
1 leichte Deviation oder benötigt Hilfsmittel
2 gerade, ohne Hilfsmittel

Rumpfstabilität
0 ausgeprägtes Schwanken oder benützt Hilfsmittel
1 kein Schwanken aber vornübergebeugt oder braucht Arme zum Balancieren beim Gehen
2 kein Schwanken, nicht vornübergebeugt, muss sich nirgends halten

Schrittbreite
0 Gang breitbeinig (mehr als 5 cm)
1 Füsse berühren sich beinahe beim Gehen

Drehung um 360°
0 diskontinuierliche Schritte
1 kontinuierliche Schritte

0 unsicher
1 sicher

Absitzen
0 unsicher (schätzt Distanz falsch ein, fällt in Stuhl)
1 benützt Arme oder macht grobe Bewegung
2 sicher, mit feiner Bewegung

Gleichgewicht: Berg Balance Scale (BBS)

Hintergrund

Grundlage für die Berg Balance Scale war die Tatsache, dass Personen mit zunehmendem Alter häufiger stürzen und sich dabei schwere Verletzungen zuziehen können. Die Berg Balance Scale (BBS) wurde von Katherine Berg et al. (1989) zur Untersuchung der Balancefähigkeit und des Sturzrisikos von älteren Personen entwickelt. Seit den 90er Jahren gilt die Berg Balance Scale als Referenztest für das Gleichgewicht. Auch in neueren Studien wird die Berg Balance Scale als Messgrösse für das Gleichgewicht verwendet.

Die Berg Balance Scale wurde von Scherfer et al. auf Deutsch validiert und veröffentlicht (Scherfer et al. 2006).

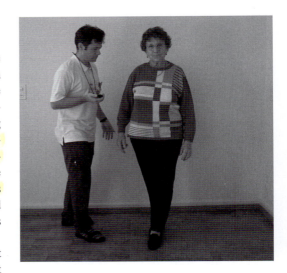

ICF-Klassifikation

Die BBS erfasst gleichzeitig die ICF-Komponenten der Körperfunktionen und der Aktivitäten. Gleichgewicht ist eine Körperfunktion, definiert unter „Funktionen der unwillkürlichen Bewegungsreaktionen" (b755). Die Koordination von Willkürbewegungen (b7602) wird bei einigen Items der BBS ebenso beurteilt. Sturzrisiko ist kein ICF-Begriff. Der Test gibt Hinweise über vestibuläre Funktionen (b235), Gleichgewichtssinn (b2351), Propriozeption (b260), Sehen (b210) und Muskelkraft (b730.). Die BBS beobachtet folgende Aktivitäten:

Aktivitäten

1. Vom Sitzen zum Stehen	d410 Eine elementare Körperposition wechseln
2. Freies Stehen	d4154 In stehender Position verbleiben
3. Freies Sitzen	d4153 In sitzender Position verbleiben
4. Vom Stehen zum Sitzen	d410 Eine elementare Körperposition wechseln
5. Transfer	d420 Sich verlagern
6. Stehen geschlossene Augen	d4154 In stehender Position verbleiben
7. Stehen geschlossene Füsse	d4154 In stehender Position verbleiben
8. Funktionelle Reichweite	d4106 Seinen Körperschwerpunkt verlagern
9. Bücken und einen Gegenstand aufheben	d4105 Sich beugen

10. Nach hinten schauen

11. Drehen an Ort
12. Füsse auf Stufe
13. Tandemstand
14. Einbeinstand

d4400 Einen Gegenstand aufheben
d4154 In stehender Position verbleiben
d4106 Seinen Körperschwerpunkt verlagern
d4106 Seinen Körperschwerpunkt verlagern
d4106 Seinen Körperschwerpunkt verlagern
d4154 In stehender Position verbleiben
d4154 In stehender Position verbleiben
d4106 Seinen Körperschwerpunkt verlagern

Kontextfaktoren
Alle Items werden auf einer Skala von 0-4 beurteilt. Dabei wird die Hilfestellung berücksichtigt.

e340 Persönliche Hilfs- und Pflegepersonen

Praktikabilität

Patientengruppe
Geriatrische Patienten (Berg et al. 1989), Patienten nach Schlaganfall (Andersson et al. 2006; Harris et al. 2005; Mackintosh et al. 2006), nach Hirnverletzung (Newstead et al. 2005), mit Multipler Sklerose (Cattaneo et al. 2006), mit M. Parkinson (Dibble et al. 2006; Qutubuddin et al. 2005) oder Erwachsene mit Lernschwierigkeiten (Sackley et al. 2005), gehfähige Patienten mit Querschnittlähmung (Lemay et al. 2010; Wirz et al. 2010), M. Huntington (Rao et al. 2009).

Zeitaufwand
15-20 Minuten

Kosten
Keine

Ausbildung
2 Stunden

Praktische Durchführung
Die Durchführung geschieht mittels Beobachtung der Ausführung von standardisierten Aufgaben. Die Messmethode wird in folgende Skala unterteilt: Stabilität, Haltungsreaktionen und Gleichgewichtsreaktionen. Diese drei Gebiete sind in 14 Items aufgeteilt. Freies Sitzen für 2 Minuten, vom Sitzen zum Stehen, selbständiges Stehen für 2 Minuten, vom Stehen zum Sitzen, Transfers, Stehen mit geschlossenen Augen für 10 Sekunden, Stehen mit geschlossenen Füssen für 1 Minute, Tandemstand für 30 Sekunden (mit einem Fuss vor den anderen gestellt), Stehen auf einem Bein, Gegenstand vom Fussboden aufheben, abwechselnd die Füsse auf eine Stufe stellen, 360°-Drehung in beide Richtungen, mit ausgestreckten Armen vorwärts reichen, über die Schulter schauen.

Format
Funktionelle Leistung

Skalierung
Ordinalskalierung, 0 (nicht möglich) bis 4 (selbständig); Totalsumme von 0-56 Punkte

Subskalen
Keine

Reliabilität (Zuverlässigkeit)

Katherine Berg et al. (1995) untersuchten die Intratester-Reliabilität bei 18 Heimbewohnern und 6 Personen nach Schlaganfall. Die Übereinstimmung zwischen den Untersuchern (Intertester-Reliabilität) (Intraklassen-Korrelationskoeffizient ICC=0.98) und die Übereinstimmung beim gleichen Untersucher (Intratester) waren sehr gut (ICC=0.97).

Mao et al. (2002) untersuchten 112 Patienten 14 Tage nach akutem Schlaganfall durch zwei Ergotherapeuten. Die zweite Messung fand bereits nach 24 Stunden statt, um Veränderungen durch die Erholung zu vermeiden. Die Intertester-Reliabilität für den Gesamtscore war sehr gut (ICC=0.95) und ebenso der Median der gewichteten Kappa-Statistik der Items 0.92 (0.59 bis 0.94).

Ann H. Newstead et al. (2005) untersuchten bei 5 Personen mit Hirnverletzung (Alter 20-32 Jahre) die Intertester-Reliabilität. Zwei Studenten erhielten in vier Einheiten eine Schulung in der Berg Balance Scale. Die Intertester-Reliabilität war ausgezeichnet (ICC=0.986).

Bogle Thorbahn et al. (1996a) fanden bei 66 älteren Patienten eine etwas tiefere, dennoch sehr gute Intratester-Reliabilität (r=0.88). Die Intertester-Reliabilität war sehr gut (r=0.98).

In mehreren Studien zeigte die BBS übereinstimmend eine sehr gute bis ausgezeichnete Zuverlässigkeit für wiederholte Messungen (Retest-Reliabilität).

Wirz et al. (2010) fanden bei 42 gehfähigen Personen mit Querschnittlähmung eine sehr gute Intertester-Reliabilität anhand einer Videoaufnahme von 0.84-0.98 (einzelne Items) und einem ICC=0.95 des Totalscores.

In einer systematischen Review zu Gleichgewichtstests für die Praxis fanden Tyson et al. (2009) gute psychometrische Kriterien sowie eine gute Praktikabilität mit 9 von max. 10 möglichen Punkten.

Validität (Gültigkeit)

Die inhaltliche Validität ist gegeben, indem das Gleichgewichtsverhalten bei 14 verschiedenen Aktivitäten bewertet wird.

Die Korrelation des BBS-Scores mit einer globalen Einschätzung (gut, mittel, schlecht) des Gleichgewichts durch Therapeuten war mässig (r=0.47-0.61). Ebenso war die Korrelation mit einer Selbsteinschätzungen des Gleichgewichts durch die Patienten selbst nur moderat (r=0.39-0.41).

Die Personen wurden nach dem Gebrauch ihrer Hilfsmittel in Gruppen eingeteilt und mit der BBS verglichen. Für jede Gruppe resultierte ein Durchschnittswert der BBS.

Gehen ohne Hilfsmittel	49.6 Punkte
Handstock nur im Aussenbereich	48.3 Punkte
Handstock im Innenbereich	45.3 Punkte
Rollator	33.1 Punkte

Diese Durchschnittswerte können für eine Hilfsmittelabklärung als grobe Orientierung dienen. Dabei muss beachtet werden, dass die oben genannten Werte für eine Gruppe, nicht aber für eine Einzelperson gelten. Diese können beträchtlich um diese Mittelwerte schwanken.

Prädiktive Validität: Bei einer Punktzahl unterhalb 45 Punkten war das relative Risiko für wiederholte Stürze in den nächsten 12 Monaten 2.7 (95% Konfidenzintervall-CI: 1.5-4.9). Der Score von 45 Punkten scheint ein Cut-off-Wert (Grenzwert) zu sein zwischen Personen, die sich sicher und unabhängig fortbewegen können und jenen, die eine genauere Untersuchung betreffend ihrer Hilfsmittel oder Supervision benötigen (Berg et al. 1992b).

In Labormessungen wurden das spontane Schwanken und das Schwanken bei Verschiebungen der Unterlage anhand von Schwerpunktverschiebungen auf einer Kraftmessplatte gemessen. Die BBS korrelierte moderat mit spontanem Schwanken (r=0.55) und nur gering mit den Schwankungen bei Unterlagenverschiebungen (r=-0.38).

Der Vergleich der BBS mit den Lebenssituationen der Personen zwölf Wochen nach Schlaganfall ergab folgende Durchschnittswerte:

Zuhause lebend	45.0 Punkte
in einem Rehabilitationszentrum	31.1 Punkte
in einem Spital	8.6 Punkte

Berg et al. (1992b) fanden bei 31 Personen einer Alterssiedlung und einer akuten Betreuungseinrichtung (Durchschnittsalter 83 Jahre) eine hohe Korrelation (r=0.91) zur Subskala Gleichgewicht des POMA (Performance Oriented Mobility Assessment- Tinetti-Test) und eine gute Korrelation zur Mobilitäts-Subskala des Barthel-Index (r=0.67) und zum Timed Up and Go-Test (TUG, r=0.76).

Liston et al. (1996) untersuchten bei zwanzig ambulanten Personen mit Hemiparese die konkurrente Validität mit dem Balance Master, einem Gerät zur Messung des Gleichgewichts. Die Autoren fanden eine mässige bis geringe Korrelation von r≥0.48.

Harada et al. (1995) untersuchten, ob mit Hilfe von vier Gleichgewichts- und Mobilitätstests bei 43 älteren Menschen (Durchschnittsalter 83 Jahre) einer Altersresidenz der Bedarf an Physiotherapie wegen eingeschränkter Mobilität festgestellt werden konnte. Als Standard diente den Autoren eine kurze Untersuchung durch einen Physiotherapeuten. Ein Cut-off-Score von 48 Punkten auf der BBS zeigte eine Sensitivität (d.h. richtig positiv oder der Anteil der Personen, die sowohl durch die BBS, als auch durch die physiotherapeutische Beurteilung als therapiebedürftig identifiziert wurden) von 84% und eine Spezifität (d.h. richtig negativ oder der Anteil der Personen, die durch die BBS und den Therapeuten als nicht-therapiebedürftig klassifiziert wurden) von 78%. Diese Resultate sind besser als diejenigen anderer Tests (POMA-Subskala Gleichgewicht, Gehgeschwindigkeit, Falls Efficacy Scale). Die besten Werte (Sensitivität von 91% und Spezifität von 70%) wurden mit der Kombination von BBS und Gehgeschwindigkeit erreicht.

Berg et al. (1992a) testeten 70 Patienten mit der BBS, dem Barthel Index und dem Fugl–Meyer Assessment 4, 6 und 12 Wochen nach einem cerebrovaskulären Insult. Der Korrelationskoeffizient (konkurrente Validität) zwischen BBS und Barthel Index war r=0.80-0.94 und für das Fugl–Meyer Assessment r=0.62-0.94. Dies entspricht einer guten bis sehr guten Übereinstimmung.

Mao et al. (2002) zeigten bei Patienten nach akutem Schlaganfall eine gute Korrelation zwischen der BBS und Gleichgewichts-Subskala des Fugl-Meyer Assessments und zum Postural Assessments Scale for Stroke.

Bei Patienten mit M. Huntington korrelierte die BBS mit 5 quantitativen Gangassessments und mit Indikatoren für funktionelle Einschränkungen (Rao et al. 2009).

Die BBS zeigte eine gute Korrelation mit Messungen der Mobilität, der FES-I und dem Motorscore (MS) bei 42 gehfähigen Personen mit Querschnittlähmung (Wirz et al. 2010).

Auch Lemay et al. (2010) fanden hohe Korrelationen mit verschiedenen Gehtests bei 32 Personen mit inkompletter Querschnittlähmung (10m gehfähig mit oder ohne Hilfsmittel). Die Autoren fanden aber auch einen Deckeneffekt für die BBS.

Berg et al. (1992b) untersuchten die konkurrente Validität in drei Gruppen: Bei 113 Personen, die zuhause lebten, bei 70 Patienten nach einem akuten Schlaganfall (Testung 14 Tage nach Ereignis, nach 4, 6 und 12 Wochen) und bei 31 älteren Personen im Testlabor.

Konkurrente Validität: Der Vergleich der BBS zum Barthel-Index und zum Fugl-Meyer-Assessment zeigte bei 60 akuten Schlaganfallpatienten eine hohe Korrelation (0.80 beim Barthel Index, zwischen 0.62 und 0.64 für das Fugl-Meyer-Assessment).

Prädiktive Validität

Whitney et al. (2003) untersuchten retrospektiv die parallele Validität zwischen Dynamic Gait Index (DGI) und BBS bei 70 Patienten (Durchschnittsalter 65 Jahre, Range 14 – 88 Jahre) mit vestibulären Erkrankungen unterschiedlicher Ätiologie (79% peripher vestibulär, 7% zentral vestibulär und 14% multisensorische Dysfunktionen). Die Tester erhielten vorgängig keine Schulung. Es wurde eine moderate, aber signifikante Korrelation zwischen den beiden Tests gefunden (r=0.71, p<0.01). Die nur moderate Korrelation wurde damit erklärt, dass die beiden Tests zwar einige gleiche, aber nicht ausschliesslich dieselben Balance-Komponenten untersuchten. Bei der Bestimmung des Sturzrisikos stimmten Dynamic Gait Index und BBS in 63% der Fälle überein.

Chiu et al. (2003a) zeigten bei älteren Menschen, dass das Item „Aufheben eines Gegenstandes" am besten die Stürzer erfassen konnte.

Zur Sensitivität und Spezifität bezogen auf das Sturzrisiko liegen zahlreiche Studien vor, die z.T. unterschiedliche Cut-Off-Werte ermittelten (siehe Tabelle 1). Die BBS weist gegenüber anderen Tests für Sturzrisiko (z.B. POMA, DGI, TUG etc.) die besten Werte der Sensitivität und Spezifität aus. Allerdings stellt sich die Frage, ob der von K. Berg vorgeschlagene Cut-Off-Wert für Sturzrisiko zu hoch ist. Tiefere Grenzwerte (z.B. 38 Punkte von Chiu et al. 2003) scheinen das Sturzrisiko besser zu identifizieren. Für Patienten mit Multipler Sklerose (Cattaneo et al. 2006) und Parkinson (Dibble 2006) scheint die Skala nicht genügend empfindlich zu sein, sturzgefährdete Patienten zu erkennen.

Die BBS kann das Sturzrisiko bei gehfähigen Patienten mit Querschnittlähmung nicht genügend voraussagen (Wirz et al. 2010).

In einer systematischen Review untersuchten Neuls et al. (2011) die BBS bezüglich ihrer Voraussage von Stürzen bei älteren Menschen. Sie konnten 9 Studien einschliessen, welche in einem Rating für methodologische Qualität von Studien mindestens 5 von 10 Punkten erreichten. Die Autoren kamen zum Schluss, dass die BBS alleine nicht in der Lage ist, das Sturzrisiko bei älteren Menschen mit und ohne Pathologien vorauszusagen. Aufgrund der Unterschiedlichen Cut-off-Werte und Gütekriterien empfehlen sie zusätzliche Tests (Risikofaktoren für Stürze) zur BBS zu erheben.

Referenz	Patientengruppe	Design	N=	Cut-Off	Sens.	Spez.
Harada et al. (1995)	Altersresidenz		43	48	84%	78%
Bogle Thorbahn et al. (1996b)	Bewohner life-care communities Initiale Sturzhäufigkeit		66	<45	53%	96%
Bogle et al. (1996b)	Bewohner life-care communities 6 Monate Follow-up	retrospektiv	66	<45	53%	92%
Shumway-Cook et al. (1997)	Ältere Menschen selbständig in der Gemeinde lebend ≥65 J.	retrospektiv	44	≤49	77%	86%
Cattaneo et al. (2006)	Multiple Sklerose		51	>44	40%	90%
Chiu et al. (2003b)	Stürze in den letzten 6 Monaten Einmal-Stürzende vs. Kontrollgruppe	retrospektiv	56*	47	88%	77%
wie oben	Stürze in den letzten 6 Monaten Mehrfach-Stürzende vs. Kontrollgruppe	wie oben	61*	38	96%	96%
wie oben	Stürze in den letzten 6 Monaten 1x-Stürzende vs. Mehrfach-Stürzende	wie oben	39*	33	94%	91%
Lajoie et al. (2002)	40 mit Sturz in der Geschichte (Alter 75.5), 85 ohne Sturz in der Geschichte (Alter 73.8). Aus der Gemeinde und aus Pflegeheimen.	retrospektiv	125	<46	82.5%	93%
MacIntosh et al. (2006)	Patienten nach Schlaganfallrehabilitation	prospektiv (6 Monate)	55	<49	92%	65%

Autor	Beschreibung	Studientyp	N	Cut-Off	Sensitivität	Spezifität
MacIntosh et al. (2006)	Wird die BBS kombiniert mit der Frage nach einem Sturz in Spital oder der Reha erhöht sich Spezifität bei leichtem Verlust der Sensitivität			<49*	83	91
Andersson et al. (2006)	Patienten nach Schlaganfall	prospektiv (12 Monate)	141	<45	63%	65%
Dibble et al. (2006)	Patienten mit Parkinson			46	41%	100
Dibble et al. (2006)	Patienten mit Parkinson			54	79%	74%
Harris et al. (2005)	Patienten nach Schlaganfall. In dieser Studie konnte die BBS nicht zwischen Stürzenden und Patienten ohne Stürze unterscheiden (es wurden aber keine Werte für Sensitivität und Spezifität angegeben).	retrospektiv	180			
Muir et al. (2008)	Ältere Menschen, die selbständig leben. Alter: 79.5, von 47 bis 90.	prospektiv (12 Monate)	187	≤ 45	25%	87%
				≤ 54	61%	53%
Ashburn et al. (2008)	Schlaganfallpatienten im Spital. Alter 21 bis 92 (mittleres Alter 70)	Prospektiv** (12 Monate)	110	≤48.5	85%	49%
Landers et al. (2008)	Idiopathische M. Parkinson,	retrospektiv	49	43.5	0.851	0.680
Nilsagard et al. (2009)	Multiple Sklerose EDSS 3.5-6.0, selbstberichtete Stürze	Prospektiv (3 Monate)	67	≤ 55	94%	32%

Tabelle 1: Sensitivität und Spezifität der Berg Balance Scale für das Risiko zu stürzen bei verschiedenen Cut-Off-Werten
* und erlittenem Sturz im Spital oder Reha (per Interview erhoben)
** Vorhersage von Mehrfachstürzenden

Responsivität (Empfindlichkeit)

Basierend auf den Standardfehlern wiederholter Messungen, können Unterschiede von mehr als 6 Punkten als tatsächliche Veränderung betrachtet werden (minimal detectable change, Stevenson 2001). Nur bei 25 von 45 Patienten bestand eine Übereinstimmung zwischen der Veränderung in der BBS und einem globalen Expertenurteil (Stevenson 2001).
Mao et al. (2002) zeigten bei Patienten nach akutem Schlaganfall in den ersten 90 Tagen eine gute bis sehr gute Responsivität (gemessen nach 14, 30 und 90 Tagen), aber eine tiefere zwischen dem 90. und dem 180. Tag. Die tiefere Responsivität vom 90. zum 180. Tag könnte mit der Plateauphase der Erholung des Gleichgewichts erklärt werden. Die BBS war weniger responsiv für schwerer betroffene Schlaganfallpatienten als die Subskala Gleichgewicht des Fugl-Meyer-Assessments und der Postural Assessments Scale for Stroke.
Rao et al. (2009) fanden, dass die BBS responsiv zur Schwere der Erkrankung bei Patienten mit M. Huntington war.

Beurteilung

Diagnostik/ Befund	**empfohlen**[1]
Ergebnis/ Verlauf	**empfohlen**[2]
Prognose	**teilweise empfohlen**[3]

Kommentar

1) Die BBS ist sehr geeignet, um Problembereiche des Gleichgewichts zu identifizieren und eine Behandlung gezielt zu planen. Die BBS zeigte gegenüber einigen anderen Tests die besten Eigenschaften (psychometrische Kriterien).
2) Die BBS ist weniger empfindlich für Veränderungen bei schwer betroffenen Schlaganfallpatienten.
Die BBS zeigte in mehreren Studien übereinstimmend eine ausgezeichnete Reliabilität und Responsivität im Vergleich zum POMA. Das POMA hat gegenüber der BBS jedoch den Vorteil, dass der Zeitaufwand kleiner ist und dass das Gehen ein Bestandteil des Tests ist. Zur Verlaufsmessung der Balance-Fähigkeit ist die Berg Balance Scale dem POMA vorzuziehen. Die BBS ist zur Verlaufsmessung des Sturzrisikos nicht geeignet. Eine Abnahme der Punktzahl gibt keine Zunahme der Sturzfrequenz (Bogle Thorbahn & Newton 1996a)
3) Es bestehen verschiedene Grenzwerte für das Sturzrisiko. Berg postulierte einen Wert von 45 Punkten (Berg et al. 1992b). Die beste Sensitivität und Spezifität erreichte der Grenzwert (Cut-off-Wert) von 38 Punkten (Chiu et al. 2003). Aufgrund der unterschiedlichen Cut-off-Werte und weiterer Gründe empfehlen verschiedene Autoren (Berg et al. 1992b; Neuls et al. 2011; Raiche et al. 2000; Tinetti et al. 1988), die BBS nicht alleine für Sturzrisiko älterer Menschen zu verwenden, sondern zusätzliche Risikofaktoren für Stürze) zu erheben wie z.B. die Anzahl und Art der Medikamente, Alter, mentaler Zustand, wiederholte Stürze, usw.

Die BBS scheint bei gehfähigen Patienten mit Querschnittlähmung und bei Patienten mit M. Parkinson und Multipler Sklerose sturzgefährdete Patienten nicht identifizieren zu können.

Die Umgebung hat einen wesentlichen Einfluss auf das Sturzrisiko. Der Test in einem Therapieraum gibt nicht einen direkten Aufschluss über das Sturzrisiko draussen, zuhause oder in einer Umgebung mit vielen Ablenkungen. Die Aufmerksamkeit bzw. die Ablenkung durch äussere Einflüsse oder durch gleichzeitige, zusätzliche Aufgaben (Dual Task) üben einen grossen Einfluss auf die Sturzhäufigkeit aus und werden mit der BBS nicht erfasst.

Literatur

Literatursuche: PubMed; 12/2011
Autor: Stefan Schädler

Andersson AG, Kamwendo K, Seiger A, Appelros P. How to identify potential fallers in a stroke unit: validity indexes of 4 test methods. J Rehabil Med 2006; 38 (3):186-91.

Ashburn A, Hyndman D, Pickering R, Yardley L, Harris S. Predicting people with stroke at risk of falls. Age Ageing 2008; 37 (3):270-6.

Berg K, Wood-Dauphinee S, Williams J, Gayton D. Measuring balance in the elderly preliminary development of an instrument. Physiotherapy Canada. 1989; (41):304-11.

Berg K, Wood-Dauphinee S, Williams JI. The Balance Scale: reliability assessment with elderly residents and patients with an acute stroke. Scand J Rehabil Med 1995; 27 (1):27-36.

Berg KO, Maki BE, Williams JI, Holliday PJ, Wood-Dauphinee SL. Clinical and laboratory measures of postural balance in an elderly population. Arch Phys Med Rehabil 1992a; 73 (11):1073-80.

Berg KO, Wood-Dauphinee SL, Williams JI, Maki B. Measuring balance in the elderly: validation of an instrument. Can J Public Health 1992b; 83 Suppl 2:S7-11.

Bogle Thorbahn LD, Newton RA. Use of the Berg Balance Test to predict falls in elderly persons. Phys Ther 1996a; 76 (6):576-83; discussion 84-5.

Bogle Thorbahn LD, Newton RA. Use of the Berg Balance Test to predict falls in elderly persons. Physical Therapy 1996b; 76 (6):576.

Cattaneo D, Regola A, Meotti M. Validity of six balance disorders scales in persons with multiple sclerosis. Disabil Rehabil 2006; 28 (12):789-95.

Chiu AY, Au-Yeung SS, Lo SK. A comparison of four functional tests in discriminating fallers from non-fallers in older people. Disabil Rehabil 2003a; 25 (1):45-50.

Chiu AYY, Au-Yeung SSY, Lo SK. A comparison of four functional tests in discriminating fallers from non-fallers in older people. Disability & Rehabilitation 2003b; 25 (1):45-50.

Dibble LE, Lange M. Predicting falls in individuals with Parkinson disease: a reconsideration of clinical balance measures. J Neurol Phys Ther 2006; 30 (2):60-7.

Harada N, Chiu V, Damron-Rodriguez J, Fowler E, Siu A, Reuben DB. Screening for balance and mobility impairment in elderly individuals living in residential care facilities. Phys Ther 1995; 75 (6):462-9.

Harris JE, Eng JJ, Marigold DS, Tokuno CD, Louis CL. Relationship of balance and mobility to fall incidence in people with chronic stroke. Phys Ther 2005; 85 (2):150-8.

Lajoie Y, Girard A, Guay M. Comparison of the reaction time, the Berg Scale and the ABC in non-fallers and fallers. Arch Gerontol Geriatr 2002; 35 (3):215-25.

Landers MR, Backlund A, Davenport J, Fortune J, Schuerman S, Altenburger P. Postural instability in idiopathic Parkinson's disease: discriminating fallers from nonfallers based on standardized clinical measures. J Neurol Phys Ther 2008; 32 (2):56-61.

Lemay JF, Nadeau S. Standing balance assessment in ASIA D paraplegic and tetraplegic participants: concurrent validity of the Berg Balance Scale. Spinal Cord 2010; 48 (3):245-50.

Liston RA, Brouwer BJ. Reliability and validity of measures obtained from stroke patients using the Balance Master. Arch Phys Med Rehabil 1996; 77 (5):425-30.

Mackintosh SF, Hill KD, Dodd KJ, Goldie PA, Culham EG. Balance score and a history of falls in hospital predict recurrent falls in the 6 months following stroke rehabilitation. Arch Phys Med Rehabil 2006; 87 (12):1583-9.

Mao HF, Hsueh IP, Tang PF, Sheu CF, Hsieh CL. Analysis and comparison of the psychometric properties of three balance measures for stroke patients. Stroke 2002; 33 (4):1022-7.

Muir SW, Berg K, Chesworth B, Speechley M. Use of the Berg Balance Scale for predicting multiple falls in community-dwelling elderly people: a prospective study. Phys Ther 2008; 88 (4):449-59; discussion 60-1.

Neuls PD, Clark TL, Van Heuklon NC, Proctor JE, Kilker BJ, Bieber ME, Donlan AV, Carr-Jules SA, Neidel WH, Newton RA. Usefulness of the Berg Balance Scale to predict falls in the elderly. J Geriatr Phys Ther 2011; 34 (1):3-10.

Newstead AH, Hinman MR, Tomberlin JA. Reliability of the Berg Balance Scale and balance master limits of stability tests for individuals with brain injury. J Neurol Phys Ther 2005; 29 (1):18-23.

Nilsagard Y, Lundholm C, Denison E, Gunnarsson LG. Predicting accidental falls in people with multiple sclerosis -- a longitudinal study. Clin Rehabil 2009; 23 (3):259-69.

Qutubuddin AA, Pegg PO, Cifu DX, Brown R, McNamee S, Carne W. Validating the Berg Balance Scale for patients with Parkinson's disease: a key to rehabilitation evaluation. Arch Phys Med Rehabil 2005; 86 (4):789-92.

Raiche M, Hebert R, Prince F, Corriveau H. Screening older adults at risk of falling with the Tinetti balance scale. Lancet 2000; 356 (9234):1001-2.

Rao AK, Muratori L, Louis ED, Moskowitz CB, Marder KS. Clinical measurement of mobility and balance impairments in Huntington's disease: validity and responsiveness. Gait Posture 2009; 29 (3):433-6.

Sackley C, Richardson P, McDonnell K, Ratib S, Dewey M, Hill HJ. The reliability of balance, mobility and self-care measures in a population of adults with a learning disability known to a physiotherapy service. Clin Rehabil 2005; 19 (2):216-23.

Scherfer E, Bohls C, Freiberger E, Heise KF, Hogan D. Berg-Balance-Scale - deutsche Version; Übersetzung eines Intruments zur Beurteilung von Gleichgewicht und Sturzgefährdung. physioscience 2006; 2 Juni:56-66.

Shumway-Cook A, Baldwin M, Polissar NL, Gruber W. Predicting the probability for falls in community-dwelling older adults. Physical Therapy 1997; 77 (8):812.

Stevenson TJ. Detecting change in patients with stroke using the Berg Balance Scale. Aust J Physiother 2001; 47 (1):29-38.

Tinetti ME, Speechley M, Ginter SF. Risk factors for falls among elderly persons living in the community. N Engl J Med 1988; 319 (26):1701-7.

Tyson SF, Connell LA. How to measure balance in clinical practice. A systematic review of the psychometrics and clinical utility of measures of balance activity for neurological conditions. Clin Rehabil 2009; 23 (9):824-40.

Wirz M, Muller R, Bastiaenen C. Falls in persons with spinal cord injury: validity and reliability of the Berg Balance Scale. Neurorehabil Neural Repair 2010; 24 (1):70-7.

Berg Balance Scale (BBS)

Quelle: Scherfer E BC, Freiberger E, Heise K.-F, Hogan D. Berg-Balance-Scale - deutsche Version; Übersetzung eines Intruments zur Beurteilung von Gleichgewicht und Sturzgefährdung. physioscience 2006; 2 Juni:56-66.

Name: _____

Datum: _____

Einrichtung/Ort der Durchführung: _____

Tester: _____

Item-Nr.	Kurztitel des Items	Datum:				
1.	Vom Sitzen zum Stehen					
2.	Stehen ohne Unterstützung (2 Min.)					
3.	Sitzen ohne Unterstützung (2 Min.)					
4.	Vom Stehen zum Sitzen					
5.	Transfers					
6.	Stehen mit geschlossenen Augen (10 Sek.)					
7.	Stehen mit Füssen dicht nebeneinander (enger Fussstand, 1 Min)					
8.	Mit ausgestrecktem Arm nach vorne reichen/ langen					
9.	Gegenstand vom Boden aufheben					
10.	Sich umdrehen, um nach hinten zu schauen					
11.	Sich um 360° drehen					
12.	Abwechselnd die Füsse auf eine Fussbank stellen					
13.	Stehen mit einem Fuss vor dem anderen (Tandemstand, 30 S.)					
14.	Auf einem Bein stehen (Einbeinstand, 10 Sek.)					
	Summe der Punkte:					

Manual Berg Balance Scale

Quelle: Scherfer E BC, Freiberger E, Heise K.-F, Hogan D. Berg-Balance-Scale - deutsche Version; Übersetzung eines Intruments zur Beurteilung von Gleichgewicht und Sturzgefährdung. physioscience 2006; 2 Juni:56-66.

Die deutsche Übersetzung wurde initiiert und gefördert durch die Physio-Akademie des ZVK gemeinnützige GmbH.

Allgemeine Anweisungen

Bitte demonstrieren Sie jede Aufgabe und/ oder geben Sie die Instruktionen wie beschrieben. Beim Bewerten notieren Sie bitte als Punktwert die niedrigste zutreffende Kategorie des jeweiligen Items, die der Patient sicher schafft.

Beispiel für Item-Nr. 1: Ein Proband versucht mehrere Male mit Einsatz der Hände aufzustehen, schafft es aber nicht oder läuft sofort Gefahr, dabei das Gleichgewicht zu verlieren. Mit etwas Unterstützung (z.B. Halten an Hand und Ellenbogen, jedoch ohne zu ziehen) kann er aber aufstehen und steht auch sicher. In diesem Falle wäre das Item mit 1 zu bewerten.

Beispiel für Item 13: Ein Proband stellt einen Fuss deutlich vor den anderen (mit Abstand zwischen Ferse des einen und Zehen des anderen Fusses; jedoch nicht im Tandemstand), bekommt aber nach ca. 20 Sekunden Probleme, sein Gleichgewicht zu halten. Bei einer weiteren Durchführung steht er 30 Sekunden stabil, wobei er aber den einen Fuss nur „auf halbe Höhe" des anderen stellt. In diesem Falle wäre das Item-Nr. 13 mit 2 zu bewerten.

Bei den meisten Items wird der Proband gebeten, eine vorgegebene Position über einen bestimmten Zeitraum zu halten. Zunehmend mehr Punkte sind abzuziehen, wenn die zeitlichen oder räumlichen Anforderungen nicht eingehalten werden können, wenn die Leistungen der Proband Supervision erforderlich macht, oder wenn der Proband nach externer Unterstützung greift oder Hilfe vom Tester erfährt.[1]

Die Probanden sollten verstehen, dass sie Ihre Balance halten müssen, während sie versuchen, die Aufgaben durchzuführen. Die Probanden können selbst entscheiden, mit welchem Fuss sie die Aufgabe durchführen bzw. wie weit sie reichen/langen.

Eine falsche Selbsteinschätzung wird die Leistung und damit die Punktvergabe nachteilig beeinflussen.

Erforderliches Material für die Durchführung sind eine Stoppuhr oder eine Uhr mit Sekundenzeiger, ein Lineal oder vergleichbares Mass, an dem 5; 12,5 und 25 cm abzulesen sind. Die verwendeten Stühle sollten eine für den Patienten angemessene Sitzhöhe haben. Entweder eine Stufe (mit durchschnittlicher Höhe) oder eine Fussbank kann für Item 12 verwendet werden

---

1 Im englischen Original wird der Begriff „supervision" benutzt. Er steht hier für eine den Probanden zur Sicherheit begleitende, bzw. kontrollierende, aber nicht eingreifende „stand-by"-Hilfe.

1. Vom Sitzen zum Stehen

Instruktionen: *Bitte stehen Sie auf. Versuchen Sie, Ihre Hände nicht zur Unterstützung zu benutzen.*

4	kann aufstehen ohne die Hände einzusetzen und sich selbstständig stabilisieren
3	kann selbstständig mit Einsatz der Hände aufstehen
2	kann nach einigen Versuchen mit Einsatz der Hände aufstehen
1	braucht minimale Hilfe zum Aufstehen oder zum Stabilisieren
0	braucht mässige bis maximale Hilfe um aufzustehen

2. Stehen ohne Unterstützung

Instruktionen: *Bitte stehen sie zwei Minuten ohne sich festzuhalten.*

4	kann zwei Minuten sicher stehen
3	kann zwei Minuten unter Supervision stehen
2	kann 30 Sekunden ohne Unterstützung stehen
1	braucht einige Versuche, um 30 Sekunden ohne Unterstützung zu stehen
0	kann nicht ohne Unterstützung 30 Sekunden stehen

Falls der Proband zwei Minuten ohne Unterstützung stehen kann, geben Sie die volle Punktzahl für Item 3 („Sitzen ohne Unterstützung") und fahren Sie mit Item 4 fort.

3. Sitzen ohne Rückenlehne, aber mit beiden Füsse auf dem Boden oder auf einer Fussbank

Instruktionen: *Bitte sitzen Sie zwei Minuten mit verschränkten Armen.*

(wichtig ist, dass eine Armhaltung eingenommen wird, bei der die Arme nach Möglichkeit über Kreuz liegen, so dass sie nicht für Gleichgewichtsreaktionen genutzt werden können)

4	kann sicher und stabil zwei Minuten sitzen
3	kann zwei Minuten unter Supervision sitzen
2	kann 30 Sekunden sitzen
1	kann 10 Sekunden sitzen
0	kann nicht ohne Unterstützung 10 Sekunden sitzen

4. Vom Stehen zum Sitzen

Instruktionen: *Bitte setzen Sie sich hin.*

4	setzt sich sicher mit minimalem Einsatz der Hände hin
3	kontrolliert das Hinsetzen mit den Händen
2	berührt mit Rückseite der Beine den Stuhl, um das Hinsetzen zur kontrolieren
1	setzt sich selbständig aber unkontrolliert hin
0	braucht Hilfe um sich hinzusetzen

5. Transfer

Instruktionen: *Stühle werden so hingestellt, dass der Transfer von Sitz zu Sitz durch eine Drehung („tiefer Transfer") erreicht werden kann. Bitten Sie den Probanden, sich in eine Richtung auf einen Stuhl mit Armlehne und in die andere Richtung auf einen Stuhl ohne Armlehne umzusetzen. Sie können zwei Stühle (einer mit, einer ohne Armlehne) oder ein Bett/eine Bank und ein Stuhl benutzen.*

4	kann den Transfer sicher mit minimalem Einsatz der Hände ausführen
3	kann den Transfer sicher ausführen, muss aber die Hände einsetzen
2	kann den Transfer mit verbaler Anweisung und/oder unter Supervision ausführen
1	braucht eine Person zur Hilfestellung
0	braucht zwei Personen zur Hilfestellung oder Supervision um sicher zu sein

6. Stehen mit geschlossenen Augen ohne Unterstützung

Instruktionen: *Bitte schliessen Sie Ihre Augen und stehen Sie zehn Sekunden lang still.*

4	kann zehn Sekunden sicher stehen
3	kann zehn Sekunden unter Supervision stehen
2	kann drei Sekunden stehen
1	kann nicht die Augen drei Sekunden geschlossen halten, steht aber stabil
0	braucht Hilfe, um nicht zu fallen

7. Stehen ohne Unterstützung mit geschlossenen Füssen

Instruktionen: *Stellen Sie die Füsse dicht nebeneinander und stehen Sie ohne sich festzuhalten.*

4	kann selbständig Füsse nebeneinander stellen und 1 Minute sicher stehen
3	kann selbständig Füsse nebeneinander stellen und unter Supervision 1 Minute stehen
2	kann selbständig Füsse nebeneinander stellen und die Position 30 Sekunden halten
1	braucht Hilfe um die Position einzunehmen, kann aber 15 Sekunden mit geschlossenen Füssen stehen
0	braucht Hilfe um die Position einzunehmen, kann diese nicht für 15 Sekunden halten

8. Im Stehen mit ausgestrecktem Arm nach vorne reichen/langen

Instruktionen: *Heben Sie bitte beide Arme in die Waagrechte. Wenn das nicht geht, strecken Sie nur einen Arm aus). Strecken Sie Ihre Finger aus und langen/reichen Sie so weit wie Sie können nach vorne. (Der Tester/die Testerin hält ein Lineal an den Fingerspitzen, wenn der Arm im 90°-Winkel angehoben ist. Die Finger sollten das Lineal beim vorwärts langen nicht berühren. Gemessen wird die Distanz, die die Finger zurückgelegt haben, wenn der Proband in der am weitesten vorgelehnten Position ist. Bitten Sie den Probanden, möglichst mit beiden Armen nach vorne zu langen, um eine Rumpfrotation zu vermeiden.*

4	kann *sicher* mehr als 25 cm nach vorne langen/reichen
3	kann sicher mehr als 12,5 cm nach vorne langen/reichen
2	kann sicher mehr als 5 cm nach vorne reichen
1	reicht nach vorne braucht aber Supervision
0	verliert das Gleichgewicht beim Versuch/ braucht externe Unterstützung

9. Aus dem Stand Gegenstand vom Boden aufheben

Instruktionen: *Heben Sie bitte den Schuh/Hausschuh auf, der vor Ihren Füssen liegt.*

4	kann den Schuh sicher und mit Leichtigkeit aufheben
3	kann den Schuh aufheben, braucht aber Supervision
2	kann den Schuh nicht aufheben, reicht aber bis auf 2-5 cm an den Schuh heran und hält selbständig das Gleichgewicht
1	kann den Schuh nicht aufheben und braucht bei dem Versuch Supervision
0	schon der Versuch scheitert/ braucht Hilfe um das Gleichgewicht nicht zu verlieren bzw. nicht zu fallen

10. Sich im Stehen umdrehen, um nach hinten über die rechte und die linke Schulter zu schauen

Instruktionen: *Schauen Sie bitte über Ihre linke Schulter direkt nach hinten. Wiederholen Sie dies zur rechten Seite. Der Tester kann einen Gegenstand direkt hinter dem Probanden zum Anschauen auswählen, um eine bessere Körperdrehung zu unterstützen.*

4	schaut hinter sich über beide Seiten bei guter Gewichtsverlagerung
3	schaut nur über eine Seite nach hinten, und zeigt weniger Gewichtsverlagerung auf der anderen Seite
2	dreht sich nur zur Seite aber bewahrt das Gleichgewicht
1	braucht Supervision beim Umdrehen
0	braucht Hilfe um das Gleichgewicht nicht zu verlieren bzw. nicht zu fallen

11. Sich um 360° drehen

Instruktionen: *Drehen Sie sich bitte einmal um ihre eigene Achse komplett im Kreis. Halten Sie an. Dann drehen Sie sich um die eigene Achse in die andere Richtung.*

4	kann sich sicher um 360° in vier Sekunden oder weniger drehen
3	kann sich nur in einer Richtung sicher um 360° in vier Sekunden oder weniger drehen
2	kann sich sicher um 360° drehen, aber langsam
1	braucht nahe Supervision oder verbale Hilfestellung
0	braucht Hilfe beim Drehen

12. Ohne Unterstützung abwechselnd die Füsse auf eine Stufe oder Stufe stellen

Instruktionen: *Bitte stellen Sie abwechselnd einen Fuss auf die Stufe/auf die Fussbank. Wiederholen Sie dies, bis jeder Fuss viermal auf der Stufe/auf der Fussbank stand*

4	kann sicher und selbständig stehen und innerhalb von 20 Sekunden die acht Schrittfolgen/Stufen absolvieren
3	kann sicher und selbständig stehen und in mehr als 20 Sekunden die acht Schrittfolgen/Stufen absolvieren
2	kann vier Schrittfolgen/Stufen ohne Hilfe unter Supervision
1	kann mehr als zwei Stufen/Schrittfolgen mit minimaler Hilfe absolvieren
0	braucht Hilfe um nicht zu fallen/ schon der Versuch scheitert

Hilfe bedeutet z.B. Festhalten an einer Person, Geländer, Stuhllehne, Rollator etc.

13. Stehen ohne Unterstützung mit einem Fuss vor dem anderen (Tandemstand)

Instruktionen: *(DEMONSTRIEREN SIE DEM PROBANDEN DIESE AUFGABE). Stellen Sie einen Fuss direkt vor den anderen. Wenn Sie das Gefühl haben, dass Sie einen Fuss nicht direkt vor den anderen stellen können, versuchen Sie einen Schritt weit genug nach vorn zu machen, so dass die Ferse des vorderen Fusses vor den Zehen des hinteren Fusses steht. (Um die drei Punkte zu erreichen sollte die Länge des Schrittes die Länge des anderen Fusses übertreffen und die Standbreite sollte ungefähr der normalen Spurbreite/Schrittbreite entsprechen*

4	kann selbständig die Füsse in den Tandemstand bringen und 30 Sekunden halten
3	kann selbständig einen Fuss vor den anderen stellen und diese Position 30 Sekunden halten
2	kann selbständig einen kleinen Schritt nach vorne machen und diese Position 30 Sekunden halten
1	braucht Hilfe für den Schritt, kann aber Position 15 Sekunden beibehalten
0	verliert Gleichgewicht während des Schritts oder des Stehens

14. Auf einem Bein stehen (Einbeinstand)

Instruktionen: *Stehen Sie auf einem Bein, solange Sie können, ohne sich festzuhalten.*

4	kann ein Bein selbständig anheben und Position länger als 10 Sekunden halten
3	kann ein Bein selbständig anheben und Position für 5 bis 10 Sekunden halten
2	kann ein Bein selbständig anheben und die Position drei Sekunden oder länger halten
1	versucht ein Bein anzuheben, kann Position nicht drei Sekunden lang beibehalten, bleibt aber selbständig stehen
0	schon der Versuch scheitert oder Proband braucht Hilfe, um nicht zu fallen

Summe der Punkte: (Maximum = 56)

Gleichgewicht beim Gehen: Dynamic Gait Index (DGI)

Hintergrund

Dieser Test evaluiert und dokumentiert die Fähigkeit eines Patienten, seinen Gang an verschiedene Erfordernisse anzupassen wie zum Beispiel das Gehen mit Tempowechsel, Kopfbewegungen, Drehungen, Gehen über Hindernisse und das Treppensteigen.

Der Index wurde von Shumway-Cook et al. (1995) entwickelt als Teil eines ganzen Testprofiles von wirkungsvollen Messinstrumenten zur Untersuchung der dynamischen posturalen Kontrolle und als Voraussage eines wahrscheinlichen Sturzes bei älteren Menschen.

Der DGI wurde bei verschiedenen Krankheitsbildern untersucht (s. Patientengruppe).

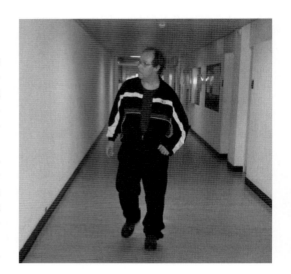

ICF-Klassifikation

Bei den verschiedenen Aktivitäten des DGI werden das Bewegungsmuster beim Gehen (b770) und die Koordination von Willkürbewegungen (b7602) beobachtet. Der DGI gibt Hinweise auf mögliche Probleme der vestibulären Funktion (b235).

Aktivitäten		
1. Gehen auf ebener Strecke	d450	Gehen
2. Gehen mit Tempowechsel	d450	Gehen
3. Gehen mit Kopf rechts/ links	d450	Gehen
4. Gehen mit Kopf auf/ ab	d450	Gehen
5. Gehen und Drehung um 180°	d450	Gehen
6. Gehen über Hindernisse	d4551	Klettern über Steine oder andere Objekte
7. Gehen um Hindernisse	d4503	Hindernisse umgehen
8. Treppensteigen	d4551	Klettern/steigen

Praktikabilität

Patientengruppe
Alle gehfähigen Patienten mit Gleichgewichtsproblemen insbesondere der Geriatrie (Shumway-Cook et al. 1997a; Shumway-Cook et al. 1997c) sowie mit Gleichgewichtsdysfunktionen und vestibulären Dysfunktionen (Whitney et al. 2003; Whitney et al. 2000; Wrisley et al. 2003), mit Multipler Sklerose (McConvey et al. 2005), nach Schlaganfall in der Spätphase (Jonsdottir et al. 2007).

Zeitaufwand
max. 10 Minuten bei guter Kognition (Whitney et al. 2003)

Kosten
Keine

Ausbildung
1 Stunde (Shumway-Cook et al. 1995c)

Praktische Durchführung
Der Test beinhaltet acht Aufgaben und kann mit oder ohne Hilfsmittel durchgeführt werden. Als erstes geht der Patient auf einer ebenen Gehstrecke von 6.1m mit normalem Gangtempo. Mit einer definierten Skala von 0 bis 3 wird das Gehen bezüglich des Gleichgewichts beurteilt. Bei den folgenden Aufgaben wird sowohl das Gleichgewicht beurteilt als auch die Fähigkeit, die Zusatzaufgabe durchzuführen. Einmal wird das Gehen auf der definierten Gehstrecke mit Tempowechsel, einmal mit Kopfbewegungen nach links/ rechts sowie oben/ unten, bei der Drehung um 180° sowie das Gehen über Hindernisse bzw. um Hindernisse bewertet. In der letzten Aufgabe wird das Treppensteigen beurteilt.

Format
Funktionelle Leistung

Skalierung
Ordinalskala (0 bis 3),
0 = unmöglich durchzuführen oder schwere Einschränkung
1 = mässige Einschränkung
2 = leichte Einschränkung
3 = normal
Maximalpunktzahl 24

Subskalen
Keine

Reliabilität (Zuverlässigkeit)

Wrisley et al. (2003) schreiben in ihrem Artikel in der Einleitung: Shumway-Cook et al. (1997c) untersuchten die Intertester-Reliabilität bei 5 Heimbewohnern mit verschiedenen Gleichgewichtsfähigkeiten. Dabei wurden 5 Physiotherapeuten während einer einstündigen Schulung durch die Entwickler des Tests in der Erhebung des Tests trainiert. Die Intertester-Reliabilität erreichte 0.96. Eine Woche später führten 2 Physiotherapeuten den Test erneut für individuelle Variabilität (Intratester-Reliabilität) durch, die 0.98 erreichte. Genaue Angaben über den Typ der Werte konnten weder im Artikel noch in der Originalarbeit gefunden werden.

Wrisley et al. (2003) untersuchten die Intertester-Reliabilität bei 30 Patienten (Alter 27-88 Jahre, Mittel 61 Jahre) mit vestibulären Dysfunktionen (unilateral peripher vestibulär n=18, bilateral peripher vestibulär n=1, zentral vestibulär n=3, cervikale Schwindel n=5, visuell abhängig n=3). Die zwei Therapeutinnen waren verblindet für das Resultat der jeweils anderen Therapeutin. Beide hatten 14 Jahre Berufserfahrung, davon 9 bzw. 2 Jahre Erfahrung in der Evaluation und Behandlung von vestibulären Dysfunktionen. Die Therapeutinnen verwendeten den publizierten Test, besuchten aber keine spezielle Schulung. Die einzelnen Items zeigten

eine schlechte bis ausgezeichnete Intertester-Reliabilität (Kappa 0.35-1.00). Der Total-Score zeigte eine Korrelation von Kappa=0.64. Die Autoren schlussfolgerten, dass der DGI-Totalscore nur eine mässige Korrelation zeigt und mit Vorsicht verwendet werden soll. McConvey & Bennett (2005) untersuchten die Intra- und Intertester-Reliabilität mit elf Physiotherapeutinnen bei zehn Personen mit Multipler Sklerose mit jeweils einer Videoaufnahme im Abstand von 2 Wochen. Die Intertester-Reliabilität für den Gesamtscore betrug 0.98 und für jedes der 8 Items ein ICC zwischen 0.91 und 0.97. Die Intratester-Reliabilität des Gesamtscores war zwischen 0.76 und 0.98 (Pearson Bivariate Analysis).
Jonsdottir & Cattaneo (2007) untersuchten die Intra- und Intertester-Reliabilität bei 25 Personen mindestens 3 Monate nach Schlaganfall (Tagesklinik, ambulant) bei Testungen im Abstand von 3 Tagen mit 2 Untersuchern. Sie fanden eine sehr hohe Intratester-Reliabilität (Test-Retest) mit einem ICC=0.96 (95% CI 0.90-0.98). Die einzelnen Items erreichten einen ICC von 0.56-1.00. Die Intertester-Reliabilität für den Totalscore erreichte einen ICC=0.96 (95% CI 0.83-0.98) und für die einzelnen Items einen ICC zwischen 0.55 und 1.00.
Cattaneo et al. (2007) untersuchten die Reliabilität von 4 Gleichgewichtstests (BBS, DGI, DHI, ABC) bei 25 Personen mit Multipler Sklerose und fanden eine Test-Retest-Reliabilität (Intratester-Reliabilität) von ICC=0.85 und eine Intertester-Reliabilität von ICC=0.94.
Hall et al. (2006) fanden bei 16 Patienten mit vestibulären Funktionsstörungen eine Reliabilität (Test-Retest) beim Gesamtscore von ICC=0.86. Die Werte für die einzelnen Items (ICC) waren zwischen 0.04 und 0.90. Item 3, 5 und 7 zeigten eine geringe Reliabilität von <0.50.
Lin et al. (2010) fanden bei 35 Patienten mit Schlaganfall eine Intertester-Reliabilität von ICC=0.94. Der 4-Item-DGI zeigte eine Intertester-Reliabilität von ICC=0.92.

Validität (Gültigkeit)

Der Test bewertet die Fähigkeit, den Gang an verschiedene Erfordernisse anzupassen und damit indirekt das Gleichgewicht bzw. Sturzrisiko während des Gehens (Inhaltliche Validität). Whitney et al. (2003) untersuchten die parallele Validität zwischen DGI und Berg Balance Scale bei 70 Patienten (Alter 14 bis 88 Jahre, Mittel 65 Jahre) mit vestibulären Erkrankungen unterschiedlicher Ätiologie (79% peripher vestibulär, 7% zentral vestibulär, 14% multisensorische Dysfunktionen). Die Tester erhielten keine Schulung. Es wurde eine moderate, aber signifikante Korrelation ($r=0.71$, $p<0.01$, Spearman rank order correlation) gefunden. Die moderate Korrelation wurde damit erklärt, dass die beiden Tests zwar einige gleiche, aber nicht ausschliesslich dieselben Balance-Komponenten untersuchten. Bei der Bestimmung des Sturzrisikos stimmten DGI und Berg in 63% der Fälle überein.
Die Konstruktvalidität bei der Anwendung bei älteren Menschen wurde von Chiu et al. (2006) bestätigt. Sie werteten retrospektiv die Daten von 84 männlichen zuhause lebenden Veteranen (64-88 Jahre, Durchschnitt 75 Jahre) mit der Rasch-Messmethode aus und fanden einen hierarchischen Aufbau der Skala und eine generelle Konsistenz mit klinischen Erwartungen.
Wrisley et al. (2007) untersuchten die konkurrente Validität des Functional Gait Assessments (Erweiterung des DGI) bei 6 Patienten mit vestibulären Funktionsstörungen und fanden eine Korrelation mit dem Dynamic Gait Index (DGI) von $r=-0.80$.
Jonsdottir & Cattaneo (2007) untersuchten die konkurrente Validität bei 25 Personen mindestens 3 Monate nach Schlaganfall (Tagesklinik, ambulant). Sie fanden eine moderate Korrelation zur Berg Balance Scale von $r=0.83$ und zur ABC von $r=0.68$. Eine moderate negative Korrelation haben der Timed Walking Test von $r=-0.73$ und der TUG von $r=-0.77$.

Lin et al. (2010) untersuchten bei 35 Patienten mit Schlaganfall die Validität. Dabei fanden sie für den DGI gute Werte, wobei das Functional Gait Assessment bessere Werte für Boden- und Deckeneffekt aufwies.

Verreeck et al. (2008) ermittelte bei 318 gesunden Erwachsenen Normwerte für den DGI.

Prädiktive Validität

Shumway-Cook et al. (1997a) untersuchten die Voraussagevalidität bei 44 älteren Heimbewohnern (älter als 65 Jahre) mit und ohne Stürze in der Vergangenheit. Eine Punktzahl von 19 und tiefer wies auf ein höheres Risiko für Stürze hin.

Whitney et al. (2000) untersuchten die Beziehung zwischen dem Totalscore des DGI und selbst berichteten Stürzen innerhalb der letzten 6 Monate bei 247 Patienten mit vestibulären Problemen (Voraussagevalidität). Personen mit einem Score von 19 und tiefer berichteten 2.58 mal (95% CI: 1.45-4.53) häufiger in den letzten 6 Monaten gestürzt zu sein. Es wurde festgestellt, dass jüngere Personen mit vestibulären Störungen (<65J.) häufiger stürzten als ältere Personen (<65J).

Zur Voraussage von Stürzen bestehen Untersuchungen zur Sensitivität und Spezifität verschiedener Cut-off-Werte (siehe Tabelle 1). Cattaneo et al. (2006) fanden, dass der DGI bei Patienten mit Multipler Sklerose nicht empfindlich genug ist, um Personen mit Sturzrisiko zu erkennen. Whitney et al. (2004) fanden unter verschiedenen Cut-off-Werten bei ≤18 die besten Ergebnisse für Sensitivität und Spezifität. Dennoch liefert die Berg Balance Scale bessere Werte (siehe Seite 298) für Sensitivität und Spezifität zur Erkennung von Patienten mit Sturzrisiko.

In einer systematischen Review untersuchten Pollock et al. (2011) Tests für Gleichgewicht beim Gehen bei Personen nach einem Schlaganfall. Dabei stellten sie Tests mit einer Aufgabe den Instrumenten mit mehreren Aufgaben gegenüber. Die Autoren fanden, dass bei allen Tests die Untersuchung der klinischen Interpretation eingeschränkt ist. Für den DGI fanden sie, dass die Test-Retest-Reliabilität und die Intertester-Reliabilität adäquat seien, diese aber durch unerfahrene Therapeuten beeinträchtigt sei. Der Test zeigt keinen Decken- oder Bodeneffekt bei älteren Menschen.

Responsivität (Empfindlichkeit)

Lin et al. (2010) untersuchten bei 35 Patienten mit Schlaganfall die Responsivität. Die Autoren kamen zum Schluss, dass der DGI eine gute Responsivität aufweist, dass jedoch der FGA bessere Werte für Decken- und Bodeneffekte zeigte.

Referenz	Patientengruppe	N=	Cut-off	Sens.	Spez.
Shumway-Cook et al. (1997a)	Ältere Menschen ≥65 J.	44	≤19	59%	64%
Whitney et al. (2004)	Vestibuläre Erkrankungen, selbstberichtete Stürze in den letzten 6 Monaten	103	≤18*	70%	51%
Cattaneo et al. (2006)	Multiple Sklerose	51	>12	45%	80%
Landers et al. (2008)	Idiopathische M. Parkinson, retrospektiv	49	18.5	0.680	0.708

Tabelle 1: Sensitivität und Spezifität bei verschiedenen Cut-Off-Werten
*zahlreiche verschiedene Cut-off's im Originalartikel

Beurteilung

Diagnostik/ Befund empfohlen[1]

Ergebnis/ Verlauf teilweise empfohlen[2]

Prognose teilweise empfohlen[3]

Kommentar

1) Der DGI dient v.a. zur Identifikation von Problemen beim Gehen bei Personen mit Gleichgewichts- und vestibulären Dysfunktionen.
2) Die Werte für Reliabilität bei guter Schulung und für Responsivität sind gut. Lin et al. (2010) stellten jedoch fest, dass der FGA bessere psychometrische Eigenschaften besitzt und bessere Werte für Boden- und Deckeneffekte aufweist.
   Zur Messung der Gehstrecke oder des Gangtempos werden Gehgeschwindigkeit/ Gehtests mit Zeitnahme empfohlen (siehe Seite 169).
   Zur Verlaufsmessung von Sturzrisiko ist der DGI nicht geeignet. Siehe auch Berg Balance Scale Seite 298.
3) Der DGI ist zur Bestimmung des Sturzrisikos bei Patienten mit Multipler Sklerose nicht geeignet (Cattaneo et al. 2007).
   Bei 18 Punkten und weniger besteht ein erhöhtes Sturzrisiko. Allerdings müssen bei anderen Tests für Sturzrisiko auch weitere Risikofaktoren für Stürze erhoben werden (siehe auch Kommentar POMA Seite 293).

Der DGI ist ein sehr alltagsorientierter Test, der Gleichgewicht und Zusatzaufgaben während des Ganges beurteilt und damit mehr Informationen liefert als nur Gehgeschwindigkeit und Gehstrecke. Der DGI wurde von Wrisley et al. (2004) erweitert und verbessert und als Functional Gait Assessment veröffentlicht. Dieser verbesserte Test ist in diesem Buch auf Seite 322 zu finden.

Zu beachten: Die korrekte Gehstrecke beim DGI beträgt 20ft bzw. 6.1m und wurde gegenüber der vorherigen Auflage dieses Bandes im Formular und im Manual korrigiert.

Literatur

Literatursuche: PubMed; 01/2012
Autor: Stefan Schädler

Cattaneo D, Jonsdottir J, Repetti S. Reliability of four scales on balance disorders in persons with multiple sclerosis. Disabil Rehabil 2007; 29 (24):1920-5.

Cattaneo D, Regola A, Meotti M. Validity of six balance disorders scales in persons with multiple sclerosis. Disabil Rehabil 2006; 28 (12):789-95.

Chiu YP, Fritz SL, Light KE, Velozo CA. Use of item response analysis to investigate measurement properties and clinical validity of data for the dynamic gait index. Phys Ther 2006; 86 (6):778-87.

Hall CD, Herdman SJ. Reliability of clinical measures used to assess patients with peripheral vestibular disorders. J Neurol Phys Ther 2006; 30 (2):74-81.

Jonsdottir J, Cattaneo D. Reliability and validity of the dynamic gait index in persons with chronic stroke. Arch Phys Med Rehabil 2007; 88 (11):1410-5.

Landers MR, Backlund A, Davenport J, Fortune J, Schuerman S, Altenburger P. Postural instability in idiopathic Parkinson's disease: discriminating fallers from nonfallers based on standardized clinical measures. J Neurol Phys Ther 2008; 32 (2):56-61.

Lin JH, Hsu MJ, Hsu HW, Wu HC, Hsieh CL. Psychometric comparisons of 3 functional ambulation measures for patients with stroke. Stroke 2010; 41 (9):2021-5.

McConvey J, Bennett SE. Reliability of the Dynamic Gait Index in individuals with multiple sclerosis. Arch Phys Med Rehabil 2005; 86 (1):130-3.

Pollock C, Eng J, Garland S. Clinical measurement of walking balance in people post stroke: a systematic review. Clin Rehabil 2011; 25 (8):693-708.

Shumway-Cook A, Baldwin M, Polissar NL, Gruber W. Predicting the probability for falls in community-dwelling older adults. Phys Ther 1997a; 77 (8):812-9.

Shumway-Cook A, Gruber W, Baldwin M, Liao S. The effect of multidimensional exercises on balance, mobility, and fall risk in community-dwelling older adults. Phys Ther 1997c; 77 (1):46-57.

Shumway-Cook A, Woollacott MH. Motor Control, Theory and Practical Applications. Baltimore, Md: Williams & Wilkins 1995.

Vereeck L, Wuyts F, Truijen S, Van de Heyning P. Clinical assessment of balance: normative data, and gender and age effects. Int J Audiol 2008; 47 (2):67-75.

Walker ML, Austin AG, Banke GM, Foxx SR, Gaetano L, Gardner LA, McElhiney J, Morris K, Penn L. Reference group data for the functional gait assessment. Phys Ther 2007; 87 (11):1468-77.

Whitney S, Wrisley D, Furman J. Concurrent validity of the Berg Balance Scale and the Dynamic Gait Index in people with vestibular dysfunction. Physiother Res Int 2003; 8 (4):178-86.

Whitney SL, Hudak MT, Marchetti GF. The dynamic gait index relates to self-reported fall history in individuals with vestibular dysfunction. J Vestib Res 2000; 10 (2):99-105.

Whitney SL, Marchetti GF, Schade A, Wrisley DM. The sensitivity and specificity of the Timed "Up & Go" and the Dynamic Gait Index for self-reported falls in persons with vestibular disorders. J Vestib Res 2004; 14 (5):397-409.

Wrisley DM, Walker ML, Echternach JL, Strasnick B. Reliability of the dynamic gait index in people with vestibular disorders. Arch Phys Med Rehabil 2003; 84 (10):1528-33.

Dynamic Gait Index

Quelle: Shumway-Cook A, Wollacott M. Motor Control: Theory and Practical Applications. Baltimore: Williams and Wilkins, 1995.
Nichtvalidierte deutsche Übersetzt: Maya Kündig und Silvia Knuchel

Name, Vorname:		Geburtsdatum:			
Testerin:					
Hilfsmittel:		Punktzahl:			
Item	Datum:				
1	Gehen auf ebener Gehstrecke 6.1 m				
2	Gehen mit Tempowechsel 1.5m normal, 1.5m schnell, 1.5m langsam				
3	Gehen mit Kopfdrehung rechts und links				
4	Gehen und nach oben und unten schauen				
5	Gehen und Drehung um 180°				
6	Gehen über Hindernisse				
7	Gehen um Hindernisse links und rechts herum				
8	Treppensteigen				
	Total Punkte (Maximal erreichbar: 24 Punkte)				

Manual Dynamic Gait Index

Quelle: Shumway-Cook A, Wollacott M. Motor Control: Theory and Practical Applications. Baltimore: Williams and Wilkins, 1995.
Nichtvalidierte deutsche Übersetzt: Maya Kündig und Silvia Knuchel

1. Gehen auf ebener Gehstrecke (6.1m)
Instruktion: *Gehen Sie in Ihrem normalen Tempo bis zur markierten Stelle.*

3	normal	6.1m Gehen, ohne Gehhilfsmittel, normales Tempo, keine Gleichgewichtsstörungen, normales Gangbild, kein Hinken.
2	leichte Einschränkung	6.1m Gehen mit Gehhilfsmittel, Tempo verlangsamt, leichte Deviation.
1	mittlere Einschränkung	6.1m Gehen, langsames Gehtempo, Hinkmechanismen, Gleichgewichtsprobleme.
0	starke Einschränkung	Kann nicht 6.1m ohne Hilfsperson gehen, starke Gangabweichungen oder Gleichgewichtsprobleme.

2. Gehen mit Tempowechsel
Instruktion: *Beginnen Sie in Ihrem normalen Gehtempo (1.5m), beschleunigen Sie, wenn ich Iisage, „gehen Sie so schnell wie möglich" (1.5m). Wenn ich Ihnen sage „langsam", gehen Sie so langsam wie möglich (1.5m).*

3	normal	Fliessender Tempowechsel ohne GGW-Verlust oder Gangabweichung. Zeigt deutlichen Tempo-Unterschied zwischen normalem, schnellem und langsamem Tempo.
2	leichte Einschränkung	Kann das Tempo verändern, leichte Gangabweichung oder kein deutlicher Tempounterschied oder Benutzung eines Hilfsmittels.
1	mittlere Einschränkung	Nur kleine Tempoveränderungen oder beim Tempowechsel starke Gangabweichung oder verliert beim Tempowechsel das Gleichgewicht, kann sich aber halten und weitergehen.
0	starke Einschränkung	Kann das Tempo nicht variieren oder verliert das Gleichgewicht, prallt gegen die Wand oder fällt hin.

3. Gehen mit Kopfdrehung nach rechts und links
Instruktion: *Gehen Sie inIihrem normalen Tempo, wenn ich Ihnen sage „drehen Sie den Kopf nach rechts", gehen Sie weiter geradeaus mit gedrehtem Kopf nach rechts. Schauen Sie nach rechts, bis ich sage „drehen Sie den Kopf nach links", gehen Sie geradeaus weiter und schauen Sie dabei nach links bis ich sage „schauen Sie wieder geradeaus".*

3	normal	Kopfdrehung flüssig ohne Veränderung des Ganges.
2	leichte Einschränkung	Kopfdrehung flüssig, leichte Veränderung der Gehgeschwindigkeit (leichter Unterbruch beim Gehen) oder Benutzung eines Gehhilfsmittels.
1	mittlere Einschränkung	Dreht den Kopf mit mittlerer Veränderung der Gehgeschwindigkeit, dreht nicht sofort den Kopf, schwankt beim Drehen, kann aber weiter gehen.
0	starke Einschränkung	Kann den Kopf nur drehen mit Unterbruch des Gehens, schwankt 15° vom Weg ab, verliert das Gleichgewicht, muss ganz stoppen oder hält sich an der Wand fest.

4. Gehen und nach oben und unten schauen

Instruktion: *Gehen Sie in Ihrem normalen Tempo. Wenn ich Ihnen sage „nach oben schauen", schauen Sie zur Decke ohne anzuhalten. Wenn ich sage „nach unten schauen", schauen Sie zum Boden, ohne anzuhalten, bis ich Ihnen sage „wieder geradeaus schauen".*

3	normal	Kopfbewegungen flüssig, ohne Veränderungen des Ganges.
2	leichte Einschränkung	Kopfstellungswechsel mit leichter Veränderung des Gehtempos (leichter Unterbruch beim Gehen) oder Benutzung eines Gehhilfsmittels.
1	mittlere Einschränkung	Bewegt den Kopf mit mässiger Veränderung der Gehgeschwindigkeit, dreht nicht sofort den Kopf, schwankt beim Bewegen, kann aber weiter gehen.
0	starke Einschränkung	Kann den Kopf nur bewegen mit Unterbruch des Gehens, schwankt 15° vom Weg ab, verliert das Gleichgewicht, muss ganz stoppen oder hält sich an der Wand fest.

5. Gehen und Drehung

Instruktion: *Beginnen Sie in Ihrem normalen Tempo. Wenn ich Ihnen sage „Stopp und drehen", drehen Sie sich so schnell wie Sie können um 180° (in die Gegenrichtung schauen) und stoppen Sie.*

3	normal	Sichere Drehung innert 3 Sekunden und schneller Stopp ohne Verlust des Gleichgewichtes.
2	leichte Einschränkung	Sichere Drehung in > 3 Sekunden und Stopp ohne Verlust des Gleichgewichtes.
1	mittlere Einschränkung	Langsame Drehung - benötigt verbale Hilfe - macht nach der Drehung und dem Stopp einige kleine Schritte, um das Gleichgewicht zu behalten.
0	starke Einschränkung	Unsichere Drehung – benötigt Hilfe, um sich zu drehen und zu stoppen.

6. Gehen über Hindernisse

Instruktion: *Beginnen Sie in ihrem normalen Tempo zu gehen. Wenn Sie zu der Schuhschachtel kommen, gehen Sie nicht um, sondern über die Schachtel und dann sofort weiter.*

3	normal	Kann über die Schuhschachtel steigen, ohne eine Veränderung des Gehtempos und ohne Verlust des Gleichgewichtes.
2	leichte Einschränkung	Kann über die Schuhschachtel steigen, wird aber langsamer und passt die Schritte an, um sicher über die Schachtel steigen zu können.
1	mittlere Einschränkung	Kann über die Schuhschachtel steigen, muss aber vor dem Darübersteigen anhalten – benötigt eventuell verbale Hilfe.
0	starke Einschränkung	Kann die Aufgabe ohne Hilfe nicht ausführen.

7. Gehen um Hindernisse

Instruktion: *Beginnen Sie in Ihrem normalen Gehtempo zu gehen. Wenn Sie zur ersten Keule kommen (ca. 1.8m weg), gehen Sie rechts vorbei – wenn Sie zur zweiten Keule kommen (1.8m nach der ersten), gehen Sie links vorbei.*

3	normal	Kann sicher um die Keulen gehen, ohne Verlust des Gehtempos und des Gleichgewichtes.
2	leichte Einschränkung	Kann um beide Keulen gehen, muss aber abbremsen und die Schritte anpassen.
1	mittlere Einschränkung	Kann um die Keulen herumgehen, muss aber das Gehtempo deutlich drosseln oder benötigt verbale Hilfe.
0	starke Einschränkung	Kann nicht um die Keulen gehen - wirft eine oder beide Keulen um – oder benötigt taktile Hilfe.

8. Treppe

Instruktion: *Gehen sie diese Treppenstufen hoch, so wie sie auch zuhause hinaufgehen würden (z.B. Benützung des Treppengeländers). Zuoberst drehen sie und steigen wieder herunter.*

3	normal	Alternierend, ohne Benützung des Treppengeländers.
2	leichte Einschränkung	Alternierend, mit Benützung des Treppengeländers.
1	mittlere Einschränkung	Nicht alternierend, mit Benützung des Treppengeländers.
0	starke Einschränkung	Kann die Aufgabe nicht sicher ausführen.

Maximaler Score = 24 Punkte

Funktionales Gehen: Functional Gait Assessment (FGA)

Hintergrund

Das Functional Gait Assessment basiert auf dem Dynamic Gait Index und wurde von Wrisley et al. 2004 publiziert. Die Autorengruppe befasst sich vorwiegend mit der Untersuchung und Behandlung von Schwindel. Gegenüber dem Dynamic Gait Index wurde ein Item weggelassen (Gehen um Hindernisse) und drei neue hinzugefügt (Gehen mit enger Spurbreite, Gehen mit geschlossenen Augen, Rückwärtsgehen). Diese Items wurden beigefügt, weil sie bei Personen mit vestibulären Erkrankungen relevant sind. Die Formulierungen der ursprünglichen Items aus dem DGI wurden zudem modifiziert. Durch die Revision des DGI wollten die Autoren den Deckeneffekt reduzieren. Eine deutsche validierte und autorisierte Version wurde von Thieme et al. (2009a) in physioscience veröffentlicht.

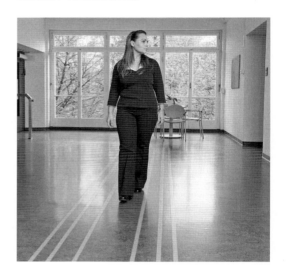

ICF-Klassifikation

Aktivitäten		
1. Gehen auf ebener Strecke	d450	Gehen
2. Gehen mit Tempowechsel	d450	Gehen
3./ 4. Gehen mit Kopf rechts/ links, auf/ ab	d450	Gehen
5. Gehen und Drehung um 180°	d450	Gehen
6. Gehen über Hindernisse	d4502	Gehen auf unterschiedlichen Unterlagen
7. Seiltänzergang	d455	Sich auf andere Weise fortbewegen
8. Gehen mit geschlossenen Augen	d455	Sich auf andere Weise fortbewegen
9. Rückwärtsgehen	d455	Sich auf andere Weise fortbewegen
10. Treppensteigen	d 4551	Klettern/ steigen

Praktikabilität

Patientengruppe
Ältere Menschen und Personen mit vestibulären Funktionsstörungen (Wrisley et al. 2004), Patienten mit Schlaganfall (Thieme et al. 2009b), Patienten mit Parkinson (Leddy et al. 2011)

Zeitaufwand
10 Minuten

Kosten
Keine

Ausbildung
1 Stunde

Praktische Durchführung
Zur Durchführung sind eine Gehstrecke von mindestens 6 Metern und eine Treppe notwendig. Auf der Gehstrecke sind vorgegebene Markierungen notwendig. Die Aufgaben werden nach den vorgegebenen Anleitungen instruiert und anhand definierter Kriterien bewertet.

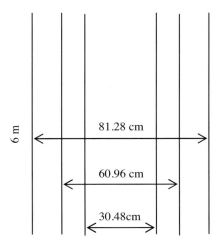

Markierung der Gehstrecke

Format
Funktionelle Leistung

Skalierung
Ordinalskala, Werte von 0 (starke Einschränkung) bis 3 (normal)

Subskalen
Keine

Reliabilität (Zuverlässigkeit)

Wrisley et al. (2004) untersuchten die Reliabilität bei 6 Patienten mit vestibulären Funktionsstörungen, die durch 3 Physiotherapie-Studenten getestet wurden. Die Untersucher erhielten 10 Minuten, um sich in die Testanleitung einzulesen. Für den Totalscore fanden die Autoren einen Intratester- ICC von 0.74 und für die Intertester-Reliabilität einen ICC von 0.86. Die Interne Konsistenz war gut mit einem Cronbachs Alpha von 0.81.

Walker et al. (2007) fanden bei gesunden Personen zwischen 40 und 89 Jahren eine Intertester-Reliabilität von ICC=0.93.

Auch Thieme et al. (2009) fanden für den Totalscore eine ausgezeichnete Intratester-Reliabilität mit einem ICC von 0.97 und eine Intertester-Reliabilität von ICC=0.94. Die Werte für die einzelnen Items waren zwischen 0.77 (Item 2) und 0.69 (Item 8 und 10). Die Autoren untersuchten den FGA bei 28 ambulanten Personen (Durchschnittsalter 69.9 Jahre) bis maximal 6 Monate nach Schlaganfall. Der Test wurde sowohl direkt als auch per Video beurteilt.

Leddy et al. (2011) untersuchten die Reliabilität bei Patienten mit ideopathischem M. Parkinson. Die Tester erhielten eine Schulung in der Anwendung des Assessments. Die Test-Retest-Reliabilität wurde bei 24 Patienten durch 2 Tests im Abstand von 2 Wochen untersucht und erreichte bei Physiotherapeuten einen ICC (2,1) von 0.93 und bei Physiotherapie-Studenten einen ICC (2,1) von 0.80. Die Intertester-Reliabilität wurde mit 3 Untersuchern (2 Physiotherapeuten mit Erfahrung, 1

Physiotherapie-Student) bei 15 Patienten untersucht und erreichte einen ICC (2,1) von 0.93.

Lin et al. (2010) fanden bei 35 Patienten mit Schlaganfall eine Intertester-Reliabilität von ICC= 0.95.

Validität (Gültigkeit)

Wrisley et al. (2007) untersuchten die konkurrente Validität bei 6 Patienten mit vestibulären Funktionsstörungen. Sie fanden folgende Korrelationen, Perception of dizziness symptoms (r=-0.70), Dizziness Handycap Inventory (DHI) (r=-0.64), Activities-specific Balance Confidence (ABD-Scale) (r=-0.64), Timed up and Go (TUG) (r=-0.50), Dynamic Gait Index (DGI) (r=-0.80), Stehen auf Schaumstoff mit geschlossenen Augen (r=-0.11). Die Autoren schliessen daraus, dass das FGA Gleichgewicht misst, aber unterschiedliche Komponenten gemessen werden.

Walker et al. (2007) untersuchten 200 gesunde Personen zwischen 40 und 89 Jahren und fanden folgende Durchschnittswerte:

Jahre	Durchschnitt	95% CI
40-49	28.9	28.3 bis 29.5
50-59	28.4	27.9 bis 29.0
60-69	27.1	26.5 bis 27.7
70-79	24.9	24.9 bis 26.0
80-89	20.8	19.2 bis 22.6

Normwerte bei gesunden Personen (Walker et al. 2007)

Thieme et al. untersuchten die konkurrente Validität bei 28 ambulanten Personen (Durchschnittsalter 69.9 Jahre) maximal 6 Monate nach Schlaganfall mit verschiedenen Gleichgewichtsfunktionen. Sie fanden sehr hohe Korrelationen (Spearmans Rho) mit dem FAC von ρ=0.83, mit Gehgeschwindigkeit von ρ=0.82, mit der Berg Balance Scale von ρ=0.93, mit dem Rivermead Mobility Index von ρ=0.85 und dem Barthel-Index von ρ=0.71.

Leddy et al. (2011) untersuchten die Konkurrente Validität bei 79 Patienten mit M. Parkinson und fanden eine Korrelation mit der BBS von r=0.78, was etwas geringer ausfiel als der Balance Evaluation System Test (BESTest) mit r=0.87.

Lin et al. (2010) untersuchten bei 35 Patienten mit Schlaganfall die Validität von 3 Gangassessments. Dabei fanden sie für den FGA gute Werte, wobei es die besten Werte für Boden- und Deckeneffekt aufwies.

Prädiktive Validität
Wrisley et al. (2007) fanden bei 6 Patienten mit vestibulären Funktionsstörungen eine mässige Korrelation mit den Anzahl Stürze in den vorangegangenen 4 Wochen von r=-0.66.

Die prädiktive Validität für Stürze bei 79 älteren Menschen mit ideopathischem M. Parkinson (davon 25 „Stürzer") wurde von Leddy et al. (2011) untersucht und ergab einen Cut-off von ≤ 15 Punkten. Bei diesem Cut-off lag die Sensitivität bei 0.72 und die Spezifität bei 0.78. Die positive Likelihood Ratio lag bei 3.24 (1.86-5.65) und die negative Likelihood Ratio war bei 0.36 (0.19-0.69).

Responsivität (Empfindlichkeit)

Lin et al. (2010) untersuchten bei 35 Patienten mit Schlaganfall die Responsivität. Die Autoren kamen zum Schluss, dass der FGA eine gute Responsivität aufweist und die besten Werte für Decken- und Bodeneffekte zeigte.

Beurteilung

Diagnostik/ Befund	**empfohlen**[1]
Ergebnis/ Verlauf	**empfohlen**[2]
Prognose	**teilweise empfohlen**[3]

Kommentar

1) Es bestehen Normwerte für den Totalscore für verschiedene Altersgruppen zwischen 40 und 89 Jahren.
2) Die Werte für Responsivität sind gut. Der FGA zeigt bessere Werte für Boden- und Deckeneffekt als der DGI.
3) Bei älteren Menschen mit M. Parkinson liegt der Grenzwert bei 15 Punkten (Leddy et al. 2011). Laut Wrisley et al. (2004) besteht eine mässige Korrelation mit Stürzen, wobei es sich nur um 6 Patienten handelte. Mehrere Autoren (Berg et al. 1992b; Neuls et al. 2011; Raiche et al. 2000; Tinetti et al. 1988) weisen darauf hin, dass ein Test alleine zur Bestimmung des Sturzrisikos nicht genügt. Weitere Risikofaktoren für Stürze müssen erhoben werden.

Literatur

Literatursuche: PubMed; 10/2011
Autor: Stefan Schädler

Berg KO, Wood-Dauphinee SL, Williams JI, Maki B. Measuring balance in the elderly: validation of an instrument. Can J Public Health 1992b; 83 Suppl 2:S7-11.

Leddy AL, Crowner BE, Earhart GM. Functional gait assessment and balance evaluation system test: reliability, validity, sensitivity, and specificity for identifying individuals with Parkinson disease who fall. Phys Ther 2011; 91 (1):102-13.

Lin JH, Hsu MJ, Hsu HW, Wu HC, Hsieh CL. Psychometric comparisons of 3 functional ambulation measures for patients with stroke. Stroke 2010; 41 (9):2021-5.

Neuls PD, Clark TL, Van Heuklon NC, Proctor JE, Kilker BJ, Bieber ME, Donlan AV, Carr-Jules SA, Neidel WH, Newton RA. Usefulness of the Berg Balance Scale to predict falls in the elderly. J Geriatr Phys Ther 2011; 34 (1):3-10.

Raiche M, Hebert R, Prince F, Corriveau H. Screening older adults at risk of falling with the Tinetti balance scale. Lancet 2000; 356 (9234):1001-2.

Thieme H, Ritschel C, Zange C. Reliability and validity of the functional gait assessment (German version) in subacute stroke patients. Arch Phys Med Rehabil 2009; 90 (9):1565-70.

Tinetti ME, Speechley M, Ginter SF. Risk factors for falls among elderly persons living in the community. N Engl J Med 1988; 319 (26):1701-7.

Walker ML, Austin AG, Banke GM, Foxx SR, Gaetano L, Gardner LA, McElhiney J, Morris K, Penn L. Reference group data for the functional gait assessment. Phys Ther 2007; 87 (11):1468-77.

Wrisley DM, Marchetti GF, Kuharsky DK, Whitney SL. Reliability, internal consistency, and validity of data obtained with the functional gait assessment. Phys Ther 2004; 84 (10):906-18.

Functional Gait Assessment (Deutsche Version)

Quelle: Thieme H, Ritschel C, Zange C. Functional Gait Assessment - deutsche Version, Übersetzung eines Instruments zur Beurteilung der Balancefähigkeit während des Gehens. physioscience. 2009a; (1):5-11.

Name: _____ Geburtsdatum: _____ Untersucher: _____

Item	Datum und Hilfsmittel	Punktzahl		
1	Gehen auf der Ebene			
2	Wechsel der Gehgeschwindigkeit			
3	Gang mit horizontalen Kopfdrehungen			
4	Gang mit vertikalen Kopfdrehungen			
5	Gang und Drehung			
6	Übersteigen eines Hindernisses			
7	Gang mit schmaler Unterstützungsfläche			
8	Gang mit geschlossenen Augen			
9	Rückwärtsgehen			
10	Treppe			
	Gesamtwert			

Manual Functional Gait Assessment (Deutsche Version)

Quelle: Thieme H, Ritschel C, Zange C. Functional Gait Assessment - deutsche Version, Übersetzung eines Instruments zur Beurteilung der Balancefähigkeit während des Gehens. physioscience. 2009a; (1):5-11.

Anforderungen: 6m lange Strecke, die mit einer Breite von 30,48 cm markiert ist.

Bewertung: Kreuzen sie die höchste Kategorie an, die zutrifft

1. Gehen in der Ebene

Instruktionen: Gehen sie in ihrer normalen Gehgeschwindigkeit von hier bis zur nächsten Markierung (6m).

3	Normal	Geht 6 m in weniger als 5,5 s, ohne Hilfsmittel, bei guter Geschwindigkeit, keine Zeichen von Gleichgewichtsverlust, normales Gangmuster, weicht nicht weiter als 15,24 cm von der 30,48cm breiten Strecke ab.
2	leichte Beeinträchtigung	Geht 6 m in weniger als 7 s aber mehr als 5,5 s, nutzt Hilfsmittel, geringere Geschwindigkeit, leichte Gangabweichung, oder weicht zwischen 15,24 cm und 25,4cm von der 30,48cm breiten Strecke ab.
1	mässige Beeinträchtigung	Geht 6 m, langsame Geschwindigkeit, abnormales Gangbild, Zeichen von Gleichgewichtsverlust, oder weicht zwischen 25,4cm und 38,1cm von der 30,48cm breiten Strecke ab, benötigt mehr als 7 s für die 6m.
0	schwere Beeinträchtigung	Kann nicht ohne Hilfe 6m gehen, starke Gangabweichungen oder Gleichgewichtsverlust, weicht mehr als 38,1cm von der 30,48cm breiten Strecke ab oder reicht nach der Wand und berührt diese.

2. Wechsel der Gehgeschwindigkeit

Instruktionen: Gehen sie zuerst in ihrer normalen Geschwindigkeit (für 1,5m), wenn ich ihnen sage „Geh", dann gehen sie so schnell sie können (für 1,5m). Wenn ich ihnen sage „langsam", gehen sie so langsam wie sie können (für 1,5m).

3	Normal	Kann ohne Gleichgewichtsverlust oder Gangabweichung fliessend die Gehgeschwindigkeit wechseln. Zeigt deutliche Unterschiede in den Geschwindigkeiten normal, schnell und langsam. Weicht nicht mehr als 15,24 cm von der 30,48cm breiten Strecke ab.
2	leichte Beeinträchtigung	Ist in der Lage, die Geschwindigkeit zu ändern, zeigt aber leichte Gangabweichungen, weicht nach aussen 15,24cm-25,4cm von der 30,48cm breiten Strecke ab, oder keine Gangabweichung, aber ist nicht in der Lage eine deutliche Geschwindigkeitsänderung zu erreichen, oder nutzt ein Hilfsmittel.
1	mässige	Zeigt nur geringe Anpassung der Gehgeschwindigkeit, oder vollführt

	Beeinträchtigung	die Geschwindigkeitsänderung mit deutlicher Gangabweichung, oder weicht 25,4cm–38,1cm von der 30,48 cm breiten Strecke ab, oder ändert Geschwindigkeit, verliert jedoch die Balance, erlangt diese wieder und geht weiter.
0	schwere Beeinträchtigung	Kann Gehgeschwindigkeiten nicht ändern, weicht mehr als 38,1cm von der 30,48cm breiten Strecke ab, oder verliert die Balance und muss nach der Wand greifen oder gehalten werden.

3. Gang mit horizontalen Kopfdrehungen

Instruktionen: Gehen sie von hier bis zur nächsten Markierung (6m). Beginnen sie mit ihrer normalen Geschwindigkeit. Gehen sie gerade aus; nach drei Schritten drehen sie den Kopf nach rechts und gehen weiter geradeaus, während sie nach rechts sehen. Nach drei weiteren Schritten drehen sie den Kopf nach links und gehen weiter gerade aus, während sie nach links sehen. Fahren sie mit diesem Wechsel nach rechts und links alle drei Schritte fort bis sie je zwei Wiederholungen in jede Richtung beendet haben.

3	Normal	Zeigt fliessende Kopfdrehungen ohne Gangveränderung. Weicht nicht mehr als 15,24cm von der 30,48cm breiten Strecke ab.
2	leichte Beeinträchtigung	Zeigt fliessende Kopfdrehungen mit geringer Änderung der Gehgeschwindigkeit (z.B. geringe Unterbrechung des flüssigen Gangbildes), weicht zwischen 15,24cm und 25,4cm von der 30,48cm breiten Strecke ab, oder nutzt Hilfsmittel.
1	mässige Beeinträchtigung	Zeigt Kopfdrehungen mit moderater Änderung der Gehgeschwindigkeit, wird langsamer, weicht zwischen 25,4cm und 38,1cm von der 30,48 cm breiten Strecke ab, gleicht dies aber aus und kann weiter gehen.
0	schwere Beeinträchtigung	Vollführt die Aufgabe mit schweren Gangunterbrechungen (z.B. weicht mehr als 38,1cm von der 30,48 cm breiten Strecke, verliert die Balance, stoppt oder greift nach der Wand).

4. Gang mit vertikalen Kopfdrehungen

Instruktionen: Gehen sie von hier bis zur nächsten Markierung (6m). Beginnen sie mit ihrer normalen Geschwindigkeit. Gehen sie gerade aus; nach drei Schritten heben sie den Kopf nach oben und gehen weiter geradeaus, während sie nach oben sehen. Nach drei weiteren Schritten senken sie den Kopf nach unten und gehen weiter gerade aus, während sie nach unten sehen. Fahren sie mit diesem Wechsel nach oben und unten aller drei Schritte fort bis sie je zwei Wiederholungen in jede Richtung beendet haben.

3	Normal	Zeigt fliessende Kopfdrehungen ohne Gangveränderung. Weicht nicht mehr als 15,24cm von der 30,48cm breiten Strecke ab.

2	leichte Beeinträchtigung	Zeigt fliessende Kopfdrehungen mit geringer Änderung der Gehgeschwindigkeit (z.B. geringe Unterbrechung des flüssigen Gangbildes), weicht zwischen 15,24cm und 25,4cm von der 30,48cm breiten Strecke ab, oder nutzt Hilfsmittel.
1	mässige Beeinträchtigung	Zeigt fliessende Kopfdrehungen mit moderater Änderung der Gehgeschwindigkeit, wird langsamer, weicht zwischen 25,4cm und 38,1cm von der 30,48 cm breiten Strecke ab, gleicht dies aber aus und kann weiter gehen.
0	schwere Beeinträchtigung	Vollführt die Aufgabe mit schweren Gangunterbrechungen (z.B. weicht mehr als 38,1cm von der 30,48 cm breiten Strecke, verliert die Balance, stoppt oder greift nach der Wand).

5. Gang und Drehung

Instruktionen: Beginnen sie in ihrer normalen Geschwindigkeit zu gehen. Wenn ich ihnen sage „ Dreh und Stopp", drehen sie so schnell sie können in die entgegen gesetzte Richtung und stoppen.

3	Normal	Dreht sicher innerhalb von 3 s und stoppt schnell ohne Balanceverlust.
2	leichte Beeinträchtigung	Dreht sicher in mehr als 3 s und stoppt ohne Balanceverlust, oder dreht sicher in 3 s und stoppt mit leichtem Balanceverlust, benötigt kleine Schritte, um Balance wieder zu erlangen.
1	mässige Beeinträchtigung	Dreht sich langsam, benötigt verbale Hinweise, oder benötigt einige kleine Schritte, um die Balance nach dem Drehen und Stoppen wieder zu erlangen.
0	schwere Beeinträchtigung	Kann sich nicht sicher drehen, benötigt Hilfe, um zu drehen und zu stoppen.

6. Übersteigen eines Hindernisses

Instruktionen: Beginnen sie in ihrer normalen Geschwindigkeit zu gehen. Wenn sie den Schuhkarton erreichen, steigen sie über ihn hinweg, nicht aussen herum, und gehen weiter.

3	Normal	Ist in der Lage, über zwei gestapelte und zusammen geklebte Schuhkartons zu steigen (23cm totale Höhe), ohne die Gehgeschwindigkeit zu verändern, ohne Zeichen von Gleichgewichtsverlust.
2	leichte Beeinträchtigung	Ist in der Lage über einen Schuhkarton (11,5cm totale Höhe) zu steigen, ohne die Gehgeschwindigkeit zu verändern, ohne Zeichen von Gleichgewichtsverlust.
1	mässige Beeinträchtigung	Ist in der Lage über einen Schuhkarton zu steigen, muss jedoch langsamer werden und die Schritte anpassen, um die Schachtel sicher zu überwinden, benötigt verbale Hinweise.

0	schwere Beeinträchtigung	Kann dies ohne Hilfe nicht ausführen

7. Gang mit schmaler Unterstützungsfläche

Instruktionen: Gehen sie mit den Armen vor der Brust verschränkt auf dem Flur, die Füsse auf einer Linie, Ferse an die Zehen, für eine Strecke von 3,6m. Die Anzahl der Schritte auf einer geraden Linie werden bis zu einem Maximum von 10 Schritten gezählt.

3	Normal	Kann 10 Schritte Fersen an die Zehen ohne zu schwanken gehen.
2	leichte Beeinträchtigung	Geht 7-9 Schritte.
1	mässige Beeinträchtigung	Geht 4-7 Schritte.
0	schwere Beeinträchtigung	Geht weniger als 4 Schritte mit Fersen an den Zehen oder kann dies ohne Hilfe nicht ausführen.

8. Gang mit geschlossenen Augen

Instruktionen: Gehen sie mit geschlossenen Augen von hier bis zur nächsten Marke (6m).

3	Normal	Geht 6m, kein Hilfsmittel, mit guter Geschwindigkeit, ohne Zeichen von Gleichgewichtsverlust, normales Gangbild, weicht nach aussen nicht mehr als 15,24cm von der 30,48cm Streckenbreite ab. Geht die 6m in weniger als 7 s.
2	leichte Beeinträchtigung	Geht 6m, nutzt Hilfsmittel, langsamere Geschwindigkeit, geringe Gangabweichungen, weicht nach aussen 15,24cm-25,4cm von der 30,48cm Streckenbreite ab. Geht 6m in weniger als 9 sec und mehr als 7 sec.
1	mässige Beeinträchtigung	Geht 6m, langsame Geschwindigkeit, abnormales Gangbild, Zeichen von Gleichgewichtsverlust, weicht nach aussen 25,4cm-38,1cm von der 30,48cm Streckenbreite ab. Benötigt mehr als 9 sec für 6m.
0	schwere Beeinträchtigung	Kann nicht ohne Hilfe 6m gehen, schwere Gangabweichungen oder Imbalance, weicht nach aussen mehr als 38,1cm von der 30,48cm Streckenbreite ab, oder versucht die Aufgabe erst gar nicht.

9. Rückwärtsgehen

Instruktionen: Gehen sie rückwärts bis ich ihnen Stopp sage.

3	Normal	Geht 6m, kein Hilfsmittel, bei guter Geschwindigkeit, ohne Zeichen von Gleichgewichtsverlust, mit gutem Gangbild, weicht nach aussen nicht mehr als 15,24cm von der 30,48cm Streckenbreite ab.

2	leichte Beeinträchtigung	Geht 6m, nutzt Hilfsmittel, bei geringerer Geschwindigkeit, leichte Gangabweichung, weicht nach aussen 15,24cm-25,4cm von der 30,48cm Streckenbreite ab.
1	mässige Beeinträchtigung	Geht 6 m, langsame Geschwindigkeit, abnormales Gangbild, Zeichen von Gleichgewichtsverlust, weicht nach aussen 25,4cm–38,1cm von der 30,48cm Streckenbreite ab.
0	schwere Beeinträchtigung	Kann nicht ohne Hilfe 6m gehen, schwere Gangabweichung oder Gleichgewichtsverlust, weicht nach aussen mehr als 38,1cm von der 30,48cm Streckenbreite ab, oder versucht die Aufgabe erst gar nicht.

10. Treppe

Instruktionen: Gehen sie diese Treppe aufwärts wie sie es zu Hause tun würden (nutzen sie das Geländer wenn nötig). Oben drehen sie um und steigen hinunter.

3	normal	Wechselschritt, kein Geländer.
2	leichte Beeinträchtigung	Wechselschritt, muss Geländer nutzen.
1	mässige Beeinträchtigung	Anstellschritt, muss Geländer nutzen.
0	schwere Beeinträchtigung	Kann dies nicht sicher ausführen.

Gleichgewicht bei Schlaganfall: Brunel Balance Assessment (BBA)

Hintergrund

Die Basis dieses Gleichgewichts-Assessments bildet eine Untersuchung, die aufzeigt, wie Physiotherapeuten das Gleichgewicht bei Schlaganfall-Patienten testen (Tyson et al. 2003). Das Brunel Balance Assessment ist eine Folge von 14 hierarchisch aufgebauten Gleichgewichtsaufgaben vom unterstützten Sitz über das Stehen bis hin zu einem 5m-Gehtest. Sie wurde von Sarah Tyson entwickelt, um die Effektivität der physiotherapeutischen Interventionen nach Schlaganfall zu messen (Tyson et al. 2004a).

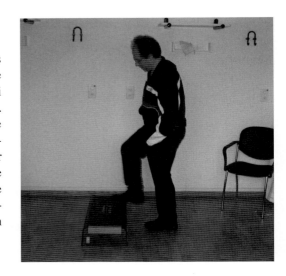

ICF-Klassifikation

Aktivitäten

1. unterstütztes Sitzen	d4153 In sitzender Position verbleiben
2. statisches Sitzen - sitzende Armbewegungen	d4153 In sitzender Position verbleiben
3. dynamisches Sitzen - nach vorne reichen	d4106 Seinen Körperschwerpunkt verlagern
4. unterstütztes Stehen	d4154 In stehender Position verbleiben
5. statisches Stehen - stehende Armbewegungen	d4154 In stehender Position verbleiben
6. dynamisches Stehen - nach vorne reichen	d4106 Seinen Körperschwerpunkt verlagern
7. statisches Stehen in Schrittstellung	d4154 In stehender Position verbleiben
8. unterstützter Einbeinstand - freies Gehen	d450 Gehen
	e1201 Hilfsprodukte und unterstützende Technologien zur persönlichen Mobilität drinnen und draussen und zum Transport
9. dynamisches Stehen in Schrittstellung	d4106 Seinen Körperschwerpunkt verlagern
10. Wechsel der Unterstützungsfläche – freies Gehen ohne Hilfe (Gehgeschwindigkeit)	d450 Gehen
11. dynamischer Einbeinstand - Fusstab auf Stufe	d4106 Seinen Körperschwerpunkt verlagern
12. Wechsel der USTF – Step-up-Test	d4551 Klettern/steigen

Praktikabilität

Patientengruppe
Patienten nach Hirnschlag v.a. in der Akut- und Rehabilitationsphase

Zeitaufwand
Wenige Minuten bis 15 Minuten

Kosten
Keine

Ausbildung
4 Stunden

Praktische Durchführung
Ein ausführliches Manual in Englisch ist erhältlich unter http://usir.salford.ac.uk/4886/1/new_BBA_manual.pdf [09.04.2012]. Das Manual beschreibt sehr detailliert und ausführlich die Durchführung und Bewertung der einzelnen Tests.
Die Testsituationen werden soweit fortgeführt, bis eine Testaufgabe nicht mehr erfüllt werden kann (Limite). Wird ein Patient als besser eingestuft (gehfähig), können die Tests im Sitzen weggelassen werden und es kann mit den Tests im Stehen begonnen werden. Für jeden Test ist eine Minimalanforderung beschrieben. Können die Minimalanforderungen für den Test nach 3 Versuchen nicht erfüllt werden, wird abgebrochen. Ist der Patient nicht imstande, zum nächsten Level zu kommen, kann der aktuelle Level als Mass der Leistung angesehen werden.

Format
Funktionelle Leistung

Skalierung
Erfüllt oder nicht erfüllt.
Gemessen wird jedoch je nach Item in Sekunden, Wiederholungen oder Zentimetern.

Subskalen
Maximal 12 Punkte
3 Subskalen: Sitzen (1-3), Stehen (4-6), Schritt (7-12)

Reliabilität (Zuverlässigkeit)

Tyson (2004a) fand bei 37 Patienten nach Schlaganfall (Hemiparese) eine Intratester- und Intertester-Reliabilität von 100% (K=1). Bei der Untersuchung der Intertester-Reliabilität bewerteten zwei Tester die Durchführung des Tests gleichzeitig, um die Variabilität von zwei verschiedenen Messungen auszuschliessen. Die Tester wechselten sich mit Instruktion und Beobachtung ab. Die Tester waren die Autorin und eine zweite Person. Die zweite Person übte den Test, indem sie die Testanleitung gelesen und den Test an einer gesunden Person geübt hatte. Der hohe Wert scheint durch die Testanordnung entstanden zu sein, da die Patientenvariabilität bewusst ausgeschlossen wurde. Zudem scheint die Untersuchung durch die Testentwicklerin zu diesem hohen Wert beigetragen zu haben.
Tyson et al. (2004b) fanden bei 35 Patienten mit Schlaganfall bei den Haupt- bzw. Starttests (angelehnter Sitz, Stehbalance und statischer Tandemstand) eine Übereinstimmung in allen Bereichen der Reliabilität von 100%. Die ICC für die anderen Tests reichten von 0.93--0.99.
Busse et al. (2007) fanden bei 40 gesunden Personen eine moderate bis hohe Test-Retest-Reliabilität von ICC=0.88-0.98 und 0.77-0.94. Der Messfehler betrug 3-11%. Der grösste Einflussfaktor war das Alter, der BMI hingegen hatte keinen Einfluss.
In einer systematischen Review zu Gleichgewichtstests für die Praxis fanden Tyson et al. (2009) gute psychometrische Kriterien sowie eine gute Praktikabilität mit 10 von max. 10 möglichen Punkten.

Validität (Gültigkeit)

Die Skala wurde auf der Basis einer Studie entwickelt, in welcher zuvor Praktiker befragt wurden, wie sie Gleichgewicht bei Patienten mit Schlaganfall untersuchten (Tyson & DeSouza 2003). Wenn Physiotherapeuten Gleichgewicht bei Menschen mit Schlaganfall beurteilen, beobachten sie die Fähigkeit des Patienten, eine Reihe von immer anspruchsvolleren Gleichgewichtsaufgaben durchzuführen. Diese Aufgaben werden gesteigert durch die Reduzierung der Unterstützungsfläche (vom Sitzen zum Stehen über Schritte bis zum Einbeinstand) und nehmen in der Komplexität der Aufgaben zu (von Unterstützung zu statischen und dynamischen Aufgaben und Wechsel der Unterstützungsfläche).

Tyson et al. (2004a) untersuchten bei 55 Patienten mit Schlaganfall (Hemiparese) die Kriterien-Validität durch Vergleich mit anderen etablierten Skalen. So erreichte die BBA eine Korrelation (Spearmans Rho) von 0.83 für den sitzenden Teil der Motor Assessment Scale, von 0.97 mit der Berg Balance Scale und von 0.95 mit dem Rivermead Mobility Index.

In derselben Untersuchung wurde die Homogenität (Interne Konsistenz) bei 80 Patienten mit Schlaganfall untersucht. Jedes einzelne Item wurde mit dem Gesamtwert verglichen. Items mit einer Korrelation unter 0.2 wurden gestrichen (Item-Reduktion). Die interne Konsistenz erreichte einen Wert von 0.93 (Cronbachs Alpha).

Tyson und DeSouza (2004b) fanden bei 48 Patienten mit Schlaganfall eine gute Korrelation mit anderen Tests (r=0.32-0.74), wobei die Gewichtsverlagerung und Step-up mit der Berg Balance Scale wenig korrelierten (r=0.26 bzw. 0.19).

In einer systematischen Review suchten Tyson et al. (2009) nach Assessments für die klinische Praxis. Dabei fanden sie 10 von 19 Assessments, die über robuste psychometrische Eigenschaften verfügten. Von den Assessments stimmte v.a. das Brunel Balance Assessment mit der in England üblichen hierarchischen Untersuchungsweise von Praktikern überein. Die Autoren fanden verschiedene Vorteile für die hierarchische Untersuchungsweise: mit der Scorebezeichnung ist auch gleich das funktionelle Niveau des Patienten ersichtlich. Es kann Zeit gespart werden, indem nur die Items getestet werden, die möglich sind.

In einer systematischen Review untersuchten Pollock et al. (2011) Tests für Gleichgewicht beim Gehen bei Personen nach einem Schlaganfall. Dabei stellten sie Tests mit einer Aufgabe den Instrumenten mit mehreren Aufgaben gegenüber. Die Autoren fanden, dass bei allen Tests die Untersuchung der klinischen Interpretation eingeschränkt ist.

Der totale Messfehler bei 35 Patienten mit Schlaganfall reichte von sehr guten Werten (null beim Step-up-Test) bis zu sehr grossen Messfehlern von 55% (5m-Gehtest ohne Hilfe) (Tyson 2007a).

Tyson et al. (2007b) untersuchten die prädiktive Validität bei 102 Patienten aus 6 Kliniken. Die initiale Gleichgewichtsbeeinträchtigung ist der stärkste Prädiktor für die Aktivitäten des täglichen Lebens und für die Mobilitätsbeeinträchtigung in der Akutphase. Ein kleiner Teil von Patienten mit eingeschränkter Sitzbalance (0%-22%) und Stehbalance (25%-50%) erreichten eine unabhängige Mobilität. Die meisten, die initial unabhängig gehen konnten, erreichten eine unabhängige funktionelle Mobilität (66%-84%).

Responsivität (Empfindlichkeit)

Keine Angaben

Aufgrund der sehr guten Reliabilität und der sehr detaillierten Beschreibung und der Zeit- bzw. Distanzmessung scheint dieses Assessment empfindlich für Veränderungen, auch bei kürzeren Zeitabschnitten zwischen den Messpunkten zu sein.

Der Messfehler bei gesunden Personen liegt zwischen 3% und 11% (Busse & Tyson 2007), was eine gute Responsivität vermuten lässt.

Beurteilung

Diagnostik/ Befund empfohlen
Ergebnis/ Verlauf teilweise empfohlen[1]
Prognose teilweise empfohlen[2]

Kommentar

1) Obwohl die Reliabilität sehr gut ist, bestehen doch bei einigen Tests zum Teil sehr grosse Messfehler. Allerdings werden bei einigen Tests Zeitmessungen gemacht, welche die Empfindlichkeit für Veränderungen verbessert.
2) Eine Gleichgewichtsbeeinträchtigung ist ein starker Prädiktor für eine Einschränkung der Selbständigkeit im täglichen Leben und der Mobilität (Tyson et al. 2007). Werte zum Sturzrisiko wie bei anderen Gleichgewichtstests liegen hier nicht vor.

Das Assessment ist hierarchisch aufgebaut, d.h. von einfachen Aufgaben hin zu schwierigeren Aufgaben. Kann eine Aufgabe nicht erfüllt werden, werden die folgenden Aufgaben nicht mehr getestet. Tyson betont, dass ein hierarchisch aufgebautes Assessment wesentliche Vorteile gegenüber einer Ordinalskala aufweist. Demgegenüber betonen Horak et al. (1997), dass das Gleichgewicht im ZNS nicht hierarchisch sondern systemisch organisiert ist und in der jeweiligen Situation und der entsprechenden Umgebung die geeignetste Strategie auswählt.

So ist zwar das Brunel Balance Assessment so aufgebaut, wie Therapeuten das Gleichgewicht bei Schlaganfall testen. Dies verhindert jedoch, dass nachfolgende Aufgaben nicht mehr beobachtet werden können. Dadurch werden die Analysemöglichkeiten eingeschränkt.

Literatur

Literatursuche: PubMed; 08/2011
Autor: Stefan Schädler

Busse ME, Tyson SF. Functional balance and mobility tests in healthy participants: reliability, error and influencing factors. Physiother Res Int 2007; 12 (4):242-50.
Horak FB, Henry SM, Shumway-Cook A. Postural perturbations: new insights for treatment of balance disorders. Phys Ther 1997; 77 (5):517-33.
Pollock C, Eng J, Garland S. Clinical measurement of walking balance in people post stroke: a systematic review. Clin Rehabil 2011; 25 (8):693-708.
Tyson SF. Measurement error in functional balance and mobility tests for people with stroke: what are the sources of error and what is the best way to minimize error? Neurorehabil Neural Repair 2007a; 21 (1):46-50.
Tyson SF, Connell LA. How to measure balance in clinical practice. A systematic review of the psychometrics and clinical utility of measures of balance activity for neurological conditions. Clin Rehabil 2009; 23 (9):824-40.
Tyson SF, DeSouza LH. A clinical model for the assessment of posture and balance in people with stroke. Disabil Rehabil 2003; 25 (3):120-6.
Tyson SF, DeSouza LH. Development of the Brunel Balance Assessment: a new measure of balance disability post stroke. Clin Rehabil 2004a; 18 (7):801-10.
Tyson SF, DeSouza LH. Reliability and validity of functional balance tests post stroke. Clin Rehabil 2004b; 18 (8):916-23.
Tyson SF, Hanley M, Chillala J, Selley AB, Tallis RC. The relationship between balance, disability, and recovery after stroke: predictive validity of the Brunel Balance Assessment. Neurorehabil Neural Repair 2007b; 21 (4):341-6.

Sturzangst: Falls Efficacy Scale-International Version (FES–I)

Hintergrund

Die FES-I misst die Sturzangst. Da Angst als solche nicht direkt beobachtet und gemessen werden kann, wird sie indirekt über die Bedenken des Patienten, bestimmte Aktivitäten zu meistern, die mit einer Sturzgefahr einhergehen, gemessen (Einschätzung der Selbstwirksamkeit oder Selbsteffektivität).

Die Angst zu stürzen nimmt bei älteren Menschen zu und ist noch mehr verstärkt bei Personen, die bereits gestürzt sind und die in Pflegeeinrichtungen leben (Yardley et al. 2005). Neben älteren Gesunden, haben Patienten mit neurologischen Beeinträchtigungen ein erhöhtes Sturzrisiko (Hyndman et al. 2002). Ein Sturz und längeres Liegenbleiben können nicht nur zu körperlichen Folgen führen, sondern auch psychische Auswirkungen mit sich bringen. Man spricht in diesem Zusammenhang vom "Post-Fall-Syndrom". Typisch sind das unsichere, tapsige Gehen mit Halten an Wänden und Möbelstücken oder gar die Vermeidung von Mobilität aus Angst, erneut zu stürzen. Sturzangst kann so zum Verlust von Lebensqualität führen und selbst auferlegten Einschränkungen der Alltagsaktivitäten, was wiederum die physische Leistungsfähigkeit reduziert und erneut die Angst zu stürzen sowie das Sturzrisiko verstärkt.

Die Angst zu stürzen bezieht sich in der Regel auf bestimmte Alltagssituationen. Um die Sturzangst wirksam bekämpfen zu können, müssen die entsprechenden Situationen bekannt sein. Dies ermöglicht zudem, den Erfolg gezielter Therapie-Interventionen zu messen.

Die FES wurde seit ihrer ersten Entwicklung (Tinetti et al. 1990) mehrfach überarbeitet und ergänzt. Diese Revisionen betrafen die Skalierung (Tinetti et al. 1994) und die erfragten Situationen (Yardley et al. 2005). Die heute vielfach verwendete internationale Version (FES-I) wurde durch eine Gruppe von Experten, die sich aus dem europäischen Netzwerk für Sturzprophylaxe (Prevention of Falls Network Europe -ProFaNE) bildete, im Jahr 2005 erstmals publiziert (Yardley et al. 2005). Seither wurde die FES-I, wie von der Autorengruppe beabsichtigt, für verschiedene Sprach- und Kulturräume validiert. Eine Zusammenstellung der verfügbaren Sprachversionen findet sich auf der Webseite des-ProFaNE (http://www.profane.eu.org/fesi.html [09.04.2012]). Die deutsche Version der FES-I wurde 2006 vorgestellt (Dias et al. 2006).

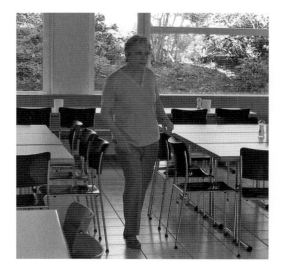

Als weitere Entwicklung wurde eine Kurzform der FES-I, die Short FES-I vorgestellt (Kempen et al. 2008). Sie besteht aus nur sieben Fragen und soll so den Gebrauch erleichtern. Sie liegt noch nicht auf Deutsch vor.

ICF-Klassifikation

Körperfunktionen	
Sturzangst	b1522 Spannweite von Emotionen

Die Sturzangst wird bei der Durchführung folgender Aktivitäten beurteilt:

1	Den Hausputz machen	d6402 Den Wohnbereich reinigen
2	Sich an- oder ausziehen	d5400 Kleidung anziehen
		d5401 Kleidung ausziehen
3	Einfache Mahlzeiten zubereiten	d630 Mahlzeiten vorbereiten
4	Ein Bad nehmen oder duschen	d510 Sich waschen
5	In einem Laden einkaufen	d6200 Einkaufen
6	Von einem Stuhl aufstehen oder sich hinsetzen	d410 Eine elementare Körperposition wechseln (speziell: d4104 Stehen, d4103 Sitzen)
7	Eine Treppe hinauf- oder hinuntergehen	d4551 Klettern/ steigen
8	In der Nähe der Wohnung draussen umhergehen	d4500 Kurze Entfernungen gehen
9	Etwas erreichen, was sich oberhalb des Kopfes oder auf dem Boden befindet	d4452 Nach etwas langen
10	Das Telefon erreichen, bevor es aufhört zu klingeln	d3600 Telekommunikationsgeräte benutzen
11	Auf einer rutschigen Oberfläche gehen (z. B. wenn es nass oder vereist ist)	d4502 Auf unterschiedlichen Oberflächen gehen
12	Einen Freund oder Verwandten besuchen	Nicht definiert
13	In einer Menschenmenge umhergehen	d460 Sich in verschiedenen Umgebungen fortbewegen
14	Auf unebenem Boden gehen	d4502 Auf unterschiedlichen Oberflächen gehen
15	Eine Steigung hinauf- oder hinunter gehen	d4502 Auf unterschiedlichen Oberflächen gehen
16	Eine Veranstaltung besuchen	Nicht definiert

Praktikabilität

Patientengruppe
Die FES-I und ihre Vorgängerversionen sowie modifizierte Versionen wurden für Personen hohen Alters entwickelt. Ihre Gültigkeit wurde aber für weitere Patientengruppen (Zustand nach Hüftfrakturen (Ingemarsson et al. 2000; Whitehead et al. 2003), Hirnschlag (Engberg et al. 2008; Hellstrom et al. 1999; Hellstrom et al. 2002; Hellstrom et al. 2003), ältere Patienten mit Polio (Hill et al. 2004)) nachgewiesen.

Zeitaufwand
Das Ausfüllen des Fragebogens beansprucht ca. 10 Minuten.

Kosten
Keine

Ausbildung
Eine Stunde

Praktische Durchführung
Die FES-I besteht aus einem Fragebogen, worin 16 Aktivitäten geschildert werden. Die Betroffenen müssen angeben, ob sie bei der Durchführung der jeweiligen Aktivität keinerlei, einige, ziemliche oder sehr grosse Bedenken zu stürzen haben. Der Fragebogen kann im Rahmen eines Interviews oder vom Patienten selbständig ausgefüllt werden. Bei Patienten mit kognitiven Defiziten ist es empfehlenswert, die FES-I als Interview zu erheben (Hauer et al. 2010)
Die Kurzform (Short FES-I) besteht aus sieben Fragen.

Format
Selbstbeurteilung

Skalierung
Bei der FES-I werden für jede der 16 Fragen je 1, 2, 3 oder 4 Punkte vergeben. Der Summenscore variiert somit zwischen 16 und 64 Punkten, wobei eine höhere Punktzahl mit einer grösseren Sturzangst assoziiert ist.

Subskalen
Keine

Reliabilität (Zuverlässigkeit)

Lucy Yardley und Kollegen (2005) untersuchten in einer grossen Studie mit 704 älteren Patienten sowohl die interne als auch die Test-Retest-Reliabilität. Die Patienten füllten die FES-I entweder selbständig zu Hause oder in einem strukturierten Interview mit einem Zeitabstand von einer Woche zweimal aus. Die Ergebnisse zeigten für beide Analysen sehr gute Werte (Cronbachs α=0.96, ICC=0.96). Vergleichbare Werte ergab eine Studie, die sich zum Ziel setzte, die FES-I über kulturelle Grenzen hinweg zu validieren (Kempen et al. 2007). Daten von selbständig lebenden, älteren Personen wurden in Deutschland (n=94), den Niederlanden (n=193) sowie Grossbritannien und Nordirland (n=178) erhoben. Die Studienteilnehmer von Deutschland und den Niederlanden wurden nach vier Wochen ein zweites Mal befragt. Die interne Reliabilität wurde mit Werten (Cronbachs α und Inter-Item-Korrelationen) >0.90 angegeben, die Test-Retest-Reliabilität mit einem ICC zwischen 0.79 und 0.82.

Die Reliabilität wurde in den verschiedenen Sprachversionen jeweils neu erfasst. Sie zeigte stets gute Werte: z.B. brasilianisch: Intertester-Reliabilität: ICC=0.91, Intratester Reliabilität: ICC=0.84, interne Reliabilität: Cronbachs α=0.93; griechisch: Test-Retest-Reliabilität: ICC=0.95, interne Reliabilität: Cronbachs α=0.93; italienisch: Test-Retest-Reliabilität: 0.88, interne Reliabilität: Cronbachs α≥0.97; deutsch: Test-Retest-Reliabilität: ICC>0.90, interne Reliabilität: Cronbachs α≥0.93 (Hauer et al. 2010). Bei der letztgenannten Untersuchung zeigte sich aber, dass die Test-Retest-Reliabilität bei Personen mit kognitiven Defiziten deutlich schlechtere Werte aufwies: ICC>0.58.

Validität (Gültigkeit)

Die Validität der FES-I wurde ebenfalls in der Studie von Yardley et al. (2005) untersucht. Dazu wurden die im FES-I erzielte Punktzahl mit demografischen Charakteristika und Risikofaktoren für Stürze verglichen. Mehr Punkte und somit eine grössere Angst zu stürzen zeigten sich bei Frauen, älteren Personen und Personen, die in „einfachen" Berufen arbeiten. Personen, die einen Risikofaktor für Stürze (zum Beispiel Sturz im Verlauf des letzten Jahres, chronische Erkrankung, Schwindel, Einnahme von vier oder mehr Medikamenten oder Einnahme von psychoaktiven Medikamenten) angaben, hatten ebenfalls signifikant höhere Werte auf der FES-I.

Die in mehreren Ländern durchgeführte Studie kam zum Resultat, dass die FES-I zwischen Patientengruppen verschiedenen Alters, Geschlechts, Anzahl durchgemachter Stürze und Sturzangst zu unterscheiden vermag und somit über eine akzeptable Konstrukt-Validität verfügt (Kempen et al. 2007).

Spätere Studien bestätigen die gute Validität der FES-I und ihrer Kurzform. Delbaere et al. (2010) untersuchten in einer grossen Studie mit 500 älteren zu Hause lebenden Personen die Validität und Responsivität der ursprünglichen und kurzen FES-I Versionen. Für die Erfassung der Validität verglichen sie die Ergebnisse der FES-I mit verschiedenen physiologischen und neuropsychologischen Tests (maximale Quadrizepskraft, Schwanken im Stehen, Gehgeschwindigkeit, Physiological Profile Assessment-PPA, World Health Organization Disability Assessment Schedule-WHODAS, Lebensqualität, Geriatric Depression Scale-GDS, Goldberg Anxiety Scale-GAS und kognitive Leistungsfähigkeit) zwei Mal mit einem Abstand von einem Jahr. Diese Vergleiche zeigten einen sehr guten Zusammenhang. Die Autoren berichteten auch über Grenzwerte, ab welchen grosse Bedenken bezüglich des Sturzrisikos angebracht werden können. Für die FES-I betrug dieser Wert 23 Punkte, für die Kurzversion 10 Punkte. Die prädiktive Validität wurde auch in einer Studie, die 125 Frauen ab einem Alter von 50 Jahren einschloss, untersucht (Ersoy et al. 2009). Die Autoren fanden, dass eine Punktzahl >26 künftige Stürze voraussagte. Im Vergleich dazu konnte die FES-I unter 133 älteren Personen diejenigen, die stürzten, nicht identifizieren (dies vermochte nur die Activities-specific Balance Confidence-ABC). Trotzdem bestätigten hohe Korrelationen mit drei weiteren Messungen der Sturzangst, die Validität der FES-I (Moore et al. 2011).

Auch die griechischen, brasilianischen und italienischen Sprachversionen bestätigten die guten Validitätswerte (Billis et al. 2011; Camargos et al. 2010; Ruggiero et al. 2009).

Die deutsche Version der FES-I wurde bei 156 älteren Teilnehmern, teilweise mit kognitiven Einschränkungen, bezüglich der Validität untersucht (Hauer et al. 2010). Dazu wurde untersucht, ob mit der FES-I die Zugehörigkeit zu einer bestimmten Gruppen angezeigt wurde. Z.B. konnte die FES-I anzeigen, ob eine Person im Timed-Up-and-Go Test bis 19 Sekunden benötigte oder länger für den Test brauchte. Auch konnte die FES-I unterscheiden, ob eine Person Schwindel hatte oder nicht. Diese Fähigkeit eines Tests, die Gruppenzugehörigkeit zu identifizieren, wird als diskriminative Validität bezeichnet, die ein Aspekt der Konstrukt-Validität ist.

Responsivität (Empfindlichkeit)

In der Studie von Delbaere et al. (2010) war auch die Responsivität ein untersuchter Aspekt. Die Auswahl der total 500 Senioren, die während dreier Monate nicht stürzten, wurde in diese Teil-Analyse, welche die anschliessenden 3 Monate umfasste, eingeschlossen. Zu Beginn und Ende der zweiten 3 Monate wurde ein FES-I erhoben. Es zeigte sich eine Steigerung der FES-I Punktzahl unabhängig davon, ob jemand einmal oder mehrmals stürzte bzw. sich dabei verletzte. Diese Steigerung war in keinem Fall signifikant. Ein Trend zu statistischer Signifikanz zeigte sich in der Gruppe, die während des Beobachtungszeitraums mehrere Stürze erlitten. Dies zeigt an, dass in der Gruppe der gesunden Senioren die FES-I nicht deutlich sensitiv für Veränderungen ist.

Beurteilung

Diagnostik/ Befund empfohlen
Ergebnis/ Verlauf empfohlen
Prognose teilweise empfohlen[1]

Kommentar

Die FES-I kann, im Hinblick auf ihre Entwicklung durch eine grosse Anzahl internationaler Experten, als gutes und gültiges Instrument betrachtet werden.

1) Genaue prognostische Werte bestehen nun für gesunde Senioren und für Frauen. Die Resultate sind aber nicht eindeutig. Bei der FES-I gilt die Richtlinie, wonach die Erhebung nur eines Tests nicht genügt, um das Sturzrisiko einzuschätzen. Verschiedene Autoren empfehlen, nebst einem Test auch weitere Risikofaktoren für Stürze zu erheben (Berg et al. 1992b; Neuls et al. 2011; Raiche et al. 2000; Tinetti et al. 1988)

Literatur

Literatursuche: PubMed 02/2012
Autoren: Markus Wirz, Stefan Schädler

Berg KO, Wood-Dauphinee SL, Williams JI, Maki B. Measuring balance in the elderly: validation of an instrument. Can J Public Health 1992b; 83 Suppl 2:S7-11.

Billis E, Strimpakos N, Kapreli E, Sakellari V, Skelton DA, Dontas I, Ioannou F, Filon G, Gioftsos G. Cross-cultural validation of the Falls Efficacy Scale International (FES-I) in Greek community-dwelling older adults. Disability and rehabilitation 2011; 33 (19-20):1776-84.

Camargos FF, Dias RC, Dias JM, Freire MT. Cross-cultural adaptation and evaluation of the psychometric properties of the Falls Efficacy Scale-International Among Elderly Brazilians (FES-I-BRAZIL). Revista brasileira de fisioterapia 2010; 14 (3):237-43.

Delbaere K, Close JC, Mikolaizak AS, Sachdev PS, Brodaty H, Lord SR. The Falls Efficacy Scale International (FES-I). A comprehensive longitudinal validation study. Age and ageing 2010; 39 (2):210-6.

Dias N, Kempen GI, Todd CJ, Beyer N, Freiberger E, Piot-Ziegler C, Yardley L, Hauer K. [The German version of the Falls Efficacy Scale-International Version (FES-I)]. Zeitschrift fur Gerontologie und Geriatrie 2006; 39 (4):297-300.

Engberg W, Lind A, Linder A, Nilsson L, Sernert N. Balance-related efficacy compared with balance function in patients with acute stroke. Physiother Theory Pract 2008; 24 (2):105-11.

Ersoy Y, MacWalter RS, Durmus B, Altay ZE, Baysal O. Predictive effects of different clinical balance measures and the fear of falling on falls in postmenopausal women aged 50 years and over. Gerontology 2009; 55 (6):660-5.

Hauer K, Yardley L, Beyer N, Kempen G, Dias N, Campbell M, Becker C, Todd C. Validation of the Falls Efficacy Scale and Falls Efficacy Scale International in geriatric patients with and without cognitive impairment: results of self-report and interview-based questionnaires. Gerontology 2010; 56 (2):190-9.

Hellstrom K, Lindmark B. Fear of falling in patients with stroke: a reliability study. Clin Rehabil 1999; 13 (6):509-17.

Hellstrom K, Lindmark B, Fugl-Meyer A. The Falls-Efficacy Scale, Swedish version: does it reflect clinically meaningful changes after stroke? Disabil Rehabil 2002; 24 (9):471-81.

Hellstrom K, Lindmark B, Wahlberg B, Fugl-Meyer AR. Self-efficacy in relation to impairments and activities of daily living disability in elderly patients with stroke: a prospective investigation. J Rehabil Med 2003; 35 (5):202-7.

Hill KD, Stinson AT. A pilot study of falls, fear of falling, activity levels and fall prevention actions in older people with polio. Aging Clin Exp Res 2004; 16 (2):126-31.

Hyndman D, Ashburn A, Stack E. Fall events among people with stroke living in the community: circumstances of falls and characteristics of fallers. Archives of physical medicine and rehabilitation 2002; 83 (2):165-70.

Ingemarsson AH, Frandin K, Hellstrom K, Rundgren A. Balance function and fall-related efficacy in patients with newly operated hip fracture. Clin Rehabil 2000; 14 (5):497-505.

Kempen GI, Todd CJ, Van Haastregt JC, Zijlstra GA, Beyer N, Freiberger E, Hauer KA, Piot-Ziegler C, Yardley L. Cross-cultural validation of the Falls Efficacy Scale International (FES-I) in older people: results from Germany, the Netherlands and the UK were satisfactory. Disability and rehabilitation 2007; 29 (2):155-62.

Kempen GI, Yardley L, van Haastregt JC, Zijlstra GA, Beyer N, Hauer K, Todd C. The Short FES-I: a shortened version of the falls efficacy scale-international to assess fear of falling. Age Ageing 2008; 37 (1):45-50.

Moore DS, Ellis R, Kosma M, Fabre JM, McCarter KS, Wood RH. Comparison of the validity of four fall-related psychological measures in a community-based falls risk screening. Research quarterly for exercise and sport 2011; 82 (3):545-54.

Neuls PD, Clark TL, Van Heuklon NC, Proctor JE, Kilker BJ, Bieber ME, Donlan AV, Carr-Jules SA, Neidel WH, Newton RA. Usefulness of the Berg Balance Scale to predict falls in the elderly. J Geriatr Phys Ther 2011; 34 (1):3-10.

Raiche M, Hebert R, Prince F, Corriveau H. Screening older adults at risk of falling with the Tinetti balance scale. Lancet 2000; 356 (9234):1001-2.

Ruggiero C, Mariani T, Gugliotta R, Gasperini B, Patacchini F, Nguyen HN, Zampi E, Serra R, Dell'Aquila G, Cirinei E, Cenni S, Lattanzio F, Cherubini A. Validation of the Italian version of the falls efficacy scale international (FES-I) and the short FES-I in community-dwelling older persons. Archives of gerontology and geriatrics 2009; 49 Suppl 1:211-9.

Tinetti ME, Baker DI, McAvay G, Claus EB, Garrett P, Gottschalk M, Koch ML, Trainor K, Horwitz RI. A multifactorial intervention to reduce the risk of falling among elderly people living in the community. The New England journal of medicine 1994; 331 (13):821-7.

Tinetti ME, Richman D, Powell L. Falls efficacy as a measure of fear of falling. Journal of gerontology 1990; 45 (6):P239-43.

Tinetti ME, Speechley M, Ginter SF. Risk factors for falls among elderly persons living in the community. N Engl J Med 1988; 319 (26):1701-7.

Whitehead C, Miller M, Crotty M. Falls in community-dwelling older persons followinig hip fracture: impact on self-efficacy, balance and handicap. Clin Rehabil 2003; 17 (8):899-906.

Yardley L, Beyer N, Hauer K, Kempen G, Piot-Ziegler C, Todd C. Development and initial validation of the Falls Efficacy Scale-International (FES-I). Age and ageing 2005; 34 (6):614-9.

Sturzangst: Falls Efficacy Scale – International Version (FES-I)

Quelle: Dias N, Kempen GI, Todd CJ, Beyer N, Freiberger E, Piot-Ziegler C, Yardley L, Hauer K. Die deutsche Version der Falls Efficacy Scale-International (FES-I). Z Gerontol Geriatr. 2006 Aug;39(4):297-300.

Name:_____ Geburtsdatum: _____ Datum:_____

Wir würden Ihnen gerne einige Fragen darüber stellen, welche Bedenken Sie haben hinzufallen, wenn Sie bestimmte Aktivitäten ausführen. Bitte denken Sie noch mal darüber nach, wie sie diese Aktivität normalerweise ausführen. Wenn Sie die Aktivität z. Zt. nicht ausführen (z. B. wenn jemand ihren Einkauf erledigt), geben Sie bitte (trotzdem) eine Antwort um anzuzeigen, ob Sie Bedenken *hätten* zu stürzen, wenn Sie die Aktivität ausführen *würden*. Markieren sie bitte diejenige Angabe, die am ehesten ihrem eigenen Empfinden entspricht, um anzuzeigen welche Bedenken Sie haben zu stürzen, wenn Sie diese Aktivität ausüben

Aktivitäten	Keinerlei Bedenken	Einige Bedenken	Ziemliche Bedenken	Sehr grosse Bedenken
1 Den Hausputz machen (z. B. kehren, staubsaugen oder Staub wischen)	1 ☐	2 ☐	3 ☐	4 ☐
2 Sich an- oder ausziehen	1 ☐	2 ☐	3 ☐	4 ☐
3 Einfache Mahlzeiten zubereiten	1 ☐	2 ☐	3 ☐	4 ☐
4 Ein Bad nehmen oder duschen	1 ☐	2 ☐	3 ☐	4 ☐
5 In einem Laden einkaufen	1 ☐	2 ☐	3 ☐	4 ☐
6 Von einem Stuhl aufstehen oder sich hinsetzen	1 ☐	2 ☐	3 ☐	4 ☐
7 Eine Treppe hinauf- oder hinuntergehen	1 ☐	2 ☐	3 ☐	4 ☐
8 In der Nähe der Wohnung draussen umhergehen	1 ☐	2 ☐	3 ☐	4 ☐
9 Etwas erreichen, was sich oberhalb des Kopfes oder auf dem Boden befindet	1 ☐	2 ☐	3 ☐	4 ☐
10 Das Telefon erreichen, bevor es aufhört zu klingeln	1 ☐	2 ☐	3 ☐	4 ☐
11 Auf einer rutschigen Oberfläche gehen (z. B. wenn es nass oder vereist ist)	1 ☐	2 ☐	3 ☐	4 ☐
12 Einen Freund oder Verwandten besuchen	1 ☐	2 ☐	3 ☐	4 ☐
13 In einer Menschenmenge umhergehen	1 ☐	2 ☐	3 ☐	4 ☐
14 Auf unebenem Boden gehen (z. B. Kopfsteinpflaster, ungepflegter Gehweg)	1 ☐	2 ☐	3 ☐	4 ☐
15 Eine Steigung hinauf- oder hinunter gehen	1 ☐	2 ☐	3 ☐	4 ☐
16 Eine Veranstaltung besuchen (z. B. ein Familientreffen, eine Vereinsversammlung oder Gottesdienst)	1 ☐	2 ☐	3 ☐	4 ☐
Total				
Total	/64			

Sturzrisiko: Morse Sturz Skala (MSS)

Hintergrund

Die Morse Sturz Skala (MSS), im Original Morse Fall Scale (MFS), wurde 1986 von Janice Morse entwickelt, um das Sturzrisiko von Patienten während eines stationären Aufenthaltes in einem Krankenhaus, Pflegeheim oder einer Rehabilitationsklinik zu erfassen (Morse 1986). Die Skala ist für Erwachsene entwickelt worden, Kinder können mit dieser Skala nicht beurteilt werden. Die MSS erfasst das Sturzrisiko bezüglich der modifizierbaren Risikofaktoren; das Risiko durch Unfälle oder Anfälle (z.B. Epilepsie oder Bewusstlosigkeit) zu stürzen, wird mit dieser Skala nicht erfasst. Ziel der Entwicklerin war, aufgrund der Resultate der Erfassung, Konsequenzen zu ziehen und somit Präventionsstrategien bei den Patienten zu berücksichtigen und für eine sichere Spitalumgebung zu sorgen (Morse 2008). Die Skala wurde in verschiedene Sprachen übersetzt, es besteht auch eine deutsche Version (Schwendimann et al. 2006).

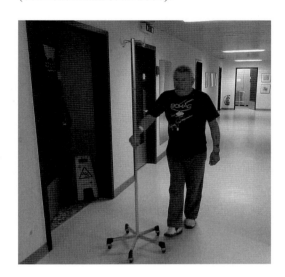

ICF-Klassifikation

Aktivitäten		
1. Gehen auf ebener Strecke	d450	Gehen

Praktikabilität

Patientengruppe
Alle Patienten die sich in einem stationären Aufenthalt in einem Krankenhaus, einem Pflegeheim oder einer Rehabilitationsklinik befinden. Es können Patienten von Akut- und Langzeitstationen, das heisst von allen Abteilungen im Erwachsenenalter, erfasst werden (Morse 1986; Quigley et al. 2006).

Zeitaufwand
3 Minuten zur Erfassung (Morse et al. 1989).

Kosten
Keine

Ausbildung
30 Minuten

Praktische Durchführung
Der Test beinhaltet sechs Faktoren, die bewertet werden. Die Bewertung muss durch direktes Beobachten sowie Aktenstudium erfolgen. Die Autorin betont, dass eine Bewertung, die nur auf Aktenstudium beruht, nicht zulässig ist (Morse 2008).

Format
Funktionelle Leistung

Skalierung
Ordinalskala

Subskalen
Keine

Reliabilität (Zuverlässigkeit)

Die Intertester-Reliabilität wurde mit 21 Pflegefachpersonen, die 6 Patienten bewerteten, evaluiert. Damit die Bewertungen konsistent waren, wurden diese anhand von Videoaufnahmen vorgenommen. Die Gesamtskala hatte eine Intertester-Reliabilität von r=0.96. Die Reliabilität der einzelnen Items variierte von r=1 (für frühere Stürze und intravenöse Therapie), r=0.99 für Zweitdiagnose, r=0.98 für Gehhilfen und r=0.82 für die Gangsicherheit (Morse et al. 1987).

Validität (Gültigkeit)

Um die Validität zu belegen wurde untersucht, inwieweit eine korrekte Klassifizierung der Personen vorlag, die im Verlauf stürzten: hier konnten 74.41% erfasst werde. Es wurde zudem untersucht, was zu falsch positiven Beurteilungen führte. Dies war v.a. die eingeschränkte Gehfähigkeit. Bei den falsch negativen Beurteilungen (d.h. die Personen, die stürzten, aber als nicht sturzgefährdet klassifiziert worden waren) handelte es sich v.a. um nicht vorhersehbare Stürze wie Anfälle oder Unfälle wie Ausrutschen oder aus dem Bett fallen (Morse et al. 1987).

Bei 2689 Patienten aus verschiedenen Institutionen wurden 76.9% der Patienten, die stürzten mit einem hohen Risiko, 16.3% mit einem moderaten und nur 6.8% mit einem tiefen Risiko eingeschätzt (Morse et al. 1989).

In einer systematischen Review, bei der 47 verschiedene Tools zur Risikobeurteilung untersucht wurden, erfüllten nur die Morse Sturzskala und eine weitere Skala (STRATIFY, s. Oliver et al. 1997) die in dieser Studie festgelegten Kriterien der Validität bei adäquater Sensitivität und Spezifität (Oliver et al. 2004).

Responsivität (Empfindlichkeit)

Keine Angaben

Beurteilung

Diagnostik/ Befund   teilweise empfohlen[1]
Ergebnis/ Verlauf   teilweise empfohlen[2]
Prognose   teilweise empfohlen[3]

Kommentar

1) Die MSS dient zur Identifikation von Patienten mit Sturzgefährdung unabhängig der Diagnose im stationären Rahmen. Bezüglich des Befundes gibt die Skala aber Auskunft darüber, ob z.B. Sicherheitsmassnahmen getroffen werden sollten.
2) Die MSS wurde zur Beurteilung des Sturzrisikos entwickelt, aber nicht zur Ergebnismessung. Zudem liegen keine Angaben zur Responsivität vor.
Um im Verlauf der Spitalaufenthaltes Sicherheitsanpassungen vorzunehmen ist die Einstufung sinnvoll.

3) Die in der Literatur verwendeten Schwellenwerte (Cut-off-Werte) variieren. Die Entwicklerin beschreibt in ihrem Buch, wie man die Werte für das jeweilige Kollektiv individuell berechnen kann. Sie betont allerdings, den Schwellenwert nicht über 55 zu setzen, da sonst die Gefahr besteht, zu wenig Sicherheitsmassnahmen zu treffen (Morse 2008). Frau Morse empfiehlt den Schwellenwert bei 45 (Morse 2012). In anderen Arbeiten wird eine Einteilung in „geringes Risiko" (0 bis 24), „moderates Risiko" (25 bis 50) und „hohes Risiko" (51 bis 125) verwendet (Chapman et al. 2011).

Die MSS ist ein praxistauglicher Test, der im stationären Alltag interdisziplinär verwendet werden kann.

Literatur

Literatursuche: PubMed; 01/2012
Autor: Adrian Pfeffer

Chapman J, Bachand D, Hyrkas K. Testing the sensitivity, specificity and feasibility of four falls risk assessment tools in a clinical setting. J Nurs Manag 2011; 19 (1):133-42.

Frank O, Schwendimann R. Sturzprävention. Schriftenreihe Patientensicherheit Schweiz 2008; Nr. 2 (Februar):40.

Morse JM. Persönliche Mitteilung; 2012.

Morse JM. Computerized evaluation of a scale to identify the fall-prone patient. Can J Public Health 1986; 77 Suppl 1:21-5.

Morse JM. Preventing Patient Falls: Establishing a Fall Intervention Program. 2nd. Ed. ed: Springer Publishing Company; 2008.

Morse JM, Black C, Oberle K, Donahue P. A prospective study to identify the fall-prone patient. Soc Sci Med 1989; 28 (1):81-6.

Morse JM, Tylko SJ, Dixon HA. Characteristics of the fall-prone patient. Gerontologist 1987; 27 (4):516-22.

Oliver D, Britton M, Seed P, Martin FC, Hopper AH. Development and evaluation of evidence based risk assessment tool (STRATIFY) to predict which elderly inpatients will fall: case-control and cohort studies. BMJ 1997; 315 (7115):1049-53.

Oliver D, Daly F, Martin FC, McMurdo ME. Risk factors and risk assessment tools for falls in hospital inpatients: a systematic review. Age Ageing 2004; 33 (2):122-30.

Quigley PA, Palacios P, Spehar AM. Veterans' fall risk profile: a prevalence study. Clin Interv Aging 2006; 1 (2):169-73.

Schwendimann R, De Geest S, Milisen K. Evaluation of the Morse Fall Scale in hospitalised patients. Age Ageing 2006; 35 (3):311-3.

Morse Sturz Skala (MSS)

Quelle: Frank O, Schwendimann R. Sturzprävention. Schriftenreihe Patientensicherheit Schweiz 2008; Nr. 2 (Februar):40.

Name: _____ Geburtsdatum: _____

Datum: _____ Tester: _____

	Punkte
Ist der Patient während oder in der Zeit kurz vor dem stationären Aufenthalt bereits einmal ohne äussere Gewalteinwirkung gestürzt?	Nein = 0 Ja = 25
Ist bei dem Patienten mehr als eine Erkrankung bekannt?	Nein = 0 Ja = 15
Wird bei dem Patienten ein i.v. – Therapie durchgeführt?	Nein = 0 Ja = 20

Welche Aussage zur Gehhilfe trifft zu:
- Der Patient geht ohne Gehhilfe / muss gestützt werden / benutzt einen Rollstuhl / hat Bettruhe — 0
- Der Patient benutzt Krücken / einen Gehstock / eine andere mechanische Gehhilfe — 15
- Der Patient stützt sich an Möbeln ab — 30

Welche Aussage zur Gangsicherheit trifft zu:
- Der Patient geht sicher oder verlässt das Bett gar nicht (Bettruhe) — 0
- Der Patient geht unsicher — 10
- Der Patient ist in seiner Umgebung erheblich beeinträchtigt — 20

Welche Aussage zur Orientierung trifft zu:
- Der Patient schätzt seine Mobilität richtig ein, befolgt Anweisungen und erbittet wenn nötig Hilfe — 0
- Der Patient überschätzt sich / vergisst Anweisungen — 15

Gesamtpunktzahl (max. 125 Punkte) [ ]

Sensorische Funktionen

	Seite	Empfehlungen Diagnose	Ergebnis	Prognose
Sensibilität: Oberflächensensibilität	349	te	te	te
Vibrationssinn: Stimmgabel	353	e	e	te
Lage- und Bewegungssinn	357	te	te	ne
Stereognosie: Subskala vom Nottingham Sensory Assessment	362	e	te	te
Schmerzintensität: Numeric Rating Scale (NRS)/ Visual Analogue Scale (VAS)	367	e	e	e

Legende: e = empfohlen, te = teilweise empfohlen, ne = nicht empfohlen, na = nicht anwendbar

Sensibilität: Oberflächensensibilität

Hintergrund

Die Prüfung der Oberflächensensibilität ist ein Teil der neurologischen Untersuchung und wird in der Befunderhebung bei neuropathischen Schmerzen (Backonja et al. 2009; Walk et al. 2009) und bei Diabetes (Kles et al. 2006) speziell empfohlen. Generelles Ziel der Sensibilitätsprüfung ist die genaue Abgrenzung eines eventuellen Sensibilitätsausfalls nach Lokalisation und Ausdehnung, wobei gleichzeitig eine Identifizierung der betroffenen sensiblen Qualitäten sowie eine Unterscheidung nach zentraler, radikulärer oder peripherneurogen bedingter Störung gelingen sollte. Die Prüfung der Sensibilität erfordert Zeit, Geduld und gute Mitarbeit des Patienten (Mummenthaler et al. 2002).

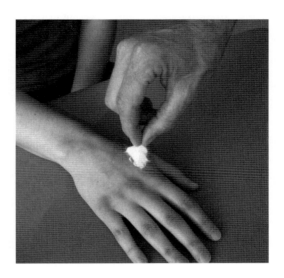

ICF-Klassifikation

Körperfunktionen	
Funktionen des Tastens und des Spürens	b265 Funktionen des Tastens (Tastsinn)

Praktikabilität

Patientengruppe
Patienten mit Verdacht auf Sensibilitätsausfälle

Zeitaufwand
5 Minuten

Kosten
Keine

Ausbildung
Gute Kenntnisse der Dermatome und der Untersuchungstechnik sind nötig.

Praktische Durchführung
Der Patient sollte die Augen schliessen. Bei der konventionellen Prüfung wird das Berührungsempfinden (Ästhesie) durch leichtes Berühren einzelner Körperstellen geprüft, z. B. mit Hilfe einer Feder, eines weichen Stück Papiers oder eines Fingers des Untersuchers.

Meistens genügt die Differenzierung nach vermindertem (Hypästhesie) oder aufgehobenem Berührungsempfinden (Anästhesie) (Mummenthaler & Mattle 2002).

Speziell beschrieben wird die sogenannte „Semmes-Weinstein Monofilament Testung". Diese Monofilamente sind aus demselben Material hergestellt wie Angelschnur (Nylon) und stehen in verschiedenen Steifigkeiten zur Verfügung. Semmes und Weinstein schufen eine zunehmende Skala von Monofilamenten für die Untersuchung der Oberflächensensibilität. Inzwischen hat sich dabei das Monofilament 5.07, welches einen Druck von 10 Gramm provoziert, in der Medizin durchgesetzt (Kumar et al. 1991; Lee et al. 2003).

Format
Passiver Test

Skalierung
Beschreibung der betroffenen Körperareale (Hypästhesie oder Anästhesie) (positiv/ negativ)

Subskalen
Keine

Reliabilität (Zuverlässigkeit)

In einer konventionellen neurologischen Untersuchung von 52 Patienten mit Nackenschmerzen und radikulären Ausfällen zeigte die Sensibilitätsprüfung eine gute Intertester-Reliabilität (Viikari-Juntura 1987). Bei Patienten mit Beschwerden in den oberen Extremitäten oder im Nacken betrug der Kappa-Wert für die Reliabilität der Testung der leichten Berührung 0.69 (Jepsen et al. 2006).

Bei Patienten mit einer Rückenmarksverletzung zeigte sich eine hohe Test-Retest-Reliabilität (ICC 0.84, 95% CI: 0.75-0.90) der Monofilament-Methode. Die Prüfung erfolgte in einem Abstand von 3 Wochen. Bei gesunden Probanden fanden sich deutlich schlechtere Werte (0.63, 95% CI: 0.45-0.76) (Felix et al. 2009).

Geber et al. fanden in 4 Zentren bei in einem Abstand von 2 Tagen untersuchten Patienten mit sensorischen Störungen gute Intratester- und Intertester-Reliabilitätswerte der Sensibilitätsprüfung. Die Autoren beurteilen die Methode als ein wertvolles diagnostisches Instrument (Geber et al. 2011).

Validität (Gültigkeit)

33 Patienten mit einem Impingement-Syndrom der Schulter wurden auf eine mögliche Nervenwurzelbeteiligung untersucht. Bei 11 Patienten konnte dies elektrodiagnostisch bestätigt werden. Nur 4 dieser Patienten zeigten positive Befunde in der neurolgischen Untersuchung (Oberflächensensibilität, Kraftverlust, Reflexe) (Date et al. 1996).

Matsumoto et al. führten eine retrospektive Analyse der neurologischen Zeichen (Sehnenreflexe, Stumpf-Spitzempfinden, Muskelschwäche, Sensibilitätsverminderung der Hände) von 106 Patienten mit zervikaler Myelopathie aufgrund einer monosegmentalen Diskushernie durch. Das Ziel dieser Untersuchung war, die Sensivät und Spezifität der neurologischen Zeichen für die Identifikation des betroffenen Segmentes zu bestimmen. Es zeigte sich, dass Stumpf-Spitzempfinden und Muskelschwäche weder sensitiv noch spezifisch waren. Sensibilitätsverlust war mässig sensitiv und spezifisch. Die beste Sensivät und Spezifität wurde für die Sehnenreflexe gefunden, wobei diese immer noch schlechter waren als die Summe der neurologischen Zeichen. Die Autoren empfehlen, die neurologischen Zeichen immer umfassend zu prüfen (Matsumoto et al. 1996).

Jensen (1987) untersuchte den diagnostischen Wert der Sensibilitätstestung bei Patienten mit einer Diskushernie: Für das Dermatom L5 fand er einen positiven prädiktiven Wert von 76%, einen negativen prädiktiven Wert von 50%, für

das Dermatom S1 einen positiven prädiktiven Wert von 50% und einen negativen prädiktiven Wert von 62%. Samuelsson et al. (2002) untersuchten die Sensibilität mit der Methode „thermal quantitative sensory testing". Mit dieser Methode konnten bei 48% der Patienten mit einer diagnostizierten Diskushernie L4/L5 und 71% der Patienten mit einer diagnostizierten Diskushernie L5/S1 das Niveau der Diskushernie korrekt identifiziert werden. Weise et al. (1985) schlussfolgerten, dass das Niveau mit einer Oberflächensensibilitätstestung mit leichter Berührung nur in 50% der Fälle korrekt bestimmt werden konnte. In dieser Studie war die Sensitivität mit der Filament-Methode höher als mit der leichten Berührung.
Peeters et al. (1998) fanden für den Oberflächensensibilitätstest mit Monofilamenten eine Sensitivität von 85% (Bei 85% der Patienten wurde die durch bildgebende Verfahren diagnostizierte Diskushernie durch den Sensibilitätstest richtig diagnostiziert).
Um den Grad der Übereinstimmung zwischen verschiedenen Messparametern der erhaltenen sensorischen Funktionen bei Patienten mit Rückenmarksverletzungen zu bestimmen, wurden 33 Patienten mit unvollständiger Rückenmarksverletzung und 14 gesunde Probanden mittels quantitativer Sensibilitätsprüfung (QSP) (Empfindungsschwelle für Temperatur und Vibration) und Berührungsempfindlichkeit (leichte Berührung, spitz/ stumpf) untersucht. Dabei zeigte sich eine niedrige Korrelation zwischen den beiden Messmethoden (Kappa = 0.05 bis 0.44). Die Autoren schlussfolgern, dass die niedrige Übereinstimmung wahrscheinlich sowohl den Messeinschränkungen beider Methoden als auch den verschiedenen neuroanatomischen und neuropathologischen Faktoren zuzuschreiben ist. QSP klassifizierte eine grössere Anzahl von Patienten als beeinträchtigt. Daraus kann auf eine bessere Sensitivität geschlossen werden (Hayes et al. 2002).
Lundstrom (2002) hinterfragt kritisch die diagnostische Fähigkeit der Sensibilitätsprüfung zur Identifikation eines Arm-/ Hand-Vibrationssyndroms, da diese von verschiedenen Variablen und auch von der Testmethodik abhängig ist. Es soll zuerst die Reliabilität, Validität und Empfindlichkeit der verschiedenen Methoden evaluiert werden, bevor sie zur Diagnostik von neuen Erkrankungen angewendet wird (Lundstrom 2002).
MacDermid (2004) stellte in einer Übersichtsarbeit die diagnostischen Werte für Tests beim Verdacht auf ein Karpaltunnelsyndrom zusammen. Die Filament-Methode hatte eine Sensitivität von 72% und eine Spezifität von 62%, der Test der 2-Punkte-Diskriminierung eine Sensitivität von 24% und eine Spezifität von 93%.

Responsivität (Empfindlichkeit)

Keine Angaben

Beurteilung

Diagnostik/ Befund teilweise empfohlen
Ergebnis/ Verlauf teilweise empfohlen
Prognose teilweise empfohlen

Kommentar

Es wurden wenig Artikel über die Reliabilität und Validität, und keine Studien über die Verlaufsempfindlichkeit der Sensibilitätsprüfung gefunden. Dies erstaunt umso mehr, da diese Untersuchungstechnik in der neurologischen Untersuchung seit Langem routinemässig angewendet wird. In Anbetracht der vier gefundenen Studien über die Reliabilität der Sensibilitätsprüfung, sowie den Hinweisen auf eine nur mässige Sensitivität und Spezifität und den zurückhaltenden Empfehlungen bezüglich der Diagnostik von arbeitsverursachten

Erkrankungen empfehlen wir, die Sensibilitätsprüfung nicht isoliert, sondern nur als eine Komponente der neurologischen Untersuchung zu verwenden. Diese Beurteilung entspricht derjenigen der amerikanischen Gesellschaft für Neurologie (Shy et al. 2003). Diese beurteilt die Sensibilitätsprüfung als ein potentiell brauchbares Instrument zur Erfassung von Sensibilitätsstörungen. Die Methode sollte jedoch nicht als einziges Kriterium zur Diagnose einer Krankheit verwendet werden.

Literatur

Literatursuche: PubMed; 12/2011
Autor: Peter Oesch

Backonja MM, Walk D, Edwards RR, Sehgal N, Moeller-Bertram T, Wasan A, Irving G, Argoff C, Wallace M. Quantitative sensory testing in measurement of neuropathic pain phenomena and other sensory abnormalities. Clin J Pain. 2009; 25 (7):641-7.

Date ES, Gray LA. Electrodiagnostic evidence for cervical radiculopathy and suprascapular neuropathy in shoulder pain. Electromyogr Clin Neurophysiol 1996; 36 (6):333-9.

Felix ER, Widerstrom-Noga EG. Reliability and validity of quantitative sensory testing in persons with spinal cord injury and neuropathic pain. J Rehabil Res Dev 2009; 46 (1):69-83.

Geber C, Klein T, Azad S, Birklein F, Gierthmuhlen J, Huge V, Lauchart M, Nitzsche D, Stengel M, Valet M, Baron R, Maier C, Tolle T, Treede RD. Test-retest and interobserver reliability of quantitative sensory testing according to the protocol of the German Research Network on Neuropathic Pain (DFNS): a multi-centre study. Pain 2011; 152 (3):548-56.

Hayes KC, Wolfe DL, Hsieh JT, Potter PJ, Krassioukov A, Durham CE. Clinical and electrophysiologic correlates of quantitative sensory testing in patients with incomplete spinal cord injury. Arch Phys Med Rehabil 2002; 83 (11):1612-9.

Jensen OH. The level-diagnosis of a lower lumbar disc herniation: the value of sensibility and motor testing. Clin Rheumatol 1987; 6 (4):564-9.Jepsen JR, Laursen LH, Hagert CG, Kreiner S, Larsen AI. Diagnostic accuracy of the neurological upper limb examination I: interrater reproducibility of selected findings and patterns. BMC Neurol 2006; 6:8.

Kles KA, Bril V. Diagnostic tools for diabetic sensorimotor polyneuropathy. Curr Diabetes Rev. 2006; 2 (3):353-61.

Kumar S, Fernando DJ, Veves A, Knowles EA, Young MJ, Boulton AJ. Semmes-Weinstein monofilaments: a simple, effective and inexpensive screening device for identifying diabetic patients at risk of foot ulceration. Diabetes Res Clin Pract 1991; 13 (1-2):63-7.

Lee S, Kim H, Choi S, Park Y, Kim Y, Cho B. Clinical Usefulness of the Two-site Semmes-Weinstein Monofilament Test for Detecting Diabetic Peripheral Neuropathy. J Korean Med Sci 2003 2003; 18:103-7.

Lundstrom R. Neurological diagnosis--aspects of quantitative sensory testing methodology in relation to hand-arm vibration syndrome. Int Arch Occup Environ Health 2002; 75 (1-2):68-77.

MacDermid JC, Doherty T. Clinical and electrodiagnostic testing of carpal tunnel syndrome: a narrative review. J Orthop Sports Phys Ther 2004; 34 (10):565-88.

Matsumoto M, Fujimura Y, Toyama Y. Usefulness and reliability of neurological signs for level diagnosis in cervical myelopathy caused by soft disc herniation. J Spinal Disord 1996; 9 (4):317-21.

Mummenthaler M, Mattle H. Grundkurs Neurologie. Stuttgart: Georg Thieme Verlag; 2002.

Peeters GG, Aufdemkampe G, Oostendorp RA. Sensibility testing in patients with a lumbosacral radicular syndrome. J Manipulative Physiol Ther 1998; 21 (2):81-8.

Samuelsson L, Lundin A. Thermal quantitative sensory testing in lumbar disc herniation. Eur Spine J 2002; 11 (1):71-5.

Shy ME, Frohman EM, So YT, Arezzo JC, Cornblath DR, Giuliani MJ, Kincaid JC, Ochoa JL, Parry GJ, Weimer LH. Quantitative sensory testing: report of the Therapeutics and Technology Assessment Subcommittee of the American Academy of Neurology. Neurology 2003; 60 (6):898-904.

Viikari-Juntura E. Interexaminer reliability of observations in physical examinations of the neck. Phys Ther 1987; 67 (10):1526-32.

Walk D, Sehgal N, Moeller-Bertram T, Edwards RR, Wasan A, Wallace M, Irving G, Argoff C, Backonja MM. Quantitative sensory testing and mapping: a review of nonautomated quantitative methods for examination of the patient with neuropathic pain. Clin J Pain. 2009; 25 (7):632-40.

Weise MD, Garfin SR, Gelberman RH, Katz MM, Thorne RP. Lower-extremity sensibility testing in patients with herniated lumbar intervertebral discs. J Bone Joint Surg Am 1985; 67 (8):1219-24.

Vibrationssinn: Stimmgabel

Hintergrund

Die Prüfung des Vibrationssinnes (Pallästhesie) ist eines der ältesten Testverfahren in der Medizin. Die Untersuchung des Vibrationssinnes ist Teil des neurologischen Status und gehört zu den Standard-Untersuchungen der Neurologie.
Der Vibrationssinn ist Teil der Propriozeption (siehe auch Lage- und Bewegungssinn Seite 357). Die Vater-Pacini-Lamellenkörperchen sind schnell adaptierende Mechanorezeptoren, die sich besonders für die Messung von Vibration eignen. Sie befinden sich v.a. in tieferen Hautschichten und melden Druckempfindungen (Bähr et al. 2003). Über die afferenten Aβ-Fasern werden die Informationen über die Hinterstrangbahnen des Rückenmarks zum Gehirn weiter geleitet.
Die Untersuchung erfolgt mit einer Stimmgabel nach Rydel und Seiffer, die zwei kleine Gewichte mit einer 8-stufigen Skalierung aufweist. Es werden Stimmgabeln mit unterschiedlichen Frequenzen verwendet, wobei heute üblicherweise eine Frequenz von 128 Hertz verwendet wird. Weitere Möglichkeiten zur Prüfung des Vibrationssinnes bieten verschiedene Pallästhesiometer (elektronische Vibrationsgeräte mit verstellbaren Frequenzen).

Ein verminderter Vibrationssinn wird als frühes Zeichen einer peripheren Neuropathie, z.B. aufgrund toxischer Einflüsse wie bei Diabetes Mellitus Typ II, einer Uraemie oder Alterungsprozessen (Div. Autoren in Hilz et al. (1998)) betrachtet.
Bei Patienten mit inkompletter Querschnittlähmung kann mit Hilfe der Testung des Vibrationssinns die Integrität der Hinterstrangbahnen geprüft werden.

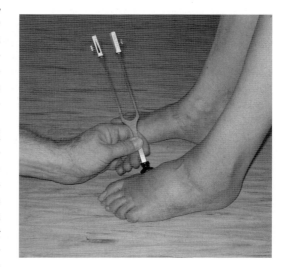

ICF-Klassifikation

Körperfunktionen
Vibrationssinn	b2701 Vibrationsempfinden

Praktikabilität

Patientengruppe
Alle Patientengruppen, insbesondere Patienten mit Verdacht auf periphere Neuropathie

Zeitaufwand
5 Minuten

Kosten
Ab CHF 100.- (Stimmgabel)

Ausbildung
30 Minuten

Praktische Durchführung
Die Stimmgabel wird angeschlagen und anschliessend entweder dorsal an das Os metacarpale 2 oder dorsal an das Os metatarsale 1 aufgesetzt. Es werden auch weitere Untersuchungspunkte an Malleolus medialis/ lateralis und an der Patella beschrieben. Beim Anschlagen wird das schwarze Dreieck neben der Skala grau verschwommen gesehen. Mit abnehmender Schwingung wird im Zentrum des verschwommenen grauen Dreiecks ein schwarzes Dreieck entstehen, das zunehmend nach oben länger wird. Der Patient meldet, wenn er die Schwingung nicht mehr spürt. In diesem Moment wird die Spitze des schwarzen Dreiecks auf der Skala abgelesen.

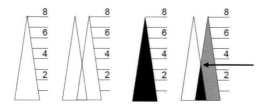

Format
Passiver Test

Skalierung
Die Intensität der Vibration, ab der ein Patient diese nicht mehr spürt, wird von 0-8 angegeben. Die Werte entsprechen dem Ausschwingen der Stimmgabel. 8 bedeutet normales und 0 kein Vibrationsempfinden.

Subskalen
Keine

Reliabilität (Zuverlässigkeit)

Hilz et al. (1998) untersuchten die Test-Retest-Reliabilität bei 530 gesunden Kindern, Heranwachsenden und Erwachsenen (Alter 3-79 Jahre). Die Autoren beurteilten die Retest-Reliabilität als hoch. Das Zeitintervall zwischen den Messungen hatte keinen Einfluss.
Merkies et al. (2000) untersuchten Patienten mit einer klinisch stabilen, immunbedingten Polyneuropathie (83 Patienten mit Guillain-Barré-Syndrom, 22 mit chronisch entzündlicher, demyelinisierender Polyneuropathie (CIDP) und 8 mit Polyneuropathie assoziiert mit Gammopathie. Sie zeigten gute Intra- und Intertester-Übereinstimmung (quadratic weighted kappa =0.67–0.98). Es zeigte sich eine gute bis sehr gute Intra- und Intertester-Reliabilität für die Beurteilung des Vibrationssinns an Armen und Beinen (weighted kappa =0.67–0.98; $p<0.0001$).
Die Intertester-Variabilität war 4.2% für die Stimmgabel (Rydel-Seiffer Stimmgabel 128 Hz) bei 2022 Personen mit Diabetes (Kastenbauer et al. 2004). Die Intratester-Reliabilität des unerfahrenen Untersuchers betrug 3.2% für die Stimmgabel und 18.2% für das Neurothesiometer. Die entsprechenden Werte für den erfahrenen Untersucher waren 2.6% bzw. 11.2%. Die Autoren verwendeten den eher unüblichen Coefficient of Variance.
Hingegen fanden O'Conaire et al. (2011) eine schlechtere Intertester-Reliabilität für die Stimmgabel (ICC 2.1=0.520) gemessen im Versorgungsgebiet N. medianus bei 19 gesunden Personen.

Validität (Gültigkeit)

Hilz et al. (1998) untersuchten die Stimmgabel und andere Messinstrumente für Vibrationssinn bei 330 Personen (Kinder, Jugendliche und Erwachsene, 3-79 Jahre). Die Stimmgabel korrelierte signifikant mit jedem anderen Messinstrument (Spearmans R: -0.67 bis -0.47). Die Hauttemperatur, Körperseite, Körpergewicht und -grösse hatten keinen Einfluss. Die Schwellen an den Füssen waren höher als an den Händen. Die Autoren publizierten auch Normwerte für Alter und Ort der Untersuchung (siehe Tabelle 1).

Alter	N=	Metatarsale 1	Metacarpale 2
3-4.9	19	6.9	7.2
5-6.9	54	7.0	7.5
7-11	110	7.4	7.5
12-17	113	7.0	7.4
18-29	82	6.6	7.2
30-39	41	5.5	7.1
40-49	42	5.7	7.1
50-59	31	5.4	7.0
60-69	24	5.2	7.0
70-79	14	5.3	6.2

Tabelle 1: Normwerte bei gesunden Personen (Hilz et al. 1998)

Martina et al. (1998) untersuchten 193 gesunde Personen und 59 Patienten mit einer Polyneuropathie. Sie fanden ebenfalls, dass die Vibrationsempfindung an den Händen besser ist als an den Füssen. Zudem fanden sie, dass die Werte mit dem Alter korrelierten. Mit zunehmendem Alter nimmt das Vibrationsempfinden ab. Die Rydel-Seiffer-Stimmgabel korrelierte mit den Messungen des Vibrameters in beiden Gruppen.

Gamper et al. (2005) untersuchten in einer grösseren Untersuchung bei älteren Menschen den Zusammenhang zwischen verschiedenen Messinstrumenten mit dem Sturzrisiko (Sturzhäufigkeit). Dabei fanden die Autoren eine signifikante Korrelation des Vibrationssinns gemessen mit einer Stimmgabel an Malleolus und Patella mit dem Sturzrisiko.

Patel et al. (2008) zeigten, dass ein abgeschwächter Vibrationssinn ein bedeutender Risikofaktor für wiederholte Stürze ist.

Meijer et al. (2005) untersuchten zwei in Guidelines beschriebene Testkombinationen (International Consensus on the Diabetic Foot (ICDF) und Dutch Nederlandse Diabetes Federatie-Centraal Beleids Orgaan (NDF/CBO)) bei Patienten mit diabetischer Polyneuropathie (drei Gruppen: 24 Patienten mit diabetischen Fussulzera, 24 Patienten ohne Polyneuropathie oder Fussulzera und 21 Kontrollpatienten). Die beiden empfohlenen Scores stimmten gut überein. Die Autoren kamen zum Schluss, dass der alleinige Gebrauch der Stimmgabel (128 Hertz) die gleichen Resultate brachte, wie die erweiterten Scores der Tests. Die Stimmgabel zeigte bessere Resultate als das Monofilament. Die Autoren empfehlen deshalb, den alleinigen Gebrauch der Stimmgabel.

Costa et al. (2006) kamen in ihrer Untersuchung hingegen zum Schluss, dass die isolierte Testung durch ein einzelnes Instrument (Stimmgabel, Monofilament, Kälte-Spatel, Gehen auf den Fersen) eine diabetische Polyneuropathie nicht zu erkennen vermochte.

Zur Diagnostik der diabetischen Polyneuropathie untersuchten Kästenbauer et al. (2004) die Rydel-Seiffer-Stimmgabel (128 Hz) bei 2022 Personen mit Diabetes. Der Vibrationssinn wurde an der Spitze der Grosszehen gemessen. Dabei hatten 1917 Personen normale Messwerte und 105 (5.2%) abnormale. Die Personen mit einem abnormalen Vibrationssinn waren signifikant älter (64.7 ± 12.3 vs 56.7 ± 15.6). Einen guten Zusammenhang zwischen der Testung mit der Stimmgabel und dem Vibrameter fanden O´Conaire et al. (2011) bei 19 gesunden Personen gemessen im Versorgungsgebiet des N. medianus (Pearson's Product Moment Correlation =0.515-0.634).

Responsivität (Empfindlichkeit)

Merkies et al. (Merkies et al. 2000) beurteilten die Responsivität der Rydel-Seiffer-Stimmgabel bei 20 Patienten mit Polyneuropathie als hoch (standardized response mean scores >0.8).

Beurteilung

Diagnostik/ Befund	**empfohlen**[1]
Ergebnis/ Verlauf	**empfohlen**[2]
Prognose	**teilweise empfohlen**[3]

Kommentar

1) Die Stimmgabel ist ein einfaches und zuverlässiges Mittel zur Messung des Vibrationssinns. Es liegen auch Normwerte für die 128-Hz-Stimmgabel vor.
2) Die Werte für Reliabilität und Responsivität sind gut bis sehr gut und erlauben so die Verwendung als Verlaufsinstrument. Besonders zu empfehlen ist diese Messung als Kontrolle für eine mögliches Rezidiv oder eine akute Verschlechterung z.B. bei Guillain-Barré.
3) Die Stimmgabel wird als prädiktiver Test für Sturzrisiko oder eine diabetische oder altersbedingte Polyneuropathie häufig beschrieben. Es liegen aber keine Werte zu Sensitivität und Spezifität vor.

Die Testung des Vibrationssinns kann bei Patienten, die eine ataktische Bewegungssteuerung zeigen, neben anderen Tests (z.B. Lagesinnprüfung, Placing, Mirroring) eine gute Ergänzung sein.

Literatur

Literatursuche: PubMed; 11/2011
Autor: Stefan Schädler

Bähr M, Frotscher M. Duus' Neurologisch-topische Diagnostik. Georg Thieme Verlag 2003.
Costa LA, Maraschin JF, Xavier de Castro JH, Gross JL, Friedman R. A simplified protocol to screen for distal polyneuropathy in type 2 diabetic patients. Diabetes Res Clin Pract 2006; 73 (3):292-7.
Gamper UN, Kool JP, Beer S. Untersuchung der Gleichgewichtsfunktion und des Sturzrisikos bei einer älteren Bevölkerungsgruppe in der Ostschweiz. Fisio active 2005; (10):4-16.
Hilz MJ, Axelrod FB, Hermann K, Haertl U, Duetsch M, Neundorfer B. Normative values of vibratory perception in 530 children, juveniles and adults aged 3-79 years. J Neurol Sci 1998; 159 (2):219-25.
Kastenbauer T, Sauseng S, Brath H, Abrahamian H, Irsigler K. The value of the Rydel-Seiffer tuning fork as a predictor of diabetic polyneuropathy compared with a neurothesiometer. Diabet Med 2004; 21 (6):563-7.
Martina IS, van Koningsveld R, Schmitz PI, van der Meche FG, van Doorn PA. Measuring vibration threshold with a graduated tuning fork in normal aging and in patients with polyneuropathy. European Inflammatory Neuropathy Cause and Treatment (INCAT) group. J Neurol Neurosurg Psychiatry 1998; 65 (5):743-7.
Meijer JW, Smit AJ, Lefrandt JD, van der Hoeven JH, Hoogenberg K, Links TP. Back to basics in diagnosing diabetic polyneuropathy with the tuning fork! Diabetes Care 2005; 28 (9):2201-5.
Merkies IS, Schmitz PI, van der Meche FG, van Doorn PA. Reliability and responsiveness of a graduated tuning fork in immune mediated polyneuropathies. The Inflammatory Neuropathy Cause and Treatment (INCAT) Group. J Neurol Neurosurg Psychiatry 2000; 68 (5):669-71.
O' Conaire E, Rushton A, Wright C. The assessment of vibration sense in the musculoskeletal examination: Moving towards a valid and reliable quantitative approach to vibration testing in clinical practice. Man Ther 2011; 16 (3):296-300.
Patel S, Hyer S, Tweed K, Kerry S, Allan K, Rodin A, Barron J. Risk factors for fractures and falls in older women with type 2 diabetes mellitus. Calcif Tissue Int 2008; 82 (2):87-91.

Lage- und Bewegungssinn

Hintergrund

Für den Lage- und Bewegungssinn werden auch die Ausdrücke Propriozeption und Tiefensensibilität verwendet. Propriozeption wird in der Regel entweder als Lagesinn (die Fähigkeit, eine Gelenkstellung zu erkennen) oder als Bewegungssinn resp. Kinästhesie (die Fähigkeit, eine Bewegung zu erkennen) getestet.

Die Untersuchungen des Lagesinnes führen historisch weit bis Ende des 19. Jahrhunderts zurück (Freeman et al. 2002). Der grundlegende Test (s. praktische Durchführung) findet auch heute noch Anwendung (Gilman 2002). Eine grosse Vielfalt an weiteren Testverfahren, die sich diverser Apparaturen und Messinstrumenten bedienen, sind entwickelt worden (Marks 1998). Die Korrelation der verschiedenen Messungen, z.B. zur Propriozeption des Kniegelenkes ist gering, da je nach Testanordnung andere funktionelle Attribute der Propriozeption beschrieben werden (Grob et al. 2002). Weitere Messungen werden in diesem Buch beschrieben (Stereognosie Seite 362, Vibrationssinn: Stimmgabel Seite 353).

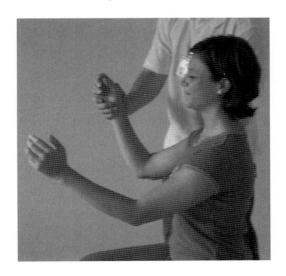

ICF-Klassifikation

Körperfunktionen	
Lage- und Bewegungssinn	b260 Die Propriozeption betreffende Funktionen

Praktikabilität

Patientengruppe
Alle

Zeitaufwand
5 Minuten

Kosten
Keine

Ausbildung
1 Stunde

Praktische Durchführung
Beim Test des Bewegungssinnes geht es grundsätzlich darum, dass der Proband erkennt, ob bzw. in welche Richtung eine Bewegung stattgefunden hat. So wird z.B. die Grosszehe zwischen Daumen und Zeigefinger medial und lateral mit möglichst wenig Druck gehalten. Die

Zehe wird langsam aufwärts bewegt. Der Patient soll angeben sobald er die Bewegung spürt. Dies ist die Schwelle zur Erkennung passiver Bewegung (TDPM). Oft wird auch verlangt, dass der Patient zusätzlich die Bewegungsrichtung erkennt.

Beim Lagesinn geht es grundsätzlich darum, dass der Proband eine Gelenkstellung erkennen und reproduzieren kann. Diese wird durch verschiedene Varianten getestet. So kann z.B. das zu testende Gelenk aus der Nullstellung in eine beliebige Stellung gebracht werden und wieder zurück zur Nullstellung. Der Proband soll dann die Stellung wieder einnehmen.

Eine andere geläufige klinische Testung besteht darin, dass der Tester das Gelenk in einer gewählten Stellung hält und die Testperson dasselbe Gelenk der Gegenseite in dieselbe Position bewegt (Mirroring). Die Tests können, je nach Fragestellung, ipsi- oder kontralateral ausgeführt werden. Es ist hierbei zu beachten, dass auch die kontralaterale Seite betroffen sein kann. In diesem Falle ist diese Methode ungeeignet.

Grundsätzlich gilt, während der Testung der Propriozeption möglichst alle anderen Stimulationen auszuschliessen. Der Patient sollte den Druck nicht spüren, die Augen geschlossen haben und bei apparativen Testverfahren auch Ohrenstöpsel oder Kopfhörer tragen. Der Test kann auf diese Art analog an allen anderen Gelenken angewendet werden.

Zur Differenzierung mit Körperbildstörungen kann bei ungenügenden Testergebnissen der Patient aufgefordert werden, die Stellung mit geöffneten Augen nachzustellen. Gelingt dies wiederholt nicht, könnte zusätzlich eine Körperbildstörung vorliegen.

Format
Funktionelle Leistung

Skalierung
Bei wissenschaftlichen Arbeiten wird für den Bewegungssinn die Zeit gemessen bis der Proband die Bewegung erkennt. Beim Lagesinn werden die Unterschiede (z.B. mit dem Goniometer) gemessen. Der Mittelwert der Abweichungen über mehrere Messungen stellt dann den „absoluten Fehler" für dieses Gelenk bei diesem Patienten dar (AE). Der zweite häufig berechnete Wert ist der „variable Fehler", dies ist dann der Mittelwert der Standardabweichung des AE.

Es werden aber auch einfache Methoden verwendet, bei denen aber keine Einigkeit über das Scoringverfahren bestehen, so wird in: „...erkannt..." oder „...nicht erkannt..." bewertet oder teilweise auch die Anzahl korrekter Antworten aus fünf Versuchen gezählt (Mold et al. 2004).

Subskalen
Verschiedene Gelenke

Reliabilität (Zuverlässigkeit)

Bei Schlaganfallpatienten zeigte eine Messskala mit vier Ausprägungen eine schwache Intertester-Reliabilität (Lincoln NB 1998).

Es gibt viele Untersuchungen zur Prüfung mit diversen Apparaten. Das Ellbogengelenk kann bezüglich Lagesinn (ICC 0.59) und Bewegungssinn (ICC 0.69), gemessen an 45 gesunden Probanden, reliabel gemessen werden (Juul-Kristensen et al. 2008).

Der Lagesinn bei Schlaganfallpatienten wurde am Handgelenk geprüft, indem das Handgelenk eines Patienten „eingestellt" wurde und die Person die Stellung mit der anderen Hand imitieren musste. Die Reliabilität dieser Methode ist sehr gut (r=0.88-0.92) (Carey et al. 1996).

Bei gesunden Probanden konnten anhand des Schultergelenkes bei Messungen mit einem Inklinometer sehr gute Resultate bezüglich der Inter- und Intratester-Reliabilität erzielt werden (Dover et al. 2003).

Die Messung der Propriozeption des Fussgelenkes bei gesunden Probanden im Vergleich von vier verschiedenen Messmethoden (Bewegungsempfinden, aktive Positionsreproduktion, Geschwindigkeitsreproduktion und Drehmomentreproduktion) zeigten alle eine gute Reliabilität der ICC von 0.79 bis 0.95 (Deshpande et al. 2003).

Messungen mit einem Elektrogoniometer zeigten eine gute Reliabilität bei geriatrischen Patienten (p<0.03) (Petrella et al. 1997).

Ein weiteres Instrument, das mittels eines Potentiometers die Bewegungswinkelveränderung und Propriozeption des Fussgelenkes misst, zeigt bei fünf verschiedenen Messungen eine sehr gute Reliabilität mit einem ICC von 0.88-0.99 (You 2005).

Für die Messung des Knies konnten unter folgenden Voraussetzungen für den Lagesinn gute Reliabilitätswerte erzielt werden: Berechnung mittels AE zur Zielstellung, der Proband sollte sitzen (nicht liegen), es sollte ipsilateral getestet werden und das Testbewegungsausmass sollte zwischen 40° und 80° der Kniegelenksbeweglichkeit liegen (Olsson et al. 2004).

Validität (Gültigkeit)

Zu den einfachen Tests gibt es wenige Angaben. Da jedes Gelenk sich anatomisch und physiologisch von den anderen Gelenken unterscheidet, v.a. auch in Bezug auf die Mechanorezeptoren und Muskelspindeln, ist ein Übertragen der Ergebnisse nicht zulässig.

Bei einer Gruppe von 34 Patienten mit Diabetes konnte gezeigt werden, dass mit dieser einfachen Methode keine Unterschiede bezüglich des Lagesinns am Fussgelenk gemessen werden konnte. Die kleinste wahrnehmbare Bewegungsgeschwindigkeit konnte allerdings bei Patienten mit distaler sensorischer Neuropathie mittels einer Vorrichtung gemessen und erfasst werden (Simoneau et al. 1996).

Der Lagesinn bei Schlaganfallpatienten wurde am Handgelenk geprüft, indem das Handgelenk eines Patienten „eingestellt" wurde und die Person die Stellung mit der anderen Hand imitieren musste. Dabei zeigt sich bei gesunden Personen ein Fehler bis 11°. Grössere Fehler können als pathologisch betrachtet werden (Carey et al. 1996).

Messungen mit einem Elektrogoniometer zeigten bei geriatrischen Patienten, dass Propriozeption im Alter abnimmt und der Abbau mit Training abgeschwächt werden kann (Petrella et al. 1997).

Bei der Messung mittels eines Potentiometers (Messung der Bewegungswinkelveränderung des Fussgelenkes) konnten altersbedingte Unterschiede aufgezeigt werden. Es konnten aber sturzgefährdete Patienten nicht von sicheren Individuen unterschieden werden (You 2005).

Bei Patienten mit zervikaler Myelopathie haben Messungen der Propriozeption des Kniegelenks gezeigt, dass diese im Vergleich zu einer Kontrollgruppe signifikant vermindert ist (Takayama et al. 2005).

Es wird beschrieben, dass an den Fingergelenken Bewegungen von einem Grad und an den Zehen Bewegungen von drei Grad erkannt werden sollten (Gilman 2002).

Der Schwellenwert für das Bewegungsempfinden liegt bei zwei Grad pro Minute bei den Fingergelenken (Taylor et al. 1990), am Knie bei fünf Grad pro Minute (Clark et al. 1979).

In der Literatur wird der Zusammenhang von verminderter Sensorik und funktioneller Fähigkeit kontrovers diskutiert. So wurde z.B. festgestellt, dass die Propriozeption von Knie und Fussgelenk keinen Einfluss auf die Gehfähigkeit, wohl aber auf die Faktoren Gehgeschwindigkeit und Schrittlänge hat (Lin 2005).

Bei einer Untersuchung bei Patientinnen mit Osteoarthrose des Knies, im Vergleich zu gesunden Individuen konnte eine verminderte Propriozeption festgestellt werden. Dies hatte aber keinen Einfluss auf die Gehfähigkeit (gemessen mittels Gehtest) (Marks et al. 1993b). Hingegen konnte bei der Untersuchung innerhalb der Patientinnen mit Osteoarthrose des Knies eine inverse Korrelation vom Lagesinn und der Gehgeschwindigkeit festgestellt werden (Marks et al. 1993a). Bei einer anderen Studie bei unilateraler Osteoarthrose des Knies wurde festgestellt, dass die Propriozeption zur Kontrollgruppe vermindert war, dies war aber in beiden Knien der Fall. Somit scheint die verminderte Propriozeption nicht nur ein lokales Resultat der Erkrankung zu sein (Sharma et al. 1997).

Responsivität (Empfindlichkeit)

Für die Empfindlichkeit für Veränderungen können die Fehler bei gesunden Personen (Clark et al. 1979; Carey et al. 1996; Simoneau et al. 1996; von Gilman 2002) sowie den altersentsprechenden Veränderungen als Werte herangezogen werden. Sind die Veränderungen im Verlauf mehr als die angegebenen Werte, kann von einer Verbesserung bzw. Verschlechterung gesprochen werden.

Beurteilung

Diagnostik/ Befund teilweise empfohlen[1]
Ergebnis/ Verlauf teilweise empfohlen[2]
Prognose nicht empfohlen[3]

Kommentar

1) Im Rahmen des Befundes ist das Erkennen der Bewegungsrichtung teilweise als Bestandteil für die Behandlungsplanung sinnvoll. Die Propriozeption kann mit diversen Messapparaturen gemessen werden um die Regeneration zu dokumentieren. Zudem ergeben sich hierbei diagnostische Hinweise auf die Läsion. Bei Verdacht auf Polyneuropathie ist die Prüfung des Vibrationssinnes mit der Stimmgabel sinnvoller und besser belegt (siehe Seite 353). Bei Patienten mit einer Hemiplegie scheint die Prüfung der Sensibilität der Hand mittels Stereognosie sinnvoller zu sein (siehe Seite 362).
2) Als Outcome-Messung scheint die Propriozeption nicht sinnvoll zu sein, da der Zusammenhang zu Aktivitäten kontrovers diskutiert wird.
3) Zur Voraussage des Sturzrisikos scheint der Lagesinn nicht empfindlich genug zu sein (You 2005). Die Stimmgabel scheint diesbezüglich bessere Resultate zu bringen (siehe Seite 353). Zudem sollen nebst der Propriozeption auch weitere Risikofaktoren für Stürze erhoben werden.

Bettruhe reduziert bei gesunden Personen den Lagesinn (Okamoto et al. 1997).

Literatur

Literatursuche: PubMed; 11/2011
Autor: Adrian Pfeffer

Carey LM, Oke LE, Matyas TA. Impaired limb position sense after stroke: a quantitative test for clinical use. Arch Phys Med Rehabil 1996; 77 (12):1271-8.

Clark FJ, Horch KW, Bach SM, Larson GF. Contributions of cutaneous and joint receptors to static knee-position sense in man. J Neurophysiol 1979; 42 (3):877-88.

Deshpande N, Connelly DM, Culham EG, Costigan PA. Reliability and validity of ankle proprioceptive measures. Arch Phys Med Rehabil 2003; 84 (6):883-9.

Dover G, Powers ME. Reliability of Joint Position Sense and Force-Reproduction Measures During Internal and External Rotation of the Shoulder. J Athl Train 2003; 38 (4):304-10.

Freeman C, Okun MS. Origins of the sensory examination in neurology. Semin Neurol 2002; 22 (4):399-408.

Gilman S. Joint position sense and vibration sense: anatomical organisation and assessment. J Neurol Neurosurg Psychiatry 2002; 73 (5):473-7.

Grob KR, Kuster MS, Higgins SA, Lloyd DG, Yata H. Lack of correlation between different measurements of proprioception in the knee. J Bone Joint Surg Br 2002; 84 (4):614-8.

Juul-Kristensen B, Lund H, Hansen K, Christensen H, Danneskiold-Samsoe B, Bliddal H. Test-retest reliability of joint position and kinesthetic sense in the elbow of healthy subjects. Physiother Theory Pract 2008; 24 (1):65-72.

Lin SI. Motor function and joint position sense in relation to gait performance in chronic stroke patients. Arch Phys Med Rehabil 2005; 86 (2):197-203.

Lincoln NB JJ, Adams SA. Reliability and revision of the Nottingham Sensory Assessment for stroke patients. Physiotherapy 1998; 84 (8):358-65.

Marks R. The evaluation of joint position sense. New Zealand Journal of Physiotherapy 1998; 26 (3):20-8.

Marks R, Quinney AH. Reliability and validity of the measurement of position sense in women with osteoarthritis of the knee. J Rheumatol 1993a; 20 (11):1919-24.

Marks R, Quinney HA, Wessel J. Proprioceptive sensibility in women with normal and osteoarthritic knee joints. Clin Rheumatol 1993b; 12 (2):170-5.

Mold JW, Vesely SK, Keyl BA, Schenk JB, Roberts M. The prevalence, predictors, and consequences of peripheral sensory neuropathy in older patients. J Am Board Fam Pract 2004; 17 (5):309-18.

Okamoto Y, Sekiya N, Miyashita S, Asada H, Yano Y, Morishima K, Yamamoto T, Goto S, Suzuki Y, Gunji A. Effects of 20 days horizontal bed rest on kinesthesia during knee flexion and two-point discrimination in skin of young subjects. J Gravit Physiol 1997; 4 (1):S91-4.

Olsson L, Lund H, Henriksen M, Rogind H, Bliddal H. Test-retest reliability of a knee joint position sense measurement method in sitting and prone position. Advances in Physiotherapy 2004; 6 (1):37-47.

Petrella RJ, Lattanzio PJ, Nelson MG. Effect of age and activity on knee joint proprioception. Am J Phys Med Rehabil 1997; 76 (3):235-41.

Sharma L, Pai YC, Holtkamp K, Rymer WZ. Is knee joint proprioception worse in the arthritic knee versus the unaffected knee in unilateral knee osteoarthritis? Arthritis Rheum 1997; 40 (8):1518-25.

Simoneau GG, Derr JA, Ulbrecht JS, Becker MB, Cavanagh PR. Diabetic sensory neuropathy effect on ankle joint movement perception. Arch Phys Med Rehabil 1996; 77 (5):453-60.

Takayama H, Muratsu H, Doita M, Harada T, Yoshiya S, Kurosaka M. Impaired joint proprioception in patients with cervical myelopathy. Spine 2005; 30 (1):83-6.

Taylor JL, McCloskey DI. Ability to detect angular displacements of the fingers made at an imperceptibly slow speed. Brain 1990; 113 (Pt 1):157-66.

You SH. Joint position sense in elderly fallers: a preliminary investigation of the validity and reliability of the SENSERite measure. Arch Phys Med Rehabil 2005; 86 (2):346-52.

Stereognosie: Subskala vom Nottingham Sensory Assessment

Hintergrund

Stereognosie ist die Fähigkeit, Objekte und ihre Form, Textur und Konsistenz durch betasten zu erkennen. Das betasten kann auch passiv von der Therapeutin durchgeführt werden.

Das Nottingham Sensory Assessment wurde von Lincoln et al. (1992) entwickelt und später von Stolk-Hornsveld et al. (2006) modifiziert. Das Nottingham Sensory Assessment ist umfangreich und besteht aus Skalen für leichte Berührung, Temperatur, spitze Reize, Druck, Bewegungsrichtung und Stereognosie. Der gesamte Test ist somit sehr aufwändig. Stereognosie ist besonders relevant für die Handfunktion und setzt alle Aspekte der Sensibilität der Hand, sowie der kognitiven Verarbeitung zur Objekterkennung voraus. Bei ungenügenden kognitiven Fähigkeiten kann die Stereognosie nicht beurteilt werden.

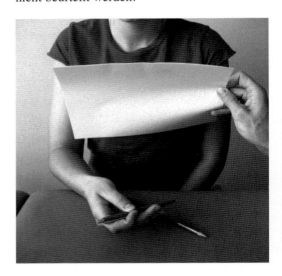

ICF-Klassifikation

Körperfunktion

b156 Taktile Wahrnehmung

Die Körperfunktion der taktilen Wahrnehmung wird erfasst, indem die Fingerspitzen ohne visuelle Kontrolle aktiv (d440, feinmotorische Aktivitäten der Hand) oder passiv Gegenstände ergreifen und ertasten

Praktikabilität

Patientengruppe
Der Test wurde in verschiedenen Studien (s. Reliabilität und Validität) bei erwachsenen Patienten mit Hemiplegie, Multiple Sklerose oder zerebralen Läsionen untersucht.

Zeitaufwand
5 Minuten

Kosten
Keine

Ausbildung
2 Stunden

Praktische Durchführung
Die Fingerspitzen werden ohne visuelle Kontrolle (Augen verbinden) während maximal 15 Sekunden aktiv oder passiv über unterschiedliche Gegenstände geführt. Bei ungenügender aktiver Motorik des Patienten bewegt der Therapeut die Finger des Patienten passiv, möglichst so, wie er dies aktiv tun würde. Die Gegenstände sollen lieber auf ein Tuch als auf einen harten Tisch gelegt werden, da die akustischen Reize zur Erkennung des Gegenstandes beitragen.

Die 10 Objekte sind:
1. Mittlere Münze (1 SFr., 1 €)
2. Grosse Münze (2 SFr., 2 €)
3. Kugelschreiber
4. Bleistift
5. Kamm
6. Schere
7. Schwamm
8. Stoff
9. Tasse
10. Glas

Der Patient kann verbal den Gegenstand benennen oder, falls benennen nicht möglich ist (Aphasie), nach dem Ertasten aus mehreren Gegenständen, die gezeigt werden, auswählen.

Beurteilung pro Gegenstand
2 erkannt
1 teilweise erkannt, zum Beispiel ähnliches Objekt identifiziert
0 überhaupt nicht erkannt

Der Gesamtscore wird aus der Summe der Scores für die 10 Gegenstände errechnet.

Format
Aktiver oder, bei ungenügender aktiver Bewegung, passiver Test

Skalierung
0-22 Punkte

Subskalen
Keine

Reliabilität (Zuverlässigkeit)

Gaubert et al. (2000) untersuchten die Intertester-Reliabilität bei Patienten mit einer Hemiparese seit maximal 3 Monaten. Die Kappa-Werte waren für die meisten Gegenstände und Beurteilerpaare bei Untersuchung der betroffenen Seite grösser als 0.7 und somit gut bis sehr gut, und auf der nicht betroffenen Seite grösser als 0.8 und somit sehr gut bis perfekt.

Validität (Gültigkeit)

Han et al. (2002) zeigten, dass Stereognosie mit der Handfunktion im Alltag korreliert und dass somatosensorische Probleme mit einem schlechteren FIM Score zusammenhängen.
In einer Studie zur prädiktiven Validität bei 70 Patienten 15 Tagen nach Schlaganfall erklärte die initiale somatosensorische Einschränkung einen bedeutenden Teil (41-70% der Varianz) der somatosensorischen Einschränkung nach 6 Monaten (Connell 2008).

Responsivität (Empfindlichkeit)

Keine Angaben

Beurteilung

Diagnostik/ Befund	empfohlen[1]
Ergebnis/ Verlauf	teilweise empfohlen[2,3]
Prognose	teilweise empfohlen

Kommentar

1) Bei Patienten mit CP ist die Diagnosestellung einer beeinträchtigten Sensibilität mit der 2-Punkte-Diskrimination (2PD) sensitiver möglich als mit der Stereognosie (Bolanos et al. 1989).
2) Ist es sinnvoll, Sensibilität als Ergebnis zu messen? Die Verbesserung der Sensibilität der Hand ist vor allem dann relevant, wenn es zu einer Verbesserung der Handfunktion im Alltag kommt. Man evaluiert deshalb an erster Stelle die Behandlungseffektivität in einer Aktivität, zum Beispiel mit dem Nine-hole Peg Test (siehe Seite 190) oder einem anderen Handtest. Trotzdem kann es sinnvoll sein die Sensibilität zu messen, und zwar, wenn wir Behandlungsmassnahmen zur Verbesserung der Sensibilität evaluieren wollen.

   Im Kontext der vielen Tests für Sensibilität, und der vielen Diagnosegruppen, bei denen diese Tests verwendet werden, folgt hier eine kurze Diskussion. Carey schrieb 1995 eine grosse Review und überlegte sich, welche Assessments bei Patienten mit einem CVI in Zusammenhang mit Handfunktion am sinnvollsten sind. Es gibt eine enorme Anzahl Tests für Sensibilität: leichte Berührung, 2-Punkte-Diskrimination, warm-kalt Unterscheidung, Schmerz, Vibrationssinn und viele andere. Diese Tests wurden mehrheitlich für Patienten mit anderen Diagnosen entwickelt und sind für die medizinische Diagnostik von Bedeutung. Die funktionellen Konsequenzen sind jedoch aus der Vielzahl von Tests schwer abzuleiten.

   Gesunde Personen können durch Training ihre Sensibilität verbessern (Chandhok et al. 2002). Sensibilität kann auch bei Patienten mit einem CVI durch Behandlung verbessert werden wie Yekutiel et al. (1993) und Carey et al. (1993) zeigten. Yekutiel behandelte Patienten mit einem CVI, indem er sie ohne visuelle Kontrolle Gegenstände aktiv und passiv abtasten und manipulieren liess, wobei er jeweils Gegenstände anbot, die gerade identifiziert werden konnten. Eine chirurgische Verbesserung der Handstellung bei Kindern mit CP verbessert die Stereognosie (Dahlin et al. 1998).

   Der Lagesinn am Handgelenk, wobei die Person die Stellung mit der anderen Hand imitieren muss, zeigt bei gesunden Personen einen Fehler bis 11°. Grössere Fehler können als pathologisch betrachtet werden (Carey et al. 1996).

   2-Punkte-Diskrimination ist zur Erfassung der Sensibilität in den Fingerspitzen nach peripheren Nervenläsionen und operativen Eingriffen am meisten verbreitet. Die 2PD ist bei gesunden Personen reliabel genug um Unterschiede von 2mm zu erfassen (Finnell et al. 2004). Bei Patienten mit einer später erworbenen ZNS-Läsion ist die Messung weniger relevant.

   Die Messung der leichten Berührung wird bei Patienten mit peripheren Problemen und diabetischer Neuropathie am meisten angewendet. Semmes-Weinstein Filamente geben einen Druck mit standardisierter Intensität (Rozental et al. 2000). Bei diabetischer Polyneurophathie wird oft der Vibrationssinn gemessen (siehe Seite 353).

3) Die Responsivität wurde nicht untersucht. Die gute Reliabilität und der Nachweis von Verbesserungen der Stereognosie in der Studie von Yekutiel et al. (1993) weisen darauf hin, dass Unterschiede wahrscheinlich erfasst werden können. Deshalb wird das Assessment teilweise empfohlen.

Literatur

Literatursuche: PubMed; 09/ 2011
Autor: Jan Kool

Bolanos AA, Bleck EE, Firestone P, Young L. Comparison of stereognosis and two-point discrimination testing of the hands of children with cerebral palsy. Dev Med Child Neurol. 1989 Jun;31(3):371-6.

Carey LM, Matyas TA, Oke LE. Evaluation of impaired fingertip texture discrimination and wrist position sense in patients affected by stroke: comparison of clinical and new quantitative measures. J Hand Ther. 2002 Jan-Mar;15(1):71-82.

Carey LM, Oke LE, Matyas TA. Impaired limb position sense after stroke: a quantitative test for clinical use. Arch Phys Med Rehabil. 1996 Dec;77(12):1271-8.

Carey, LM. Somatosensory loss after stroke. Crit Rev Phys and Reh Med. 1995;7(1):51-91.

Carey LM, Matyas TA, Oke LE. Sensory loss in stroke patients: effective training of tactile and proprioceptive discrimination. Arch Phys Med Rehabil. 1993 Jun;74(6):602-11.

Chandhok PS, Bagust J. Differences between the cutaneous two-point discrimination thresholds of chiropractic students at different stages in a 5-year course. J Manipulative Physiol Ther. 2002 Oct;25(8):521-5.

Connell LA, Lincoln NB, Radford KA. Somatosensory impairment after stroke: frequency of different deficits and their recovery. Clin Rehabil 2008; 22 (8):758-67.

Dahlin LB, Komoto-Tufvesson Y, Salgeback S. Surgery of the spastic hand in cerebral palsy. Improvement in stereognosis and hand function after surgery. J Hand Surg [Br]. 1998 Jun;23(3):334-9.

Dannenbaum RM, Michaelsen SM, Desrosiers J, Levin MF. Development and validation of two new sensory tests of the hand for patients with stroke. Clin Rehabil. 2002 Sep;16(6):630-9.

Finnell JT, Knopp R, Johnson P, Holland PC, Schubert W. A calibrated paper clip is a reliable measure of two-point discrimination. Acad Emerg Med. 2004 Jun;11(6):710-4.

Gaubert CS, Mockett SP. Inter-rater reliability of the Nottingham method of stereognosis assessment. Clin Rehabil. 2000 Apr;14(2):153-9.

Han L, Law-Gibson D, Reding M. Key neurological impairments influence function-related group outcomes after stroke. Stroke. 2002 Jul;33(7):1920-4.

Lincoln N.B., Jackson J.M., Adams S.A. Reliability and revision of the Nottingham Sensory Assessment for stroke patients. Physiotherapy. 1998; 84, 8: 358-365

Rozental TD, Beredjiklian PK, Guyette TM, Weiland AJ. Intra- and interobserver reliability of sensibility testing in asymptomatic individuals. Ann Plast Surg. 2000 Jun;44(6):605-9.

Stolk-Hornsveld F, Crow JL, Hendriks EP, van der Baan R and Harmeling-van der Wel BC. The Erasmus MC modifications to the (revised) Nottingham Sensory Assessment: A reliable somatosensory assessment measure for patients with intracranial disorders. Clin Rehabil 2006;20:160-72.

Yekutiel M and Guttman E. A controlled trial of the retraining of the sensory function of the hand in stroke patients. J Neurol Neurosurg Psychiatry. 1993;56:241-4

Stereognosie: Subscala des Nottingham Sensory Assessments

Nicht validierte Übersetzung: Stefan Schädler

Name: _____ Geburtsdatum: _____

Datum: _____ Tester: _____

Beurteilung pro Gegenstand

2 erkannt
1 teilweise erkannt, zum Beispiel ähnliches Objekt identifiziert
0 überhaupt nicht erkannt

	Datum:			
1.	Mittlere Münze (1 SFr., 1 €)			
2.	Grosse Münze (2 SFr., 2 €)			
3.	Kugelschreiber			
4.	Bleistift			
5.	Kamm			
6.	Schere			
7.	Schwamm			
8.	Stoff			
9.	Tasse			
10.	Glas			
	Total			

Schmerzintensität: Numeric Rating Scale (NRS)/ Visual Analogue Scale (VAS)

Hintergrund

Schmerz wird gemäss ICF als „Empfinden eines unangenehmen Gefühls, das mögliche oder tatsächliche Schäden einer Körperstruktur anzeigt" definiert. Die VAS/ NRS verlangt vom Patienten die Intensität des Schmerzempfindens zu bewerten. Kritisiert werden diese eindimensionalen Skalen insofern, weil der Schmerz als ein einfaches Phänomen dargestellt wird. Tatsächlich ist er aber das Ergebnis der Integration verschiedener Faktoren. Es ist schwierig zu beurteilen, was mittels einer VAS/ NRS tatsächlich gemessen wird. Grundsätzlich ist es nur die subjektive Beurteilung des Patienten und es bleibt offen welche Einflüsse, z.B. Angst, Schmerzverhalten, die Beurteilung der Schmerzintensität mit beeinflussen

Der Patient schätzt auf der visuellen Analog-Skala (VAS) die empfundene Schmerzintensität, indem er auf einer nicht unterteilten 100mm Linie eine Markierung setzt. Die numerische Skala (NRS) ist durch Zahlenwerte zwischen 0 und 10 unterteilt. Bei beiden Schmerzskalen entspricht der Anfang der Linie keinem, und das Ende der Linie dem stärksten vorstellbaren Schmerz. Bei der VAS misst der Untersucher die Distanz zwischen dem Anfang der Linie und der Patientenmarke. Die Millimeter entsprechen der geschätzten Schmerzintensität. Bei der NRS gilt der Zahlenwert. Um die Varianz der Schmerzen im zeitlichen Verlauf beurteilen zu können, ist es möglich Zeitangaben hinzuzufügen wie z.B. „der Schmerz im Moment", „der schlimmste und der geringste Schmerz während den letzten 7 Tage".

Beurteilung

Diagnostik/ Befund empfohlen[1)]
Ergebnis/ Verlauf empfohlen
Prognose empfohlen

Kommentar

1) Theoretisch ist eine VAS empfindlicher für eine Veränderung als eine 11-Punkte NRS (0-10). Praktisch dürfte dieser Unterschied unwesentlich sein. Die Vorgabe von Zahlen zwischen 0 und 10 resp. 100 ermöglicht eine mündliche Befragung der Patienten und erleichtert somit den Einsatz in der täglichen Praxis.

Details in: Assessments in der Rehabilitation - Band 2: Bewegungsapparat, Oesch et al. 2011, Verlag Hans Huber

Neurologischer Status und motorische Funktionen

	Seite	Empfehlungen		
		Diagnose	Ergebnis	Prognose
Schulterschmerzen, Haltungskontrolle und motorische Kontrolle: Chedoke McMaster Stroke Assessment	371	e	te	e
Reflexe	377	te	ne	te
Internationale neurologische Standard-Klassifikation für Querschnittlähmungen: (International Standards for Neurological Classification of Spinal Cord Injury -ISNCSCI)	381	e	e	e
Propriozeption und vestibuläre Funktion:	388			
Romberg-Test		te	te	na
Unterberger-Tretversuch		ne	ne	na
Spastizität: (Modifizierte) Tardieu-Skala	394	e	ne	kA
Spastizität: Modified Ashworth Scale (MAS)	399	ne	ne	te
Rigidität: Subskala der Unified Parkinson's Disease Rating Scale (UPDRS)	404	te	ne	na
Parkinson-Syndrom: Unified Parkinson's Disease Rating Scale (UPDRS): Motorische Untersuchung	407	e	te	na
Tremor: Fahn Tremor Rating Scale (FTRS)	411	te	te	na
Intentionstremor: Finger-Nase-Test (FNT)	417	e	te	kA
Neurodynamik :	422			
Straight Leg Raise Test (SLR)		te	te	te
Slump-Test		te	te	ne
Upper Limb Neurodynamic Test (ULNT)		e	e	ne
Muskelkrafttest: Manueller Muskelfunktionstest	424	e	te	e
Muskelkraft: Quantitativer Muskeltest mittels Kraftmessgerät (Hand Held Dynamometer)	430	e	te	te
Handkraft: JAMAR Dynamometer	431	te	e	te

Legende: e = empfohlen, te = teilweise empfohlen, ne = nicht empfohlen, na = nicht anwendbar, kA= keine Angaben

Schulterschmerzen, Haltungskontrolle und motorische Kontrolle: Chedoke McMaster Stroke Assessment, Körperfunktionsskalen

Hintergrund

Das Chedoke McMaster Stroke Assessment besteht aus einer Aktivitätsskala (siehe Seite 150) und 6 unabhängigen Skalen für Körperfunktionen. Erfasst werden Schulterschmerzen, Haltungskontrolle (Gleichgewicht) und aktive Bewegung der Extremitäten (4 Skalen für Arm, Hand, Bein und Fuss).

Das Chedoke McMaster Stroke Assessment wurde speziell für die physiotherapeutische Behandlung von Patienten mit einer Hemiparese ab 2 Wochen nach dem Ereignis und während der Rehabilitation entwickelt.

Grundlage für die Skalen sind die Erholungsstadien von Twitchell (1951), der bei über 600 Patienten nach einem Cerebro-Vaskulären Insult (CVI) die Reihenfolge der motorischen Erholung untersuchte. Diese teilte er in 7 Stadien ein.

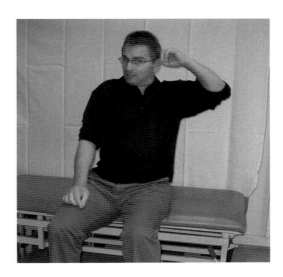

ICF-Klassifikation

Körperfunktionen

Skala für Schulterschmerzen　　　　　　b280　Schmerzen
Schulterschmerzen werden durch die Beobachtung von Schmerzen während den üblichen Aktivitäten in der Rehabilitation beurteilt, insbesondere beim Waschen (d510) und Anziehen (d540) sowie beim passiven Bewegen der Schulter (b710).

Skala für Haltungskontrolle　　　　　　　b755　Unwillkürliche Bewegungsreaktionen
　　　　　　　　　　　　　　　　　　　　　　　　　(einschl. Gleichgewichtsreaktionen)
Die Haltungskontrolle wird beurteilt durch die Beobachtung von: sich verlagern (d420), eine Körperposition wechseln (d410) und in einer Körperposition verbleiben (d415).

Skalen für Arm, Hand, Bein und Fuss　　b735　Muskeltonus
　　　　　　　　　　　　　　　　　　　　　b750　Motorische Reflexe
　　　　　　　　　　　　　　　　　　　　　b760　Kontrolle von Willkürbewegungen

Praktikabilität

Patientengruppe
Patienten mit Hemiparese nach cerebro-vaskulärem Ereignis

Zeitaufwand
ca. 10 Minuten pro Subskala

Kosten
Keine

Ausbildung
Vier Stunden für die theoretischen Grundlagen und für die praktische Anwendung

Praktische Durchführung
Instruktion der Aufgaben (mittels verbaler Anleitung, Vorzeigen oder passiven Führens); Beurteilung anhand der Kriterien.
Eine ausführliche Anleitung ist im Manual auf der CD-ROM zu finden.

Format
- Schulterschmerzen: Erfassung von Risikofaktoren und Symptomen durch Befragung, Inspektion, funktionelle Leistung und passive Tests.
- Haltungskontrolle und motorische Kontrolle: Funktionelle Leistung und passive Tests.

Skalierung
Ordinalskala. Jede Subskala erhält eine Bewertung zwischen minimal 1 und maximal 7 Punkten. Ein Totalscore aller Subskalen wird nicht berechnet.

Subskalen
Das Assessment besteht aus 6 Subskalen für folgende Körperfunktionen:
- Schulterschmerzen
- Haltungskontrolle
- Motorische Kontrolle von Bein, Fuss, Arm und Hand (4 Subskalen)

Reliabilität (Zuverlässigkeit)

Intratester-Reliabilität: 32 Patienten wurden 2 bis 36 Wochen nach einem CVI von einem Physiotherapeuten untersucht und auf Video aufgenommen. Diese Videos wurden nach 2 Wochen nochmals beurteilt. Es zeigte sich ein Intraklassen-Koeffizient (ICC) von 0.93-0.98 für die Subskalen Körperstruktur (Gowland et al. 1993a).
Intertester-Reliabilität: 32 Patienten wurden 2 bis 36 Wochen nach einem CVI in einem Abstand von einer Woche von jeweils 2 unterschiedlichen Physiotherapeuten untersucht. Die entsprechenden ICCs reichten von 0.85 bis 0.96 für die Subskalen Körperstruktur (Gowland et al. 1993b).
Die erste Untersuchung der Intratester-Reliabilität durch wiederholte Beurteilung von Videoaufnahmen (Gowland et al. 1993a) berücksichtigte nicht die Patientenvariabilität. Bei der zweiten Untersuchung (Gowland et al. 1993b) wurden die Patienten von 2 unabhängigen Therapeuten untersucht. Auch hier war die Reliabilität sehr gut.

Validität (Gültigkeit)

Die Übersetzung der Assessments wurde nicht validiert. Es ist unseres Erachtens nicht nötig die deutsche Übersetzung durch Rückübersetzung zu validieren, da es um eindeutige Begriffe geht wie „mit der Hand das Knie berühren". Die Subskalen Körperstruktur und -funktion korrelierten gut (r=0.76-0.95) mit den Items des Fugl-Meyer Assessments, das ein akzeptiertes Messinstrument darstellt. Die Motorik-Skalen zeigten einen Deckeneffekt. Viele Patienten mit einem Maximalwert von 7 Punkten hatten trotzdem keine vollständig erholte Armfunktion (Coderre 2010).
Die prädiktive Validität wurde von Agarwal untersucht (2003). Bei Patienten mit einer besseren Haltungskontrolle nach 2 Wochen

war die Wahrscheinlichkeit nach Hause entlassen zu werden grösser.

Responsivität (Empfindlichkeit)

Keine Angaben

Beurteilung

Diagnostik/ Befund   empfohlen[1]

Ergebnis/ Verlauf   teilweise empfohlen[2]

Prognose   empfohlen

Kommentar

1,2) Bei diesem aufwändigen Assessment ist eine patientenbezogene Auswahl der relevanten Subskalen üblich und reduziert den Aufwand. Das Assessment ist sehr hilfreich für die Behandlungsplanung und das Management (z.B. Schulterschmerzen).

1,2) Verschiedene Assessments stehen für Patienten mit einer Hemiparese zur Auswahl. Die Skalen des Chedoke McMaster Stroke Assessments für motorische Kontrolle decken das komplette Spektrum der Beeinträchtigungen ab, was ein Vorteil ist. Demgegenüber steht der Nachteil, dass die motorischen Skalen keine Alltagsfunktionen messen. Dazu empfehlen sich Assessments wie z.B. Motor Activity Log oder Wolf Motor Function Test (WMFT, siehe Seite 208). Im Vergleich zu den letzten zwei Assessments sind die Skalen des Chedoke McMaster Stroke Assessments einfacher und die Durchführung benötigt weniger Zeit.

Literatur

Literatursuche: PubMed; 09/2011
Autor: Jan Kool

Agarwal V, McRae MP, Bhardwaj A, Teasell RW. A model to aid in the prediction of discharge location for stroke rehabilitation patients. Archives of Physical Medicine and Rehabilitation. 2003; 84-11, 1703-1709.

Coderre AM, Zeid AA, Dukelow SP et al. Assessment of upper-limb sensorimotor function of subacute stroke patients using visually guided reaching. Neurorehabil Neural Repair 2010; 24 (6):528-41.

Gowland C, Stratford P, Ward M, Moreland J, Torresin W, Van Hullenaar S, Sanford J, Sanford J, Barreca S, Vanspall B, Plews N.. Measuring physical impairment and disability with the Chedoke McMaster Stroke Assessment. Stroke. 1993a; 24-1:58-63.

Gowland C, Stratford P, Ward M, Moreland J. Stroke Rehabilitation: validation of a physical impairment and disability measure. Hamilton: McMaster Press.1993b.

Twitchell TE. The restoration of motor function following hemiplegia in man. Brain, 1951, 74, 443–480.

Chedoke-McMaster Stroke Assessment (siehe Manual auf CD-ROM)
Körperfunktion: Schulterschmerzen und Haltungskontrolle

HALTUNGSKONTROLLE: Anfangen bei 4. Die Ausgangsstellung wird nach der Nummer angegeben oder sie ist unterstrichen. <u>Schuhe erlaubt, keine Unterstützung erlaubt</u>. Wenn eine Aufgabe erfüllt werden kann, kreuzen Sie das Kontrollkästchen an. Als Stadium der Haltungskontrolle gilt das Stadium, wo der Patient mindestens zwei Aufgaben erfüllen kann.

Schulterschmerzen
Datum:

1. Konstante heftige Arm- und Schulterschmerzen mit Schmerzpathologie in der Schulter <u>und</u> in anderen Bereichen

2. Intermittierende, heftige Arm- und Schulterschmerzen mit Schmerzpathologie in der Schulter <u>und</u> in anderen Bereichen.

3. Dauernde Schulterschmerzen mit Schmerzpathologie nur im Schulterbereich.

4. Intermittierende Schulterschmerzen mit Schmerzpathologie nur im Schulterbereich.

5. Schulterschmerzen treten auf während der Untersuchung, aber die Alltagsaktivitäten, welche der Patient normalerweise ausführt, werden nicht durch Schmerzen eingeschränkt.

6. Keine Schulterschmerzen, aber mindestens ein prognostischer Indikator:
   - Armstadium 1 oder 2
   - Skapula Fehlstellung
   - Passive Beweglichkeit in der Schulter:
     Flexion/Abduktion < 90° oder Aussenrotation < 60°

7. Schulterschmerz und prognostische Indikatoren abwesend.

Stadium der Schulterschmerzen

Haltungskontrolle
Datum:

1. noch nicht Stadium 2

2. RL — Mit Hilfe auf die bessere Seite drehen
   SL — Widerstand gg. Rumpfrotation
   Sitzen — Aufrichten mit Fazilitation

3. RL — Auf die bessere Seite drehen
   Sitzen — Vor- und rückwärts neigen
   Stehen — 5 Sek. stehenbleiben

4. RL — Auf die bessere Seite drehen mit Rumpfrotation
   Sitzen — Aktive LF Rumpf li + re von kranial
   Sitzen — Aufstehen

5. Sitzen, — Füsse auf den Boden, Gewichtsverlagerung auf li/re Gesäss
   Sitzen — Aufstehen mit symmetrischer Belastung
   Stehen — Ein Schritt vorwärts mit dem betroffenen Fuss, Gewichtsverschiebung nach vorn.

6. Sitzen Füsse frei — Gleichgewichtsreaktionen nach hinten und seitlich, Füsse nicht auf den Boden. Aktive Gewichtsverlagerung, dann 'Stoss' gegen Schultern
   Stehen — Auf dem betroffenen Bein, 5 Sek. .... Sek.
   Stehen — Kreuzschritte seitwärts 2 m, l+r

7. Stehen — Gesundes Bein seitlich abheben
   Auf einer geraden Linie gehen, 2 m in 5 Sek.
   Zehengang 2 m

Stadium der Haltungskontrolle

Chedoke-McMaster Stroke Assessment (siehe Manual auf CD-ROM)
Körperfunktion: Arm und Hand

ARM und HAND: Anfangen bei Stadium 3. Ausgangsstellung: Sitzen mit dem Unterarm auf dem Schoss in neutraler Stellung, Handgelenk in 0° und Finger leicht gebeugt. Veränderungen der Ausgangsstellung sind unterstrichen. Kreuzen Sie die erfolgreich erfüllten Aufgaben an. Das Stadium ist das höchste wo der Patient zwei Aufgaben erfüllen konnte.

ARM Datum:				HAND Datum:			
1 noch nicht Stadium 2				1 noch nicht Stadium 2			
2 Widerstand gegen passive Schulterabduktion oder Ellbogenextension Ellbogenextension mit Fazilitation Ellbogenflexion mit Fazilitation				2 Hoffmannreflex positiv Widerstand gegen passive Extension Handgelenk oder Finger Fazilitierte Flexion der Finger			
3 Das gegenübergestellte Knie berühren Das Kinn berühren Schulter 'zucken' l + r > ½ Bewegungsausmass				3 Extension im Handgelenk > 1/2 Bewegungsausmass Flexion Finger/Handgelenk > ½ Bewegungsausmass Supination, Daumen in Extension (evt. passiv): Schlüsselgriff			
4 Extensionssynergie, dann Flexionssynergie Schulterflexion bis 90° Ellbogen am Rumpf, 90° Flexion: Supination dann Pronation				4 Fingerextension, dann Flexion Daumenextension > 1/2 Bewegungsausmass, dann Schlüsselgriff Faustschluss mit Daumen Adduktion			
5 Flexionsynergie, dann Extensionssynergie Schulterabduktion 90° mit Pronation Schulterflexion bis 90°: Pronation dann Supination				5 Fingerflexion, dann Extension Pronation: Fingerabduktion Hand nicht unterstützt: Opposition des Daumens zum Kleinfinger			
6 Hand v. Knie zur Stirn 5 x in 5 Sek. Schulterflexion 90°: „schreibe 8" Arm hängt neben dem Körper: Schulterflexion, Hand höher als Scheitel, volle Supination				6 UA in Pronation: Zeigefinger auf Unterlage tippen (10 mal in 5 Sek.) Pistolengriff: Auslöser ziehen und zurück Pronation: Handgelenk und Fingerextension mit Fingerabduktion			
7 Händeklatschen über dem Kopf, dann hinter dem Rücken, 3 mal in 5 Sek. L + R Schulterflexion 90°: Arme kreuzen 3 mal in 5 Sek. Ellbogen neben den Körper, 90° Flexion: Widerstand gegen Aussenrotation.				7 Daumen zu 4 Fingerspitzen und zurück (=8x), 3 Serien in 12 Sek. Einhändig Tennisball prellen 4 Mal hintereinander, dann fangen Betroffene Hand: aus einer Literkanne 250 ml in eine Tasse schenken mit Pronation, dann zurück giessen mit Supination			
ARM-STADIUM				**HAND-STADIUM**			

Chedoke-McMaster Stroke Assessment (siehe Manual auf CD-ROM)
Körperfunktion: Bein und Fuss

BEIN: Anfangen bei Stadium 4 mit dem Patienten in Rückenlage mit angebeugten Beinen.

FUSS: Anfangen bei Stadium 3 mit dem Patienten in Rückenlage. Die Ausgangsstellung ist Sitzen am Rand der Behandlungsbank, Ausnahmen sind unterstrichen. Wenn keine Ausgangsstellung angegeben ist, ist sie wie beim vorherigen Item. Erfüllte Aufgaben werden angekreuzt. Als Bein- und Fuss-Stadium gilt das höchste Stadium, wo der Patient mindestens 2 Aufgaben erfüllt hat. Für Aufgaben im Stehen darf eine leichte Unterstützung gegeben werden, aber Gewichtsübernahme ist nicht erlaubt. Keine Schuhe und Socken.

		BEIN	Datum:						**FUSS**	Datum:				
1		noch nicht Stadium 2						1		noch nicht Stadium 2				
2	'kurz-RL' (Beine F)	Widerstand gegen passive Flexion in Hüfte oder Knie						2	'kurz-RL' (Beine F)	Widerstand zur passiven Dorsalextension				
		Fazilitierte Hüftflexion								Fazilitierte Dorsalextension oder Zehenextension				
		Fazilitierte Hüftextension								Fazilitierte Plantarflexion				
3		Abduktion: Adduktion zur Neutralstellung						3	RL	Plantarflexion > ½ Bewegungsausmass				
		Hüftflexion 90°							Sitzen	Etwas Dorsalextension				
		Volle Extension								Zehenextension				
4		Hüftflexion bis 90° dann Extensionsynergie						4		Etwas Eversion				
										Inversion				
		Becken heben mit gleich-mässiger Gewichts-übernahme								Überschlagene Beine: Dorsalextension dann Plantarflexion				
	Sitzen	Knieflexion mehr als 100°												
5	'kurz-RL'	Extensionssynergie, dann Flexionssynergie						5		Überschlagene Beine: Zehenext. mit Plantarflex.				
	Sitzen	Oberschenkel von der Unterlage abheben								- mit gestrecktem Knie Plantarfl. dann Dorsalext.				
	Stehen	Hüftextension mit Knieflexion							Stehen	Absatz auf Boden: Eversion				
6	Sitzen	Fuss vom Boden heben 5 x in 5 Sek						6		Absatz auf dem Boden: „tap" Fuss 5 x in 5 Sek.				
		Innenrotation l + r ganzes Bewegungsausmass								Fuss weg vom Boden: Fuss Zirkumduction				
	Stehen	Mit dem Fuss am Boden Dreieck zeichnen: Vor, seitlich, hinten, zurück.								Knie gestreckt Absatz weg vom Boden: Eversion				
7	Stehen frei	Storchenschritt am Ort 10 x in 5 Sek						7		Boden berühren, Absatz vorne dann Zehen hinten, 5 x in 10 Sek.				
		Dreieck zeichnen, *schnell*: Vor, seitlich, hinten, zurück und *umgekehrt*.								Bein anheben: Mit Fuss Zirkumduktion beide Richtungen				
		Stehen auf dem betroffenen Bein: Hüpfen								Symmetrischer Zehen- und Fersenstand, schnell, 5 mal				
		BEIN-STADIUM								**FUSS-STADIUM**				

Reflexe

Hintergrund

Reflexe gehören wohl zu den ältesten Untersuchungstechniken, die in der Medizin verwendet werden. Der sogenannte Sehnenreflex ist eine unwillkürliche Reaktion auf eine schnelle Dehnung, verursacht z.B. durch einen Schlag auf die Sehne des Muskels mit einem Reflexhammer. Dadurch kommt es zu einer schnellen Dehnung der Muskelspindeln, was über den monosynaptischen spinalen Reflex eine Muskelkontraktion auslöst. Obwohl der Reflex durch einen Schlag auf die Sehne ausgelöst wird, handelt es sich um einen sogenannten Muskeleigenreflex (Mumenthaler et al. 2002). Im Vergleich dazu ist ein Fremdreflex ein polysynaptischer Reflex, der seine Wirkung an einer anderen Stelle als in der reizauslösenden Region hat. Die Reflexe werden in der Regel im Seitenvergleich untersucht. Je nach Patientengruppe werden die Reflexprüfungen mit unterschiedlicher Fragestellung verwendet. Während bei neurologischen Patienten mit Erkrankungen des zentralen Nervensystems der Einfluss von absteigenden Bahnen im Vordergrund steht, wird bei peripheren Nervenläsionen, wie zum Beispiel bei einer Nervenwurzelkompression, die Leitfähigkeit des peripheren Nervs beurteilt.

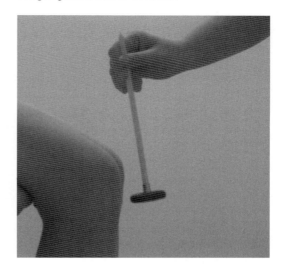

ICF-Klassifikation

Körperfunktionen	
Sehnenreflexe	b750 Funktionen der motorischen Reflexe

Praktikabilität

Patientengruppe
Bei Patienten mit Erkrankungen des Zentralnervensystems (ZNS) und bei Patienten mit Verdacht auf Nervenwurzelkompression oder Myelopathien

Zeitaufwand
Wenige Minuten bis 10 Minuten für alle Reflexe

Kosten
Reflexhammer

Ausbildung
ca. 1 Stunde

Praktische Durchführung
Der Patient soll entspannt gelagert sein, der zu prüfende Muskel ist in einer leichten Dehnposition. Der Schlag auf die Sehne muss schnell und präzise erfolgen. Bei einer ungenügenden oder schwachen Reaktion kann die Reaktionsfähigkeit gesteigert werden, indem der Patient die Finger beider Hände einhakt und mit den Ellbogen nach aussen zieht.

Format
Passiver Test

Skalierung
Zur Beurteilung der Sehnenreflexe bestehen mindestens zwei Skalen: die neunstufige Mayo Clinic Scale (MCS) und die National Institute of Neurological Disorders and Stroke Scale (NINDS) (Hallett 1993). Beide Skalen werden von Manschot et al. (1998) aufgrund ungenügender Reliabilität jedoch nicht empfohlen (siehe unter Reliabilität).

Beschreibung	*Score*
Reflex nicht vorhanden	0
leichter Reflex, weniger als normal: beinhaltet eine Faser-Antwort oder eine Antwort, die nur über Verstärkung herausgeholt wurde	+1
Reflex in unterer Hälfte des normalen Ausmasses	+2
Reflex in oberer Hälfte des normalen Ausmasses	+3
Reflex gesteigert, mehr als normal: beinhaltet einen Klonus, wenn vorhanden, welcher in einer zusätzlichen verbalen Beschreibung notiert werden kann	+4

NINDS-Skala (Hallett 1993)
nichtvalidierte deutsche Übersetzung: Stefan Schädler

Subskalen
Keine

Reliabilität (Zuverlässigkeit)

Stam et al. (1990) fanden bei drei Neurologen eine mässige Übereinstimmung in der Reflexprüfung von 20 Patienten. Dabei wurden die Sehnenreflexe von Arm und Bein mit einer Neunpunkteskala (Mayo Clinic Scale) beurteilt. In 28% der getesteten Reflexe gab es zwischen den Testern zwei oder mehr Punkte Unterschied auf der Skala. Waren Asymmetrien bei den 80 Reflexpaaren vorhanden, waren die Unterschiede zwischen den Testern bei 45%. In 15% der von einem Untersucher symmetrisch getesteten Reflexpaare fand ein anderer Untersucher eine Asymmetrie von mindestens 2 Punkten auf der Skala. Die Untersuchung der Sehnenreflexe weist laut den Autoren beträchtliche Abweichungen zwischen den Untersuchern auf.

Die NINDS-Skala wurde von Litvan et al. (1996) bei Reflexprüfungen bei 80 Patienten durch vier Neurologen aus zwei verschiedenen Ländern untersucht. Um die Rolle des Trainings bei der Benützung der Skalen zu evaluieren, untersuchten die Neurologen randomisiert und blindiert total 80 Patienten, 40 vor und 40 nach einem Training. Die Intratester-Reliabilität zeigte eine deutliche bis fast perfekte Übereinstimmung. Die Intertester-Reliabilität zeigte eine moderate bis deutliche Übereinstimmung. Weder der Ausbildungshintergrund noch das Training hatten einen Einfluss auf das Resultat. Manschot et al. (1998) untersuchten die Reliabilität der MCS und NINDS. Dazu führten sie eine Reflexprüfung von M. biceps, M. triceps, M. quadriceps und M. gastrognemius bei 100 neurologischen Patienten durch. Die Reliabilität beider Skalen war gering (Kappa-Werte <0.35) und werden deswegen von den Autoren nicht zur Anwendung empfohlen.

Obwohl das Babinski-Zeichen kein Sehnenreflex ist, zeigte auch diese Reflexprüfung bei neurologischen Patienten eine geringe Reliabilität (Kappa=0.30) (Miller et al. 2005). Es wurde kein Unterschied zwischen Neurologen und Nichtspezialisten gefunden.

Tederko et al. (2007) untersuchten die Modified Ashworth Scale (MAS) und Sehnenreflexe bei 30 Patienten mit kompletter (16) und inkompletter (14) cervikaler Querschnittlähmung 4-66 Monate nach dem Ereignis. Sie zeigten eine gute Reliabilität bei den Sehnenreflexen (ICC=0.81). Die Autoren kommen zum Schluss, dass eine Untersuchung der Sehnenreflexe, des Myoklonus und des Babinski-Zeichens bei Patienten mit Querschnitt reliabler ist.

Miller et al. (2005) fanden bei 10 Personen, davon 8 Personen mit einer Schwäche des oberen Motoneurons (UMN), eine tiefe Intertester-Reliabilität des Babinski-Zeichens (Kappa 0.30) und eine beträchtliche Intertester-Reliabilität für Fuss-Tapping (Kappa 0.73). Sie fanden keinen Unterschied zwischen Neurologen und Nichtspezialisten.

Validität (Gültigkeit)

Bei Patienten in der muskuloskeletalen Rehabilitation sucht die Reflexprüfung meist die Diagnose der betroffenen Nervenwurzel (Segmenthöhe). So führten Matsumoto et al. (1996) eine retrospektive Analyse der neurologischen Zeichen (Sehnenreflexe, Stumpf-Spitz-Empfinden, Muskelschwäche, Sensibilitätsverminderung der Hände) von 106 Patienten mit zervikaler Myelopathie aufgrund einer monosegmentalen Diskushernie durch. Das Ziel dieser Untersuchung war, die Sensitivität und Spezifität der neurologischen Zeichen für die Identifikation des betroffenen Segmentes zu bestimmen. Die beste Sensitivität und Spezifität wurde für die Sehnenreflexe gefunden, wobei diese immer noch schlechter waren als die Summe der neurologischen Zeichen. Die Autoren empfehlen, die neurologischen Zeichen immer umfassend zu prüfen (Matsumoto et al. 1996).

Weitere Studien zur diagnostischen Qualität der Sehnenreflexe in der muskuloskeletalen Rehabilitation sind in „Assessments in der Rehabilitation - Band 2: Bewegungsapparat" zu finden.

Während bei Patienten mit muskuloskeletalen Erkrankungen keine Angaben zur Voraussagevalidität vorliegen, können Reflexprüfungen bei Patienten mit akuter spinaler Verletzung eine Voraussage über die künftige supraspinale Kontrolle über die Muskeln der Beine machen. Calancie et al. (2004) untersuchten bei 229 Patienten mit akuter spinaler Verletzung die Sensitivität und Spezifität der Reflexprüfung in Bezug auf eine künftige komplette oder inkomplette Querschnittlähmung. Diese konnte zu 100% eine komplette und zu 91% eine inkomplette Querschnittlähmung voraussagen.

Das Babinski-Phänomen kann bei einer Pyramidenbahnläsion auftreten (Mumenthaler et al. 2002). Das Vorhandensein einer Beeinträchtigung des oberen Motoneurons wird mit dem Babinski-Zeichen nur in 56% der Fälle erkannt, während das Fuss-Tapping die Beeinträchtigung in 85% der Fälle erkennt (Miller et al. 2005).

In ihrer Studie kamen die Autoren zum Schluss, dass die Reflexantwort bei Patienten mit chronischem Schlaganfall vom Winkel des getesteten Sprunggelenkes abhängig ist. Zudem sind sie der Ansicht, dass die gesunde Extremität nicht als Referenz verwendet werden kann, da diese im Vergleich zu gesunden Personen ebenfalls Veränderungen zeigt (Mirbagheri et al. 2008).

Responsivität (Empfindlichkeit)

Keine Angaben gefunden

Beurteilung

Diagnostik/ Befund   teilweise empfohlen[1)]
Ergebnis/ Verlauf   nicht empfohlen[2)]
Prognose   teilweise empfohlen[3)]

Kommentar

1) Zur Identifikation der Segmenthöhe bei Myelopathien verursacht durch Diskushernie wird empfohlen nebst den Sehnenreflexen auch andere neurologische Zeichen wie Spitz-stumpf-Empfinden und Muskelschwäche zu prüfen. Die isolierte Reflexprüfung zeigt ungenügende diagnostische Fähigkeiten. Das Babinski-Zeichen kann ein Upper-Motoneuron-Syndrom nicht zuverlässig identifizieren.

2) Zur Responsivität der Reflexe konnten keine Studien gefunden werden. Zur Reliabilität liegen sehr unterschiedliche Werte vor: Zwei Studien zeigen sehr schlechte Werte, während eine dritte gute Werte aufweist. Ausbildung oder ein zusätzliches Training scheinen nach zwei Studien keinen Einfluss auf die Zuverlässigkeit zu haben. Aufgrund der tiefen Reliabilitätswerte muss angenommen werden, dass diese Untersuchung nicht empfindlich genug ist, um eine Veränderung aufzuzeigen und kann deswegen nicht als Verlaufsmessung empfohlen werden. Bei Patienten mit Querschnitt ist die Untersuchung mit Sehnenreflexen zuverlässiger als mit der Modified Ashworth Scale.

3) Die Reflexprüfung kann in der Akutphase nach traumatischer Rückenmarksläsion zuverlässig voraussagen, ob die Person künftig eine komplette oder inkomplette Paraplegie haben wird. Wir konnten zu anderen Krankheitsbildern keine entsprechenden Untersuchungen finden.

Literatur

Literatursuche: PubMed; 12/2011
Autor: Stefan Schädler

Calancie B, Molano MR, Broton JG. Tendon reflexes for predicting movement recovery after acute spinal cord injury in humans. Clin Neurophysiol 2004; 115 (10):2350-63.

Hallett M. NINDS myotatic reflex scale. Neurology 1993; 43 (12):2723.

Litvan I, Hauw JJ, Bartko JJ, Lantos PL, Daniel SE, Horoupian DS, McKee A, Dickson D, Bancher C, Tabaton M, Jellinger K, Anderson DW. Validity and reliability of the preliminary NINDS neuropathologic criteria for progressive supranuclear palsy and related disorders. J Neuropathol Exp Neurol 1996; 55 (1):97-105.

Manschot S, van Passel L, Buskens E, Algra A, van Gijn J. Mayo and NINDS scales for assessment of tendon reflexes: between observer agreement and implications for communication. J Neurol Neurosurg Psychiatry 1998; 64 (2):253-5.

Matsumoto M, Fujimura Y, Toyama Y. Usefulness and reliability of neurological signs for level diagnosis in cervical myelopathy caused by soft disc herniation. J Spinal Disord 1996; 9 (4):317-21.

Miller TM, Johnston SC. Should the Babinski sign be part of the routine neurologic examination? Neurology 2005; 65 (8):1165-8.

Mirbagheri MM, Alibiglou L, Thajchayapong M, Rymer WZ. Muscle and reflex changes with varying joint angle in hemiparetic stroke. J Neuroeng Rehabil 2008; 5:6.

Mumenthaler M, Mattle H. Grundkurs Neurologie. Georg Thieme Verlag Stuttgart 2002.

Stam J, van Crevel H. Reliability of the clinical and electromyographic examination of tendon reflexes. J Neurol 1990; 237 (7):427-31.

Tederko P, Krasuski M, Czech J, Dargiel A, Garwacka-Jodzis I, Wojciechowska A. Reliability of clinical spasticity measurements in patients with cervical spinal cord injury. Ortop Traumatol Rehabil 2007; 9 (5):467-83.

Internationale neurologische Standard-Klassifikation für Querschnittlähmungen: (International Standards for Neurological Classification of Spinal Cord Injury -ISNCSCI)

Hintergrund

Bei einer Verletzung des Rückenmarks kommt es zu Beeinträchtigungen der Willkürmotorik und Sensibilität sowie des vegetativen Nervensystems. Schweregrad und Höhe der Querschnittlähmung werden mit Hilfe einer standardisierten klinisch-neurologischen Untersuchung festgestellt. Die ISNCSCI werden aber auch angewendet, um den Verlauf der neurologischen Defizite zu beobachten und zu dokumentieren. Geprüft werden dabei die Funktion von Kennmuskeln der oberen und unteren Extremitäten sowie die Sensibilität für Berührung und Schmerz in definierten Dermatomen. Basierend auf dieser Untersuchung wird eine Querschnittlähmung in einem schrittweisen Prozess eingeteilt nach Schweregrad und nach neurologischer Höhe. Diese Klassifikation basiert auf einer Arbeit von Frankel et al. (1969). Mit Willkürkraft und Sensibilität konzentriert sich die Erhebung ganz auf die ICF-Komponente der Körperfunktionen und -strukturen. Die standardisierte neurologische Untersuchung war bis zur Version von 1992 bekannt unter dem Namen: ‚ASIA-Standards'. ASIA steht dabei für American Spinal Injury Association, welche die Klassifikation 1982 erstmals vorstellte (ASIA 1982). Seit 1992 wurde die Standarduntersuchung auch von der International Spinal Cord Society (IS-CoS) anerkannt. Die ISNSCI wurden mehrfach überarbeitet (Furlan et al. 2008). Die derzeit aktuelle Version wurde im Jahr 2011 publiziert (Kirshblum et al. 2011).

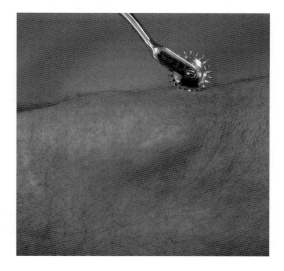

ICF-Klassifikation

Körperfunktionen

b265 Funktionen des Tastens (Tastsinn)
b710 Funktionen der Muskelkraft
b280 Schmerz

Praktikabilität

Patientengruppe
Patienten mit Querschnittlähmung

Zeitaufwand
30 Minuten

Kosten
Keine

Ausbildung
Schulung ca. 2 Tage. Auf der Webseite der American Spinal Injury Association (www.asia-spinalinjury.org [09.04.2012]) gibt es zudem einen kostenpflichtigen E-Learning-Kurs.

Praktische Durchführung
Damit die Tests der ISNCSCI durchgeführt werden können, muss der Patient wach und kooperativ sein. Der Zustand direkt nach der Verletzung, starke Medikamente oder Intubation können das Resultat wesentlich verfälschen. Es ist empfohlen, 72 Stunden nach Unfall eine Untersuchung durchzuführen. Diese und spätere Untersuchungen können als zuverlässig betrachtet werden.
Für die Testung der Muskelkraft werden an den Armen und Beinen je 5 Kennmuskeln auf beiden Körperseiten getestet (Total: 20 Muskeln). Im Unterschied zum physiotherapeutischen manuellen Muskelfunktionstest, werden bei den ISNCSCI alle Muskeln aus Rückenlage getestet. Für die Testung der Sensibilität wird die Hautoberfläche des Patienten in den jeweiligen Dermatomen berührt (Berührung) bzw. mit einer Nadel geprüft, ob spitz von stumpf unterschieden werden kann (Schmerz).

Format
Passiver Test (Sensibilitätstest)
Funktionelle Leistung (Muskelfunktionstest)

Skalierung
Die Muskelkraft wird mit der üblichen Skala von 0-5 bewertet, wobei 5 der normalen Kraft entspricht. Im Rahmen der ISNCSCI werden alle Muskeln aus Rückenlage getestet, wodurch zum physiotherapeutischen Muskelstatus Differenzen in den Beurteilungen der Kraft auftreten können.
Ästhesie und Algesie jedes Dermatoms werden mit normal (2 Punkte), vorhanden aber verändert (1 Punkt) oder nicht vorhanden (0 Punkte) bewertet. Für 28 Dermatome der rechten und linken Körperhälften ergibt sich somit ein Summenscore der eine Ausprägung von 0-112 annehmen kann.
Aus Muskelkraft und Sensibilität wird die neurologische Höhe und die ASIA Klassifikation abgeleitet. Die neurologische Höhe ist das oberste Segment mit normaler Funktion. Die Klassifikation unterscheidet folgende Stufen (vereinfacht):

A = komplett	Keine sensiblen und motorischen Funktionen in den sakralen Segmenten S4-S5 erhalten.
B = sensibel inkomplett	Unterhalb der neurologischen Verletzungshöhe und in den sakralen Segmenten S4-S5 ist die Sensibilität, nicht jedoch Motorik erhalten.
C = motorisch inkomplett	In den sakralen Segmenten S4-S5 ist entweder Motorik erhalten oder Sensibilität und Muskelfunktion in den Segmenten, die tiefer als drei Segmente unterhalb der neurologischen Verletzungshöhe liegen. Die Mehrheit der Kennmuskeln unterhalb der neurologischen Verletzungshöhe hat Kraftgrade <3.
D = motorisch inkomplett	Wie C aber die Mehrheit der Kennmuskeln hat einen Kraftgrad >3.
E = normal	Alle Funktionen haben sich erholt (Restitutio ad integrum).

Subskalen
Die Muskelkraftwerte für die oberen und unteren Extremitäten werden oft separat berichtet. Die Kraft der Arme (upper extremity motor score - UEMS) und die Kraft der Beine (lower extremity motor score - LEMS) können je 0 bis 50 Punkte erreichen. Entsprechend beträgt der Motorscore maximal 100 Punkte.
Je eine Bewertung für Ästhesie und Algesie. Für diese Sensibilitätsprüfungen der 28 Dermatome der rechten und linken Körperhälften ergeben sich Summenscores, die eine Ausprägung von 0 (maximale Beeinträchtigung) bis 112 (normale Sensibilität) annehmen können.

Reliabilität (Zuverlässigkeit)

Im Jahr 2008 ist eine systematische Übersichtsarbeit über die ASIA Standards publiziert worden (Furlan et al. 2008). Die Autoren analysierten 69 Originalpublikationen und kamen zum Schluss, dass die Reliabilität der Version von 2000 grösser ist, als die ihrer Vorgängerversionen. Der Intraclass Correlation Coefficient (ICC) für die Intratester-Reliabliltät wird mit 0.76 bis 0.98 angegeben. Der entsprechende Wert für die Intertester-Reliabilität beträgt ICC=0.88-0.96. Wenn die ASIA-Untersuchung bei Kindern und Jugendlichen angewendet wird, liegen die Werte für die Reliabilität deutlich tiefer (Mulcahey et al. 2007 in Furlan 2008). Eine erneute Review derselben Autoren, die 2011 erschien, umfasste 40 Studien der Review von 2008 und schloss 16 weitere Publikationen ein (Furlan et al. 2011). Es zeigen sich dabei keine wesentlich abweichenden Resultate. Die Autoren schlussfolgerten, dass die ISNCSCI für die Klassifikation und Evaluation der neurologischen Defizite nach einer Verletzung des Rückenmarks mit wenigen Vorbehalten reliabel sind. Diese Vorbehalte sind: Untersuchungen innerhalb 24 Stunden nach Unfall: sie zeigten deutlich erhöhte Variabilität, weshalb die Messungen erst 72 Stunden nach Unfall als zuverlässig gelten. Da es bei einzelnen Muskeln oft zu Boden- und Deckeneffekten kommt, wird empfohlen, die Motorscores für Arme (UEMS) und Beine (LEMS) separat zu betrachten. Schliesslich zeigten die Untersuchungen von Kindern, die jünger als vier Jahre sind, deutlich geringere Reliabilität.

Validität (Gültigkeit)

Für die von den ASIA Standards gemessenen Merkmale Muskelkraft und Sensibilität gibt es keinen Referenztest, weshalb die Kriterien-Validität nicht beurteilt werden kann (Furlan et al. 2011). Es gibt aber mehrere Studien, welche die Konstrukt-Validität untersuchten. Diese sind in den Übersichtsartikeln von Furlan et al. (2008; 2011) zusammengefasst. Die Autoren berichteten in ihrer Arbeit von Zusammenhängen zwischen den ASIA Standards und Messinstrumenten, die auf einem teilweise ähnlichen Konstrukt basieren. So korrelierte beispielsweise der Modified Barthel Index (BI) signifikant mit den Scores für die Sensibilität und Willkürmotorik (Kuçukdeveci et al. 2000 in Furlan et al. 2008). Eine Übereinstimmung zeigte sich auch zwischen motorischen und sensiblen Ausfällen mit radiologischen Befunden (Flanders et al. 1990 und Silberstein et al. 1992 in Furlan 2008). Curt et al. (1996 in Furlan 2008) zeigten eine signifikante Korrelation zwischen der elektrophysiologischen Prüfung sensorischer Nerven (somatosensorisch evozierte Potentiale - SSEP) und den ASIA Scores für die Sensibilität.

Prädiktive Validität
Verschiedene Studien zeigten, dass die Algesie ein wichtiges prognostisches Kriterium ist. 8/9 der Patienten, die direkt nach der Verletzung keine Muskelfunktion, aber Schmerz- und Berührungsempfindung hatten, erholten sich bis zur Gehfähigkeit. Dagegen erholten sich

nur 2/18 vergleichbare Patienten, die keine Schmerzempfindung hatten (Crozier et al. 1991). 97/114 (85%) Segmente, die keine Willkürmotorik, aber erhaltene Schmerzempfindung zeigten, erholten sich innerhalb 30 Monaten bis zum Kraftgrad ≥3. Dagegen zeigten nur 6/479 (1.3%) Segmente ohne Schmerzempfindung diese Erholung der Motorik (Tetraplegie: n=35, Paraplegie: n=24). Dieser Befund war statistisch signifikant (Chi-Quadrat Test: p<0.0001, Poynton et al. 1997). Zu einem ähnlichen Resultat kam eine andere Studie (Oleson et al. 2005). Die Autoren stellten fest, dass vorhandene Algesie in den sakralen Segmenten oder in den Beinen signifikant mit dem Wiedererlangen der Gehfähigkeit korreliert. Die sogenannte sakrale Aussparung ist auch das Kriterium, ob eine Querschnittlähmung als komplett oder inkomplett klassifiziert wird.

Responsivität (Empfindlichkeit)

Basierend auf ihrer Analyse vorhandener Studien stellten Furlan et al. (2008; 2011) fest, dass sich die mit den ISNCSCI untersuchten Merkmale Motorik und Sensibilität während 6 Monaten nach einer Querschnittlähmung verbessern. Dann stellt sich meist ein Plateau ein, obwohl Erholung auch über längere Zeiträume beobachtet wurden. Ist der minimal klinisch bedeutende Unterschied, also jener Unterschied, der eine wichtige neurologische Verbesserung oder Verschlechterung anzeigt, nicht bekannt. Es muss dabei beachtet werden, dass ein gleich grosser Unterschied für einen Patienten mit Tetraplegie nicht die gleiche Bedeutung hat, wie für einen Patienten mit Paraplegie. Der 'minimal detectable change', die Differenz, die grösser als ein möglicher Messfehler ist, konnten Furlan et al. indirekt bestimmen. Sie beträgt für die Motorik 0.29, für die Ästhesie 12.95 und für die Algesie 7.8 Punkte.

Beurteilung

Diagnostik/ Befund empfohlen
Ergebnis/ Verlauf empfohlen
Prognose empfohlen

Kommentar

Die neuste Version der ISNCSCI ist jung, weshalb Studien zur Reliabilität, Validität und Responsivität fehlen. Es ist zu erwarten, dass sich dies im Verlauf der kommenden Jahre ändern wird.

Da die ASIA Standards ausschliesslich die Einschränkungen auf der Ebene der Körperfunktionen und -strukturen erfassen, sind ergänzende Tests auf der Ebene der Aktivitäten und Partizipation wie zum Beispiel Gehtests oder Tests für die Alltagsfunktion (z.B. Spinal Cord Independence Measure - SCIM) sinnvoll. Die ISNCSCI wird mehrheitlich von Ärzten erfasst. Die Kenntnis dieses Instruments ist aber für alle Disziplinen der Rehabilitation von grossem Wert.

Literatur

Literatursuche: PubMed; 02/2012
Autor: Markus Wirz

ASIA. Standards for Neurological Classification of Spinal Injured Patients. ASIA: Chicago 1982.

Crozier KS, Graziani V, Ditunno JF, Jr., Herbison GJ. Spinal cord injury: prognosis for ambulation based on sensory examination in patients who are initially motor complete. Arch Phys Med Rehabil 1991; 72 (2):119-21.

Frankel HL, Hancock DO, Hyslop G, Melzak J, Michaelis LS, Ungar GH, Vernon JD, Walsh JJ. The value of postural reduction in the initial management of closed injuries of the spine with paraplegia and tetraplegia. I. Paraplegia 1969; 7 (3):179-92.

Furlan JC, Fehlings MG, Tator CH, Davis AM. Motor and sensory assessment of patients in clinical trials for pharmacological therapy of acute spinal cord injury:

psychometric properties of the ASIA Standards. J Neurotrauma 2008; 25 (11):1273-301.

Furlan JC, Noonan V, Singh A, Fehlings MG. Assessment of impairment in patients with acute traumatic spinal cord injury: a systematic review of the literature. J Neurotrauma 2011; 28 (8):1445-77.

Kirshblum SC, Waring W, Biering-Sorensen F, Burns SP, Johansen M, Schmidt-Read M, Donovan W, Graves D, Jha A, Jones L, Mulcahey MJ, Krassioukov A. Reference for the 2011 revision of the International Standards for Neurological Classification of Spinal Cord Injury. J Spinal Cord Med 2011; 34 (6):547-54.

Oleson CV, Burns AS, Ditunno JF, Geisler FH, Coleman WP. Prognostic value of pinprick preservation in motor complete, sensory incomplete spinal cord injury. Arch Phys Med Rehabil 2005; 86 (5):988-92.

386 Neurologischer Status und motorische Funktionen

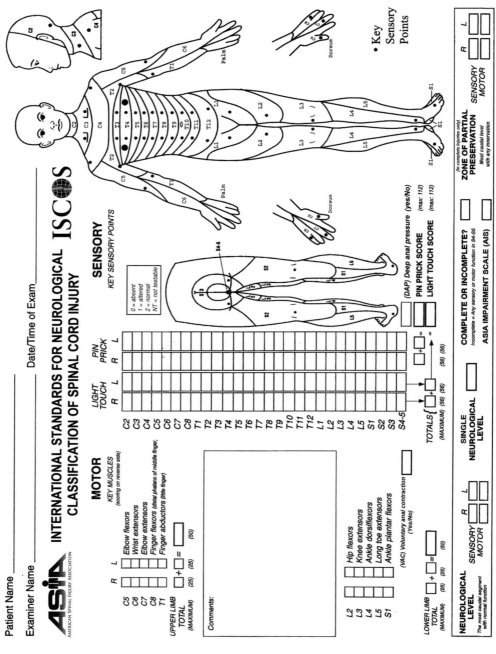

Klassifikation für Querschnittlähmungen: ISNCSCI

Muscle Function Grading

- **0** = total paralysis
- **1** = palpable or visible contraction
- **2** = active movement, full range of motion (ROM) with gravity eliminated
- **3** = active movement, full ROM against gravity
- **4** = active movement, full ROM against gravity and moderate resistance in a muscle specific position.
- **5** = (normal) active movement, full ROM against gravity and full resistance in a muscle specific position expected from an otherwise unimpaired peson.
- **5*** = (normal) active movement, full ROM against gravity and sufficient resistance to be considered normal if identified inhibiting factors (i.e. pain, disuse) were not present.
- **NT** = not testable (i.e. due to immobilization, severe pain such that the patient cannot be graded, amputation of limb, or contracture of >50% of the range of motion).

ASIA Impairment (AIS) Scale

- ☐ **A = Complete.** No sensory or motor function is preserved in the sacral segments S4-S5.
- ☐ **B = Sensory Incomplete.** Sensory but not motor function is preserved below the neurological level and includes the sacral segments S4-S5 (light touch, pin prick at S4-S5: or deep anal pressure (DAP), AND no motor function is preserved more than three levels below the motor level on either side of the body.
- ☐ **C = Motor Incomplete.** Motor function is preserved below the neurological level**, and more than half of key muscle functions below the single neurological level of injury (NLI) have a muscle grade less than 3 (Grades 0-2).
- ☐ **D = Motor Incomplete.** Motor function is preserved below the neurological level**, and at least half (half or more) of key muscle functions below the NLI have a muscle grade ≥ 3.
- ☐ **E = Normal.** If sensation and motor function as tested with the ISNCSCI are graded as normal in all segments, and the patient had prior deficits, then the AIS grade is E. Someone without an initial SCI does not receive an AIS grade.

**For an individual to receive a grade of C or D, i.e. motor incomplete status, they must have either (1) voluntary anal sphincter contraction or (2) sacral sensory sparing with sparing of motor function more than three levels below the motor level for that side of the body. The Standards at this time allows even non-key muscle function more than 3 levels below the motor level to be used in determining motor incomplete status (AIS B versus C).

NOTE: When assessing the extent of motor sparing below the level for distinguishing between AIS B and C, the *motor level* on each side is used; whereas to differentiate between AIS C and D (based on proportion of key muscle functions with strength grade 3 or greater) the *single neurological level* is used.

Steps in Classification

The following order is recommended in determining the classification of individuals with SCI.

1. Determine sensory levels for right and left sides.
2. Determine motor levels for right and left sides.
   Note: in regions where there is no myotome to test, the motor level is presumed to be the same as the sensory level, if testable motor function above that level is also normal.
3. Determine the single neurological level.
   This is the lowest segment where motor and sensory function is normal on both sides, and is the most cephalad of the sensory and motor levels determined in steps 1 and 2.
4. Determine whether the injury is Complete or Incomplete.
   (i.e. absence or presence of sacral sparing)
   If voluntary anal contraction = No AND all S4-5 sensory scores = 0 AND deep anal pressure = No, then injury is COMPLETE. Otherwise, injury is incomplete.
5. Determine ASIA Impairment Scale (AIS) Grade:

   Is injury Complete? If YES, AIS=A and can record ZPP (lowest dermatome or myotome on each side with some preservation)

   NO ↓

   Is injury motor Incomplete? If NO, AIS=B
   (Yes=voluntary anal contraction OR motor function more than three levels below the motor level on a given side, if the patient has sensory incomplete classification)

   YES ↓

   Are at least half of the key muscles below the single neurological level graded 3 or better?

   NO → AIS=C   YES → AIS=D

   If sensation and motor function is normal in all segments, AIS=E
   Note: AIS E is used in follow-up testing when an individual with a documented SCI has recovered normal function. If at initial testing no deficits are found, the individual is neurologically intact; the ASIA Impairment Scale does not apply.

Propriozeption und vestibuläre Funktion: Romberg-Test und Unterberger-Tretversuch

Hintergrund

Der Romberg-Test ist nach dem deutschen Arzt Moritz Heinrich Romberg (1795- 1873) benannt. Dieser lebte und arbeitete viele Jahre in Berlin und galt als Armenarzt und Mitbegründer der Neurologie. Er revolutionierte die europäische Neurologie mit seinem Lehrbuch der Nervenkrankheiten des Menschen, dem ersten systematischen Text der Neurologie. Das Rombergsche Phänomen, früher synonym für Tabes dorsalis, zeigt sich als ein Schwanken beim Stehen mit geschlossenen Beinen, verstärkt bei geschlossen Augen, und deutet auf eine propriozeptive Störung der Beine hin (Pearce 2005). Der Test wird teilweise auch zur Diagnostik einer akuten unilateralen vestibulären Erkrankung beschrieben. Diese zeigt sich als ein Schwanken zur betroffenen Seite hin (DeMeyr 2004; Stoll et al. 2004). Für den modifizierten Romberg-Test wurden Normdaten erhoben (Agrawa et al. 2011).

Der Tretversuch ist ein Test zur Erfassung einer vestibulären Störung (Mummenthaler et al. 2002; Stoll et al. 2004). Es bestehen gewisse Kontroversen bezüglich der korrekten Testbezeichnung (Grommes et al. 2011). Die Testmethode ist in Europa als Unterberger-Tretversuch und in den USA und Asien als Fukuda Stepping Test bekannt (Bonanni et al. 1998). Siegfried Unterberger war ein österreichischer Facharzt für Hals-Nasen-Ohren-Krankheiten, der 1939 den Tretversuch erstmals beschrieb. Tadashi Fukuda, ein japanischer Facharzt für Hals-Nasen-Ohren-Krankheiten, hat den Test 1959 mit der Absicht die Resultate besser quantifizieren zu können modifiziert.

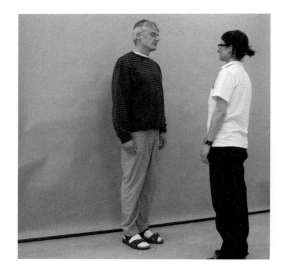

ICF-Klassifikation

Körperfunktionen

b260 Propriozeption
b235 vestibuläre Funktionen

Praktikabilität

Patientengruppen
Patienten mit Verdacht auf eine propriozeptive (Pearce 2005) oder eine vestibuläre Störung (Mummenthaler & Mattle 2002; Stoll et al. 2004)

Zeitaufwand
1-3 Minuten

Kosten
Keine

Ausbildung
Wenige Minuten zum Erlernen der praktischen Testdurchführung und Anwendung der Messkriterien. Die Interpretation der Beobachtungen scheint jedoch einige Erfahrung in der Testanwendung vorauszusetzen.

Praktische Durchführung
Romberg-Test
Das Testprinzip beruht auf der Tatsache, dass Patienten mit einer propriozeptiven Störung der Beine die resultierende Gleichgewichtsstörung durch visuelles Fixieren eines Referenzpunktes kompensieren. Sobald der Patient die Augen schliesst, nimmt die Stehunsicherheit zu oder der Patient verliert das Gleichgewicht völlig.
Testdurchführung: Der Patient wird gebeten, mit seinen Füssen so eng zusammen wie möglich zu stehen, die Arme sind locker hängend. Der Untersucher steht vor dem Patienten, ohne diesen zu berühren und garantiert so grösstmögliche Sicherheit. Dann wird der Patient gebeten, seine Augen zu schliessen. Der Romberg-Test ist positiv, wenn die Standunsicherheit massgeblich zunimmt (Khasnis et al. 2003; Ross 1999). Gemäss Mummenthaler und Mattle (2002) sollte beim Gesunden während 20 Sekunden kein nennenswertes Schwanken zu beobachten sein. Bei Patienten mit Hysterie kann ebenso das Phänomen des verstärkten Schwankens bei geschlossenen Augen beobachtet werden. Dieses kann übermässig wirken, ohne dass die Patienten fallen. Zur Differentialdiagnostik wird empfohlen eine zusätzliche Aufgabe, wie zum Beispiel alternierendes Berühren der Nase mit dem rechten/ linken Zeigefinger, zu geben. Dies führt beim hysterischen Patienten zu reduziertem Schwanken (DeMeyr 2004).
Neben dieser Testbeschreibung lassen sich weitere finden. So beschreiben Stoll et al. den Romberg-Test wie folgt: der Untersuchte steht aufrecht mit geschlossenen Augen in einem absolut ruhigen und abgedunkelten Raum. Die Untersuchungsdauer beträgt 1-3 Minuten. Die Füsse sind eng nebeneinander, für eine genaue Untersuchung sollten die Schuhe und Socken ausgezogen sein. Folgende Armpositionen werden beschrieben: Die Arme locker an der Seite hängend, vor der Brust verschränkt, um 90° angehoben, die Handrücken nach oben (Pronation) oder die Handflächen nach oben (Supination). Beim erschwerten Romberg-Versuch, dem sogenannten „Tandem-Romberg" sind die Füsse in Schrittstellung (Stoll et al. 2004). Im englischen Sprachgebrauch wird dafür der Begriff „sharpened Romberg test" verwendet (Johnson et al. 2005).

Unterberger-Tretversuch
Der Patient muss an Ort Schritte machen. Dabei sollen die Knie deutlich angehoben werden. Die Augen sind geschlossenen. Der Test ist positiv, wenn der Patient seine Tretrichtung verändert. Eine Abweichung um 45° nach 50 Schritten ist noch als normal zu interpretieren. Was darüber hinausgeht, ist auf eine Funktionsstörung des Vestibularapparates der entsprechenden Drehrichtung verdächtig (Mummenthaler & Mattle 2002). Stoll et al. erwähnen zusätzlich, dass der Test in einem ruhigen und abgedunkelten Raum durchgeführt werden soll und die Arme mit den Handrücken nach oben um 90° angehoben sind (Stoll et al. 2004). Die Testdauer beträgt laut Stoll et al. 1 Minute. Eine Abweichung nach links um über

45° und nach rechts um über 60° und nach vorne um mehr als einen Meter seien auffällig.

Fukuda Stepping Test
Die Testdurchführung entspricht dem Unterberger-Tretversuch. 50-100 Schritte sollen gemacht werden. Diese werden im Zentrum von zwei auf den Boden gezeichneten konzentrischen Kreisen mit einem Radius von 0.5m und 1m begonnen. Die Kreise sind durch Tangentialen mit Winkeln von 15° oder 30° in Sektionen unterteilt. So wird eine bessere Quantifizierung der Abweichungen von der Ausgangsposition ermöglicht (Grommes & Conway 2011).

Format
Funktioneller Test

Skalierung
Romberg-Test
Negativ/ Positiv und Sekunden bis zum Testabbruch

Unterberger-Tretversuch
Negativ/ Positiv, Sekunden bis zum Testabbruch, Abweichungswinkel und -distanz

Fukuda Stepping Test
Rotationswinkel des Körpers um seine vertikale Achse, Abweichungswinkel, Körperdistanz von der Originalposition (Grommes & Conway 2011).

Subskalen
Keine

Reliabilität (Zuverlässigkeit)

Romberg-Test
Die Test-Retest-Reliabilität des einfachen und des Tandem-Romberg-Tests wurde bei 37 Patienten mit Morbus Parkinson bestimmt. Gemessen wurden die Sekunden bis zum Testabbruch. Die Test-Retest-Reliabilität wurde nur für den Tandem-Romberg-Test mit geschlossen Augen als gut beurteilt (ICC=0.91). Bei den anderen Tests waren die ICC Werte <0.9 (Steffen et al. 2008).

Eine Studie bei 45 gesunden Frauen untersuchte die Intra- und Intertester-Reliabilität von vier verschiedenen Gleichgewichts- und Mobilitätstests (Tandem-Romberg, Einbeinstand, Functional Reach und Sit to Stand Test). Die Tests wurden von zwei unabhängigen Untersuchern durchgeführt Diese beurteilten die Intra- und Intertester-Reliabilität dieser vier Tests als gut (ICC=0.95-0.99 resp. 0.73-0.93) (Franchignoni et al. 1998).

Unterberger-Tretversuch, Fukuda Stepping Test
Zum Unterberger Tretversuch konnten keine Studien gefunden werden. Der Fukuda Stepping Test (FST) wurde mit je einem 50- und 100-Schritte-Protokoll bei 16 Männern und 14 Frauen ohne bekannte vestibuläre Dysfunktion mit einem Durchschnittsalter von 32.8 Jahren an zwei aufeinander folgenden Tagen durchgeführt. Erfasst wurden Rotationswinkel, Abweichungswinkel und Distanz zum Ausgangspunkt. Für das 50-Schritte-Protokoll konnten mässige ICCs gefunden werden, während die für das 100-Schritte-Protokoll darunter lagen. Aufgrund dieser Resultate empfehlen die Autoren den FST nur zusammen mit anderen vestibulären Tests durchzuführen (Bonanni & Newton 1998).

Validität (Gültigkeit)

Romberg-Test
Basierend auf einem Kollektiv von 132 gesunden Probanden mit einem Alter zwischen 20 und 49 Jahren wurden Normperzentilen für den Romberg-Test bestimmt. Dabei konnte kein statistisch signifikanter Effekt von Geschlecht oder Alter beobachtet werden. Der Visus hatte bei den meisten Probanden, jedoch nicht bei

allen, einen starken Einfluss auf die Haltungskontrolle (Black et al. 1982).
Eine Analyse des Tandem-Rombergs, in einem Kollektiv von 110 Frauen im Alter zwischen 60 und 89 Jahren, zeigte signifikant niedrigere Werte (p<0.05) bei den Probandinnen, die bereits gestürzt waren (n=26) (Heitmann et al. 1989).
Die diagnostischen Fähigkeiten vier verschiedener Ataxie-Tests wurden in einem Versuch mit freiwilligen Probanden beurteilt. Diese wurden in einem Flugsimulator einem sensorischen Belastungskonflikt ausgesetzt. Vor- und nachher wurden zusätzlich zu den Ataxietests die subjektiven Orientierungsempfindungen, inklusive das Empfinden des posturalen Ungleichgewichts, erfragt. Von den vier Tests zeigte nur der Tandem-Romberg-Test eine ausreichende Genauigkeit, um die subjektiven Berichte über das posturale Ungleichgewicht zu bestätigen (Hamilton et al. 1989).
Eine Autorengruppe untersuchte den Zusammenhang zwischen Kokontraktionen der Sprunggelenksmuskulatur während fünf verschiedenen statischen Gleichgewichtstests (einfacher Romberg-Test mit Augen offen und geschlossen, Tandem-Romberg-Test mit Augen offen und geschlossen, Einbeinstand) und dem Sturzrisiko ermittelt durch den dynamischen Four Square Step Test. Ein hoher Kokontraktionsindex während dem Tandem-Romberg-Test und dem Einbeinstand zeigt sich prädiktiv für das Sturzrisiko (Odds Ratio 19.3). Die Autoren schlussfolgerten, dass Kokontraktionen der Sprunggelenksmuskulatur während statischen Gleichgewichtstests prädiktiv für die Leistung während einem dynamischen Balancetest sind (Nelson-Wong et al. 2011).

Unterberger-Tretversuch
Bei 41 gesunden Probanden, 7 Probanden mit provoziertem Schwindel und bei 83 Patienten mit Gang- oder Gleichgewichtsstörungen wurden die Richtungsabweichung und das Rotationsausmass während des Unterberger-Tretversuchs ermittelt. Im Vergleich der drei Gruppen zeigte sich eine grosse Variabilität bezüglich Richtungsabweichung und Rotationsrichtung. Die Autoren beurteilten den Test weder aussagekräftig in der Beurteilung einer vestibulären Störung noch fähig zur Unterscheidung von gesunden und erkrankten Personen (Kuipers-Upmeijer et al. 1994). Zum gleichen Resultat kommt eine Studie bei 26 Patienten mit vermuteter, nicht kompensierter vestibulärer Dysfunktion und 49 gesunden Probanden. Zwischen diesen zwei Gruppen konnten keine signifikanten Unterschiede gefunden werden (Hickey et al. 1990). Der Fukuda Stepping Test zeigte sich auch bei Patienten mit chronischem Schwindel nicht als ein zuverlässiger diagnostischer Test für eine periphere vestibuläre Asymmetrie (Honaker et al. 2009).

Responsivität (Empfindlichkeit)

Mit der Absicht die minimale klinisch erkennbare Veränderung des einfachen und des Tandem-Romberg-Tests zu bestimmen, wurden beide Tests bei 37 Patienten mit Morbus Parkinson durchgeführt. Diese betrug für den einfachen Romberg mit offenen Augen 10s und 19s mit geschlossenen Augen. Für den Tandem-Romberg betrugen die Werte 39s resp. 19s. Aufgrund der als fraglich beurteilten Test-Retest-Reliabilität wird von den Autoren nur der Tandem-Romberg-Test mit geschlossen Augen zur Verlaufskontrolle empfohlen (Steffen & Seney 2008).

Beurteilung Romberg-Test

Diagnostik/ Befund	teilweise empfohlen[1]
Ergebnis/ Verlauf	teilweise empfohlen[2]
Prognose	nicht anwendbar

Beurteilung Unterberger-Tretversuch

Diagnostik/ Befund	nicht empfohlen[3]
Ergebnis/ Verlauf	nicht empfohlen[3]
Prognose	nicht anwendbar

Kommentar

1) Die Interpretation des Romberg-Tests ist erschwert, da auch gesunde Personen mit geschlossenen Augen zu schwanken beginnen (Black et al. 1982). Dies lässt vermuten, dass eine gewisse Anzahl von gesunden Personen im Romberg-Test als krank, und umgekehrt, eine gewisse Anzahl von betroffenen Personen als gesund beurteilt wird. Diese Fähigkeiten eines diagnostischen Tests zwischen gesunden und kranken Personen zu unterschieden wird mittels der Kennwerte Sensitivität und Spezifität, sowie positiver und negativer prognostischer Wert beurteilt (Sackett et al. 2002). Leider konnten keine entsprechenden Studien zum Romberg-Test gefunden werden. Deswegen kann der Romberg-Test alleine nicht zur Diagnose einer propriozeptiven Störung empfohlen werden. Weitere Studien zu den diagnostischen Fähigkeiten dieses Tests sind nötig.

2) Basierend auf den Resultaten der einzig gefundenen Studie zur Responsivität des Romberg-Tests kann nur der Tandem-Test mit geschlossenen Augen zur Verlaufsbeurteilung empfohlen werden (Steffen & Seney 2008).

3) Zum Unterberger-Tretversuch und Fukuda Stepping Test konnten nur wenige Studien älteren Datums gefunden werden. Diese zeigten eine fehlende Reliabilität und ungenügende Validität zur Diagnostik einer vestibulären Störung. Die Responsivität wurde nicht untersucht.

Literatur

Literatursuche: PubMed; 12/2011
Autor: Peter Oesch

Agrawa Y, Carey JP, Hoffman HJ, Sklare DA, Schubert MC. The modified Romberg Balance Test: normative data in U.S. adults. Otol Neurotol 2011; 32 (8):1309-11.

Black FO, Wall C, 3rd, Rockette HE, Jr., Kitch R. Normal subject postural sway during the Romberg test. Am J Otolaryngol 1982; 3 (5):309-18.

Bonanni M, Newton R. Test-retest reliability of the Fukuda Stepping Test. Physiother Res Int 1998; 3 (1):58-68.

DeMeyr W. Technique of the Neurological Examination. 5 ed. New York: McGraw-Hill Companies; 2004.

Franchignoni F, Tesio L, Martino MT, Ricupero C. Reliability of four simple, quantitative tests of balance and mobility in healthy elderly females. Aging (Milano) 1998; 10 (1):26-31.

Grommes C, Conway D. The stepping test: a step back in history. J Hist Neurosci 2011; 20 (1):29-33.

Hamilton KM, Kantor L, Magee LE. Limitations of postural equilibrium tests for examining simulator sickness. Aviat Space Environ Med 1989; 60 (3):246-51.

Heitmann DK, Gossman MR, Shaddeau SA, Jackson JR. Balance performance and step width in noninstitutionalized, elderly, female fallers and nonfallers. Phys Ther 1989; 69 (11):923-31.

Hickey SA, Ford GR, Buckley JG, Fitzgerald O'Connor AF. Unterberger stepping test: a useful indicator of peripheral vestibular dysfunction? J Laryngol Otol 1990; 104 (8):599-602.

Honaker JA, Boismier TE, Shepard NP, Shepard NT. Fukuda stepping test: sensitivity and specificity. J Am Acad Audiol 2009; 20 (5):311-4; quiz 35.

Jacobson GP, McCaslin DL, Piker EG, Gruenwald J, Grantham S, Tegel L. Insensitivity of the "romberg test of standing balance on firm and compliant support surfaces" to the results of caloric and VEMP tests. Ear Hear 2011; 32 (6):e1-5.

Johnson BG, Wright AD, Beazley MF, Harvey TC, Hillenbrand P, Imray CH. The sharpened Romberg test for assessing ataxia in mild acute mountain sickness. Wilderness Environ Med 2005; 16 (2):62-6.

Khasnis A, Gokula RM. Romberg's test. J Postgrad Med 2003; 49 (2):169-72.

Kuipers-Upmeijer J, Oosterhuis HJ. Unterberger's test not useful in testing of vesitibular function. Ned Tijdschr Geneeskd 1994; 138 (3):136-9.

Mummenthaler M, Mattle H. Grundkurs Neurologie. 11 ed. Stuttgart: Thieme; 2002.

Nelson-Wong E, Appell R, McKay M, Nawaz H, Roth J, Sigler R, Third J, Walker M. Increased fall risk is associated with elevated co-contraction about the ankle during static balance challenges in older adults. Eur J Appl Physiol 2011.

Pearce JM. Romberg and his sign. Eur Neurol 2005; 53 (4):210-3.

Ross R. How to examine the nervous system. 3 ed. Stamford: Appleton&Lange; 1999.

Sackett DL, Haynes RB. The architecture of diagnostic research. Bmj 2002; 324 (7336):539-41.

Steffen T, Seney M. Test-retest reliability and minimal detectable change on balance and ambulation tests, the 36-item short-form health survey, and the unified Parkinson disease rating scale in people with parkinsonism. Phys Ther 2008; 88 (6):733-46.

Stoll W, Most E, Tegenthoff M. Schwindel und Gleichgewichtsstörungen. 4 ed. Stuttgart: Thieme; 2004.

Spastizität: (Modifizierte) Tardieu-Skala

Hintergrund

Die Messung der Spastizität ist innerhalb der neurologischen Untersuchung und im klinischen Alltag ein sehr grundlegendes Element, aber auch nach wie vor ein schwieriges Problem.
Bisherige Messverfahren konzentrierten sich auf rein klinische Messungen, wie z.B. die Modified Ashworth Scale oder versuchten mit objektivierbaren Parametern, z.B. elektrophysiologischen Reflexstudien oder biomechanischen Analysen des Widerstandes passiver Bewegungen einer Extremität, Aussagen über die Spastizität zu erhalten (Pohl et al. 2002 & 2003).
Seit einiger Zeit wird die schon im Jahr 1954 von Tardieu et al. vorgestellte und mehrfach veränderte Tardieu-Skala in verschiedenen Publikationen bei unterschiedlichen neurologischen Störungsbildern verwendet. Sie wurde von Held et al. (1969) weiterentwickelt und von Gracies et al. zum ersten Mal ins Englische als „Modified Tardieu Scale" übersetzt. (Gracies et al. 2000). Sie wird aber in aktuelleren Publikationen zum Teil auch wieder als „Tardieu-Skala" bezeichnet. (Morris 2002; Boyd 2001)
Vorteile der Tardieu-Skala sind nach Angaben der Autoren die engere Anlehnung an die Definition von Lance, welche die Spastizität als „...eine *geschwindigkeitsabhängige* Zunahme der tonischen Stretch-Reflexe mit gesteigerten Sehenreflexen..." bezeichnet wird, „...die auf eine Übererregbarkeit der Sehenreflexe zurückzuführen ist." (Lance 1980). Aufgrund der Beurteilung von Bewegungsausmass *und* geschwindigkeitsabhängigen Bewegungskomponenten soll eine bessere Aussage über das Ausmass der Spastizität möglich sein. (Vattanasilp et al. 2000)

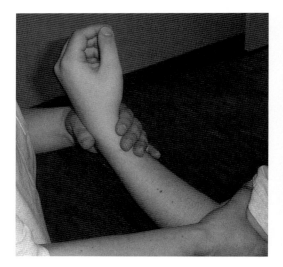

ICF-Klassifikation

Körperfunktionen

b735 Muskeltonus
b750 Motorische Reflexe

Praktikabilität

Patientengruppe
Patienten mit Spastizität (unabhängig von der Ätiologie)

Zeitaufwand
10-20 Minuten
(je nach Anzahl geprüfter Muskelgruppen)

Kosten
Keine

Ausbildung
2 Stunden

Praktische Durchführung
Nach Empfehlung von Boyd et al. (1999) soll die Ausgangsstellung der zu testenden Extremität sowie die Ausgangsstellung des Körpers im Raum standardisiert sein und zur selben Zeit am Tag durchgeführt werden. Meist wird dies für die unteren Extremitäten in Rückenlage im Bett oder auf einer Behandlungsliege bzw. für die oberen Extremitäten im Sitzen sein.
Für jede Muskelgruppe wird die Reaktion auf die Dehnung mit einer spezifischen Dehnungsgeschwindigkeit mit zwei Parametern (X und Y) bewertet, wobei einerseits so langsam wie möglich (V1), und andererseits so schnell wie möglich bewegt wird (V3).
In Tardieus Originalarbeit wurde noch eine weitere Geschwindigkeit verwendet, die der in der Schwerkraft fallenden Extremität entspricht, (V2) – sie wird in neueren Arbeiten nicht mehr berücksichtigt, da die Anwendung bei vielen Muskelgruppen schwierig ist (Patrick et al. 2006).
Gemäss Gracies et al. (2000) wird das Gelenk zuerst mit einer sehr langsamen Geschwindigkeit über das volle Bewegungsausmass bewegt, wobei das erreichte Bewegungsausmass mit einem Goniometer in Grad gemessen wird. Die Qualität der Muskelreaktion (X) wird dann beurteilt, indem anschliessend das Gelenk mit maximaler Geschwindigkeit in gleicher Bewegungsrichtung im gleichen Bewegungsausmass bewegt wird. Die Muskelreaktion wird auf einer Skala von 0-4 eingestuft.
Abschliessend wird der Winkel der Muskelreaktion (Y) bei schneller Bewegungsdurchführung notiert, bei der ein Widerstand („catch") auftritt. Wenn also beispielsweise die Muskelreaktion bei einer Ellbogenextension bei -50° Extension erfolgt, wird diese Gradanzahl gemessen und notiert.

Format
Passiver Test

Skalierung
Ordinalskala (0-4 Punkte):
0 kein Widerstand durch das volle Bewegungsausmass
1 leichter Widerstand während des gesamten Bewegungsausmasses, aber ohne eindeutigen „catch"
2 Es tritt ein eindeutiger „catch" bei einem bestimmten Winkel der Bewegung auf, der die passive Bewegung unterbricht, aber nach kurzer Zeit nachlässt
3 Es tritt ein erschöpflicher Klonus auf, der nach spätestens 10s verschwindet
4 Auftreten eines unerschöpflichen Klonus.

Subskalen
Keine

Reliabilität (Zuverlässigkeit)

Mehrholz et al. beschrieben bei einem Patientenkollektiv mit schweren Hirnschädigungen unterschiedlicher Ätiologie die Test-Retest-Reliabilität der Skalierung als mässig bis sehr gut (Kappa= 0.52-0.87). Sie war im Vergleich zur Modified Ashworth Scale (MAS) in allen geprüften Gelenken signifikant höher, ausser bei Schulterextensoren bzw. -innenrotatoren (Mehrholz et al. 2005)

Die Autoren beschreiben weiter, dass die Errechnung der ICC-Werte des Winkels des „catches" bzw. des Auftretens eines Klonus nur bei Ellbogen, Knie und am Sprunggelenk durchführbar waren und in anderen Muskelgruppen nicht getestet werden konnten. Die ICC-Werte der Test-Retest-Reliabilität sind für Ellbogenbeuger ICC=0.73, Kniebeuger ICC=0.72, Plantarflexoren des Sprunggelenks bei gebeugtem Knie ICC=0.70 und für die Plantarflexoren mit ganz gestrecktem Knie ICC=0.65.

Die Intertester-Reliabilität wurde für die Kniebeuger mit ICC=0.72 und für die Sprunggelenksflexoren mit gestrecktem Knie mit ICC=0.46 beschrieben. Die Sprunggelenksflexoren bei gebeugtem Knie zeigten schlechtere Werte (ICC=0.36).

Mehrholz beurteilt die Intertester-Reliabilität der Modified Ashworth Scale und der Tardieu-Skala als schlecht bis moderat (MAS: Kappa=0.16-0.42; Tardieu Skala: Kappa=0.29-0.53). Die Kappa-Werte der Tardieu-Skala sind aber für alle getesteten Muskelgruppen mit Ausnahme der Handgelenksextensoren signifikant besser.

Ansari beschreibt bei der Messung der Knieextension bei Schlaganfallpatienten gute Kappa-Werte (Kappa=0.72) in der Intertester-Reliabilität und sehr gute Werte (Kappa=0.82) bei der wiederholten Testung eines Raters (Ansari et al. 2008).

Die Skala wird auch von Singh als reliables Instrument gesehen um die Spastizität von Ellbogen- und Fussflexoren bei Schlaganfallpatienten zu messen. Er beschreibt dabei Übereinstimmungen von einem ICC>0.847 bei Messungen am Ellbogen und einem ICC>0.83 am Fuss (Singh et al. 2011).

Yam et al. bewerten die Intertester-Reliabilität der Modified Ashworth Scale und Tardieu-Skala bei Kindern mit Cerebralparese als niedrig. Beide Skalen erreichen nicht den als akzeptabel geltenden ICC-Wert von 0.75 (Yam et. al. 2006).

Validität (Gültigkeit)

Von Patrick et al. wird einer der wenigen Hinweise auf die Gültigkeit der Tardieu-Skala aufgezeigt: Die Autoren verglichen Tardieu- und Modified Ashworth Skala mit einer experimentellen Messung der Spastizität (muskelstretchinduzierte Elektromyographie). Die Übereinstimmung von Tardieu-Skala und den Labormessungen betrug 100%, wohingegen die Übereinstimmung der MAS mit den Messungen im Labor lediglich 63% betrug, was eine signifikant tiefere Übereinstimmung bedeutet (p=0.02) (Patrick et al. 2006). Dies unterstützt die Vermutung, dass die Tardieu-Skala Spastizität im Sinne einer erhöhten Reflexaktivität bei langsamer Dehnung besser testet.

Responsivität (Empfindlichkeit)

Für Verlaufsmessungen bei einzelnen Patienten wird ein ICC von mindestens 0.90-0.95 empfohlen. Die Responsivität ist somit als ungenügend zu betrachten. Aufgrund der zusätzlichen Messung der Beweglichkeit (V1) und des Bewegungsausmasses der Muskelreaktion scheint die Skala tendenziell empfindlicher für Veränderungen zu sein als die MAS. Allerdings gibt es zahlreiche Einflussfaktoren wie z.B. die Tageszeit, die Ausgangsstellung, Medikamente und die Tagesverfassung, welche einen grossen Einfluss auf die Messung haben.

Beurteilung

Diagnostik/ Befund	empfohlen[1]
Ergebnis/ Verlauf	nicht empfohlen
Prognose	keine Angaben

Kommentar

1) Patrick et al. beschreiben, dass die Tardieu-Skala im Vergleich zur Modifizierten Ashworth Skala besser geeignet sei, Kontrakturen bzw. Bewegungseinschränkungen von Spastizität zu unterscheiden (Patrick et al. 2006).

Obwohl die Tardieu-Skala nur wenige objektivierbare Vorteile zu vergleichbaren Messinstrumenten zur Messung der Spastizität zeigt, wird sie in neueren Studien, v.a. zur Beurteilung der Wirksamkeit von Botulinumtoxin in der Behandlung von Spastizität, u.a. bei CP-Kindern häufig angewandt. Die engere Anlehnung an die Definition der Spastizität von Lance – hierbei v.a. die Beurteilung der *geschwindigkeitsabhängigen Komponente der Bewegung* – scheint bei den Autoren zumindest subjektiv eine verbesserte Beurteilung von „Spastizität" zu erlauben.

Zu beachten ist, dass nur das Element der Messung der Spastizität wissenschaftlich überprüft wurde – Validität und Reliabilität des Bewegungsausmasses bei V1, welches der passiven Beweglichkeit entspricht, werden in keiner bisher veröffentlichten Studie geprüft.

Aus diesem Grund erscheint die Tardieu-Skala zur Messung von Spastizität Vorteile gegenüber der MAS zu haben und kann trotz weniger wissenschaftlicher Belege empfohlen werden. Es sind jedoch weitere Studien nötig, um Reliabilität und Validität zu klären (Haugh et al. 2006).

Literatur

Literatursuche: PubMed; 08/2011
Autor: Detlef Marks

Ansari NN, Naghdi S, Younesian P, Shayeghan M. Inter- and intrarater reliability of the Modified Modified Ashworth Scale in patients with knee extensor poststroke spasticity. Physiother Theory Pract. 2008 May-Jun;24(3):205-13.

Boyd R, Graham HK. Objective measurement of clinical findings in the use of botulinum toxin type A for the management of children with cerebral palsy. Eur J Neurol. 1999; 6 (Suppl. 4):S23-S35.

Boyd RN, Ada L. Physiotherapy management of spasticity. In: Barnes MP, Johnson GR, editors. Upper motor neurone syndrome and spasticity. Clinical management and neurophysiology. Cambridge, UK: Cambridge University Press; 2001: 96-121

Gracies JM, Marosszeky JE, Renton R, Sandanam J, Gandevia SC, Burke D. Short-term effects of dynamic lycra splints on upper limb in hemiplegic patients. Arch Phys Med Rehabil. 2000 Dec;81(12):1547-55.

Haugh AB, Pandyan AD, Johnson GR. A systematic review of the Tardieu Scale for the measurement of spasticity. Disabil Rehabil. 2006 Aug 15;28(15):899-907.

Held J, Pierrot-Deseilligny E. Reeducation motrice des affections neurologiques. JB Bailliere, 1969; 31-42

Lance JW. Pathophysiology of spasticity and clinical experience with baclofen. In Lance JW. Feldmann RG, Young RR, Koella WP, Editors. Spasticity: Disordered Motor Control. Year Book: Chicago; 1980; 185-204

Mehrholz J, Wagner K, Meissner D, Grundmann K, Zange C, Koch R, Pohl M. Reliability of the Modified Tardieu Scale and the Modified Ashworth Scale in adult patients with severe brain injury: a comparison study. Clin Rehabil. 2005 Oct;19(7):751-9.

Morris S. Ashworth and Tardieu Scales: Their clinical relevance for measuring spasticity in adult and paediatric neurological populations. Phys Ther Rev 2002;7: 53-62

Patrick E, Ada L. The Tardieu Scale differentiates contracture from spasticity whereas the Ashworth Scale is confounded by it. Clin Rehabil. 2006 Feb;20(2):173-82.

Pohl M, Rockstroh G, Ruckriem S, Mehrholz J, Mrass G, Pause M. Measurement of the effect of a bolus dose of intrathecal baclofen by continuous measurement of force under fibreglass casts. J Neurol. 2002 Sep;249(9): 1254-62.

Pohl M, Rockstroh G, Ruckriem S, Mehrholz J, Pause M, Koch R, Strik H. Time course of the effect of a bolus dose of intrathecal baclofen on severe cerebral spasticity. J Neurol. 2003 Oct;250(10):1195-200.

Singh P, Joshua AM, Ganeshan S, Suresh S. Intra-rater reliability of the modified Tardieu scale to quantify spasticity in elbow flexors and ankle plantar flexors in adult stroke subjects. Ann Indian Acad Neurol. 2011 Jan-Mar; 14(1): 23–26

Tardieu G, Shentoub S, Delarue R, A la recherche d'une technique de measure de la spasticite. Rev Neurol (Paris) 1954; 91: 143-144.

Vattanasilp W, Ada L, Crosbie J. Contribution of thixotropy, spasticity, and contracture to ankle stiffness after stroke. J Neurol Neurosurg Psychiatry. 2000 Jul; 69(1):34-9

Yam WK, Leung MS. Interrater reliability of Modified Ashworth Scale and Modified Tardieu Scale in children with spastic cerebral palsy. J Child Neurol. 2006 Dec;21(12):1031-5.

Tardieu Skala – Erfassungsbogen

Name: _____ Geburtsdatum: _____ Datum: _____

Beurteilung Muskelreaktion (X)
0   kein Widerstand durch das volle Bewegungsausmass
1   leichter Widerstand während des gesamten Bewegungsausmasses' aber ohne eindeutigen „catch"
2   Es tritt ein eindeutiger „catch" bei einem bestimmten Winkel der Bewegung auf, der die passive Bewegung unterbricht, aber nach kurzer Zeit nachlässt
3   Es tritt ein erschöpflicher Klonus auf, der nach spätestens 10 sec. verschwindet
4   Auftreten eines unerschöpflichen Klonus

Muskelgruppe	Bewegungsausmass in Grad (bei V1) (entspricht passiver Beweglichkeit)	Beurteilung Muskelreaktion (X) (0-4)	Bewegungsausmass in Grad (Y) (bei V3)
Obere Extremität, rechts			
Obere Extremität, links			
Untere Extremität, rechts			
Untere Extremität, rechts			

Bemerkungen:

Spastizität: Modified Ashworth Scale (MAS)

Hintergrund

Lance (1980) definiert Spastizität als eine geschwindigkeitsabhängige Erhöhung von Muskeldehnungsreflexen bei passiver Bewegung und einer Erhöhung der Sehnenreflexe. Die Ursache ist eine erhöhte Reizempfindlichkeit, die nach einer Läsion des Zentralnervensystems auftreten kann (Lance 1980). Eine Läsion des Zentralnervensystems hat viele andere Merkmale, die hier nicht besprochen werden.
Der Ashworth-Test erfasst den Widerstand gegen passive Bewegung. Der Test wurde von Ashworth entwickelt (Ashworth 1964) und von Bohannon et al. (Bohannon et al. 1987b) bzw. Ansari et al. (Ansari et al. 2008b) modifiziert.

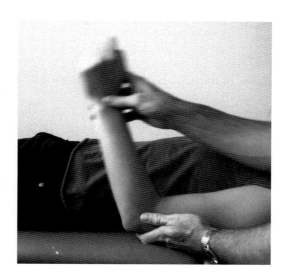

ICF-Klassifikation

Körperfunktionen	
	b735 Muskeltonus
	b750 Motorische Reflexe

Praktikabilität

Patientengruppe
Neurologische Patienten mit Spastizität

Zeitaufwand
1 Minute

Kosten
Keine

Ausbildung
½ Stunde, einmalige Instruktion, Differenzierung gegenüber Rigidität und Gegenhalten.

Praktische Durchführung
Bei der passiven Bewegung wird der Muskeltonus, d.h. der Widerstand gegen passive Bewegung, beurteilt.

Format
Passiver Test

Skalierung
Ordinalskala
Skalierung 0-4
Ashworth Scale (Ashworth 1964)
0 = kein erhöhter Tonus
1 = leichte Tonuserhöhung am Anfang (="catch")
2 = leichte Tonuserhöhung, das Gelenk kann leicht im ganzen ROM bewegt werden
3 = deutliche Tonuserhöhung, passive Bewegung erschwert
4 = passives ROM eingeschränkt in Flexion und/oder Extension (Abduktion/ Adduktion)

Modified Ashworth Scale (Bohannon & Smith 1987b) Neu: Grad 1+
0 = kein erhöhter Tonus
1 = leichte Tonuserhöhung am Ende oder Anfang (="catch"), in 1 Richtung
1+ = leichte Tonuserhöhung über <50% des Bewegungsausmasses (ROM)
2 = deutliche Tonuserhöhung über >50% vom ROM, volles ROM möglich
3 = starke Tonuserhöhung, passives ROM erschwert
4 = ROM teilweise eingeschränkt

Achtung: man findet auch folgende Skalierung der Modified Ashworth Scale: 0, 1, 2, 3, 4, 5 (0=0, 1=1, 1+ =2, 2=3, 3=4, 4=5).

Modified Modified Ashworth Scale (Naghdi et al. 2008a). Neu: 1 und 1+ wurden zusammengefügt.
0 = Kein erhöhter Tonus
1 = Leichte Erhöhung des Tonus, vorübergehender Widerstand ("catch") oder leichter Widerstand am Bewegungsende
2 = Deutliche Erhöhung des Tonus über >50% vom ROM, volle ROM leicht möglich
3 = Starke Erhöhung des Tonus, passive ROM erschwert
4 = ROM in Flexion und/oder Extension eingeschränkt

Subskalen
Keine

Reliabilität (Zuverlässigkeit)

Die Reliabilität der Skala ist in der Regel ungenügend für die Anwendung bei einzelnen Patienten. Die drei Skalierungen unterscheiden sich nur geringfügig im Bereich 1 und 2. Die Unterschiede hatten keinen wesentlichen Einfluss auf die Reliabilität (Kaya et al. 2011).

Nachweisbar sind grosse Veränderungen der Spastizität bei Gruppen von Patienten. In der klinischen Anwendung bei Zerebralparese ist die Reliabilität der MAS ungenügend (Mutlu et al. 2008). Zehn Patienten mit einer Zerebralparese, Spastizität, Verkürzung der Wadenmuskulatur und eingeschränkter Gehfähigkeit wurden mit Botulinumtoxin und Redressionsgips behandelt. Mit der Skala konnte eine Verbesserung der Spastizität nachgewiesen werden (Kelly et al. 2008). Fosang et al. verglichen bei Kindern mit Zerebralparese die MAS mit der Modified Tardieu Scale, die besser abschnitt als die MAS (Fosang et al. 2003).

Die Reliabilität der Skala ist ungenügend. Bei Patienten mit Querschnittslähmung fanden Craven et al. für die untere Extremität mehrheitlich Kappawerte <0.75 und ICC-Werte <0.75, was sie als ungenügend betrachteten (Craven et al. 2010). Für den Ellbogen fanden Untersucher einen Kendalls Tau Intra-Class Correlation von 0.85 (Bohannon & Smith 1987b) und 0.57 (Blackburn et al. 2002). Die Inter- und Intratester Übereinstimmung für Ellbogen-, Handgelenk- und Knieflexoren ist gut bis sehr gut (gewichtetes Kappa 0.73-0.96) und für die Plantarflexoren mässig bis gut

(0.45-0.64, Gregson et al. 2000). Andere Autoren fanden bei Patienten mit einer Hemiparese bei den Schulter- und Hüftadduktoren, Ellbogen- und Handgelenkflexoren, Knie-flexoren und Plantarflexoren Kappawerte von 0.51 (Standardfehler vom Mittelwert =0.046) für die Intertester-, und 0.59 (Standardfehler vom Mittelwert =0.051) für die Intratester-Reliabilität (Ansari et al. 2008a). Ghotbi et al. fanden ähnliche Werte (Ghotbi et al. 2011). Es gibt eine weitere Version der MAS, wobei die Geschwindigkeit (v) standardisiert wird, die so genannte V-MAS. Diese scheint bei Paraplegikern eine gute Reliabilität zu haben (Smith et al. 2002).

Validität (Gültigkeit)

Starke Spastizität ist bei Patienten mit einer Hemiplegie assoziiert mit einem erhöhten Risiko ein Schulter-Hand-Syndrom zu entwickeln (Daviet et al. 2002). Spastizität ist auch ein Risikofaktor für die Entwicklung von Kontrakturen (Maruishi et al. 2001).

Eine Rolle beim erhöhten Widerstand spielen verschiedene Reflexe und Veränderungen in der Muskulatur und im Bindegewebe.
Die MAS misst zwei Konstrukte: den geschwindigkeitsabhängigen Widerstand (0-4) und die Einschränkung des passiven ROM (Grad 4). Sie gibt somit keine valide Information über die Ursache des Widerstands und über die beitragenden Faktoren (Alibiglou et al. 2008). Die Tardieu Skala (Seite 394) ist besser als die Ashworth Skala geeignet, um Spastizität unabhängig von Einschränkungen des ROM zu beurteilen (Patrick et al. 2006). Dazu wird zuerst mit einer sehr langsamen Bewegung das Bewegungsausmass ROM geprüft. Anschliessend wird im ROM mit schnelleren Bewegungen die geschwindigkeitsabhängige Veränderung des Widerstands inklusive das Auftreten von Klonus beurteilt.

Als Referenztest für die geschwindigkeitsabhängige Zunahme des Widerstands wird der Pendulum-Test betrachtet. Das Gelenk wird von einer Maschine mit unterschiedlichen Geschwindigkeiten bewegt und das Ausmass der geschwindigkeitsabhängigen Zunahme des Widerstands wird erfasst. Die Korrelation zwischen MAS und Pendulumtest ist gut und unterstützt die Validität (Katz et al. 1992).
Die MAS korreliert nur schwach und nicht linear mit einer erhöhten Erregbarkeit der Alpha-Motoneuronen ($r=0.38$) und ist deshalb nicht valide, um diesbezüglich eine Aussage zu machen (Naghdi et al. 2008b).
Die Frage ist, bei welchen Patienten man die MAS sinnvoll als Ergebnisparameter benützen kann. Spastizität korreliert mit Schwäche der gleichen Muskelgruppe, und nicht mit der willkürlichen Kraft der Antagonisten (Bohannon et al. 1987a). Ein weiteres Phänomen, das die Benützung der MAS als Ergebnisparameter einschränkt, ist, dass Spastizität kein mit der Erholung linear verlaufendes Phänomen ist. Nach einer Hemiparese kommt es anfänglich parallel zu einer Zunahme der Spastizität und Willküraktivität (positive Korrelation). Bei weiterer Erholung nehmen die Willküraktivität und Koordination weiter zu, währenddessen die Spastizität abnimmt (negative Korrelation). Da Spastizität kein lineares Phänomen ist, ist die Erfassung als Verlaufsparameter ungeeignet (Gowland et al. 1993; Naghdi et al. 2008a; Twitchell 1954). Die Korrelation mit dem Auftreten von einschiessenden Spasmen ist schlecht. Offenbar beruhen diese zwei Symptome auf unterschiedlichen Mechanismen (Bohannon & Smith 1987b).

Responsivität (Empfindlichkeit)

Da die Reliabilität als ungenügend beurteilt wird, kann angenommen werden, dass auch die Responsivität ungenügend ist. Studien liegen nicht vor.

Beurteilung

Diagnostik/ Befund nicht empfohlen[1]
Ergebnis/ Verlauf nicht empfohlen[2]
Prognose teilweise empfohlen[3] [4]

Kommentar

1) Der klinische Wert der Ashworth Scale muss stark hinterfragt werden. Viele Autoren rufen dazu auf, sie nicht mehr zu verwenden (Fleuren et al. 2010). Aufgrund der besseren Validität kann die Tardieu-Skala der MAS vorgezogen werden (siehe Tardieu-Skala Seite 394). Die MAS beurteilt gleichzeitig Spastizität und Gelenksbeweglichkeit. Die Tardieu-Skala beurteilt die Spastizität im Rahmen der Gelenksbeweglichkeit.
Spastizität hat viele Aspekte, die sich bei verschiedenen Diagnosen und Personen in den Alltagsaktivitäten unterschiedlich auswirken. Hsieh et al. empfehlen deshalb Beeinträchtigungen durch Spastizität mit dem Patient Specific Functional Scale (ähnlich wie das Goal Attainment Scaling) individuell zu erfassen (Hsieh et al. 2008).

2) Die Spastizität ist wegen der Nicht-Linearität und der geringen Sensitivität als Ergebnismessung ungeeignet. Meistens ist die Prüfung der Aktivitäten oder der motorischen Kontrolle (z.B. durch das Chedoke McMaster Stroke Assessment) sinnvoller. Die Korrelation zwischen Abnahme der Spastizität und Verbesserung der Aktivität ist gering. Studien zur Entwicklung von Messungen der Spastizität beschreiben als besondere Probleme die wechselnde Ausprägung im Laufe der Zeit und in unterschiedlichen Muskelgruppen. Die durchgeführten Studien untersuchten homogene Patientengruppen ohne Komorbidität. Im klinischen Alltag treffen wir oft Patienten die gleichzeitig auch Bewegungseinschränkungen und Rigidität aufweisen.
In einzelnen Situationen mag die Benutzung der MAS oder der Tardieu Skala gerechtfertigt sein, wie etwa bei Patienten, die wegen der Spastizität ihre Hand nicht passiv öffnen können, was zu Hygiene-Problemen und Schmerzen führen kann. Die Erfassung der Behinderung wäre das primäre patientenzentrierte Ergebnis. Die Messung der Spastizität ist relevant für die Beurteilung der Wirkung einer Intervention, zum Beispiel durch den Einsatz von Botulinumtoxin (Rosales et al. 2008).

3) Bei Patienten mit einer Hemiplegie ist starke Spastizität assoziiert mit einem erhöhten Risiko ein Schulter-Hand-Syndrom zu entwickeln (Daviet et al. 2002).

4) Bei Patienten mit einer Zerebralparese ist Spastizität ein Risikofaktor für die Entwicklung von Kontrakturen (Maruishi et al. 2001).

Eine Ab- oder Zunahme der Spastizität kann nicht eindeutig als Fort- oder Rückschritt bezeichnet werden. Die Interpretation einer veränderten Spastizität ist nur im individuellen Kontext des jeweiligen Patienten möglich. In der Vergangenheit wurde die Spastizität zu oft als negativ betrachtet. Insbesondere knapp gehfähige Patienten verlieren jedoch ihre Gehfähigkeit, wenn die Spastizität reduziert wird.

Literatur

Literatursuche: PubMed; 08/2011
Autor: Jan Kool

Alibiglou L, Rymer WZ, Harvey RL, Mirbagheri MM. The relation between Ashworth scores and neuromechanical measurements of spasticity following stroke. J Neuroeng Rehabil 2008; 5:18.

Ansari NN, Naghdi S, Arab TK, Jalaie S. The interrater and intrarater reliability of the Modified Ashworth Scale in the assessment of muscle spasticity: limb and muscle group effect. NeuroRehabilitation 2008a; 23 (3):231-7.

Ansari NN, Naghdi S, Younesian P, Shayeghan M. Inter- and intrarater reliability of the Modified Modified Ashworth Scale in patients with knee extensor post-stroke spasticity. Physiother Theory Pract 2008b; 24 (3):205-13.

Ashworth B. Preliminary trial of carisoprenol on minimal to moderate spasticity in multiple sclerosis. Practitioner 1964; 192:540-2.

Blackburn M, van Vliet P, Mockett SP. Reliability of measurements obtained with the modified Ashworth scale in the lower extremities of people with stroke. Phys Ther 2002; 82 (1):25-34.

Bohannon RW, Larkin PA, Smith MB, Horton MG. Relationship between static muscle strength deficits and spasticity in stroke patients with hemiparesis. Phys Ther 1987a; 67 (7):1068-71.

Bohannon RW, Smith MB. Interrater reliability of a modified Ashworth scale of muscle spasticity. Phys Ther 1987b; 67 (2):206-7.

Craven BC, Morris AR. Modified Ashworth scale reliability for measurement of lower extremity spasticity among patients with SCI. Spinal Cord 2010; 48 (3):207-13.

Daviet JC, Preux PM, Salle JY et al. Clinical factors in the prognosis of complex regional pain syndrome type I after stroke: a prospective study. Am J Phys Med Rehabil 2002; 81 (1):34-9.

Fleuren JF, Voerman GE, Erren-Wolters CV et al. Stop using the Ashworth Scale for the assessment of spasticity. J Neurol Neurosurg Psychiatry 2010; 81 (1):46-52.

Fosang AL, Galea MP, McCoy AT, Reddihough DS, Story I. Measures of muscle and joint performance in the lower limb of children with cerebral palsy. Dev Med Child Neurol 2003; 45 (10):664-70.

Ghotbi N, Nakhostin Ansari N, Naghdi S, Hasson S. Measurement of lower-limb muscle spasticity: intrarater reliability of Modified Modified Ashworth Scale. J Rehabil Res Dev 2011; 48 (1):83-8.

Gowland C, Stratford P, Ward M et al. Measuring physical impairment and disability with the Chedoke-McMaster Stroke Assessment. Stroke 1993; 24 (1):58-63.

Gregson JM, Leathley MJ, Moore AP et al. Reliability of measurements of muscle tone and muscle power in stroke patients. Age Ageing 2000; 29 (3):223-8.

Hsieh JT, Wolfe DL, Miller WC, Curt A. Spasticity outcome measures in spinal cord injury: psychometric properties and clinical utility. Spinal Cord 2008; 46 (2):86-95.

Katz RT, Rovai GP, Brait C, Rymer WZ. Objective quantification of spastic hypertonia: correlation with clinical findings. Arch Phys Med Rehabil 1992; 73 (4):339-47.

Kaya T, Karatepe AG, Gunaydin R, Koc A, Altundal Ercan U. Inter-rater reliability of the Modified Ashworth Scale and modified Modified Ashworth Scale in assessing poststroke elbow flexor spasticity. Int J Rehabil Res 2011; 34 (1):59-64.

Kelly B, MacKay-Lyons MJ, Berryman S, Hyndman J, Wood E. Assessment protocol for serial casting after botulinum toxin a injections to treat equinus gait. Pediatr Phys Ther 2008; 20 (3):233-41.

Lance JW. The control of muscle tone, reflexes, and movement: Robert Wartenberg Lecture. Neurology 1980; 30 (12):1303-13.

Maruishi M, Mano Y, Sasaki T et al. Cerebral palsy in adults: Independent effects of muscle strength and muscle tone. Arch Phys Med Rehabil 2001; 82 (5):637-41.

Mutlu A, Livanelioglu A, Gunel MK. Reliability of Ashworth and Modified Ashworth scales in children with spastic cerebral palsy. BMC Musculoskelet Disord 2008; 9:44.

Naghdi S, Ansari NN, Azarnia S, Kazemnejad A. Inter-rater reliability of the Modified Modified Ashworth Scale (MMAS) for patients with wrist flexor muscle spasticity. Physiother Theory Pract 2008a; 24 (5):372-9.

Naghdi S, Ansari NN, Mansouri K et al. The correlation between Modified Ashworth Scale scores and the new index of alpha motoneurones excitability in post-stroke patients. Electromyogr Clin Neurophysiol 2008b; 48 (2):109-15.

Patrick E, Ada L. The Tardieu Scale differentiates contracture from spasticity whereas the Ashworth Scale is confounded by it. Clinical Rehabilitation 2006; 20:173-82.

Rosales RL, Chua-Yap AS. Evidence-based systematic review on the efficacy and safety of botulinum toxin-A therapy in post-stroke spasticity. J Neural Transm 2008; 115 (4):617-23.

Smith AW, Jamshidi M, Lo SK. Clinical measurement of muscle tone using a velocity-corrected modified Ashworth scale. Am J Phys Med Rehabil 2002; 81 (3):202-6.

Twitchell TE. Sensory factors in purposive movement. J Neurophysiol 1954; 17 (3):239-52.

Rigidität: Subskala der Unified Parkinson's Disease Rating Scale (UPDRS)

Hintergrund

Rigidität bezeichnet eine unwillkürliche „Steifigkeit" der quergestreiften Muskulatur aufgrund einer Erkrankung des extrapyramidalen Systems bzw. eines Dopaminmangels.

Die Rigidität wird durch Messung des passiven Widerstands bei Bewegung der Extremitäten gemessen. Beurteilt wird dabei der ausgelöste Widerstand der grossen Gelenke, welcher einer Skala zugeordnet wird.

Beschrieben wird nachfolgend die Subskala aus der UPDRS – der Unified Parkinson's Disease Rating Scale (Fahn et al. 1987).

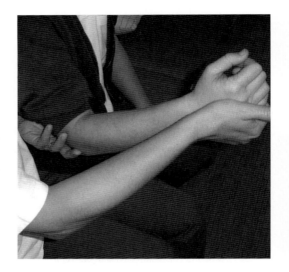

ICF-Klassifikation

Körperfunktionen	
	b765 Funktionen der unwillkürlichen Bewegungen

Praktikabilität

Patientengruppe
Patienten mit Parkinsonsyndrom (alle Diagnosen)

Zeitaufwand
1 Minute

Kosten
Keine

Ausbildung
Keine

Praktische Durchführung
Beurteilt wird bei der Prüfung des Rigors die passive Bewegung der grossen Gelenke am entspannt sitzenden Patienten, wobei ein möglicherweise auftretendes Zahnrad-Phänomen nicht berücksichtigt bzw. bewertet wird.
Das Ergebnis wird einer Ordinalskala zugeordnet, die in Anlehnung an die UPDRS folgende Einteilung enthält (siehe folgende Seite).

0 Keine Rigidität vorhanden
1 Nur leichte Rigidität oder spiegelbildliche andere Bewegungen erkennbar
2 Leichte bis mässige Rigidität
3 Deutliche Rigidität – ein volles Bewegungsausmass ist einfach erreichbar
4 Schwere Rigidität – Bewegungsausmass nur mit Schwierigkeiten erreichbar

Format
Passiver Test

Skalierung
Ordinalskala

Subskalen
Keine

Reliabilität (Zuverlässigkeit)

In der Literatur werden verschieden Angaben hinsichtlich wissenschaftlicher Gütekriterien angegeben: Diese variieren von „exzellent" (Rabey et al. 1997), über „sehr gut" (Martinez-Martin 1993) bis zu „moderat" (Richards et al. 1994).
In einer 4-stufigen Skala wurde eine deutlich schlechtere Intertester-Reliabilität festgestellt (Van Dillen et al. 1988).

Validität (Gültigkeit)

Keine Angaben

Responsivität (Empfindlichkeit)

Keine Angaben

Beurteilung

Diagnostik/ Befund   teilweise empfohlen

Ergebnis/ Verlauf   nicht empfohlen

Prognose   nicht anwendbar

Kommentar

Die Bedeutung der Erfassung der Rigidität liegt vor allem in der Tatsache, dass Rigidität gleichzeitig mit Spastizität vorliegen kann.
Die klinische Unterscheidung ist somit für die Behandlungsplanung hilfreich, da sich für extrapyramidale Bewegungsstörungen ganz andere Ansätze als für spastische Bewegungsstörungen anbieten bzw. Aussagen über die Wirkung von Medikamenten getroffen werden können.
Aufgrund der sehr unterschiedlichen Werte für die Zuverlässigkeit des Testverfahrens wurde vorgeschlagen, diese Untersuchung mit Hilfe eines standardisierten Gerätes durchzuführen. Dabei werden bei der Testung auftretende Kräfte mit Hilfe eines Kraftsensors auf einen Computer übertragen (Prochazka et al. 1997). Die bei der Verwendung des Gerätes ermittelten Daten für Ellbogen und Handgelenk scheinen zur Quantifizierung der Rigidität deutlich besser geeignet zu sein (Patrick et al. 2001).
Die Tatsache, dass die Zuverlässigkeit der vorhandenen Skalen sehr unterschiedlich bewertet wird und die Anwendung des genannten Kraftsensors im Alltag nicht als praktikabel erscheint, stellt die Frage, inwieweit eine isolierte Messung der Rigidität im therapeutischen Rahmen sinnvoll ist.
Gegebenenfalls geben Assessments auf der Ebene Aktivität/ Partizipation eine bessere Grundlage zu Behandlungsplanung bzw. Verlauf.
Basierend auf der in der UPDRS genannten Messung des Rigors wird durch Sepehri et al. eine Variante vorgestellt, welche einen besseren Zusammenhang zwischen viskosen und

elastischen Elementen der Rigidität zeigt (Sepehri et al. 2007). Ihre Ergebnisse zeigen einen besseren Zusammenhang von viskosen zu elastischen Anteilen des Widerstands.

Aufgrund der grossen Schwankungen der Symptome bei Parkinson und des schwer zu beeinflussenden Rigors durch die Physiotherapie ist die Messung des Rigors als Verlaufsparameter nicht sinnvoll. Die Schwankungen des Rigors unterliegen sehr stark der Medikamentendosierung und anderen Einflussfaktoren.

Literatur

Literatursuche: PubMed; 08/2011
Autor: Detlef Marks

Fahn S, Elton R. Unified Parkinson's Disease Rating Scale. In: S Fahn; C Marsden; D Calne et al., editors. Recent Developments in Parkinson's Disease. Vol. 2. Florham Park, NJ: Macmillan Health Care Information 1987; p. 153-304.

Martinez-Martin P. Rating scales in Parkinson's disease. In: J Jankovic; E Tolosa, editors. Parkinson's Disease and Movement Disorders. 2 edn. Baltimore: Williams & Wilkins; 1993; p. 281-92.

Patrick SK, Denington AA, Gauthier MJ, Gillard DM, Prochazka A. Quantification of the UPDRS Rigidity Scale. IEEE Trans Neural Syst Rehabil Eng 2001; 9 (1):31-41.

Prochazka A, Bennett DJ, Stephens MJ, Patrick SK, Sears-Duru R, Roberts T, Jhamandas JH. Measurement of rigidity in Parkinson's disease. Mov Disord 1997; 12 (1):24-32.

Rabey JM, Bass H, Bonuccelli U, Brooks D, Klotz P, Korczyn AD, Kraus P, Martinez-Martin P, Morrish P, Van Sauten W, Van Hilten B. Evaluation of the Short Parkinson's Evaluation Scale: a new friendly scale for the evaluation of Parkinson's disease in clinical drug trials. Clin Neuropharmacol 1997; 20 (4):322-37.

Richards M, Marder K, Cote L, Mayeux R. Interrater reliability of the Unified Parkinson's Disease Rating Scale motor examination. Mov Disord 1994; 9 (1):89-91.

Sepehri B, Esteki A, Ebrahimi-Takamjani E, Shahidi GA, Khamseh F, Moinodin M. Quantification of rigidity in Parkinson's disease. Ann Biomed Eng 2007; 35 (12):2196-203.

Van Dillen LR, Roach KE. Interrater reliability of a clinical scale of rigidity. Phys Ther 1988; 68 (11):1679-81.

Parkinson-Syndrom:
Unified Parkinson's Disease Rating Scale (UPDRS): Motorische Untersuchung

Hintergrund

Die UPDRS stellt eines der am meisten verwendeten Assessments für grosse klinische Studien im Bereich „M. Parkinson/ Parkinson-Syndrom" dar. Sie ist in sechs Abschnitte unterteilt, die sich 1. mit den psychischen Auswirkungen der Krankheit oder der Medikamente, 2. den Aktivitäten des täglichen Lebens (ADL), 3. den klinischen Parkinsonsymptomen (der motorischen Untersuchung), 4. den Komplikationen der Nebenwirkungen von Medikamenten sowie der 5. Hoehn und Yahr Scale und 6. den ADL nach Schwab und England beschäftigen (Fahn et al. 1987).

Für Physiotherapeuten relevant ist der Abschnitt „Motor Examination" der UPDRS, wobei die klinischen Parkinsonsymptome (Art, Anzahl und Schwere der extrapyramidalen Zeichen) sowie einfache Bewegungsabläufe erfasst werden.

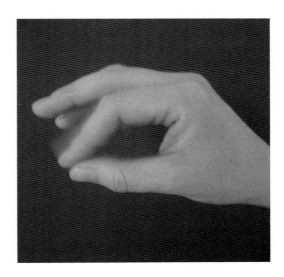

ICF-Klassifikation

Körperfunktionen

b465 Funktionen der unwillkürlichen Bewegungen
insbesondere b7651 Tremor
b710 Funktionen der Gelenkbeweglichkeit

Aktivitäten

d3350 Körpersprache einsetzen
d330 Sprechen
d450 Gehen
d440 Feinmotorischer Handgebrauch
d410 Eine elementare Körperposition wechseln

Praktikabilität

Patientengruppe
Patienten mit Parkinson Syndrom

Zeitaufwand
10-15 Minuten

Kosten
Keine

Ausbildung
1 Stunde

Praktische Durchführung
Durch direkte Beobachtung bzw. Untersuchung werden die klinischen Parkinsonsymptome (Art, Anzahl und Schwere der extrapyramidalen Zeichen) bzw. einfache Bewegungsabläufe beurteilt und zwischen „normal" und „deutlich beeinträchtigt" bewertet:
Sprache, Gesichtsausdruck, Ruhetremor (Gesicht, Hände, Füsse), Aktions- oder Haltetremor der Hände, Rigor (Nacken, Arme, Beine), Fingergeschicklichkeit, Handbewegungen, Pround Supination der Hand, Beweglichkeit der Beine, Aufstehen vom Stuhl, Körperhaltung, Gang, Haltungsstabilität, Brady- und Hypokinese des Körpers.

Format
Funktionelle Leistung

Skalierung
Ordinalskala (0-4)
0 = normal
1 = geringe
2 = leichte
3 = mässige
4 = deutliche Beeinträchtigung

Subskalen
Die UPDRS Motor Examination *ist* eine Subskala der UPDRS.

Reliabilität (Zuverlässigkeit)

Die Intratester-Reliabilität der motorischen Untersuchung wird im Allgemeinen als sehr gut bewertet. Sie wurde von Siderowf et al. (2002) bei 400 Patienten in einem frühen Stadium der Erkrankung in einer multizentrischen Studie geprüft und mit r=0.90 als "exzellent" angegeben, wobei sie für einzelne Items etwas schlechter als für den Summenscore war.
Richards et al. (1994) bewerteten die Intratester-Reliabilität ebenfalls als gut, dort wurden Werte von r=0.82 für den Gesamt-Motorscore angegeben, wobei die schlechte Übereinstimmung im Gesichtsausdruck (r=0.07) auf die „üblichen" altersbedingten Beweglichkeitseinschränkungen zurückgeführt wurden.
Richards bemerkte ergänzend, dass die extrapyramidalen Zeichen des gewählten Kollektivs relativ gering waren und ein Übertrag auf schwerer betroffene Patienten nicht vorbehaltlos gemacht werden kann.

Validität (Gültigkeit)

Keine Angaben

Responsivität (Empfindlichkeit)

Keine Angaben

Beurteilung

Diagnostik/ Befund	empfohlen
Ergebnis/ Verlauf	teilweise empfohlen[1)]
Prognose	nicht anwendbar

Kommentar

1) keine Angaben zur Responsivität, eine anhaltende Beeinflussung der Rigidität innerhalb der (physio-) therapeutischen Behandlung ist nicht zu erwarten.

Bemerkenswert ist, dass trotz weiter Verbreitung der UPDRS keine Versuche gemacht wurden, die wissenschaftliche Qualität der Gesamtskala zu evaluieren (van Hilten et al. 1994). Dabei wurden eine schlechte Einteilung der Items in der ADL-Subskala und wiederkehrende Unterpunkte in der motorischen Untersuchung bemängelt. Sie schlugen vor, die Subskalen „ADL" und „motorische Untersuchung" mit jeweils 13 bzw. 14 Items auf gesamthaft acht Items zu kürzen, ohne einen Verlust an Reliabilität bzw. Validität zu verzeichnen.

Wade vertrat die Auffassung, dass die Abschnitte fünf und sechs (Hoehn and Yahr Scale sowie Schwab and England Score) weggelassen werden könnten, da sie keine ergänzenden Informationen zum Gesamt-Assessment liefern (Wade 1992).

Von Haaxma wurde alternativ zur UPDRS eine „Timed motor test battery" – „TMT" entwickelt, welche die Aspekte Zeitaufwand, Subjektivität und eingeschränkte Sensitivität verbessern sollte (Haaxma 2008). Innerhalb des 5-minütigen Testverfahrens wurden gute Zusammenhänge mit dem UPDRS und gute Test-Retest-Reliabilitäten mit einem ICC von 0.93 bis 0.89 festgestellt.

Aufgrund verschiedener oben genannter Kritikpunkte erstellte die Movement Disorder Society (MDS) im Jahr 2008 eine aktualisierte Version der UPDRS, in der verschiedene Verbesserungsvorschläge der Anwender einflossen (Goetz et al., 2008): Man entfernte die Hoehn and Yahr Scale sowie den Schwab and England Score, behielt die Grundstruktur der Teile 1–4 bei und erweiterte sie um wichtige Bereiche.

So nahm die Gesellschaft zum Beispiel in Teil 2 den Aspekt „Hobbys und andere Aktivitäten" sowie „Aufstehen aus einem Bett, einem Auto oder einem tiefen Stuhl" auf.

Bisher liegt keine validierte deutsche Fassung der neuen Version vor, jedoch kann davon ausgegangen werden, dass durch das Weglassen der Teile 5 und 6 keine nachteiligen Auswirkungen auf das Assessment zu erkennen sind und seine Anwendung nach wie vor zielführend ist.

Literatur

Literatursuche: PubMed; 03/2012
Autor: Detlef Marks

Fahn S, Elton R, Members of the UPDRS Development Committee: Unified Parkinson's Disease Rating Scale. In: Recent Developments in Parkinson's Disease (Edited by: Fahn S, Marsden CD, Calne DB, Goldstein M). Florham Park, NJ: Macmillan Health Care Information 1987, 2:153-304.

Goetz CG, Tilley BC, Shaftman SR, et al. Movement Disorder Society UPDRS Revision Task Force. Movement Disorder Society-sponsored revision of the Unified Parkinson's Disease Rating Scale (MDS-UPDRS): scale presentation and clinimetric testing results. Mov Disord 2008; 23: 2129–2170

Haaxma, C. A., B. R. Bloem, et al. (2008). "Comparison of a timed motor test battery to the Unified Parkinson's Disease Rating Scale-III in Parkinson's disease." Mov Disord.

Richards M, Marder K, Cote L, Mayeux R: Interrater reliability of the Unified Parkinson's Disease Rating Scale motor examination. Mov Disord. 1994 Jan; 9(1):89-91

Siderowf A, McDermott M, Kieburtz K, Blindauer K, Plumb S, Shoulson I; Parkinson Study Group. Test-Retest reliability of the Unified Parkinson's Disease Rating Scale in patients with early Parkinson's disease: Results from a multicenter clinical trial. Mov Disord. 2002 Jul;17(4):758-63.

van Hilten JJ, van der Zwan AD, Zwinderman AH, Roos RA. Rating impairment and disability in Parkinson's disease: evaluation of the Unified Parkinson's Disease Rating Scale. Mov Disord. 1994 Jan;9(1):84-8.

Wade DT. Measurement in neurological rehabilitation. Oxford University Press, 1992, Oxford, p 343.

UPDRS: motorische Untersuchung

Name: _____ Geburtsdatum: _____

0 = normal 1 = gering 2 = leicht	3 = mässig 4 = deutlich	Beeinträchtigung		
	Datum:			
Sprache				
Gesichtsausdruck				
Ruhetremor				
Gesicht				
Hände	rechts			
	links			
Füsse	rechts			
	links			
Aktions-/ Haltetremor				
Hand	rechts			
	links			
Rigor				
Nacken				
Arm	rechts			
	links			
Bein	rechts			
	links			
Fingergeschicklichkeit				
	rechts			
	links			
Handbewegungen				
	rechts			
	links			
Hand Pro-Supination				
	rechts			
	links			
Beinbewegungen				
	rechts			
	links			
Aufstehen vom Stuhl				
Körperhaltung				
Gang				
Haltungsstabilität				
Brady-/ Hypokinesie des Körpers				
Gesamt		/108	/108	/108

Tremor: Fahn Tremor Rating Scale (FTRS)

Hintergrund

Die Fahn Tremor Rating Scale (FTRS) bewertet das Ausmass des Tremors und wurde von Fahn et al. 1988 ursprünglich für Patienten mit Morbus Parkinson entwickelt. Der Test wird auch bei essentiellem Tremor und Ataxie verwendet. Die FTRS besteht aus verschiedenen Teilen: Ein Teil bewertet den Tremor von Kopf, Rumpf und den beiden oberen Extremitäten. Ein weiterer Teil bewertet den Tremor bei Aktivitäten der Hand.

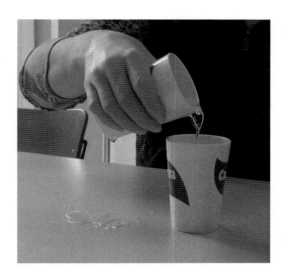

ICF-Klassifikation

Körperfunktion		
Tremor	b760	Funktionen der Kontrolle von Willkürbewegungen
	b765	Funktionen von unwillkürlichen Bewegungen
		insbesondere b7651 Tremor
Der Tremor wird in der spezifischen FTRS bei der Beobachtung folgender Aktivitäten erfasst		
Spirale zeichnen	d3352	Zeichnungen und Fotos machen
	d170	Schreiben
Wasser umgiessen	d4452	Nach etwas langen
	d4402	Einen Gegenstand handhaben

Praktikabilität

Patientengruppe
Patienten mit Tremor bei Morbus Parkinson (Fahn et al. 1988), essentiellem Tremor und Patienten mit Ataxie zum Beispiel bei Multipler Sklerose (Hooper et al. 1998).

Zeitaufwand
1 Minute für einen Körperabschnitt,
10-15 Minuten für umfassende Beurteilung

Kosten
Keine

Ausbildung
1 Stunde

Praktische Durchführung
Der Tremor wird in Ruhe, bei funktionellen Aktivitäten und bei zielorientierten Aufgaben mit den allgemeinen Kriterien der FTRS bewertet. Der Patient wird aufgefordert, eine kleine und eine grosse Spirale zu zeichnen (vormachen: von innen nach aussen, etwa 4 Umdrehungen, Durchmesser 6 oder 15 cm). Es werden beide Hände geprüft, ohne dass die Hand oder der Arm aufgestützt wird. Zuerst wird die weniger stark betroffene Hand getestet. Die Ausführung wird mit den spezifischen Kriterien für diese Aufgabe bewertet. Die Linien der Spirale sollen sich nicht kreuzen.
Eine Tasse aus Hartplastik (8cm hoch) wird bis 1cm unter den Rand mit Wasser gefüllt. Der Patient muss das Wasser von einer in die andere Tasse umgiessen. Jede Hand wird einzeln geprüft.

Format
Funktionelle Leistung

Skalierung
Ordinalskala
Allgemeine Kriterien FTRS
0   Kein Zittern
1   Leichtes Zittern, kann intermittierend sein
2   Mässige Amplitude, kann intermittierend sein
3   Ausgeprägte Amplitude
4   Heftige Amplitude

Spezifische Kriterien
für die Aufgabe „Spirale zeichnen"
0   Kein Zittern
1   Leichtes Zittern; Linien kreuzen sich gelegentlich
2   Mässiges Zittern; Linien kreuzen sich häufig
3   Grosse Schwierigkeiten beim Lösen der Aufgabe; viele Fehler
4   Kann die Zeichnung nicht fertig stellen

Kriterien für die Aufgabe "Wasser giessen"
0   Normales Giessen
1   Schüttet/ giesst vorsichtiger als eine Person ohne Zittern, aber kein Wasser wird verschüttet
2   Verschüttet wenig Wasser (bis 10% der Totalmenge)
3   Verschüttet beträchtliche Wassermenge (10% - 50%)
4   Unfähig, Wasser zu giessen ohne das meiste davon zu verschütten

Subskalen
Insgesamt werden 24 Items mit einer Skala von 0-4 Punkten bewertet. 4 Subskalen für Tremor des Kopfs (4 Items), Rumpfs (4 Items), der linken und rechten oberen Extremität (je 5 Items) und 1 Subskala für Aktivitäten (6 Items).

Reliabilität (Zuverlässigkeit)

Hooper et al. (1998) untersuchten die Intra- und Intertester-Reliabilität bei 10 Patienten mit Multipler Sklerose (durchschnittliche Zeitdauer seit Erkrankung 11 Jahre, Durchschnittsalter 40 Jahre). Eine Videoaufnahme wurde von folgenden Aktivitäten aufgenommen: (1) in Ruhe, angelehnt sitzend und/ oder auf dem Rücken liegend, (2) durchführen von spezifischen zielorientierten Bewegungen, wie Bewegungen des Kopfes, trinken aus einer Tasse (gehalten vom Untersucher und wenn möglich vom Patienten), beibehalten bestimmter Position der oberen Extremität und durchführen von Intentionsbewegungen sowie des Finger-Nase-Versuchs, (3) Versuch, für 60 Sekunden frei zu sitzen, für 10 Sekunden frei zu stehen und 10 Meter gehen, (4) zeichnen einer Spirale, (5) Wasser von einer Tasse in die andere umgiessen, sowie (6) mit der Hand schreiben und eine Karte drehen (Jebsen Test).
Für die Intratester-Reliabilität bewertete eine Untersucherin im Abstand von 3 Monaten die Videoaufnahmen mit der FTRS. Der Spearman Korrelationskoeffizient erreichte hohe bis aus-

gezeichnete Werte von ρ=0.85-0.99 (Kopftremor ρ=0.85-0.97; rechte obere Extremitäten ρ =0.93-0.99; linke obere Extremität ρ =0.81-0.99; Aufgaben für die oberen Extremitäten ρ=0.81-1.00) mit Ausnahme der Bewertung des Rumpftremors (ρ=0.64-0.93).

Für die Intertester-Reliabilität wurden die Videoaufnahmen von 8 Untersuchern bewertet. Die Werte (Durchschnitt der Spearmans Korrelationskoeffizienten) waren mässig bis hoch und betrugen zwischen ρ=0.69 und 0.99.

Nicht erfasst mit den Videoaufnahmen wurde der Einfluss der Tagesform und des emotionellen Zustands der Patienten.

Validität (Gültigkeit)

Die inhaltliche Validität in Bezug auf die Messung von Tremor und Ataxie ist dadurch gegeben, dass diese Bewegungsstörungen direkt bewertet werden. Die aktiven Messungen unterstützen die Validität für die Alltagsaktivitäten.

Responsivität (Empfindlichkeit)

Es konnten keine Angaben über die Responsivität bei einzelnen Patienten gefunden werden. Die FTRS wird jedoch in zahlreichen neueren Studien zur Evaluation von tiefer Hirnstimulation verwendet. Die FTRS ist empfindlich um Veränderungen in Gruppen aufzuzeigen. Beispielsweise verbesserte eine Behandlung mit tiefer Gehirnstimulation den Tremor, gemessen mit dem FTRS, und Alltagsaktivitäten bei Patienten mit Parkinson (Bryant et al. 2004).

Beurteilung

Diagnostik/ Befund   teilweise empfohlen[1]
Ergebnis/ Verlauf   teilweise empfohlen[2]
Prognose   nicht anwendbar[3]

Kommentar

1) Tremor ist stark abhängig von Tagesform und emotionellem Zustand des Patienten sowie der Ausgangsstellung und der Aufgabe. Die Untersuchungsergebnisse sind nur im Kontext der Testsituation zu werten.
   Ob die Physiotherapie einen anhaltenden positiven Effekt auf Tremor hat, ist nicht klar. Um wertvolle Informationen für die Behandlungsplanung zu gewinnen, sollten verschiedene Körperregionen bezüglich des Tremors beobachtet und bewertet werden.
2) Die Reliabilität ist gut bis sehr gut, besonders für die funktionellen Aufgaben. Für den gleichen Untersucher ist die Reliabilität besser als für verschiedene Untersucher. Es sind jedoch keine Angaben zur Responsivität vorhanden. Zudem ist eine Verlaufsmessung durch die Schwankungen der Tagesform, des emotionellen Zustands und der Testbedingungen erschwert.
3) Zur prädiktiven Validität liegen keine Studien vor.

Die FTRS wird in aktuellen Studien z.B. bei tiefer Hirnstimulation u.a. eingesetzt, um die Effekte auf den Tremor zu messen.

Literatur

Literatursuche: PubMed; 10/2011
Autor: Stefan Schädler

Bryant JA, De Salles A, Cabatan C, Frysinger R, Behnke E, Bronstein J. The impact of thalamic stimulation on activities of daily living for essential tremor. Surg Neurol. 2003 Jun;59(6):479-84; discussion 484-5.

Fahn S, Tolosa E, Marin C. Clinical rating scale for Tremor. In: Jankovic A, Tolosa E. Parkinson's disease and movement disorder. Munich: Urban and Schwarzenberg; 1988. 225-34.

Feys PG, Davies-Smith A, Jones R, Romberg A, Ruutiainen J, Helsen WF, Ketelaer P. Intention tremor rated according to different finger-to-nose test protocols: a survey. Arch Phys Med Rehabil. 2003 Jan;84(1):79-82.

Hooper J, Taylor R, Pentland B, Whittle IR. Rater reliability of Fahn's tremor rating scale in patients with multiple sclerosis. Arch Phys Med Rehabil. 1998 Sep;79(9):1076-9.

Fahn Tremor Rating Scale (FTRS)

Name: _____ Geburtsdatum: _____

	Datum						

A. Kopf

1.	Ruhe						
2.	Haltung						
3.	Aktion						
4.	Ziel						

B. Rumpf

5.	Ruhe						
6.	Haltung						
7.	Aktion						
8.	Ziel						

C. Rechte obere Extremität

9.	Ruhe						
10.	Haltung a: Arm ausgestreckt						
11.	Haltung b: Arm gebeugt						
12.	Aktion						
13.	Ziel						

D. Linke obere Extremität

14.	Ruhe						
15.	Haltung a: Arm ausgestreckt						
16.	Haltung b: Arm gebeugt						
17.	Aktion						
18.	Ziel						

E. Aufgaben obere Extremität

19.	grosse Spirale zeichnen - rechts						
20.	grosse Spirale zeichnen - links						
21.	kleine Spirale zeichnen - rechts						
22.	kleine Spirale zeichnen - links						
23.	Wasser giessen – rechts						
24.	Wasser giessen – links						

Testpositionen und Bewegungen

Der Tremor wird bei folgenden Positionen und Bewegungen beobachtet und bewertet:

Ruhe: Rückenlage; angelehnt und frei 10 Sekunden Sitzen im Stuhl mit den Händen im Schoss; Stehen

Haltung a: Sitzen im Stuhl, gestreckter Arm nach vorne gehalten

Haltung b: Sitzen im Stuhl, gebeugter Arm nach vorne gehalten

Aktion und Ziel: Bewegungen des Kopfes um nach links und rechts zu schauen; Gehen; Trinken aus einer Tasse (durch Patient und Untersucher gehalten), und Durchführen von Intentionsbewegungen und des Finger-Nase-Versuchs

Wasser giessen: Eine Tasse aus Hartplastik (8 cm) wird bis 1 cm unter den Rand mit Wasser gefüllt. Der Patient muss das Wasser von einer in die andere Tasse giessen.

Spirale zeichnen: Vormachen: von innen nach aussen, etwa 4 Umdrehungen, Durchmesser 6 oder 15 cm, ohne dass die Hand oder der Arm aufgestützt wird.

Kriterien für die Beurteilung

A-D
0 kein Zittern
1 leicht, kann intermittierend sein
2 mässige Amplitude, kann intermittierend sein
3 ausgeprägte Amplitude
4 heftige Amplitude

E ‚Spirale zeichnen'
Die Linien der Spirale sollen sich nicht kreuzen.
0 kein Zittern.
1 Leichtes Zittern; Linien kreuzen sich gelegentlich.
2 Mässiges Zittern; Linien kreuzen sich häufig.
3 Grosse Schwierigkeiten, viele Fehler.
4 Kann die Figur nicht zeichnen

E "Wasser-Giessen"
Eine Tasse aus Hartplastik (8 cm) wird bis 1 cm unter den Rand mit Wasser gefüllt. Der Patient muss das Wasser von einer in die andere Tasse giessen. Jede Hand wird einzeln geprüft.
0 normales Giessen
1 giesst vorsichtiger als eine Person ohne Zittern, aber kein Wasser wird verschüttet
2 verschüttet wenig Wassermenge (bis 10% der Totalmenge)
3 verschüttet beträchtliche Wassermenge (10% - 50%)
4 unfähig, Wasser zu giessen ohne das meiste davon zu verschütten.

Intentionstremor: Finger-Nase-Test (FNT)

Hintergrund

Der Intentionstremor tritt bei willkürlicher Muskelaktivität mit zunehmender Intensität (Amplitude) bei Annäherung an das Ziel einer Bewegung auf (Mumenthaler et al. 2002). Der Intentionstremor kann mit dem Finger-Nase-Test (FNT) oder mit einer funktionellen Aufgabe untersucht werden, wie z.B. ein Glas Wasser umgiessen, einen Telefonhörer abheben oder eine Münze aufnehmen. Vom FNT bestehen mindestens vier verschiedene Versionen. Eine Variante wurde von Bickerstaff (1976) standardisiert. Der FNT sowie die funktionellen Aufgaben können mit der generellen oder der spezifischen Fahn Tremor Rating Scale (FTRS) (Hooper et al. 1998) bewertet werden. Die Gütekriterien der FTRS werden unter Tremor (Seite 411) beschrieben.

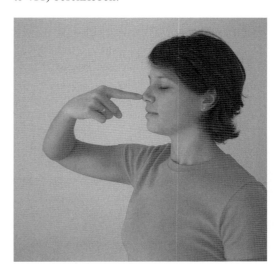

ICF-Klassifikation

Körperfunktion
Intensionstremor

b760 Funktionen der Kontrolle von Willkürbewegungen
b765 Funktionen von unwillkürlichen Bewegungen
insbesondere b7651 Tremor

Praktikabilität

Patientengruppe
Patienten mit Ataxie, z.B. Multiple Sklerose (MS) (Feys et al. 2003), zerebellärer Ataxie (Ferrarin et al. 2005), rezessiver spastischer Ataxie (Gagnon et al. 2004), traumatischer Hirnverletzung (Swaine et al. 1993) oder neurologischen Funktionseinbussen nach sportbedingten Hirnerschütterungen (Schneiders et al. 2010).

Zeitaufwand
1 Minute

Kosten
Keine

Ausbildung
½ Stunde

Praktische Durchführung
Grundsätzlich gibt es verschiedene Varianten des Finger-Nase-Tests (z.B. (Feys et al. 2003)). Der Patient wird aufgefordert, mit seinem Zeigefinger die Nasenspitze zu berühren. Die Aufgabe kann im Sitzen oder im Liegen durchgeführt werden, wobei die Durchführung im Sitzen sowie mit offenen Augen statistisch durchweg besser war (Swaine et al. 2005a). Die Startposition des Armes kann definiert werden (z.B. in 90° Schulter-Abduktion mit gestrecktem Ellbogen), wobei diese Testung weniger mit funktionellen Aufgaben korrelierte als ohne definierte Ausgangsstellung (Feys et al. 2003). Der Finger kann am Schluss für 5 Sekunden auf der Nasenspitze gehalten werden. Der FNT kann mit geschlossenen Augen durchgeführt werden, wobei dies eher schlechtere Werte ergab (Swaine et al. 2005a).
Varianten des FNT (Feys et al. 2003):
(1) Keine Startposition des Armes ist spezifiziert. Die Patienten werden aufgefordert, mit der Spitze des Zeigefingers ihre Nasenspitze zu berühren.
(2) Keine Startposition ist definiert. Die Patienten werden instruiert den Finger für 5 Sekunden auf ihrer Nase zu halten.
(3) Die Patienten werden aufgefordert, den Arm während des Tests in 90° Schulterabduktion zu heben.
(4) Die Patienten werden aufgefordert, den Arm in 90° Schulterabduktion mit voller Ellbogenextension zu halten, um dann die Nase mit ihrem Finger zu berühren und diese Position für 5 Sekunden zu halten, während die Schulter in 90° Abduktion bleibt (Bickerstaff 1976).

Die Durchführung kann entweder mit der Skala des FTRS bewertet werden (Feys et al. 2003) oder es kann die Zeit für mehrere Versuche gemessen werden (Swaine et al. 2005a, 2005b). Die Messung der Zeit zeigte eine bessere Reliabilität. Swaine et al. (2005a; 2005b) liessen den FNT fünfmal in Folge durchführen und massen die dafür benötigte Zeit. Für gesunde Personen zwischen 15 und 34 Jahren wurden Normwerte bestimmt.

Format
Funktionelle Leistung

Skalierung
Sekunden für die Durchführung von mehreren Versuchen (z.B. 5 Versuchen, Swaine et al. 2005a und 2005b)
Ordinalskala von 0-4 Punkten: Bewertung des FNT durch die allgemeinen Kriterien des FTRS:
0   kein Tremor
1   leicht, kann intermittierend sein
2   mässige Amplitude, kann intermittierend sein
3   ausgeprägte Amplitude
4   heftige Amplitude

Subskalen
Keine

Reliabilität (Zuverlässigkeit)

Swaine et al. (1993) untersuchten die Intra- und Intertester-Reliabilität bei 37 Patienten mit traumatischer Hirnverletzung. Sie fanden für die Intratester-Reliabilität einen Intra-Klassen-Korrelationskoeffizienten (ICC 3.1) von 0.971 bzw. 0.986. Für die Intertester-Reliabilität wurde ein ICC von 0.92 für linke bzw. 0.913 für die rechte obere Extremität (OE) erhoben. Für die Intratester-Reliabilität des Scorings der Dysmetrie (mit einer eigenen 4-Punkte-Ordinalskala) wurde ein Mean-Kappa-Wert (κ) für beide OE von 0.54 ermittelt. Für das Scoring des Tremors wurde ein Kappa von 0.37 für die linke bzw. 0.18 für die rechte OE gefunden. Die Intertester-Reliabilität war tiefer. Die ermittelten Mean-Kappa-Werte lagen für beide OE zwischen 0.36 und 0.40 für die Dysmetrie und zwischen 0.27 und 0.26 für den Tremor.

Feys et al. (2003) untersuchten die Intertester-Reliabilität des FNT (bewertet mit der FTRS) bei 26 Patienten mit Multipler Sklerose. Sie untersuchten dabei vier verschiedene Varianten des FNT mit jeweils 15 Paaren von Untersuchern. Die Intertester-Reliabilität war hoch (κ=0.65-0.74). Die höchste Intertester-Reliabilität erreichte die Variante ohne definierte Startposition und ohne Halten des Fingers auf der Nase (Variante 1) (κ=0.74). Der κ-Wert für die funktionellen Aktivitäten „Wasser umgiessen" und „Telefonhörer abheben" gemessen mit dem generellen FTRS waren höher (κ=0.65-0.85) als für „Münze aufnehmen" (κ=0.57). Der höchste κ-Wert wurde erreicht bei „Wasser umgiessen" gemessen mit dem spezifischen Fahn (FTRS siehe Seite 411).

Swaine et al. (2005b) untersuchten die Reliabilität für die Ausführung von zehn verschiedener Versionen des Finger-Nase-Tests bei 42 gesunden Erwachsenen (Alter 20-63 Jahre). Für jede Version wurde die Zeit gemessen. Jede Version wurde fünfmal wiederholt. Die Reliabilität für alle Testversionen war ähnlich und erreichte einen Reliabilitätskoeffizienten von 0.79 (Bereich: 0.77 bis 0.82).

Schneiders und Kollegen (2010) untersuchten die Intratester-Reliabilität bei 172 gesunden jungen Personen durch Zeitmessung von 5 nacheinander ausgeführten FNTs jeweils für die dominante und nichtdominante Hand.

	Gleiche Sitzung		Zwei Sitzungen	
	einzel	Durchschnitt	einzel	Durchschnitt
Dominante Hand	0.864	0.950	0.696	0.821
Nicht dominante Hand	0.863	0.950	0.689	0.816

Tabelle: Intertester-Reliabilität: Werte sind Intraklassen-Korrelationskoeffizienten (ICC)

Validität (Gültigkeit)

Der FNT und Aktivitäten wie Wasser umgiessen sind Zielbewegungen bzw. Aktivitäten mit höherem Koordinationsanspruch. Bei Störungen der Koordinationsfähigkeit, ist bei diesen Aktivitäten ein Intentionstremor beobachtbar (Inhaltliche Validität).

Bei einem FNT nimmt die Amplitude des Tremors in der Nähe des Zieles zu und zeigt somit das Bild des Intentionstremors deutlich. Die Fahn Tremor Rating Scale (FTRS) bewertet diesen Intentionstremor (Konstruktvalidität).

Feys et al. (2003) verglichen verschiedene Varianten des FNT mit funktionellen Aufgaben bei MS-Patienten mit Intentionstremor (Kriterienvalidität). Die Beurteilung des Intentionstremors war mit der Variante 4 signifikant höher (mean rank 2.95) als bei den anderen Testbedingungen (mean rank 2.27-2.4). Allerdings erreichte der FNT ohne spezifische Startposition und ohne Halten des Zeigefingers auf der Nase (Variante 1) die höchste Korrelation zu den funktionellen Aufgaben „Wasser umgiessen" und „Telefonhörer abheben" (Spearmans Rho Korrelationskoeffizient 0.82-0.84) im Vergleich zu den anderen drei FNT-Varianten.

Gagnon et al. (2004) untersuchten bei 24 Patienten mit rezessiver spastischer Ataxie die Konstruktvalidität des standardisierten Finger-Nase-Tests (SFNT) mit anderen Funktionstests der oberen Extremitäten. Die Resultate zeigten moderate bis gute Korrelationen mit der groben und feinen Fingergeschicklichkeit von Spearmans Rho r=0.82–0.84, der globalen Performance der oberen Extremität (r=0.74–0.79), der Functional Independece Measure (FIM) (r=0.74) und der sozialen Teilhabe (r=0.78). Die Ataxie der älteren Gruppe war signifikant schlechter als die der jüngeren Gruppe.

Swaine et al. (2005a) bestimmten Normwerte für die Durchführung von 10 Versionen des FNT bei 297 gesunden Personen (15-34 Jahre, 149 Männer, 148 Frauen). Die Personen wurden instruiert, erhielten 2 Probeversuche und mussten anschliessend auf Kommando so schnell wie möglich 5 Zyklen des Tests in Folge durchführen. Die Durchführung mit der rechten OE war schneller als mit der linken OE. Die Altersgruppen oder Geschlechter unterschieden sich nichtsignifikant. Die durchschnittliche Dauer der Ausführung variierte von 3.44 bis 4.29 Sekunden für 5 Zyklen. Die Durchführung im Sitzen war schneller als im Liegen und die Durchführung mit offenen Augen war ebenfalls schneller als mit geschlossenen Augen.

Auch Schneiders und Kollegen erhoben Normwerte bei 172 jungen Personen (16-37 Jahre), um die neurologischen Funktionen nach sportbedingten Gehirnerschütterungen zu bestimmen. Sie untersuchten den FNT bei offenen Augen und einer definierten Startposition (Arm in 90° Schulterflexion bei gestrecktem Ellbogen und Finger). Für einen Test wurde die Bewegung 5-mal rasch durchgeführt und die dafür benötigte Zeit gemessen. Dies wurde 3-mal wiederholt. Der Durchschnitt dieser 3 Tests ergab für die dominante Hand 2.9s und die nichtdominante Hand 3.0s.

Ferrarin et al. (2005) zeigten, dass 4 Koordinations-Tests (Gehen, Knie-Tibia-Test, Finger-Nase-Test, Finger-Finger-Test) von Patienten mit cerebellärer Ataxie signifikant langsamer durchgeführt wurden als von gesunden Personen.

Responsivität (Empfindlichkeit)

Es liegen keine Angaben vor.
Sullivan et al. (2011) konnten allerdings zeigen, dass sich der FNT mit Zeitmessung durch moderate Koordinationsübungen verbessern lässt.

Beurteilung

Diagnostik/ Befund   empfohlen[1]
Ergebnis/ Verlauf   teilweise empfohlen[2]
Prognose   keine Angaben[3]

Kommentar

1) Die Beurteilung des FNT ohne spezifische Startposition ist geeignet, um die funktionelle Relevanz zu untersuchen. Noch besser geeignet sind die funktionellen Aufgaben wie „Wasser umgiessen" und „Telefonhörer abheben" gemessen mit der spezifischen Fahn Tremor Rating Scale. Die Variante (1) ohne definierte Startposition und ohne Halten der Fingerspitze auf der Nase zeigte eine höhere Korrelation zu funktionellen Aufgaben als die Varianten (2), (3) und (4).
International scheint anerkannt zu sein, dass der FNT mit Zeitmessung Teil der Untersuchung nach einer sportbedingten Hirnerschütterung ist (Sullivan et al. 2011).

2) Zur Responsivität liegen zwar keine Angaben vor, es konnte aber gezeigt werden, dass sich durch moderate Koordinations-Übungen der FNT mit Zeitmessung (5 Wiederholungen in Folge) verbesserte. Der Zeitbedarf für die Durchführung mehrerer Versuche zeigte eine ausgezeichnete Reliabilität. Im Gegensatz dazu steht eine sehr schlechte Reliabilität der Bewertung von Dysmetrie oder Tremor (Swaine et al. 1993).

3) Zur prädiktiven Validität liegen keine Studien vor.

Literatur

Literatursuche: PubMed; 10/2011
Autor: Stefan Schädler

Bickerstaff ER. Neurological examination in clinical practice. Oxford (UK): Blackwell Scientific 1976; (3rd ed):205-10.

Ferrarin M, Gironi M, Mendozzi L, Nemni R, Mazzoleni P, Rabuffetti M. Procedure for the quantitative evaluation of motor disturbances in cerebellar ataxic patients. Med Biol Eng Comput 2005; 43 (3):349-56.

Feys PG, Davies-Smith A, Jones R, Romberg A, Ruutiainen J, Helsen WF, Ketelaer P. Intention tremor rated according to different finger-to-nose test protocols: a survey. Arch Phys Med Rehabil 2003; 84 (1):79-82.

Gagnon C, Mathieu J, Desrosiers J. Standardized finger-nose test validity for coordination assessment in an ataxic disorder. Can J Neurol Sci 2004; 31 (4):484-9.

Hooper J, Taylor R, Pentland B, Whittle IR. Rater reliability of Fahn's tremor rating scale in patients with multiple sclerosis. Arch Phys Med Rehabil 1998; 79 (9):1076-9.

Mumenthaler M, Mattle H. Grundkurs Neurologie. Georg Thieme Verlag Stuttgart 2002.

Schneiders AG, Sullivan SJ, Gray AR, Hammond-Tooke GD, McCrory PR. Normative values for three clinical measures of motor performance used in the neurological assessment of sports concussion. J Sci Med Sport 2010; 13 (2):196-201.

Sullivan SJ, Schneiders AG, Handcock P, Gray A, McCrory PR. Changes in the timed finger-to-nose task performance following exercise of different intensities. Br J Sports Med 2011; 45 (1):46-8.

Swaine BR, Desrosiers J, Bourbonnais D, Larochelle JL. Norms for 15- to 34-year-olds for different versions of the finger-to-nose test. Arch Phys Med Rehabil 2005a; 86 (8):1665-9.

Swaine BR, Lortie E, Gravel D. The reliability of the time to execute various forms of the finger-to-nose test in healthy subjects. Physiother Theory Pract 2005b; 21 (4):271-9.

Swaine BR, Sullivan SJ. Reliability of the scores for the finger-to-nose test in adults with traumatic brain injury. Phys Ther 1993; 73 (2):71-8.

Neurodynamik: Straight Leg Raise Test (SLR), Slump-Test, Upper Limb Neurodynamic Test (ULNT)

Hintergrund

Der Begriff Neurodynamik wurde 1995 von Shacklock als Alternative zur damals häufig verwendeten Terminologie der neuralen Spannung vorgeschlagen. Das Grundkonzept ist das eines mechanischen Kontinuums der neuralen Strukturen, die sich kontinuierlich den Körperhaltungen und -bewegungen des Menschen anpassen.

Die Motivation des Autors für diese Begriffsänderung resultierte aus der Beobachtung, dass für Therapeuten eine häufige Konsequenz der in diesem Konzept verwendeten Spannungstests die therapeutische Dehnung war. Diese ist jedoch nicht immer indiziert. Bei gereizten neuralen Strukturen kann sie den Zustand verschlimmern. Zudem beschrieb der Begriff Spannung („Tension") nicht alle Faktoren, die beim neurodynamischen Testen eine Rolle spielen. Lokale Mechanismen wie Kompression, Gleiten, intraneurale Durchblutung, Entzündung, Mechanosensitivität waren nicht berücksichtigt (Shacklock, 2006).

Die bekanntesten Tests zur Neurodynamik sind der Straight Leg Raise Test (SLR), Slump-Test und der Upper Limb Neurodynamic Test (ULNT). Durch diese Spannungs-Tests werden Nerven so auf Länge beansprucht, dass eine longitudinale Provokation stattfindet.

Lasègue-Test und SLR werden oft synonym verwendet, was jedoch nicht ganz korrekt ist. So wird beim Lasègue-Test das Bein bis zur Schmerzreaktion angehoben und dann im Kniegelenk gebeugt, was den Schmerz abklingen lässt. Beim SLR wird die Gleit- und Dehnfähigkeit des Ischiasnervs und seiner Äste mittels Zusatztests differenziert untersucht und bietet so einen breiteren Anwendungsbereich. Gegenüber dem Lasèque wird das Bein beim SLR bis zum relevanten Schmerz oder bis zum mechanischen Bewegungsende bewegt.

Der Begriff „Slump-Test" wurde durch Maitland geprägt (1979). Der Patient sitzt dazu am Bettrand mit vollständig aufliegenden Oberschenkeln und geschlossenen Knien. Die Hände des Patienten liegen locker hinter seinem Rücken auf der Bank. Nun werden die neuralen Strukturen durch zunehmende Rumpf- und Nackenbeugung und Kniestreckung auf ihre Länge beansprucht. Jede Bewegungskomponente wird zuerst aktiv ausgeführt und danach erst bei Bedarf passiv verstärkt.

Angelehnt an den Lasègue-Test, wurde von Elvey 1979 für die oberen Extremitäten der Plexus-Brachialis-Tension-Test präsentiert. Dieser Test wurde auch der „SLR des Armes" genannt. 1987 hat Butler sein Adverse-Mechanical-Tension-Konzept mit einem weiteren Test für die obere Extremität, dem Upper-Limb-Tension-Test 2 (ULTT2), präsentiert und 1991 durch weitere spezifische Provokations-Tests für die einzelnen Nerven ergänzt (ULTT1-3). Für die oberen Extremitäten sind heutzutage vier Grund-Tests bekannt: ULNT1, allgemein N. medianus; ULNT2a, N. medianus spezifisch; ULNT2b, N. radialis; ULNT3, N. ulnaris.

Beurteilung SLR

Diagnostik/ Befund teilweise empfohlen[1]
Ergebnis/ Verlauf   teilweise empfohlen[2]
Prognose   teilweise empfohlen[3]

Kommentar

2) Die alleinige Verwendung des SLR zur Diagnostik einer Diskushernie diagnostiziert 74% der untersuchten Personen falsch positiv. Werden zusätzlich zum SLR noch die Befunde der neurologischen Untersuchung mitberücksichtigt, so reduzieren sich die falsch positiven Resultate massgeblich.
3) Zur Responsivität liegen noch keine Werte vor. Wenn ein Goniometer als Messinstrument verwendet wird gelten mindestens diese Werte (Flexion der Hüfte: Veränderungen mindestens 4°-10°).
4) Ein negativer passiver SLR hat eine bessere Voraussagekraft als ein positiver SLR. Ein positiver SLR vier Monate nach einer Diskushernien-OP sagt ein schlechtes reoperatives Ergebnis voraus, hingegen ein negativer SLR ein ausgezeichnetes Ergebnis.

Beurteilung Slump-Test

Diagnostik/ Befund teilweise empfohlen[1]
Ergebnis/ Verlauf   teilweise empfohlen[2]
Prognose   nicht empfohlen[3]

Kommentar

1) Zur diagnostischen Validität liegen unterschiedliche Ergebnisse vor. Der Test kann Kranke erkennen, aber weniger gut Gesunde identifizieren.
2) Die Testdurchführung muss standardisiert immer gleich erfolgen.
3) Bisher gibt es keine Studien, die einen prognostischen Wert dieser Tests beschreiben.

Beurteilung ULNT

Diagnostik/ Befund empfohlen[1]
Ergebnis/ Verlauf   empfohlen
Prognose   nicht empfohlen[2]

Kommentar

1) Trotz einer moderaten Intertester-Reliabilität wird empfohlen die ULNT-Tests für die Diagnose der Funktion und Mechanosensitivität des Nervensystems zu benützen.
2) Bisher gibt es keine Studien, die einen prognostischen Wert dieser Tests beschreiben.

Details in: Assessments in der Rehabilitation - Band 2: Bewegungsapparat, Oesch et al. 2011, Verlag Hans Huber

Muskelkrafttest: Manueller Muskelfunktionstest

Hintergrund

Der manuelle Muskelfunktionstest (MFT) ist einer der am häufigsten verwendeten Testmethoden in der Physiotherapie. Die erste Publikation erschien bereits 1915 von Lovett und Martin, deren Ziel es war, die Muskelschwäche bei Patienten mit Polio zu bestimmen (Lovett et al. 1916; Martin et al. 1915). Der MFT erfasst die Fähigkeit eines Muskels, sich zu kontrahieren bis hin zur maximalen Kraft gegen Widerstand. Er soll das Vorliegen, die Verteilung und den Schweregrad von Lähmungen nach peripheren und zentralen Nervenverletzungen aufdecken. Der MFT wurde oftmals überarbeitet sowie von anderen Autoren veröffentlicht. So sind verschiedene Synonyme wie Muskelfunktionsprüfung (MFP) und manueller Muskeltest (MMT) bekannt. Der Test wird teilweise auch unter den Eigennamen der Autoren wie z.B. Kendall, Daniels and Worthingham oder der Bezeichnung MRC-Test nach der Publikation von 1943 vom British Medical Research Council, verwendet (Kendall 1998; O'Brien 2000). Die verschiedenen Varianten sind jeweils im Grundsatz gleich, unterscheiden sich jeweils durch die Skalierungen.

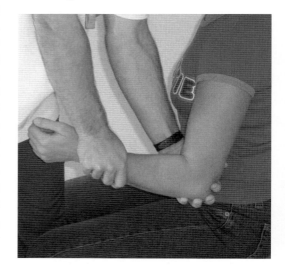

Klassifikation (ICF)

Körperfunktionen	
Muskelkraft	b730 Kraft isolierter Muskeln oder von Muskelgruppen

Praktikabilität

Patientengruppe
Patienten mit durch Erkrankung, Verletzung oder Ruhigstellung verursachter Muskelschwäche.

Zeitaufwand
Pro Muskel ca. 2 Minuten, Gesamtmuskelstatus 45 Minuten.

Kosten
Keine

Ausbildung
8 Stunden
Es bedarf sehr guter Kenntnisse der Testmethodik. Die Grundkenntnisse der physiotherapeutischen Grundausbildung genügen meist nicht, um die Tests originalgetreu durchzuführen. Ein Training verbessert die Zuverlässigkeit (Barr et al. 1991; Fan et al. 2010).

Praktische Durchführung
Der Patient wird aufgefordert, einen Muskel ohne oder gegen die Schwerkraft bis hin zu maximalem Widerstand anzuspannen.

Format
Funktionelle Leistung

Skalierung
Ordinalskala 0-5
0 = Keine Kontraktion sicht- oder fühlbar
1 = Sicht- oder tastbare Kontraktion
2 = Bewegung bei Ausschaltung der Schwerkraft möglich
3 = Bewegung gegen Schwerkraft möglich
4 = Bewegung gegen Schwerkraft und Widerstand möglich
5 = normal

Die Skalierung wurde von diversen Autoren adaptiert und zudem das erforderliche Bewegungsausmass definiert (Noreau et al. 1998)
0   Keine Muskelkontraktion
1   Sicht- oder tastbare Muskelkontraktion
1.5 Bewegung bei Ausschaltung der Schwerkraft mit teilweisem Bewegungsausmass
2   Bewegung bei Ausschaltung der Schwerkraft mit vollem Bewegungsausmass
2.5 Bewegung gegen Schwerkraft mit teilweisem Bewegungsausmass
3   Bewegung gegen Schwerkraft mit vollem Bewegungsausmass
3.5 Bewegung gegen leichten Widerstand mit vollem Bewegungsausmass
4   Bewegung gegen moderaten Widerstand möglich
4.5 Muskel arbeitet gegen starken Widerstand, aber noch nicht völlig normal
5   Normale Muskelkraft

Subskalen
Summenscores z.B. für die oberen oder unteren Extremitäten

Reliabilität (Zuverlässigkeit)

Aufgrund der langen Geschichte dieses Tests bestehen sehr viele Untersuchungen. Eine Literaturübersicht hebt die Wichtigkeit der klinischen Erfahrung der Tester hervor, damit die Reliabilität gewährleistet ist (Cuthbert et al. 2007). So empfehlen auch die Autoren einzelner Studien, dass die Tester vorgängig ein Training durchführen und ein standardisiertes Protokoll (mit der spezifischen Position der Testperson, sowie den präzisen Ausgangsstellungen der Patienten für jeden Muskel, der Richtung des zu applizierenden Widerstandes und den Instruktionen) verwenden (Barr et al. 1991; Florence et al. 1992; Personius et al. 1994). Es konnte gezeigt werde, dass nach einer Schulung der Tester mittels Fotos, Instruktionen und Supervision exzellente Resultat erzielt werden können (Fan et al. 2010).

Intratester-Reliabilität:
Bei Schlaganfallpatienten für die Flexoren und Extensoren von Ellbogen-, Hand-, Knie- und Fussgelenk war die Intratester-Reliabilität sehr gut, von 0.70-0.96 berechnet mit dem gewichteten Kappa (Gregson et al. 2000).
Für die intrinsischen Handmuskeln bei Patienten mit Neuropathien betrug die Korrelation mittels gewichtetem Kappa berechnet: 0.71-0.96 (Brandsma et al. 1998).
Die Evaluation von 36 Knaben mit Muskeldystrophie durch sechs Physiotherapeuten zeigte eine gute Korrelation der manuellen Muskeltestresultate (ICC=0.80-0.96). Die Autoren empfehlen die Testmethode zur Anwendung in

klinischen Studien, vorausgesetzt die Untersucher führen die Tests nach vorgängigem Training standardisiert durch (Barr et al. 1991).

Bei einer Untersuchung von 18 Muskelgruppen (16 davon bilateral) bei 102 Knaben im Alter zwischen 5 und 15 Jahren mit Muskeldystrophie wurde die Zuverlässigkeit der Muskeltestresultate mit Hilfe von Cohens Kappa analysiert. Die Werte variierten zwischen 0.65 und 0.93 für einzelne Muskelgruppen, wobei bei proximalen Muskeln die besseren Werte erzielt wurden. Weiter zeigte sich, dass die Bewertung unter Aufhebung der Eigenschwere am zuverlässigsten möglich war (0.80-0.99). Die Autoren schlussfolgern, dass die Zuverlässigkeit von manuellen Muskeltests gegeben ist, wenn diese vom gleichen Untersucher ausgeführt werden (Florence et al. 1992).

Zu ähnlichen Resultaten kommt eine Studie von 32 Patienten mit Fazio-Scapulo-Humeraler Dystrophie (FSHD), wobei 18 Muskelgruppen getestet wurden. Cohens Kappa betrug 0.81-0.98 für die Intratester-Reliabilität. Die Autoren empfehlen die standardisierte Testmethodik als zuverlässig (Personius et al. 1994).

Intertester-Reliabilität:
Die Zuverlässigkeit der Testmethodik wird aufgrund der Resultate einer Studie mit 11 Physiotherapeuten, die bei 110 Patienten den M. trapezius und den M. glutaeus medius testeten, bezweifelt. Nur zwischen 50 und 60% der Therapeuten kamen zur gleichen Beurteilung (Frese et al. 1987).

Die Untersuchung mittels manueller Muskeltests bei Patienten mit Nacken- und radikulären Schmerzen zeigte nur eine mässige Intertester-Reliabilität (Viikari-Juntura 1987). Studien bei Patienten mit Muskeldystrophie zeigten hingegen eine Intertester-Reliabilität von 0.90 (ICC) (Barr et al. 1991) und 0.50 und 1.00 (Cohens Kappa) (Personius et al. 1994).

In einem Vergleich von quantitativer Muskelkrafttestung (QMT) und manuellen Muskeltests (MMT) bei 12 Kindern mit Muskeldystrophie zeigte sich eine deutlich bessere Reliabilität der QMT. Wiederholte Schulung der Untersucher in MMT war nötig, um eine Korrelation von ICC>0.75 zu erreichen. Die Autoren empfehlen wegen der einfacheren Durchführung und der besseren Reliabilität in klinischen Studien den QMT als Messinstrument zu verwenden (Escolar et al. 2001).

Bei Kindern mit Duchenne Muskeldystrophie an 18 Muskelgruppen kommen mittels Cohen`s weighted Kappa folgende Resultate zu Stande: Zwischen den Muskelgruppen 0.65-0.93 (wobei die proximalen Muskeln höhere Werte aufweisen), innerhalb der Muskelgrade 0.80-0.99 (wobei höhere Werte für die Grade <3 gefunden werden (Florence et al. 1992).

Bei einer anderen Gruppe von Kindern mit Duchenne Muskeldystrophie fand man ICC> 0.75 für Schulterabduktion, Ellbogen- und Hüftflexion, Knieextension und Fuss-Dorsalextension (Escolar et al. 2001).

Bei 72 Patienten mit Lepra, bei denen eine gesicherte motorische Schwäche aufgrund mindestens einer Nervenläsion vorlag, war die allgemeine Intertester-Reliabilität gut oder sehr gut (Kappa =0.61-1.00). Wurden jedoch die Werte 0 (keine Kontraktion) und 5 (normale Kraft) von der Analyse ausgeschlossen, so zeigte sich eine schlechte Übereinstimmung (Kappa =0.55-0.88). Die Autoren vermuten, dass eine gezielte Ausbildung der Untersucher in der Testmethodik die Zuverlässigkeit verbessern könnte (Brandsma et al. 1998).

Durch Messungen an 14 Muskeln der oberen Extremität bei 41 Patienten mit verschiedenen Diagnosen betrug der mediane Kappa-Wert der Übereinstimmung 0.54 (0.25-0.72) (Jepsen et al. 2004).

Validität (Gültigkeit)

Die Inhaltsvalidität ist dadurch gegeben, dass der Test auf physiologischen, anatomischen und kinesiologischen Prinzipien beruht (Lamb 1985).

Parallele Validität:
Für M. quadrizeps femoris fand man hohe Korrelationswerte (0.79 resp. 0.74) zu apparativer isometrischer Kraftmessung bei verschiedenen Impairments (Bohannon 1986; Bohannon 2001; Germer 1999).
Bei Osteoarthritis wurden tiefe Korrelationswerte von 0.24 ermittelt (Hayes 1992). Für sechs Muskelgruppen der oberen Extremität bei Patienten mit Para- oder Tetraplegie wurden variable Korrelationen zu Myometrie und Cybex erreicht (0.26<r<0.67 resp. 0.50<r<0.95), wobei v.a. Werte >3 nicht genügend sensitiv erfasst werden können (Noreau et al. 1998).
Ein Vergleich von manuellen Muskeltests und Kraftmesszellen zeigte bei beiden Messverfahren sehr gute Korrelationen der Messresultate (Wadsworth et al. 1987).
In einer weiteren Arbeit konnte ein signifikanter Zusammenhang von Muskelkraft und weiteren Symptomen wie Schmerz und Taubheitsgefühl festgestellt werden (Jepsen et al. 2004).

Konstruktvalidität:
Der Test wurde auch verwendet, um bei Kriegsverletzten zu bestimmen, ob Zeichen der Innervation bestehen. Für diese Patientengruppe schien der Test bezüglich der Differenzierung der Wert 0-1 valide.
Für Patienten mit Läsionen der oberen Motoneurone ist der Test nicht ausreichend valide, es wurden deshalb andere Testverfahren entwickelt (Demeurisse et al. 1980).
Da nicht jeder Muskel gleich gegen die Schwerkraft arbeiten muss (vergleiche Plantarflexoren des Fusses und z.B. die Rückenstrecker), hat die Skalierung offensichtlich keinen direkten funktionellen Zusammenhang.

Prädiktive Validität
Bei einer peripheren Nervenläsion kann bei einem Wert von 0 von einer schlechten Prognose ausgegangen werden, ab dem Wert 1 ist hingegen eine Regeneration möglich (British medical research council 1943).

Responsivität (Empfindlichkeit)

Die schlechte Zuverlässigkeit bzw. Reliabilität, insbesondere bei Werten >3, macht die Messung ungeeignet für die Verlaufskontrolle (Noreau & Vachon 1998). Für die Knieextensoren wird beschrieben, dass eine Veränderung unter 25% nicht erfasst werden kann (Beasley 1961). In einem Vergleich von verschiedenen Muskeltests für Patienten mit amyotropher Lateralsklerose zeigte die manuelle Muskeltestung die beste Übereinstimmung und beste Empfindlichkeit, um progressive Schwäche zu erfassen und wird deswegen von den Autoren zur Anwendung empfohlen (ALS-Study-Group 2003).
In einer Literaturübersicht wird die Auffassung vertreten, dass nur Veränderungen, die grösser als ein Punkt sind, wahre Veränderungen aufzeigen können (Cuthbert & Goodheart 2007).

Beurteilung

Befund	**empfohlen**[1]
Verlauf/ Ergebnis	**teilweise empfohlen**[2]
Prognose	**empfohlen**[3]

Kommentar

1) Empfohlen wird der MFT vor allem für Patienten mit peripheren Lähmungen oder Querschnittslähmung.
   Der MFT kann zum Auffinden der betroffenen Muskulatur bzw. der peripheren Nervenläsion oder einer radikulären Beteiligung sehr aufschlussreich sein (Wade 1992). Sie findet ebenfalls Anwendung bei

der klinischen Klassifizierung einer Querschnittlähmung (Klassifikation nach der American Spinal Injury Association). Zudem ist der MFT ein Bestandteil der neurologischen Basisuntersuchung.

2) Als Verlaufskontrolle kann der Test weniger empfohlen werden:
   - Die Skalierung kann nur grobe Veränderungen erfassen, und der Test ist nicht genügend sensitiv, um Verbesserungen im Verlauf einer Rehabilitation zu erfassen. Veränderungen bei Kraftwerten >3 können nicht genügend zuverlässig erfasst werden.
   - Durch Schulung kann die Zuverlässigkeit verbessert werden. Eine Testung durch den gleichen Untersucher ist zuverlässiger als durch verschiedene Tester.
   - Auf funktioneller Ebene sind andere Kraftmessmethoden aussagekräftiger, um Veränderungen zu erfassen. So ist z.B. die erforderliche Kraft für das Aufstehen vom Sitz auch abhängig von den Körperproportionen und dem Gewicht (Jette et al. 1999).
   - Bei tiefen Werten ist die Validität noch akzeptabel, bei Werten >3 aber ungenügend (Noreau & Vachon 1998).
   - Die Reliabilität quantitativer Messmethoden ist höher (Escolar et al. 2001).

Für Verlaufsmessungen wird deshalb empfohlen, eine Kraftmesszelle (siehe Seite 430) zu verwenden oder bei der Hand den Faustschluss mit dem speziell dafür entwickelten JAMAR (siehe Seite 431) zu messen.

3) Siehe prädiktive Validität

Literatur

Literatursuche: PubMed; 11/2011
Autor: Adrian Pfeffer

ALS-Study-Group. A comparison of muscle strength testing techniques in amyotrophic lateral sclerosis. Neurology 2003; 61 (11):1503-7.

Barr AE, Diamond BE, Wade CK, Harashima T, Pecorella WA, Potts CC, Rosenthal H, Fleiss JL, McMahon DJ. Reliability of testing measures in Duchenne or Becker muscular dystrophy. Arch Phys Med Rehabil 1991; 72 (5):315-9.

Beasley WC. Quantitative muscle testing: principles and applications to research and clinical services. Arch Phys Med Rehabil 1961; 42:398-425.

Bohannon RW. Manual muscle test scores and dynamometer test scores of knee extension strength. Arch Phys Med Rehabil 1986; 67 (6):390-2.

Bohannon RW. Measuring knee extensor muscle strength. Am J Phys Med Rehabil 2001; 80 (1):13-8.

Brandsma JW, Van Brakel WH, Anderson AM, Kortendijk AJ, Gurung KS, Sunwar SK. Intertester reliability of manual muscle strength testing in leprosy patients. Lepr Rev 1998; 69 (3):257-66.

Cuthbert SC, Goodheart GJ, Jr. On the reliability and validity of manual muscle testing: a literature review. Chiropr Osteopat 2007; 15:4.

Demeurisse G, Demol O, Robaye E. Motor evaluation in vascular hemiplegia. Eur Neurol 1980; 19 (6):382-9.

Escolar DM, Henricson EK, Mayhew J, Florence J, Leshner R, Patel KM, Clemens PR. Clinical evaluator reliability for quantitative and manual muscle testing measures of strength in children. Muscle Nerve 2001; 24 (6):787-93.

Fan E, Ciesla ND, Truong AD, Bhoopathi V, Zeger SL, Needham DM. Inter-rater reliability of manual muscle strength testing in ICU survivors and simulated patients. Intensive Care Med 2010; 36 (6):1038-43.

Florence JM, Pandya S, King WM, Robison JD, Baty J, Miller JP, Schierbecker J, Signore LC. Intrarater reliability of manual muscle test (Medical Research Council scale) grades in Duchenne's muscular dystrophy. Physical Therapy 1992; 72 (2):115.

Frese E, Brown M, Norton BJ. Clinical reliability of manual muscle testing. Middle trapezius and gluteus medius muscles. Phys Ther 1987; 67 (7):1072-6.

Germer E. Widerstandstests und Umfangsmessen als Beurteilungskriterien für Muskelkraft. Manuelle Therapie 1999; 3:14-20.

Gregson JM, Leathley MJ, Moore AP, Smith TL, Sharma AK, Watkins CL. Reliability of measurements of muscle tone and muscle power in stroke patients. Age Ageing 2000; 29 (3):223-8.

Hayes KW. The effect of awareness of measurement error on physical therapists' confidence in their decisions. Phys Ther 1992; 72 (7):515-25; discussion 26-31.

Jepsen J, Laursen L, Larsen A, Hagert CG. Manual strength testing in 14 upper limb muscles: a study of inter-rater reliability. Acta Orthop Scand 2004; 75 (4):442-8.

Jette DU, Slavin MD, Andres PL, Munsat TL. The relationship of lower-limb muscle force to walking ability in patients with amyotrophic lateral sclerosis. Phys Ther 1999; 79 (7):672-81.

Kendall F. Muskeln Funktionen und Tests: Gustav Fischer Verlag 1998.

Lamb R. Manual Muscle Testing. J Rothstein, editor. New York: Churchill Livingstone; 1985. 47-55 p. (J Rothstein editor. Measurement in physical therapy).

Lovett R, Martin E. Certain aspects of infantile paralysis with a description of a method of muscle testing. JAMA 1916; LXVI(10) (Mar 4):729-33.

Martin E, Lovett R. A method of testing muscular strength in infantile Paralysis. JAMA 1915; LXV(18) (Oct 30):1512-3.

Noreau L, Vachon J. Comparison of three methods to assess muscular strength in individuals with spinal cord injury. Spinal Cord 1998; 36 (10):716-23.

O'Brien MD. AIDS to the Examination of the Peripheral Nervous System: WB Saunders Co; 2000.

Personius KE, Pandya S, King WM, Tawil R, McDermott MP. Facioscapulohumeral dystrophy natural history study: standardization of testing procedures and reliability of measurements. The FSH DY Group. Phys Ther 1994; 74 (3):253-63.

Viikari-Juntura E. Interexaminer reliability of observations in physical examinations of the neck. Phys Ther 1987; 67 (10):1526-32.

Wade D. Measurement in neurological rehabilitation: Oxford medical publications 1992.

Wadsworth CT, Krishnan R, Sear M, Harrold J, Nielsen DH. Intrarater reliability of manual muscle testing and hand-held dynametric muscle testing. Phys Ther 1987; 67 (9):1342-7.

Muskelkraft: Quantitativer Muskeltest mittels Kraftmessgerät (Hand Held Dynamometer)

Hintergrund

Bei der manuellen Muskelfunktionsprüfung wird ab einer Kraft von Grad 3 die Beurteilung schwierig. Zudem können kleine Unterschiede nicht erfasst werden. Deswegen wurden spezielle, von Hand gehaltene, Kraftmessgeräte (Hand-Held-Dynamometer) zur Messung der isometrischen Muskelkraft entwickelt. Diese einfachen, wenig Zeit beanspruchenden, quantitativen Muskelkrafttests (QMT) werden immer häufiger in der Praxis angewendet. Dabei hält der Untersucher ein tragbares Kraftmessgerät in seiner Hand, welches die Muskelkraft des Patienten misst. Es können zwei Messmethoden unterschieden werden. Die eine misst mittels einer Schlinge die Zugkraft des Patienten und ist in der Schweiz als Kraftmesszelle bekannt. Die zweite Methode erfasst die Druckkraft des Patienten, indem dieser direkt gegen die Messzelle drückt.

Die Praktikabilität dieses Messinstruments ist bis auf die Anschaffungs- und Unterhaltskosten gut. Es können die verschiedensten Patientengruppen mit reduzierter Kraft untersucht werden. Die Ausgangsstellungen für die verschiedenen Muskelgruppen sind standardisiert und gut beschrieben. Bei gesunden Personen wurden Untersuchungen mittels der QMT durchgeführt. So wird ein Vergleich der ermittelten Werte mit Normdaten ermöglicht.

Beurteilung

Diagnostik/ Befund   empfohlen[1]
Ergebnis/ Verlauf   teilweise empfohlen[2]
Prognose   teilweise empfohlen[3]

Kommentar

5) Eine generelle Voraussetzung in der Anwendung der QMT ist, dass der Untersucher kräftiger als der zu testende Muskel ist. Bei starken Muskelgruppen empfiehlt sich die Messung mit fest verankertem System.

6) Die beschriebene Methode zeigt eine gute Praktikabilität, Reliabilität und Validität. Bei allen Kraftmessungen spielt die Tagesform und vor allem die momentane Motivation der Probanden eine wichtige Rolle. Neben der technischen und methodologischen Variabilität, welche Veränderung von unter 10 bis 20% nicht entdecken lassen, ist auch die „persönliche" Variabilität bei der Beurteilung von Veränderung zu berücksichtigen. Deswegen wird empfohlen, nur Veränderungen die grösser als 10 bis 20% des Ausgangswertes sind, als echte Veränderungen zu interpretieren.

7) Eine gewisse prädiktive Validität für das Sturzrisiko und verschieden Alltagsaktivitäten konnte gezeigt werden.

Details in: Assessments in der Rehabilitation - Band 2: Bewegungsapparat, Oesch et al. 2011, Verlag Hans Huber

Handkraft: JAMAR Dynamometer

Hintergrund

Die Messung der Handkraft wurde bereits 1956 von Kirkpatrick untersucht. Er verglich je ein Handkraftmessgerät mit pneumatischem Prinzip, mit Federprinzip und mit hydraulischem Prinzip. Abschliessend beurteilte der Autor, dass nur das hydraulische System (Jamar Dynamometer) in der Lage sei, Kraft zu messen. Seither hat die Messung der Handkraft mittels der Jamar-Dynometrie grosse Verbreitung gefunden. Sie wurde in der Folge auch zur Validierung neuer Handkraftmessgeräte verwendet.

Die Praktikabilität dieses Messinstruments ist bis auf die Anschaffungs- und Unterhaltskosten gut. Es können verschiedene Patientengruppen mit reduzierter Handkraft untersucht werden. Die Testung wird je drei Mal pro Griffdistanz, im Wechsel der dominanten/ adominanten Hand, auf jeder der 5 Griffdistanzen durchgeführt. Die Ausgangsstellung ist standardisiert: im Sitzen, bei 90 Grad gebeugtem Ellbogen und Neutralstellung bezüglich Pronation/ Supination und Handgelenksflexion/ -extension. Pro Griffdistanz wird der Mittelwert errechnet. Weiter wird beurteilt, ob die Verteilung dieser Mittelwerte die zu erwartende physiologische Kurvenform zeigt. Daraus werden Rückschlüsse über die Belastungsbereitschaft gemacht.

Normdaten verschiedener Bevölkerungsgruppen erlauben einen Vergleich der ermittelten Patientenwerte mit der Norm.

Beurteilung

Diagnostik/ Befund teilweise empfohlen[1]
Ergebnis/ Verlauf empfohlen[2]
Prognose teilweise empfohlen[3]

Kommentar

1) Die Messmethode ist zur Beurteilung der Handkraft sehr gut geeignet. Die Validität der physiologischen Kurvenform zur Beurteilung der Belastungsbereitschaft muss weiter untersucht werden.

2) In einer Literaturrückschau über Messgeräte für die oberen Extremitäten erwähnen die Autoren, dass die Verlaufsempfindlichkeit der Greifkraft in erster Linie von der Intratester-Reliabilität abhängig ist. Diese ist bei dieser gut standardisierten Methode hoch. Messunterschiede ab 15% können als echte Veränderungen angesehen werden.

3) Es wäre zu erwarten, dass aufgrund der Handkraftmessung prognostische Aussagen zur Selbstständigkeit in den täglichen Verrichtungen möglich sind. Dazu konnten keine Studien gefunden werden. Es konnten jedoch Zusammenhänge zwischen der Handkraftmessung und der Mobilität, dem allgemeinen Gesundheitszustand und der lokalen Knochendichte gezeigt werden.

Details in: Assessments in der Rehabilitation - Band 2: Bewegungsapparat, Oesch et al. 2011, Verlag Hans Huber

Kognitive Funktionen und Wahrnehmung

	Seite	Empfehlungen Diagnose	Ergebnis	Prognose
Neglekt: Beobachtung bei Aktivitäten Catherine Bergego Scale (CBS)	435	e	e	te
Pusher-Symptomatik: Klinische Skala für Contraversives Pushing (SCP)	440	e	te	e
Apraxie: TULIA (test of upper limb apraxia) und AST (apraxia screen of TULIA)	445	e	te	ne
Vorstellungsfähigkeit: Deutsche Version des Fragebogens zur kinästhetischen und visuellen Vorstellungsfähigkeit (KVIQ-G)	456	te	e	ne
Kognitive Funktionen: Mini Mental Status Test (MMST)	468	te	te	te

Legende: e = empfohlen, te = teilweise empfohlen, ne = nicht empfohlen, na = nicht anwendbar

Kognitive Umwege in der Wahrnehmung

Neglekt: Beobachtung bei Aktivitäten Catherine Bergego Scale (CBS)

Hintergrund

Ein Neglekt ist eine einseitige Vernachlässigung von Körper und Raum, die wahrscheinlich durch eine Störung der Raumrepräsentation im Gehirn verursacht wird.
Der Test zur Erfassung des Neglekts im Alltag wurde 1995 von Bergego für Patienten mit einer Hemiplegie entwickelt und beobachtet, inwiefern Neglekt die Alltagsaktivitäten einschränkt. Er erfasst sensorische und motorische Aspekte in verschiedenen Raumbereichen. Von 2006 bis 2011 wurde der CBS in mehreren interessanten Studien verwendet (Keane et al. 2006; Luukkainen-Markkula et al. 2011; Luukkainen-Markkula et al. 2009; Mizuno et al. 2011; Staubli et al. 2009; Ting et al. 2011; Turton et al. 2010)

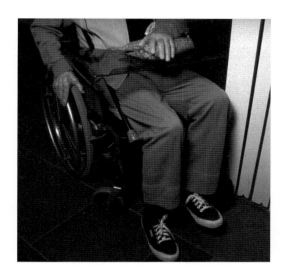

ICF-Klassifikation

In der ICF kommt der Begriff Neglekt nicht vor. Die zugeordneten ICF-Begriffe entsprechen nicht eindeutig dem Neglekt. Die genannten Klassifikationen umschreiben in Kombination den Neglekt recht gut
Körperfunktion

    b156 Funktionen der Wahrnehmung, insbesondere
    b1565 Räumlich visuelle Wahrnehmung
    b114 Funktion der Orientierung

Der Neglekt wird bei der Beobachtung folgender Aktivitäten erfasst:
    d510 Sich waschen
    d520 Körperpflege
    d540 Sich kleiden
    d550 Essen
    d450 Gehen

	d465 sich unter Verwendung von Geräten fortbewegen (Rollstuhl fahren)

Praktikabilität

Patientengruppe
CVI mit Neglekt (siehe Bemerkungen)

Zeitaufwand
5 Minuten für das Ausfüllen, vorher Beobachtung des Patienten bei den ADL oder erfragen bei Begleitperson

Kosten
Keine

Ausbildung
2 Stunden

Praktische Durchführung
Beobachtung des Patienten bei den 10 ADL (siehe Testformular für eine ausführliche Beschreibung) und Beurteilung gemäss Skalierung, eventuell Fremdbeobachtung.

Format
Funktionelle Leistung

Skalierung
0 = kein Neglekt
   Kein Unterschied in der Beachtung der linken und rechten Seite
1 = leichter Neglekt
   Zuerst wird immer auf der rechten Seite gesucht. Dann wird zögernd und langsam die linke Seite exploriert. Gelegentliche Auslassungen links.
2 = mittelmässiger Neglekt
   Auslassungen und Zusammenstösse auf der linken Seite finden fast immer statt.
3 = starker Neglekt
   Der Patient kann die linke Seite überhaupt nicht explorieren.

Subskalen
10 ADL: Gesichtspflege, sich anziehen, Essen, den Mund reinigen, Schauen, Zuhören, Aufmerksamkeit für Körperteile, Zusammenstösse bei der Fortbewegung, den Weg finden und persönliche Gegenstände finden.

Reliabilität (Zuverlässigkeit)

Die Intertester-Reliabilität wurde bei 206 Patienten mit einer medianen Dauer nach CVI von 11 ± 14 Wochen untersucht. Die Kappawerte der einzelnen Items waren sehr gut (7 Items >0.8), gut (2 Items >0.6) und mässig (1 Item: 0.59). Die Intertester-Reliabilität war sehr gut, Spearmans Rho =0.96 (Azouvi et al. 1995).

Validität (Gültigkeit)

Azouvi et al. (1996) validierten das Assessment bei 50 Patienten mit einer Hemiplegie seit 19 Wochen (Range: 3 Wochen - 6 Jahre) und einen mittleren Barthel Index von 56/ 100 (SD 24, Range: 15-100). Patienten, die zeitlich und örtlich nicht orientiert waren, wurden ausgeschlossen. Die Beobachtung der ADL ist sehr empfindlich, um Neglekt zu erfassen, besser als ‚Papier und Bleistift-Tests' (Azouvi 2006). Die Ergebnisse korrelieren gut mit den anerkannten neuropsychologischen Tests (Kriteriumvalidität) und mit dem Barthel Index (Bergego et al. 1995; Azouvi et al. 1996 und 2002). Principal Component Analysis, Rasch-Analyse und Faktoranalyse zeigten, dass alle Items auf dem gleichen Konstrukt beruhen (Konstruktvalidität). Die Items haben einen sehr unterschiedlichen Schwierigkeitsgrad und tragen deshalb alle dazu bei, unterschiedliche Ausprägungen des Neglekts zu erfassen.

Responsivität (Empfindlichkeit)

Bei Test-Retest betrug die Standardabweichung der Differenzen der wiederholten Messungen 1.47. Somit können Unterschiede von 4 oder mehr Punkten als wirkliche Veränderung interpretiert werden (Azouvi 2005, persönliche Kommunikation).

Beurteilung

Diagnostik/ Befund   empfohlen[1,2,3]
Ergebnis/ Verlauf   empfohlen
Prognose   teilweise empfohlen[4]

Kommentar

1) Obwohl in den publizierten Studien Patienten mit einer Hemiplegie links untersucht wurden, kann der Test meines Erachtens in der Rehabilitation bedenkenlos bei Patienten mit einem Neglekt bei Hemiplegie rechts verwendet werden.
2) Anosognosie, fehlende Krankheitseinsicht, wird bei Patienten mit Neglekt oft beobachtet. Eine Möglichkeit zur Erfassung und Quantifizierung der Anosognosie wird von Azouvi et al. (2003) vorgeschlagen. Der Patient und eine Fachperson füllen unabhängig das Assessment aus. Die Differenz der Scores wird betrachtet. Das Ausmass der Unterschätzung durch den Patienten kann als Mass der Anosognosie betrachtet werden. Patienten mit einer Score von 11-20 unterschätzten ihre Probleme im Schnitt um 7 Punkte, und solche mit einem Score von 21-30 um 16 Punkte.
3) Die Beobachtung bei den ADL mit diesem Test ist empfindlicher als die meisten einzelnen neuropsychologischen Tests (Azouvi 2006). Eine Erklärung dafür ist, dass dieser Test viele Aspekte des Neglekts beinhaltet. Bezüglich der Raumbereiche, welche unterschiedlich betroffen sein können, werden sowohl der Körper selbst als auch der Raum ausserhalb des Körpers beobachtet. Weiter werden sowohl sensorische (akustisch und visuell) als auch motorische Aspekte des Neglekts abgedeckt. Für die Planung und Verlaufskontrolle in der Rehabilitation ist der Test deshalb meines Erachtens (s.o.) sehr wertvoll.
4) Die prognostische Validität der Skala wurde bisher nicht untersucht. Es ist fraglich, ob das notwendig ist, da aus anderen Studien genügend Hinweise vorliegen, dass ein Neglekt mit einer langsameren, aber nicht mit einer schlechteren, Erholung nach einem CVI einhergeht (u.a. Pedersen et al. 1996).

Literatur

Literatursuche: PubMed; 09/2011
Autor: Jan Kool

Azouvi PH., Marchal F., Samuel C., Morin L., Renard C., Louis-Dreyfus A., Jokic C., Wiart L., Pradat-Diehl P., Deloche G., Bergego C.. Functional consequences and awareness of unilateral neglect: Study of an evaluation scale. Neuropsychological Rehabilitation. 1996;6:133–50.

Azouvi P, Samuel C, Louis-Dreyfus A, Bernati T, Bartolomeo P, Beis JM, Chokron S, Leclercq M, Marchal F, Martin Y, De Montety G, Olivier S, Perennou D, Pradat-Diehl P, Prairial C, Rode G, Sieroff E, Wiart L, Rousseaux M. Sensitivity of clinical and behavioural tests of spatial neglect after right hemisphere stroke. J Neurol Neurosurg Psychiatry. 2002; 73(2), 160-166.

Azouvi P, Olivier S, De Montety G, Samuel C, Louis-Dreyfus A, Tesio L. Behavioral assessment of unilateral neglect: study of the psychometric properties of the Catherine Bergego Scale. Arch Phys Med Rehabil. 2003;84(1), 51-57.

Azouvi P, Bartolomeo P, Beis JM, Perennou D, Pradat-Diehl P and Rousseaux M. A battery of tests for the quantitative assessment of unilateral neglect. Restor Neurol Neurosci 2006;24:273-85.

Bergego C, Azouvi P, Samuel C, Marchal F, Louis-Dreyfus A, Jokic C, Morin L, Renard C, Pradat-Diehl P, Deloche G. Validation d'une échelle d'évaluation fonctionnelle de l'héminégligence dans la vie quotidienne:

l'échelle CB. Annales de Réadaptation et de Médecine Physique. 1995;38:183–9.

Keane S, Turner C, Sherrington C, Beard JR. Use of fresnel prism glasses to treat stroke patients with hemispatial neglect. Arch Phys Med Rehabil 2006; 87 (12):1668-72.

Leclercq M, Marchal F, Martin Y, de Montety G, Olivier S, Perennou D, Pradat-Diehl P, Prairial C, Rode G, Siéroff E, Wiart L, Rousseaux M. Sensitivity of clinical and behavioural tests of spatial neglect after right hemisphere stroke. J Neurol Neurosurg Psychiatry. 2002;73:160–166.

Luukkainen-Markkula R, Tarkka IM, Pitkanen K, Sivenius J, Hamalainen H. Comparison of the Behavioural Inattention Test and the Catherine Bergego Scale in assessment of hemispatial neglect. Neuropsychol Rehabil 2011; 21 (1):103-16.

Luukkainen-Markkula R, Tarkka IM, Pitkanen K, Sivenius J, Hamalainen H. Rehabilitation of hemispatial neglect: A randomized study using either arm activation or visual scanning training. Restor Neurol Neurosci 2009; 27 (6):663-72.

Mizuno K, Tsuji T, Takebayashi T et al. Prism Adaptation Therapy Enhances Rehabilitation of Stroke Patients With Unilateral Spatial Neglect: A Randomized, Controlled Trial. Neurorehabil Neural Repair 2011.

Pedersen PM. Ipsilateral pushing in stroke: Incidence, relation to neuropsychological symptoms, and impact on rehabilitation. The copenhagen stroke study. Arch Phys Med Rehabil 1996.

Samuel C, Louis-Dreyfus A, Kaschel R. Rehabilitation of very severe unilateral neglect by visuo-spatio-motor cueing: Two single-case studies. Neuropsychological Rehabilitation. 2000;10:385–99.

Staubli P, Nef T, Klamroth-Marganska V, Riener R. Effects of intensive arm training with the rehabilitation robot ARMin II in chronic stroke patients: four single-cases. J Neuroeng Rehabil 2009; 6:46.

Ting DS, Pollock A, Dutton GN et al. Visual neglect following stroke: current concepts and future focus. Surv Ophthalmol 2011; 56 (2):114-34.

Turton AJ, O'Leary K, Gabb J, Woodward R, Gilchrist ID. A single blinded randomised controlled pilot trial of prism adaptation for improving self-care in stroke patients with neglect. Neuropsychol Rehabil 2010; 20 (2):180-96.

Neglekt im Alltag (Catherine Bergego Scale)

Quelle: Azouvi P, Olivier S, De Montety G, Samuel C, Louis-Dreyfus A, Tesio L. Behavioral assessment of unilateral neglect: study of the psychometric properties of the Catherine Bergego Scale. Arch Phys Med Rehabil. 2003; 84(1):51-5.
Übersetzung: Jan Kool, Zürcher Hochschule für Angewandte Wissenschaften, nichtvalidierte deutsche Fassung

Name: _____ Geburtsdatum: _____ Datum: _____

Betroffene Seite: links/ rechts [1)]

1. Vergisst auf der linken/ rechten Seite das Gesicht zu versorgen (rasieren/ waschen/ eincremen) — 0 1 2 3
2. Hat Schwierigkeiten beim richtigen Anziehen des linken/ rechten Ärmels oder Schuhs — 0 1 2 3
3. Vergisst beim Essen die linke/ rechte Seite vom Teller — 0 1 2 3
4. Vergisst nach dem Essen die linke/ rechte Seite vom Mund zu reinigen — 0 1 2 3
5. Hat Mühe nach links/ rechts zu schauen — 0 1 2 3
6. Vergisst Körperteile links/ rechts (Bsp.: den linken Arm auf den Rollstuhltisch legen, den linken Fuss auf die Fussplatte platzieren) — 0 1 2 3
7. Bemerkt Geräusche von links/ rechts oder Personen, die einem von links/ rechts ansprechen, nicht. — 0 1 2 3
8. Beim Gehen oder Rollstuhlfahren treten Zusammenstösse auf mit Personen oder Gegenständen (Möbel, Türrahmen) auf der linken/ rechten Seite — 0 1 2 3
9. Hat in einer bekannten Umgebung, zum Beispiel im Rehabilitationszentrum, Mühe nach links/ rechts den Weg zu finden — 0 1 2 3
10. Hat Mühe im Badzimmer oder im Zimmer persönliche Gegenstände zu finden, wenn diese sich auf der linken/ rechten Seite befinden — 0 1 2 3

TOTAL (0-30, Normal = 0) ....

Neglekt	Definition
0 = kein	Kein Unterschied in der Beachtung der linken und rechten Seite
1 = leicht	Zuerst wird immer auf der rechten/ linken Seite gesucht. Dann wird zögernd und langsam die linke/ rechte Seite exploriert. Gelegentliche Auslassungen links/ rechts.
2 = mittelmässig	Auslassungen und Zusammenstösse auf der linken/ rechten Seite finden fast immer statt.
3 = stark	Der Patient kann die linke/ rechte Seite überhaupt nicht explorieren.

1) Die Originalversion untersucht nur Patienten mit einer Hemiplegie links.

Pusher-Symptomatik: Klinische Skala für Contraversives Pushing (SCP)

Hintergrund

Die Pusher-Symptomatik wurde bereits früh von verschiedenen Autoren beschrieben (Beevor 1909 ; Brunström 1970; Davies 1985; Perry 1969). Die Patienten stossen sich mit ihrer weniger betroffenen oberen und/ oder unteren Extremitäten hin zur betroffenen Seite, was bis zum Verlust des Gleichgewichts bzw. Fallen zur betroffenen Seite führen kann. Sie setzen dem Versuch zur Korrektur Widerstand entgegen.
Pedersen et al. (1996) zeigte, dass die Symptomatik unabhängig von anderen Symptomen wie z.B. Neglekt und unabhängig von der Seite der Läsion vorkommt.
Zur Untersuchung der Pusher-Symptomatik entwickelten Karnath et al. (2001) die Skala für contraversive Pusher-Symptomatik. Die Analysewerte, die in dieser Studie verwendet wurden (eine Pusher-Symptomatik wird diagnostiziert, wenn bei jedem der drei Verhaltensmerkmale mindestens ein addierter Score von Sitzen und Stehen von 1 erreicht wird), waren nur für wissenschaftliche Zwecke vorgesehen. Es sollte keine endgültige Analysevorgabe für die Anwendung im praktischen Alltag sein (Karnath et al. 2001).

Lagerqvist und Skargren (2006) entwickelten eine modifizierte Skala für contraversive Pusher-Symptomatik mit zusätzlichen Aufgaben für Transfer vom Bett in einen Stuhl mit Seitenlehne bei gebeugten Hüften sowie über das Stehen. Zudem wurde von D'Aquila et al. (2004) die Burke Lateropulsion Scale entwickelt, die nebst dem Transfer auch das Drehen im Liegen und das Gehen bewerten.

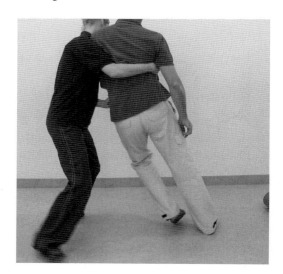

ICF-Klassifizierung

Körperfunktion

b180 Die Selbstwahrnehmung und die Zeitwahrnehmung betreffende Funktionen
b755 Funktionen der unwillkürlichen Bewegungsreaktionen

Die Pusher-Symptomatik wird bei der Beobachtung folgender Aktivitäten erfasst

Sitzen	d4153 In sitzender Position verbleiben
	d410 Eine elementare Körperposition wechseln
Stehen	d4154 In stehender Position verbleiben
	d410 Eine elementare Körperposition wechseln

Praktikabilität

Patientengruppe
Patienten nach Schlaganfall, die die senkrechte Körperposition nicht einnehmen oder beibehalten können.

Zeitaufwand
20 Minuten

Kosten
Keine

Ausbildung
8 Stunden (Mitteilung D. Brötz 2009)

Praktische Durchführung
Die Patienten werden im Sitzen mit Bodenkontakt der Füsse und im Stehen untersucht. Benötigt der Patient Hilfestellung, wird diese gegeben. Zeigt der Patient eine Falltendenz zur betroffenen Seite, führt der Untersucher den Patienten mit einer Hand am Brustbein und der anderen Hand am Rücken in Höhe der Brustwirbelsäule. Die Instruktion an den Patienten lautet: "Ich bewege Sie seitlich, lassen Sie diese Bewegung bitte zu". Die Haltung wird zur Mittelstellung korrigiert (Korrektur in Richtung der besseren Seite).
Bewertet werden drei Verhaltensmerkmale:
a) die spontan eingenommene Körperposition im Raum
b) der Einsatz der nicht-gelähmten Extremitäten (Abduktion und Extension)
c) das Verhalten bei passiver Korrektur
Eine ausführliche Beschreibung der Durchführung ist in physiopraxis Refresher (Brötz 2008) zu finden.

Format
Funktionelle Leistung

Skalierung
Ordinalskala
Werte 0-1, teilweise Zwischenwerte von 0.25, 0.5, 0.75

Subskalen
Sitzen, Stehen

Reliabilität (Zuverlässigkeit)

Baccini et al. (2006) untersuchten die Reliabilität bei 26 Patienten mit Hemiparese und posturaler Asymmetrie im Stehen oder Sitzen und fanden eine sehr hohe interne Konsistenz. Die Intertester-Reliabilität war hoch bis ausgezeichnet (Totalscore: ICC 0.97, Cronbachs Alpha 0.92).
Die Autoren einer systematischen Übersichtsarbeit zu Lateropulsion und contraversiver Pusher-Symptomatik (Babyar et al. 2009) beurteilten die Reliabilität der SCP sowie der modifizierten SCP und der Burke Lateropulsion Scale als gut genug für die klinische Verwendung.

Validität (Gültigkeit)

Die Skala bewertet typische Eigenschaften der Pusher-Symptomatik (Inhaltliche Validität).
Karnath et al. (2000) zeigten, dass bei Patienten mit Pusher-Symptomatik übereinstimmend in CT- oder MRI-Untersuchungen eine Läsion des posterolateralen Thalamus vorliegt. Meist

ist die Läsion hämorrhagisch, eher selten ein ischämischer Infarkt (Karnath et al. 2005). Die Autoren konnten auch zeigen, dass sich die Patienten als aufrecht fühlten, wenn sie (in einem kippbaren Stuhl) um durchschnittlich 18° zur besseren Seite gekippt waren.

Pedersen et al. (1996) zeigten in einer Unterstudie der Kopenhagener Schlaganfallstudie, dass Patienten mit einem Pusher-Syndrom im Durchschnitt 3.6 Wochen länger ($p<0.0001$) als Patienten ohne Pusher-Symptomatik brauchen, bis sie ihr funktionelles Endergebnis erreichten (Prädiktive Validität). Auch Danells et al. (2004) fanden einen verlängerten Klinikaufenthalt bei Patienten mit contraversivem Pushing (89 vs. 57 Tage). Karnath et al. (2002) zeigten bei zwölf Patienten mit Pusher-Symptomatik gemessen mit der SCP, dass sich das Verhalten nach 6 Monaten Follow-up fast vollständig zurückgebildet hatte.

Baccini et al. (2008) untersuchten 105 Patienten mit Schlaganfall auf drei verschiedene Diagnosekriterien (Cut-off-Score) der SCP. Dabei verwendeten sie als Kriterium 1 das ursprüngliche Diagnosekriterium (Cut-off-Wert Totalscore>0), das Kriterium 2 (Subscore in jedem Abschnitt >0) und das Kriterium 3 (Subscore in jedem Abschnitt >1). Der Unterschied zwischen klinischer Untersuchung und SCP war gering bei Kriterium 1 ($\kappa=0.212$). Die grösste Übereinstimmung mit der klinischen Untersuchung zeigte Kriterium 2 ($\kappa=0.933$). Kriterium 3 zeigte eine geringere Übereinstimmung von $\kappa=0.754$. Die SCP zeigte eine moderate bis hohe Übereinstimmung mit der Mobilität (Motor Assessment Chart LINDMOB) mit einem Rho=0.595, zum Barthel Index (Rho=0.635) und Gleichgewicht (FM-BAL) mit einem Rho=0.666. Es wurden keine Verbindungen zur Seite der Läsion gefunden.

In einer systematischen Übersichtsarbeit zu klinischen Untersuchungsinstrumenten für Lateropulsion und Pusher-Symptomatik fanden Babyar und Kollegen (2009) insgesamt 3 Skalen: die SCP, die modifizierte SCP und die Burke Lateropulsion Scale (D'Aquila et al. 2004). Die SCP hatte die strengsten Tests für die Gütekriterien. Die Autoren meinen, dass für kleine Veränderungen die etwas umfangreicheren Modifizierte SCP und die Burke Lateropulsion Scale besser geeignet seien. Diese beiden letzten Skalen testen auch beim Transferieren. Die Burke Lateropulsion Scale untersucht als einzige Skala das Pushen auch beim Drehen im Liegen sowie beim Gehen. Validität, Sensitivität und Spezifität der Skalen können schwer untersucht werden, da ein Referenztest fehlt. Die Skalen zeigten nur einen moderaten Zusammenhang mit Gleichgewicht und Funktion, da laut den Autoren möglicherweise noch andere Einflussfaktoren einwirken könnten.

Responsivität (Empfindlichkeit)

Keine Angaben

Beurteilung

Diagnostik/ Befund empfohlen[1]
Ergebnis/ Verlauf teilweise empfohlen[2]
Prognose empfohlen[3]

Kommentar

1) Eine Pusher-Symptomatik kann sicher diagnostiziert werden, wenn in jeder Subskala ein Wert >0 erreicht wird (Baccini et al. 2008).
2) Zur Responsivität liegen keine Werte vor. Da die Reliabilität in einer Studie als sehr gut beurteilt wurde, wird die Skala für Verlaufsmessungen teilweise empfohlen.
3) Patienten mit Pusher-Symptomatik benötigen durchschnittlich 3.6 Wochen länger, bis sie eine vergleichbare Erholung in ihrer

Selbständigkeit erreicht haben wie Patienten ohne Pusher-Symptomatik (Petersen et al. 1996).

Literatur

Literatursuche: PubMed; 10/2011
Autor: Stefan Schädler

Babyar SR, Peterson MG, Bohannon R, Perennou D, Reding M. Clinical examination tools for lateropulsion or pusher syndrome following stroke: a systematic review of the literature. Clin Rehabil 2009; 23 (7):639-50.

Baccini M, Paci M, Nannetti L, Biricolti C, Rinaldi LA. Scale for contraversive pushing: cutoff scores for diagnosing "pusher behavior" and construct validity. Phys Ther 2008; 88 (8):947-55.

Baccini M, Paci M, Rinaldi LA. The scale for contraversive pushing: A reliability and validity study. Neurorehabil Neural Repair 2006; 20 (4):468-72.

Beevor CE. Paralysis of the movements of the trunk in hemiplegiea. BMJ 1909 10 (April):881-5.

Brötz D. Pusher-Symptomatik. physiopraxis Refresher 2008; (4).

Brunström S. Movement therapy in hemiplegia. A neurophysiological approach. Harper an Row, Hagerstown 1970.

D'Aquila MA, Smith T, Organ D, Lichtman S, Reding M. Validation of a lateropulsion scale for patients recovering from stroke. Clin Rehabil 2004; 18 (1):102-9.

Danells CJ, Black SE, Gladstone DJ, McIlroy WE. Poststroke "pushing": natural history and relationship to motor and functional recovery. Stroke 2004; 35 (12):2873-8.

Davies PM. Hemiplegie. Springer-Verlag 1985.

Karnath HO, Johannsen L, Broetz D, Kuker W. Posterior thalamic hemorrhage induces "pusher syndrome". Neurology 2005; 64 (6):1014-9.

Lagerqvist J, Skargren E. Pusher syndrome: reliability, validity and sensitivity to change of a classification instrument. Adv Physiother 2006; (8):154-60.

Pedersen PM, Wandel A, Jorgensen HS, Nakayama H, Raaschou HO, Olsen TS. Ipsilateral pushing in stroke: incidence, relation to neuropsychological symptoms, and impact on rehabilitation. The Copenhagen Stroke Study. Arch Phys Med Rehabil 1996; 77 (1):25-8.

Perry J. The mechanics of walking in hemiplegia. clin Orthop 1969; 63:23-31.

Pusher-Symptomatik
Klinische Skala für Contraversive Pusher-Symptomatik (SCP)

Name_____ Geburtsdatum_____ Station_____
Untersuchungsdatum: _____ Diagnose_____
Beh. Arzt_____ Beh. PT_____

(A) Spontan eingenommene Körperposition Sitzen Stehen

    Wert 1   = Ausgeprägte Lateralneigung mit Fallen ☐ ☐
    Wert 0.75 = Ausgeprägte Lateralneigung ohne Fallen ☐ ☐
    Wert 0.25 = Geringe Lateralneigung ohne Falltendenz ☐ ☐
    Wert 0   = Unauffällig ☐ ☐

                                   Total (Max.=2): _____

(B) Einsatz der nicht-gelähmten Extremitäten (Abduktion & Extension)

    Wert 1   = Bereits spontan in Ruhe ☐ ☐
    Wert 0.5 = Erst beim Positionswechsel ☐ ☐
                (z.B. beim Umsetzen vom Bett in den Rollstuhl) ☐ ☐
    Wert 0   = Unauffällig ☐ ☐

                                   Total (Max.=2): _____

(C) Verhalten bei passiver Korrektur*

    Wert 1 = Auftreten von Widerstand ☐ ☐
    Wert 0 = Kein Auftreten von Widerstand ☐ ☐

                                   Total (Max.=2): _____

*Der Untersucher führt den Patient mit einer Hand am Brustbein und der anderen Hand am Rücken in Höhe der Brustwirbelsäule. Die Instruktion an den Patienten lautet: "Ich bewege Sie seitlich, lassen Sie diese Bewegung bitte zu".

© D. Brötz, H.-O. Karnath

Apraxie: TULIA (test of upper limb apraxia) und AST (apraxia screen of TULIA)

Hintergrund

Apraxie ist eine kognitive motorische Störung, die nicht durch ein primär sensorisches oder motorisches Defizit und auch nicht durch eine Kommunikationsstörung, fehlende Motivation oder Aufmerksamkeitsdefizite erklärt werden kann (Vanbellingen et al. 2011). Die Störung kann Gesicht und Mund oder Extremitäten betreffen und tritt in der Regel bilateral auf. Die Gliedmassenapraxie betrifft 3 Arten von Handlungen: Die Imitation von Gesten, die Pantomime kommunikativer Gesten und den Gebrauch von Werkzeugen/ Objekten. (Goldenberg 2008). Häufig tritt diese Störung nach einem Schlaganfall auf, sie kann aber auch bei Bewegungsstörungen wie z.B. bei Morbus Parkinson, cortico-basaler Degeneration und progressiver supra-nukleärer Paralyse beobachtet werden (Vanbellingen et al. 2011). Studien haben gezeigt, dass Apraxie die Alltagsaktivitäten erheblich beeinträchtigt und somit eine grosse klinische Relevanz hat (Dovern et al. 2011). Eine standardisierte, frühzeitige Erfassung ist deshalb notwendig, damit apraktische Patienten eine adäquate apraxiespezifische Therapie erhalten.

Der Test of Upper Limb Apraxia (TULIA) (Vanbellingen et al. 2010) ist ein ausführliches standardisiertes Testverfahren zur Erfassung von Patienten mit Gliedmassenapraxie. Der Test wurde unter Berücksichtigung der wichtigsten Domänen und semantischen Aspekten der Gestik zusammengestellt. Die Items wurden anhand kinematischer Aspekte der Bewegung (z.B. proximal oder distal, einfach vs. repetitiv) und anhand von Beobachtungen an apraktischen Patienten ausgewählt. Beim Apraxia Screen of TULIA (AST) (Vanbellingen et al. 2011) handelt es sich um ein Apraxie-Screening-Verfahren, das aus dem umfassenderen TULIA mittels Item-Reduktionsanalyse entwickelt wurde.

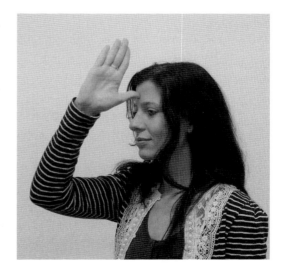

ICF-Klassifikation

Auf eine vollständige Wiedergabe des ICF-Linkings wurde verzichtet.. Nachfolgend ist die Zusammenfassung dieses Linkings aufgeführt.

Aktivitäten

d315 Kommunizieren als Empfänger non-verbaler Mitteilungen (Gesten)

d335 Non-verbale Mitteilungen produzieren (Gesten)

Körperfunktionen

b176 Mentale Funktionen, die die Durchführung komplexer Bewegungshandlungen betreffen

Praktikabilität

Patientengruppe
Patienten mit Verdacht auf Apraxie, insbesondere Patienten nach Schlaganfall (links- und rechtshemisphärisch), Parkinson'scher Erkrankung, atypische Parkinson-Syndrome wie z.B. cortico-basale Degeneration (CBD), progressive supranukleäre Paralyse (PSP) (Vanbellingen et al. 2010; Vanbellingen et al. 2011).

Zeitaufwand
TULIA: ca. 20 Minuten (Durchführung und Auswertung)
AST: 2-3 Minuten

Kosten
Keine

Ausbildung
TULIA: 2 Stunden (Einführung in die Durchführung und Auswertung).
Eine Website (http://tulia.ch [09.04.2012]) steht mit praktischen Videobeispielen zur Verfügung, um die Anwendung des TULIA zu vereinfachen.
AST: 30 Minuten

Praktische Durchführung
TULIA und AST: Der Patient sitzt dem Untersucher gegenüber. Beide legen die Arme auf den Tisch oder den Schoss. Patienten mit Hemiparese führen die Gesten mit dem nichtparetischen Arm durch, d.h. ipsiläsional. Bei nicht paretischen Patienten werden beide Arme nacheinander geprüft.
Bei den Imitationsaufgaben werden die Gesten vorgezeigt. Der Patient wird aufgefordert, die Geste anschliessend spiegelbildlich nachzuahmen. Beim pantomimischen Teil wird der Patient aufgefordert, die Aufgabe aufmerksam anzuhören und darauffolgend auszuführen.
Jede Geste wird einmal, ohne therapeutische Unterstützung, ausgeführt und anschliessend ausgewertet. Für den TULIA wird eine Video-Analyse empfohlen, um ein späteres Auswerten zu erleichtern. Beim AST wird die Geste sofort beurteilt und auf dem Formular eingetragen.
Bei Vorliegen einer schweren Aphasie (deutliche Beeinträchtigung des Sprachverständnisses) ist der Patient möglicherweise nicht in der Lage, den pantomimischen Teil auszuführen. Dann werden nur die Imitationsaufgaben ausgewertet.

Format
Funktionelle Leistung

Skalierung
TULIA: Ordinalskala (0-5), 48 Items, maximale Punktzahl = 240 Punkte
5 = Korrekte Bewegung bzw. identisch mit der vorgezeigten Bewegung
4 = Ziel der Bewegung wird erreicht. Die aufgetretenen Fehler beeinträchtigen nicht den räumlichen Ablauf der Bewegung (korrekte räumliche Orientierung der Be-

wegung zum Zielobjekt [Werkzeug oder Körperteil], normale Gelenkkoordination und Bewegungsform).

3 = Ziel der Bewegung wird erreicht. Die aufgetretenen Fehler wirken sich in geringem Ausmass auf den räumlichen Bewegungsablauf aus, werden aber korrigiert.

2 = Ziel der Bewegung wird erreicht. Die aufgetretenen Fehler wirken sich in geringem Ausmass auf den räumlichen Bewegungsablauf aus und werden nicht korrigiert.

1 = Ziel der Bewegung wird nicht erreicht. Die Fehler wirken sich deutlich auf den Bewegungsablauf aus oder die Bewegung ist inhaltlich inkorrekt.

0 = Keine Bewegung oder nicht wiedererkennbare Bewegung.

AST: dichotome Skala (0-1), 12 Items, maximale Punktzahl = 12 Punkte

1 =
- Normale Bewegung
- Leichte Verlangsamung oder diskrete räumliche Fehler (z. B. verminderte Amplituden) sind erlaubt
- Diskrete Extrabewegungen oder Auslassungen dürfen vorkommen
- Auch bei kurzen Substitutionen oder Perseverationen, die korrigiert werden, wird der Punkt noch gegeben

0 =
- Körperteil-als-Objekt Fehler
- Erhebliche räumliche Fehler, unkorrigierte Extrabewegungen und Auslassungen, falsche Schlussposition, Substitutionen und Perseverationen
- Amorphe oder suchende Bewegungen ohne Bezug zur verlangten Geste

Subskalen

Die 48 Items des TULIA sind den Subskalen „Imitation bedeutungsloser Gesten", „Imitation kommunikativer Gesten", „Imitation werkzeugbezogener Gesten", „Pantomime bedeutungsloser Gesten", „Pantomime kommunikativer Gesten", „Pantomime werkzeugbezogener Gesten" zugeordnet.

Der AST umfasst 12 Items und repräsentiert alle semantischen Kategorien: 1 bedeutungslose, 3 kommunikative und 8 werkzeugbezogene Gesten.

Reliabilität (Zuverlässigkeit)

TULIA:

Die Intertester-Reliabilität und die interne Konsistenz wurden bei 52 Patienten mit Schlaganfall und 12 gesunden Probanden untersucht. Dabei ergab sich für die meisten Items (n=44) eine gute bis sehr gute (gewichtete Kappa-Koeffizienten K_w von 0.65-0.99) und nur für wenige (n=4) eine ausreichende bis mässige (K_w von 0.35-0.50) Intertester-Reliabilität auf Item-Level.

Die interne Konsistenz wurde für die verschiedenen Subtests berechnet und war ausreichend bis sehr gut (α=0.67-0.96).

Die Test-Retest-Reliabilität wurde geprüft indem 20 Patienten nach Schlaganfall innerhalb von 24 Stunden 2x untersucht wurden durch 1 erfahrenen Tester und ist als gut bis sehr gut einzustufen (K_w 0.30-1.0).

AST:

Die Test-Retest-Reliabilität und die interne Konsistenz wurden bei 31 Patienten nach Schlaganfall untersucht. Eine hohe signifikante Korrelation (r=0.95, p<0.001) zwischen den 12 Items des AST und den entsprechenden Items innerhalb des TULIA weist auf eine gute Test-Retest-Reliabilität hin. Die interne Konsistenz für die totale Skala ist hoch (Cronbachs Alpha =0.92).

Validität (Gültigkeit)

TULIA:
Die Validierung des Tests erfolgte mithilfe einer Stichprobe von 133 Schlaganfall-Patienten (84 links- und 49 rechtshemisphärisch) sowie 50 gesunden Probanden (Vanbellingen et al. 2010).

Die Kriteriumsvalidität wurde anhand von ausgewählten Kriterien basierend auf allgemein akzeptierten klinischen Fakten untersucht. Die gewählten Kriterien stützen sich auf die Beobachtung, dass Beeinträchtigungen der Gestenproduktion primär durch ein kortikales Syndrom hervorgerufen werden und häufiger nach links- als nach rechtshemisphärischem Schlaganfall auftreten. Es konnte mithilfe des TULIA gezeigt werden, dass deutlich mehr links- als rechtshemisphärische Schlaganfallpatienten apraktische Defizite zeigten und diese zugleich auch ausgeprägter waren. Zudem waren Patienten mit kortikalen Läsionen deutlich stärker betroffen. Diese Ergebnisse zeigen, dass von einer guten Kriteriumsvalidität ausgegangen werden kann.

Zur Überprüfung der Konstruktvalidität wurde ein Teil der Patienten (21 links- und 12 rechtshemisphärisch betroffen) sowohl mit dem TULIA als auch mit dem Apraxie-Test von De Renzi (De Renzi et al. 1980) untersucht. Hierbei handelt es sich um einen Test, der ausschliesslich Imitationsaufgaben umfasst, wobei Finger- und Handbewegungen mit und ohne Bedeutung entweder statisch oder in einer Sequenz durchgeführt werden. Eine hohe Korrelation (r=0.82) zwischen den Gesamtscores der beiden Tests deutet auf eine gute Konstruktvalidität hin.

Basierend auf einer Stichprobe von 50 gesunden Probanden wurden verschiedene Cut-off-Werte definiert (Mittelwert minus 2 Standardabweichungen): <194: leichte Apraxie, <130: mittelschwere Apraxie, <65: schwere Apraxie. Cut-off-Werte wurden auch für den Imitationsteil (<95: Apraxie) und den pantomimischen Teil (<92) definiert.

AST:
Die Validität des AST wurde in einer Kohorte von 31 Schlaganfall-Patienten mittels Korrelationsanalyse und binärer Klassifizierung mit dem TULIA als Referenz untersucht (Vanbellingen et al. 2011).

Eine hochsignifikante Korrelation zwischen AST und TULIA (r=0.96, p<0.001) weist auf eine gute Konstruktvalidität hin.

Die binäre Klassifizierung zeigte eine fast perfekte diagnostische Genauigkeit des AST. Mit den Cut-off-Werten (<9 = leichte Apraxie und <5 = schwere Apraxie) wurde eine Spezifität von 100%, eine Sensitivität von 95%, ein positiv prädiktiver Wert von 100% und ein negativ prädiktiver Wert von 92% erreicht.

Zudem wurde die Konstruktvalidität (konvergent und divergent) bei Patienten mit einer Parkinson'schen Erkrankung, Hoehn und Yahr Stadien 1 bis 4 (n=111) untersucht (Vanbellingen et al. 2011). Signifikante moderate Korrelationen zwischen AST und UPDRS Teil II (ADL Aktivitäten) (r=0.5, p<0.01) und zwischen AST und Hoehn und Yahr Stadien (r=0.4, p<0.01) weisen auf eine gute konvergente Validität hin. Kein Zusammenhang wurde festgestellt zwischen AST und UPDRS Teil III (motorische Untersuchung) (r=0.1, p=0.1), was für eine gute divergente Validität des AST spricht.

Responsivität (Empfindlichkeit)

Keine Angaben

Beurteilung

Diagnostik/ Befund	**empfohlen**[1]
Ergebnis/ Verlauf	**teilweise empfohlen**[2]
Prognose	**nicht empfohlen**[3]

Kommentar

1) Sowohl TULIA als auch AST sind sehr geeignet, um apraktische Defizite zu identifizieren und eine Behandlung gezielt zu planen. Im Gegensatz zu anderen bestehenden Apraxie-Tests zeigen beide Tests die besten und ausführlichsten psychometrischen Eigenschaften.
Von einer Apraxie kann gesprochen werden bei einer Punktzahl des TULIA <194 Punkten und beim AST von <9 Punkten.
Für die Auswertung des TULIA wird eine Videoanalyse empfohlen und eine gewisse Erfahrung, d.h. Vertrautheit im Umgang mit apraktischen Patienten, ist hilfreich. Der TULIA eignet sich, um ein detailliertes Profil des apraktischen Patienten erstellen zu können. Der AST hat den grossen Vorteil, schnell und zuverlässig eine Apraxie erfassen zu können und ist für den klinischen therapeutischen Alltag besser geeignet.
2) Die Responsivität von TULIA und AST wurde noch nicht untersucht. Der TULIA eignet sich als Verlaufsmessung besser, da dieser über mehr Items verfügt und wahrscheinlich empfindlicher ist für Veränderungen.
3) Es liegen noch keine Studien zur prädiktiven Validität vor. Studien zeigen, dass die Spontanremission bei Apraxie nach Schlaganfall gering ist (Donkervoort et al. 2006; Bjorneby et al. 1985). Die Selbständigkeit, der Rehabilitationsprozess und Wiedereinstieg werden dadurch negativ beeinflusst (Saeki et al. 2004).

Interessant wäre es, die Intertester-Reliabilität des AST und die externe Validität beider Instrumente zu untersuchen, beispielsweise mit einem Vergleich der Selbständigkeit in den Aktivitäten des täglichen Lebens (ADL) mit den erreichten Punktzahlen in TULIA bzw. AST.

Literatur

Literatursuche: PubMed; 09/2011
Autor: Tim Vanbellingen

Vanbellingen, T., Bohlhalter, S. Apraxia in neurorehabilitation: Classification, assessment and treatment. NeuroRehabilitation. 2011;28:91-98.

Goldenberg, G. Apraxia. In Goldenberg, G., Miller, BL., eds. Neuropsychology and behavioral neurology. Amsterdam: Elsevier B.V. 2008:323-338.

Vanbellingen T., Kersten, B., Bellion, M., Temperli, P., Baronti, F., Müri, R., Bohlhalter, S. Impaired finger dexterity in Parkinson's disease is associated with praxis function. Brain Cogn. 2011 [epub].

Vanbellingen, T., Kersten, B. Van Hemelrijk, B., Van de Winckel, A., Bertschi, M., Müri, R. De Weerdt, W., Bohlhalter, S. Comprehensive assessment of gesture production: a new test of upper limb apraxia (TULIA). Eur J Neurol. 2010;17:59-66.

Vanbellingen, T., Kersten, B., Van de Winckel, A., Bellion, M., Baronti, F., Müri R., Bohlhalter, S. A new bedside test of gestures in stroke: the apraxia screen of TULIA (AST). J Neurol Neurosurg Psychiatry. 2011;82:389-392.

De Renzi, E., Motti, F., Nichelli, P. Imitating gestures: a quantitative approach to ideomotor apraxia. Arch Neurol. 1980;37(1):6-10.

Vanbellingen, T., Lungu, C., Lopez, G., Baronti, F., Müri, R., Hallett, M., Bohlhalter, S. Short and valid assessment of apraxia in Parkinson's disease. Parkinsonism Relat Disord. 2011 [epub]

Donkervoort, M., Dekker, J., Deelman, B. The course of apraxia and ADL functioning in left hemisphere stroke patients treated in rehabilitation centres and nursing homes. Clin Rehabil. 2006;20(12):1085-1093.

Bjorneby, E.R., Reinvang, I.R. Acquiring and maintaining self-care skills after stroke. The predictive value of apraxia. Scand J Rehabil Med. 1985;17(2):75-80.

Saeki, S., Hachisuka, K. Association between stroke location and return to work after first stroke. J Stroke Cerebrovascular Dis. 2004;13(4):160-163.

Tulia (Test of upper limb apraxia)

Quelle: Vanbellingen, T., Kersten, B. Van Hemelrijk, B., Van de Winckel, A., Bertschi, M., Müri, R. De Weerdt, W., Bohlhalter, S. Comprehensive assessment of gesture production: a new test of upper limb apraxia (TULIA). Eur J Neurol. 2010;17:59-66.

Name Patient: **Testdatum:**
Name Untersucher:
Diagnose (inkl. Läsionslokalisation):

Imitation

Bedeutungslose Gesten
Instruktion: "Bedeutungslose Gesten werden spiegelbildlich vorgemacht, ahmen Sie diese so präzise wie möglich nach"

Items	0	1	2	3	4	5
1. Zeigefinger auf Nase						
2. Daumenspitze gestreckt auf Stirn, Finger zeigen nach oben						
3. Flache Hand unter Kinn						
4. Hand flach auf den Kopf						
5. Hand heben, Unterarm bleibt auf Tisch						
6. Kleinfinger abspreizen						
7. Arm gestreckt seitwärts bis auf Schulterhöhe anheben						
8. Mittelfinger anheben						

/40

Intransitive (kommunikative) Gesten
Instruktion: "Kommunikative Gesten werden spiegelbildlich vorgemacht, ahmen Sie diese so präzise wie möglich nach"

Items	0	1	2	3	4	5
1. Bekreuzigen						
2. Zeigen, dass jemand spinnt						
3. Staub von der rechten/linken Schulter wischen						
4. Salutieren						
5. Autostopp machen						
6. "Stop" zeigen						
7. Mit den Fingern schnipsen						
8. Auf einen fliegenden Vogel in der Luft zeigen						

/40

Transitive (werkzeugbezogene) Gesten

Instruktion: "Werkzeugbezogene Gesten werden spiegelbildlich vorgemacht, ahmen Sie diese so präzise wie möglich nach". "Stellen Sie sich vor, einen Gegenstand in der Hand zu halten, gebrauchen Sie nicht Ihre Finger als Werkzeug"

Items	0	1	2	3	4	5
1. Schnaps trinken						
2. Haare kämmen						
3. Telefon beantworten						
4. Eine Zigarette rauchen						
5. Einen Hammer benützen						
6. Eine Tür mit einem Schlüssel öffnen						
7. Eine Schere benützen						
8. Einen Stempel benützen						

/40

Pantomime

Bedeutungslose Gesten:

Instruktion: "Jetzt werden Ihnen bedeutungslose Gesten laut vorgesagt. Hören Sie gut zu und führen Sie die Gesten so präzise wie möglich aus"

Items	0	1	2	3	4	5
1. "Legen Sie die Hand flach auf den Kopf"						
2. "Legen Sie die Hand auf die rechte/linke Schulter"						
3. "Nehmen Sie das rechte/linke Ohrläppchen zwischen Daumen und Zeigefinger"						
4. "Setzen Sie den Daumen gestreckt auf die Stirn, die Finger zeigen nach oben"						
5. "Heben Sie den Arm gestreckt seitwärts bis auf Schulterhöhe an"						
6. "Beugen Sie den Ellenbogen und schauen Sie die Handinnenfläche an"						
7. "Heben Sie die Hand, der Unterarm bleibt auf dem Tisch liegen"						
8. "Heben Sie den Zeigefinger"						

/40

Intransitive (kommunikative) Gesten

Instruktion: "Jetzt werden Ihnen kommunikative Gesten laut vorgesagt. Hören Sie gut zu und führen Sie die Gesten so präzise wie möglich aus"

Items	0	1	2	3	4	5
1. "Salutieren Sie wie ein Soldat"						
2. "Werfen Sie mir einen Kuss zu"						
3. "Zeigen Sie, dass jemand spinnt"						
4. "Kratzen Sie sich am Kopf"						
5. "Zeigen Sie mir auf einen fliegenden Vogel in der Luft"						
6. "Winken Sie mir zu"						
7. "Zeigen Sie mir "Stopp" mit der Hand"						
8. "Drohen Sie mit der Hand"						

/40

Transitive (werkzeugbezogene) Gesten

Instruktion: "Jetzt stellen Sie sich wieder vor, einen Gegenstand in der Hand zu halten, und gebrauchen Sie nicht Ihre Finger als Werkzeug"

Items	0	1	2	3	4	5
1. "Putzen Sie sich die Zähne"						
2. "Kämmen Sie sich die Haare"						
3. "Essen Sie Suppe mit einem Löffel"						
4. "Rauchen Sie eine Zigarette"						
5. "Benützen Sie einen Schraubenzieher"						
6. "Öffnen Sie eine Tür mit einem Schlüssel"						
7. "Benützen Sie einen Stempel"						
8. "Schneiden Sie Brot"						

/40

/240

Auswertung

Trennwerte für Apraxie:

< 194: Leichte Apraxie
< 130: Mittelschwere Apraxie
< 65:   Schwere Apraxie

	Score
Normale Bewegung bzw. identisch mit der vorgezeigten Bewegung	5
Ziel der Bewegung wird erreicht. Die aufgetretenen Fehler beeinträchtigen nicht den räumlichen Ablauf der Bewegung (korrekte räumliche Orientierung der Bewegung zum Zielobjekt [Werkzeug oder Körperteil], normale Gelenkkoordination und Bewegungsform). Die Bewegung ist langsam, zögernd, roboterhaft, ungeschickt, mit geringen räumlichen Fehlern wie bspw. reduzierter Amplitude.	4
Ziel der Bewegung wird erreicht. Die aufgetretenen Fehler wirken sich in geringem Ausmass auf den räumlichen Bewegungsablauf aus, werden aber korrigiert. Extra-Bewegungen und Auslassungen (vor allem distal), selbst kurze inhaltliche Fehler (Substitutionen, Perseverationen) können auftreten, werden aber im Verlaufe der Bewegung korrigiert.	3
Ziel der Bewegung wird erreicht. Die aufgetretenen Fehler wirken sich in geringem Ausmass auf den räumlichen Bewegungsablauf aus und werden nicht korrigiert. Body-part-as-object Fehler, Extra-Bewegungen und Auslassungen (vor allem distal) treten auf und werden nicht mehr korrigiert.	2
Ziel der Bewegung wird nicht erreicht. Die Fehler wirken sich deutlich auf den Bewegungsablauf aus oder die Bewegung ist inhaltlich inkorrekt. Endposition ist falsch, grobe Fehler in der räumlichen Orientierung, überschiessende und Extra-Bewegungen (vor allem proximal). Das globale Bewegungsmuster ist jedoch noch erkennbar. Persistierende Substitutionen und Perseverationen treten auf.	1
Keine Bewegung oder nicht wiedererkennbare Bewegung. Suchende und amorphe Bewegungen ohne zeitliche oder räumliche Beziehung zur verlangten Geste.	0

Apraxia Screen of TULIA (AST)

Quelle: Vanbellingen, T., Kersten, B., Van de Winckel, A., Bellion, M., Baronti, F., Müri R., Bohlhalter, S. A new bedside test of gestures in stroke: the apraxia screen of TULIA (AST). J Neurol Neurosurg Psychiatry. 2011;82:389-392.

Name Patient: **Testdatum:**
Name Untersucher:
Diagnose (inkl. Läsionslokalisation):

Imitation

Allgemeine Instruktion: "Sieben Gesten werden spiegelbildlich vorgemacht, ahmen Sie diese so präzise wie möglich nach"

	rechts	links
1. Daumenkuppe gestreckt auf die Stirn, Fingern zeigen nach oben		
2. Staub von der Schulter wischen		

Zusätzliche Instruktion: "Für die nächsten fünf Bewegungen stellen Sie sich vor, einen Gegenstand in der Hand zu halten, gebrauchen Sie nicht Ihre Finger als Werkzeug"

3. Aus einem Schnaps-Glas trinken		
4. Eine Zigarette rauchen		
5. Einen Hammer benützen		
6. Eine Schere benutzen		
7. Einen Poststempel benützen		

Pantomime

Allgemeine Instruktion: "Jetzt werden Ihnen Gesten laut vorgesagt. Hören Sie gut zu und führen Sie die Gesten so präzise wie möglich aus"

8. "Zeigen Sie dass jemand spinnt"*		
9. "Drohen Sie mit der Hand"**		

Zusätzliche Instruktion: "Jetzt stellen Sie sich wieder vor, einen Gegenstand in der Hand zu halten, und gebrauchen Sie nicht Ihre Finger"

10. "Putzen Sie sich die Zähne"		
11. "Kämmen Sie Ihre Haare"		
12. "Benutzen Sie einen Schraubenzieher"		
Gesamtscore		

Item 1 = bedeutungslos; 2,8,9 = intransitiv; 3-7 und 10-12 = transitiv
* repetitives Klopfen des Zeigefingers an der Schläfe (auch eine drehende Bewegung des Zeigefingers ist korrekt).
**erhobene geballte Faust (erhobener Zeigefinger oder flache Hand ist auch korrekt).

Auswertung

Dichotome Skala: **0** = nicht erfüllt, **1** = erfüllt
Maximale Punktzahl = **12**
Schwelle für Apraxie < **9***
Schwere Apraxie < **5**

Score **0** =
- o Vorkommen von Körperteil-als-Objekt Fehlern
- o Erhebliche räumliche Fehler, Extrabewegungen und Auslassungen, falsche Schlussposition, Substitutionen und Perseverationen
- o Amorphe oder suchende Bewegungen, ohne Beziehung zur verlangten Geste

Score **1** =
- o Normale Bewegung
- o Leichte Verlangsamung oder diskrete räumliche Fehler (z. B. verminderte Amplituden) sind erlaubt
- o Diskrete Extrabewegungen oder Auslassungen dürfen vorkommen
- o Auch bei kurzen Substitutionen oder Perseverationen, die korrigiert werden, wird der Punkt noch gegeben

---

*Alterniver Cut-off der Imitation < 5 bei schwerer Sprachverständnisstörung (kann vermutet werden, wenn bei Pantomime 3 oder mehr amorphe Bewegungen auftreten).

Vorstellungsfähigkeit: Deutsche Version des Fragebogens zur kinästhetischen und visuellen Vorstellungsfähigkeit (KVIQ-G)

Hintergrund

Decety und Grèzes (1999) definierten Bewegungsvorstellungen (BV, engl.: motor imagery) als dynamischen Zustand, bei dem ein bekannter Bewegungsablauf aus dem Arbeitsgedächtnis innerlich wiederholt wird, ohne sichtbaren motorischen Output (Decety et al. 1999). BV können unabhängig von anderen Therapien ausgeführt werden. Werden BV allerdings mit der aktiven Ausführung von Bewegungen in der Physio- oder Ergotherapie kombiniert, hat das positive Effekte auf die Erholung motorischer Funktionen nach einem Schlaganfall. In der Sportpsychologie werden BV seit Jahrzehnten eingesetzt und ihre Wirksamkeit wird immer häufiger in Interventionsstudien in der Neurorehabilitation untersucht bzw. in systematischen Literaturreviews zusammengefasst (Braun et al. 2006; Zimmermann-Schlatter et al. 2008).

Eng verknüpft mit den BV ist die Klarheit (engl.: vividness) oder Schärfe der sich vorgestellten Bewegungen. Um den Nutzen von BV für Patienten zu bestimmen, ist es wichtig, die Vorstellungsschärfe (VS) und ihre Veränderung während einer BV-Intervention zu evaluieren. Das kann mit Hilfe des Fragebogens zur kinästhetischen und visuellen Vorstellungsfähigkeit erfolgen. Der Originalfragebogen (Kinaesthetic and Visual Imagery Questionnaire, KVIQ) wurde 2007 von einer kanadischen Forschergruppe um Francine Malouin entwickelt (Malouin et al. 2007). Er basiert auf dem Movement Imagery Questionnaire (MIQ) aus der Sportpsychologie und wurde speziell auf Patienten mit körperlichen Einschränkungen angepasst (Hall et al. 1983). Für den KVIQ stehen eine lange (20 Bewegungen, KVIQ-G 20) und eine kurze Version (10 Bewegungen, KVIQ-G 10) mit jeweils zwei Subskalen (kinästhetisch, visuell) zur Verfügung. Im Jahr 2008 wurde der KVIQ ins Deutsche übersetzt und auf seine Gütekriterien (Test-Retest-Reliabilität, konkurrente Validität) überprüft (Schuster et al. 2011). Die deutsche Version heisst KVIQ-G.

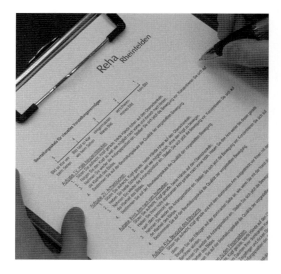

ICF-Klassifikation

Körperfunktionen
Vorstellungsfähigkeit von Bewegungen

b176 Mentale Funktionen, die die Durchführung komplexer Bewegungshandlungen betreffen
b260 Die Propriozeption betreffende Funktionen
b780 Mit den Funktionen der Muskeln und der Bewegung in Zusammenhang stehende Empfindungen

Praktikabilität

Patientengruppe
Englischer Originalfragebogen: Patienten nach Schlaganfall (Ischämie), nach Amputation oder Ruhigstellung einer unteren Extremität, mit erworbener Blindheit (Malouin et al. 2007), mit Mb. Parkinson (Randhawa et al. 2010).
Deutsche Version des KVIQ: Patienten nach Schlaganfall (Ischämie, Blutung), Hirntumoroperation, mit Mb. Parkinson, mit Multipler Sklerose (Schuster et al. 2011).

Zeitaufwand
Der Zeitaufwand ist abhängig von der selbständigen Bewegungsfähigkeit der zu untersuchenden Teilnehmer.
KVIQ-G 10: 15-20 Minuten.
KVIQ-G 20: 20-30 Minuten.

Kosten
Keine

Ausbildung
Gesamt ca. 3-4 Stunden. Die Ausbildung umfasst 1 Stunde direkte Fragebogeninstruktion mit einem Supervisor, 2-malige Hospitation und 2-malige Supervision bei der Durchführung mit Patienten.

Praktische Durchführung
Der KVIQ-G beinhaltet zwei Subskalen. Es wird immer die visuelle Subskala (Vorstellungsschärfe) vor der kinästhetischen Subskala (Bewegungsempfindung) durchgeführt. Alle Bewegungen müssen sich von der internen Perspektive her vorgestellt werden (wie durch die eigenen Augen betrachtet). Das Fragebogenmanual auf der beigefügten CD enthält die Beschreibung und die Instruktionen für das standardisierte 4-stufige Vorgehen:
(1) Tester zeigt die Bewegung 1 Mal praktisch vor.
(2) Patienten führen die Bewegung 1 Mal praktisch in der Standardausgangsstellung durch.
(3) Patienten stellen sich die Bewegung 1 Mal aus der internen Perspektive her vor.
(4) Patienten bestimmen die Schärfe bzw. Klarheit der sich vorgestellten Bewegung auf einer 5-stufigen Likertskala.

Dieses Vorgehen ist gleich für KVIQ-G 10 und für KVIQ-G 20. Alle Bewegungen werden im Sitzen durchgeführt (Stuhl oder Rollstuhl ohne Armlehne).
Können die Patienten die Bewegungen nicht selbständig im gewünschten Bewegungsausmass durchführen, hilft der Tester, die Bewegung vollständig auszuführen. Die manuelle Hilfestellung sollte so erfolgen, dass die Sicht der Patienten auf die von dem Tester bewegte Extremität nicht verdeckt wird. Dabei sollte Testerin bzw. Tester auf der Seite der betroffenen Extremität stehen und diese von unten führen.

BEACHTE! Bei der Bewertung werden den Patienten nicht die Zahlen der Bewertungsskala präsentiert sondern nur die entsprechende wörtliche Beschreibung.

Format
Selbstbeurteilung.

Skalierung
Ordinalskalierung mit 5-stufigen Likertskala für beide Subskalen.
Visuelle Subskala: 1 (kein Bild) bis 5 (Bild so klar wie beim Sehen).
Kinästhetische Subskala 1 (keine Empfindung) bis 5 (so intensiv wie beim Ausführen der Bewegung).
Totalsumme:
KVIQ-G 10: mind. 10 bis max. 25 Punkte ,
KVIQ-G 20: mind. 20 bis max. 50 Punkte

Subskalen
2 Subskalen: visuelle und kinästhetische Subskala.

Reliabilität (Zuverlässigkeit)

Alle in Tabelle 1 erwähnten Autoren untersuchten die Test-Retest-Reliabilität für die visuelle und kinästhetische Subskala und entsprechend für die kurze und lange KVIQ-Version. Bei Malouin et al. (2007) wurden die Fragebögen zweimal innerhalb von sieben bis 50 Tagen ausgefüllt, bei Randhawa et al. (2010) zweimal innerhalb von fünf bis 12 Tagen und bei Schuster et al. (under review) zweimal innerhalb von fünf bis 14 Tagen. Grundsätzlich ist die Zuverlässigkeit der kinästhetischen Subskala höher einzuschätzen als für die visuelle Subskala. Besonders deutlich wird das für Patienten mit langjährigen Erkrankungen, wie z. B. MS oder Mb. Parkinson. Sowohl die lange als auch die kurze Version sind einsetzbar.

	Untersuchte Gruppe	Visuelle Skala				Kinästhetische Skala			
		Lange Version		Kurze Version		Lange Version		Kurze Version	
		ICC	CI	ICC	CI	ICC	CI	ICC	CI
Malouin et al. (2007)*	19 Schlaganfallpatienten	0.81	0.57	0.82	0.59	0.89	0.75	0.88	0.79
	19 Gesunde	0.80	0.55	0.78	0.52	0.73	0.43	0.74	0.45
	46 Patienten nach Amputation, Ruhigstellung uEx, erworbene Blindheit	0.73	0.57	0.72	0.54	0.79	0.65	0.81	0.68
Randhawa et al. (2010)*	11 Patienten mit Mb. Parkinson	0.82	0.49	Nicht angegeben		0.95	0.83	Nicht angegeben	
Schuster et al. (under review)	17 Schlaganfallpatienten (subakut)	0.83	0.60–0.94	0.86	0.66-0.95	0.80	0.54–0.92	0.79	0.51–0.92
	34 Schlaganfallpatienten (chronisch)	0.84	0.71–0.92	0.82	0.67–0.90	0.75	0.56–0.87	0.80	0.64–0.89
	7 Patienten mit MS	0.43	-0.35-0.87	0.51	-0.67-0.94	0.95	0.75–0.99	0.92	0.66–0.99
	8 Patienten mit Mb. Parkinson	0.68	0.08–0.93	0.69	0.10–0.89	0.82	0.39–0.97	0.84	0.44–0.97

Tabelle 1: Test-Retest-Reliabilität für verschiedene Probandengruppen.
Legende: * = Autoren haben nur die untere Grenze der Konfidenzintervalle angegeben. ICC = Intraclass correlation coefficient, CI = Confidence interval, uEx = untere Extremität, MS = Multiple Sklerose, Mb. Parkinson = Morbus Parkinson.

Ein weiteres Mass der Reliabilität ist der Standardfehler des Fragebogens (SEM). Für die Originalversion wird dieser von Malouin et al. (2007) mit 4 Punkten (CI 3-6) für KVIQ 20 (visuell/kinästhetisch) und mit 2 Punkten (CI 1-3) für KVIQ 10 (visuell/kinästhetisch) angegeben.
Für die deutsche Version wird der SEM von Schuster et al. (under review) für KVIQ-G 10 (visuell/ kinästhetisch) mit 2.2 bzw. 2.4 Punkten angeben, sowie für KVIQ-G 20 (visuell/kinästhetisch) mit 1.6 bzw. 1.7.

Validität (Gültigkeit)

Wie im Abschnitt Hintergrund erwähnt, basiert der KVIQ auf dem bereits in der Sportpsychologie etablierten MIQ. Malouin et al. (2007) beschreiben für den KVIQ eine strukturelle Validität, die sie mit einer Faktoranalyse bestätigen. Alle Items der visuellen Subskala konnten mit dem 1. Faktor erklärt werden und alle Items der kinästhetischen Subskala mit dem 2. Faktor. Für beide Versionen (KVIQ 20, KVIQ 10) korrelierten die beiden Faktoren mit 0.46. Für KVIQ 20 konnten 63.4% der Varianz mit beiden Faktoren erklärt werden. Für KVIQ 10 waren es 67.7% der Varianz, die durch beide Faktoren erklärt werden konnten. Die interne Konsistenz des Fragebogens wurde für KVIQ 10 (visuell/ kinästhetisch) mit 0.89 und 0.87 (CI 0.83-0.92) angegeben. Für KVIQ 20 (visuell/ kinästhetisch) liegt Cronbachs Alpha bei 0.94 bzw. 0.92 (CI 0.90-0.96).
Randhawa et al. (2010) benutzten die revidierte Version des MIQ (MIQ-R) zum Nachweis der konkurrenten Validität. Dabei verwendeten sie die Totalsumme der visuellen und der kinästhetischen Subskala und korrelierten diese mit der Totalsumme des MIQ-R (Spearman Rangkorrelation r=0.93). Zusätzlich korrelierten sie visuelle (r=0.88) und kinästhetische Subskala (r=0.94) mit den entsprechenden Subskalen des MIQ-R.
Schuster et al. (under review) führten nach der offiziellen Übersetzung des KVIQ und dessen Anwendung an Patienten ebenfalls eine Faktoranalyse durch. Diese zeigte wie bei Malouin et al. eine zwei-faktorielle Struktur des Fragebogens. Beide Faktoren erklären 69.7% der Varianz und korrelieren mit r=0.36 miteinander. Die konkurrente Validitätsüberprüfung wurde mit der visuellen Skala des Imaprax-Fragebogens angestrebt (Fournier 2000; Fournier et al. 2008). Aufgrund der kleinen Stichprobe (N=19), die für die Überprüfung der Validität zur Verfügung stand, konnte eine nichtsignifikante Korrelation von r=0.32 berechnet werden. Die interne Konsistenz der deutschen Version wird für KVIQ-G 10 (visuell/kinästhetisch) mit 0.88 bzw. 0.92 (CI 0.83-0.94) angeben. Für KVIQ-G 20 (visuell/kinästhetisch) beträgt Crohnbachs Alpha 0.94 bzw. 0.96 (CI 0.92-0.97).

Responsivität (Empfindlichkeit)

Daten zur Responsivität der Originalversion liegen nicht vor. Als ein Mass der Responsivität wurde von Schuster et al. (under review) für die deutsche Version die kleinste feststellbare Veränderung (engl.: minimal detectable change, MDC) angegeben. MDC beträgt für KVIQ-G 10 (visuell/ kinästhetisch) 4.3 bzw. 4.8 Punkte und für KVIQ-G 20 (visuell/ kinästhetisch) 6.2 bzw. 6.7 Punkte.

Beurteilung

Diagnostik/ Befund	teilweise empfohlen[1]
Ergebnis/ Verlauf	empfohlen
Prognose	nicht empfohlen

Kommentar

1) Zur Diagnostik der Vorstellungsfähigkeit sollte der KVIQ-G nicht als einziges Assessment eingesetzt werden. Weitere Assessments, wie z. B. mentale Rotationsfähigkeit (engl.: mental rotation) von Körperteilen oder Gegenständen sollten berücksichtigt werden.

Bewegungsvorstellungen sind ein komplexes Konstrukt und müssen den Patienten vor der Evaluierung mit dem KVIQ-G gut erklärt werden. Tester sollten deshalb über Grundkenntnisse von BV verfügen, einschliesslich BV-Trainingselemente und deren Kategorisierung. Der KVIQ und der KVIQ-G sind junge Fragebögen. Verschiedene Angaben zu den Qualitätsparametern stehen noch nicht zur Verfügung, z. B. Responsivität.

Generell kann man sagen, dass die visuelle Subskala höher bewertet wird als die kinästhetische Subskala. Die Test-Retest-Reliabilität zeigt höhere Werte für die kinästhetische Subskala für alle Patientengruppen. Im Gegensatz dazu sind die Reliabilitätswerte für die visuelle Subskala bei Patienten mit MS oder Mb. Parkinson deutlich tiefer. Die Werte für SEM sind für KVIQ-G geringer als für das kanadische Original.

Das Formular ist auf der CD-ROM zu finden.

Literatur

Literatursuche: PubMed; 10/2011
Autorin: Corina Schuster

Braun SM, Beurskens AJ, Borm PJ, Schack T, Wade DT. The effects of mental practice in stroke rehabilitation: a systematic review. Arch Phys Med Rehabil 2006; 87 (6):842-52.

Decety J, Grezes J. Neural mechanisms subserving the perception of human actions. Trends Cogn Sci 1999; 3 (5):172-8.

Fournier JF. IMAGIX: Multimedia Software For Evaluating the Vividness of Movement-Imagery. Percep Motor Skills 2000; 90 (2):367-70.

Fournier JF, Deremaux S, Bernier M. Content, characteristics and function of mental images. Psychol Sport Exerc 2008; 9 (6):734-48.

Hall CR, Pongrac J. Movement Imagery Questionnaire. London, Ontario, Canada: Faculty of Physical Education. University of Western Ontario; 1983.

Malouin F, Richards C, Jackson P, Lafleur M, Durand A, Doyon J. The Kinesthetic and Visual Imagery Questionnaire (KVIQ) for Assessing Motor Imagery in Persons with Physical Disabilities: A Reliability and Construct Validity Study. J Neurol Phys Ther 2007; 31 (1):20-9.

Randhawa B, Harris S, Boyd LA. The kinesthetic and visual imagery questionnaire is a reliable tool for individuals with parkinson disease. J Neurol Phys Ther 2010; 34 (3):161-7.

Schuster C, Lussi A, Wirth B, Ettlin T. Two assessments to evaluate imagery ability: translation, validity and test re-test reliability of the German KVIQ and Imaprax BMC Med Res Methodol 2011; under review.

Zimmermann-Schlatter A, Schuster C, Puhan M, Siekierka E, Steurer J. Efficacy of motor imagery in post-stroke rehabilitation: a systematic review. J Neuroeng Rehabil 2008; 5 (8).

Manual zum Fragebogen zur kinästhetischen und visuellen Vorstellungsfähigkeit (KVIQ)

Durchführung

Ziel dieses Fragebogens ist es, das Ausmass der Fähigkeit von Personen zu bestimmen, gedanklich vorgestellte Bewegungen zu visualisieren und zu fühlen. Er wurde für Personen mit reduzierter Mobilität oder mit physischen Behinderungen entwickelt. Der Fragebogen enthält eine Skala für visuelles und eine Skala für kinästhetisches Vorstellungsvermögen. Dieser Fragebogen ist **NICHT** zum selbständigen Ausfüllen bestimmt. Es gibt keine richtigen oder falschen Antworten. Alle Bewegungen werden aus einer sitzenden Position heraus eingeschätzt.

Die lange Version (KVIQ-20) umfasst 20 Aufgaben (10 Bewegungen für jede Skala) und die kurze Version (KVIQ-10) umfasst 10 Aufgaben (5 Bewegungen für jede Skala).

Der/die UntersucherIn informiert die Probanden, dass bei jeder Aufgabe folgendermassen vorgegangen wird:
„1. Ich werde Sie bitten, die Startposition einzunehmen.
2. Ich werde ihnen eine Bewegung vorzeigen und sie danach bitten, diese Bewegung aus der Sitzposition heraus auszuführen.
Führen Sie die Bewegung **nur einmal** aus. *(Wiederholen Sie, dass die Bewegung wirklich nur einmal ausgeführt werden soll. Die Probanden neigen dazu, die Bewegung auszuführen, während der/die UntersucherIn diese vorführt und wiederholen sie danach.)*
3. Sie nehmen erneut die Startposition ein und **stellen sich vor**, dass Sie die Bewegung machen, welche Sie soeben ausgeführt haben. Führen Sie die Bewegung nicht wirklich aus. Stellen Sie es sich nur einmal vor.
4. Zum Schluss werden Sie gebeten, auf einer Ordnungsskala mit 5 Punkten die Klarheit der visuellen Vorstellung (Aufgabe V1 bis V10) oder die Intensität der Wahrnehmung, welche mit der vorgestellten Bewegung verbunden ist (Aufgabe K1 bis K10), einzustufen."

Die Beurteilungsskala sollte verbal beschrieben werden und nicht anhand der Zahlen vorgestellt werden. In einzelnen Fällen (Personen mit Kommunikationsproblemen) kann die Skala visuell präsentiert werden. Aber verwenden Sie immer die Beschreibungen (Zahlen abdecken).
Der/die ProbandIn sollte sich die Bewegung aus der Ich-Perspektive vorstellen (als ob er/sie die Bewegung ausführen würde). Um dies sicher zu stellen, bitten Sie den/die ProbandenIn, zu beschreiben, was er/sie empfindet. Ein Beispiel: Aufgabe 4 (Ellenbogen beugen); hier sollte der/die ProbandIn etwa erwähnen, dass er/sie die Innenfläche der Hand sieht. Wenn Zweifel bestehen, wiederholen Sie diesen Fragentyp mit anderen Bewegungen.

Wenn Probanden nicht in der Lage sind, die verlangte Bewegung mit einer Körperseite auszuführen (z.B. betroffener Körperteil einer Person nach Schlaganfall), bitten Sie diese, die Bewegung zu simulieren oder der Bewegung mit der gesunden Seite nachzuhelfen. Falls dies ebenfalls nicht möglich ist, kann der/die UntersucherIn das betroffene Körperteil passiv bewegen. Halten Sie auf dem entsprechenden Protokollbogen fest, welche Aufgaben anhand des eben erwähnten Vorgehens erhoben wurden (z.B. Hilft der Bewegung mit der gesunden Seite nach oder Untersucher bewegt die Extremität).

Die Bewegung sollte im angenehmen Bewegungsausmass durchgeführt werden und keinen Schmerz verursachen (z.B. Arm anheben bei Personen nach Schlaganfall).
Wenn auf keiner Körperseite eine Bewegung möglich ist (z.B. Paraplegie, Tetraplegie), wird die verbale Beschreibung der Bewegung zusammen mit der visuellen Demonstration durch den/die Untersucher/in vorgeschlagen.
Um die Ich-Perspektive zu verstärken, könnte der/die Untersucher/in die Bewegung vorführen, indem er seitlich neben dem Probanden anstatt gegenüber sitzt.

Die Aufgaben sollen in der Reihenfolge des Fragebogens unter Berücksichtigung der dominante/nicht-dominanten Hand oder Fuss des/der Patient/in präsentiert werden.
Verwenden Sie nicht die Ausdrücke ‚dominant' und ‚nicht dominant', sondern sprechen Sie beim Beschreiben der Bewegungen von **„rechte Seite"** oder **„linke Seite"**, je nach dem, was adäquat ist. Beachten Sie, dass bei Patienten nach Schlaganfall die dominante bzw. nicht-dominante Seite aufgrund des **Status vor** dem Schlaganfall bestimmt wird. Vergewissern Sie sich, dass Sie auf dem Frageprotokoll festgehalten haben, welches die dominante Seite und welches die betroffene Seite ist.

Im Validierungsprozess des KVIQ wurde immer zuerst die Beurteilungsskala für visuelles Vorstellungsvermögen und danach die Beurteilungsskala für kinästhetisches Vorstellungsvermögen präsentiert (Malouin 2007).

Bitte beachten: Es sollte abwechslungsweise auf der dominanten und auf der nicht-dominanten Seite getestet werden. Wenn die beiden Seiten verglichen werden sollen, können Aufgaben, welche sich auf die oberen und unteren Extremitäten beziehen (Beurteilungsskala für visuelles Vorstellungsvermögen: 3V, 4V, 5V und 7V, 8V, 9V, 10V und Beurteilungsskala für kinästhetisches Vorstellungsvermögen: 3K, 4K, 5K und 7K, 8K, 9K, 10K) folgendermassen bilateral getestet werden:
Beurteilen Sie die Aufgaben 3, 4, 5 wie angegeben und wiederholen Sie anschliessend die Bewegungen der Aufgaben 3, 4, 5 auf der anderen Seite. Ebenso für die Aufgaben 7, 8, 9, 10. Wiederholen Sie auch diese anschliessend für die andere Seite. Mit diesem Vorgehen wird verhindert, dass dieselbe Bewegung zweimal hintereinander ausgeführt wird.

Beschreibungen und Skalen der Bewegungsvorstellung (motor imagery)

Beurteilungsskala für visuelles Vorstellungsvermögen

5	4	3	2	1
Bild so klar wie beim Sehen	Bild fast so klar wie beim Sehen	einigermassen klares Bild	verschwom-menes Bild	kein Bild

Beurteilungsskala für kinästhetisches Vorstellungsvermögen

5	4	3	2	1
so intensiv wie beim Ausführen der Bewegung	fast so intensiv wie beim Ausführen der Bewegung	einigermassen intensiv	mässig intensiv	keine Empfindung

KVIQ-20		Bewegungen	KVIQ-10	
1 V	1 K	Hals beugen/strecken		
2 V	2 K	Achselzucken		
3 Vnd	3 Knd	Arm nach vorn hochheben	3 Vnd	3 Knd
4 Vd	4 Kd	Ellbogen beugen		
5 Vd	5 Kd	Daumen zu Fingerspitzen bringen	5 Vd	5 Kd

*Wiederholen Sie Aufgabe 3, 4, 5 mit der anderen Seite.

6 V	6 K	Rumpfbeugung nach vorn	6 V	6 K
7 Vnd	7 Knd	Knie strecken		
8 Vd	8 Kd	Bein abspreizen	8 Vd	8 Kd
9 Vnd	9 Knd	Fuss auftippen	9 Vnd	9 Knd
10 Vd	10 Kd	Fussdrehung nach aussen		

*Wiederholen Sie Aufgabe 7, 8, 9, 10 mit der anderen Seite.

d: dominant
nd: nicht dominant
*: für bilaterale Beurteilung der Extremitätenbewegungen

Referenz: Malouin F, Richards CL, Jackson PL, Lafleur MF, Durand A, Doyon J. The Kinesthetic and Visual Imagery Questionnaire (KVIQ) for Assessing Motor Imagery in Persons with Physical Disabilities: A reliability and Construct Validity Study. Journal of Neurologic Physical Therapy 2007; 31:20-29.

Beurteilungsskala für visuelles Vorstellungsvermögen

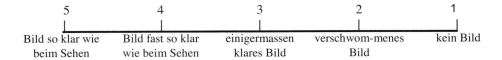

5	4	3	2	1
Bild so klar wie beim Sehen	Bild fast so klar wie beim Sehen	einigermassen klares Bild	verschwom-menes Bild	kein Bild

Aufgabe 1V. Hals beugen/strecken
1. Sitzen Sie aufrecht, Kopf gerade, beide Hände ruhen auf den Oberschenkeln.
2. Neigen Sie den Kopf so weit wie möglich nach vorne und danach nach hinten.
3. Nehmen Sie wieder die Anfangsposition ein. Stellen Sie sich jetzt die Bewegung vor. Konzentrieren Sie sich auf die Klarheit des Bildes.
4. Bestimmen Sie auf der Beurteilungsskala die Qualität der vorgestellten Bewegung.

Aufgabe 2V. Achselzucken
1. Sitzen Sie aufrecht, Kopf gerade, beide Hände ruhen auf den Oberschenkeln.
2. Heben Sie beide Schultern so weit wie möglich hoch, ohne den Kopf zu bewegen.
3. Nehmen Sie wieder die Anfangsposition ein. Stellen Sie sich jetzt die Bewegung vor. Konzentrieren Sie sich auf die Klarheit des Bildes.
4. Bestimmen Sie auf der Beurteilungsskala die Qualität der vorgestellten Bewegung.

Aufgabe 3Vnd. Arm nach vorn hochheben
1. Sitzen Sie aufrecht, Kopf gerade, beide Hände auf den Oberschenkeln.
2. Heben Sie Ihren nicht-dominanten Arm gerade nach vorne hoch. Heben Sie den Arm weiter bis dieser gerade nach oben gestreckt ist.
3. Nehmen Sie wieder die Anfangsposition ein. Stellen Sie sich jetzt die Bewegung vor. Konzentrieren Sie sich auf die Klarheit des Bildes.
4. Bestimmmen Sie auf der Beurteilungsskala die Qualität der vorgestellten Bewegung.

Aufgabe 4Vd. Beugung des Ellbogens
1. Sitzen Sie aufrecht, Kopf gerade und mit dem dominanten Arm ausgestreckt vor Ihnen mit der Handfläche nach oben.
2. Beugen Sie den Ellbogen auf der dominanten Seite an, wie wenn Sie mit der Hand die Schulter auf dieser Seite Berühren würden.
3. Nehmen Sie wieder die Anfangsposition ein. Stellen Sie sich jetzt die Bewegung vor. Konzentrieren Sie sich auf die Klarheit des Bildes.
4. Bestimmen Sie auf der Beurteilungsskala die Qualität der vorgestellten Bewegung.

Aufgabe 5Vd. Daumen zu den Fingerspitzen
1. Sitzen Sie aufrecht, Kopf gerade, beide Hände auf den Oberschenkeln mit den Handinnenflächen nach oben.
2. Berühren Sie mit dem Daumen Ihrer dominanten Hand eine Fingerspitze nach der andern derselben Hand. Beginnen Sie mit dem Zeigefinger und rücken Sie pro Sekunde einen Finger vor.
3. Nehmen Sie wieder die Anfangsposition ein. Stellen Sie sich jetzt die Bewegung vor. Konzentrieren Sie sich auf die Klarheit des Bildes.
4. Zeigen Sie auf der Beurteilungsskala die Qualität der vorgestellten Bewegung.

*Wiederholen Sie Aufgabe 3, 4, 5 mit der anderen Seite.

Beurteilungsskala für visuelles Vorstellungsvermögen

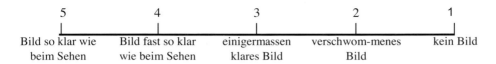

5	4	3	2	1
Bild so klar wie beim Sehen	Bild fast so klar wie beim Sehen	einigermassen klares Bild	verschwom-menes Bild	kein Bild

Aufgabe 6V. Rumpfbeugung nach vorn
1. Sitzen Sie aufrecht, Kopf gerade, beide Hände ruhen auf den Oberschenkeln.
2. Beugen Sie den Oberkörper soweit wie möglich nach vorn und richten sich wieder auf.
3. Nehmen Sie wieder die Anfangsposition ein. Stellen Sie sich jetzt die Bewegung vor. Konzentrieren Sie sich auf die Klarheit des Bildes.
4. Bestimmen Sie auf der Beurteilungsskala die Qualität der vorgestellten Bewegung.

Aufgabe 7Vnd. Knie strecken
1. Sitzen Sie aufrecht, Kopf gerade, beide Hände ruhen auf den Oberschenkeln.
2. Strecken Sie das Knie auf der nicht dominanten Seite, indem Sie den Unterschenkel soweit wie möglich bis zur Horizontalen anheben und dann wieder sinken lassen.
3. Nehmen Sie wieder die Anfangsposition ein. Stellen Sie sich jetzt die Bewegung vor. Konzentrieren Sie sich auf die Klarheit des Bildes.
4. Bestimmen Sie auf der Beurteilungsskala die Qualität der vorgestellten Bewegung.

Aufgabe 8Vd. Bein abspreizen
1. Sitzen Sie aufrecht, Kopf gerade, beide Hände ruhen auf den Oberschenkeln.
2. Spreizen Sie das Bein Ihrer dominanten Seite etwa 30 cm zur Seite ab und stellen es anschliessend wieder zurück.
3. Nehmen Sie wieder die Anfangsposition ein. Stellen Sie sich jetzt die Bewegung vor. Konzentrieren Sie sich auf die Klarheit des Bildes.
4. Bestimmen Sie auf der Beurteilungsskala die Qualität der vorgestellten Bewegung.

Aufgabe 9Vnd. Fuss tippen
1. Sitzen Sie aufrecht, Kopf gerade, beide Hände ruhen auf den Oberschenkeln.
2. Tippen Sie mit dem Fuss der nicht-dominanten Seite dreimal auf den Boden; ungefähr einmal pro Sekunde. Bleiben Sie dabei mit der Ferse auf dem Boden.
3. Nehmen Sie wieder die Anfangsposition ein. Stellen Sie sich jetzt die Bewegung vor. Konzentrieren Sie sich auf die Klarheit des Bildes.
4. Bestimmen Sie auf der Beurteilungsskala die Qualität der vorgestellten Bewegung.

Aufgabe 10Vd. Fuss nach aussen drehen
1. Sitzen Sie aufrecht, Kopf gerade, beide Hände ruhen auf den Oberschenkeln.
2. Drehen Sie die Fussspitze der dominanten Seite soweit wie möglich nach aussen, ohne dass Sie die Ferse bewegen.
3. Nehmen Sie wieder die Anfangsposition ein. Stellen Sie sich jetzt die Bewegung vor. Konzentrieren Sie sich auf die Klarheit des Bildes.
4. Bestimmen Sie auf der Beurteilungsskala die Qualität der vorgestellten Bewegung.

*Wiederholen Sie Aufgabe 7, 8, 9, 10 mit der anderen Seite.

Beurteilungsskala für kinästhetisches Vorstellungsvermögen

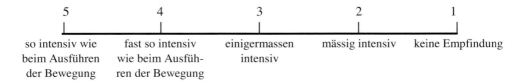

5	4	3	2	1
so intensiv wie beim Ausführen der Bewegung	fast so intensiv wie beim Ausführen der Bewegung	einigermassen intensiv	mässig intensiv	keine Empfindung

Aufgabe 1K. Hals beugen/strecken
1. Sitzen Sie aufrecht, Kopf gerade, beide Hände ruhen auf den Oberschenkeln.
2. Neigen Sie den Kopf so weit wie möglich nach vorne und danach nach hinten.
3. Nehmen Sie wieder die Anfangsposition ein. Stellen Sie sich jetzt die Bewegung vor. Konzentrieren Sie sich auf die Intensität der Empfindungen.
4. Bestimmen Sie auf der Beurteilungsskala die Qualität der vorgestellten Bewegung.

Aufgabe 2K. Achselzucken
1. Sitzen Sie aufrecht, Kopf gerade, beide Hände ruhen auf den Oberschenkeln.
2. Heben Sie beide Schultern so weit wie möglich hoch, ohne den Kopf zu bewegen.
3. Nehmen Sie wieder die Anfangsposition ein. Stellen Sie sich jetzt die Bewegung vor. Konzentrieren Sie sich auf die Intensität der Empfindungen.
4. Bestimmen Sie auf der Beurteilungsskala die Qualität der vorgestellten Bewegung.

Aufgabe 3Knd. Arm nach vorn hochheben
1. Sitzen Sie aufrecht, Kopf gerade, beide Hände auf den Oberschenkeln.
2. Heben Sie Ihren nicht-dominanten Arm gerade nach vorne hoch. Heben Sie den Arm weiter bis dieser gerade nach oben gestreckt ist.
3. Nehmen Sie wieder die Anfangsposition ein. Stellen Sie sich jetzt die Bewegung vor. Konzentrieren Sie sich auf die Intensität der Empfindungen.
4. Bestimmen Sie auf der Beurteilungsskala die Qualität der vorgestellten Bewegung.

Aufgabe 4Kd. Beugung des Ellbogens
1. Sitzen Sie aufrecht, Kopf gerade und mit dem dominanten Arm ausgestreckt vor Ihnen mit der Handfläche nach oben.
2. Beugen Sie den Ellbogen auf der dominanten Seite an, wie wenn Sie mit der Hand die Schulter auf dieser Seite Berühren würden.
3. Nehmen Sie wieder die Anfangsposition ein. Stellen Sie sich jetzt die Bewegung vor. Konzentrieren Sie sich auf die Intensität der Empfindungen.
4. Bestimmen Sie auf der Beurteilungsskala die Qualität der vorgestellten Bewegung.

Aufgabe 5Kd. Daumen zu den Fingerspitzen
1. Sitzen Sie aufrecht, Kopf gerade, beide Hände auf den Oberschenkeln mit den Handinnenflächen nach oben
2. Berühren Sie mit dem Daumen Ihrer dominanten Hand eine Fingerspitze nach der andern derselben Hand. Beginnen Sie mit dem Zeigefinger und rücken Sie pro Sekunde einen Finger vor.
3. Nehmen Sie wieder die Anfangsposition ein. Stellen Sie sich jetzt die Bewegung vor. Konzentrieren Sie sich auf die Intensität der Empfindungen.
4. Bestimmen Sie auf der Beurteilungsskala die Qualität der vorgestellten Bewegung.

*Wiederholen Sie Aufgabe 3, 4, 5 mit der anderen Seite.

Beurteilungsskala für kinästhetisches Vorstellungsvermögen

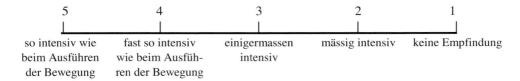

5	4	3	2	1
so intensiv wie beim Ausführen der Bewegung	fast so intensiv wie beim Ausführen der Bewegung	einigermassen intensiv	mässig intensiv	keine Empfindung

Aufgabe 6K. Rumpfbeugung nach vorn
1. Sitzen Sie aufrecht, Kopf gerade, beide Hände auf den Oberschenkeln.
2. Beugen Sie den Rumpf von der Hüfte aus soweit als möglich nach vorne und richten sich wieder auf.
3. Nehmen Sie wieder die Anfangsposition ein. Stellen Sie sich jetzt die Bewegung vor. Konzentrieren Sie sich auf die Intensität der Empfindungen.
4. Bestimmen Sie auf der Beurteilungsskala die Qualität der vorgestellten Bewegung.

Aufgabe 7Knd. Knie strecken
1. Sitzen Sie aufrecht, Kopf gerade, beide Hände auf den Oberschenkeln.
2. Strecken Sie das Knie auf der nicht-dominanten Seite, indem Sie den Unterschenkel soweit wie möglich bis zur Horizontalen anheben und dann wieder sinken lassen.
3. Nehmen Sie wieder die Anfangsposition ein. Stellen Sie sich jetzt die Bewegung vor. Konzentrieren Sie sich auf die Intensität der Empfindungen.
4. Bestimmen Sie auf der Beurteilungsskala die Qualität der vorgestellten Bewegung.

Aufgabe 8Kd. Bein abspreizen
1. Sitzen Sie aufrecht, Kopf gerade, beide Hände auf den Oberschenkeln.
2. Spreizen Sie das Bein Ihrer dominanten Seite etwa 30 cm zur Seite ab und stellen es anschliessend wieder zurück.
3. Nehmen Sie wieder die Anfangsposition ein. Stellen Sie sich jetzt die Bewegung vor. Konzentrieren Sie sich auf die Intensität der Empfindungen.
4. Bestimmen Sie auf der Beurteilungsskala die Qualität der vorgestellten Bewegung.

Aufgabe 9Knd. Fuss auftippen
1. Sitzen Sie aufrecht, Kopf gerade, beide Hände auf den Oberschenkeln.
2. Klopfen Sie mit dem Fuss der nicht-dominanten Seite dreimal auf den Boden; ungefähr einmal pro Sekunde. Lassen Sie dabei die Ferse auf dem Boden.
3. Nehmen Sie wieder die Anfangsposition ein. Stellen Sie sich jetzt die Bewegung vor. Konzentrieren Sie sich auf die Intensität der Empfindungen.
4. Bestimmen Sie auf der Beurteilungsskala die Qualität der vorgestellten Bewegung.

Aufgabe 10Kd. Fuss nach aussen drehen
1. Sitzen Sie aufrecht, Kopf gerade, beide Hände auf den Oberschenkeln.
2. Drehen Sie mit den Fuss der dominanten Seite soweit wie möglich nach aussen, ohne dass Sie die Ferse bewegen.
3. Nehmen Sie wieder die Anfangsposition ein. Stellen Sie sich jetzt die Bewegung vor. Konzentrieren Sie sich auf die Intensität der Empfindungen.
4. Bestimmen Sie auf der Beurteilungsskala die Qualität der vorgestellten Bewegung.

*Wiederholen Sie Aufgabe 7, 8, 9, 10 mit der anderen Seite.

Kognitive Funktionen:
Mini Mental Status Test (MMST)

Hintergrund

Der Mini Mental Status Test (MMST) wurde 1975 von Folstein entwickelt und ist ein Fragebogen zur Erfassung von kognitiven Funktionen. Synonyme sind Minimental Test, Minimental-State-Examination-Test (MMSE), oder Folsteintest.

Der Fragebogen wird vom Patienten, begleitet durch den Therapeuten, beantwortet. Er beinhaltet elf Fragen und prüft relativ schnell die kognitiven Funktionen eines Patienten, wie Orientierung, Merkfähigkeit, Aufmerksamkeit, Erinnerungsfähigkeit und Sprache. Der MMST kann bei älteren Patienten mit Verdacht auf eine Gedächtnisstörung, sowie Patienten mit einer vorhandenen kognitiven Beeinträchtigung durchgeführt werden. Er wird zur Beurteilung von demenziellen Erkrankungen eingesetzt, jedoch nicht in der Diagnosestellung verschiedener Formen von Demenz.

Die Skalierung reicht von 0-30 Punkten, wobei 0 Punkte der schwerst-möglichen kognitiven Störung entspricht. Bei einer Punktzahl unterhalb von 24-26 Punkten liegt ein pathologisches kognitives Defizit vor, während eine Punktzahl bis 20 auf eine leichte Demenz und weniger als 10 Punkte auf eine schwere Form einer Demenz hinweisen.

Beurteilung

Diagnostik/ Befund   teilweise empfohlen[1]
Ergebnis/ Verlauf   teilweise empfohlen[2]
Prognose   teilweise empfohlen[3]

Kommentar

Es muss berücksichtigt werden, dass die Endpunktzahl von verschiedenen Faktoren beeinflusst wird. Abgesehen vom Geschlecht spielen neben dem Alter, die Erziehung und der kulturelle Hintergrund eine entscheidende Rolle. Weiter sollte bei der Testauswertung beachtet werden, dass zahlreiche Faktoren wie z.B. sensorische Einschränkungen des Patienten, Schmerzen, Scham und Scheu sowie die Abnahme der Gedächtnisleistung durch die Krankenhausatmosphäre, das Testergebnis beeinflussen können.

1) Trotz der hohen Intertester-Reliabilität kann dieser Test aufgrund der mässigen Validität nicht als alleiniger diagnostischer Test eingesetzt werden.
2) Aufgrund fehlender Resultate der Responsivität kann dieser Test nur teilweise im Bereich Ergebnis/ Verlauf eingesetzt werden.
3) Weitere wissenschaftliche Untersuchungen sind nötig.

Details in: Assessments in der Rehabilitation - Band 2: Bewegungsapparat, Oesch et al. 2011, Verlag Hans Huber

Krankheitsspezifische Messungen

	Seite	Empfehlungen		
		Diagnose	**Ergebnis**	**Prognose**
Neurologischer Schaden in der Akutphase nach CVI: National Institute of Health Stroke Scale (NIH-SS)	471	e	e	e
Neurologischer Schaden in der Akutphase nach CVI: European Stroke Scale (ESS)	479	e	e	e
Sensomotorische Funktionen nach Schlaganfall: Fugl-Meyer-Assessment (FMA)	486	e	e	te
Globale Erfassung der Behinderung: Modified Rankin Scale (MRS)	491	**ne**	**ne**	**ne**
Schlaganfall: Stroke Activity Scale (SAS)	495	**te**	**ne**	**na**
Symptome und Behinderung nach Schlaganfall: Stroke Impact Scale (SIS)	504	e	e	**na**
Krankheitsfolgen bei ALS: Amyotrophic Lateral Sclerosis Functional Rating Scale - Revised (ALSFRS-R)	515	e	te	e
Schwindel und Gleichgewichtsstörungen: Dizziness Handicap Inventory (DHI)	522	e	e	**ne**
Evaluation des subjektiven Gesundheitszustandes von MS-Patienten in physiotherapeutischer Behandlung: Multiple Sclerosis Questionnaire for Physiotherapists® (MSQPT®)	532	e	te	**ne**
Einschränkungen bei Multipler Sklerose: Expanded Disability Status Scale (EDSS) -("Kurtzke Scale")	540	e	te	**ne**
Ermüdbarkeit bei Multipler Sklerose: Fatigue Severity Scale (FSS)	546	e	e	**ne**
Symptome und Behinderung bei M. Parkinson: Parkinson's Disease Questionnaire 39 (PDQ-39)	552	e	e	**na**
Gangstörungen bei M. Parkinson: Freezing of gait questionnaire (FOGQ)	559	e	e	**ne**
M. Parkinson: Hoehn und Yahr Klassifizierung	564	**ne**	**ne**	**ne**
Allgemeiner Gesundheitszustand: SF-36	570	e	te	te
Partizipation/ Unterstützung und Beziehungen: Modified Caregiver Strain Index (CSI)	571	e	e	**ne**

Legende: e = empfohlen, te = teilweise empfohlen, ne = nicht empfohlen, na = nicht anwendbar, kA = keine Angaben

Neurologischer Schaden in der Akutphase nach CVI: National Institute of Health Stroke Scale (NIH-SS)

Hintergrund

Die NIH-SS ist eine standardisierte Messmethode neurologischer Funktionen zur Erhebung des Outcomes nach akutem Schlaganfall. Sie wurde als Messinstrument für die „tissueplasminogen activator"-Studie 1983 vom National Institute of Neurological Disease and Stroke eingeführt (Criddle et al. 2003). Die Skala wird verwendet, um die Erholung der Patienten mit einem akuten ischämischen Insult bei konventioneller Therapie zu untersuchen, indem verschiedene neurologische Ausfälle quantifiziert werden. Die 15 zu bewertenden Items beziehen sich auf 11 verschiedene Bereiche, welche sehr stark an den neurologischen Status angelehnt sind. Die NIH-SS wird vor allem in den USA als Verlaufsinstrument von wissenschaftlichen Studien eingesetzt.

Seit 2000 gibt es auch eine modifizierte NIH-SS (mNIHSS), die schon sehr gut untersucht worden ist (Lyden et al. 2004; Meyer et al. 2002).

Die Gütekriterien der Pediatric National Institutes of Health Stroke Scale PedNIHSS wurden durch Beslow et al. (2011) bei 75 Kindern aus den USA untersucht.

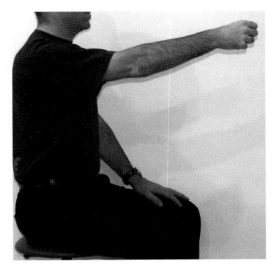

ICF-Klassifikation

Körperfunktionen
1a. Bewusstseinsgrad
1b. Bewusstseinsgrad-Fragen

1c. Bewusstseinsgrad-Befehle
2. Augenbewegungen
3. Gesichtsfeld
4. Motorik des Gesichts

b1100 Bewusstseinszustand
b1140 Orientierung (zeitlich)
b11420 Orientierung zum eigenen Selbst
b167 Kognitiv-sprachliche Funktionen
b2152 Funktionen der externen Augenmuskeln
b2101 Das Gesichtsfeld betreffende Funktionen
b730 Funktionen der Muskelkraft

5. Motorik des linken/ rechten Arms
6. Motorik des linken/ rechten Beines
7. Ataxie

8. Sensibilität
9. Sprache
10. Dysarthrie
11. Neglekt

b730   Funktionen der Muskelkraft
b730   Funktionen der Muskelkraft
b760   Funktionen der Kontrolle von Willkür-
       bewegungen
b1564 Taktile Wahrnehmung
b167   Kognitiv-sprachliche Funktionen
b320   Artikulationsfunktionen
b156   Funktion der Wahrnehmung,
       insbesondere
b1565 Räumlich visuelle Wahrnehmung
b114   Funktion der Orientierung

Praktikabilität

Patientengruppe
Patienten nach Hirnschlag (CVI)

Zeitaufwand
15 Minuten

Kosten
Keine

Ausbildung
ca. 2 Stunden
Schulungsvideos sind unter folgender Website erhältlich: http://www.thestrokegroup.com [09.04.2012]. Schulungsunterlagen können nach einer kurzen Registrierung kostenlos unter http://www.strokeassociation.org [09.04.2012] heruntergeladen werden.

Praktische Durchführung
Der Patient wird beobachtet, wobei er teilweise spezifische Fragen beantworten oder Aufträge ausführen soll. Die Bewertung erfolgt entsprechend den Kriterien pro Item.

Format
Funktionelle Leistung

Skalierung
Ordinalskala mit 3 bis 5 verschiedenen Stufen
Minimum: 0 Punkte (= keine Schädigung)

Maximum: 42 Punkte (= schwerste neurologische Beeinträchtigungen) d.h. je höher der Wert, umso schwerer die Folgen des Schlaganfalls.

Subskalen
Keine

Reliabilität (Zuverlässigkeit)

Goldstein et al. (1997) untersuchten die Reliabilität der NIH-SS von „Nicht-Neurologen", wobei auch bei Nicht-Neurologen (Ärzte und Pflegepersonal) eine hohe Reliabilität erreicht wurde (Intraobserver-Reliabilität: ICC von 0.93 und Interobserver-Reliabilität: ICC von 0.95). Auch diese Studie betonte die Wichtigkeit der Schulung (mit und ohne Video).
In einer Studie von Lyden et al. (1994) wird eine deutliche Verbesserung der Reliabilität erreicht, wenn bei der Schulung Videosequenzen verwendet werden.
Die geringste Reliabilität erreichten die Bereiche Bewusstseinsgrad, Motorik des Gesichtes, Ataxie und Dysarthrie (Kasner 2006).
Die unterschiedlichen Resultate betreffend Reliabilität von Brott und Goldstein lassen sich durch die unterschiedlichen Sample-Grössen, der angewendeten Version (Original versus modifizierte Form) und die Berufserfahrung der einzelnen Tester begründen (D'Olhaberriague et al. 1996).

Validität (Gültigkeit)

In der systematischen Review von Duncan et al. (2000) wird die NIH-SS als ein für Schlaganfall-Patienten valides und reliables Assessment beschrieben.

Bei der Untersuchung von Muir et al. (1996) wurden verschiedene Assessments verglichen, wobei die NIH-SS mit der besten prädiktiven Validität abschnitt. Ein Score von 13 Punkten gibt mit einer guten prädiktiven Validität an, ob Patienten selbständig werden können oder unselbständig bleiben werden.

Appelros (2007) untersuchte die Vorhersage der Aufenthaltsdauer aufgrund der NIH-SS-Werte. Bis zu einem NIH-SS-Wert von 19 war die Vorhersagekraft der Aufenthaltsdauer gross. Dies bestätigt, dass die Schwere der Schädigung ein guter Richtwert für die Aufenthaltsdauer ist. Diese Resultate können aber nicht verallgemeinert werden, da sie stark von der Strukturqualität der Kliniken sowie den Strukturen des Landes abhängen.

Ebenfalls wurde die Abhängigkeit der NIH-SS mit dem Infarktvolumen (aufgrund von CT- und MRI-Bildern) berechnet, welche mit $r=0.54$ als moderat bis gut beschrieben wurde (Saver et al. 1999). Als weitere beeinflussende Faktoren wurden u.a. das Alter und die Infarkt-Lokalisation beschrieben.

Die meisten Empfehlungen betreffend Validität beziehen sich auf die Studie von Brott et al. (1989), in der die Validität je nach untersuchtem Bereich als unterschiedlich gut bezeichnet wurde.

Responsivität (Empfindlichkeit)

Bei einer Veränderung von 2 NIH-SS-Punkten wurde in Studien eine klinisch relevante Veränderung festgestellt (Kasner 2006; Tilley et al. 1996).

Beurteilung

Diagnostik/ Befund   empfohlen
Ergebnis/ Verlauf   empfohlen
Prognose   empfohlen[1]

Kommentar

Die NIH-SS ist ein globaler Score, primär für die Akutphase und nicht spezifisch für die Physiotherapie. Er ist geeignet für die Messung des neurologischen Schadens in der Akutphase nach CVI und als Outcome-Instrument auf Ebene Körperfunktionen. Die NIH-SS ist heute international anerkannt und wird häufig bei Studien in der Akutphase nach CVI eingesetzt. Aufgrund der guten Untersuchung und der grossen Verbreitung auch in der Schweiz ist die NIH-SS der European Stroke Scale vorzuziehen.

Die modifizierte Version der NIH-SS liegt auf Deutsch vor, die Originalversion noch nicht (Mummenthaler et al. 2002).

1) Die vorliegenden prädiktiven Werte gelten nur für die Region (Gesundheitswesen des Studienortes) und das Kollektiv der durchgeführten Studien. Für den eigenen Arbeitsort sollten eigene Werte untersucht werden.

Literatur

Literatursuche: PubMed, HighWire; 12/2011
Autor: Hansjörg Lüthi

Appelros P. Prediction of length of stay for stroke patients. Acta Neurol Scand 2007; 116 (1):15-9.
Beslow LA, Kasner SE, Smith SE, Mullen MT, Kirschen MP, Bastian RA, Dowling MM, Lo W, Jordan LC, Bernard TJ, Friedman N, Deveber G, Kirton A, Abraham L, Licht DJ, Jawad AF, Ellenberg JH, Lautenbach E, Ichord RN. Concurrent Validity and Reliability of Retrospective Scoring of the Pediatric National Institutes of Health Stroke Scale. Stroke 2011.

Brott T, Adams HP, Jr., Olinger CP, Marler JR, Barsan WG, Biller J, Spilker J, Holleran R, Eberle R, Hertzberg V, et al. Measurements of acute cerebral infarction: a clinical examination scale. Stroke 1989; 20 (7):864-70.

Criddle LM, Bonnono C, Fisher SK. Standardizing stroke assessment using the National Institutes of Health Stroke Scale. J Emerg Nurs 2003; 29 (6):541-6.

D'Olhaberriague L, Litvan I, Mitsias P, Mansbach HH. A reappraisal of reliability and validity studies in stroke. Stroke 1996; 27 (12):2331-6.

Duncan PW, Jorgensen HS, Wade DT. Outcome measures in acute stroke trials: a systematic review and some recommendations to improve practice. Stroke 2000; 31 (6):1429-38.

Goldstein LB, Samsa GP. Reliability of the National Institutes of Health Stroke Scale. Extension to nonneurologists in the context of a clinical trial. Stroke 1997; 28 (2):307-10.

Kasner SE. Clinical interpretation and use of stroke scales. Lancet Neurol 2006; 5 (7):603-12.

Lyden P, Brott T, Tilley B, Welch KM, Mascha EJ, Levine S, Haley EC, Grotta J, Marler J. Improved reliability of the NIH Stroke Scale using video training. NINDS TPA Stroke Study Group. Stroke 1994; 25 (11):2220-6.

Lyden P, Claesson L, Havstad S, Ashwood T, Lu M. Factor Analysis of the National Institutes of Health Stroke Scale in Patients With Large Strokes. In. Vol. 61, Series Factor Analysis of the National Institutes of Health Stroke Scale in Patients With Large Strokes. Am Med Assoc; 2004; p. 1677-80.

Meyer BC, Hemmen TM, Jackson CM, Lyden PD. Modified National Institutes of Health Stroke Scale for Use in Stroke Clinical Trials Prospective Reliability and Validity. In. Vol. 33, Series Modified National Institutes of Health Stroke Scale for Use in Stroke Clinical Trials Prospective Reliability and Validity. Am Heart Assoc; 2002; p. 1261-6.

Muir KW, Weir CJ, Murray GD, Povey C, Lees KR. Comparison of neurological scales and scoring systems for acute stroke prognosis. Stroke 1996; 27 (10):1817-20.

Mummenthaler M, Mattle H. Neurologie. 11. überarbeitete und erweiterte Auflage ed. Stuttgart: Thieme; 2002.

Saver JL, Johnston KC, Homer D, Wityk R, Koroshetz W, Truskowski LL, Haley EC. Infarct Volume as a Surrogate or Auxiliary Outcome Measure in Ischemic Stroke Clinical Trials. In. Vol. 30, Series Infarct Volume as a Surrogate or Auxiliary Outcome Measure in Ischemic Stroke Clinical Trials. Am Heart Assoc; 1999; p. 293-8.

Tilley BC, Marler J, Geller NL, Lu M, Legler J, Brott T, Lyden P, Grotta J. Use of a global test for multiple outcomes in stroke trials with application to the National Institute of Neurological Disorders and Stroke t-PA Stroke Trial. Stroke 1996; 27 (11):2136-42.

National Institute of Health Stroke Scale (NIH-SS)

Name: _____ Geburtsdatum: _____

Nr.	Datum:					
1a	Bewusstseinsgrad					
1b	Bewusstseinsgrad-Fragen					
1c	Bewusstseinsgrad-Befehle					
2	Augenbewegungen					
3	Gesichtsfeld					
4	Motorik des Gesichts (Fazialisparese)					
5a	Motorik des linken Arms					
5b	Motorik des rechten Arms					
6a	Motorik des linken Beines					
6b	Motorik des rechten Beines					
7	Ataxie					
8.	Sensibilität					
9	Sprache					
10	Dysarthrie					
11	Neglekt					
	TOTAL (max. 42 Punkte)					

Manual National Institute of Health Stroke Scale (NIH-SS)

Quelle: Mumenthaler M. Mattle H. Neurologie, Thieme 2002, 11. überarbeitete und erweiterte Auflage

1a. Bewusstseinsgrad
- 0   wach, genau antwortend
- 1   somnolent (durch geringe Stimulation weckbar)
- 2   soporös (benötigt wiederholte Stimulation um aufmerksam zu werden, oder ist lethargisch und reagiert auf starke oder schmerzhafte Stimulationen mit gezielten Bewegungen)
- 3   Koma (antwortet nicht oder nur mit motorischen Reflexen oder automatischen Antworten)

1b. Bewusstseinsgrad-Fragen
Fragen nach dem aktuellen Monat und dem Alter des Patienten (keine Hilfestellung, nur erste Antwort zählt)
- 0   beide Antworten richtig
- 1   eine Antwort richtig oder Patient kann nicht sprechen wegen Dysarthrie oder Intubation
- 2   keine Antwort richtig oder aphasischer Patient oder stuporöser Patient

1c. Bewusstseinsgrad-Befehle
Augen öffnen und schliessen lassen, dann öffnen und schliessen der nicht betroffenen Hand (falls Hand nicht gebraucht werden kann, soll ein anderer Befehl ausgeführt werden; falls Patient Befehl nicht versteht, Pantomime benutzen)
- 0   beide Befehle richtig ausgeführt
- 1   einen Befehl richtig ausgeführt
- 2   keinen Befehl richtig ausgeführt

2. Augenbewegungen
Nur horizontale Bewegungen testen; nur willkürlicher oder reflektorischer, aber kein kalorischer Tester
- 0   keine Blicklähmung
- 1   partielle Blickparese (abnormal bei beiden Augen, aber Besserung bei okulozephalem Manöver oder abnormal bei einem Auge)
- 2   starke Abweichung oder komplette Blickparese beider Augen

3. Gesichtsfeld
Alle Quadranten testen
- 0   normal oder monokulare Blindheit ohne Gesichtsfelddefizit des anderen Auges
- 1   Quadrantenanopsie
- 2   komplette Hemianopsie
- 3   Blindheit (auch kortikale Blindheit)

4. Motorik des Gesichts (Fazialisparese)

Patient soll lachen, danach die Augen schliessen (bei Patienten, welche die Befehle nicht verstehen, Pantomime benutzen oder auf die Symmetrie der Grimassen bei Schmerzreizen achten)

0   normale, symmetrische Bewegung
1   geringe Parese (glatte Nasolabialfalte, Asymmetrie beim Lachen)
2   komplette oder fast komplette Parese der unteren Gesichtshälfte
3   komplette Parese im unteren und oberen Gesichtsbereich

5a. Motorik des linken Arms

Linker Arm für 10 sec. bei 90° im Sitzen oder bei 45° im Liegen halten

0   Kein Absinken in 10 sec.
1   Absinken nach weniger als 10 sec., aber ohne die Unterlage zu berühren
2   Patient kann den Arm halten, aber nicht vollständig extendieren oder der Arm sinkt nieder und berührt die Unterlage
3   Keine Anstrengung gegen die Schwerkraft möglich
4   Keine Bewegung möglich (Plegie)
x   Nicht beurteilbar

5b. Motorik des rechten Arms

Rechter Arm für 10 sec. bei 90° im Sitzen oder bei 45° im Liegen halten

0   Kein Absinken in 10 sec.
1   Absinken nach weniger als 10 sec., aber ohne die Unterlage zu berühren
2   Patient kann den Arm halten, aber nicht vollständig extendieren oder der Arm sinkt nieder und berührt die Unterlage
3   Keine Anstrengung gegen die Schwerkraft möglich
4   Keine Bewegung möglich (Plegie)
x   Nicht beurteilbar

6a. Motorik des linken Beines

Linkes Bein für 5 sec. bei 30° im Liegen halten

0   Kein Absinken in 5 sec.
1   Absinken nach weniger als 5 sec., aber ohne die Unterlage zu berühren
2   Partielle Überwindung der Schwerkraft (Patient kann das Bein halten, aber nicht vollständig extendieren oder das Bein sinkt nieder und berührt die Unterlage)
3   Keine Überwindung der Schwerkraft möglich
4   Keine Bewegung möglich (Plegie)
x   Nicht beurteilbar

6b. Motorik des rechten Beines

Rechtes Bein für 5 sec. bei 30° im Liegen halten

0   Kein Absinken in 5 sec.
1   Absinken nach weniger als 5 sec., aber ohne die Unterlage zu berühren

2	Partielle Überwindung der Schwerkraft (Patient kann das Bein halten, aber nicht vollständig extendieren oder das Bein sinkt nieder und berührt die Unterlage)
3	Keine Überwindung der Schwerkraft möglich
4	Keine Bewegung möglich (Plegie)
x	Nicht beurteilbar

7. Ataxie
Beidseits Finger-Nasen- und Fersen-Schienbein-Versuch bei geöffneten Augen testen; nicht testen bei unvollständiger Wachheit, Verständnisproblemen oder Plegie

0	Keine Ataxie oder Plegie
1	Vorhanden in einer Extremität
2	Vorhanden in 2 oder mehr Extremitäten
x	Nicht beurteilbar

8. Sensibilität
Prüfung unter Verwendung eines spitzigen Holzstäbchens; falls Patient aphasisch oder soporös Verwendung von schmerzhaften Stimuli; Prüfung an Gesicht, Stamm, Armen und Beinen

0	Normal
1	Partieller Verlust (Patient bemerkt Berührung auf der betroffenen Seite weniger als auf der gesunden Seite oder Patient bemerkt eine Berührung, aber nicht die Spitze auf der betroffenen Seite oder Patient reagiert nur auf schmerzhaften Stimulus
2	Schwerer oder völliger Verlust (Pat. bemerkt die Berührung nicht)

9. Sprache
0	Normal
1	Milde bis mässige Aphasie (Paraphasien, Wortverwechslungen), Kommunikation möglich
2	Schwere Aphasie, Kommunikation weitgehend unmöglich
3	Stumm, globale Aphasie

10. Dysarthrie
0	Normale Artikulation
1	Milde bis mässige Dysarthrie (einzelne Wörter verwaschen)
2	Nahezu unverständlich oder schlecht
x	Nicht beurteilbar

11. Neglekt
0	Kein Neglekt (alle Patienten, die beidseits etwas wahrzunehmen scheinen)
1	Neglekt in einer Modalität (z.B. visuell oder taktil) oder Hemineglekt
2	Kompletter Neglekt oder Hemineglekt in mehr als einer Modalität (nimmt die eigene Hand nicht wahr oder orientiert sich nur zu einer Seite)

Neurologischer Schaden in der Akutphase nach CVI: European Stroke Scale (ESS)

Hintergrund

Die European Stroke Scale (ESS) wurde zur Messung des therapeutischen Effekts und für Messungen in Studien v.a. bei Patienten mit einem Insult der A. cerebri media entwickelt. Die 14 Items sollen spezifisch für diese Gruppe sein und Resultate für das Outcome liefern. Die Items umfassen den Bewusstheitsgrad, Verständnis, Sprechen, Gesichtsfeld, Blick, Bewegungen des Gesichts, Arm in Position halten, aktive Armbewegungen, Extension Handgelenk, Fingerkraft, Halten des Beines in einer Position, Flexion des Beines, Dorsalextension des Fusses und den Gang.

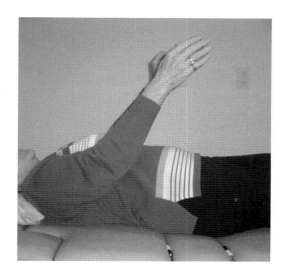

ICF-Klassifikation

Körperfunktionen

1	Bewusstseinslage	b110	Funktionen des Bewusstseins
2	Verständnis, 3 Sprachen	b167	Kognitiv-sprachliche Funktionen
4	Gesichtsfeld	b2101	Gesichtsfeld
5	Blick	b210	Funktionen des Sehens
		b2152	Funktionen der Augenmuskeln
6	Gesichtsbewegungen	b147	Psychomotorische Funktionen
7	Armhalteversuch	b760	Kontrolle von Willkürbewegung
8	Armhebung	b730	Funktion der Muskelkraft
9	Strecken der Handgelenke	b730	Funktion der Muskelkraft
10	Fingerkraft	b730	Funktion der Muskelkraft
11	Beinhalteversuch	b730	Funktion der Muskelkraft
12	Beinbeugung	b730	Funktion der Muskelkraft
13	Dorsalflexion des Fusses	b730	Funktion der Muskelkraft

Aktivitäten

14	Gang	d415	Stehen
		d450	Gehen

Praktikabilität

Patientengruppe
Patienten mit CVI, v.a. Insult A. cerebri media

Zeitaufwand
15 Minuten; Durchschnitt 8.2 Minuten (Hantson et al. 1994)

Kosten
Keine

Ausbildung
2 Stunden

Praktische Durchführung
Instruktion der Aufgaben (verbal/ vormachen/ passiv erfahren lassen) oder Beobachtung und Beurteilung anhand der Kriterien.

Format
Funktionelle Leistung

Skalierung
Ordinalskalierung, Punktezahl von 0 bis 100

Subskalen
14 Subskalen für die verschiedenen Funktionen, wobei von den erreichbaren Punktzahlen eine Gewichtung besteht.

Reliabilität (Zuverlässigkeit)

In den Publikation zur ESS konnten gute Werte der Intratester-Reliabilität mit Kappa-Werten von 0.65-1.00 der einzelnen Items und der Intertester-Reliabilität von 0.62-0.85 der einzelnen Items nachgewiesen werden (Hantson et al. 1994). Für den ganzen Test liegt ein Cronbachs Alpha Koeffizient von 0.92 vor (Hantson et al. 1994).

Die Übersetzung der englischen in die deutsche Version zeigte eine gute Übereinstimmung (Berger et al. 1999).
In einer Übersichtsarbeit wird die ESS aufgrund dieser guten Resultate der Reliabilität zur Anwendung empfohlen (D'Olhaberriague et al. 1996).
In einer Studie zur Telemedizin konnte gezeigt werden, dass die ESS sowohl bei direktem Patientenkontakt mit einer Übereinstimmung von 90%, als auch bei Beurteilung über Video mit einer Übereinstimmung von 83% eine gute Zuverlässigkeit aufweist (Palsbo et al. 2007).

Validität (Gültigkeit)

Parallele Validitäten: Folgende Korrelationen wurden gefunden (mittels des Spearman`s correlation coefficient bewertet): 0.95 zwischen ESS und MCANS (MCA neurological Scale), 0.93 zwischen ESS und Canadian Neurological Scale, 0.94 zwischen ESS und Scandinavian Stroke Scale, 0.84 zwischen ESS und Barthel-Index (Hantson et al. 1994). Bei einer Studie mit 36 CVI-Betroffenen wurde die Erholung der Fingerfunktion mittels ESS und repetitiven Fingerbewegungen verglichen. Es konnte gezeigt werden, dass die Erholung bei den Messungen parallel verlief (Weller et al. 2006).
Aus MRI-Untersuchungen geht hervor, dass Perfusionsdefizite (gemessen mit MRI) mit dem akuten klinischen Defizit einhergehen (Neumann-Haefelin et al. 1999).
Voraussagevalidität: Patienten mit einem ESS <60 und frühen Anzeichen einer Ischämie im CT haben ein signifikant erhöhtes Risiko von intrazerebralen Blutungen (Li et al. 2003).

Responsivität (Empfindlichkeit)

Keine Angaben

Beurteilung

Diagnostik/ Befund	empfohlen
Ergebnis/ Verlaufs	empfohlen
Prognose	empfohlen

Kommentar

Die ESS ist ein globaler Skore primär für die Akutphase, er wird auch bei Studien nach operativen Eingriffen verwendet (Zuo et al. 2009). Die ESS ist nicht spezifisch für Physiotherapie.

Literatur

Literatursuche: PubMed; 10/2011
Autor: Adrian Pfeffer

Berger K, Weltermann B, Kolominsky-Rabas P, Meves S, Heuschmann P, Bohner J, Neundorfer B, Hense HW, Buttner T. [The reliability of stroke scales. The german version of NIHSS, ESS and Rankin scales]. Fortschr Neurol Psychiatr 1999; 67 (2):81-93.

D'Olhaberriague L, Litvan I, Mitsias P, Mansbach HH. A reappraisal of reliability and validity studies in stroke. Stroke 1996; 27 (12):2331-6.

Hantson L, De Weerdt W, De Keyser J, Diener HC, Franke C, Palm R, Van Orshoven M, Schoonderwalt H, De Klippel N, Herroelen L, et al. The European Stroke Scale. Stroke 1994; 25 (11):2215-9.

Li D, Lei YN. [Risk factors for intracerebral hemorrhage after intravenous thrombolysis in acute cerebral infarction]. Zhongguo Wei Zhong Bing Ji Jiu Yi Xue 2003; 15 (10):631-3.

Neumann-Haefelin T, Wittsack HJ, Wenserski F, Siebler M, Seitz RJ, Modder U, Freund HJ. Diffusion- and perfusion-weighted MRI. The DWI/PWI mismatch region in acute stroke. Stroke 1999; 30 (8):1591-7.

Palsbo SE, Dawson SJ, Savard L, Goldstein M, Heuser A. Televideo assessment using Functional Reach Test and European Stroke Scale. J Rehabil Res Dev 2007; 44 (5):659-64.

Weller P, Wittsack HJ, Siebler M, Homberg V, Seitz RJ. Motor recovery as assessed with isometric finger movements and perfusion magnetic resonance imaging after acute ischemic stroke. Neurorehabil Neural Repair 2006; 20 (3):390-7.

Zuo Y, Cheng G, Gao DK, Zhang X, Zhen HN, Zhang W, Xiao SC. Gross-total hematoma removal of hypertensive basal ganglia hemorrhages: a long-term follow-up. J Neurol Sci 2009; 287 (1-2):100-4.

European Stroke Scale (ESS)

Quelle: Berger K, Weltermann B, Kolominsky-Rabas P, Meves S, Heuschmann P, Bohner J, Neundorfer B, Hense HW, Buttner T. The reliability of stroke scales. The german version of NIHSS, ESS and Rankin scales. Fortschr Neurol Psychiatr. 1999;Feb67(2):81-93.

Name: _____ Geburtsdatum: _____ Datum: _____

	Datum:				
Bewusstseinslage					
Verständnis					
Sprache					
Gesichtsfeld					
Blick					
Gesichtsbewegungen					
Armhalteversuch					
Armhebung					
Strecken des Handgelenkes					
Fingerkraft					
Beinhalteversuch					
Beinbeugung					
Dorsalflexion des Fusses					
Gang					
TOTAL (Maximal 100 Punkte)					

Manual European Stroke Scale (ESS)

Quelle: Berger K, Weltermann B, Kolominsky-Rabas P, Meves S, Heuschmann P, Bohner J, Neundorfer B, Hense HW, Buttner T. The reliability of stroke scales. The german version of NIHSS, ESS and Rankin scales. Fortschr Neurol Psychiatr. 1999;Feb67(2):81-93.

Zutreffende Aussagen bitte ankreuzen

Bewusstseinslage

Wach, unmittelbar reagierend	10
Benommen, kann jedoch durch geringe Reize veranlasst werden, zu antworten oder Anweisungen zu befolgen	8
Bedarf wiederholter Reize, um aufmerksam zu sein, oder ist lethargisch oder umdämmert; Bewegungen nur auf starke oder schmerzhafte Reize	6
Kann durch keine Reize geweckt werden, zeigt aber gezielte Abwehrbewegungen auf Schmerzreize	4
Kann durch keine Reize geweckt werden, zeigt jedoch Dezerebrationsmuster auf Schmerzreize	2
Kann durch keine Reize geweckt werden, zeigt keine Reaktion auf Schmerzreize	0

Verständnis

Geben Sie dem Patienten mündlich die folgenden Anweisungen
Wichtig: Die Bewegungen nicht vormachen
    1. Strecken Sie ihre Zunge heraus
    2. Legen Sie Ihren Finger auf Ihre Nase
    3. Schliessen Sie Ihre Augen	

Patient führt alle drei Anweisungen aus	8
Patient führt nur zwei oder eine Anweisung aus	4
Patient führt keine Anweisungen aus	0

Sprache

Der Untersucher führt mit dem Patienten ein Gespräch („Wie fühlen Sie sich? Haben Sie gut geschlafen? Wie lange sind Sie im Krankenhaus?")	
Normale Sprache	8
Leichte Wortfindungsstörungen, Gespräch ist möglich	6
Schwere Wortfindungsstörungen. Gespräch ist schwierig	4
Nur Ja- oder Nein- Antworten	2
Stumm	0

Gesichtsfeld

Der Untersucher steht auf Armlänge entfernt und vergleicht das Gesichtsfeld des Patienten, indem er einen Finger aus der Peripherie nach innen bewegt. Der Patient soll die Pupille des Untersuchers fixieren. Das nicht untersuchte Auge wird dabei jeweils geschlossen.	
Normal	8
Gesichtsfeldausfall	0

Blick

Der Untersucher hält den Kopf des Patienten. Der Patient wird gebeten, dem Finger des Untersuchers mit den Augen zu folgen. Der Untersucher beobachtet die Augenstellung zunächst in Ruhe und danach das volle Bewegungsausmass, indem er den Zeigefinger von links nach rechts und umgekehrt bewegt.	
Normal	8
Augen in Mittelstellung, Blickwendung nur zu einer Seite möglich	4
Augen nach lateral abgewichen, Rückkehr zur Mittellinie möglich	2
Augen nach lateral abgewichen, Rückkehr zur Mittellinie unmöglich	0

Gesichtsbewegungen

Der Untersucher beobachtet den Patienten während dieser redet und lacht – hinsichtlich asymetrischer Anhebungen eines Mundwinkels oder Abflachens den Nasolabialfalte. Nur die Muskeln der unteren Gesichtshälfte werden bewertet.	
Normal	8
Parese	4
Plegie	0

Armhalteversuch

Der Untersucher bittet den Patienten die Augen schliessen und hebt dessen Arme so an, dass diese in einem Winkel von 45 Grad zur Unterlage und die Handflächen zueinander weisen. Der Patient wird gebeten, diese Stellung für 5 Sekunden zu halten, nachdem der Untersucher die Arme losgelassen hat. Nur die Betroffene Seite wird bewertet.	
Arm bleibt für 5 Sek. in dieser Position	4
Arm bleibt für 5 Sek. in dieser Position, aber die betroffene Hand proniert	3
Arm sinkt vor Ablauf von 5 Sek. ab, wird aber in einer tieferen Position gehalten	2
Arm kann in keiner Position gehalten werden, versucht aber gegen die Schwerkraft anzuwirken	1
Arm fällt	0

Armhebung

Der Arm des Patienten ruht neben dem Bein in Neutralposition (Handflächen zum Oberschenkel). Bitten sie den Patienten, den ausgestreckten Arm auf 90° zu heben.	
Normal	4
Ausgestreckter Arm, Bewegung nicht vollständig	3
Gebeugter Arm	2
Geringfügige Bewegungen	1
Keine Bewegung	0

Strecken des Handgelenkes

Der Patient wird mit unterstütztem Unterarm untersucht, Arm in Pronation entspannt. Die Hand wird dabei nicht gestützt. Der Patient wird aufgefordert, die Hand im Handgelenk zu strecken.	
Normal (vollständiger, isolierter Bewegungsablauf, ohne Kraftminderung)	8
Vollständiger, isolierter Bewegungsablauf, Kraft vermindert	6
Bewegungsablauf nicht isoliert und/oder nicht vollständig	4
Geringfügige Bewegung	2
Keine Bewegung	0

Fingerkraft

Bitten Sie den Patienten an beiden Händen mit Daumen und Zeigefinger möglichst starke Pinzettengriffe zu machen, die Zug widerstehen. Ueberprüfen Sie die Stärke der Griffe, indem Sie an der geschlossenen „Pinzette" jeder hand mit einem Finger ziehen.	
Seitengleiche Kraft	8
Verminderte Kraft an der betroffenen Seite	4
Pinzettengriffe auf der betroffenen Seite nicht möglich	0

Beinhalteversuch

Der Untersucher hebt das betroffene Bein des Patienten so dass es in der Hüfte um 90 Grad gebeugt ist und der Unterschenkel parallel zur Unterlage gehalten wird. Der Patient wird gebeten, die Augen zu schliessen und das Bein ohne Unterstützung für 5 Sek. zu halten	
Bein bleibt für 5 Sek. in dieser Position	4
Bein sinkt innerhalb von 5 Sek. in eine Zwischenposition ab	2
Bein sinkt innerhalb von 5 Sek., jedoch nicht schlagartig bis auf die Unterlage ab	1
Bein fällt schlagartig auf die Unterlage	0

Beinbeugung

Der Patient liegt mit ausgestreckten Beinen auf dem Rücken. Der Untersucher bittet den Patienten, das Bein in der Hüfte und Knie zu beugen.	
Normal	4
Bewegung gegen Widerstand, verminderte Kraft	3
Bewegung gegen Schwerkraft	2
Geringfügige Bewegungen	1
Keine Bewegung	0

Dorsalflexion des Fusses

Der Patient hält das Bein ausgestreckt. Der Untersucher bittet den Patienten, den Fuss im Sprunggelenk vollständig anzuwinkeln.	
Normal (Bein ausgestreckt, vollständiger Bewegungsablauf, keine Kraftminderung)	8
Bein ausgestreckt, vollständiger Bewegungsablauf, verminderte Kraft	6
Bein ausgestreckt, Bewegungsablauf nicht vollständig oder Knie gebeugt oder Fuss in Supinationstellung	4
Geringfügige Bewegungen	2
Keine Bewegung	0

Gang

Normal	10
Verändertes Gangbild und / oder Einschränkung von Gehstrecke/- Geschwindigkeit	8
Patient kann mit Hilfsmitteln gehen	6
Patient kann mit Unterstützung von einer oder mehreren Personen gehen	4
Patient kann gehen, aber mit Unterstützung stehen	2
Patient kann weder gehen noch stehen	0

Summe max. 100 Punkte	

Sensomotorische Funktionen nach Schlaganfall: Fugl-Meyer-Assessment (FMA)

Hintergrund

Die Fugl-Meyer-Skala ist ein 113-Items umfassendes Schlaganfall-spezifisches Messinstrument zur Bewertung der sensomotorischen Funktionen und des Gleichgewichts, der Gelenkbeweglichkeit und der Gelenkschmerzen, also primär der Schädigungsebene (1993). Es ist eine der ältesten quantitativen Messmethoden, welche die Erholung nach Schlaganfall erfasst (Fugl-Meyer et al. 1975). Sie wurde von einem schwedischen Arzt 1975 eingeführt und basierte auf den Rückbildungsstadien nach Twitchel und Brunnström. Diese basieren darauf, dass initial nach dem Schlaganfall eine schlaffe Parese einsetzt, in der Folge die Reflexe zurückkehren, dann Massensynergien einsetzen und im Weiteren der immer selektivere Einsatz ausgewählter Muskelgruppen auftritt, welcher proximal beginnt (Brunnstrom 1966; Twitchell 1951).

Das Fugl-Meyer-Assessment wird für klinische Zwecke und in der Forschung angewendet. Dabei unterstützt es die Einschätzung des Schädigungsgrades, beschreibt die Erholung nach einem Schlaganfall und dient der Behandlungsplanung (Gladstone et al. 2002).

Die 3-stufige Skala (0= keine Funktion, 1= teilweise Funktion, 2= vollständige Funktion) wurde aufgrund einer Pilotstudie mit 20 hemiparetischen Patienten einer 5- oder 7-stufigen Skala vorgezogen (Fugl-Meyer et al. 1975), die in der Literatur heute noch empfohlen wird (Streiner 1995).

Dem Autor ist keine deutsche validierte Version bekannt, hingegen ist der Test auf Englisch und Französisch validiert.

Das Fugl-Meyer-Assessment für die obere Extremität wird im deutschsprachigen Raum in Studien oft eingesetzt.

Zur Dokumentation der Rehabilitation der oberen Extremitäten mit Robotik wurde das FMA obere Extremitäten von Wei et al. (2011) empfohlen.

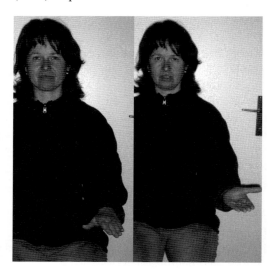

ICF-Klassifikation

Körperfunktionen

b260 Die Propriozeption betreffende Funktionen

	b2702 Druck- und Berührungsempfinden
	b280 Schmerzen
	b710 Funktionen der Gelenksbeweglichkeit
	b750 Funktionen der motorischen Reflexe
	b755 Funktionen der unwillkürlichen Bewegungsreaktionen
	b760 Funktionen der Kontrolle von Willkürbewegungen
Aktivitäten/ Partizipation	
	d4106 Seinen Körperschwerpunkt verlagern
	d4153 In sitzender Position verbleiben
	d4154 In stehender Position verbleiben
	d4401 Einen Gegenstand ergreifen

Praktikabilität

Patientengruppe
Patienten nach Schlaganfall. Das Fugl-Meyer-Assessment ist für die ambulante und stationäre Rehabilitation geeignet.

Zeitaufwand
Ein Zeitaufwand von mind. 35 Minuten, dies ist aber knapp bemessen (Gladstone et al 2002). Der Test verlangt eine lange Aufmerksamkeitsdauer, was den Einsatz bei akuten Schlaganfall-Patienten einschränkt.
Wenn nur die motorischen Items getestet werden, wird ein Aufwand von zwanzig Minuten bei Patienten mit „milden" motorischen Defiziten und zehn Minuten bei Patienten mit schweren Defiziten beschrieben (Gladstone et al. 2002).

Kosten
Geringe Auslagen für Testmaterial (Reflex-Hammer, Stift, Blatt Papier, zylinderförmiges Objekt, Tennisball, Stoppuhr).

Ausbildung
1 bis 2 Stunden Einführung durch gut ausgebildete Therapeuten (Gladstone et al. 2002). Gladstone et al. von der University of Toronto, Kanada, haben ein Trainingsvideo entwickelt.

Praktische Durchführung
Das Fugl-Meyer-Assessment besteht aus verschiedenen, unilateralen Aufgaben und Bewegungsaufträgen. Auf Aufforderung des Testers wird jede dieser Aufgaben durchgeführt und die Leistungen mit der Skala bewertet.

Format
Funktionelle Leistung

Skalierung
0, 1 oder 2
Totalscore 0-226 Punkte

Subskalen
Motorik der oberen Extremität:	0-66 Punkte
Motorik der unteren Extremitäten:	0-34 Punkte
Gleichgewicht:	0-14 Punkte
Sensibilität:	0-24 Punkte
Gelenkbeweglichkeit:	0-44 Punkte
Gelenkschmerzen:	0-44 Punkte

Reliabilität (Zuverlässigkeit)

Duncan et al. (1993) untersuchten die Intratester-Reliabilität mit 19 chronischen Schlaganfall-Patienten zu drei Zeitpunkten mit einem 3-wöchigen Intervall. Dabei resultierten je nach untersuchtem Bereich Pearson-Korrelationskoeffizienten von 0.86 bis 0.99, was für eine sehr hohe Intratester-Reliabilität spricht.

Sanford et al. (1993) veröffentlichten eine Studie mit 12 Patienten, die in das Chedoke-McMaster Rehabilitation Centre in Hamilton (Ontario, Kanada) eingetreten waren und von drei erfahrenen Physiotherapeuten in zufälliger Reihenfolge getestet wurden. Der Interclass-Correlation-Coefficient ICC des Totalscores war mit 0.96 sehr gut. Der ICC der einzelnen Subskalen war mit 0.67 für Gelenkschmerzen bis 0.97 für Motorik der oberen Extremitäten ebenfalls gut.

Ebenfalls gute Resultate erhielten Lin et al. (2004) in ihrer Studie. Die Intertester-Reliabilität des Totalscores des Fugl-Meyer-Assessments erreichte einen ICC von 0.93. Der entsprechende ICC der Subskalen reichte von 0.85 bis 0.96.

Validität (Gültigkeit)

Die Augenscheinvalidität und die Inhaltsvalidität wurden als sehr gut beschrieben. Dabei wurde die obere Extremität gegenüber der unteren Extremität übergewichtet und die Reflexe waren überrepräsentiert (Gladstone et al. 2002). Auch wurde die distale Feinmotorik der oberen Extremitäten im Vergleich zur Grobmotorik zu wenig stark berücksichtigt. Schädigungen der Rumpfmuskulatur wurden nicht berücksichtigt (Gladstone et al. 2002). Für die Beurteilung des Gleichgewichts liegen heute spezifischere Instrumente wie z.B. die Berg Balance Scale vor.

Die Konstruktvalidität ist mit mehreren Studien untersucht worden (Chae et al. 1998; Malouin et al. 1994; Platz et al. 2005). Im Vergleich mit der ADL-Performance wurde eine Übereinstimmung des Totalscores von 0.75, der Subscores Hygiene (0.89), Fortbewegung (0.76), Ernährung (0.72) und Anziehen (0.76) festgestellt (Fugl-Meyer 1980).

Die konvergente Validität wurde von Dettmann et al. (1987) bei 15 Schlaganfall-Patienten zusammen mit dem Barthel-Index untersucht. Alle Messungen wurden von einem Physiotherapeuten durchgeführt. Der Pearson-Korrelationskoeffizient betrug für den Totalscore 0.67, für den motorischen Subscore des Fugl-Meyer-Assessments 0.74, für den motorischen Subscore der oberen Extremitäten 0.75 sowie für den Subscore Gleichgewicht 0.76. Wood-Dauphinee et al. (1990), Rabadi et al. (2006) und Lin et al. (2004) bestätigten diese Werte mit einem grösseren Kollektiv.

Gowland et al. (1993) untersuchten die konkurrente Validität des Chedoke-McMaster Stroke Assessments mit dem Fugl-Meyer-Assessment. Der Totalscore des Impairment-Inventory des Chedoke-McMaster Stroke Assessments korrelierte mit dem Fugl-Meyer-Assessment mit einem r=0.95, die Subscores des Fugl-Meyer-Assessments korrelierten von r=0.76 bis r=0.95.

Bei der Untersuchung der prädiktiven Validität wurden bei drei verschiedenen Messzeitpunkten (14, 30 und 90 Tage nach Schlaganfall) nur eine schwache Korrelation mit dem Barthel-Index gefunden (Spearmans Rho 0.29 bis 0.38) (Lin et al 2004). Dies belegt, dass die prädiktive Validität betreffend der Vorhersage, ADL-Funktionen selbständig erledigen zu können, nur sehr gering ist.

Responsivität (Empfindlichkeit)

Obwohl ein Deckeneffekt bei Patienten mit einer „milden" Schädigung festgestellt wurde, ist das FMA empfindlich für Patienten mit einer schweren oder moderaten Schädigung (Gladstone et al. 2002).

Duncan et al. (2000) beschrieben die Responsivität innerhalb einer prospektiven Studie mit 459 Schlaganfall-Patienten. Dabei wurde für alle Schweregrade von Schlaganfall eine Verbesserung festgestellt. Die grösste Erholung wurde innerhalb des ersten Monates beschrieben, ein Plateau stellte sich 6 Monaten nach Ereignis ein.

Rabadi et al. (2006) untersuchten die Responsivität des Action Research Arm Tests (ARAT) und des Fugl-Meyer-Assessments bei 104 Patienten nach einem akuten Schlaganfall. Die durchschnittliche Veränderung der Scores von Eintritt bis Austritt betrug 10 ± 15 Punkte für den ARAT und 10 ± 13 für die motorische Subskala des Fugl-Meyer-Assessments. Die „Standardized response mean"-Werte (SRM) waren moderat für den ARAT (SRM=0.68) und für das Fugl-Meyer-Assessment (SRM=0.74).

Beurteilung

Diagnostik/ Befund emfpohlen
Ergebnis/ Verlauf empfohlen
Prognose teilweise empfohlen[1]

Kommentar

1) Die Aussagen über die prädiktive Validität werden in der Literatur widersprüchlich angegeben.

Der zeitliche Aufwand für den ganzen Test ist relativ hoch, jedoch können auch nur einzelne Bereiche (z.B. Motorik der oberen Extremität oder Gleichgewicht) für sich benutzt werden, was der Anwendbarkeit in der Klinik wieder entgegen kommt. Aus diesem Grund wurde die gekürzte Version S-FMA (shortened Fugl-Meyer Assessment) entwickelt (Fu et al. 2011), die bei der Untersuchung von Schlaganfall-Patienten betreffend prädiktiver Validität und Responsivität sehr gute Werte erzielte.

Literatur

Literatursuche: Pubmed; 11/2011
Autor: Hansjörg Lüthi

Brunnstrom S. Motor testing procedures in hemiplegia: based on sequential recovery stages. Phys Ther 1966; 46:357-75.

Chae J, Bethoux F, Bohine T, Dobos L, Davis T, Friedl A. Neuromuscular stimulation for upper extremity motor and functional recovery in acute hemiplegia. Stroke 1998; 29 (5):975-9.

Dettmann MA, Linder MT, Sepic SB. Relationships among walking performance, postural stability, and functional assessments of the hemiplegic patient. Am J Phys Med 1987; 66 (2):77-90.

Duncan PW, Jorgensen HS, Wade DT. Outcome measures in acute stroke trials: a systematic review and some recommendations to improve practice. Stroke 2000; 31 (6):1429-38.

Duncan PW, Propst M, Nelson SG. Reliability of the Fugl-Meyer assessment of sensorimotor recovery following cerebrovascular accident. Phys Ther 1983; 63 (10):1606-10.

Fu TS, Wu CY, Lin KC, Hsieh CJ, Liu JS, Wang TN, Ou-Yang P. Psychometric comparison of the shortened Fugl-Meyer Assessment and the streamlined Wolf Motor Function Test in stroke rehabilitation. Clin Rehabil 2011.

Fugl-Meyer A, Jaasko L, Leyman I, Olsson S, Steglind S. The post-stroke hemiplegic patient. 1. a method for evaluation of physical performance. Scand J Rehabil Med 1975; 7 (1):13-31.

Fugl-Meyer AR. Post-stroke hemiplegia assessment of physical properties. Scand J Rehabil Med Suppl 1980; 7:85-93.

Gladstone DJ, Danells CJ, Black SE. The fugl-meyer assessment of motor recovery after stroke: a critical review of its measurement properties. Neurorehabil Neural Repair 2002; 16 (3):232-40.

Gowland C, Stratford P, Ward M, Moreland J, Torresin W, Van Hullenaar S, Sanford J, Barreca S, Vanspall B, Plews N. Measuring physical impairment and disability with the Chedoke-McMaster Stroke Assessment. Stroke 1993; 24 (1):58-63.

Lin JH, Hsueh IP, Sheu CF, Hsieh CL. Psychometric properties of the sensory scale of the Fugl-Meyer Assessment in stroke patients. Clin Rehabil 2004; 18 (4):391-7.

Malouin F, Pichard L, Bonneau C, Durand A, Corriveau D. Evaluating motor recovery early after stroke: comparison of the Fugl-Meyer Assessment and the Motor Assessment Scale. Arch Phys Med Rehabil 1994; 75 (11):1206-12.

Platz T, Pinkowski C, van Wijck F, Kim IH, di Bella P, Johnson G. Reliability and validity of arm function assessment with standardized guidelines for the Fugl-Meyer Test, Action Research Arm Test and Box and Block Test: a multicentre study. Clin Rehabil 2005; 19 (4):404-11.

Rabadi MH, Rabadi FM. Comparison of the action research arm test and the Fugl-Meyer assessment as measures of upper-extremity motor weakness after stroke. Arch Phys Med Rehabil 2006; 87 (7):962-6.

Sanford J, Moreland J, Swanson LR, Stratford PW, Gowland C. Reliability of the Fugl-Meyer assessment for testing motor performance in patients following stroke. Physical Therapy 1993; 73 (7):447.

Streiner DL, Norman, G.R. Health measurement scales:a practical guide to ther development and use. 2nd ed. ed. New York: Oxford Medical Publications; 1995.

Twitchell T. The restoration of motor function following hemiplegia in man. Brain 1951; 74:443.

Wei XJ, Tong KY, Hu XL. The responsiveness and correlation between Fugl-Meyer Assessment, Motor Status Scale, and the Action Research Arm Test in chronic stroke with upper-extremity rehabilitation robotic training. Int J Rehabil Res; 34 (4):349-56.

Wood-Dauphinee SL, Williams JI, Shapiro SH. Examining outcome measures in a clinical study of stroke. Stroke 1990; 21 (5):731-9.

Globale Erfassung der Behinderung: Modified Rankin Scale (MRS)

Hintergrund

Die Modified Rankin Scale ist eines der am meisten verwendeten Messinstrumente innerhalb der Schlaganfallforschung. Die ursprüngliche „Rankin Scale" (Rankin 1957), wurde zur MRS (Van Swieten et al. 1988) weiterentwickelt und in einer weiteren Ergänzung als „Oxford Handicap Scale" (Bamford et al. 1989) verwendet.
Ziel des Messinstruments ist die Erfassung des Pflegeaufwandes als Folge eines Schlaganfalls; Schwerpunkte sind die Mobilität und die Kontinenz.
Die Beeinträchtigung bzw. die notwendige Hilfestellung in den basalen Aktivitäten des täglichen Lebens wird anhand einer einfachen Skala beurteilt.
Die Bewertung erfolgt durch direkte Beobachtung des Patienten oder durch telefonische oder schriftliche Befragung von Bezugsperso-nen.

Der Zeitraum, in dem das Testverfahren angewendet wird, bewegt sich zwischen einer Woche nach Schlaganfall und mehreren Jahren nach Ereignis.

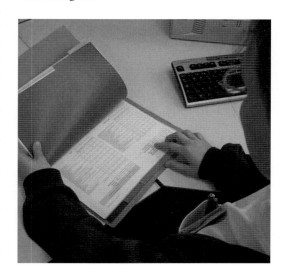

ICF-Klassifikation

0 Symptome	Die Beschreibung ist sehr global. Sie kann alle Körperfunktionen beinhalten.
1-2 Alle gewohnten Handlungen und Tätigkeiten	Diese Begriffe sind global, betreffen viele Begriffe aus der ICF und werden deshalb nicht mit der ICF verbunden, zum Beispiel d6 und d8 häusliches Leben; bedeutende Lebensbereiche d910-d930 Gemeinschafts-, soziales und staatsbürgerliches Leben
2, 4 basale ADL	Die Beschreibung ist ebenfalls global. Beinhaltet unter anderem: d5 Selbstversorgung (sich waschen, kleiden, essen)

4 Gehen	d450-d465 Gehen und sich bewegen
5 Bettlägrigkeit	d450 Gehen
	Hierbei handelt es sich um keinen ICF-Begriff. Die Formulierung deutet darauf hin, dass es im Wesentlichen nicht möglich ist, im Stuhl zu sitzen und zu gehen.
5 Kontinenz	b6202 Blasenkontrolle
	b5253 Darmkontrolle

Praktikabilität

Patientengruppe
Patienten mit/ nach Schlaganfall

Zeitaufwand
1-2 Minuten

Kosten
Keine

Ausbildung
30 Minuten

Praktische Durchführung:
Beobachtung der Ausführung der ADL im Klinikalltag bzw. im häuslichen Umfeld.

Format
Funktionelle Leistung

Skalierung
Ordinalskalierung mit einer Skala von 0 bis 6 Punkten

Subskalen
Keine

Reliabilität (Zuverlässigkeit)

Die Intertester-Reliabilität wurde von Van Swieten et al. (1988) und Wolfe et al. (1991) untersucht. Sie war mit einer Übereinstimmung von 65% bzw. 80% akzeptabel. New et al. (2006) bemängeln, dass in diesen Untersuchungen keine homogenen Patientengruppen verwendet wurden, was zu einer künstlichen Erhöhung der Ergebnisse geführt haben kann. Weiter wird angemerkt, dass die Anzahl der in den Studien eingeschlossenen Patienten relativ klein war.

Quinn et al. (2008) bestätigten eine Sprachabhängigkeit des Instruments und weisen auf eine Heterogenität der Erhebungsbögen in den verschiedenen Ländern hin, die nicht nur durch die Sprache allein erklärt werden kann. Sie verweisen auf die Notwendigkeit neuer Strategien, um eine sprachliche bzw. interkulturelle Reliabilität des Messinstruments zu schaffen.

Validität (Gültigkeit)

Hinsichtlich der Validität der Skala bestehen unterschiedliche Meinungen: Grundsätzlich wird bemängelt, dass die erwähnten Körperfunktionen nicht detailliert beschrieben werden – so gibt es keine eindeutige Definition, was mit „normalen Tätigkeiten und Aktivitäten" gemeint ist, da diese sich einerseits auf der Ebene Körperfunktion andererseits auf der Ebene Aktivität/ Partizipation befinden können (New et al. 2005).
Lyden et al. (1991) stellen grundsätzlich in Frage, ob die Erfassung des Pflegeaufwandes, welches ein „multimodales Konstrukt" darstellt, mit einem Instrument messbar ist, welches lediglich aus einzelnen Items besteht.
Es gibt keine Hinweise darauf, ob mögliche Übersetzungen des englischen Originals kor-

rekt in andere Sprachen übersetzt wurden. Dies kann dazu führen, dass Reliabilität und Validität dieser Versionen verringert sind (vgl. auch Quinn et al. (2008).

Responsivität (Empfindlichkeit)

Die Empfindlichkeit der MRS wurde in einer Gruppe von 95 Patienten nach Schlaganfall untersucht und mit Barthel Index und FIM verglichen: Dabei konnte die MRS eine Veränderung bei 55, der BI bei 71 und die FIM bei 91 Patienten erkennen, was auf eine schlechte Empfindlichkeit der MRS hinweist (Dromerick et al. 2003).

Beurteilung

Diagnostik/ Befund	**nicht empfohlen**
Ergebnis/ Verlauf	**nicht empfohlen**
Prognose	**nicht empfohlen**

Kommentar

Obwohl die MRS ein weit verbreitetes Instrument in der Schlaganfallforschung ist, scheint es aus verschiedenen Gründen für die Anwendung innerhalb der Physiotherapie wenig geeignet zu sein.

Zum einen sind die wissenschaftlichen Gütekriterien in der Mehrzahl eher unterdurchschnittlich, es existieren zweckmässigere Messinstrumente, die besser erforscht und mit eindeutigen Richtlinien für die Anwendung versehen sind. Zum anderen scheint die Skalierung für physiotherapeutische Fragestellungen zu grob zu sein.

Grundsätzlich wird von New et al. (2006) vorgeschlagen, alternativ zur MRS ein neues Instrument zur Ergebnismessung zu entwickeln, welches bessere und akzeptierte Gütekriterien enthalten sollte. Er schlägt weiter vor, die ICF Klassifikationen in den Entwicklungsprozess mit einzuschliessen.

Literatur

Literatursuche: PubMed; 06/2011
Autor: Detlef Marks

Bamford JM, Sandercock AG, Warlow CP, Slattery J: Interobserver agreement for the assessment of handicap in stroke patients. Stroke. 1989 Jun;20(6): 828

Dromerick AW; Edwards DF, Diringer MN: Sensitivity to changes in disability after stroke: A comparison of four scales useful in clinical trials. J Rehabil Res Dev 2003; 40 1-8

Lyden P, Lau GT: A critical appraisal of stroke evaluation and rating scales. 1991; Stroke 22, 1345-1352.

New PW, Buchbinder R. Critical Appraisal and Review of the Rankin Scale and Its Derivatives. Neuroepidemiology 2006;26:4-15.

Quinn TJ, Dawson J, Walters MR, Lees KR. Variability in modified Rankin scoring across a large cohort of international observers. Stroke. 2008 Nov;39(11):2975-9. Epub 2008 Aug 7.

Van Swieten JC, Koudstaal PJ, Visser MC, Schouten HJA, van Gijn J. Interobserver agreement for the assessment of handicap in stroke patients. Stroke 1988; 19:604-7

Wolfe CD, Taub NA, Woodrow EJ, Burney PG. Assessment of scales of. disability and handicap for stroke patients. Stroke 1991; 22 (10): 1242-4.

Modified Rankin Scale

Originalversion: http://www.strokecenter.org [09.04.2012]
Übersetzung: Detlef Marks

Patient: _____

Beurteiler: _____

Datum: _____

Bewertung	Beschreibung
0	Keine Symptome
1	Keine besonderen Beeinträchtigungen; kann alle gewohnten Handlungen und Tätigkeiten durchführen
2	Leichte Beeinträchtigung; kann nicht mehr alle Tätigkeiten durchführen, ist in den basalen ADL selbständig
3	Mässige Beeinträchtigung; benötigt etwas Hilfe, kann aber alleine Gehen
4	Mässige bis schwere Beeinträchtigung; kann ohne Hilfe nicht Gehen; benötigt Hilfe für die basalen ADL.
5	Schwere Beeinträchtigung; Bettlägerigkeit, Inkontinenz, benötigt stetige Betreuung und Aufmerksamkeit.
6	Tod

Total: (0-6) : _____

Schlaganfall: Stroke Activity Scale (SAS)

Hintergrund

Die Stroke Activity Scale wurde an der School of Physiotherapy in Dublin durch N. Horgan (Horgan 2003, Horgan 2006) und sein Team mit der Zielsetzung entwickelt, Physiotherapeuten ein Instrument zur Verfügung zu stellen, welches alltägliche Behandlungseffekte auf der funktionellen Ebene widerspiegeln soll, die für die Belange der Physiotherapeuten relevant sind und in der täglichen Arbeit verwendet werden können. Horgan verweist dabei z.B. auf den häufig verwendeten Barthel Index, bei dem lediglich drei aller erfassten Items einen direkten Zusammenhang mit der physiotherapeutischen Intervention haben.

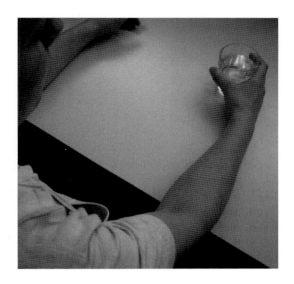

ICF-Klassifikation

Aktivitäten

d410	Eine elementare Körperposition wechseln
d420	Sich verlagern
d4103	Sitzen
d4153	In sitzender Position verbleiben
d410	Eine elementare Körperposition wechseln
d4154	In stehender Position verbleiben
d450	Gehen
d440	Feinmotorischer Handgebrauch
d445	Hand- und Armgebrauch

Praktikabilität

Patientengruppe
Patienten nach Schlaganfall

Zeitaufwand
Weniger als 10 Minuten

Kosten
Keine

Ausbildung
1 Stunde

Praktische Durchführung
Veränderungen der motorischen Funktion werden durch die behandelnde Therapeutin in folgenden Bereichen durch Beobachtung erfasst:
- Aufstehen aus dem Bett über die weniger betroffenen Seite
- Sitzbalance (statisches und dynamisches Sitzen)
- Sitz - Stand Übergang: Aufstehen
- Schrittinitiierung: Gehen
- Ein Glas zum Mund bewegen, während der Arm auf dem Tisch aufliegt.

Format
Funktionelle Leistung

Skalierung
Ordinalskala (0-4) bzw. (0-3)

0 = nicht möglich
1 = Versuch mit kompensatorischen Bewegungen
2 = Ziel wird mit kompensatorischen Bewegungen erreicht
3 = Ziel wird "annähernd normal", z.B. mit kompensatorischen Bewegungen erreicht
4 = Ziel wird normal erreicht

Oder

0 = nicht möglich
1 = Versuch mit kompensatorischen Bewegungen
2 = Ziel wird mit kompensatorischen Bewegungen erreicht
3 = Ziel wird "annähernd normal" bzw. "normal" erreicht

Subskalen
Keine

Reliabilität (Zuverlässigkeit)

Horgan beschreibt die Reliabilität des Assessments in einer Studie mit 41 Probanden als exzellent (GCC >=0.95) bzw. eine gute Übereinstimmung der individuellen Items (kappa>=0.7). Cronbach's alpha wurde mit 0.68 ebenfalls als gut bewertet.

Validität (Gültigkeit)

Die Korrelation der SAS mit dem Motor Assessment Scale (Carr 1985) ist hoch, Pearson's Korrelation ist 0.91. Die SAS ist signifikant deutlich schneller als die Skala von Carr durchzuführen: (2.8 vs. 10.4 min, p < 0.0001). Validierungsstudien welche die SAS mit anderen ATL-Assessments vergleichen liegen nicht vor. Die Inhaltvalidität wurde nicht untersucht.

Responsivität (Empfindlichkeit)

Keine Angaben

Beurteilung

Diagnostik/ Befund teilweise empfohlen[1]
Ergebnis/ Verlauf   nicht empfohlen[2]
Prognose   nicht anwendbar[3]

Kommentar

1) Angenommen wird, dass die Beurteilung der Aktivitäten der SAS in der Regel im Rahmen der Befunderhebung erfolgt und wichtige Hinweise für die physiotherapeutische Diagnose und Behandlung gibt. nicht empfohlen, da keine Angaben zur Responsivität Nicht empfohlen, da keine Angaben zur prädiktiven Validität.

Die Stroke Activity Scale wurde von Horgan entwickelt, um Verläufe bei Schlaganfallpatienten im physiotherapeutischen Bereich darzustellen. Trotz relativ guter psychometrischer Werte des Assessments und einer sehr ausführlichen Beschreibung hinsichtlich der Anwendung muss die Frage gestellt werden, warum die Auswahl der Items erfolgte.

Die Kombination von vier Mobilitätsitems mit einem Item für den Gebrauch der oberen Extremität erscheint auch in der Gewichtung willkürlich. Der Fortschritt kann durchaus durch andere Assessments, welche die Aktivitätsebene darstellen (z.B. FIM oder Barthel) oder spezifische Assessments für Mobilität bzw. den Arm-Handgebrauch abgebildet werden.

Horgan et al. begründen die Neuentwicklung ihrer Skala mit der Annahme, dass neben gültiger Validität und Reliabilität v.a. die schnelle und einfache Durchführung des Assessments, eine schnelle Einführung in das Assessment und die Notwendigkeit von möglichst wenig Ausrüstung zur Durchführung im Alltag entscheidend sind. Diese Hindernisse führen laut den Autoren dazu, dass bestehende Skalen von Therapeuten nur ungenügend genutzt werden. (Sackley et al. 1996, Finn 1996)

Obwohl die von Horgan et al. entwickelte SAS diese Vorgaben zum Teil erfüllt, muss bemängelt werden, dass dabei zwei konzeptuelle Ebenen parallel zur Beurteilung verwendet werden:
die Bewegungsqualität (Körperfunktion) und die Selbständigkeit (Aktivität). Eine weitere Schwierigkeit liegt in der Beurteilung qualitativer Aspekte der Bewegung im Assessment.

Die Grenze zwischen „schlechter" und „guter" Gelenksausrichtung z.B. während des Stehens ist nicht einfach zu beurteilen und ist nicht zwingend relevant für die Selbständigkeit auf der Aktivitätsebene. Weiter ist die gewählte Unterteilung in 0-3 bzw. 0-4 Punkte ebenfalls willkürlich.

Letztendlich wird durch die Skala nicht beurteilt, ob z.B. eine selbständige Versorgung mit Flüssigkeit ("Ein Glas zum Mund bringen") notwendigerweise mit der betroffenen Seite durchgeführt werden muss. Gerade Aktivitäten der oberen Extremitäten können zum Erhalt der Selbständigkeit im Alltag durchaus auch "kompensatorisch" mit der weniger betroffenen Seite durchgeführt werden, um selbständig zu sein.

Literatur

Literatursuche: PubMed; 08/ 2011
Autor: Detlef Marks

Carr JH, Shepherd RB, Nordholm L, Lynne D. Investigation of a new motor assessment scale for stroke patients. Phys Ther. 1985 Feb;65(2):175-80.
Finn AM. Measurement in stroke. Physiotherapy Ireland 1996; 17(2)13–15
Horgan NF, Cunningham CJ, Coakley D, Walsh JB, O'Regan M, Finn AM. The Stroke Activity Scale: results of a validity study. Disabil Rehabil. 2006 Aug 15;28(15):937-41.
Horgan NF, Finn AM, O'Regan M, Cunningham CJ. A new stroke activity scale-results of a reliability study. Disabil Rehabil. 2003 Mar 18;25(6):277-85
Sackley CM, Lincoln NB. (1996). Physiotherapy treatment for stroke patients: a survey of current practice. Physiotherapy Theory and Practice 12(2):87-96.

Stroke Activity Scale

Quelle: Horgan NF, Finn AM, O'Regan M, Cunningham CJ. A new stroke activity scale-results of a reliability study. Disabil Rehabil. 2003 Mar 18;25(6):277-85
Nichtvalidierte deutsche Übersetzung : Detlef Marks, Zihlschlacht

1. Aus dem Bett über die weniger betroffene Seite aufsitzen

Bewertung	Einstufung	Beschreibung
0	Unfähig	Patient zeigt keine aktive Bewegung, keinen Versuch die Aktivität auszuführen.
1	Versuch mit Kompensationsbewegungen	Bewegungseinleitung mit dem Kopf. Zieht am Bettrand mit der weniger betroffenen Seite. Unfähig, den plegischen Arm, über die Mittellinie zu bringen. Wenig oder keine Bewegung der plegischen unteren Extremität. Kann besseres Bein über die Bettkante bewegen. Wenig oder keine Rumpfrotation. Unfähig aufzusitzen, aber fähig auf die Seite zu drehen. Überaktivität der weniger betroffenen Seite. Benötigt eine Hilfsperson, um diese Aktivitäten erfolgreich durchzuführen.
2	Erreicht das Ziel mit Kompensationsbewegungen	Der Kopf initiiert die Beugebewegung. Zieht an der Bettkante mit der weniger betroffenen oberen Extremität. Kann den betroffenen Arm über den Körper bewegen. Beugt die untere Extremität oder hängt die betroffene untere Extremität an der weniger betroffenen ein. Rumpfrotation - der betroffene Arm bleibt aber liegen. Der Patient bringt Beine über die Bettkante und kann aufsitzen. Die Überaktivität der weniger betroffenen Seite besteht weiterhin. Stösst sich zum Sitzen hoch und führt evtl. überschiessende Bewegungen durch. Statisches Sitzen wird mit schlechter Haltung und ungleichmässiger Gewichtsübernahme erreicht.
3	Normale oder fast normale Zielerreichung	Patient beugt/ dreht den Kopf zur Seite und kann den Arm auf die andere Seite des Rumpfes bewegen. Rumpfrotation mit Beugung der unteren Extremitäten. Rollt mit Rumpfverlängerung und Lateralflexion des Nackens und des Rumpfes auf die Seite. Bringt die Beine über die Bettkante, der untere Arm abduziert, damit eine Hebelwirkung erreicht wird, um ins Sitzen zu kommen. Das Sitzen an der Bettkante wird mit symmetrischerer Haltung und Gewichtsübernahme erreicht. Es werden selektive Bewegungen ausgeführt.

2. Statische und dynamische Sitzbalance

Bewertung	Einstufung	Beschreibung
0	Unfähig zum "statischen Sitzen"	Patient zeigt keine aktive Bewegung. Unfähig in sitzender Position zu verbleiben. Benötigt Unterstützung/ Hilfe.
1	Versuch des "statischen Sitzens" mit Kompensationsbewegungen	Kann die statische Sitzposition halten, allerdings mit asymmetrischer Haltung von Kopf, Schultergürtel, Rumpf und Becken. Schlechte Rumpfkontrolle mit Lateralflexion und schlechter Aufrichtung. Ungleiche Gewichtsverteilung am Gesäss. Schlechte Position der unteren Extremitäten mit breiter Unterstützungsfläche, Knie auseinander, Schwierigkeit die Position der Füsse zu halten. Benötigt Supervision. Hält sich evtl. mit der weniger betroffenen Hand am Bett fest.
2	Erreicht das Ziel mit Kompensationsbewegungen	Erreicht statische Sitzbalance mit guter Haltung. Fähigkeit den Rumpf aufzurichten. Schlechte Stellung der unteren Extremitäten - schlechte Fussstellung bei grosser Unterstützungsfläche. Kann nach vorne lehnen, um einen Hocker zu berühren, entweder mit der Tendenz auf eine Seite zu bewegen/ mit vermehrter Gewichtsverlagerung über die bessere Seite, oder schlechte und asymmetrische Vorwärtsbewegung über die Unterstützungsfläche. Vernachlässigt hemiplegischen Arm an der Seite oder greift und zieht mit der besseren Hand. Hat Schwierigkeiten in die aufrechte Position zurückzukommen.
3	Normale Zielerreichung, annähernd normales dynamisches Sitzen.	Symmetrische Haltung von Kopf, Schultern und Hüften in einer zentrierten Position. Hüftbeugung bei aufgerichtetem Rumpf. Füsse und Knie stehen eng zusammen. Fähigkeit, symmetrisch nach vorne über die Unterstützungsfläche zu bewegen, um den Hocker mit beiden Händen zu berühren und symmetrisch wieder in die Ausgangsposition zurückzukehren. Gleichmässige Gewichtsverteilung. Selektive Bewegung.

3. Sitz - Stand - Übergang

Bewertung	Einstufung	Beschreibung
0	Unfähig	Patient zeigt keine aktive Bewegung, auch keinen Versuch, die Aktivität auszuführen. Bleibt in der sitzenden Position.

1		Versuch mit Kompensationsbewegungen	Unfähig oder Versuch, die Hüften zur Bettkante zu bewegen. Beugung des Kopfes mit weiterlaufender Beugung des Rumpfes. Ungleichmässige Fussstellung mit nach vorne gesetztem hemiplegischem Fuss, der zum Teil nicht am Boden steht. Ungleichmässige Gewichtsverteilung der unteren Extremitäten bei grosser Unterstützungsfläche. Unfähig, das Gewicht nach vorne über die Füsse zu bringen und unfähig, das Gesäss vom Bett zu heben. Drückt nach hinten oder benützt die bessere Seite mit Rumpfextension. Überaktivität der weniger betroffenen Seite, schiebt oder zieht mit der besseren oberen Extremität. Asymmetrische Aufrichtung. **Unfähig ohne Unterstützung zu stehen.**
2		Erreicht das Ziel mit Kompensationsbewegungen	Bringt die Hüften zur Bettkante. Beugt Kopf und Rumpf nach vorne, lehnt aber auf die bessere Seite. Schwierigkeiten den betroffenen Fuss zu platzieren, ungleichmässige Gewichtsverlagerung der unteren Extremitäten mit verstärkter Gewichtsübernahme auf das bessere Bein. Schwierigkeiten, den Schwerpunkt über die Füsse zu bringen. Hebt das Gesäss, während die bessere Seite nach oben stösst. Überaktivität des besseren Beines. Tendenz zur gebeugten asymmetrischen Haltung. **Initiales Stehen unsicher**, macht Schritte bzw. ausschweifende Bewegungen, um zu korrigieren. Benötigt ggf. Supervision.
3		Normale Zielerreichung, Annähernd normale Zielerreichung	Gute Aufrichtung während des Sitzens mit guter Fussstellung. Vorneigung des Rumpfes mit Hüftflexion und Aufrichtung von Hals und Wirbelsäule. Beide Hände können verwendet werden - hebt das Gesäss vom Bett ab. **Gleichmässige Verteilung des Gewichtes auf die unteren Extremitäten** mit Streckung von Hüften und Knien für ein symmetrisches Stehen. Selektive Bewegungen – selbständiges Ausführen.

4. Schrittauslösung und Gehen

Bewertung	Einstufung	Beschreibung
0	Unfähig	Kann sich in stehender Position mit maximaler Unterstützung von 1-2 Hilfspersonen halten. Schlechte Aufrichtung. Unfähig zu Gehen. Steht mit gebeugtem betroffenem Bein, keine Gewichtsübernahme auf dem betroffenen Fuss.

1	Versuch mit Kompensationsbewegungen	Schlechte Aufrichtung während des Stehens. Benötigt Hilfestellung von 1 oder 2 Personen. Bewegt das betroffene Bein mit grosser Rumpfaktivität nach vorne während sich der Rumpf mit seitlicher Bewegung des Beckens zur gegenüberliegenden Seite neigt. Schwierigkeiten den betroffenen Fuss auf den Boden zu setzen, schlechte Kniekontrolle, Schwierigkeiten das Gewicht auf die betroffene Seite zu verlagern. Schwierigkeiten den Schwerpunkt nach vorne zu verlagern. Überaktivität der weniger betroffenen Seite. **Macht Schritte mit der weniger betroffenen Seite, verliert aber dabei das Gleichgewicht/ ist unsicher** bzw. droht zu stürzen.
2	Erreicht das Ziel mit Kompensationsbewegungen	Stand: kleine Unterstützungsfläche, Schwierigkeiten das betroffene Bein nach vorne zu heben. Fersenkontakt wird nur mit schlechter Kniekontrolle erreicht (knickt ein oder hyperextendiert). Überschiessende Beckenaktivität auf die bessere Seite. Unfähigkeit das Gewicht mit dem betroffenen Bein zu übernehmen. Überaktivität der weniger betroffenen Seite. Spielbeinphase: Schwierigkeiten eine Plantarflexion im Fussgelenk für den "Push off" zu erreichen. Verminderte Dorsalextension, Knie- und Hüftflexion. Unfähigkeit, das Spielbein zum Durchschwingen zu verkürzen. Angepasste Bewegung von Rumpf, der sich auf die weniger betroffene Seite lehnt, Ausweichbewegung der Hüfte bzw. Zirkumduktion. Schlechte Kontrolle des betroffenen Beines beim initialem Fersenkontakt. Ungleiche Schrittlänge/ Überaktivität der weniger betroffenen Seite. Asymmetrische Haltung. Benötigt Hilfe oder Supervision.
3	Annähernd normale Zielerreichung	Bewegt sich wie bei: „Erreicht das Ziel mit Kompensationsbewegungen (2)" aber ohne Hilfestellung.
4	Normale Zielerreichung	Standbeinphase: Fersenkontakt mit Kontrolle der Dorsalextension beim initialen Fersenkontakt. Hüftextension- und abduktion, gute Fussstellung und Akzeptanz der Unterstützungsfläche. Bewegt Körpergewicht nach vorne. Symmetrische Körperhaltung mit verstärkter Selektivität der Bewegung. Spielbeinphase: Hüftextension und Beugung des Fussgelenks für den "Push off". Fuss hebt vom Boden ab. Knieextension/ Sprunggelenksdorsalextension während Fersenkontakt. Bewegt Körpergewicht nach vorne. Geht selbständig ohne Hilfestellung.

5. Ein Glas zum Mund bringen, Arm auf dem Tisch aufgestützt

Bewertung	Einstufung	Beschreibung
0	Unfähig	Keine aktive Bewegung. Patient zeigt keinen Versuch einer Aktivität. Sitzt am Tisch, Arme liegen auf dem Tisch, Ellbogen in 90° Flexion. Kann Startposition beibehalten. (Patient kann bessere obere Extremität dazu nutzen, den hemiplegischen Arm anzuheben.)
1	Versuch mit Kompensationsbewegungen	Kann die sitzende Position einnehmen. Sehr wenig motorische Aktivität im Schultergürtel. Lehnt nach vorne oder zur weniger betroffen Seite. Hebt die hemiplegische Schulter an oder beginnt mit einer schwachen Schulterflexion. Überaktivität der weniger betroffenen Seite. Vermehrte Elevation des hemiplegischen Schultergürtels, der Rumpf lehnt zur weniger betroffenen Seite. Unfähig die Aufgabe durchzuführen.
2	Erreicht das Ziel mit Kompensationsbewegungen	Flexion der Schulter mit etwas Abduktion. Verstärkte Ellbogenbeugung und Pronation. Vermehrte Beugung von Handgelenk und Fingern. Schwierigkeiten das Handgelenk zu strecken, verstärkte Fingerbeugung und schwache Daumenopposition. Schwierigkeiten beim Greifen eines Glases und bei der Bewegung zum Mund. Asymmetrische Rumpfhaltung. Fähig aus dem Glas zu trinken, während der Kopf extensorisch kompensiert. Erreicht das Ziel mit eingeschränkter Koordination bzw. Überaktivität.
3	Normale Zielerreichung, Annähernd normale Zielerreichung	Greift nach vorne mit Schulterflexion und etwas Elevation. Handgelenksextension kombiniert mit Radialduktion. Greift das Glas mit Fingerbeugung und Daumenopposition. Bringt das Glas zum Mund mit Supination des Unterarms und Ellbogenflexion. Die Bewegung ist zielgerichtet und koordiniert.

Stroke Activity Scale - Standardisierung

Standardisierte Instruktionen für Patienten:

1. Aus dem Bett über die weniger betroffene Seite aufsitzen:
   "Setzen Sie sich an die Bettkante"
2. Statische und dynamische Sitzbalance:
   "Sitzen Sie an der Bettkante mit den Händen auf dem Schoss und den Füssen am Boden. Greifen Sie mit beiden Händen nach vorne zum Hocker, wobei der schwache Arm unterstützt werden kann, kehren Sie dann wieder zurück in die aufrechte Position"
3. Sitz - Stand - Übergang:
   "Stehen Sie auf"
4. Schrittauslösung und Gehen:
   "Bitte gehen Sie einige Schritte"
5. Ein Glas zum Mund bringen, Arm auf dem Tisch aufgestützt:
   "Nehmen Sie bitte das Glas, trinken Sie einen Schluck und stellen Sie es wieder zurück"

Standardisierte Ausgangsstellungen:

1. Aus dem Bett über die weniger betroffene Seite aufsitzen:
   Rückenlage auf einer Behandlungsliege mit einem Kopfkissen unter dem Kopf
2. Statische und dynamische Sitzbalance:
   Die Höhe der Behandlungsbank ist so eingestellt, dass Hüfte, Knie und Sprunggelenk einen 90° Winkel aufweisen. Ein hölzerner Hocker steht 50cm vor der Behandlungsbank
3. Sitz - Stand - Übergang:
   Die Höhe der Behandlungsbank ist wie bei (2)
4. Schrittauslösung und Gehen:
   Vor dem Patienten befindet sich eine Gehstrecke von 3m
5. Ein Glas zum Mund bringen, Arm liegt vorne auf dem Tisch:
   Die Höhe der Behandlungsbank ist wie bei (2). Die Höhe des Tisches ist so eingestellt, dass die Ellbogen des Patienten unterstützt sind. Das Trinkglas ist so positioniert, dass es 25cm vor dem Patienten an der Kante des Tisches steht.

Symptome und Behinderung nach Schlaganfall: Stroke Impact Scale (SIS)

Hintergrund

Die SIS wurde am „Landon Center of Aging" des „University of Kansas Medical Center" in Kansas City entwickelt. Dabei wurden die Ansichten der Schlaganfall-Patienten und ihrer Angehörigen sowie von Experten berücksichtigt. Die erste Publikation erschien im Jahr 1999 von Pamela Duncan und ihrem Team (1999b), die erste Publikation der deutschem Version im Jahr 2001 von C. Petersen et al. (2001). Aktuell ist bereits die dritte Version der SIS mit 59 Items in Gebrauch. Die meisten Studien wurden aber mit der Version 2.0 (64 Items) durchgeführt. Zudem wurde im Jahr 2003 eine abgekürzte Version der physischen Items als „Stroke Impact Scale-16" veröffentlicht (Edwards et al. 2003).

Die SIS ist besonders in Nordamerika verbreitet und wurde an der „III-Step-Conference" stark propagiert. In Europa liegen bisher noch wenige Messinstrumente zu Lebensqualität bei Schlaganfall vor.

Die Stroke Impact Scale (SIS) – Version 2 setzt sich aus 64 Items zusammen, denen acht Dimensionen der subjektiven Gesundheit zugeordnet werden können (Kraft, Gedächtnis- und Denkvermögen, Emotion, Kommunikation, Alltag, Mobilität, Handfunktion und Partizipation) (Duncan et al. 1999b). Die SIS ist ein Fragebogen, der in Form eines Interviews eingesetzt werden sollte und wurde für den wiederholten Einsatz konzipiert, um Veränderungen im Lauf der Zeit zu erfassen.

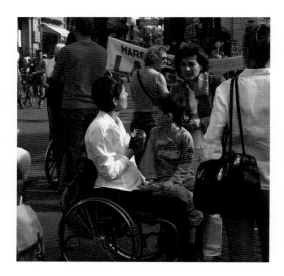

ICF-Klassifikation

Körperfunktionen

1.a. Kraft im Arm — b7301 Kraft der Muskeln einer einzelnen Extremität

1.c. Kraft im Bein — b7301 Kraft der Muskeln einer einzelnen Extremität

1.d. Kraft im Fuss — b7300 Kraft isolierter Muskeln oder von Muskelgruppen

2.a. sich erinnern	b144 Funktionen des Gedächtnis
2.b. sich erinnern (mittelfristig)	b144 Funktionen des Gedächtnisses
2.c. sich an Abmachungen erinnern	b144 Funktionen des Gedächtnisses
2.d. sich an den Wochentag erinnern	b144 Funktionen des Gedächtnisses
2.e. zählen	b172 Das Rechnen betreffende Funktionen
2.f. sich konzentrieren	b140 Funktionen der Aufmerksamkeit
2.g. schnell überlegen	b1600 Denktempo
3.a. traurig sein	b152 Emotionale Funktionen
3.d. sich über nichts freuen können	b152 Emotionale Funktionen
3.e. sich Vorwürfe machen	b152 Emotionale Funktionen
3.f. sich freuen	b152 Emotionale Funktionen
3.i. lachen	b152 Emotionale Funktionen
4.a. sich an Namen erinnern	b144 Funktionen des Gedächtnisses
4.d. Gegenstände benennen	b1670 Das Sprachverständnis betreffende Funktionen
4.e. sich an einer Diskussion beteiligen	d355 Diskussion
4.f. Telefongespräch führen	d3600 Telekommunikationsgeräte benutzen
4.g. anrufen	d3600 Telekommunikationsgeräte benutzen
5.g. Darm kontrollieren	b525 Defäkationsfunktionen
5.f. Blase kontrollieren	b620 Miktionsfunktionen

Aktivitäten/ Partizipation

1.b. Zugreifen mit der Hand	d4401 Einen Gegenstand ergreifen
2.h. Probleme lösen	d175 Probleme lösen
3.b. sich einsam fühlen	Nicht definiert
3.c. Gefühl, anderen eine Last zu sein	Nicht definiert
3.g. sich nervös fühlen	Nicht definiert
3.h. „Lebensgefühl"	Nicht definiert
4.b. verstehen	d310 Kommunizieren als Empfänger gesprochener Mitteilungen
4.c. auf Fragen antworten	Nicht definiert
5.a. Essen zurecht schneiden	d550 Essen
5.b. oben anziehen	d540 Sich kleiden
5.c. sich waschen	d510 Sich waschen
5.d. Fussnägel schneiden	d5204 Die Fussnägel pflegen
5.e. schnell aufs WC gehen	d530 Die Toilette benutzen
5.h. leichte Hausarbeiten erledigen	d640 Hausarbeiten erledigen
5.i. einkaufen	d6200 Einkaufen
5.j. mit Geld umgehen	d860 Elementare wirtschaftliche Transaktionen
5.k. sich um Geldangelegenheiten kümmern	d865 Komplexe wirtschaftliche Transaktionen
5.l. schwere Hausarbeiten erledigen	d640 Hausarbeiten erledigen
6.a. sitzen	d415 In einer Körperposition verbleiben
6.b. stehen	d415 In einer Körperposition verbleiben
6.c. gehen	d450 Gehen
6.d. Transfer	d420 Sich verlagern

6.e. aufstehen	d410 Eine elementare Körperposition wechseln
6.f. 100m gehen	d4500 Kurze Entfernungen gehen
6.g. schnell gehen	d450 Gehen
6.h. Treppenabsatz steigen	d4551 Klettern/ steigen
6.i. Treppensteigen	d4551 Klettern/ steigen
6.j. in Auto ein- und aussteigen	Nicht definiert
7.a. mit Hand schwer tragen	d4301 Mit den Händen tragen
7.b. Türknauf drehen	d4453 Hände oder Arme drehen oder verdrehen
7.c. Dose öffnen	d440 Feinmotorischer Handgebrauch
7.d. Schnürsenkel binden	d440 Feinmotorischer Handgebrauch
7.e. kleine Münze aufheben	d4400 Einen Gegenstand aufnehmen
8.b. Aktivitäten mit anderen Menschen	d910 Gemeinschaftsleben
8.c. ruhige Freizeitbeschäftigungen	d920 Erholung und Freizeit
8.d. aktive Freizeitbeschäftigungen	d920 Erholung und Freizeit
8.e. Rolle in Familie übernehmen	d750 Informelle soziale Beziehungen
	d760 Familienbeziehungen
8.f. religiöse Aktivitäten	d930 Religion und Spiritualität
8.g. Gefühle zeigen	d720 Komplexe interpersonelle Interaktionen
8.h. eigenes Leben bestimmen	Nicht definiert
8.i. anderen Menschen helfen	d660 Anderen helfen
9. Erholung vom Schlaganfall	Nicht definiert

Praktikabilität

Patientengruppe
Patienten nach Schlaganfall (Duncan et al. 1999)

Zeitaufwand
45 Minuten

Kosten
Die Fragebogen (in verschiedenen Sprachen) und eine Datenbank können kostenlos beim Landon Center of Aging in Kansas City angefordert werden. In Europa werden die Fragebogen u.a. auch auf Deutsch vom Mapi-Institut in Lyon kostenlos vertrieben (http://www.mapi-trust.org/ [15.03.2009]).

Ausbildung
Einführung in den Fragebogen und in Interviewtechniken: 2 - 4 Stunden

Praktische Durchführung
Die Fragen zur SIS werden durch die Patienten oder die sie betreuenden Personen ausgefüllt resp. beantwortet, wobei ein Interviewer eingesetzt werden kann. Die Befragten sollen mit einem 5-Stufen Antwortformat entscheiden, inwieweit die jeweilige Aussage zutrifft bzw. Einschränkungen vorhanden sind. Der Fragebogen kann sowohl als Selbst- als auch als Fremdbeurteilung eingesetzt werden. Zum Schluss des Fragebogens werden die Betroffenen aufgefordert, sich auf einer Skala von 0 bis 100 einzuschätzen, inwieweit sie sich wieder von ihrem Schlaganfall erholt haben. Die Befragten müssen aber kognitiv in der Lage sein auf die verschiedenen Fragen einzugehen (Duncan et al. 1999a). Deswegen empfehlen sie eine Vorabklärung mit dem Folstein Mini-Mental State Fragebogen (Folstein et al. 1975).

Format
Selbst- oder Fremdbeurteilung

Skalierung
Ordinalskala
1 bis 5 Punkte (ausser letzte Frage zur Einschätzung des Erholungsgrades mit 1 bis 100 Punkten), wobei ein hoher Wert mit einer geringen Einschränkung assoziiert ist.

Subskalen
- Kraft
- Handfunktion
- Mobilität
- Alltag
- Emotionen
- Gedächtnis
- Kommunikation
- Soziale Teilhabe

Die physische Dimension wird als Teilsumme von Kraft, Handfunktion, Mobilität und Alltag dargestellt.

Reliabilität (Zuverlässigkeit)

In der Kansas City Stroke Study (Duncan et al. 1999b) wurden bei den 105 eingeschlossenen Patienten auch die SIS getestet und mit der Orpington Scale (Kalra et al. 1993) in drei verschiedene Schweregrade eingeteilt, wobei 91 die Einschlusskriterien für die Validitätsstudie (nur „minor" und „moderate stroke") erfüllten. Alle Probanden wurden nach 1 Monat, nach 3 und nach 6 Monaten getestet. Bei 25 zufällig ausgewählten Probanden wurden bei den Messungen nach 3 und 6 Monaten jeweils eine Woche später die Messungen für die Test-Retest-Reliabilität wiederholt. Mit einer ICC der 8 Bereiche von 0.7 bis 0.92 wird der SIS eine hohe Übereinstimmung attestiert (Duncan et al. 1999b). Auch die interne Konsistenz der Items erreichte bei allen 8 Bereichen ein Cronbachs Alpha von 0.83 bis 0.90.
Bei der deutschen Validierungsstudie von Petersen et al. (2001) wurden die Resultate bestätigt. Im Rahmen einer Untersuchung zur Beschreibung der subjektiven Gesundheit von Personen mit chronischen Erkrankungen in der Stadt Hamburg wurden die psychometrischen Kriterien der SIS geprüft. Die englische Original-Version wurde dabei in mehreren, aufeinander aufbauenden Übersetzungsschritten in die deutsche Sprache übersetzt. Die Grundgesamtheit der Studie bestand aus einer Stichprobe von 137 Schlaganfallpatienten der neurologischen Abteilung des Universitätsklinikums Hamburg-Eppendorf. Zur Erfassung der Lebensqualität wurden neben der SIS das Nottingham Health Profile (NHP) und der SF-36 Health Survey Questionnaire verwendet. Die Werte (Cronbachs Alpha) für die Reliabilität wurden bei allen Items mit 0.87 und höher beurteilt.

Validität (Gültigkeit)

In der oben erwähnten Kansas City Stroke-Studie wurde die diskriminante Validität der verschiedenen Levels der 8 Bereiche untersucht. Bei 6 von 8 Bereichen zeigt die Skala signifikante Unterschiede. Die Kriteriumsvalidität wurde mit verschiedenen etablierten Messverfahren untersucht und als positiv befunden. So zeigt zum Beispiel der Bereich „Alltag" eine hohe Übereinstimmung mit dem Barthel-Index oder den motorischen Items der Functional Independence Measure.
In der deutschen Validierungsstudie von Peterson et al. (2001) wurde die SIS drei verschiedenen Lebensqualitätsinstrumenten gegenübergestellt, um die Konstruktvalidität zu untersuchen. Beim Vergleich mit den Items des SF-36 ist die Korrelation signifikant (ausser bei der allgemeinen Gesundheitswahrnehmung des SF-36). Die Korrelation mit dem Nottingham Health Profile ist zu den Subskalen der SIS negativ, d.h. dass ein höherer Wert im NHP mit einer stärkeren Belastung, in der SIS mit einer geringeren Belastung assoziiert ist (Petersen et al. 2001).

Responsivität (Empfindlichkeit)

Auch die Änderungssensitivität der verschiedenen Domänen wurde in der Studie von Duncan et al. (1999b) als zufriedenstellend bezeichnet. Im Zeitraum von 1 bis 6 Monaten ist bei beiden Patientengruppen („minor" und „moderate stroke") die SIS sensitiv genug, jedoch nicht für den Zeitraum von 3 bis 6 Monaten für die Bereiche Handfunktion, Mobilität, Aktivitäten des täglichen Lebens und Partizipation. Am schlechtesten schneidet bei beiden Patientengruppen die Subskala über die Emotionen ab.

Bei einer Untersuchung der Stroke Impact Scale und der Stroke-Specific Quality of Life Scale zeigte die SIS die deutlich bessere Empfindlichkeit und wird somit zur Darstellung der Veränderungen während der Schlaganfall-Rehabilitation empfohlen (Lin et al. 2011).

Beurteilung

Diagnostik/ Befund	**empfohlen**
Ergebnis/ Verlauf	**empfohlen**[1]
Prognose	**nicht anwendbar**[2]

Kommentar

Die SIS misst die Lebensqualität nach einem Schlaganfall. Es fehlen bis heute diagnosespezifische Instrumente, um das Konzept der Lebensqualität möglichst patientennah zu erfassen. Die SIS schliesst diese Lücke für eine aus epidemiologischer Sicht äusserst relevante Patientengruppe.

1) Nicht alle Items sind gleich empfindlich für Veränderungen (s. Responsivität).
2) Es wurden keine Studien zur prädiktiven Validität gefunden.

Eine Anleitung für die Durchführung und Auswertung befindet sich auf der beigefügten CD-ROM.

Literatur

Literatursuche: PubMed; 11/2011
Autor: Hansjörg Lüthi

Duncan P, Wallace D, Lai SM, Studenski S, DallasJohnson, Embretson S. Stroke Impact Scale Guide for Administration. Kansas City: University of Kansas Medical Center.

Duncan PW, Wallace D, Lai SM, Johnson D, Embretson S, Laster LJ. The stroke impact scale version 2.0. Evaluation of reliability, validity, and sensitivity to change. Stroke 1999b; 30 (10):2131-40.

Edwards B, O'Connell B. Internal consistency and validity of the Stroke Impact Scale 2.0 (SIS 2.0) and SIS-16 in an Australian sample. Qual Life Res 2003; 12 (8):1127-35.

Folstein MF, Folstein SE, McHugh PR. "Mini-mental state". A practical method for grading the cognitive state of patients for the clinician. J Psychiatr Res 1975; 12 (3):189-98.

Kalra L, Crome P. The role of prognostic scores in targeting stroke rehabilitation in elderly patients. J Am Geriatr Soc 1993; 41 (4):396-400.

Lin KC, Fu T, Wu CY, Wang YH, Liu JS, Hsieh CJ, Lin SF. Minimal detectable change and clinically important difference of the Stroke Impact Scale in stroke patients. Neurorehabil Neural Repair; 24 (5):486-92.

Petersen C, Morfeld M, Bullinger M. [Testing and validation of the German version of the Stroke Impact Scale]. Fortschr Neurol Psychiatr 2001; 69 (6):284-90.

Fragebogen über die Folgen eines Schlaganfalls

Quelle: Mapi Research Trust in Lyon, F

Zweck dieses Fragebogens ist eine Einschätzung der Folgen Ihres Schlaganfalls auf Ihre Gesundheit und Ihr Leben. Wir möchten wissen, wie sich Ihr Schlaganfall <u>AUS IHRER PERSÖNLICHEN SICHT</u> auf Sie ausgewirkt hat. Wir möchten Ihnen einige Fragen über mögliche Beeinträchtigungen stellen, die durch Ihren Schlaganfall verursacht wurden, und auch darüber, wie sich der Schlaganfall auf Ihre Lebensqualität ausgewirkt hat. Zum Schluss werden wir Sie bitten einzuschätzen, inwieweit Sie sich von Ihrem Schlaganfall erholt haben.

In den folgenden Fragen geht es um körperliche Probleme, die möglicherweise in Folge Ihres Schlaganfalls aufgetreten sind.

1. In der vergangenen Woche, wieviel Kraft hatten Sie Ihrer Meinung nach...	Sehr viel Kraft	Ziemlich viel Kraft	Etwas Kraft	Kaum Kraft	Gar keine Kraft
a. im Arm, der <u>am stärksten</u> vom Schlaganfall <u>betroffen</u> war?	5	4	3	2	1
b. beim Zugreifen mit der Hand, die <u>am stärksten</u> vom Schlaganfall <u>betroffen</u> war?	5	4	3	2	1
c. im Bein, das <u>am stärksten</u> vom Schlaganfall <u>betroffen</u> war?	5	4	3	2	1
d. im Fuss/Knöchel, der <u>am stärksten</u> vom Schlaganfall <u>betroffen</u> war?	5	4	3	2	1

In den folgenden Fragen geht es um Ihr Gedächtnis und Ihr Denkvermögen.

2. In der vergangenen Woche, wie schwer ist es Ihnen gefallen...	Gar nicht schwer	Etwas schwer	Ziemlich schwer	Sehr schwer	Ausserordentlich schwer
a. sich an etwas zu erinnern, was man Ihnen gerade gesagt hat?	5	4	3	2	1
b. sich an Dinge zu erinnern, die am Vortag passiert sind?	5	4	3	2	1
c. sich daran zu erinnern, bestimmte Dinge zu tun (z.B. vereinbarte Termine wahrzunehmen oder Medikamente einzunehmen)?	5	4	3	2	1
d. sich an den aktuellen Wochentag zu erinnern?	5	4	3	2	1
e. Zahlen zusammenzuzählen und abzuziehen?	5	4	3	2	1
f. sich zu konzentrieren?	5	4	3	2	1
g. schnell zu überlegen?	5	4	3	2	1
h. alltägliche Probleme zu lösen?	5	4	3	2	1

In den folgenden Fragen geht es um Ihr Befinden seit Ihrem Schlaganfall, um Veränderungen in Ihrer Stimmung und um die Fähigkeit, Ihre Gefühle zu beherrschen.

3. In der vergangenen Woche, wie oft…	Nie	Selten	Manchmal	Meistens	Immer
a. waren Sie traurig?	5	4	3	2	1
b. hatten Sie das Gefühl, dass es niemanden gibt, der Ihnen nahesteht?	5	4	3	2	1
c. hatten Sie das Gefühl, anderen eine Last zu sein?	5	4	3	2	1
d. hatten Sie das Gefühl, dass es nichts gibt, worauf Sie sich freuen können?	5	4	3	2	1
e. haben Sie sich wegen Fehlern, die Sie machten oder wegen Missgeschicken Vorwürfe gemacht?	5	4	3	2	1
f. haben Sie sich genauso über Dinge gefreut wie schon immer?	5	4	3	2	1
g. fühlten Sie sich nervös?	5	4	3	2	1
h. hatten Sie das Gefühl, das Leben sei lebenswert?	5	4	3	2	1
i. haben Sie mindestens einmal am Tag geschmunzelt und gelacht?	5	4	3	2	1

In den folgenden Fragen geht es um Ihre Fähigkeit, sich anderen Menschen mitzuteilen und um Ihre Fähigkeit, Gelesenes oder bei einem Gespräch Gehörtes zu verstehen.

4. In der vergangenen Woche, wie schwer ist es Ihnen gefallen…	Gar nicht schwer	Etwas schwer	Ziemlich schwer	Sehr schwer	Ausserordentlich schwer
a. den Namen eines Menschen zu nennen, der vor Ihnen stand?	5	4	3	2	1
b. zu verstehen, was Ihnen während einer Unterhaltung gesagt wurde?	5	4	3	2	1
c. auf Fragen zu antworten?	5	4	3	2	1
d. Gegenstände richtig zu benennen?	5	4	3	2	1
e. sich an einem Gespräch mit mehreren Leuten zu beteiligen?	5	4	3	2	1
f. ein Telefongespräch zu führen?	5	4	3	2	1
g. einen anderen Menschen anzurufen, einschliesslich die richtige Telefonnummer zu finden und diese zu wählen?	5	4	3	2	1

In den folgenden Fragen geht es um Tätigkeiten, die möglicherweise zu Ihrem normalen Tagesablauf gehören.

5. In den vergangenen 2 Wochen, wie schwer ist es Ihnen gefallen…	Gar nicht schwer	Etwas schwer	Ziemlich schwer	Sehr schwer	Gar nicht möglich
a. das Essen mit Messer und Gabel zu schneiden?	5	4	3	2	1
b. sich oben herum anzuziehen (von der Taille aufwärts)?	5	4	3	2	1
c. sich zu waschen (Bad, Dusche…)?	5	4	3	2	1
d. sich die Fussnägel zu schneiden?	5	4	3	2	1
e. schnell auf die Toilette zu kommen?	5	4	3	2	1
f. Ihre Blase zu kontrollieren (ohne Missgeschicke)?	5	4	3	2	1
g. Ihren Darm zu kontrollieren (ohne Missgeschicke)?	5	4	3	2	1
h. leichte Hausarbeiten zu erledigen?	5	4	3	2	1
i. einkaufen zu gehen?	5	4	3	2	1
j. mit Geld umzugehen (z.B. Wechselgeld richtig zurückgeben)?	5	4	3	2	1
k. sich um Ihre Geldangelegenheiten zu kümmern (z.B. Zahlung von monatlichen Rechnungen, Verwaltung des Girokontos)?	5	4	3	2	1
l. schwere Hausarbeiten zu erledigen?	5	4	3	2	1

In den folgenden Fragen geht es um Ihre Bewegungsfähigkeit (Mobilität) zu Hause und ausser Haus.

6. In den vergangenen 2 Wochen, wie schwer ist es Ihnen gefallen...	Gar nicht schwer	Etwas schwer	Ziemlich schwer	Sehr schwer	Gar nicht möglich
a. zu sitzen, ohne das Gleichgewicht zu verlieren?	5	4	3	2	1
b. zu stehen, ohne das Gleichgewicht zu verlieren?	5	4	3	2	1
c. zu gehen, ohne das Gleichgewicht zu verlieren?	5	4	3	2	1
d. aus dem Bett auf einen Stuhl zu gelangen?	5	4	3	2	1
e. vom Stuhl aufzustehen, ohne sich mit den Händen abzustützen?	5	4	3	2	1
f. ungefähr 100 Meter weit zu Fuss zu gehen?	5	4	3	2	1
g. schnell zu gehen?	5	4	3	2	1
h. einen Treppenabsatz zu steigen?	5	4	3	2	1
i. mehrere Treppenabsätze zu steigen?	5	4	3	2	1
j. in ein Auto ein- und auszusteigen?	5	4	3	2	1

In den folgenden Fragen geht es um Ihre Fähigkeit, zum Gebrauch der Hand, die AM STÄRKSTEN von Ihrem Schlaganfall BETROFFEN war.

7. In den vergangenen 2 Wochen, wie schwer ist es Ihnen gefallen, die Hand, die am stärksten von Ihrem Schlaganfall betroffen war, zu benutzen, um...	Gar nicht schwer	Etwas schwer	Ziemlich schwer	Sehr schwer	Gar nicht möglich
a. schwere Sachen zu tragen?	5	4	3	2	1
b. einen Türknauf zu drehen?	5	4	3	2	1
c. eine Dose oder ein Glas zu öffnen?	5	4	3	2	1
d. Schnürsenkel zu binden?	5	4	3	2	1
e. eine kleine Münze aufzuheben?	5	4	3	2	1

In den folgenden Fragen geht es darum, wie sich Ihr Schlaganfall auf Ihre Fähigkeit ausgewirkt hat, die Dinge zu tun, an die Sie gewöhnt waren, die Ihnen wichtig sind und Ihrem Leben einen Sinn geben.

8. In den vergangenen 4 Wochen, wie oft waren Sie eingeschränkt in...	Nie	Selten	Manchmal	Meistens	Immer
a. beruflicher, ehrenamtlicher oder sonstiger Arbeit?	5	4	3	2	1
b. Ihren Aktivitäten mit anderen Menschen?	5	4	3	2	1
c. ruhigen Freizeitbeschäftigungen?	5	4	3	2	1
d. aktiven Freizeitbeschäftigungen?	5	4	3	2	1
e. Ihrer Rolle als Familienmitglied oder als Freund/Freundin?	5	4	3	2	1
f. der Teilnahme an kirchlichen oder anderen religiösen Aktivitäten?	5	4	3	2	1
g. der Fähigkeit, Gefühle nahestehenden Personen gegenüber zu zeigen?	5	4	3	2	1
h. der Fähigkeit, Ihr Leben nach Ihren eigenen Wünschen zu bestimmen?	5	4	3	2	1
i. der Fähigkeit, anderen Menschen zu helfen?	5	4	3	2	1

9. Erholung vom Schlaganfall

Inwieweit haben Sie sich – auf einer Skala von 0 bis 100 – von Ihrem Schlaganfall erholt, wobei 100 vollständige und 0 gar keine Erholung bedeutet?

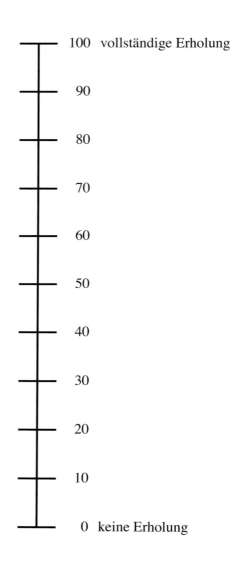

Krankheitsfolgen bei ALS: Amyotrophic Lateral Sclerosis Functional Rating Scale - Revised (ALSFRS-R)

Hintergrund

Die ALSFRS-R wurde als Instrument zu Messungen des funktionellen Status und therapeutischen Effekts in Studien bei Patienten mit amyotropher Lateralsklerose (ALS) entwickelt. Es besteht keine deutsche validierte Version. Die Skala umfasst die Beurteilung der vier Hauptsymptombilder der ALS: Sprechen und Schlucken, Feinmotorik, Grobmotorik und Atmung (Cedarbaum et al. 1999; Gordon et al. 2004). Die ALSFRS-R stellt die Weiterentwicklung der ALSFRS dar, bei der die respiratorischen Funktionen unterproportional bewertet wurden (ACTS 1996). Der Test wird mittels Beobachtung und Befragung (auch telefonisch) der Betroffenen oder Angehörigen ausgeführt.

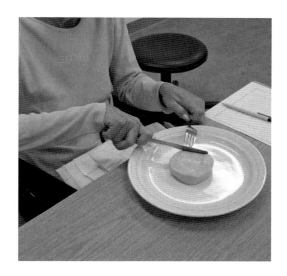

ICF-Klassifikation

Körperfunktionen
1. Sprache
2. Speichelfluss
3. Schlucken
10.-12. Atmung
4. Handschrift

b310 Stimm- und Sprechfunktionen
b5104 Speichelfluss
b5105 Schlucken
b440 Atmungssystem
b760 Motorik
d440 Feinmotorischer Handgebrauch (schreiben)

Aktivitäten
5. Essen schneiden und Besteck gebrauchen

6. Ankleiden und Körperpflege
7. Umdrehen im Bett und Bettzeug richten

d445 Hand- und Armgebrauch
d550 Essen
d510-530 Selbstversorgung
d420 Sich verlagern
d445 Hand- und Armgebrauch

8. Gehen
9. Treppensteigen

d450   Gehen
d4551 Treppensteigen

Praktikabilität

Patientengruppe
Amyotrophe Lateralsklerose

Zeitaufwand
15 Minuten

Kosten
Keine

Ausbildung
4 Stunden

Praktische Durchführung
Mittels eines Fragebogens beurteilt der Patient seine funktionellen Fähigkeiten in 12 verschiedenen Symptombereichen der ALS. Zu jedem Bereich stehen fünf Antworten zur Verfügung. Eine fehlende Funktion wird mit 0 und eine normale Funktion mit 4 bewertet. Die Maximalpunktzahl beträgt 48.
Die Befragung kann telefonisch mit dem Patienten, Angehörigen oder Betreuenden durchgeführt werden. Die Anwendbarkeit der ALSFRS-R wird deswegen bei diesem Krankheitsbild von verschiedenen Autoren als gut erachtet (Adelman et al. 2004; Kasarskis et al. 2005; Mannino et al. 2007). Die Werte einer Selbstbeurteilung zeigten eine hohe Übereinstimmung mit denen einer Fremdevaluation (Montes et al. 2006).
Es wurde auch untersucht, wie zuverlässig der ALSFRS-R für eine retrospektive Evaluation ist. Um dies zu beurteilen wurde von 5 Untersuchern anhand der Patientenakten von 100 ALS-Betroffenen der ALSFRS-R erstellt. Diese Resultate korrelierten sehr gut mit den am Patienten erhobenen Werten (Mittelwert retrospektiv 38.7+/−5 vs. aktuelle Werte 38.4+/−6, p =0.5) (Lechtzin et al. 2009).

Format
Funktionelle Leistung

Skalierung
Ordinalskalierung von 0 - 48

Subskalen
Jeder der 12 Bereiche kann als eine Subskala zwischen 0 und 4 bewertet werden.

Reliabilität (Zuverlässigkeit)

Für die ALSFRS, wie auch die ALSFRS-R, wurden in verschiedenen Studien sehr gute Werte der Reliabilität ermittelt. Gute Intratester Reliabilität von 0.815. Hohe Intertester-Korrelation für den gesamten ALSFRS (0.88), für die einzelnen Subskalen gute Übereinstimmung 0.59 bis 0.82 (ACTS 1996). Es bestehen auch bei telefonischer Befragung und wechselnden Testern gute Resultate für den ALSFRS-R (Kaufmann 2007; Miano 2004).

Validität (Gültigkeit)

Die inhaltliche Validität ist gegeben. Die ALSFRS-R orientiert sich an den Endpunkten der Krankheit und erfasst ein breites Spektrum der mit ALS verbundenen Probleme. Zudem wurde mit Hilfe der ALSFRS-R eine klinische Relevanz und somit der Zusammenhang mit kortikalen Läsionen belegt (Thivard et al. 2007). Veränderungen der ALSFRS verlaufen parallel zu Veränderungen von Muskelkraft, Vitalkapazität (ACTS 1996), „Schwab and England Score" und „Clinical Global Impression of Change" (Cedarbaum et al. 1997).
Zu Messinstrumenten für die gesundheitsbezogene Lebensqualität (SIP/ALS-19) besteht eine

gute Korrelation (r=−0.79) (Bromberg et al. 2001), hingegen keine Korrelation zu Messinstrumenten, welche die allgemeine Lebensqualität erfassen (Robbins et al. 2001).

In einer Studie wurde untersucht, ob es sinnvoll ist, den 10 Meter Gehtest als wichtigen Anhaltspunkt für den Verlauf von ALS zu verwenden. Hier konnte gezeigt werden, dass der Gehtest gut mit der ALSRFRS-R Subgruppe Grobmotorik und erstaunlicherweise auch der Feinmotorik korreliert. Die Schwäche des Gehtests besteht allerdings im Bodeneffekt, bei den nicht mehr gehfähigen Betroffenen (Inam et al. 2010).

Es wurden verschiedene Studien zur Voraussagevalidität der ALSFRS durchgeführt. Bei einer Punktezahl von >30 besteht eine Überlebensrate von 90% für die nächsten 9 Monate (Cedarbaum & Stambler 1997). Es können auch Aussagen über die Länge einer Hospitalisation und Überlebenszeit nach invasiver Beatmung gemacht werden (Lo Coco et al. 2007). In einer Studie bei 267 Betroffen wurden als Schnittpunkt 38 Punkte verwendet (dies war der Median des Kollektivs). Hier hatten die unter dem Wert liegenden Patienten ein 4.4-faches Risiko innerhalb des Betrachtungszeitraumes (1 +/- 0.7 Jahre) zu versterben oder sich einer Tracheostomie unterziehen zu müssen (Kaufmann et al. 2005). Der Verlauf der ALSFRS-R ist im Vergleich zu anderen Messungen (Vitalkapazität, Muskeltest und Lebensqualität) am umfassendsten und mit der stärksten Voraussagekraft zur Überlebensdauer (Gordon et al. 2007; Traynor et al. 2004). Es wird für eine Prognose jedoch empfohlen, dieses auf Fragen basierende Assessment mit einem Test zu kombinieren, der objektive Parameter erfasst. Dies vor allem wegen der im fortgeschrittenen Stadium der Erkrankung abnehmenden Präzision der ALSFRS (Voustianiouk et al. 2008).

Responsivität (Empfindlichkeit)

Keine Angaben

Beurteilung

Diagnostik/ Befund empfohlen[1]

Ergebnis/ Verlauf teilweise empfohlen[2]

Prognose empfohlen

Kommentar

1) Die ALSFRS-R ist ein gutes Instrument um den Schweregrad des Störungsbildes zu erfassen. Zudem kann ein Profil bezüglich der Symptomatik (Bulbär, Feinmotorik, Grobmotorik und Atmung) erstellt werden.

2) Bei dieser rasch progredienten Erkrankung stehen Begleitung und Management im Vordergrund. Deshalb ist die Anwendbarkeit für die Verlaufsmessung der physiotherapeutischen Massnahmen beschränkt.

Bezüglich der Vorraussagekraft resp. der Prognostik des ALSFRS-R besteht die Einigkeit, dass der Test zuverlässig ist. Allerdings muss kritisch angemerkt werden, dass hier die Schwäche darin besteht, dass der Krankheitsbeginn meist nicht genau festgelegt werden kann. Um dieses Problem zu erfassen, wird in einer Studie vorgeschlagen ein hundert Tage Verhältnis des ALSFRS-R (die Differenz der ALS Werte dividiert durch die Tage dazwischen) zu berechnen. Es zeigte sich, dass 44% der Patienten unter dem Wert von 0.25 mindestens 5 Jahre überlebten. Im Gegensatz erreichten keine Patienten die einen Wert über 0.65 hatten dieses Ziel (Kollewe et al. 2008).

Literatur

Literatursuche: PubMed; 11/2011
Autor: Adrian Pfeffer

ACTS. The Amyotrophic Lateral Sclerosis Functional Rating Scale. Assessment of activities of daily living in patients with amyotrophic lateral sclerosis. The ALS CNTF treatment study (ACTS) phase I-II Study Group. Arch Neurol 1996; 53 (2):141-7.

Adelman EE, Albert SM, Rabkin JG, Del Bene ML, Tider T, O'Sullivan I. Disparities in perceptions of distress and burden in ALS patients and family caregivers. Neurology 2004; 62 (10):1766-70.

Cedarbaum JM, Stambler N. Performance of the Amyotrophic Lateral Sclerosis Functional Rating Scale (ALSFRS) in multicenter clinical trials. J Neurol Sci 1997; 152 Suppl 1:S1-9.

Cedarbaum JM, Stambler N, Malta E, Fuller C, Hilt D, Thurmond B, Nakanishi A. The ALSFRS-R: a revised ALS functional rating scale that incorporates assessments of respiratory function. BDNF ALS Study Group (Phase III). J Neurol Sci 1999; 169 (1-2):13-21.

Gordon PH, Cheng B, Montes J, Doorish C, Albert SM, Mitsumoto H. Outcome measures for early phase clinical trials. Amyotroph Lateral Scler 2007; 8 (5):270-3.

Gordon PH, Miller RG, Moore DH. Alsfrs-R. Amyotroph Lateral Scler Other Motor Neuron Disord 2004; 5 Suppl 1:90-3.

Inam S, Vucic S, Brodaty NE, Zoing MC, Kiernan MC. The 10-metre gait speed as a functional biomarker in amyotrophic lateral sclerosis. Amyotroph Lateral Scler 2010; 11 (6):558-61.

Kasarskis EJ, Dempsey-Hall L, Thompson MM, Luu LC, Mendiondo M, Kryscio R. Rating the severity of ALS by caregivers over the telephone using the ALSFRS-R. Amyotroph Lateral Scler Other Motor Neuron Disord 2005; 6 (1):50-4.

Kaufmann P, Levy G, Thompson JL, Delbene ML, Battista V, Gordon PH, Rowland LP, Levin B, Mitsumoto H. The ALSFRSr predicts survival time in an ALS clinic population. Neurology 2005; 64 (1):38-43.

Kollewe K, Mauss U, Krampfl K, Petri S, Dengler R, Mohammadi B. ALSFRS-R score and its ratio: a useful predictor for ALS-progression. J Neurol Sci 2008; 275 (1-2):69-73.

Lechtzin N, Maragakis NJ, Kimball R, Busse A, Hoffman V, Clawson L. Accurate ALSFRS-R scores can be generated from retrospective review of clinic notes. Amyotroph Lateral Scler 2009; 10 (4):244-7.

Lo Coco D, Marchese S, La Bella V, Piccoli T, Lo Coco A. The amyotrophic lateral sclerosis functional rating scale predicts survival time in amyotrophic lateral sclerosis patients on invasive mechanical ventilation. Chest 2007; 132 (1):64-9.

Mannino M, Cellura E, Grimaldi G, Volanti P, Piccoli F, La Bella V. Telephone follow-up for patients with amyotrophic lateral sclerosis. Eur J Neurol 2007; 14 (1):79-84.

Montes J, Levy G, Albert S, Kaufmann P, Buchsbaum R, Gordon PH, Mitsumoto H. Development and evaluation of a self-administered version of the ALSFRS-R. Neurology 2006; 67 (7):1294-6.

Robbins RA, Simmons Z, Bremer BA, Walsh SM, Fischer S. Quality of life in ALS is maintained as physical function declines. Neurology 2001; 56 (4):442-4.

Thivard L, Pradat PF, Lehericy S, Lacomblez L, Dormont D, Chiras J, Benali H, Meininger V. Diffusion tensor imaging and voxel based morphometry study in amyotrophic lateral sclerosis: relationships with motor disability. J Neurol Neurosurg Psychiatry 2007; 78 (8):889-92.

Traynor BJ, Zhang H, Shefner JM, Schoenfeld D, Cudkowicz ME. Functional outcome measures as clinical trial endpoints in ALS. Neurology 2004; 63 (10):1933-5.

Voustianiouk A, Seidel G, Panchal J, Sivak M, Czaplinski A, Yen A, Appel SH, Lange DJ. ALSFRS and appel ALS scores: Discordance with disease progression. Muscle Nerve 2008; 37 (5):668-72.

Amyotrophic Lateral Sclerosis Functional Rating Scale (ALSFRS)

Quelle: The Amyotrophic Lateral Sclerosis Functional Rating Scale. Assessment of activities of daily living in patients with amyotrophic lateral sclerosis. The ALS CNTF treatment study (ACTS) phase I-II Study Group. Arch Neurol. 1996 Feb;53(2):141-7.
Übersetzung: Adrian Pfeffer, nicht validierte deutsche Fassung.

Name: _____ Geburtsdatum: _____

1.	Sprache	Datum:		
4	Normaler Sprachfluss			
3	Wahrnehmbare Sprachstörungen			
2	Verständlich bei Wiederholung			
1	Sprache kombiniert mit nonverbaler Kommunikation			
0	Verlust der verständlichen Sprache			

2.	Speichelfluss			
4	Normal			
3	Gering aber eindeutiges Uebermass an Speichel im Mund; nächtlicher Speichelverlust (Sabbern) möglich			
2	Mässig vermehrter Speichelfluss; geringer Speichelverlust (Sabbern) möglich			
1	Deutlich erhöhter Speichelfluss, teilweise Speichelverlust			
0	Deutlicher Speichelverlust; Taschentuch ständig erforderlich			

3.	Schlucken			
4	Normale Essgewohnheiten			
3	Beginnende Essprobleme – gelegentliches Verschlucken			
2	Änderung der Nahrungskonsistenz			
1	Ergänzende Sondenernährung erforderlich			
0	Keine orale Nahrungsaufnahme (ausschliesslich Sondenernährung)			

4.	Handschrift			
4	Normal			
3	Langsam oder unordentlich; alle Wörter lesbar			
2	Nicht alle Wörter lesbar			
1	Kann den Stift halten aber nicht schreiben			
0	Kann den Stift nicht halten			

5a.	Essen schneiden und Besteck gebrauchen (bei Patienten ohne Gastrostomie)			
4	Normal			
3	Etwas langsam und unbeholfen, aber keine Hilfe erforderlich			
2	Kann das essen meistens schneiden, aber langsam und unbeholfen, braucht teilweise Hilfe			
1	Essen muss geschnitten werden, kann noch langsam alleine essen			
0	Muss gefüttert werden			

5b. Essen schneiden und Besteck gebrauchen (bei Patienten mit Gastrostomie)

4	Normal
3	Unbeholfen, kann alle Handgriffe selbständig ausführen
2	Teilweise Hilfe erforderlich bei Verschlüssen und Deckeln
1	Kann den Pflegenden noch minimal unterstützen
0	Unfähig diese Aufgaben auszuführen

6. Ankleiden und Körperpflege

4	Normale Funktion
3	Unabhängige und vollständige Selbstpflege mit Mühe oder verminderter Effizienz
2	Zeitweise Hilfe oder Hilfsverfahren
1	Hilfsperson erforderlich
0	Totale Abhängigkeit

7. Umdrehen im Bett und Bettzeug richten

4	Normal
3	Etwas langsam und unbeholfen, aber keine Hilfe erforderlich
2	Kann sich alleine umdrehen oder Bettlaken zurechtziehen, aber mit grosser Mühe
1	Kann die Ausführung beginnen, aber nicht alleine ausführen
0	Hilflos

8. Gehen

4	Normal
3	Beginnende Schwierigkeiten beim Gehen
2	Geht mit Unterstützung
1	Nicht gehfähig, aber anderweitiges Fortbewegen möglich
0	Keine zielgerichtete Beinbewegung

9. Treppensteigen

4	Normal
3	Langsam
2	Leichte Unsicherheit oder Ermüdung
1	Braucht Unterstützung
0	Unfähig

10. Atmung

4	Normal
3	Kurzatmigkeit bei minimaler Anstrengung (z.B. Gehen, Sprechen)
2	Kurzatmigkeit in Ruhe
1	Intermittierende (z.B. während der Nacht) ventilatorische Unterstützung
0	Ständige Beatmung
	TOTAL (Maximale Punktzahl 40)

Amyotrophic Lateral Sclerosis Functional Rating Scale Revidierte Version (ALSFRS-R)

Quelle: Cedarbaum JM, Stambler N, Malta E, Fuller C, Hilt D, Thurmond B, Nakanishi A. The ALSFRS-R: a revised ALS functional rating scale that incorporates assessments of respiratory function. BDNF ALS Study Group (Phase III). J Neurol Sci. 1999 Oct 31;169(1-2):13-21.

Übersetzung: Adrian Pfeffer, nicht validierte deutsche Fassung.

Anstelle des Item 10 des ALSFRS wird neu Item 10, 11, 12 des revidierten ALSFRS verwendet.

10. Dyspnoe

4	Keine		
3	Beim Gehen		
2	Bei einer oder mehreren der folgenden Aktivitäten: Essen, Baden, Ankleiden (ADL)		
1	Bei Ruhestellung, Atemschwierigkeiten im Sitzen oder Liegen		
0	Beträchtliche Schwierigkeiten, Verwendung einer mechanischen Atemhilfe wird erwogen		

11. Orthopnoe

4	Keine		
3	Nachts teilweise Schwierigkeiten wegen Kurzatmigkeit, keine routinemässige Verwendung von mehr als zwei Kissen		
2	Zusätzliche Kissen zum Schlafen erforderlich (mehr als zwei)		
1	Kann nur im Sitzen schlafen		
0	Kann nicht schlafen		

12. Respiratorische Insuffizienz

4	Keine		
3	Periodische BiPAP-Beatmung		
2	Ständige BiPAP-Beatmung nachts		
1	Ständige BiPAP-Beatmung nachts und tagsüber		
0	Invasive mechanische Beatmung durch Intubation oder Tracheostomie		
	TOTAL (Maximale Punktzahl 48)		

Schwindel und Gleichgewichtsstörungen: Dizziness Handicap Inventory (DHI)

Hintergrund

Das Dizziness Handicap Inventory (DHI) wurde entwickelt, um die Wirkung nicht-medizinischer, medizinischer und operativer Interventionen bei Patienten mit einer vestibulären Funktionsstörung zu beurteilen (Jacobson et al. 1990). Als Patientenfragebogen ist das DHI eine sinnvolle Ergänzung zu den verschiedenen objektiven Verlaufsmessungen, die bei vestibulären Funktionsstörungen eingesetzt werden. Diese reichen von spezifischen Untersuchungen des vestibulären Systems (Beispiele: Kalorik, Kopfimpulstest) bis zu verschiedenen Assessments zur Beurteilung des statischen oder dynamischen Gleichgewichtes eines Patienten (Beispiele: Posturographie, Romberg Test, Dynamic Gait Index, Functional Gait Assessment). Mit dem DHI beurteilt der Patient, wie sich sein Schwindel und die Gleichgewichtsstörungen auf sein Leben auswirken. In 25 Fragen schätzt der Betroffene den Zusammenhang zwischen seinen Symptomen und seiner Leistungsfähigkeit im Alltag, aber auch mit seinem emotionalen Erleben und kognitiven Fähigkeiten ein.

Anerkannte Versionen des DHI liegen in Spanisch (Perez et al. 2000), Schwedisch (Jarlätser et al. 2003), Chinesisch (Poon et al. 2004), Holländisch/ Belgisch (Vereeck et al. 2006), Brasilianisch (de Castro et al. 2007), Portugiesisch (Garcia et al. 2008), Norwegisch (Tamper et al. 2009), Italienisch (Nola et al. 2010) und Japanisch (Goto et al. 2011) vor. Eine weitere deutsche Version wurde 2010 von Volz et al. publiziert.

Das DHI-S, das eine Screening-Version des DHI ist, besteht aus 10 der 25 Fragen des DHI, wird aber in der Forschung deutlich weniger als das DHI genutzt (Jacobson & Calder 1998).

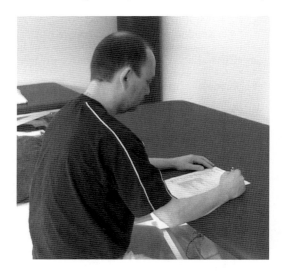

ICF-Klassifikation

In der Einleitung des DHI wird der betroffenen Person erklärt, dass es um die Erfassung der Probleme geht, die sie infolge ihres Schwindels (b2401 Schwindelgefühl) und ihrer Gleichgewichtsprobleme (b2402 Gefühl des Fallens) erlebt. Es werden dabei Fragen zu Körperfunktionen, Kontextfaktoren wie auch zu Aktivität und Partizipation gestellt.

Körperstrukturen, -funktionen und Kontextfaktoren

E2	sich frustriert fühlen	b152	Emotionale Funktionen
E10	in eine peinliche Situation geraten	b152	Emotionale Funktionen
		e460	Eesellschaftliche Einstellungen
P11	schnelle Kopfbewegungen	b760	Funktion der Kontrolle von Willkürbewegungen
		s710	Strukturen des Kopf- und Halsbereiches
F12	meiden Sie die Höhe	b147	Psychomotorische Kontrolle
		e2100	Landformen
		e5150	Architektur
E15	befürchten Sie, andere Leute denken, Sie seien betrunken	b152	Emotionale Funktionen
		b1266	Selbstvertrauen
E21	sich behindert/ eingeschränkt fühlen	b11420	Orientierung zum eigenen Selbst
E23	sich deprimiert fühlen	b152	Emotionale Funktionen

Aktivitäten/ Partizipation

P1	nach oben schauen	d110	Zuschauen
F3	reisen	d470	Transportmittel benutzen
		d475	Ein Fahrzeug fahren
P4	im Supermarkt gehen	d4601	Sich in anderen Gebäuden ausserhalb der eigenen Wohnung umherbewegen
F5	ins Bett gehen; aufstehen	d4100	Sich hinlegen
F6	gesellschaftliche Aktivitäten wie …	d920	Erholung und Freizeit
		d9205	Geselligkeit
		d9201	Sport
		d9202	Kunst und Kultur
F7	lesen	d166	Lesen
P8	Sport, Tanzen, Hausarbeiten	d9201	Sport
		d640	Hausarbeiten erledigen
P13	sich im Bett drehen	d410	Eine elementare Körperposition wechseln
F14	Haus- und Gartenarbeiten	d640	Hausarbeiten erledigen
F16	alleine spazieren gehen	d4602	Sich ausserhalb der eigenen Wohnung und anderen Gebäuden umherbewegen
P17	auf einem Trottoir/ Bürgersteig gehen	d4602	Sich ausserhalb der eigenen Wohnung und anderen Gebäuden umherbewegen
		e298	Natürliche und vom Menschen veränderte Umwelt
E18	es ist schwierig, sich zu konzentrieren	d160	Aufmerksamkeit fokussieren
F19	im Dunkeln in der Wohnung gehen	d4600	Sich in seiner Wohnung umherbewegen
		e240	Licht
E22	… belasten die Beziehung zu Familienmitgliedern oder Freunden	d760	Familienbeziehungen
		d750	Informelle soziale Beziehungen
		d240	Mit Stress und anderen psychischen Anforderungen umgehen
F24	Aufgaben im Beruf oder Haushalt wahrnehmen	d640	Hausarbeiten erledigen
		d845	Eine Arbeit erhalten, behalten und beenden

P25 sich nach vorne beugen	d850 bezahlte Tätigkeit
	d4105 Sich beugen

Fragen zur Erfassung der Beeinträchtigung auf der Ebene Körperfunktion und Aktivitäten/ Partizipation

E9 Angst, das Haus ohne Begleitung zu verlassen	b152 Emotionale Funktionen
	d4602 Sich ausserhalb der eigenen Wohnung und anderen Gebäuden umherbewegen
	e340 Persönliche Hilfs- und Pflegepersonen
	e320 Freunde
E20 Angst, alleine zu Hause zu bleiben	b152 Emotionale Funktionen

E, P, F: Fragen der „emotionalen", „körperlichen" und „funktionalen" Subskala.

Praktikabilität

Patientengruppe
Der Fragebogen ist für Patienten mit Schwindel und Gleichgewichtsstörungen infolge einer vestibulären Funktionsstörung entwickelt worden. Er wird aber auch bei Personen eingesetzt, die diese Symptome nach einem Schädelhirntrauma oder Schleudertrauma erfahren oder im Zusammenhang mit einer Angststörung oder dem Alter erleben (Treleaven 2006). Cattaneo et al. (2006) verglichen sechs Assessments zur Erfassung von Gleichgewichtsproblemen und deren Folgen bei 51 Personen mit Multipler Sklerose. U.a. setzten sie das zuvor ins Italienische übersetzte DHI ein.

Zeitaufwand
Der Fragebogen kann von der betroffenen Person ohne Hilfe in 5-10 Minuten ausgefüllt werden (Treleaven 2006).

Kosten
Keine

Ausbildung
Vier Stunden. Dies ist die von uns geschätzte Zeit, die man braucht, um sich über Ziel, Inhalt und Struktur des DHI sowie die Möglichkeiten der Auswertung der Ergebnisse zu informieren.

Praktische Durchführung
Selbständiges Ausfüllen des Fragebogens durch den Patienten

Format
Selbstbeurteilung

Skalierung
Ordinalskala
Pro Frage kann der Patient mit „ja" (4 Punkte), „manchmal" (2 Punkte) oder „nein" (0 Punkte) antworten. Der totale Skore reicht damit von 0 Punkten, es wird keine Behinderung empfunden, bis 100 Punkte, stärkste empfundene Behinderung.

Subskalen
Die Skala besteht aus 3 Subskalen, die die Behinderung in den Bereichen „Symptom auslösende Bewegungen/ Aktivitäten" („Körperliche" Subskala/ 7 Fragen), „Emotion" („Emotionale" Subskala/ 9 Fragen) und „Behinderung" („Funktionale" Subskala/ 9 Fragen) erfassen.

Reliabilität (Zuverlässigkeit)

Jacobson & Newman (1990) untersuchten die interne Konsistenz bei 109 Patienten (66 Frauen, 40 Männer, Durchschnittsalter 48 Jahre, Standardabweichung [SD] 15.8 Jahre), die zu einer vestibulometrischen Untersuchung aufgeboten wurden. Der Cronbachs Alpha Wert betrug 0.89 für den ganzen Fragebogen. Mit 0.85, 0.72 und 0.78 lagen auch die Cronbachs Alpha Werte für die „funktionale", „emotionale" und „körperliche" Subskala im anerkannten Wertebereich von 0.70-0.90. Alle Item-Total Korrelationskoeffizienten waren grösser als der allgemein anerkannte Wert von 0.2.

Die gleichen Autoren untersuchten die Test-Retest-Reliabilität bei 14 Patienten (5 Männer, 9 Frauen, Durchschnittsalter 45 Jahre, SD 13.5 Jahre). Die Patienten beantworteten am gleichen Tag das DHI zweimal. Die Pearson Korrelationskoeffzienten betrugen 0.97 für den ganzen Fragebogen und 0.94, 0.97, 0.92 für die „funktionale", „emotionale" und „körperliche" Subskala. In einer anderen Studie wurde bei 20 Patienten mit einer vestibulären Funktionsstörung ebenfalls die Test-Retest-Reliabilität untersucht. Die Intraklassen-Korrelationskoeffizienten (ICC 2/1) waren mit 0.79-0.95 gut bis sehr gut (Enloe et al. 1997).

Kurre et al. (2009) untersuchten die interne Konsistenz der deutschen Version des DHI bei 141 Patienten, die an Schwindel oder Gleichgewichtsstörungen litten und deren Symptome mit einer vestibulären Funktionsstörung in Zusammenhang gebracht werden konnten. Der Cronbachs Alpha-Wert betrug 0.90 für den ganzen Fragebogen und 0.80, 0.82 und 0.71 für die „funktionale", „emotionale" und „körperliche" Subskala. Die Daten von 40 Patienten wurden genutzt, um die Reproduzierbarkeit des Fragebogens zu untersuchen. Für den ganzen Fragebogen lagen die Grenzen der Übereinstimmung bei ± 12.4 Punkten. Der ICC (2/1) betrug für den ganzen Fragebogen 0.95 (95% Konfidenzintervall: 0.91-0.98), für die „funktionale" Subskala 0.94 (0.89-0.97), für die „emotionale" Subskala 0.93 (0.87-0.97) und für die „körperliche" Subskala 0.90 (0.81-0.94).

Validität (Gültigkeit)

Inhaltsvalidität:
Duracinsky et al. (2007) meinten, dass das DHI aufgrund seines häufigen Gebrauchs als „Referenzfragebogen" betrachtet werden könnte. Die 25 Fragen scheinen für Patienten mit Schwindel und Gleichgewichtsstörungen relevant zu sein. Der Fragebogen erfasst die durch Schwindel und Gleichgewichtstörungen beeinträchtigte gesundheitsbezogene Lebensqualität.

Interne Konstrukt-Validität:
Die zur internen Konstrukt-Validität durchgeführten Studien weisen darauf hin, dass infolge der unzureichenden Bestätigung des Konstrukts der drei Subskalen, das DHI nur in seiner Gesamtheit benutzt werden sollte: Asmundson et al. (1999) konnten die von Jacobson vorgeschlagenen Subskalen mittels einer Faktorenanalyse mit den Daten von 95 Patienten, die zur Abklärung von Schwindel oder Gleichgewichtsproblemen einer Spezialklinik für vestibuläre Funktionsstörungen zugewiesen wurden, nicht bestätigen. Auch Perez et al. (2001) konnten für die spanische Version des DHI die Validität der 3 originalen Subskalen nicht bestätigen. Sie schlossen in ihrer Studie 337 Patienten mit Schwindel unterschiedlicher, auch nicht vestibulärer Ätiologie, ein. Verreeck et al. (2007) benutzten die Daten von 214 Patienten für eine Faktorenanalyse der belgischen Version des DHI. Die Patienten hatten vestibuläre und nicht-vestibuläre Ursachen von Schwindel, 104 von ihnen hatten ein vestibuläres Schwannom. Die Autoren stellten verschiedene Lösungen vor. Die drei ersten Faktoren ihrer Vier-Faktoren-Lösung waren den drei originalen Subskalen sehr ähnlich. Die originale Subskalenstruktur konnte auch für die deutsche Version des DHI nicht bestätigt werden (Kurre et al. 2010).

Konkurrente Validität
Fielder et al. (1996) konnten die beantworteten Fragebögen von 42 Patienten mit Schwindel oder Unsicherheit auswerten, um die Beziehung zwischen dem DHI und der Short Form 36 (SF-36), einem Fragebogen zur Erfassung der allgemeinen gesundheitsbezogenen Lebensqualität, zu untersuchen. Sie konnten mit Spearman Korrelationskoeffizienten zwischen −0.53 (mentale Gesundheit und DHI) und −0.72 (soziale Funktionsfähigkeit und DHI) eine mittelmässige bis starke Übereinstimmung zwischen den 8 Dimensionen des SF-36 und dem DHI zeigen.

Enloe et al. (1997) untersuchten die Beziehung zwischen DHI und SF-36 bei 95 Personen mit Schwindel und Gleichgewichtsproblemen (93% vestibuläre Ursache) und erhielten Pearson Korrelationskoeffizienten zwischen −0.20 (Schmerz und DHI) und −0.68 (soziale Funktionsfähigkeit und DHI).

Kammerlind et al. (2005) untersuchten bei 50 Patienten mit akuter peripher-vestibulärer bzw. zentral-vestibulärer Dysfunktion die Beziehung zwischen verschiedenen klinischen Balancetests und Selbstauskünften der Patienten. Für Letzteres setzten sie eine Visual Analog Scale (VAS), die Dizziness Beliefs Scale (DBS), den University of California Los Angeles - Dizziness Questionnaire (UCLA-DQ) und die schwedische Version des DHI ein. Keine Übereinstimmung zeigte sich zwischen dem DHI und einfachen klinischen Balancetests (u.a. Einbeinstand, eine Acht gehen). Eine minimale Übereinstimmung konnten die Autoren zwischen dem DHI und der VAS zur Erfassung des Schwindels zeigen, dies aber nur bei den Patienten mit peripherer Problematik. Die Korrelationen zwischen DHI und DBS bzw. UCLA-DQ waren für beide Patientengruppen mittelmässig bis gross mit Pearson Korrelationskoeffizienten von 0.64/ 0.70 und 0.94/ 0.87. Die starke Übereinstimmung des DHI mit dem UCLA-DQ erklärt sich aus der Ähnlichkeit des erfragten Konstruktes. Der UCLA-DQ erfasst in 5 Fragen die Häufigkeit und Intensität des Schwindels, den Einfluss auf Alltagsaktivitäten und Lebensqualität sowie die Angst vor Schwindel.

Cohen et al. (2000) zeigten eine mittelmässige Übereinstimmung (Spearman Korrelationskoeffizient: 0.66) der von ihnen entwickelten Vestibular Disorders Activities of Daily Living Scale (VADLS) mit dem DHI bei 66 Patienten mit einer chronischen vestibulären Funktionsstörung.

Die Untersuchung der Korrelation zwischen der Activities-specific Balance Confidence scale (ABC) und dem DHI bei 71 Personen mit einer peripheren, zentralen oder gemischten vestibulären Funktionsstörung ergab eine mittelmässige Übereinstimmung von −0.64 (Spearman Korrelationskoeffizient). Die ABC Skala wurde für ältere Menschen zur Erfassung des Vertrauens in das eigene Gleichgewicht während der Durchführung von 16 verschiedenen Alltagsaktivitäten entwickelt (Whitney et al. 1999).

Perez et al. (2003) untersuchten bei 226 Patienten mit Schwindel (verschiedene Diagnosen, mehrheitlich assoziiert mit einer vestibulären Funktionsstörung) die Beziehung zwischen der Schwere des Schwindels und der Beeinträchtigung im Alltag (DHI): Zur Quantifizierung der Schwere des Schwindels benutzten sie die ersten 2 Fragen des UCLA-DQ, mit denen der Patient die Häufigkeit und Intensität seines Schwindels einschätzt. Den mit den Resultaten dieser 2 Fragen kalkulierten Schwindelindex untersuchten sie auf seine Beziehung zur Höhe des Scores im DHI. Die Übereinstimmung war mit 0.42 (Pearson Korrelationskoeffizient) minimal.

Kurre et al. (2009) untersuchten bei 141 Patienten mit Schwindel und Gleichgewichtsstörungen unter anderem die Beziehung des Ausmasses der selbst eingeschätzten Behinderung erfasst durch das DHI mit der globalen Einschätzung der eigenen Behinderung als klein, mittelmässig oder stark. Die Übereinstimmung war mit einem Spearman Korrelationskoeffizienten von 0.71 moderat. Bei Personen, die ihre Behinderung als stark einstuften, lag der Medianwert im DHI bei 66 von maximal 100 Punkten (Spannweite 44 bis 90). Ferner untersuchten die Autoren die Beziehung des DHI zu nicht körperlichen Symptomen von Angst und Depression erfasst mit der Hospital Anxiety and Depression Scale (HADS). Das DHI korrelierte mit der Angstskala des HADS gering (Spearman Korrelationskoeffizient: 0.41) und mit der Depressionsskala des HADS mittelmässig (Spearman Korrelationskoeffizient: 0.66).

Vereeck et al (2006) untersuchten die Beziehung des DHI (belgische Version) zu verschiedenen Gleichgewichtsassessments durch eine retrospektive Untersuchung der Daten von 214 Patienten mit Schwindel vestibulärer und nicht vestibulärer Ursachen. Es konnte keine oder nur eine minimale Übereinstimmung zwischen dem DHI und statischen Balancetests ermittelt werden. Wie auch andere Autoren zeigen konnten, war die Übereinstimmung mit dynamischen Gleichgewichtsassessments, die auf Gehfähigkeit basieren, grösser. Die Autoren berichteten von einer mittelmässigen Übereinstimmung zwischen dem DHI und Timed Up and Go (TUG), 10-Meter Gehtest und Dynamic Gait Index (DGI). Die Spearman Korrelationskoeffizienten ergaben Werte von 0.57, 0.56 und −0.69 (Veereck et al. 2006). Entsprechend Whitney et al. (2004) zeigten die Autoren, dass sich Patienten mit einer geringen, mittelmässigen oder starken Behinderung (DHI: 0-30, 31-60, 61-100 Punkte) signifikant in den Resultaten der Gleichgewichtstests unterschieden.

Diskriminative Validität
Kurre et al. (2009) konnten zeigen, dass gesunde Personen und Personen mit Schwindel und Gleichgewichtsstörungen signifikant unterschiedliche Scores im DHI haben. Während der Medianwert (Spannweite) der ersten Gruppe 0 (0-6) betrug, lag der Medianwert der Patienten, die sich als wenig behindert einstuften, bei 20 (0-60) Punkten.

Prädiktive Validität
Zur prädiktiven Validität gibt es erste Untersuchungen über den Zusammenhang zwischen DHI und Sturzgefahr. So untersuchten Cattaneo et al. (2006) bei 51 Patienten mit Multipler Sklerose (MS) die Sensitivität (Prozentzahl korrekt identifizierter Personen mit einer Sturzgeschichte) der Berg Balance Scale (BBS), des TUG, des DGI, der ABC und des DHI. Die in der Studie eingeschlossenen Personen berichteten im Durchschnitt über 0.98 (1.8 SD) Stürze im Monat vor der Untersuchung. Alle Assessments zeigten nur eine kleine Sensitivität. Bezüglich des DHI ergaben sich bei dem Grenzwert von 59 Punkten eine Sensitivität von 50% und eine Spezifität von 74% (Prozentzahl korrekt identifizierter „Nicht-Stürzer".)

Whitney et al. (2005) beurteilten eine Skala bestehend aus 5 bzw. 2 der Fragen des DHI als signifikanten Indikator für einen gutartigen Lagerungsschwindel.

Responsivität (Empfindlichkeit)

Jacobson et al. (1990) gaben an, dass eine Änderung von über 18 Punkten (95% Konfidenzintervall für eine reale Veränderung) als Ergebnis einer Intervention gewertet werden kann. Die angegebene Punktzahl ermittelten die Autoren im Rahmen der Reliabilitätsprüfung des DHI bei 14 Patienten (siehe oben). Die 18 Punkte entsprechen der minimalen statistisch signifikanten Veränderung und basieren auf dem Standardfehler bei wiederholter Messung (Jacobson & Newman 1990). Vereeck et al. (2006) gaben für die belgische Version des DHI 12 Punkte als untere Grenze des 99% Konfidenzintervalls für eine echte Veränderung an. Sie untersuchten die Test-Retest-Reliabilität bei 106 Patienten, die einer vestibulären Therapie zugewiesen wurden. Für die deutsche Version des DHI wurde das 95% Konfidenzintervall für die Grenzen der Übereinstimmung mit ± 9 bis 16 Punkten angegeben (Kurre et al. 2009).

Enloe & Shields (1997) beurteilten den Boden- und Deckeneffekt des DHI als gering. Maximal 5.5% der 95 Patienten hatten im DHI eine Punktzahl, die am unteren bzw. oberen Ende der total möglichen Spannweite des DHI lag. Auch die Untersuchung der deutschen Version des DHI ergab keinen wesentlichen Boden- oder Deckeneffekt (Kurre et al. 2009). Das Vorliegen eines Boden- oder Deckeneffektes schränkt die Ermittlung eines Therapieeffektes bzw. einer Zunahme der Behinderung z.B. bei progredienter Erkrankung ein (Enloe & Shields 1997).

Beurteilung

Diagnostik/Befund   **empfohlen**[1]
Ergebnis/Verlauf   **empfohlen**[2]
Prognose   **nicht empfohlen**[3]

Kommentar

1) Es bietet sich an, die Ergebnisse des DHI für eine gezielte Anamnese und die Zielvereinbarung mit dem Patienten zu nutzen. Weiterhin ist das durch das DHI gewonnene Inventar der Probleme für die gezielte Auswahl weiterer Tests oder Fragebögen hilfreich, auch wenn die originalen Subskalen nicht spezifisch interpretiert werden können.
Angaben aus dem Fragebogen helfen, Hypothesen bezüglich der Ätiologie der Beschwerden aufzustellen. Wie schon erwähnt bewerteten Whitney et al. (2005) eine Skala bestehend aus 5 bzw. 2 der Fragen des DHI als Indikator für einen gutartigen Lagerungsschwindel. Vereeck und Kollegen warnten aber vor einer zu einfachen Interpretation der von Whitney vorgeschlagenen Subskala des DHI. Eine hohe Punktzahl in diesen Fragen könne mit Sicherheit nur als Bewegungsempfindlichkeit interpretiert werden (Vereeck et al 2007). Andere Fragen des DHI lassen den Verdacht einer visuellen Dominanz aufkommen. Auch kann ein Therapeut Hinweise auf das mögliche Vorliegen einer Angstkomponente oder einer depressiven Verstimmung bekommen. Die Beziehung von Schwindel, Gleichgewichtsstörungen, Angst und Depression ist in der Literatur mehrfach gezeigt worden.

2) Das DHI ist häufig als Ergebnismessinstrument benutzt worden, obwohl seine Empfindlichkeit nicht sehr gut ist. Die Grösse der Studienpopulation, die zur Berechnung der kleinsten realen Veränderung (18 Punkte) in der originalen Version des DHI benutzt wurde, ist eher als zu klein zu werten. Auch ist daran zu denken, dass eine andere Zusammensetzung der Studienpopulation (Diagnose, Krankheitsdauer, Alter) vielleicht zu einem anderen Resultat führt. Noch wenig Information gibt es darüber, bei welchen Problemen (Diagnosen, Phase der Erkrankung, Alter) welche Veränderung im DHI als klinisch relevant erachtet werden kann. Auch fehlt weitgehend der Vergleich der Veränderung des DHI-Scores vor und nach einer spezifischen Therapie im Vergleich zu z.B. objektiven Assessments.

3) Das DHI gibt keine Informationen, die eine Prognose in Hinsicht auf Genesung oder Wiedererlangen der Selbständigkeit im Alltag erlauben.

Literatur

Literatursuche: PubMed; 09/2011
Autorin: Annette Kurre

Asmundson GJ, Stein MB, Ireland D. A factor analytic study of the dizziness handicap inventory: does it assesss phobic avoidance in vestibular referrals? J Vestib Res 1999; 9(1):63-8.

Cattaneo D, Regola A, Meotti M. Validity of six balance disorders scales in persons with multiple sclerosis. Disabil Rehabil 2006; 28(12):789-95.

Cohen HS, Kimball KT, Adams AS. Application of the vestibular disorders activities of daily living scale. Laryngoscope; 2000; 110(7):1204-9.

Duracinsky M, Mosnier I, Bouccara D et al. Literature review of questionnaires assessing vertigo and dizziness, and their impact on patients' quality of life. Value in Health. 2007; 10(4):273-84.

de Castro OA, Gazzola JM, Natour J et al. Brazilian version of the dizziness handicap inventory. Pro-Fono Revista de Atualizacao Cientifica 2007; 1:97-106.

Enloe LJ, Shields RK. Evaluation of health-related quality of life in individuals with vestibular disease using disease-specific and general outcome measures. Phys Ther 1997; 77(9):890-903.

Fielder H, Denholm SW, Lyons RA et al. Measurement of health status in patients with vertigo. Clin Otolaryngol Allied Sci 1996; 21(2):124-6.

Garcia FV, Luzio CS, Benzinho TA et al. Validation and adaptation of the dizziness handicap inventory to the Potugese language and population. Acta ORL/Técnicas em Otorrinolaringologia 2008; 2:128-32.

Goto F, Tsutsumi T, Ogawa K. The Japanese version of the dizziness handicap inventory as an index of treatment success: exploratory factor analysis. Acta Otolaryngol 2011; 131(8):817-25.

Jacobson GP, Calder JH. A screening version of the Dizziness Handicap Inventory (DHI-S). Am J Otol 1998; 19:804-8

Jacobson GP, Newman CW. The development of the Dizziness Handicap Inventory. Arch Otolaryngol Head Neck Surg 1990; 116:424-7.

Jarlsäter S, Mattsson E. Test of reliability of the Dizziness Handicap Inventory and the Activities-speciic Balance Confidence scale for use in Sweden. Advances in Physiotherapy. 2003; 5:137-44.

Kammerlind AS, Bergquist L, Ledin T et al. Reliability of clinical balance tests and subjective ratings in dizziness and disequilibrium. Advances in Physiotherapy 2005; 7:96-107.

Kurre A, van Gool CJ, Bastianen CH et al. Translation, cross-cultural adaptation and reliability of the German version of the Dizziness Handicap Inventory. Otol Neurotol 2009; 30:359-67.

Kurre A, Bastiaenen CH, van Gool CJ et al. Exploratory factor analysis of the Dizziness Handicap Inventory (German version). BMC ENT 2010; 10:3.

Nola G, Mostardini C, Salvi C et a. Validity of Italian adaptation of the Dizziness Handicap Inventory (DHI) and evaluation of the quality of life in patients with acute dizziness. Acta Otorhinolaryngol Ital 2010; 30(4):190.

Perez N, Garmendia I, Garcia-Granero M et al. Factor analysis and correlation between Dizziness Handicap Inventory and Dizziness Characteristics and Impact on Quality of Life scales. Acta Oto-Laryngol Suppl 2001; 545:145-54.

Perez N, Garmendia I, Martin E et al. [Cultural adaption of 2 questionnaires for health measurement in patients with vertigo]. Acta Otorrinolaringol Esp 2000; 51(7):572-80.

Perez N, Martin E, Garcia-Tapia R. Dizziness: relating the severity of vertigo to the degree of handicap by measuring vestibular impairment. Otolaryngol Head Neck Surg. 2003; 128(3):372-81.

Poon DM, Chow LC, Au DK et al. Translation of the dizziness handicap inventory into Chinese, validation of it, and evaluation of the quality of life of patients with chronic dizziness. Ann Otol Rhinol Laryngol. 2004; 113(12): 1006-11.

Tamber AL, Wilhelmesen KT, Strand LI. Measurement properties of the dizziness handicap inventory by cross-sectional and longitudinal designs. Health Qual Life Outcomes 2009; 7:101.

Treleaven J. Dizziness Handicap Inventory. Aust J Physiother 2006; 52(1):67.

Vereeck L, Truijen S, Wuyts FL et al. Test-retest reliability of the Dutch version of the Dizziness Handicap Inventory. B-ENT 2006; 2 (2):75-80.

Vereeck L, Truijen S, Wuyts FL, et al. Internal consistency and factor analysis of the Dutch version of the Dizziness Handicap Inventory. Acta Otolaryngol 2007; 127(8):788-95.

Vereeck L, Truijen S, Wuyts FL et al. The Dizziness Handicap Inventory and its relationship with functional performance. Otol Neurotol 2006; 28:87-93.

Volz-Sidiropoulou E, Takahama J, Gauggel S et al. The Dizziness Handicap Inventory: initial psychometric evaluation of the German version. Laryngorhinootologie 2010; 89(7);418-23.

Whitney SL, Hudak MK, Marchetti GF. The activities-specific balance confidence scale and the dizziness handicap inventory: A comparison. J Vestib Res. 1999; 9(4):253-9.

Whitney SL, Marchetti GF, Morris LO. Usefulness of the dizziness handicap inventory in the screening for benign paroxysmal positional vertigo. Otol Neurotol 2005; 26(5):1027-33.

Whitney SL, Wrisley DM, Brown KE et al. Is perception of handicap related functional performance in persons with vestibular dysfunction? Otol Neurotol 2004; 25:139-43.

Dizziness Handicap Inventory

Quelle: Kurre A, van Gool CJ, Bastianen CH et al. Translation, cross-cultural adaptation and reliability of the German version of the Dizziness Handicap Inventory. Otol Neurotol 2009; 30:359-67.

Name: _____ Geburtsdatum: _____ Datum: _____

Anleitung:
Dieser Fragebogen dient dazu, die Probleme herauszufinden, die Sie wegen Ihres Schwindels oder Ihrer Gleichgewichtsprobleme haben können. Beantworten Sie bitte jede Frage entweder mit „ja", „nein" oder „manchmal". Beantworten Sie jede Frage nur in Bezug auf Ihr Schwindel- oder Gleichgewichtsproblem.

	Fragen	ja (4)	manchmal (2)	nein (0)
P1	Verstärken sich Ihre Probleme, wenn Sie nach oben schauen?	☐	☐	☐
E2	Fühlen Sie sich wegen Ihrer Probleme frustriert?	☐	☐	☐
F3	Schränken Sie wegen Ihrer Probleme geschäftliche oder private Reisen ein?	☐	☐	☐
P4	Verstärken sich Ihre Probleme, wenn Sie einen Gang im Supermarkt entlang gehen?	☐	☐	☐
F5	Haben Sie wegen Ihrer Probleme Schwierigkeiten beim ins Bett gehen oder beim Aufstehen aus dem Bett?	☐	☐	☐
F6	Schränken Ihre Probleme Sie deutlich ein, an gesellschaftlichen Aktivitäten teilzunehmen (z.B. auswärts essen gehen, Einladungen folgen, zu Parties gehen, ins Kino gehen, Theater oder Konzerte besuchen)?	☐	☐	☐
F7	Haben Sie wegen Ihrer Probleme Schwierigkeiten beim Lesen?	☐	☐	☐
P8	Verstärken sich Ihre Probleme bei anspruchsvolleren Aktivitäten z.B. im Sport, beim Tanzen oder bei Hausarbeiten?	☐	☐	☐
E9	Haben Sie wegen Ihrer Probleme Angst, das Haus ohne Begleitung zu verlassen?	☐	☐	☐
E10	Sind Sie wegen Ihrer Probleme schon einmal in eine peinliche Situation geraten?	☐	☐	☐
P11	Verstärken schnelle Kopfbewegungen Ihre Probleme?	☐	☐	☐

F12	Meiden Sie die Höhe wegen Ihrer Probleme (zum Beispiel: Berge, Hochhaus, Leiter, Gerüst)?	❒	❒	❒
P13	Verstärkten sich Ihre Probleme, wenn Sie sich im Bett drehen?	❒	❒	❒
F14	Haben Sie wegen Ihrer Probleme Schwierigkeiten, anstrengende Haus- oder Gartenarbeit zu erledigen?	❒	❒	❒
E15	Befürchten Sie, dass andere Leute wegen Ihrer Probleme denken, Sie seien betrunken?	❒	❒	❒
F16	Haben Sie wegen Ihrer Probleme Schwierigkeiten, alleine spazieren zu gehen?	❒	❒	❒
P17	Verstärken sich Ihre Probleme, wenn Sie auf einem Trottoir/Bürgersteig gehen?	❒	❒	❒
E18	Ist es wegen Ihrer Probleme schwierig für Sie, sich zu konzentrieren?	❒	❒	❒
F19	Ist es wegen Ihrer Probleme für Sie schwierig, sich im Dunkeln in Ihrer Wohnung zu bewegen?	❒	❒	❒
E20	Haben Sie wegen Ihrer Probleme Angst, alleine zu Hause zu bleiben?	❒	❒	❒
E21	Fühlen Sie sich wegen Ihrer Probleme behindert/eingeschränkt?	❒	❒	❒
E22	Belasten Ihre Probleme die Beziehung zu Familienmitgliedern oder Freunden?	❒	❒	❒
E23	Fühlen Sie sich auf Grund Ihrer Probleme deprimiert?	❒	❒	❒
F24	Werden Sie durch Ihre Probleme beeinträchtigt, Ihre Aufgaben im Beruf oder Haushalt wahrzunehmen?	❒	❒	❒
P25	Verstärken sich Ihre Probleme, wenn Sie sich nach vorne beugen?	❒	❒	❒
	Total			/100

Evaluation des subjektiven Gesundheitszustandes von MS-Patienten in physiotherapeutischer Behandlung: Multiple Sclerosis Questionnaire for Physiotherapists® (MSQPT®)

Hintergrund

Der MSQPT® wurde von der schweizerischen Fachgruppe Physiotherapie bei MS (FPMS) für die Verlaufskontrolle der physiotherapeutischen Behandlung von MS-Patienten entwickelt. Dieser Selbstbeurteilungsfragebogen erfasst den subjektiven Gesundheitszustand der Patienten und ergänzt gleichzeitig den physiotherapeutischen Befund durch die Selbsteinschätzung des Patienten in Bezug auf seine körperlichen Symptome, seine Aktivitäten und seine Partizipationsmöglichkeiten. Zusätzlich erfasst er die Selbstkompetenzerwartungen des Patienten. Diese Faktoren werden von der FPMS für die physiotherapeutische Behandlung der MS-Betroffenen als von Bedeutung erachtet (van der Maas et al. 2006b; van der Maas et al. 2010b).

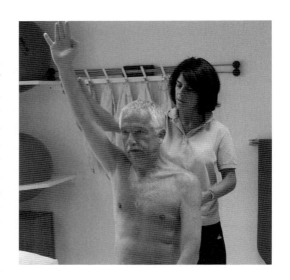

ICF-Klassifikation

Körperfunktionen

1. aktueller Gesundheitszustand	
2. Schlaf	b1343 Schlafqualität
14. Vitalität	b1300 Ausmass der psychischen Energie
15. Gleichgewicht	b755 Unwillkürliche Bewegungsreaktionen
16.a./b Spastizität	b735 Funktionen des Muskeltonus
17. Kraft	b730 Funktionen der Muskelkraft
18. Ermüdbarkeit/ 19. Ermüdung	b4552 Ermüdbarkeit
20. Schmerzen, die mich stören	b280 Schmerz
21. Sensibilität	b250-b 279 Weitere Sinnesfunktionen
23. Aktivitäten einteilen, ohne die MS-Symptome zu verschlimmern	b1470 Psychomotorische Kontrolle

24.	Blase	b620 Miktionskontrolle
25.	Stuhlgang	b525 Defäkationsfunktionen
26.	Belastbarkeit	b1300 Ausmass der psychischen Energie
29.	Angst vor möglichen Folgen der MS	b152 Emotionale Funktionen
30.	Ziele	b130 Funktionen der psychischen Energie und des Antriebs

Aktivitäten und Partizipationen

3.	Sich anziehen	d5400 Kleidung anziehen
4.	Duschen/ 5. Baden	d 5101 Den ganzen Körper waschen
6.	Zähne putzen	d5201 Die Zähne pflegen
7.	Sicher Stehen	d4154 In stehender Position verbleiben
8.	Gehen (Distanz und Zeit)	d450 Gehen
9.a./b.	Treppen steigen bzw. hinunter gehen	d4551 Klettern/ steigen
10.	Auto einsteigen bzw. aussteigen	d4701 Ein privates/ motorisiertes Fahrzeug benutzen
11.	Öffentliche Verkehrsmittel benutzen	d4702 Ein öffentliches/ motorisiertes Verkehrsmittel benutzen
12.a	Intensive Fortbewegung	d450 Gehen
12.b	Schwere Gegenstände heben	d430 Gegenstände anheben und tragen
12.c	Einkaufstasche heben oder tragen	d445 Hand- und Armgebrauch
13.	Schwierigkeiten beim Schreiben	d170 Schreiben
22.	Aktivitäten, die man gerne hat	a840 Aktivitäten im Arbeitsleben
		a855 Aktivitäten bei der Freizeitgestaltung
27.	Am Familienleben und im Freundeskreis aktiv teilnehmen	d760 Familienbeziehungen
28.	Tagesausflug	d920 Erholung und Freizeit

Praktikabilität

Patientengruppe
MS-Patienten in physiotherapeutischer Behandlung

Zeitaufwand
10-30 Minuten

Kosten
Keine

Ausbildung
2 Stunden Einführung in den Gebrauch und in die Auswertung des Fragebogens.

Praktische Durchführung
Nach einer kurzen Einleitung und der Besprechung eines Beispiels zusammen mit der Physiotherapeutin wird der Fragebogen anschliessend vom Patienten (mit oder ohne Anwesenheit der Therapeutin) ausgefüllt. Es besteht keine Zeitlimite für das Ausfüllen.

Format
Selbstbeurteilung

Skalierung
Intervallskalen mit 9 bzw. 10 Stufen.

Subskalen
Gruppe 1 Items, die Aktivitäten beschreiben

Gruppe 2 Items, die Partizipationen, Ermüdung und Vitalität beschreiben
Gruppe 3 Item Gleichgewicht
Gruppe 4 Items Schmerzen und Ziele

Reliabilität (Zuverlässigkeit)

Die Reliabilität wurde von der FPMS in einer repräsentativen Studie bei 80 MS-Patienten in Privatpraxen (n=58, Testintervall 2 Wochen), Spitäler (n=8, Testintervall 2 Wochen) und Rehakliniken (n=14, Testintervall 1 Woche) in einem praxisnahen Setting durch Test-Retest untersucht. Die 35 Tester waren die behandelnden Physiotherapeutinnen. Sie wurden in die Durchführung der Studie geschult bzw. eingeführt und benutzten ein standardisiertes Testmanual.

Die Test-Retest-Reliabilität der Items des MSQPT®, die für die Verlaufskontrolle vorgesehen sind, zeigte sich hoch bis sehr hoch (Items 4, 5, 8, 9, 10, 11). Die Test-Retest-Reliabilität der Gruppen 1 und 2 war mit 0.93 bzw. 0.77 sehr hoch bzw. hoch. Die Gruppen 3 und 4 zeigten beide mit r=0.84 eine hohe Test-Retest-Reliabilität. Die Test-Retest-Reliabilität des Gesamtscores war hoch (r=0.87).

Die innere Konsistenz (Crohnbachs Alpha) der Gruppen 1 und 2 war mit α=0.93 bzw. α=0.91 sehr hoch (van der Maas 2008a; van der Maas et al. 2010b).

Validität (Gültigkeit)

Die Kriteriumsvalidität und die Konstruktvalidität wurden in der gleichen repräsentativen Studie in Privatpraxen (n=84), Spitälern (n=28) und Rehakliniken (n=30) untersucht.
Die Kriteriumsvalidität wurde durch die Korrelationen mit dem SF-36 sowie dem HALEMS 3.2 beurteilt. Die Korrelationen (Pearsons r) der relevanten Items sowie die der Gruppen lagen zwischen 0.61 und 0.85. Sie sind als Kennwerte für die Validität bei Fragebogen und bei psychologischen Tests als hoch einzustufen. Die erwarteten Beziehungen wurden bestätigt und die Kriteriumsvalidität wird durch die FPMS als hoch eingestuft (van der Maas 2008a; van der Maas et al. 2010b).

Die Konstruktvalidität wurde durch konvergente und diskriminante Validität sowie durch Trennschärfeanalyse untersucht. Die Gruppen des MSQPT® korrelierten entsprechend den Erwartungen miteinander und mit den Gruppen des SF-36 und des HALEMS 3.2. Die korrigierten Korrelationen der Items der Gruppen 1 und 2 waren substanziell bis hoch. Die Konstruktvalidität wird von den Autoren als gut eingestuft (van der Maas 2008a; van der Maas et al. 2010b).

Die inhaltliche Validität wird dem MSQPT® durch die Mitarbeit vieler MS-erfahrenen Physiotherapeuten an der Entwicklung des MSQPT® durch die FPMS im Sinne der 'Konsens von Kundigen' zugesprochen (van der Maas et al. 2010b).

Responsivität (Empfindlichkeit)

Es gibt noch keine gesicherte Angaben zur Responsivität des MSQPT®. Eine Studie zur Beurteilung der Responsivität und der MCID des MSQPT® wurde in Frühling 2010 gestartet. Die Resultate der Studie werden 2013 erwartet.

Beurteilung

Diagnostik/ Befund	empfohlen
Ergebnis/ Verlauf	teilweise empfohlen[1]
Prognose	nicht empfohlen

Kommentar

Die Analyse der Resultate der Validierungsstudie des MSQPT® (Repräsentativität, Datenqualität, Reliabilität, Validität und Akzeptanz) unterstützt die Annahmen, dass der MSQPT® ein valides und hoch reliables Messinstrument ist, das von Physiotherapeuten gut akzeptiert wird. Die Gruppen des MSQPT® beschreiben hauptsächlich Aktivität und Partizipation von MS-Patienten, die aus Sicht der FPMS für die physiotherapeutische Behandlung von Bedeutung und durch die Physiotherapie beeinflussbar sind. Zudem legen die Analysen die Annahme nahe, dass der MSQPT® auch Lebensqualität misst und als diagnostisches Instrument in der Physiotherapie bei MS-Patienten zu benutzen ist (van der Maas et al. 2010b).

1) Es gibt noch keine gesicherte Angaben über die Responsivität des MSQPT®. Deswegen hat der MSQPT® nur beschränkte Aussagekraft bei der Beurteilung des Ergebnisses/ Verlaufs und kann nur teilweise empfohlen werden.

Literatur

Literatursuche: PubMed; 09/2011
Autoren: Nanco van der Maas, Regula Steinlin Egli

van der Maas N.A, Gerfin A, Behandlungseffekte aufzeigen. Forte 2006a; 4: 19.
van der Maas N.A, Biland-Thommen U, Grillo Juszczak T. Kann der MSQPT® Behandlungseffekte aufzeigen? Fiso-active 2006b; 6: 14.
van der Maas N.A, Validierung des Multiple Sclerosis Questionnaire for Physiotherapists (MSQPT®): Ein Messinstrument für die Verlaufskontrolle bei MS. Referat am Kongress 2008 des Schweizerischen Physiotherapie Verbandes, St. Gallen 2008a.
van der Maas N.A, Validierung des MSQPT®, ein Selbstbeurteilungsfragebogen für die Verlaufskontrolle der physiotherapeutischen Behandlung von MS-Patienten,. MS-Researcher Meeting, Basel 2008b.
van der Maas N.A, Le MSQPT®, une nouvelle méthode d'évaluation fiable et valide pour des patients atteints de SEP, Referat am 17e Symposium Romand de Physiothérapie, 2010a.
van der Maas N.A, Biland-Thommen U, Grillo Juszczak T. Validität, Reliabilität und Akzeptanz des Multiple Sclerosis Questionnaire for Physiotherapists (MSQPT), Physioscience 2010b;6:135-142.

Subjektiver Gesundheitszustand von MS-Patienten: MSQPT®

Fachgruppe Physiotherapie bei MS, Wilhelm Denz-Strasse 63, 4102 Binningen.

Name: _____ Geburtsdatum: _____ Datum: _____

Wir möchten Ihnen die bestmögliche Therapie anbieten. Zum besseren Verständnis Ihrer Fähigkeiten und Einschränkungen haben wir einen Fragebogen ausgearbeitet, in dem Sie Ihren momentanen Zustand selbst einschätzen können. Damit helfen Sie uns, die Therapie Ihren persönlichen Bedürfnissen anzupassen. Ihre Angaben sind nur Ihrer Therapeutin bzw. Ihrem Therapeuten zugänglich und werden vertraulich behandelt.
Bitte bestimmen Sie selbst, wie weit die unten aufgeführten Aussagen für Sie übereinstimmen. Bei allen Aktivitäten spielt es keine Rolle, ob Sie Hilfsmittel benützen oder nicht. Sie müssen es aber ohne Hilfe weiterer Personen ausführen können.
Bitte kreuzen Sie für jede Aussage und jede Frage die Zahl an, die am ehesten zutrifft. Bei Unklarheiten wenden Sie sich bitte an Ihre Therapeutin bzw. Ihren Therapeuten.
Es gibt keine richtigen oder falschen Antworten sondern nur Ihre persönliche Einschätzung.
Herzlichen Dank für Ihre wertvolle Mitarbeit.

1 Im Vergleich zu der Situation vor einem halben Jahr, wie würden Sie Ihre Gesundheitssituation beschreiben?
   ⑩—⑳—㉚—㊵—㊿—㉖—㉗—㉘—㊈
   Viel schlechter   Gleich   Viel besser

2 Wenn ich morgens aufwache, fühle ich mich ausgeruht.
   ⑩—⑳—㉚—㊵—㊿—㉖—㉗—㉘—㊈
   Stimmt nicht   Stimmt teilweise   Stimmt genau

3 Ich kann mich ohne Hilfe anziehen.
   ⑩—⑳—㉚—㊵—㊿—㉖—㉗—㉘—㊈
   Stimmt nicht   Stimmt teilweise   Stimmt genau

4 Ich kann selbstständig duschen.
   ⑩—⑳—㉚—㊵—㊿—㉖—㉗—㉘—㊈
   Stimmt nicht   Stimmt teilweise   Stimmt genau

5 Ich kann selbstständig ein Bad nehmen.
   ⑩—⑳—㉚—㊵—㊿—㉖—㉗—㉘—㊈
   Stimmt nicht   Stimmt teilweise   Stimmt genau

6 Ich habe Mühe beim Zähne putzen.
   ⑩—⑳—㉚—㊵—㊿—㉖—㉗—㉘—㊈
   Stimmt nicht   Stimmt teilweise   Stimmt genau

7 Ich habe Schwierigkeiten sicher zu stehen.
   ⑩—⑳—㉚—㊵—㊿—㉖—㉗—㉘—㊈
   Stimmt nicht   Stimmt teilweise   Stimmt genau

8   A. Wie *weit* können Sie ohne Sitzpause auf flachem Boden gehen?

   ☐ 0 – 3 m   ☐ 3 – 10 m   ☐ 10 – 50 m   ☐ 50 – 100 m
   ☐ 100 – 500 m   ☐ 500 – 1000 m   ☐ 1 - 2 km   ☐ 2 – 5 km   ☐ über 5 km

   B. Wie *lange* können Sie ohne Sitzpause auf flachem Boden gehen?

   ☐ 0 – 1 Min.   ☐ 1 – 3 Min.   ☐ 3 – 5 Min.   ☐ 5 – 7 Min.   ☐ 7 – 10 Min.
   ☐ 10 – 20 Min.   ☐ 20 – 30 Min.   ☐ 30 – 60 Min.   ☐ 1 – 2 St.   ☐ über 2 St.

9   ▶ Eine Treppe zwischen 2 Stockwerken hat 14 bis 16 Stufen.
    Bitte schätzen Sie, wie viele Stufen Sie ungefähr hinuntergehen können.

   A. Wie viele Treppenstufen können Sie *hinunter*gehen?
   ☐ 0 – 9   ☐ 10 – 19   ☐ 20 – 29   ☐ 30 – 39   ☐ 40 – 49
   ☐ 50 – 59   ☐ 60 – 69   ☐ 70 – 79   ☐ 80 – 89   ☐ über 90

   B. Wie viele Treppenstufen können Sie *hinauf*gehen?
   ☐ 0 – 9   ☐ 10 – 19   ☐ 20 – 29   ☐ 30 – 39   ☐ 40 – 49
   ☐ 50 – 59   ☐ 60 – 69   ☐ 70 – 79   ☐ 80 – 89   ☐ über 90

10 Ich kann selbstständig in ein Auto ein- bzw. aussteigen.

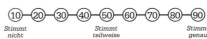

11 Ich kann selbstständig öffentliche Verkehrsmittel benutzen.

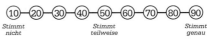

12 ▶ Im Folgenden sind einige Tätigkeiten beschrieben, die Sie vielleicht an einem normalen Tag ausüben.
    Wie stark sind Sie durch Ihren derzeitigen Gesundheitszustand bei diesen Tätigkeiten eingeschränkt?

   A. Wie stark sind Sie eingeschränkt bei anstrengenden Tätigkeiten wie z. B. schnell laufen, schwere Gegenstände heben, anstrengenden Sport treiben?

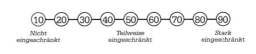

   B. Wie stark sind Sie eingeschränkt bei mittelschweren Tätigkeiten wie z. B. einen Tisch verschieben oder staubsaugen?

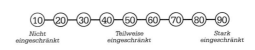

Krankheitsspezifische Messungen

C. Wie stark sind Sie eingeschränkt bei Einkaufstaschen heben oder tragen?
(10)—(20)—(30)—(40)—(50)—(60)—(70)—(80)—(90)
Nicht eingeschränkt — *Teilweise eingeschränkt* — *Stark eingeschränkt*

13 Ich habe beim schreiben….
(10)—(20)—(30)—(40)—(50)—(60)—(70)—(80)—(90)
Keine Schwierigkeiten — *Mittlere Schwierigkeiten* — *Grosse Schwierigkeiten*

14 Ich fühle mich vital und habe Energie.
(10)—(20)—(30)—(40)—(50)—(60)—(70)—(80)—(90)
Stimmt nicht — *Stimmt teilweise* — *Stimmt genau*

15 Ich habe Probleme mit dem Gleichgewicht.
(10)—(20)—(30)—(40)—(50)—(60)—(70)—(80)—(90)
Stimmt nicht — *Stimmt teilweise* — *Stimmt genau*

16 A. Spastizität ist eines meiner Symptome.
 ☐ Ja → beantworten Sie bitte Frage 16 B.
 ☐ Nein

 B. Ich kann die Spastizität beeinflussen.
 ▶ Die Beeinflussung der Spastizität durch Medikamente ist bei dieser Frage ausgeschlossen.
(10)—(20)—(30)—(40)—(50)—(60)—(70)—(80)—(90)
Stimmt nicht — *Stimmt teilweise* — *Stimmt genau*

17 Ich habe genügend körperliche Kraft, um meinen Alltag zu bewältigen.
(10)—(20)—(30)—(40)—(50)—(60)—(70)—(80)—(90)
Stimmt nicht — *Stimmt teilweise* — *Stimmt genau*

18 Wie gross ist Ihre Ermüdbarkeit?
(10)—(20)—(30)—(40)—(50)—(60)—(70)—(80)—(90)
Keine Ermüdbarkeit — *Mittelmässige Ermüdbarkeit* — *Sehr grosse Ermüdbarkeit*

19 Ich kann meine Ermüdung kontrollieren.
(10)—(20)—(30)—(40)—(50)—(60)—(70)—(80)—(90)
Stimmt nicht — *Stimmt teilweise* — *Stimmt genau*

20 Ich habe Schmerzen, die mich stören.
(10)—(20)—(30)—(40)—(50)—(60)—(70)—(80)—(90)
Stimmt nicht — *Stimmt teilweise* — *Stimmt genau*

#	Frage	Stimmt nicht				Stimmt teilweise				Stimmt genau
21	Gefühlsstörungen beeinträchtigen mich im Alltag. ▶ Diese Frage bezieht sich auf körperliche Empfindungen.	10	20	30	40	50	60	70	80	90
22	Ich kann Aktivitäten ausüben, die ich gerne habe.	10	20	30	40	50	60	70	80	90
23	Ich kann meine Aktivitäten gezielt einteilen, um meine Symptome der MS nicht zu verschlimmern.	10	20	30	40	50	60	70	80	90
24	Die Blase macht mir Probleme.	10	20	30	40	50	60	70	80	90
25	Ich habe Probleme mit dem Stuhlgang.	10	20	30	40	50	60	70	80	90
26	Im Alltag fühle ich mich belastbar.	10	20	30	40	50	60	70	80	90
27	Ich kann am Familienleben und im Freundeskreis aktiv teilnehmen.	10	20	30	40	50	60	70	80	90
28	Ich kann einen Ausflug machen, der mich den ganzen Tag von zu Hause fern hält.	10	20	30	40	50	60	70	80	90
29	Ich habe Angst vor möglichen Folgen der MS.	10	20	30	40	50	60	70	80	90
30	Ich habe konkrete Ziele, an denen ich gerne arbeite.	10	20	30	40	50	60	70	80	90

Einschränkungen bei Multipler Sklerose: Expanded Disability Status Scale (EDSS) - („Kurtzke Scale")

Hintergrund

Die Expanded Disability Status Scale (EDSS) wurde 1955 in einer ersten Fassung als „Disability Status Scale, (DSS)" vom amerikanischen Neurologen JF Kurtzke vorgestellt (Kurtzke 1955).
Sein Ziel war, ein Messinstrument zu schaffen, welches in Studien zur Forschung mit Patienten, die an Multipler Sklerose leiden, verwendet werden kann.
Die Original-Skala wurde vor dem Hintergrund entwickelt, Funktionsdefizite, basierend auf den auftretenden neurologischen Defiziten zu beschreiben. Dabei werden verschiedene Funktionen des Zentralen Nervensystems („Funktionssysteme") bewertet und anschliessend einem Wert auf der DSS zugewiesen.
Ergänzt als EDSS wurde die Skala (Kurtzke 1983), weil einige Forscher der Meinung waren, dass die Skala v.a. in den mittleren Bereichen der Skalierung zu wenig sensitiv war, um Änderungen zu erfassen. Diese Ergänzung sollte auch dem Umstand Rechnung tragen, chronische MS-Patienten besser zu erfassen.

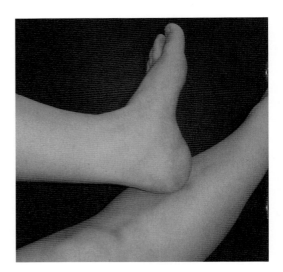

ICF-Klassifikation

Körperfunktionen	
Pyramidenbahn	b750 Funktionen der motorischen Reflexe
	b755 Funktionen der unwillkürlichen Bewegungsreaktionen
	b760 Funktionen der Kontrolle von Willkürbewegungen
	b765 Funktionen der unwillkürlichen Bewegungen
Ataxie	b760 Funktionen der Kontrolle von Willkürbewegungen

Hirnstamm (Augenbewegungen, Gefühl und Motorik des Gesichts, Schlucken)	b760 Funktionen der Kontrolle von Willkürbewegungen
	b2152 Funktionen der externen Augenmuskeln
	b510 Funktionen der Nahrungsaufnahme
	b5102 Kauen, insbesondere
	b5103 Handhabung von Speisen im Mund
	b5105 Schlucken
Sensibilität	b265 Tastsinn (Einschliesslich: Taubheitsgefühle, Berührungsunempfindlichkeit (Anästhesie), Kribbelparästhesien, Missempfindungen (Parästhesien), Überempfindlichkeiten (Hyperästhesien)
	b1564 Taktile Wahrnehmung
Blasen- und Mastdarmstörungen	b525 Defäkationsfunktionen
	b620 Miktionsfunktionen
Sehfunktionen	b210 Funktionen des Sehens
Zerebrale Funktionen (Gedächtnis, Konzentration, Stimmung, Demenz)	b114 Funktionen der Orientierung
	b144 Funktionen des Gedächtnisses

Praktikabilität

Patientengruppe
Patienten mit Multipler Sklerose

Zeitaufwand
10-15 Minuten

Kosten
Keine

Ausbildung
1 Stunde

Praktische Durchführung
Die Bewertung erfolgt in zwei Schritten:
Zuerst werden die folgenden Funktionssysteme anhand einer 6-gradigen Skala bewertet, wobei eine normale Funktion dem Grad 0 entspricht, eine maximale Behinderung bzw. völliger Funktionsverlust innerhalb eines Funktionssystems bewertet man mit dem Grad 6.

- Pyramidenbahn: Motorik und Willkürbewegungen (z.B. Lähmungen)
- Kleinhirn: Bewegungskoordination und Gleichgewicht (z.B. Ataxie)
- Hirnstamm: Funktionen wie Augenbewegungen, Gefühl und Motorik des Gesichts, Schlucken (z.B. Schluckstörungen)
- Sensibilität (z.B. Verminderung des Berührungssinns)
- Blase/ Mastdarm (z.B. Urininkontinenz)
- Sehfunktion (z.B. eingeschränktes Gesichtsfeld)
- zerebrale Funktionen: Gedächtnis, Konzentration, Stimmung (z.B. Wesensveränderung, Demenz)
- andere Funktionen (bisher nicht genannte Befunde, die mit der MS zusammenhängen)

In einem nächsten Schritt werden die Punktwerte der Funktionssysteme zusammen mit Messgrössen für Mobilität und Einschränkungen im täglichen Leben einem der 20 Punktwerte auf der „EDSS" zugeordnet - dem „EDSS-Wert".
Diese Einteilung ermöglicht eine sehr schnelle Einschätzung des Fähigkeitsprofils und der daraus resultierenden Einschränkungen des Pati-

enten. Der Wert „0" weist „keine neurologischen Defizite" aus und „10" bedeutet „Tod infolge MS". Dadurch erhalten Arzt und Therapeut einen schnellen Überblick über den klinischen Stand des Patienten.

Die EDSS kann durch die klinische Untersuchung, bzw. Befunderhebung des Therapeuten innerhalb kurzer Zeit erhoben werden - z.T. können Aussagen zu Funktionssystemen bzw. zum Mobilitätsgrad anamnestisch oder fremdanamnestisch (z.B. durch Befragung der Angehörigen) erfolgen. Der EDSS-Wert entspricht dann der Beschreibung innerhalb der EDSS-Skala.

Format
Funktionelle Leistung

Skalierung
Ordinalskala
Grad 0   = normal
Grad 1   = abnorme Zeichen ohne Behinderung
Grad 2   = leichte Behinderung
Grad 3   = mässige Beeinträchtigungen
Grad 4   = ausgeprägte Beeinträchtigungen
Grad 5 od. 6 = starke Beeinträchtigungen, bzw. Unfähigkeit, gewünschte Funktionen durchzuführen

Subskalen
Keine

Reliabilität (Zuverlässigkeit)

Sharrack bezeichnet die EDSS als reliables Messinstrument. Er berichtet von moderaten bis zufriedenstellenden Kappa Koeffizienten innerhalb der Intertester-Reliabilität der Funktionssysteme (Sharrack et al. 1999).
Hobart beanstandet die eingeschränkte Nützlichkeit des Instruments durch fehlende wissenschaftliche Grundlagen bei der Entwicklung der Skala (Hobart et al. 2000).

Validität (Gültigkeit)

Die Korrelation der Validität der EDSS wird im Vergleich mit dem Barthel Index als moderat (r=−0.72) bezeichnet (Sharrack et al. 1999). Ebenfalls bei MS-Patienten wurde die Korrelation zum Erweiterten Barthel Index (EBI) untersucht. Diese betrug beim EBI-Gesamtscore zur EDSS 0.82-0.84, die EBI-Subskala „nichtkognitiv" zur EDSS 0.87-0.89. Die Korrelation der EBI-Subskala „kognitiv" zur EDSS war nicht signifikant (Prosiegel et al. 1996).

Responsivität (Empfindlichkeit)

Keine Angaben

Beurteilung

Diagnostik/ Befund	**empfohlen**
Ergebnis/ Verlauf	**teilweise empfohlen**[1]
Prognose	**nicht empfohlen**[2]

Kommentar

1) Es liegen keine Studien zur Responsivität vor.
2) Es sind keine Studien zur prädiktiven Validität vorhanden.

Die EDSS ist ein einfaches, schnell durchzuführendes Messinstrument zur Beurteilung der Einschränkungen bei Patienten mit MS. Sie erleichtert die Kommunikation mit Ärzten und im interdisziplinären Team, da sie leicht verständlich ist und innerhalb der klinischen oder therapeutischen Routine ohne grösseren Zusatzaufwand durchführbar ist. Die weite Verbreitung der Skala, v.a. auch im ärztlichen Bereich, kann zu einer Verbesserung der Kommunikation (z.B. über Zielsetzungen) in der täglichen Arbeit beitragen.

Die erhobenen Aussagen innerhalb der Funktionssysteme stellen aber nur einen Überblick, bzw. eine grobe Zusammenfassung dar – für detaillierte Aussagen zu Einschränkungen innerhalb der Funktionssysteme stehen aussagekräftigere Assessments, z.B. Instrumente zur Messung von Willkürmotorik (für Kraft, Spastizität etc.), bzw. generische Instrumente zur Messung der Mobilität (z.B. der Dynamic Gait Index) zur Verfügung.

Die Skala gilt auch heute noch als eine der am meisten genutzten Instrumente zur Messung von Einschränkungen von Körperstruktur/ -funktion in klinischen Studien zur Erforschung der MS (Balcer 2001). Sie erlaubt dem Anwender, eine schnelle Übersicht über Einschränkungen der Patienten innerhalb der von Kurtzke beschriebenen Funktionssystemen sowie der Mobilität und basalen ADL-Aktivitäten zu erhalten.

Sie ist für (Physio-) Therapeuten insofern praktikabel, als dass ab einer EDSS von 4.0 die Einstufung innerhalb dieser Einteilung mehrheitlich im Mobilitätsbereich stattfindet, welcher oftmals ein relevanter Faktor innerhalb der Rehabilitation und Therapie bzw. der Zielsetzung der Patienten ist.

Aufgrund fehlender Angaben zur Responsivität kann sie zur Prognose nicht empfohlen werden.

Literatur

Literatursuche: PubMed; 08/2011
Autor: Detlef Marks

Balcer, L. J. (2001). "Clinical outcome measures for research in multiple sclerosis." J Neuroophthalmol 21(4): 296-301

Hobart, J., J. Freeman, et al. (2000). "Kurtzke scales revisited: the application of psychometric methods to clinical intuition." Brain 123 (Pt 5): 1027-40.

Kurtzke, J. F. (1955). "A new scale for evaluating disability in multiple sclerosis." Neurology 5 (8): 580-3.

Kurtzke, J. F. (1983). "Rating neurologic impairment in multiple sclerosis: an expanded disability status scale (EDSS)." Neurology 33 (11): 1444-52.

Prosiegel M, Böttger S, Schenk T, König N, Marolf M, Vaney C, Garner C, Yassouridis A. Der Erweiterte Barthel-Index (EBI) - eine neue Skala zur Erfassung von Fähigkeitsstörungen bei neurologischen Patienten. Neurol Rehabil. 1996, 1, 7-13.

Sharrack, B., R. A. Hughes, et al. (1999). "The psychometric properties of clinical rating scales used in multiple sclerosis." Brain 122 (Pt 1): 141-59.

Die EDSS-Skala:

0 Normale neurologische Untersuchung (Grad 0 in allen Funktionssystemen)

1.0 Keine Behinderung, minimale Symptome in einem Funktionssystem (Grad 1)

1.5 Keine Behinderung, minimale Symptome in mehr als einem Funktionssystem (Grad 1)

2.0 Minimale Behinderung in einem Funktionssystem (1 System Grad 2)

2.5 Minimale Behinderung in zwei Funktionssystemen

3.0 Mässige Behinderung in einem Funktionssystem (1 System Grad 3) oder geringe Behinderung in 3 oder 4 Funktionssystemen bei unbeschränkter Gehfähigkeit

3.5 Unbeschränkte Gehfähigkeit, aber mässige Behinderung in einem Funktionssystem und eine oder zwei Funktionssysteme Grad 2; oder zwei Funktionssysteme Grad 3; oder 5 Funktionssysteme Grad 2

4.0 Ohne Hilfe gehfähig; kann sich selbst versorgen und ist ca. 12 Stunden am Tag auf trotz relativ schwerer Behinderung in einem Funktionssystem Grad 4 (übrige 0 oder 1) oder Kombinationen geringerer Grade, die die Grenzen der vorhergehenden Stufen überschreiten. Kann 500 m ohne Hilfe oder Pause gehen.

4.5 Ohne Hilfe gehfähig; ist die meiste Zeit des Tages auf; kann einen vollen Tag arbeiten; volle Aktivität; ansonsten möglicherweise leicht eingeschränkt oder benötigt minimale Hilfe; relativ schwere Behinderung in einem Funktionssystem Grad 4 (übrige Systeme 0 oder 1) oder Kombinationen geringerer Grade, welche die Grenzen der vorhergehenden Stufen überschreiten. Kann 300 m ohne Hilfe oder Pause gehen.

5.0 Behinderung stark genug, um nicht mehr den ganzen Tag aktiv sein zu können, einschliesslich ganztägiger Arbeitsfähigkeit. Kann 200 m ohne Hilfe oder Pause gehen. Übliche Äquivalente in den Funktionssystemen sind ein einzelner Grad 5 (übrige 0 oder 1) oder Kombinationen geringerer Grade, welche die Grenzen der Stufe 4,0 überschreiten

5.5 Kann etwa 100 m ohne Hilfe oder Pause gehen; Behinderung stark genug, um nicht mehr den ganzen Tag aktiv sein zu können; übliche Äquivalente in den Funktionssystemen sind ein einzelner Grad 5 (übrige 0 oder 1) oder Kombinationen geringerer Grade, welche die Grenzen der Stufe 4,0 überschreiten.

6.0 Vorübergehende oder ständige einseitige Hilfe erforderlich, um etwa 100 m mit oder ohne Pause zu gehen. Übliche Äquivalente in den Funktionssystemen sind mehr als 2 Funktionssysteme Grad 3+

6.5 Ständige beidseitige Hilfe erforderlich, um ca. 20 m ohne Pause zu gehen. Übliche Äquivalente in den Funktionssystemen sind mehr als 2 Funktionssysteme Grad 3+

7.0 Unfähig, mehr als 5 m trotz Hilfe zu gehen; im wesentlichen auf den Rollstuhl angewiesen; kann sich im Aktivrollstuhl alleine fortbewegen und selbständig Ein- und Aussteigen; ist ca. 12 Stunden am Tag im Rollstuhl mobil; übliche Äquivalente in den Funktionssystemen sind mehr als 1 Funktionssystem Grad 4+; sehr selten Grad 5 allein in der Pyramidenbahnfunktion

7.5 Unfähig, mehr als ein paar Schritte trotz Hilfe zu gehen; auf den Rollstuhl angewiesen; benötigt möglicherweise Hilfe beim Transfer in und aus dem Stuhl; kann sich im Aktivrollstuhl alleine fortbewegen, aber nicht einen vollen Tag darin verbringen; benötigt möglicherweise Elektrorollstuhl; übliche Äquivalente in den Funktionssystemen sind Kombinationen aus mehr als einem Funktionssystem Grad 4+

8.0 Im Wesentlichen auf Bett oder Stuhl beschränkt oder wird im Rollstuhl umhergefahren, ist aber grosse Teile des Tages aus dem Bett; kann viele Verrichtungen selbständig ausführen und die Arme effektiv einsetzen. Übliche Äquivalente in den Funktionssystemen sind normalerweise Kombinationen Grad 4+ in mehreren Funktionssystemen

8.5 Im Wesentlichen für den Grossteil des Tages auf das Bett beschränkt; kann einige Verrichtungen noch selbständig ausführen und die Arme teilweise effektiv einsetzen. Übliche Äquivalente in den Funktionssystemen sind normalerweise Kombinationen Grad 4+ in mehreren Funktionssystemen

9.0 Hilflos und bettlägerig; kann sich mitteilen und essen; übliche Äquivalente in den Funktionssystemen sind normalerweise Kombinationen Grad 4+ in den meisten Funktionssystemen

9.5 Völlig hilflos und bettlägerig; kann sich nicht effektiv mitteilen oder essen/ schlucken; übliche Äquivalente in den Funktionssystemen sind normalerweise Kombinationen Grad 4+ in fast allen Funktionssystemen

10.0 Tod durch MS

Ermüdbarkeit bei Multipler Sklerose: Fatigue Severity Scale (FSS)

Hintergrund

Fatigue stellt einen chronischen Erschöpfungszustand dar, der auch in Ruhe unabhängig jeglicher Anstrengung auftritt. Definiert wird Fatigue als „subjektiver Mangel an physischer und/ oder mentaler Energie, welchen die Patienten oder Therapeuten als Störung täglicher oder angestrebter Aktivitäten wahrnehmen" (Kotterba 2003). Unter den vielen Skalen für Erschöpfung ist die FSS die am häufigsten verwendete (Hjollund et al. 2007). Sie wurde 1989 bei Patienten mit Multipler Sklerose (MS), Lupus Erythematodes (SLE) und einer gesunden Kontrollgruppe validiert (Krupp et al. 1989). Die deutsche Übersetzung wurde 2008 validiert und publiziert (Valko et al. 2008).Die FSS wird auch als Referenzwert zur Validierung anderer Fatigue-Skalen verwendet (Grace et al. 2006).

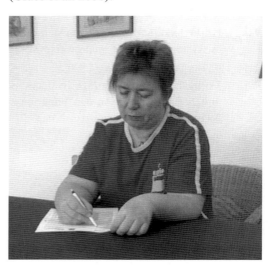

ICF-Klassifikation

Körperfunktion	
Fatigue	b4552 Ermüdbarkeit

Praktikabilität

Patientengruppe
Multiple Sklerose (MS) und diverse Erkrankungen wie Lupus Erythematodes (SLE) (Krupp et al. 1989), Morbus Parkinson (Herlofson et al. 2002), traumatische Hirnverletzung (Ziino et al. 2005), Querschnittslähmung (Anton et al. 2008), Guillain-Barré Syndrom (Garssen et al. 2006), ALS (Bello-Haas et al. 2007). Darüber hinaus wird die FSS auch in anderen Fachgebieten wie der Onkologie, Pneumologie etc. häufig verwendet.

Zeitaufwand
5 Minuten

Kosten
Keine

Ausbildung
2 Stunden

Praktische Durchführung
Ausfüllen des Fragebogens. Die Skala besteht aus 9 Aussagen, welche die Patienten auf einer Ordinalskala von 1 (Ablehnung der Aussage) bis 7 (volle Übereinstimmung) beurteilen müssen.

Format
Selbstbeurteilung

Skalierung
Ordinalskala, es wird der Mittelwert aus den Ergebnissen der 9 Aussagen berechnet. Werte über 4 gelten als Zeichen erhöhter Fatigue (Krupp et al. 1989).

Subskalen
Keine

Reliabilität (Zuverlässigkeit)

Krupp und Kollegen untersuchten 1989 die Test-Retest-Reliabilität bei 5 Patienten mit SLE und 6 Patienten mit MS in einem Intervall von 5 bis 33 Wochen, bei denen kein durch Experten beurteilter klinischer Grund für Veränderungen der Fatigue zu erwarten war. Die Resultate zeigten keine signifikanten Unterschiede. Zudem zeigten die Autoren eine hohe interne Konsistenz mit einem Cronbachs Alpha von 0.88 über die gesamte Stichprobe (Krupp et al. 1989). Diese guten Werte konnten 2008 durch eine grosse Studie mit 1306 Probanden (unterteilt in gesunde, MS- und Schlaganfallbetroffene sowie mit Schlafstörungen) bestätigt werden (Valko et al. 2008).
Die deutschsprachige Version wurde bei 20 Patienten mit MS und 20 gesunden Probanden untersucht. Die Test-Retest-Reliabilität wurde durch zwei Messungen im Abstand von 14 Tagen bestimmt. In der Patientengruppe lag der Korrelationskoeffizient bei 0.69, in der Kontrollgruppe bei 0.73 (Reske et al. 2006).
Bei einer Gruppe von 118 Patienten mit Morbus Parkinson wurde die FSS mit der Functional Assessment of Chronic Illness Therapy-Fatigue Scale (FACIT-F) verglichen. Beide wiesen eine exzellente Reliabilität mit einem Alpha-Koeffizienten von ≥0.9 auf (Hagell et al. 2006).

Validität (Gültigkeit)

Krupp und Kollegen validierten 1989 die FSS in einer Studie, an der 25 Patienten mit chronisch progredienter MS, 29 Patienten mit systemischem Lupus Erythematodes und 20 gesunde Probanden teilnahmen. Gegenüber der gesunden Kontrollgruppe zeigte sich ein signifikanter Unterschied in den Patientengruppen. In der gleichen Studie zeigte sich eine signifikante Korrelation zu den Werten einer visuellen analogen Skala (VAS), welche von Patienten angegeben wurden (Krupp et al. 1989).
In einer grossen Arbeit konnte aufgezeigt werden, dass die Mittelwerte für Fatigue bei Gesunden (n=454) bei 3.00, für MS-Betroffene (n=188) bei 4.66, bei Schlaganfall (n=235) bei 3.90 sowie bei Patienten mit Schlafstörungen bei 4.34 liegen. Somit konnte bewiesen werden dass die FSS diagnosebedingte Fatigue differenziert. Hier wurde bestätigt, dass Werte von 4 und darüber Fatigue bedeuten (Valko et al. 2008).
Bei 20 Patienten mit MS und 20 gesunden Probanden wurde die konvergente Validität der deutschsprachigen Version der FSS (dFSS) untersucht. Dabei wurde die Einschätzung in der VAS mit den Items der dFSS verglichen. Die Korrelationskoeffizienten nach Spearmans Rho lagen in der Patientengruppe über 0.6. Zur sogenannten divergenten Validität wurde der Mittelwert der dFSS mit den Parametern Schubfrequenz und Krankheitsdauer der EDSS (Expanded Disability Status Scale), verglichen.

Hier wurden keine signifikanten Korrelationen gefunden (Reske et al. 2006).

In einer Studie mit 207 MS-Patienten waren Fatigue (FSS) und Depression (SDS) hoch korreliert (r=0.58). Hier konnte gezeigt werden, dass Fatigue und Depression mit allen Formen der MS korrelieren (Kroencke et al. 2000).

In einem Vergleich der FSS zur Modified-Fatigue-Impact-Scale (MFIS) bei 231 MS-Patienten und 123 gesunden Probanden wurde festgestellt, dass beide Skalen stark korrelieren. Hier zeigten zudem beide Skalen gute Korrelationen zur Depression und nur geringe Übereinstimmung zur EDSS (Tellez et al. 2005).

Bei einem Vergleich verschiedener Skalen zur Messung der Fatigue bei 151 Patienten mit MS zeigte sich die FSS (neben der MFIS) als die deutlichste (diskriminative) Skala (Flachenecker et al. 2002).

Bei einer Studie mit 222 MS-Patienten mit geringer Behinderung (EDSS≥2) wurden Beziehungen zu MRI-Befunden untersucht. Die Patienten wurden in eine hohe Fatigue Gruppe (FSS≥5; n=197) und in eine tiefe Fatigue Gruppe (FSS≤4; n=25) eingeteilt. Es zeigte sich, dass die Gruppe mit hohem Fatigue-Wert signifikant mit den MRI-Befunden der Atrophie assoziiert war. Die Autoren lassen den Umkehrschluss zu, dass die Atrophie von weisser und grauer Substanz ein Risikofaktor für Fatigue ist. In der gleichen Studie wiesen die weiblichen Patientinnen und Patienten mit höherer Bildung signifikant tiefere Fatigue auf (Tedeschi et al. 2007).

Die FSS erwies sich im Vergleich zur Visual-Analog-Scale (VAS) und zur Fatigue-Impact-Scale (FIS) bei einer Untersuchung von 56 Patienten mit dem Postpoliosyndrom als die am empfehlenswerteste Skala (Vasconcelos et al. 2006).

Responsivität (Empfindlichkeit)

Krupp und Kollegen untersuchten die Sensitivity-to-Change der FSS. In einer ersten Phase wurde der Einfluss zur Reduktion der Fatigue mittels eines Medikamentes an 8 Patienten (6 Patienten mit Lyme-Erkrankung und 2 Patienten mit Multipler Sklerose) untersucht. Es wurde eine deutliche Verbesserung, eine Reduktion der FSS Werte um 2.1 Punkte, nach durchschnittlich 16.9 Wochen gemessen. In der zweiten Phase, wurde eine Untersuchung bei 11 Patienten (5 Patienten mit einem systemischen Lupus Erythematodes, 6 Patienten mit einer Multiplen Sklerose) durchgeführt. Diesmal ohne Intervention, hier wurde keine Veränderung der Fatigue erwartet. Hier fanden die Autoren nach durchschnittlich 10 Wochen keinen Unterschied der FSS-Werte. Somit scheint die Skala empfindlich für Veränderungen zu sein, wobei kein minimaler Wert für Veränderungen bestimmt wurde (Krupp et al. 1989). In einer neueren Studie wurde der minimale Unterschied, der zuverlässig erfasst werden kann, als 0.15 berechnet (Valko et al. 2008).

Beurteilung

Diagnostik/ Befund	**empfohlen**[1]
Ergebnis/ Verlauf	**empfohlen**[2]
Prognose	**nicht empfohlen**[3]

Kommentar

Die FSS ist ein weit verbreitetes Instrument zur Beurteilung der Fatigue, die am häufigsten bei MS angewandt wird. Sie findet zunehmend Anwendung bei anderen Krankheitsbildern. Der Vorteil besteht in der einfachen und schnellen Anwendung (Chipchase et al. 2003). Fatigue oder Erschöpfung sollte zur Müdigkeit differenziert werden können. Hier gibt es im alltäglichen Gebrauch Missverständnisse. So wird auch der in der englischen Version der ICF verwendete Begriff „fatigability" in der deutschen Version mit Ermüdbarkeit übersetzt (dies wäre aber nach Ansicht des Autors besser mit Erschöpfung beschrieben).

Es wurde eine MS-spezifische FSS entwickelt, die aber in Studien deutlich weniger angewendet wird (Schwartz et al. 1993).

1) Es konnte gezeigt werden, dass es sinnvoll ist den Schwellenwert von 4 zu verwenden (Valko et al. 2008). Dieser Schwellenwert wurde gewählt weil weniger als 5% einer gesunden Kontrollgruppe ihre Fatigue über diesem Wert beurteilten, hingegen zwischen 60 und 70% der Patienten mit MS und SLE ihre Erschöpfbarkeit über diesem Wert angaben (Krupp et al. 1989). In einigen Studien werden andere Schwellenwerte verwendet, so wird empfohlen, den Schwellenwert für hohe Fatigue auf 5 zu setzen, wobei der Autor gleichzeitig anmerkt, dass dies noch zu validieren sei (Branas et al. 2000; Lerdal et al. 2005). Es gibt auch diagnoseabhängige Mittelwerte (s. Validität).

2) Der minimale Unterschied, der zuverlässig erfasst werden kann ist 0.15 (Valko et al. 2008). Die Entwickler publizierten schon, dass die FSS empfindlich für Veränderungen zu sein scheint, konnten aber keine genauen Werte für Responsivität vorlegen (Krupp et al. 1989). Da allgemein für die meisten Skalen angenommen werden kann, dass bei einer Veränderung von 10% von einer Verbesserung/ Verschlechterung gesprochen werden kann, scheinen die neuen Werte plausibel zu sein.

3) Zu prädiktiver Validität liegen derzeit keine Angaben vor.

Literatur

Literatursuche: PubMed; 10/2011
Autor: Adrian Pfeffer

Anton HA, Miller WC, Townson AF. Measuring fatigue in persons with spinal cord injury. Arch Phys Med Rehabil 2008; 89 (3):538-42.

Bello-Haas VD, Florence JM, Kloos AD, Scheirbecker J, Lopate G, Hayes SM, Pioro EP, Mitsumoto H. A randomized controlled trial of resistance exercise in individuals with ALS. Neurology 2007; 68 (23):2003-7.

Branas P, Jordan R, Fry-Smith A, Burls A, Hyde C. Treatments for fatigue in multiple sclerosis: a rapid and systematic review. Health Technol Assess 2000; 4 (27):1-61.

Chipchase SY, Lincoln NB, Radford KA. Measuring fatigue in people with multiple sclerosis. Disabil Rehabil 2003; 25 (14):778-84.

Flachenecker P, Kumpfel T, Kallmann B, Gottschalk M, Grauer O, Rieckmann P, Trenkwalder C, Toyka KV. Fatigue in multiple sclerosis: a comparison of different rating scales and correlation to clinical parameters. Mult Scler 2002; 8 (6):523-6.

Garssen MP, Van Koningsveld R, Van Doorn PA. Residual fatigue is independent of antecedent events and disease severity in Guillain-Barre syndrome. J Neurol 2006; 253 (9):1143-6.

Grace J, Mendelsohn A, Friedman JH. A comparison of fatigue measures in Parkinson's disease. Parkinsonism Relat Disord 2006.

Hagell P, Hoglund A, Reimer J, Eriksson B, Knutsson I, Widner H, Cella D. Measuring fatigue in Parkinson's disease: a psychometric study of two brief generic fatigue questionnaires. J Pain Symptom Manage 2006; 32 (5):420-32.

Herlofson K, Larsen JP. Measuring fatigue in patients with Parkinson's disease - the Fatigue Severity Scale. Eur J Neurol 2002; 9 (6):595-600.

Hjollund NH, Andersen JH, Bech P. Assessment of fatigue in chronic disease: a bibliographic study of fatigue measurement scales. Health Qual Life Outcomes 2007; 5:12.

Kotterba S. Müdigkeit und Fatigue bei Multipler Sklerose. Psychoneuro 2003; 29 (7+8):349-53.

Kroencke DC, Lynch SG, Denney DR. Fatigue in multiple sclerosis: relationship to depression, disability, and disease pattern. Mult Scler 2000; 6 (2):131-6.

Krupp LB, LaRocca NG, Muir-Nash J, Steinberg AD. The fatigue severity scale. Application to patients with multiple sclerosis and systemic lupus erythematosus. Arch Neurol 1989; 46 (10):1121-3.

Lerdal A, Wahl A, Rustoen T, Hanestad BR, Moum T. Fatigue in the general population: a translation and test of the psychometric properties of the Norwegian version of the fatigue severity scale. Scand J Public Health 2005; 33 (2):123-30.

Reske D, Pukrop R, Scheinig K, Haupt WF, Petereit HF. [Measuring fatigue in patients with multiple sclerosis with standardized methods in German speaking areas]. Fortschr Neurol Psychiatr 2006; 74 (9):497-502.

Schwartz JE, Jandorf L, Krupp LB. The measurement of fatigue: a new instrument. J Psychosom Res 1993; 37 (7):753-62.

Tedeschi G, Dinacci D, Lavorgna L, Prinster A, Savettieri G, Quattrone A, Livrea P, Messina C, Reggio A, Servillo G, Bresciamorra V, Orefice G, Paciello M, Brunetti A, Paolillo A, Coniglio G, Bonavita S, Di Costanzo A, Bellacosa A, Valentino P, Quarantelli M, Patti F, Salemi G, Cammarata E, Simone I, Salvatore M, Bonavita V, Alfano B. Correlation between fatigue and brain atrophy and lesion load in multiple sclerosis patients independent of disability. J Neurol Sci 2007.

Tellez N, Rio J, Tintore M, Nos C, Galan I, Montalban X. Does the Modified Fatigue Impact Scale offer a more comprehensive assessment of fatigue in MS? Mult Scler 2005; 11 (2):198-202.

Valko PO, Bassetti CL, Bloch KE, Held U, Baumann CR. Validation of the fatigue severity scale in a Swiss cohort. Sleep 2008; 31 (11):1601-7.

Vasconcelos OM, Jr., Prokhorenko OA, Kelley KF, Vo AH, Olsen CH, Dalakas MC, Halstead LS, Jabbari B, Campbell WW. A comparison of fatigue scales in post-poliomyelitis syndrome. Arch Phys Med Rehabil 2006; 87 (9):1213-7.

Ziino C, Ponsford J. Measurement and prediction of subjective fatigue following traumatic brain injury. J Int Neuropsychol Soc 2005; 11 (4):416-25.

Ermüdbarkeit bei Multipler Sklerose: Fatigue Severity Scale (FSS)

Quelle: Kotterba S. Müdigkeit und Fatigue bei Multipler Sklerose. Psychoneuro 2003; 29 (7+8):349-53.
Mit freundlicher Genehmigung von L.B. Krupp

Name: _____ Geburtsdatum: _____ Datum: _____

Die Patienten sollen die Aussagen lesen und eine Nummer von 1 bis 7 wählen die nach Ihren Meinung am besten auf die Aussage zutrifft. Hierbei bedeutet 1 Ablehnung der Aussage und 7 volle Übereinstimmung.

Ich habe weniger Motivation, wenn ich erschöpft bin	1	2	3	4	5	6	7
Körperliche Betätigung führt zu mehr Erschöpfung	1	2	3	4	5	6	7
Ich bin schnell erschöpft	1	2	3	4	5	6	7
Die Erschöpfung beeinflusst meine körperliche Belastbarkeit	1	2	3	4	5	6	7
Die Erschöpfung verursacht Probleme für mich	1	2	3	4	5	6	7
Meine Erschöpfung behindert körperliche Betätigung	1	2	3	4	5	6	7
Die Erschöpfung behindert mich an der Ausführung bestimmter Aufgaben und Pflichten	1	2	3	4	5	6	7
Die Erschöpfung gehört zu den drei mich am meisten behindernden Beschwerden	1	2	3	4	5	6	7
Die Erschöpfung hat Einfluss auf meine Arbeit, meine Familie bzw. mein soziales Leben	1	2	3	4	5	6	7
Mittelwert							

Symptome und Behinderung bei M. Parkinson: Parkinson's Disease Questionnaire 39 (PDQ-39)

Hintergrund

Durch einen Mangel des Neurotransmitters Dopamin entsteht das Krankheitsbild des M. Parkinson. Dadurch können die Symptome vielfältig und sehr unterschiedlich sein. Diese sind auch einem starken Wechsel unterworfen, z.B. ob sich der Patient in einer On- oder Off-Phase befindet. Dieser Wechsel ist insbesondere durch die Medikamenteneinnahme bedingt. Einige Symptome sind durch die Physiotherapie nur teilweise oder gar nicht beeinflussbar, wie z.B. der Rigor oder kognitive Funktionen. Die Physiotherapie hat eine wichtige Rolle in der Betreuung und im Umgang mit den vielfältigen und wechselnden Symptomen. . Der Erfassung der verschiedenen Aspekte der Lebensqualität einer Person mit M. Parkinson kommt deshalb eine zunehmende Bedeutung zu.

Um die gesundheitsbezogene Lebensqualität bei M. Parkinson zu messen, wurde aufgrund von Interviews mit Patienten ein Fragebogen mit 65 Fragen zusammengestellt. Dieser, von Patienten ausgefüllte, Fragebogen wurde von Forschern analysiert und auf 39 Fragen reduziert. Der daraus entstandene PDQ-39 für die gesundheitsbezogene Lebensqualität bei M. Parkinson wurde von Peto et al. (1995) publiziert. Die Fragen wurden in 8 Domänen eingeteilt (acht Subskalen: Mobilität, Alltagsaktivitäten, emotionales Wohlbefinden, Stigma, soziale Unterstützung, Kognition, Kommunikation, körperliches Unbehagen) und können separat ausgewertet werden.

Der Fragebogen ist in verschiedenen Sprachen erhältlich. Eine deutsche Version wurde von Berger et al. (1999) publiziert. Weitere Informationen sind unter folgender Webseite zu finden: http://www.publichealth.ox.ac.uk/research/hsru/PDQ/Intropdq/?searchterm=pdq-39 [09.04.2012].

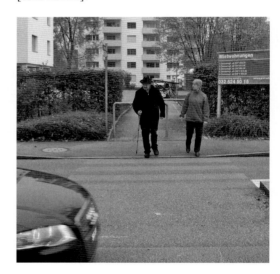

ICF-Klassifikation

Aktivitäten
1. Freizeitaktivitäten   d920   Erholung und Freizeit

3. Haushaltsaktivitäten	d640 Hausarbeiten erledigen
4. Einkaufen	d6200 Einkaufen
5. 1 km gehen	d4502 Lange Entfernungen gehen
6. 100 m gehen	d450 Gehen
7. Im Haus bewegen	d4600 Sich in seiner Wohnung umherbewegen
7. n der Öffentlichkeit bewegen	d460 Sich in verschiedenen Umgebungen fortbewegen
8. Begleitperson notwendig	d4602 sich ausserhalb umherbewegen/ e3 Unterstützung und Beziehungen
11. Probleme beim Waschen	d520 Seine Körperteile pflegen
12. Probleme beim Anziehen	d540 Sich kleiden
13. Probleme beim Knöpfen	d540 Sich kleiden
14. Undeutliches Schreiben	d170 Schreiben
15. Essen klein schneiden	d550 Essen
16. Getränk verschütten	d560 Trinken
27. Probleme mit Menschen	d760 Familienbeziehungen
31. Konzentrationsprobleme	d140 Funktionen der Aufmerksamkeit
34. Sprechschwierigkeiten	d330 Sprechen
35. Kommunikationsprobleme	d3 Kommunikation

Körperfunktionen

1. Hitze- Kältegefühl	b270 Sinnesfunktion bezüglich Temperatur und anderen Reizen
9. Angst vor dem Hinfallen	b1522 Spannweite von Emotionen
10. An das Haus gebunden	b1522 Spannweite von Emotionen
17. Sich deprimiert fühlen	b1522 Spannweite von Emotionen
18. Einsamkeit	b1522 Spannweite von Emotionen
19. Den Tränen nahe	b1522 Spannweite von Emotionen
20. Verärgert sein	b1522 Spannweite von Emotionen
21. Ängstlich sein	b1522 Spannweite von Emotionen
22. Zukunftssorgen	b1522 Spannweite von Emotionen
25. Sich schämen	b1522 Spannweite von Emotionen
26. Sorgen über Reaktionen	b1522 Spannweite von Emotionen
30. Tagsüber einschlafen	b4552 Ermüdbarkeit
32. Schlechtes Gedächtnis	b144 Funktionen des Gedächtnisses
33. Schlechte Träume	b1344 Am Schlafzyklus beteiligte Funktionen
37. Muskelkrämpfe	b780 Mit den Funktionen der Muskeln und der Bewegung in Zusammenhang stehende Empfindungen
38. Gelenkschmerzen	b280 Schmerzen

Kontextfaktoren

23. Die Krankheit verheimlichen	Personenbezogener Faktor
24. Situationen vermeiden	Personenbezogener Faktor (Coping)
28. Unterstützung durch den Ehepartner	e310 Engster Familienkreis
29. Unterstützung durch Freunde	e320 Freunde
36. Fehlende Beachtung	Personenbezogener Faktor

Praktikabilität

Patientengruppe
Patienten mit M. Parkinson

Zeitaufwand
Ausfüllen des Fragebogens durch Patient: 10-30 Minuten
Auswertung der Subskalen: ca. 10 Minuten

Kosten
Keine

Ausbildung
2 Stunden

Praktische Durchführung
Der Patient füllt den Fragebogen aus. Er beantwortet die 39 Punkte auf die Frage: „Wie oft haben Sie im letzten Monat wegen Ihrer Parkinson-Erkrankung ..." mit einer der möglichen Antworten: niemals (0), selten (1), manchmal (2), häufig (3), immer oder „kann ich überhaupt nicht" (4).
Die Auswertung wird anhand der Anleitung durchgeführt oder durch eine automatisierte Excel-Tabelle vorgenommen.

Format
Selbstbeurteilung

Skalierung
Ordinalskala
0 = niemals
1 = selten
2 = manchmal
3 = häufig
4 = immer oder „kann ich überhaupt nicht"

Subskalen
8 Subskalen
- Mobilität (10 Items)
- Alltagsaktivitäten (6 Items)
- Emotionales Wohlbefinden (6 Items)
- Stigma (4 Items)
- Soziale Unterstützung (3 Items)
- Kognition (4 Items)
- Kommunikation (3 Items)
- Körperliches Unbehagen (3 Items)

Reliabilität (Zuverlässigkeit)

Jenkinson et al. (1997) fanden eine interne Reliabilität mit einem Cronbachs Alpha von 0.89. Die Test-Retest-Reliabilität der deutschen Übersetzung ist mit Werten zwischen 0.63 (Subskala Soziale Unterstützung) bis 0.94 (Subskala Mobilität) gut bis sehr gut (Berger et al. 1999). Diese Untersuchung wurde bei 105 Patienten mit M. Parkinson (ambulant und stationär) erhoben. Laut den Autoren sind diese Werte mit den Werten der englischen Originalversion vergleichbar. Allerdings ist nicht ersichtlich, um welchen Wert (statistisches Verfahren) es sich handelt. Für die 39 Items lag die Item-zu-Skalen-Korrelation zwischen 0.58 und 0.92 (Cronbachs Alpha). Für jede der 8 Domänen (Subskalen) wurde die mittlere Korrelation berechnet. Diese lagen zwischen 0.72 und 0.85. Die Interne Konsistenz war gut mit einem Cronbachs Alpha von 0.55 bis 0.96 der einzelnen Subskalen. Die Subskalen „Stigma" und „Kommunikation" lagen mit ihren Werten unter denjenigen der Originalausgabe. Eine deutliche Abweichung gegenüber der englischen Originalausgabe zeigte die Subskala „körperliches Unbehagen" mit 0.55 (gegenüber 0.75 des englischen Originals).

Validität (Gültigkeit)

Durch Interviews mit M. Parkinson betroffenen wurde ein Fragebogen mit 65 Fragen zusammengestellt. Dieser Fragebogen wurde von Personen mit M. Parkinson beantwortet und anschliessend mittels einer Analyse von 65 auf 39 Fragen reduziert (Peto et al. 1995).

Marinus et al. (2002) fanden in einer systematischen Review von verschiedenen Instrumenten zur gesundheitsbezogenen Lebensqualität bei M. Parkinson, dass der PDQ-39 der am besten geeignetste ist.
Konkurrente Validität, siehe unter Responsivität.
Zur Prädiktiven Validität liegen keine Angaben vor.

Surveys OPCS), die Veränderungen nicht genügend aufzeigen konnten.
Brown et al. (2009) zeigten, dass der SF-36 zwar weniger Parkinson-spezifische Zielsetzungen enthält, aber eine bessere Responsivität aufweist als der PDQ-39. 96 Patienten mit Parkinson wurden telefonisch befragt und 18 Monate später nochmals. Die Skalen wurden mit 4 externen Kriterien verglichen.

Responsivität (Empfindlichkeit)

Peto et al. (2001) untersuchten den minimal bedeutenden Unterschied (MID). Von den an 1372 Patienten mit M. Parkinson verschickten Fragebogen wurden 851 zurückgeschickt (62%) und davon konnten 728 Fragebogen verwendet werden. Der minimal entdeckbare Unterschied für eine Verschlechterung wurde für jede der 8 Domänen und für die gesamte Skala bestimmt (zu wenig Patienten gaben eine Verbesserung an, deswegen wurden nur MID für Verschlechterungen berechnet). Für den Gesamtwert kann eine Veränderung ab -1.6 Punkten als „ein wenig schlechter" betrachtet werden. Für die Subskalen wurden ebenfalls Werte angegeben (-3.2 Punkte für Mobilität, -4.4 Punkte für Alltagsaktivitäten, -4.2 Punkte für emotionales Wohlbefinden, -5.6 Punkte für Stigma, -11.4 Punkte für soziale Unterstützung, -1.8 Punkte für Kognition, -4.2 Punkte für Kommunikation, -2.1 Punkte für körperliches Unbehagen).
Harrison et al. (2000) untersuchten die konkurrente Validität der Empfindlichkeit für Veränderungen von Symptomen und Funktionen bei 67 Personen mit M. Parkinson in ambulanten Kliniken. Der PDQ-39 war empfindlich für Veränderungen (insbesondere in den Subskalen „Mobilität", „Alltagsaktivitäten", „soziale Unterstützung" und „Stigma") gegenüber anderen Skalen (general health questionnaire GHQ-28, Office of Population and Census

Beurteilung

Diagnostik/ Befund	**empfohlen**[1]
Ergebnis/ Verlauf	**empfohlen**[2]
Prognose	**nicht anwendbar**

Kommentar

Zur Erfassung der Patientensicht und der gesundheitsbezogenen Lebensqualität ist der PDQ-39 eine ideale Ergänzung zu anderen Assessments in der Physiotherapie bei Patienten mit M. Parkinson.
1) Der Fragebogen dient als Teil der Anamnese, Zielfindung und Behandlungsplanung.
2) Der PDQ-39 ist empfindlicher für Veränderungen als andere Instrumente.
Die PDQ-39-Webseite und eine Liste der Sprachen, in die der Fragebogen übersetzt wurde, ist zu finden unter: http://www.public health.ox.ac.uk/research/hsru/PDQ/translations [09.04.2012]. Die englische Originalversion ist zu finden unter: http://www.stvincents.ie/dyna mic/File/PDQ39_SVUH_MedEL_tool.pdf [09.04.2012]. Es besteht eine Auswertungsanleitung, die jedoch im Internet nicht mehr verfügbar ist.
Das Formular i nder 2. Auflage dieses Buches war fehlerhaft (letzte Spalte wurde nicht abgedruckt).

Literatur

Literatursuche: PubMed; 11/2011
Autor: Stefan Schädler

Berger K, Broll S, Winkelmann J, Heberlein I, Müller T, Ries V. Untersuchung zur Reliabilität der deutschen Version des PDQ-39: Ein krankheitsspezifischer Fragebogen zur Erfassung der Lebensqualität von Parkinson-Patienten. Akt Neurologie 1999; 26:180-84.

Brown CA, Cheng EM, Hays RD, Vassar SD, Vickrey BG. SF-36 includes less Parkinson Disease (PD)-targeted content but is more responsive to change than two PD-targeted health-related quality of life measures. Qual Life Res 2009; 18 (9):1219-37.

Harrison JE, Preston S, Blunt SB. Measuring symptom change in patients with Parkinson's disease. Age Ageing 2000; 29 (1):41-5.

Jenkinson C, Fitzpatrick R, Peto V, Greenhall R, Hyman N. The Parkinson's Disease Questionnaire (PDQ-39): development and validation of a Parkinson's disease summary index score. Age Ageing 1997; 26 (5):353-7.

Marinus J, Ramaker C, van Hilten JJ, Stiggelbout AM. Health related quality of life in Parkinson's disease: a systematic review of disease specific instruments. J Neurol Neurosurg Psychiatry 2002; 72 (2):241-8.

Peto V, Jenkinson C, Fitzpatrick R. Determining minimally important differences for the PDQ-39 Parkinson's disease questionnaire. Age Ageing 2001; 30 (4):299-302.

Peto V, Jenkinson C, Fitzpatrick R, Greenhall R. The development and validation of a short measure of functioning and well being for individuals with Parkinson's disease. Qual Life Res 1995; 4 (3):241-8.

Parkinson's Disease Questionnaire 39 (PDQ-39)

Quelle: Berger K, Broll S, Winkelmann J, Heberlein I, Müller T, Ries V. Untersuchung zur Reliabilität der deutschen Version des PDQ-39: Ein krankheitsspezifischer Fragebogen zur Erfassung der Lebensqualität von Parkinson-Patienten. Akt Neurologie 1999; 26:180-84.

Name: _____ Geburtsdatum: _____ Datum: _____

Bitte lesen Sie sich die folgenden Fragen genau durch und kreuzen Sie die Antwort an, die am ehesten auf Sie zutrifft. Sie haben die Auswahl zwischen „niemals", „selten", „manchmal", „häufig" und „immer oder kann ich überhaupt nicht".

Wie oft haben Sie im letzten Monat wegen Ihrer Parkinson-Erkrankung …

		niemals	selten	manchmal	häufig	immer oder kann ich überhaupt nicht
1	… Schwierigkeiten gehabt, Freizeitaktivitäten, die Sie gern machen würden, auszuüben?					
2	… Schwierigkeiten gehabt, Ihren Haushalt zu versorgen (z.B. handwerkliche Tätigkeiten, Hausarbeiten, Kochen)?					
3	… Schwierigkeiten gehabt, Einkaufstaschen zu tragen?					
4	… Probleme gehabt, ungefähr 1 km zu gehen?					
5	… Probleme gehabt, ungefähr 100 m zu gehen?					
6	… Probleme gehabt, sich im Haus so zu bewegen, wie Sie wollten?					
7	… Probleme gehabt, sich in der Öffentlichkeit zu bewegen?					
8	… eine Begleitperson gebraucht, um sich ausser Haus zu bewegen?					
9	… Angst oder Sorgen gehabt, dass Sie in der Öffentlichkeit hinfallen?					
10	… das Gefühl gehabt, mehr an das Haus gebunden zu sein, als Ihnen lieb wäre?					
11	… Schwierigkeiten gehabt, sich selbst zu waschen?					
12	… Schwierigkeiten gehabt, sich selbst anzuziehen?					
13	… Probleme gehabt, Knöpfe zu schliessen oder Schnürsenkel zu binden?					
14	… Probleme gehabt, deutlich zu schreiben?					
15	… Schwierigkeiten gehabt, Ihr Essen klein zu schneiden?					
16	… Schwierigkeiten gehabt, ein Getränk zu halten, ohne es zu verschütten?					

		niemals	selten	manchmal	häufig	Immer...
17	… sich niedergeschlagen oder deprimiert gefühlt?					
18	… sich isoliert oder einsam gefühlt?					
19	… sich verärgert oder verbittert gefühlt?					
20	… sich den Tränen nahe gefühlt?					
21	… sich ängstlich gefühlt?					
22	… sich Sorgen über ihre Zukunft gemacht?					
23	… das Gefühl gehabt, Ihre Parkinsonerkrankung vor anderen verheimlichen zu müssen?					
24	… Situationen vermieden, die mit dem Essen oder Trinken in der Öffentlichkeit verbunden waren?					
25	… sich in der Öffentlichkeit wegen Ihrer Parkinsonerkrankung geschämt?					
26	… sich Sorgen über Reaktionen anderer Ihnen gegenüber gemacht?					
27	… Probleme im Verhältnis mit Ihnen nahe stehenden Menschen gehabt?					
28	… nicht die Unterstützung erhalten, die Sie von Ihrem (Ehe-) Partner benötigt hätten?					
29	… nicht die Unterstützung erhalten, die Sie von Ihren Verwandten oder engen Freunden benötigt hätten?					
30	… das Problem gehabt, tagsüber unerwartet einzuschlafen?					
31	… Probleme gehabt, sich zu konzentrieren (z.B. beim Lesen oder beim Fernsehen)?					
32	… das Gefühl gehabt, dass Sie ein schlechtes Gedächtnis hätten?					
33	… schlechte Träume oder Halluzinationen gehabt?					
34	… Schwierigkeiten mit dem Sprechen gehabt?					
35	… sich ausser Stande gefühlt, mit anderen richtig zu kommunizieren?					
36	… den Eindruck gehabt, von anderen nicht beachtet zu werden?					
37	… schmerzhafte Muskelkrämpfe gehabt?					
38	… Schmerzen in den Gelenken oder anderen Körperteilen gehabt?					
39	… sich unangenehm heiss oder kalt gefühlt?					
	Total					

Gangstörungen bei M. Parkinson: Freezing of gait questionnaire (FOGQ)

Hintergrund

Freezing of gait oder (Gang-)Blockaden sind ein häufiges Symptom bei Patienten mit Morbus Parkinson. Giladi und Nieuwboer definierten es als eine episodische Unfähigkeit (die Sekunden dauert) einen Schritt zu machen, wenn keine Ursachen ausserhalb der Parkinsonerkrankung (andere Störungen des zentralen Nervensystems) vorhanden sind (Giladi et al. 2008). Bei 20 bis 60% der Patienten mit längerer Krankheitsdauer und längerer L-Dopa Medikation tritt dieses Symptom auf (Bloem et al. 2004), seltener bei Patienten mit kürzerer Krankheitsdauer und ohne L-Dopa Medikation. Die Symptome treten in Episoden auf: Die Patienten können entweder nicht mit Gehen starten, oder nicht mehr weiter gehen (Snijders et al. 2008). Die Blockaden treten auch beim Drehen auf. Fokussierte Aufmerksamkeit oder externe Stimuli (sogenanntes „Cueing") können helfen, das „Freezing" zu überwinden (Giladi & Nieuwboer 2008). Da die Symptome nur in Episoden auftreten, ist die direkte Beobachtung und Beurteilung für Fachpersonen schwierig. Ausserdem treten die Symptome in einer „sicheren" und geräumigen Praxis weniger häufig auf, als in der natürlichen Umgebung mit all ihren erschwerenden Einflüssen. Es genügt auch nicht, in der Befragung des Patienten einfach nach dem „Freezing" zu fragen, sondern es sollten die Symptome vom Patienten gezielt erfragt werden (wie. z.B. „Haben Sie das Gefühl, dass Sie manchmal wie am Boden festkleben, wenn Sie gehen möchten" (siehe z.B. bei Snijders et al. (2008)

für weitere nützliche Fragen und Untersuchungsparameter). Giladi und Kollegen (2000) veröffentlichten einen englischsprachigen Fragebogen mit 6 Fragen zur Erfassung dieser Symptome: Den Freezing of Gait Questionnaire (FOGQ). Hier werden die Symptome mündlich, anhand vorgegebener Fragen abgefragt. Es gibt auch eine zweite Version, in dem den Patienten von einem Video Situationen vorgespielt werden (Nieuwboer et al. 2009). Drei Arten von „Freezing" können unterschieden werden:

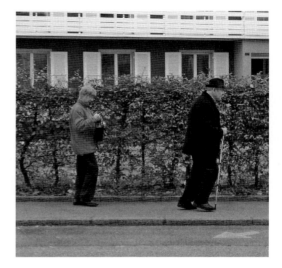

Die Symptome sind: a) die plötzliche Unfähigkeit, eine Bewegung (z.B. Gehen) zu starten, b) die plötzliche Unfähigkeit, eine Bewegung fortzuführen, c) der Patient beginnt immer kleinere Schritte zu machen. In frühen Stadien dauern die Episoden nur 10 bis 30 Sekunden, im späteren Verlauf werden die Episoden häufiger und dauern länger an. Diese Freezing Episoden führen nicht selten zu Stürzen. Innerhalb 10 Jahren Krankheitsdauer brechen sich etwa ein Viertel der Patienten mit Parkinson die Hüfte (Bloem et al. 2004).

Der FOGQ wurde in verschiedenen Studien eingesetzt (Amboni et al. 2008; Brichetto et al. 2006; Dijkstra et al. 2008; Kitagawa et al. 2007). Wir beschreiben hier die englische Originalversion von Giladi et al. (2000). Es gibt noch keine validierte deutsche Version. Die neue Version mit Videos (new freezing of gait questionnaire) wird hier nicht näher vorgestellt, da diese Version von deren Autoren für den praktischen Gebrauch nicht unbedingt empfohlen wird (Nieuwboer et al. 2009).

ICF-Klassifikation

Körperfunktionen		
Gehen	b450	Gehen
Gangmuster	b770	Funkionen der Bewegungsmuster beim Gehen

Praktikabilität

Patientengruppe
Patienten mit M. Parkinson/ Parkinsonsyndrom

Zeitaufwand
10 Minuten

Kosten
Keine

Ausbildung
Keine

Praktische Durchführung
Ein erfahrener Therapeut befragt den Patienten standardisiert. Falls nötig, demonstriert der Therapeut das „Einfrieren" (Stocken) der Bewegung.
Eine Version zum Selbstausfüllen durch den Patienten wurde in schwedisch entwickelt (Nilsson et al. 2010), eine deutsche Version existiert bisher nicht.

Format
Selbstbeurteilung

Skalierung
Ordinalskala
Summenwert zwischen 0 und 24.
6 Items mit je 5 Antwortskategorien (0 bis 4). Höhere Werte bedeuten mehr Freezing. Ordinalskala.

Subskalen
Keine

Reliabilität (Zuverlässigkeit)

Interne Konsistenz: Crohnbachs Alpha 0.94. Die Intertester-Reliabilität: ICC-Wert von 0.86, die Test-Retest: ICC von 0.84. (Siehe CD „Using cueing to improve mobility in Parkinson's Disease: A CD-Rom for therapists" von Alice Nieuwboer (2007) (http://hces-online.net/websites/rescue/pubs/cd-rom.htm [09.04.2012]).

Validität (Gültigkeit)

Inhaltsvalidität:
Snijders und Kollegen (2008) merken an, dass dieser Fragebogen das Freezing nur während dem Gehen und Drehen, und nicht in speziellen Umständen, wie in engen Passagen oder in Dual-Task Aufgaben erfasst. Weiter wird nicht zwischen ON- und OFF- Phasen unterschieden. So kann der Fragebogen im klinischen Alltag eine spezifische Befragung und eine eventuelle direkte Beobachtung in Alltagsumgebungen und Alltagssituationen nicht ersetzen.

Konvergente Validität
Der FOGQ korreliert moderat (Pearsons Korrelation von r=0.48) mit dem totalen Score des Unified Parkinson's Disease Rating Scale (UPDRS), mit 0.05 mit der mentalen Subscala des UPDRS, 0.43 mit der ADL Subskala des UPDRS und mit 0.4 mit der motorischen Subskala des UPDRS (Giladi et al. 2000).
Der FOGQ misst, im Gegensatz zum UPDRS das Freezing of Gait unabhängig der Anzahl der Stürze: Patienten, bei denen Stürze unabhängig vom Freezing vorkommen, erzielen einen höheren Wert im UPDRS, wogegen der FOGQ bei diesen Patienten nicht durch die Stürze erhöht sein wird.

Diagnostische Validität
In einer Studie mit 20 älteren Personen und 32 Patienten mit M. Parkinson konnte der FOGQ zwischen den Hoehn und Yahr Stadien unterscheiden: Hoehn und Yahr (H&Y) Stage 1: Mittelwert des FOGQ =3.3 (Standardabweichung 2.4), H&Y Stage 2: FOGQ =4.6 (SD 2.9), H&Y Stage 3: FOGQ =9.7 (SD 3.8) (Dijkstra et al. 2008).

Interne Struktur
Eine Analyse der Dimensionen des Fragebogens ergab, dass die Fragen eine Dimension (d.h. ein einzelnes Konstrukt) erfassen und dass alle Fragen wichtige Informationen zu diesem Konstrukt liefern (Giladi et al. 2009).

Responsivität (Empfindlichkeit)

Der kleinste entdeckbare Unterschied liegt bei 5.7 Punkten (Nieuwboer 2007). In verschiedenen Studien konnte der FOGQ eine signifikante Veränderung zeigen, z.B. in einer Studie mit 12 Patienten mit Parkinson zeigte sich mit dem FOGQ nach sechs Wochen Physiotherapie (dreimal pro Woche) eine signifikante Verbesserung von 14 Punkten (Median) auf 9 Punkte (Median) (Brichetto et al. 2006).

Beurteilung

Diagnostik/ Befund	empfohlen[1]
Ergebnis/ Verlauf	empfohlen[2]
Prognose	nicht empfohlen[3]

Kommentar

1) Der Freezing of Gait Questionnaire wurde in verschiedenen Studien gebraucht.
2) Obschon es keine direkten Angaben zu Kenngrössen der Responsivität gibt, können wir den Einsatz zur Verlaufskontrolle empfehlen, da der Fragebogen in einer kleinen Studie eine Verbesserung nach sechs Wochen Physiotherapie signifikant erkennen konnte.
3) Es gibt keine direkten Daten zu prognostischen Werten.

Es gibt noch keine validierte deutsche Version dieses Fragebogens. Die Validierung der neuen modifizierten Version des MFOGQ ist jedoch im Gange.
Der Fragebogen kann für klinische Studien eingesetzt werden. Für den klinischen Alltag sollten

jedoch zusätzliche Fragen gestellt und Untersuchungen durchgeführt werden, um die Subtypen des Freezings genauer zu unterscheiden. Eine Liste von relevanten Untersuchungsparameter findet man z.B. bei Snijders et al. (2008).

Literatur

Literatursuche: PubMed; 12/2011
Autor: Roger Hilfiker

Amboni M, Cozzolino A, Longo K et al. Freezing of gait and executive functions in patients with Parkinson's disease. Mov Disord 2008; 23 (3):395-400.

Bloem BR, Hausdorff JM, Visser JE et al. Falls and freezing of gait in Parkinson's disease: a review of two interconnected, episodic phenomena. Mov Disord 2004; 19 (8):871-84.

Brichetto G, Pelosin E, Marchese R et al. Evaluation of physical therapy in parkinsonian patients with freezing of gait: a pilot study. Clin Rehabil 2006; 20 (1):31-5.

Dijkstra B, Zijlstra W, Scherder E et al. Detection of walking periods and number of steps in older adults and patients with Parkinson's disease: accuracy of a pedometer and an accelerometry-based method. Age Ageing 2008; 37 (4):436-41.

Giladi N, Nieuwboer A. Understanding and treating freezing of gait in parkinsonism, proposed working definition, and setting the stage. Mov Disord 2008; 23 Suppl 2:S423-5.

Giladi N, Shabtai H, Simon ES et al. Construction of freezing of gait questionnaire for patients with Parkinsonism. Parkinsonism Relat Disord 2000; 6 (3):165-70.

Giladi N, Tal J, Azulay T et al. Validation of the freezing of gait questionnaire in patients with Parkinson's disease. Mov Disord 2009; 24 (5):655-61.

Kitagawa M, Houzen H, Tashiro K. Effects of caffeine on the freezing of gait in Parkinson's disease. Mov Disord 2007; 22 (5):710-2.

Nieuwboer A. Using cueing to improve mobility in Parkinson's Disease: A CD-Rom for therapists. In., Series Using cueing to improve mobility in Parkinson's Disease: A CD-Rom for therapists. 2007.

Nieuwboer A, Rochester L, Herman T et al. Reliability of the new freezing of gait questionnaire: agreement between patients with Parkinson's disease and their carers. Gait Posture 2009; 30 (4):459-63.

Nilsson MH, Hariz GM, Wictorin K et al. Development and testing of a self administered version of the Freezing of Gait Questionnaire. BMC Neurol 2010; 10:85.

Snijders AH, Nijkrake MJ, Bakker M et al. Clinimetrics of freezing of gait. Mov Disord 2008; 23 Suppl 2:S468-74.

Fragebogen Freezing of gait questionnaire (FOGQ)

Giladi N, Shabtai H, Simon ES, Biran S, Tal J, Korczyn AD. Construction of freezing of gait questionnaire for patients with Parkinsonism. Parkinsonism Relat Disord 2000; 6 (3):165-70.
Nichtvalidierte deutsche Übersetzung: Roger Hilfiker

Name: _____ Geburtsdatum: _____ Datum: _____

1. *Während Ihres schlechtesten Zustandes —Gehen Sie:*
    0 Normal
    1 annähernd normal—ein wenig langsamer
    2 langsam aber völlig eigenständig
    3 Bedarf an Unterstützung oder Hilfestellung beim Laufen
    4 Gehunfähig
2. *Beeinträchtigen Ihre Probleme des Gangs Ihr tägliches Leben sowie Ihre Unabhängigkeit?*
    0 überhaupt nicht
    1 ein bisschen
    2 in mässiger Weise
    3 ernstlich
    4 Gehunfähig
3. *Haben Sie das Gefühl, Ihre Füsse würden am Boden kleben während Sie gehen, Sich drehen oder versuchen loszugehen (Einfrieren)?*
    0 Nie
    1 Sehr selten - ungefähr einmal pro Monat
    2 Selten - ungefähr einmal pro Woche
    3 Häufig - ungefähr einmal pro Tag
    4 Immer - bei jedem Gehen
4. *Wie lang dauert Ihr längster Vorfall des Einfrierens?*
    0 Kam noch nie vor
    1 1 - 2 s
    2 3 - 10 s
    3 11 - 30 s
    4 Gehunfähig für mehr als 30 s
5. *Wie lang ist Ihr typischer Vorfall des Zögerns beim Losgehen (Einfrieren beim Starten des ersten Schrittes)?*
    0 keines
    1 dauert länger als 1 s loszugehen
    2 dauert länger als 3 s loszugehen
    3 dauert länger als 10 s loszugehen
    4 dauert länger als 30 s loszugehen
6. *Wie lang ist Ihr typisches Zögern beim sich Drehen: (Erstarren bei der Drehung)*
    0 keines
    1 Fortsetzung der Drehung in 1 - 2 s
    2 Fortsetzung der Drehung in 3 - 10 s
    3 Fortsetzung der Drehung in 11 - 30 s
    4 Unfähigkeit, Drehung fortzusetzen nach mehr als 30 s

Total: _____

M. Parkinson:
Hoehn und Yahr Klassifizierung

Hintergrund

Die Hoehn und Yahr (H&Y) Klassifizierung für Patienten mit einem Parkinson Syndrom ist eine sehr häufig genutzte Skala innerhalb der Forschung aber auch in der klinischen Anwendung bei Parkinsonpatienten.
Die Skala wurde vor über 30 Jahren von Melvin D. Yahr und Margaret M. Hoehn geschaffen, um objektive Störungen auf der Strukturebene bzw. Fähigkeitsstörungen auf der Aktivitätsebene zu dokumentieren. Sie wurde in einer Zeit entwickelt, als die Gabe von L-Dopa-haltigen Medikamenten noch nicht etabliert war und die Beurteilung von Änderungen nur als Beschreibung eines weiteren Fortschritts der Krankheit bewertet wurde (Hoehn & Yahr 1967).
Die Skala wird inzwischen neben der ursprünglichen Anwendung bei M. Parkinson auch für sogenannte "Parkinson plus" - Syndrome, wie *Multiple Systematrophie* oder bei *Progressiver supranukleärer Paralyse* verwendet, obwohl sie dafür nicht entwickelt wurde (Goetz 2004).
Sie wurde ursprünglich als 5-Punkte-Skala (1-5) entwickelt und erst in den 90er Jahren um 0.5er Schritte erweitert (Jankovic 1990).

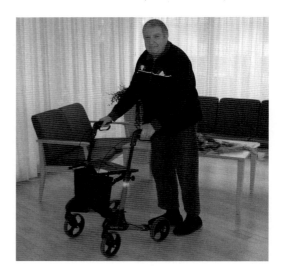

ICF-Klassifikation

Körperfunktionen		
Tremor	b465	Funktionen der unwillkürlichen Bewegungen, insbesondere:b7651 Tremor
	b760	Funktionen der Kontrolle von Willkürbewegungen
Mimik	d3350	Körpersprache einsetzen
Aktivitäten		
Fortbewegung	d450	Gehen
Unmittelbare Stehbalance	d4154	In stehender Position verbleiben

Praktikabilität

Patientengruppe
Patienten mit Parkinsonsyndrom

Zeitaufwand
1-2 Minuten

Kosten
Keine

Ausbildung
Keine

Praktische Durchführung
Das Störungsbild des Patienten wird anhand seiner Fähigkeiten bzw. seines Auftretens im Alltag gemessen – diese werden anhand einer Skala bewertet, welche uni- bzw. bilaterale Symptome auf Körperfunktionsebene bzw. die Balance- und Gehfähigkeit auf Aktivitätsebene beurteilt.

Format
Funktionelle Leistung

Skalierung
Ordinalskala (1-5 Punkte). bzw. Unterteilung in 0.5er Skalierung.

Subskalen
Keine

Reliabilität (Zuverlässigkeit)

Die Intertester-Reliabilität wurde von verschiedenen Autoren untersucht: Alle Untersuchungen konnten schliesslich der Hoehn & Yahr Skala eine moderate bis zufriedenstellende Reliabilität mit gewichteten und ungewichteten Kappa-Werten beimessen, die sich im Bereich zwischen 0.44 und 0.71 bewegten (Geminiani 1991; Ginanneschi 1988).

Hierzu wurden innerhalb einer multizentrischen Studie die Werte von vier der am häufigsten verwendeten Parkinsonskalierungen, u.a. der Hoehn & Yahr Skala durch vier Neurologen bei 58 Patienten mit M. Parkinson verglichen, wobei eine grosse Übereinstimmung mit der Columbia University Rating Scale erkennbar wurde (Geminiani 1991).

Gianneschi et al. untersuchten mit sechs Neurologen ebenfalls 48 Patienten mit idiopathischem Parkinsonsyndrom, wobei eine moderate Übereinstimmung mit der Webster Rating Scale und der Columbia University Rating Scale festgestellt wurde (Ginanneschi 1988).

Validität (Gültigkeit)

Grundsätzlich wurde die Validität des Assessments nicht untersucht.

Die Skala wird immer wieder in Studien erwähnt, z.B. wird von Goetz et al. bemängelt, dass die gewählte Ordinalskalierung des Assessments aber auch das Gesamtkonstrukt und die Benennung der Items Einschränkungen unterworfen sind (Goetz 2004). Die Autoren verweisen hier auf die Schwierigkeit der Vermischung von Fähigkeitsstörung auf Aktivitätsebene und dem Störungsbild.

Beim Vergleich verschiedener Studien kommen die Autoren zum Schluss, dass viele der durchgeführten Studien eine "criterion validity" oder zumindest eine "convergent validity" lediglich annehmen.

Sie bemängeln weiterhin, dass die zum Teil verwendeten 0.5er Intervalle bisher auch nicht klinimetrisch untersucht wurden: sie empfehlen, dass Bewertungen von nichtlinearen Skalen, wie der H&Y Skala, mit Median Werten und "Interquartile ranges" anstatt Mittelwerten und Standardabweichungen angegeben werden sollten (Goetz 2004).

Responsivität (Empfindlichkeit)

Hinsichtlich einer Responsivität liegen keine klaren Studienergebnisse vor. Von Goetz et al. wird bemängelt, dass die Skala aufgrund der individualisierten Einteilung der Ursprungsautoren zwar relativ deutlich und klar innerhalb der Parkinson'schen Erkrankung verteilt ist, die Einteilung selber aber als zu übergreifend und somit wenig änderungssensitiv betrachtet werden muss, weil sie keine lineare Einteilung beachtet (Goetz 2004).

Beurteilung

Diagnostik/ Befund   **nicht empfohlen**
Ergebnis/ Verlauf   **nicht empfohlen**
Prognose   **nicht empfohlen**

Kommentar

Grundsätzlich muss festgestellt werden, dass es keine hinreichende Begründung gibt, die Hoehn und Yahr Klassifizierung zu verwenden, da der Test lediglich einer groben Einschätzung des Zustandes von Parkinson-Patienten dient. Er liefert auch keine detaillierten Informationen, welche Einschränkungen auf Aktivitätsebene zu erwarten sind.

Weiter unterscheidet die Skalierung nicht zwischen Funktions- und Aktivitätsebene und sollte, wie schon Wade feststellt, aufgrund seiner fehlenden Begründung für die Auswahl der gewählten Messparameter nicht verwendet werden (Wade 1992).

Obwohl die Hoehn & Yahr Skala sich als "Standardassessment" bei Forschungsarbeiten und bei der Behandlung von Parkinsonpatienten etabliert hat und eine entsprechende Verwendung seit Jahren in vielen klinischen Studien und beim Messen des klinischen Verlaufs sichtbar ist, sprechen die ungenügenden Gütekriterien und die Vermischung unterschiedlicher Krankheitszeichen auf Struktur-, Aktivitäts- und sogar Partizipationsebene gegen eine Verwendung des Assessments (Wade 1992).

Ein weiterer Grund, der gegen eine Nutzung spricht, ist die Beurteilungen von unterschiedlichen Konstrukten von Einschränkungen, (uni- vs. - bilateraler Betroffenheit) und der An- bzw. Abwesenheit von Gang- oder Gleichgewichtseinschränkungen, die miteinander vermischt werden (Goetz 2004). Die Autoren folgern daraus, dass eine Verschlechterung innerhalb der Hoehn & Yahr Skala nicht zwingend eine Verschlechterung der motorischen Funktion nach sich ziehen muss und somit nicht erfasst wird.

Zusätzlich wird von Goetz et al. auf die Einschränkungen durch die 5-stufige Skalierung hingewiesen, die eine grosse Variabilität innerhalb der Bewertung der Störungsbilder zulässt.

Ergänzend wird von ihnen in der Studie aus dem Jahr 2004 darauf hingewiesen, dass vegetative Symptome und kognitive Veränderungen der betroffenen Patienten trotz bekannter Einflussnahme auf die Symptomatik, nicht erfasst werden.

Letztendlich wird ebenfalls durch Goetz et al. bemängelt, dass es selbst nach über 30 Jahren der Anwendung, durch die Originalautoren weder eine Anleitung zur Nutzung noch eine mit praktischen Beispielen untermauerte Videoanleitung gibt (Goetz 2004).

Einmal mehr scheint der Grund für die weite Verbreitung die vermutlich einfache und schnelle Durchführbarkeit zu sein, die leider wenig Aussagekraft auf eine wirkliche funktionelle Verbesserung des Parkinson-Betroffenen hat.

Einen Zusammenhang zwischen H&Y Skalierung und der Messung der Lebensqualität konnte von Schrag nachgewiesen werden, weshalb eine Anwendung des Instruments trotz mangelhafter psychometrischer Kriterien in ausgewählten Settings Sinn machen kann (Schrag 2000; Jenkinson, 1997).

Aus den genannten Gründen wird die Skala trotz allen Einschränkungen von der Movement Disorder Taskforce (MDF) aufgrund ihrer beschreibenden Skalierung als "wichtig" erachtet, um in ihrer Originalversion die demographische Repräsentation der Patienten abzubilden (Goetz 2004).

Weiter wird von der Taskforce empfohlen, vermehrt Median-Werte und Intervalle als Mittelwerte und Standardabweichungen innerhalb der Bewertungen anzugeben. Eine Verwendung z.B. für Ein- bzw. Ausschlusskriterien für Studien wird jedoch durch die Gruppe unterstützt.

Einmal mehr wird die Einfachheit der Skalierung durch die Autoren gewürdigt, weil Anwender einfach bewerten können, "…was sie sehen…".

Aus Sicht der MDF sollte aus oben genannten Gründen, die Original-5-Punkte-Skala verwendet werden, bis eine klinemetrische Bestätigung der 0.5er Unterteilung der Skala erreicht wird (Goetz 2004).

Alternativ zur Hoehn & Yahr Skala wird von vielen Anwendern entweder die UPDRS bzw. neben anderen Skalen, der Webster Score genutzt (Goetz 2004).

Literatur

Literatursuche: PubMed; 11/2011
Autor: Detlef Marks

Geminiani G, Cesana BM, Tamma F, Contri P, Pacchetti C, Carella F, Piolti R, Martignoni E, Giovannini P, Girotti F, et al. Interobserver reliability between neurologists in training of Parkinson's disease rating scales. A multicenter study. Mov Disord. 1991;6(4):330-5.

Ginanneschi A, Degl'Innocenti F, Magnolfi S, Maurello MT, Catarzi L, Marini P, Amaducci L.:Evaluation of Parkinson's disease: reliability of three rating scales:Neuroepidemiology. 1988;7(1):38-41

Goetz CG, Poewe W, Rascol O, Sampaio C, Stebbins GT, Counsell C, Giladi N, Holloway RG, Moore CG, Wenning GK, Yahr MD, Seidl L: Movement Disorder Society Task Force report on the Hoehn and Yahr staging scale: status and recommendations.; Movement Disorder Society Task Force on Rating Scales for Parkinson's Disease: Mov Disord. 2004 Sep;19(9):1020-8.

Hoehn M, Yahr M (1967). Parkinsonism: Onset, progression and mortality. Neurology 17 (5): 427–42

Jankovic J, McDermott M. (Parkinson Study Group): Variable expression of Parkinson's disease: A baseline analysis of the DAT ATOP cohort; Neurology, 1990; 50:p 1529-34

Jenkinson C, Fitzpatrick R, Peto V, Greenhall R, Hyman N. The Parkinson's Disease Questionnaire (PDQ-39): development and validation of a Parkinson's disease summary index score. Age Ageing. 1997; Sep;26(5):353-7

Schrag A, Selai C, Jahanshahi M, Quinn NP. The EQ-5D-- a generic quality of life measure-is a useful instrument to measure quality of life in patients with Parkinson's disease. J Neurol Neurosurg Psychiatry. 2000 Jul;69(1):67-73.

Wade DT. Measurement in Neurological Rehabilitation: Oxford University Press 1992, p. 324f.

Schweregrade des Parkinson-Syndroms nach Hoehn und Yahr (H&Y)

Stadium 1:
- Anzeichen und Symptome nur auf einer Körperseite
- Leichte Symptome
- Symptome unangenehm, aber nicht beeinträchtigend
- In der Regel Tremor in einer Extremität
- Freunde oder nahe Angehörige bemerken eine Änderung in Haltung, Bewegung und Mimik

Stadium 2:
- Beidseitige Symptomatik
- Beeinträchtigung von Haltung und Gang
- Minimale Behinderung

Stadium 3:
- Signifikante Verlangsamung der Körperbewegungen
- Beginnende Beeinträchtigung des Gleichgewichts beim Gehen und Stehen
- Mittelschwere generalisierte Dysfunktion

Stadium 4:
- schwere Symptomatik
- Gehfähigkeit ist zu einem gewissen Grad noch erhalten
- Rigidität und Bradykinesie
- Nicht mehr in der Lage, allein zu wohnen
- Tremor kann im Vergleich zu früheren Stadien zurückgegangen sein

Stadium 5:
- Kachexie
- vollständige Invalidität
- Unfähigkeit zum Gehen oder Stehen
- dauernde Pflegebedürftigkeit

Interpretation der Schweregrade:

Stadium 1
Es besteht nur eine geringe funktionelle Beeinträchtigung des Betroffenen bei einseitiger Symptomatik.

Stadium 2
Die Parkinson-Symptomatik ist beidseits ausgeprägt, die Betroffenen haben aber noch keine Gleichgewichtsstörungen.

Stadium 3

Es zeigen sich erstmals eingeschränkte Gleichgewichtsreaktionen, welche sich beim Drehen oder beim Stehen mit geschlossenen Augen zeigen - die Betroffenen können aber noch unabhängig leben und sich eigenständig versorgen, die Behinderung kann als schwach bis mässig ausgeprägt bezeichnet werden.

Stadium 4

Die Parkinson-Symptomatik zeigt sich voll entwickelt, Betroffene sind noch eingeschränkt mobil, sind aber schon deutlich in ihren Alltagsaktivitäten eingeschränkt.

Stadium 5

Die Betroffenen sind auf den Rollstuhl angewiesen und ohne direkte Hilfe weitgehend bettlägerig.

Allgemeiner Gesundheitszustand: SF-36

Testbeschreibung

Mit dem SF-36 (Short Form 36 Health Survey Questionnaire) wird die gesundheitsbezogene Lebensqualität oder auch die subjektive Gesundheit erfasst. Dabei geht es um die Selbsteinschätzung von psychischen, körperlichen und sozialen Aspekten der Lebensqualität v.a. bei chronischen Krankheiten, insbesondere um die Bereiche „körperliche Gesundheit" und „psychische Gesundheit". Diese werden unterteilt in je vier Dimensionen: körperliche Funktionsfähigkeit, körperliche Rollenfunktion, körperliche Schmerzen, allgemeine Gesundheitswahrnehmung, Vitalität, soziale Funktionsfähigkeit, emotionale Rollenfunktion und psychisches Wohlbefinden. Der SF-36 ist eines der gebräuchlichsten Messinstrumente zur Erfassung der subjektiven Gesundheit (Mohrfeld et al. 2005). Die erste Version des SF-36 wurde in über 30 Sprachen übersetzt und aus über 20 Ländern sind Normdaten vorhanden. Die deutsche Version wurde von Bullinger ins Deutsche übersetzt und veröffentlicht (1995, 1996). Mit der aktuellen Version 2.0 wurden kleinere Mängel und sprachliche Ungenauigkeiten verbessert (Mohrfeld et al. 2005).

Beurteilung

Diagnostik/ Befund empfohlen
Ergebnis/ Verlauf teilweise empfohlen[1]
Prognose teilweise empfohlen[2]

Kommentar

1) Für den SF-36 wurden die Reliabilität, die Validität und die Responsivität mehrfach untersucht und generell als gut befunden. Schwierigkeiten bei den Anwendungen mit neurologischen Patienten gibt es in der Akutphase (wegen des Bewusstseinszustands) oder bei starken kognitiven Einschränkungen (Bullinger et al. 2002).

2) Die prädiktive Validität ist bei einigen neurologischen Krankheitsbildern noch nicht untersucht.

Literatur

Literatursuche PubMed; 10/2011
Autor: Hansjörg Lüthi

Bullinger M. German translation and psychometric testing of the SF-36 Health Survey: preliminary results from the IQOLA Project. International Quality of Life Assessment. Soc Sci Med 1995; 41 (10): 1359-66.

Bullinger M. Erfassung der gesundheitsbezogenen Lebensqualität mit dem SF-36 Health Survey. Rehabilitation. 1996; 35: xvii-xxx.

Bullinger M, Azouvi P, Brooks N, Basso A, Christensen AL, Gobiet W, Greenwood R, Hutter B, Jennett B, Maas A, Truelle JL, von Wild KR. TBI Consensus Group Quality of life in patients with traumatic brain injury-basic isssues, assessments and recommendations. Restor Neurol Neurosci. 2002; 20 (3-4): 111-24.

Mohrfeld M, Bullinger M. Nantke J, Brahler E. The version 2.0 of the SF-36 Health Survey: results of a population-representative study. Soz Praventivmed 2005; 50 (5): 292-300.

Details in: Assessments in der Rehabilitation - Band 2: Bewegungsapparat, Oesch et al. 2011, Verlag Hans Huber

Partizipation/ Unterstützung und Beziehungen: Modified Caregiver Strain Index (CSI)

Hintergrund

Zum besseren Verständnis des Konstrukts dieses Assessments seien hier die Begriffe erklärt: Caregiver - informelle Betreuer, wie z.B. Familienangehörige oder Laienhelfer, Strain - Anspannung, Anstrengung, Belastung, Beanspruchbarkeit, Beanspruchung, Strapaze.

Betreuungsbelastung ist ein Begriff, der die physischen, sozialen und emotionellen Probleme, die Betreuer von erkrankten oder beeinträchtigten Familienangehörigen erfahren können, beschreibt (Chen & Hu 2002).

Die Betreuung von Personen mit chronischen Erkrankungen oder von hochbetagten Personen durch ihre Angehörigen verlangt sehr viel Kraft, Zeit- und Geldaufwand. Pflegende Angehörige haben oftmals durch die Rund-um-die-Uhr-Pflege jeglichen persönlichen Freiraum verloren. Sie neigen zur Depression, chronischer Müdigkeit (Fatigue) und erfahren eine Veränderung ihres sozialen Status.

Gleichzeitig ist die Betreuung von Personen mit chronischen Erkrankungen in den letzten Jahren als eine immer wichtigere Aufgabe unseres Gesundheitssystems erkannt worden. Aufgrund der demografischen Entwicklung nimmt der Anteil pflegebedürftiger Personen und dadurch verursachter Kosten immer mehr zu. Eine Betreuung durch Laienhelfer oder Familienangehörige könnte diese Kosten reduzieren. Die Unterstützung dieser Betreuer wird deshalb politisch gefördert.

Der Caregiver Strain Index wurde 1983 von Robinson entwickelt, die modifizierte Version 2003 von Travis und Thornton. Der modifizierte CSI besteht aus 13 Fragen, die vom Betreuer selbständig beantwortet werden. Die Fragen beziehen sich auf die physische, soziale, berufliche und finanzielle Belastung sowie die zeitliche Beanspruchung durch die Pflege von chronisch erkrankten Personen.

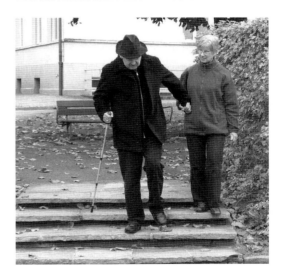

ICF-Klassifikation

Kontextfaktoren

e340 Persönliche Hilfs- und Pflegepersonen

Praktikabilität

Patientengruppe
Betreuer und Angehörige von Personen mit chronischen Erkrankungen, von älteren und hochbetagten Personen

Zeitaufwand
10-15 Minuten

Kosten
Keine

Ausbildung
30 Minuten

Praktische Durchführung
Betreuer beantworten selbständig den Fragebogen.

Format
Selbstbeurteilung

Skalierung
Ordinalskalierung
Skalierung:
2 = ja
1 = manchmal
0 = nein
Totalscore: 26 Punkte

Es gibt keine stufenweise Teilung der gesamten Scores in schwache, moderate und starke Beanspruchung der Betreuer. Je höher der Score, desto grösser ist die Belastung der Betreuer. Fachkenntnis ist nötig, um die Grösse der Beanspruchung und Belastung der Betreuer zu beurteilen.

Subskalen
Keine

Reliabilität (Zuverlässigkeit)

Die Zuverlässigkeit des modifizierten CSI wurde von Thornton & Travis (2003) untersucht und für hoch befunden. Die interne Zuverlässigkeit ($\alpha=0.90$) war leicht besser als beim ursprünglichen CSI. Eine Wiederholung des Tests mit einem Drittel der Testpersonen nach zwei Wochen ergab eine Übereinstimmung von 88% (Test-Retest-Reliabilitäts-Koeffizient 0.88). Für den ursprünglichen CSI, mit jeweils nur zwei alternativen Antwortmöglichkeiten pro Frage und etwas anderen Fragen, fanden sie einen ebenfalls hohen internen Reliabilitäts-Koeffizienten von 0.88, für die Test-Retest Reliabilität hingegen nur einen Koeffizienten von 0.60.

Validität (Gültigkeit)

Die Anscheinsvalidität ist gegeben, da der Test die subjektive Belastung von Angehörigen und Betreuenden von chronisch kranken Personen misst (van Exel et al. 2004).
Der Test macht keine direkte Aussage darüber, bei welchem Score eine Person geringem oder starkem Stress ausgesetzt ist. Es bedarf professioneller Erfahrung, um das Testergebnis zu interpretieren. Der Test ermöglicht es aber zu beurteilen, bei welchen Familien genauere Untersuchungen und Folgeprogramme sinnvoll sind.

Responsivität (Empfindlichkeit)

Zur Responsivität des CSI gibt es nur eine einzige Studie (Post et al. 2007). In einem Test-Retest-Design mit 26 Probanden bestimmen die Autoren die auf das Mittel der Standardabweichungen normierte minimal nachweisbare Änderung (smallest detectable difference) zu 0.8 und deuten dies als moderate Responsivität.

Beurteilung

Diagnostik/ Befund empfohlen
Ergebnis/ Verlauf empfohlen[1]
Prognose nicht empfohlen[2]

Kommentar

Der Modified Caregiver Strain Index (CSI) ist ein Instrument, um die subjektive Beanspruchung und die subjektive Belastung der informellen Betreuer bzw. laienhaften Helfer von Personen mit chronischen Erkrankungen oder von älteren bzw. hochbetagten Personen zu messen. Sörenson et al. (2002) fanden, dass eine professionelle Unterstützung der Betreuer von Personen mit Schlaganfall und mit onkologischer Erkrankungen, die sowohl mental als auch physisch überbelastet sind, zur Besserung deren Betreuungsbelastbarkeit führt. Mit Hilfe des CSI ist es möglich, Betreuer und Familien zu identifizieren, die eine fachliche Beratung und Hilfe benötigen, um ihre Aufgabe weiterführen zu können. Dieser Fragebogen ist in der Langzeitbehandlung und -betreuung von Personen mit chronischen Krankheiten zu empfehlen. Al-Janabi et al. (2010) haben eine Erweiterung des CSI um fünf Items, die die positiven Aspekte der Betreuung für die betreuenden Personen messen, vorgeschlagen. Bislang liegen keine unabhängigen Validierungsstudien zu diesem sogenannten CSI+ vor.

1) Da eine moderate Responsivität des CSI gefunden wurde (Post et al. 2007), kann dieser Fragebogen empfohlen werden. Er ist vor allem nützlich zum Nachweis von Veränderungen der Betreuungsbelastung, in Situationen, in denen Betreuer ihrerseits, etwa durch Psychologen oder Sozialarbeiter, professionell betreut werden.

2) Es liegen keine Voraussagewerte vor. Der Test ist nicht auf konkrete Voraussagen angelegt. Eine Prognose ist sicher multifaktoriell und hängt sowohl vom sozialen Kontext als auch von den persönlichen Faktoren der Angehörigen ab.

Literatur

Literatursuche: Medline; 03/2012
Autorin: Hanna Aviv

Al-Janabi H, Frew E, Brouwer W, Rappange D, Van Exel J. The inclusion of positive aspects of caring in the Caregiver Strain Index: tests of feasibility and validity. Int J Nurs Stud. 2010;47(8):984-993.

Chen ML, Hu LC. The generalizability of Caregiver Strain Index in family caregivers of cancer patients. Int J Nurs Stud. 2002;39(8):823-829.

van Exel NJ, Scholte op Reimer WJ, Brouwer WB, van den Berg B, Koopmanschap MA, van den Bos GA. Instruments for assessing the burden of informal caregiving for stroke patients in clinical practice: a comparison of CSI, CRA, SCQ and self-rated burden. 2004 Clin Rehabil. Mar;18(2):203-14.

Post MW, Festen H, van de Port IG, Visser-Meily JM. Reproducibility of the Caregiver Strain Index and the Caregiver Reaction Assessment in partners of stroke patients living in the Dutch community. Clin Rehabil. 2007 Nov;21(11):1050-5.

Robinson, B. C. Validation of a Caregiver Strain Index. J Gerontol 1983. 38(3): 344-8.

Sorensen S, Pinquart M, Duberstein P. How effective are interventions with caregivers? An updated meta-analysis. Gerontologist. 2002;42(3):356-372.

Thornton, M. and S. S. Travis Analysis of the reliability of the modified caregiver strain index. J Gerontol B Psychol Sci Soc Sci 2003. 58(2): S127-32.

Modified Caregiver Strain Index (CSI)

Quelle: Thornton, M. and S. S. Travis Analysis of the reliability of the modified caregiver strain index. J Gerontol B Psychol Sci Soc Sci 2003. 58(2): S127-32.
Nichtvalidierte deutsche Übersetzung Hanna Aviv, D – Braunfels

Name: _____ Geburtsdatum: _____ Datum: _____

Bearbeitungshinweis: Vor Ihnen liegt eine Liste von Punkten, die andere Betreuer als schwierig empfanden. Bitte machen Sie ein Kreuz in den auf Sie zutreffenden Spalten. Um Ihnen zu helfen, die einzelnen Punkte richtig einzuschätzen, haben wir einige typische Beispielsituationen angeführt. Ihre Situation kann sich im Einzelfall leicht von der beschriebenen Situation unterscheiden, das Problem, das unter dem entsprechenden Punkt aufgeführt ist, kann dennoch relevant für Sie sein.

	ja, in der Regel = 2	ja, manchmal = 1	nein = 0
Datum:			
Mein Schlaf ist gestört. Z.B. die Person, die ich betreue, ist nachts unruhig, steht mehrmals auf oder wandert herum.			
Betreuung ist unbequem. Z.B. es dauert sehr lang zu helfen, oder es braucht viel Geduld.			
Betreuung ist eine physische Belastung. Z.B. in einen oder aus einem Stuhl heben erfordert grosse Anstrengung oder Konzentration.			
Betreuung ist einengend. Z.B. die Hilfeleistung schränkt meine Freizeit ein oder ich kann Freunde nicht besuchen.			
Es gab familiäre Anpassungen. Z.B. die Betreuung hat meinen Tagesablauf verändert, meine private Sphäre wurde dadurch eingeschränkt.			
Es gab Änderungen meiner persönlichen Pläne. Z.B. ich musste meinen Job aufgeben, ich kann nicht in Urlaub fahren.			
Es gibt andere Verpflichtungen, die meine Zeit beanspruchen. Z.B. andere Familienmitglieder brauchen mich.			
Es gab emotionale Anpassungen. Z.B. schwerwiegende Auseinandersetzungen in Bezug auf die Betreuung .			
Einige Verhaltensweisen sind schlimm. Z.B. Inkontinenz; die betreute Person ist vergesslich; oder die betreute Person beschuldigt andere Personen, dass sie ihre Sachen wegnehmen.			
Es ist schlimm festzustellen, dass die betreute Person sich sehr verändert hat. Z.B. er/sie ist eine andere Person als er/sie vorher war.			

Es gab berufliche Anpassungen. Z.B. ich musste mit meiner Arbeit aufhören, um die Betreuung leisten zu können.			
Betreuung ist eine finanzielle Belastung.			
Ich fühle mich komplett überfordert. z.B. ich habe Angst vor der Person, die ich betreue; ich mache mir Sorgen wie ich diese Aufgabe ausführen kann.			
TOTAL (Totalscore = 26)			

Addieren Sie Ihre Antworten: für jede „ja" 2 Punkte und für jede „ja, manchmal" 1 Punkt

Glossar

In diesem alphabetisch geordneten Glossar sind die wichtigsten Begriffe des vorliegenden Buches kurz erklärt. Die in den Erläuterungen unterstrichenen Begriffe sind Querverweise. Diese Begriffe werden im Glossar an der entsprechenden Stelle ebenfalls erklärt.

A

ADL	Abkürzung für *Activities of Daily Living*. Darunter versteht man die Aktivitäten des täglichen Lebens (ATL). Sie umfassen alle Lebensbereiche: wach sein und schlafen; sich bewegen; sich waschen und kleiden; essen und trinken; ausscheiden; Körpertemperatur regulieren; atmen; für Sicherheit sorgen; Raum und Zeit gestalten, arbeiten und spielen; kommunizieren; Kind, Frau, Mann sein; Sinn finden im Werden, Sein, Vergehen (nach Juchli 1994).
Änderungssensivität	Siehe Responsivität
Assessment	Der Begriff ‚Assessment' umfasst den gesamten Beurteilungsprozess. Häufig wird ein Messinstrument zur Erfassung der Funktionsfähigkeit eines Patienten als Assessment bezeichnet.
AUC	Area under the curve, Fläche unter der ROC-Kurve (siehe Receiver-Operating-Characteristics)
Augenscheinvalidität	(englisch: face validity) ist die niedrigste Validitätsstufe und bedeutet, dass ein Test von Fachpersonen ohne formelle Untersuchung als valides Messinstrument akzeptiert wird.

B

BiPAP	Abkürzung für *Biphasic Positive Airway Pressure*. Beatmungsform eines Beatmungsgerätes, bei welcher immer ein positiver Beatmungsdruck besteht. Das Gerät wechselt kontinuierlich zwischen einem höheren zu einem tieferen Druckniveau. Der Patient atmet dabei selbständig.
Bodeneffekt	Vom Bodeneffekt spricht man, wenn die Skala eines Messinstruments über keine ausreichend tiefen Werte verfügt, um stark eingeschränkte Leistungsfähigkeit abzubilden. Ein Assessment mit einem Bodeneffekt kann Veränderungen im unteren Leistungsbereich schwer oder nicht erfassen. Siehe auch Deckeneffekt.

C

CI/ confidence interval	Confidence Interval (Deutsch: Konfidenzintervall) sagt etwas über die Präzision der Lageschätzung eines Parameters, zum Beispiel eines Mittelwertes, aus. In diesem Intervall oder Bereich liegt mit einer definierten Sicherheit (oft 95% → 95% CI) der wirkliche Wert.
CIMT	Abkürzung für *Constraint Induced Movement Therapy*. Behandlungsmethode zur Funktionsverbesserung des hemiparetischen Armes. Die nicht betroffene Hand wird mit einem dicken Handschuh „unbrauchbar" gemacht und so der Gebrauch der paretischen Extremität erzwungen (auch forced use therapy).
coefficient of repeatability	Entspricht dem Korrelationskoeffizienten (siehe Korrelation).
coefficient of variation	Man setze die Standardabweichung zum Mittelwert in Beziehung. Das Resultat wird als Prozentwert angegeben. Dieser zeigt an, wie viele Prozente die Streuung bezogen auf den Mittelwert ausmacht. (Bsp.: Der Wert 5% bedeutet, dass die Streuung 5% des Mittelwerts ausmacht.)
content validity	Siehe Inhaltsvalidität
criterion-related validity	Siehe Kriteriumsvalidität
Cronbachs Alpha	Cronbachs Alpha ist eine Masszahl für die Reliabilität eines Assessments und stellt fest inwieweit eine Gruppe von Test-Items als Messung eines einzelnen Merkmals angesehen werden kann. Die erste Bezeichnung als Alpha geschah durch Cronbach (1951).
cut-off	Grenzwert

D

Deckeneffekt	Vom Deckeneffekt spricht man, wenn die Skala eines Messinstruments über keine ausreichend hohen Werte verfügt, um Patienten mit guter Leistungsfähigkeit abzubilden. Ein Assessment mit einem Deckeneffekt kann Fortschritte im oberen Leistungsbereich schwer oder nicht erfassen. Siehe auch Bodeneffekt.
Determinationskoeffizient oder Bestimmtheitsmass (r^2)	Werden zwei Assessments, die das gleiche messen, gleichzeitig angewendet und die Resultate verglichen, kann mit Hilfe des Determinationskoeffizienten eine Aussage über den Zusammenhang dieser Ergebnisse gemacht werden. Der als Determinationskoeffizient oder Bestimmtheitsmass bezeichnete Kennwert gibt an, welcher prozentuale Anteil der Varianz des einen Messresultats aufgrund des Resultats des anderen Tests erklärbar ist. Der Determinationskoeffizient, auch Varianz oder r^2 genannt, ist das Quadrat des Korrelationskoeffizienten r. Siehe auch Korrelation.
Dichotome Skala	Eine dichotome Skala hat zwei möglichen Ergebnissen, zum Beispiel positiv und negativ. Dichotomie (griechisch *dĭchŏtŏmos* „entzweigeschnitten" aus *dicha* „zweigeteilt, getrennt" und *tome* „Schnitt";

	manchmal auch *Dychotomie*) bedeutet die Aufteilung in zwei Strukturen oder Mengen, die nicht miteinander vereinbar bzw. einander genau entgegengesetzt sind.
Diskriminative oder diskriminante Validität	Die diskriminative oder diskriminante Validität ist eine Unterform der Konstruktvalidität. Sie wird auch divergente Validität genannt. Bei der diskriminativen Validität wird erfasst, ob ein Konstrukt nicht oder nur tief mit einem abgegrenzten Konstrukt korreliert. Als Gegensatz siehe konvergente Validität
Disziplin	In der Rehabilitation tätige Vertreter einer Berufsgruppe. Siehe auch multidisziplinär
DRG	Abkürzung für *Diagnosis Related Groups*. Klassifikationssystem, mit welchem medizinische Behandlungsfälle mit vergleichbarem Aufwand als Basis für die Vergütung von Behandlungsleistungen zusammengefasst werden (Fallkosten-Pauschalen).

E

Effect size	Siehe Effektstärke
Effektgrösse	Siehe Effektstärke
Effektstärke	Dimensionsloser Kennwert, der im Fall eines Mittelwertvergleichs die Mittelwertdifferenz in Standardabweichungseinheiten ausdrückt. Dazu wird der Effekt durch die Standardabweichung geteilt. Dies ermöglicht den Vergleich von Effekten die in verschiedenen Studien mit unterschiedlichen Assessments erfasst werden. Eine Effektstärke von 0.2-0.5 wird als klein bezeichnet, eine von 0.5-0.8 als moderat und eine über 0.8 als gross.
Empfindlichkeit	Siehe Sensitivität

F

face validity	Siehe Augenscheinvalidität, Validität.
Feinmotorik	Die Gesamtheit aller Bewegungsabläufe eines Menschen wird in Grobmotorik und Feinmotorik unterteilt. Zur Feinmotorik gehören die Geschicklichkeit der Finger und die Mimik. Bewegungen, bei denen mehrere Körperteile gleichzeitig beansprucht werden, z.B. laufen, fangen, hüpfen, klettern, werden als Grobmotorik bezeichnet. Es handelt sich dabei oft um Bewegungen von Rumpf, Bauch, Becken, Rücken, Schultern, Armen, Beinen und Kopf.

G

Gesamtscore	Einige Assessments setzen sich aus mehreren Teilen oder Aufgaben zusammen. Der Gesamtscore ist die Summe der für die einzelnen Auf-

gaben erreichten Punkte. Für die Bewertung und Interpretation werden bei einzelnen Assessment neben dem Gesamtscore auch die Teilsummen thematisch ähnlicher Aufgaben betrachtet (z.B. Functional Independence Measure). Siehe auch Subskala.

Goldstandard Messinstrument, welches das zu messende Merkmal ohne oder mit nur minimalem Fehler misst. Der Begriff suggeriert Perfektion, was selten der Fall ist. In letzter Zeit wird deshalb bevorzugt der Begriff ‚Referenztest' verwendet.

Grobmotorik Die Gesamtheit aller Bewegungsabläufe eines Organismus wird in Grobmotorik und Feinmotorik unterteilt. Bewegungen, bei denen mehrere Körperteile gleichzeitig beansprucht werden wie laufen, fangen, hüpfen, klettern etc., werden als Grobmotorik bezeichnet. Es handelt sich dabei oft um Bewegungen von Rumpf, Bauch, Becken, Rücken, Schultern, Armen, Beinen und Kopf. Zur Feinmotorik gehören die Geschicklichkeit der Finger und die Mimik.

Gütekriterium Gütekriterien beschreiben den Gehalt wissenschaftlicher Qualität von Studien und Testverfahren. Im Zusammenhang mit Messinstrumenten werden die Gütekriterien unterteilt in Reliabilität, Validität und Responsivität. Die Gütekriterien von Messinstrumenten zählen zur Testtheorie, die ihrerseits für die Evaluation psychologischer Testverfahren entwickelt wurde. An Stelle von Gütekriterien spricht man deshalb auch von *psychometrischen* Eigenschaften eines Tests, selbst wenn dieser beispielsweise die Gehfähigkeit und nicht ein psychologisches Merkmal misst.

H

Hirnschlag Plötzlicher Funktionsverlust von Teilen des Gehirns. Die häufigste Ursache ist eine akute Durchblutungsstörung. Synonyme sind Apoplex, Apoplexie, apoplektischer Insult, CVI (Cerebrovaskulärer Insult), Schlaganfall, Stroke.

HOPS Abkürzung für *Hirnorganisches Psychosyndrom*. Bei akuten hirnorganischen Schäden auftretende psychische Störungen wie Verwirrtheit, Orientierungsstörungen, Sprechstörungen, Aggressivität usw.

I

ICC Abkürzung für *Intraclass Correlation Coefficient (Intraklassen-Korrelationskoeffizient)*. Es handelt sich um ein statistisches Verfahren um die Reliabilität von Resultaten von mehreren Assessments zu untersuchen. Dieses Verfahren wird somit für die Untersuchung der Reliabilität eingesetzt. Die ICC kann von -1 bis 1 variieren, wobei -1 und 1 für eine perfekte Übereinstimmung stehen. Siehe auch Korrelation.

ICF	Abkürzung für die Internationale Klassifikation der Funktionsfähigkeit, Behinderung und Gesundheit (*International Classification of Functioning, Disability and Health*) ist eine von der Weltgesundheitsorganisation (WHO) zur Verfügung gestellte Klassifikation von Gesundheit und mit Gesundheit zusammenhängenden Zuständen. Die ICF geht dabei nicht auf die Ursache einer Gesundheitsstörung ein, sondern betrachtet deren mögliche Auswirkungen auf das Individuum. Die ICF besteht aus zwei Teilen mit je zwei Komponenten:
	Teil 1. Funktionsfähigkeit und Behinderung
	    a. Körperfunktionen und -strukturen
	    b. Aktivitäten und Partizipation
	Teil 2. Kontextfaktoren
	    c. Umweltfaktoren
	    d. Personenbezogene Faktoren (nicht klassifiziert)

IK	Abkürzung für *Intermittierender Katheterismus*. Massnahme zur Entleerung der Harnblase (z.B. bei Querschnittlähmung. IFK: Intermittierender Fremdkatheterismus, ISK: Intermittierender Selbstkatheterismus).
Inhaltsvalidität	Diese ist gegeben, wenn alle Aspekte des zu messenden Konstrukts berücksichtigt sind. So wird ein Test zur breiten Erfassung der Mobilität nicht inhaltsvalide sein, wenn er nur das Gehen auf ebener Oberfläche misst und weitere Aspekte der Mobilität (Rollstuhl fahren, Treppensteigen usw.) unberücksichtigt lässt. Englisch: Content Validity. Siehe auch Validität
Interdisziplinarität/ interdisziplinär	Darunter versteht man die Zusammenarbeit verschiedener Berufsgruppen (Disziplinen), mit dem Ziel, das beste Rehabilitationsergebnis zu erreichen. Diese Zusammenarbeit wird auch mit den Begriffen ‚Multidisziplinarität' und ‚Transdisziplinarität' beschrieben. In der Rehabilitation arbeiten Vertreter dieser Berufe interdisziplinär zusammen: Arzt, Pflege, Ergotherapie, Physiotherapie, Logopädie, Berufsberatung, Ernährungsberatung, Sozialarbeit, Psychologie, Orthopädiemechanik und weitere.
Interne Konsistenz	Die interne Konsistenz gibt Auskunft darüber inwiefern die einzelnen Items einer Skala oder Fragen eines Fragebogens miteinander korrelieren und so das gleiche Konstrukt (z.B. Schmerz oder Beweglichkeit) messen. Die interne Konsistenz wird meist mit Cronbachs Alpha beurteilt.
Interrater- oder Intertester-Reliabilität	Übereinstimmung der Ergebnisse wenn zwei unterschiedliche Untersucher eine Beurteilung durchführen. Siehe auch Reliabilität.
Intervallskala	Eine Intervallskala beschreibt Eigenschaften mit Einheiten die definierte konstante Abstände aufweisen (z.B. °Celsius). Eine Intervallskala muss keinen wahren Nullpunkt besitzen. Aussagen über Verhältnisse sind nicht erlaubt (20° Celsius ist nicht doppelt so warm wie 10°Celsius).
Intraclass Correlation Coefficient	siehe ICC
Intraklassen Korrelationskoeffizient	siehe ICC

Intrarater- oder Intratester-Reliabilität	Übereinstimmung der Ergebnisse, wenn der gleiche Untersucher eine Beurteilung wiederholt. Siehe auch Reliabilität.
Item	Teilaufgabe oder Element eines Assessments

K

Kappa κ	Cohens Kappa-Koeffizient ist ein Mass für die Intertester-Reliabilität von nominalen oder ordinalskalierten Merkmalen. Kappawerte werden verwendet, wenn für ein Merkmal kein Goldstandard verfügbar ist und berücksichtigen die zufällige Übereinstimmung zwischen 2 Untersuchern. Eine perfekte Übereinstimmung hat die Ausprägung von 1. Eine 0 bedeutet, dass die Übereinstimmung nicht über die zufällige Übereinstimmung hinausgeht. Siehe auch Skalenniveau und Korrelation.
Konkurrente Validität	Dabei wird die Übereinstimmung der Messresultate etwa zur selben Zeit (konkurrent) mit den Werten eines zuvor festgelegten Kriteriums untersucht.
Konstruktvalidität	Ein Konstrukt ist ein gedankliches Konzept. Konstrukte sind Merkmale, die nicht direkt beobachtbar sind wie Intelligenz, Überzeugung und Angst. Die Überprüfung der Konstruktvalidität ist relevant bei Konstrukten die nicht direkt beobachtet werden können. Siehe Validität.
Korrelation	Die Korrelation ist ein statistisches Verfahren mit dessen Hilfe der Zusammenhang von zwei unterschiedlichen Merkmalen oder die Messresultate eines Merkmals, das mit zwei verschiedenen Tests gemessen wurde, bestimmt wird. Das Resultat ist der Korrelationskoeffizient (abgekürzt r für Pearson (für intervallskalierte Daten) oder σ für Spearman (für Rangskalen)). Er nimmt Werte zwischen -1 und +1 an, wobei Werte nahe 0 anzeigen, dass es keinen Zusammenhang zwischen den beiden Merkmalen gibt. Werte nahe -1 zeigen an, dass ein negativer Zusammenhang vorhanden ist (kleine Werte des einen Merkmals korrelieren mit großen Werten des anderen Merkmals) und Werte nahe +1 deuten auf einen positiven Zusammenhang hin (kleine Werte des einen Merkmals korrelieren mit kleinen, große Werte mit großen Werten des anderen Merkmals). Die Korrelation wir häufig verwendet, um zu untersuchen, ob eine wiederholte Messung mit ein und demselben Assessment das gleiche Resultat ergibt (Retest-Reliabilität) oder ob die Resultate zweier unterschiedlicher Assessments, die das gleiche messen, übereinstimmen (Validität). Siehe auch Determinationskoeffizient.
Kriteriumsvalidität	(englisch: Criterion-Related Validity) Hier geht es um die Übereinstimmung der Resultate des zu untersuchenden Messinstruments mit den Resultaten eines anderen Messinstruments (Aussenkriterium, wenn möglich ein perfekter Test oder Goldstandard). *Prädiktive* Validität ist dann gegeben, wenn die von einem Test vorhergesagte Prognose auch tatsächlich eintritt, Bei der *konkurrenten* Validität (auch parallele Validität genannt) wird die Übereinstimmung der Messresultate etwa zur

selben Zeit (konkurrent) mit den Werten eines zuvor festgelegten Aussenkriteriums untersucht.

L

Likert Skala — von Rensis Likert entwickeltes Skalierungsverfahren zur Messung von Einstellungen. Die Skala hat oft 5 Antwortkategorien, bei der jede Antwortkategorie eine Beschreibung hat. Beispiel: Befragten sollen angeben, ob eine Aussage für sie „völlig", „überwiegend", „teilweise", „eher nicht" oder „gar nicht" zutrifft.

Linking-Regeln — beschreiben wie Assessments den ICF-Kategorien zugeordnet werden können.

LOS-Test — Limits of Stability, Verlagerung des Center of Gravity (COG), Verlagerung nach vorne/ hinten, links/ rechts auf der Kraftmessplatte bis zur Grenze des stabilen Gleichgewichts.

M

Messinstrument — Siehe Assessment

Meta-Analyse — Basis einer Meta-Analyse ist eine systematische Literaturübersicht (siehe Systematische Literaturübersicht). Je nach Beurteilung der methodischen Qualität und der Heterogenität der aufgefundenen Studien kann eine statistische Zusammenfassung der Einzelergebnisse in einer Meta-Analyse sinnvoll sein. Meta-Analysen ermöglichen durch höhere Fallzahlen im Vergleich zu den Einzelstudien oft eine wesentlich präzisere Aussage.

Minimal Clinically Important Difference (MCId) — Siehe Minimaler klinisch bedeutsamer Unterschied

Minimal Detectable Change — Siehe minimal erkennbarer Unterschied

Minimaler erkennbarer Unterschied/ Veränderung — Auch: Minimal Detectable Change (MDC) oder Smallest Detectable Difference (SDD), oder kleinster entdeckbarer Unterschied. Der Unterschied, der gerade noch mit einer bestimmten Wahrscheinlichkeit (meistens 95%) einem tatsächlichen Unterschied zugeschrieben werden kann, und nicht nur dem Messfehler. Siehe Responsivität.

Minimaler klinisch bedeutsamer Unterschied — Englisch: Minimal Clinically Important Difference (MCID). Der Unterschied der als klinisch relevant betrachtet wird. Dieser Unterschied kann in der Regel nicht wissenschaftlich bestimmt werden, sondern wird von Patienten und/ oder Health Professionals definiert. Ein Assessment mit einer guten Änderungssensitivität kann Veränderungen im Umfang vom MCID erfassen. Die Bedeutung des MCID liegt im Vergleich mit dem MDC.

Multidisziplinär	Siehe Interdisziplinär

N

Nominalskala	beschreibt Eigenschaften und Merkmale eines Patienten ohne quantitative Wertung (z.B. Geschlecht, Augenfarbe).
Normwerte	Normwerte dienen dazu, die Leistungen eines Individuums mit denjenigen einer grossen Gruppe von Individuen zu vergleichen. Die Leistung des Individuums kann so besser eingeschätzt werden. (Z.B. Vergleich der Zeit, die ein Patient für einen Test benötigt mit den so genannten Normwerten einer Gruppe gesunder Versuchspersonen seines Alters).

O

Objektivität	Die Objektivität ist ein Gütekriterium für Messinstrumente das mit der Reliabilität und Validität zusammenhängt. Sie bezieht sich auf die Standardisierung der Testdurchführung, Datenerfassung und Interpretation. Objektivität ist dann gegeben, wenn die Testdaten auf ihrem gesamten Weg von der Erfassung bis zur Interpretation nicht durch bestimmte Rahmenbedingungen beeinflusst werden.
Odds	Die „Odds", auch „Wettquotient" genannt, ist das Wahrscheinlichkeitsverhältnis von einander ausschliessenden Ereignissen oder anders ausgedrückt das Verhältnis der Wahrscheinlichkeit, dass ein Ereignis eintritt zu der Wahrscheinlichkeit, dass dieses Ereignis nicht eintritt. Beispiel: Wenn von 100 Typ 1 Diabetikern 60 Patienten ein chronisches Nierenversagen entwickeln und 40 Patienten nicht, dann ist die Odds (oder Chance) für ein Nierenversagen 60:40=1.5. Dagegen ist die Wahrscheinlichkeit ein Nierenversagen zu entwickeln 60:100=0.6=60%. Ist die Odds größer 1, dann ist das Ereignis häufiger als das Nicht-Ereignis und umgekehrt. Die Odds eines unmöglichen Ereignisses ist Null.
Odds Ratio	Odds Ratio, auch Quotenverhältnis, Odds-Verhältnis, Kreuzproduktverhältnis oder Chancenverhältnis genannt, ist ein Mass, um eine Aussage über die Stärke von Zusammenhängen zu machen (z.B. Zusammenhang zwischen Rauchen und Lungenkrebs). Die Odds Ratio bezeichnet das Verhältnis (Ratio) von zwei Odds für ein bestimmtes Ereignis (Odds exponierter Personen / Odds nicht exponierter Personen). Je näher die Odds Ratio an 1 heranrückt, umso geringer ist der Unterschied zwischen den beiden Gruppen, je weiter die Odds Ratio von 1 wegrückt (Richtung 2 oder Richtung 0.5) umso grösser ist der Unterschied zwischen den Gruppen. Eine typische Anwendung ist der Vergleich von Personen mit einem potentiellen Risikofaktor für eine Erkrankung, mit Personen ohne diesen Risikofaktor bzgl. des Auftretens ebenjener Erkrankung. Die gewonnenen Daten werden in einer Kreuztabelle dargestellt, die es auch leicht macht, die Odds Ratio direkt zu errechnen.

Ordinalskala	**Rangskala,** beschreibt Eigenschaften und Merkmale abgestuft von weniger (schlechter) zu mehr (besser), wobei zwischen den Stufen kein einheitlicher Abstand besteht und somit unsicher ist, ob die Stufen gleich gross sind.

P

PAVK	Abkürzung für *Periphere arterielle Verschlusskrankheit.* Arterielle Durchblutungsstörung der Extremitäten durch die Einengung der Arterien meist durch Arteriosklerose (auch Claudicatio intermittens oder Schaufensterkrankheit).
Pearsons Korrelationskoeffizient	Mass für den (linearen) Zusammenhang. Siehe auch Korrelation.
PEG	Abkürzung für *Perkutane Endoskopische Gastrostomie.* Die PEG-Sonde ist ein direkter Magenzugang, der durch die Bauchdecke führt. Sie dient der vollständigen oder teilweisen künstlichen Ernährung von Patienten mit Schluckstörung.
Prädiktive Validität	ist dann gegeben, wenn die von einem Test vorhergesagten Prognosen auch tatsächlich eintreten. Siehe Validität
Praktikabilität	beschreibt Kosten, Schulungs- und Zeitaufwand.
Proportionalskala	Eine Proportionalskala beschreibt Eigenschaften mit einer Einheit, zwischen deren Stufen definierte konstante Abstände bestehen (z.B. Meter, °Kelvin, Sekunden). Eine Proportionalskala, auch Rationalskala genannt, besitzt im Unterschied zur Intervallskala einen wahren Nullpunkt, was nicht nur die Aussage über Differenzen sondern zusätzlich über Verhältnisse zulässt (20° Kelvin ist doppelt so warm wie 10° Kelvin). Siehe auch Skalenniveau
Psychometrische Kriterien	siehe Gütekriterien
p-Wert	p ist die Abkürzung von ‚probability' (Englisch, Wahrscheinlichkeit. Der p-Wert ist die Irrtumswahrscheinlichkeit, die Wahrscheinlichkeit dass ein gefundenes Ergebnis, zum Beispiel eine Differenz, ein Effekt oder ein Zusammenhang, rein zufällig gefunden wurde. Siehe Signifikanz.

R

r	Siehe Korrelation.
r^2	Siehe Determinationskoeffizient.
Randomisieren	Randomisierung ist ein Verfahren für klinische Studien, bei dem die Stichproben (z.B. teilnehmende Patienten) unter Verwendung eines Zufallsmechanismus Behandlungen zugeteilt werden. Durch das Verfahren soll die Wahrscheinlichkeit verringert werden, dass der in einem Wirksamkeitstest nachgewiesene Effekt einer systematischen Verzer-

Rasch-Analyse	rung (Bias) unterliegt. Das Rasch-Modell (entwickelt von Georg Rasch, einem dänischen Mathematiker) gibt ein mathematisches Rahmenmodell vor, gegen das Testentwickler die Daten ihres Instrumentes „testen" (vergleichen) können. Das Modell eignet sich für Instrumente, welche ein einziges Konstrukt (eine Dimension) auf einem „schlechter-besser" („weniger-mehr") Kontinuum messen (es gibt jedoch auch Rasch-Modelle für mehrdimensionale Daten). Wir erwarten z.B., dass ein Patient mit einem guten Gleichgewicht bei einer Gleichgewichtsübung weniger Probleme hat als ein „schlechter" Patient. Ist dem nicht so, d.h. wenn Patienten mit gutem Gleichgewicht eine Gleichgewichtsübung weniger gut können als Patienten mit schlechtem Gleichgewicht, so stimmt etwas mit dieser Übung nicht (sie erfasst wahrscheinlich nicht das Gleichgewicht, sondern ein anderes Konstrukt). Die Rasch-Analyse wird diese Abweichungen zur Erwartung anzeigen. So können Übungen oder Fragen angepasst und verbessert werden.
Receiver Operating Characteristics Curve	Receiver Operating Characteristics Curve (ROC): Grafische Darstellung der Sensitivität und Spezifität eines diagnostischen Tests. In ihnen werden für verschiedene Grenzwerte Sensitivität und Spezifität gegeneinander aufgetragen. Die Fläche unter der ROC-Kurve ist ein Mass für die Sensitivität und Spezifität des diagnostischen Tests. Die Fläche soll jedenfalls grösser als 0.5 sein und beträgt bei einem perfekten Test 1.
Referenztest	Messinstrument, welches das zu messende Merkmal ohne oder mit nur minimalem Fehler misst, früher in der Regel als Goldstandard bezeichnet.
Reliabilität	Die Reliabilität (englisch: Reliability) ist das Mass für die Zuverlässigkeit einer Messung. Perfekt reliable Messungen sind frei von Zufallsfehlern, d.h. bei Wiederholung eines Experimentes unter gleichen Rahmenbedingungen würde das gleiche Messergebnis erzielt. Reliabilität ist also ein Maß für die Replizierbarkeit der Ergebnisse unter gleichen Bedingungen. Siehe auch Retest-Reliabilität.
Reproduzierbarkeit	siehe Reliabilität
Responsivität	Beschreibt die Fähigkeit eines Tests, Veränderungen festzustellen. Auch Empfindlichkeit oder Änderungssensitivität.
Retest-Reliabilität	Beim Test-Retest-Verfahren wird geprüft, ob eine Wiederholung der Messung bei Konstanz der zu messenden Eigenschaft die gleichen Messwerte liefert.
ROC-Analyse	Receiver-Operating-Characteristic: In der ROC-Analyse kann mit der „Fläche unter der ROC-Kurve" (AUC) ein genauer Wert für das Gesamtmass der Diskriminationsfähigkeit eines Screeningsinstrumentes ermittelt werden. Ist die Fläche 1, so ist es ein perfekter Test. Ist die Fläche 0.5, so ist der Test wertlos. Siehe auch Receiver Operating Characteristic.

S

Screening-Verfahren	Messinstrument, das einen Überblick verschaffen soll.
SD	Abkürzung für *Standard Deviation*. Die Standardabweichung ist ein statistisches Mass für die Streuung einer Verteilung.
SEM	ist auch die Abkürzung für Standard Error of Measurement. Bei wiederholten Messungen werden die Standardabweichung der Messunterschiede und die Korrelation r zwischen den wiederholten Messungen berechnet. Der SEM ist das Produkt der Standardabweichung der Messdifferenzen und der Wurzel aus (1-r). Bei sehr kleinen Messunterschieden ist r fast 1 und ist der SEM fast 0.
Sensitivität	Die Sensitivität eines Testverfahrens gibt an, wie gross der Anteil der richtig erkannten positiven Fälle (richtig positiv) aus der Gesamtheit aller „kranken" Fälle, (die sich zusammensetzt aus der Summe der richtig positiven - die krank sind und positiv getestet wurden - und falsch negativen Fällen - die zwar krank sind, aber negativ getestet wurden) ist. So ist beispielsweise ein Test zur Erkennung des Sturzrisikos dann sensitiv, wenn er den Anteil an tatsächlich sturzgefährdeten Patienten zu erkennen vermag. Siehe auch Spezifität.
sensitivity-to-change	Siehe Responsivität
Signifikanz	Sie beschreibt die Wahrscheinlichkeitsgrenze, mit welcher eine Hypothese oder ein Unterschied als wahr angenommen werden kann. In wissenschaftlichen Studien haben sich drei Signifikanzniveaus durchgesetzt: 0.001, 0.01 und 0.05. Statistische Verfahren prüfen, ob diese Grenzen über- oder unterschritten werden. Die Resultate werden mit dem p-Wert angegeben (probability = Wahrscheinlichkeit). Ein p-Wert von <0.001 bedeutet, dass ein gefundener Unterschied mit einer Wahrscheinlichkeit von weniger als 0.1% zufällig zu Stande kam (oder genauer: Ein p-Wert von <0.001 bedeutet, dass ein gefundener oder ein extremerer Unterschied mit einer Wahrscheinlichkeit von weniger als 0.1% beobachtet wird, vorausgesetzt die Nullhypothese gilt. Überschreitet diese Irrtumswahrscheinlichkeit das Signifikanzniveau (5%-Grenze, 0.01 oder 0.001) gilt der Unterschied als nicht signifikant.
Skalenniveau	Assessments verwenden verschiedene Skalen, um den Ausprägungsgrad von Eigenschaften und Merkmalen von Patienten festzuhalten. Diese Skalen werden auf Grund ihrer Charakteristika in unterschiedliche Niveaus eingeteilt. Das Skalenniveau ist entscheidend für die Wahl der statistischen Auswerteverfahren: Siehe Nominalskala; Ordinalskala; Intervallskala und Proportionalskala
Spearman Korrelationskoeffizient	Der Spearman- oder Rangkorrelationskoeffizient (r_s) ist eine Form eines Korrelationskoeffizienten. Mit ihm werden Zusammenhänge zwischen zwei ordinalen Merkmalen untersucht. Siehe auch Skalenniveau und Korrelation.
Spezifität	Als Spezifität bezeichnet man die Wahrscheinlichkeit, dass ein Test ein negatives Ergebnis auch als solches erkennt (richtig-negativ). So ist

	beispielsweise ein Test zur Erkennung des Sturzrisikos dann spezifisch, wenn er nicht sturzgefährdete Patienten zuverlässig erkennt. Siehe auch Sensitivität.
Standardabweichung	Siehe SD
Standardized Response Mean	Der Standardized Response Mean (SRM) ist eine Masszahl für die Veränderung eines Scores. Der SRM wird berechnet, indem die Veränderung des Scores geteilt wird durch die Standardabweichung der Veränderung bei den einzelnen Personen. Der SRM ist eine dimensionslose Zahl und ermöglicht den Vergleich von Effekten, die mit unterschiedlichen Assessments gemessen wurden.
Stroke	Siehe Hirnschlag
Subskala	Häufig setzen sich Assessments aus mehreren Teilen zusammen (z.B. Subskalen „Schmerz" und „Behinderung"), die für sich als Unterskala betrachtet werden können. Siehe auch Gesamtscore.
Systematic Review	Siehe systematische Literaturübersicht
Systematische Literaturübersicht	Das Konzept der systematischen Literaturübersicht („systematic review") beruht auf der qualitätsbeurteilten, systematischen Zusammenfassung von Einzelstudien und bietet Klinikern wie Wissenschaftlern eine fundierte Informationsgrundlage basierend auf relevanter Evidenz.

T

Test-Retest-Reliabilität	Siehe Retest-Reliabilität
Totalscore	Siehe Gesamtscore.
Transkulturelle Validierung	Die Validierung einer Übersetzung und die transkulturelle Anpassung von Fragebögen.
Transpirationsindex (TI)	Misst das Verhältnis des Schwitzens vom Therapeuten gegenüber Patienten. Ein Wert von 1:1 besagt, dass die Anstrengung für beide gleich hoch ist.

U

Übereinstimmung	Bei Nominalskalen oder Rangskalen bezeichnet die Übereinstimmung, wie oft z.B. zwei Tester bei der Beurteilung übereinstimmen (ausgedrückt z.B. als prozentuale Übereinstimmung oder als Kappa-Wert). Bei Intervall- oder Rangskalen wird bei der Reproduzierbarkeit zwischen Reliabilität und Übereinstimmung unterschieden. Die Übereinstimmung gibt den absoluten Unterschied zwischen zwei Messungen an, ohne die Streuung (Variabilität) zwischen den Patienten zu berücksichtigen. Bei der Reliabilität wird die Streuung zwischen den Patienten berücksichtigt.

V

Validität

Validität oder Gültigkeit ist ein Begriff der in vielen Zusammenhängen verwendet wird. Bei der Validität oder Gültigkeit von Messinstrumenten werden drei Konzepte unterschieden:

1. Inhaltsvalidität: Diese ist gegeben, wenn alle Aspekte des zu messenden Konstrukts berücksichtigt sind. So wird ein Test zur Erfassung der Mobilität nicht inhaltsvalide sein, wenn er nur das Gehen auf ebener Oberfläche misst und weitere Aspekte der Mobilität (Rollstuhl fahren, Treppensteigen usw.) unberücksichtigt lässt.

2. Kriteriumsvalidität: Hier geht es um die Übereinstimmung der Resultate des zu untersuchenden Messinstruments mit den Resultaten eines anderen Messinstruments (Aussenkriterium).

3. Konstruktvalidität: Wenn sich aus dem zu überprüfenden Konstrukt Hypothesen ableiten lassen und sich diese in empirischen Untersuchungen bestätigen, gilt die Konstruktvalidität als gegeben.

VAS

visuelle Analogsksala, z.B. zur Erfassung von Schmerzen. Eine Strecke von 10cm ist durch zwei Endpunkte markiert. Der Patient gibt auf dieser Strecke durch einen Strich seine Schmerzen an.

W

WHO

Abkürzung für *World Health Organization (Weltgesundheitsorganisation)*. Sie ist die Koordinationsbehörde der Vereinten Nationen für das internationale öffentliche Gesundheitswesen.

Z

Zuverlässigkeit

Siehe Reliabilität

Abkürzungsverzeichnis

In diesem alphabetisch geordneten Abkürzungsverzeichnis sind die wichtigsten Begriffe des vorliegenden Buches kurz erklärt. Einige der Abkürzungen werden im Glossar ausführlich erklärt.

2PD	*2-Punkte Diskrimination*

A

AE	*absolute error = absoluter Fehler*
ALS	*Amyotrophe Lateralsklerose*
ALSFRS	*Amyotrophic Lateral Sclerosis Functional Rating Scale*
ALSFRS-R	*Amyotrophic Lateral Sclerosis Functional Rating Scale – Revised*
ARAT	*Action Research Arm Test*
ASIA	*American Spinal Injury Association*
AST	*Apraxia Screen of TULIA*
ASTE	*Ausgangsstellung*
AUC	*Area under the curve* Erklärung siehe Glossar

B

BBA	*Brunel Balance Assessment*
BBS	*Berg Balance Scale*
BI	*Barthel Index*
BiPAP	*Biphasic Positive Airway Pressure.* Erklärung siehe Glossar.

C

CAHAI-G	*Chedoke Arm und Hand Aktivitätsinventar – German*
CBS	*Catherine Bergego Scale*
CD-ROM	*Compact Disc Read-Only Memory*
CHF	*Schweizer Franken*
CI	*Confidence Interval* Erklärung siehe Glossar
CIMT	*Constraint Induced Movement Therapy.* Siehe Glossar.
CMSA	*Chedoke-McMaster Stroke Assessment*
COG	*Centre of Gravity*
COPM	*Canadian Occupational Performance Measure*

CP	*Cerebral Palsy (Zerebralparese)*
CSI	*Modified Caregiver Strain Index*
CTSIB	*Clinical Test for Sensory Interaction in Balance.*
CVI	*Cerebrovaskulärer Insult.* Erklärung siehe Glossar (Hirnschlag).

D

dFSS	*deutschsprachige Version der Fatigue Severity Scale*
DGI	*Dynamic Gait Index*
DHI	*Dizziness Handicap Inventory*
DRG	*Diagnosis Related Groups.* Erklärung siehe Glossar.

E

e	*empfohlen*. Bezieht sich auf die Anwendungsbereiche eines Messinstruments (ne = nicht empfohlen, te = teilweise empfohlen).
EBI	*Erweiterter Barthel Index*
EDSS	*Expanded Disability Status Scale*
EFA	*Early Functional Abilities*
EFL	*Evaluation der funktionellen Leistungsfähigkeit*
ES	*Effect Size (Effektstärke)*
ESS	*European Stroke Scale*
ET	*Ergotherapie*
et al.	*et alteri* oder *et alii*. Lateinisch für *und andere*. Erklärung siehe Glossar.
ETGUG	*Expanded Timed Get Up and Go*
ETUG	*Expanded Timed Up and Go*

F

FAC	*Functional Ambulation Categories*
FACIT-F	*Functional Assessment of Chronic Illness Therapy-Fatigue Scale*
FAM	*Functional Assessment Measure*
FES–I	*Falls Efficacy Scale-International Version*
FGA	*Functional Gait Assessment*
FH	*Fachhochschule*
FIM	*Functional Independence Measure*
FIS	*Fatigue-Impact-Scale*
FMA	*Fugl-Meyer Motor Assessment*
FNT	*Finger-Nase-Test*
FNV	*Finger-Nase-Versuch*
FOGQ	*Freezing of gait questionnaire*
FO-Stimulation	*Facio-orale-Stimulation*
FR	*Functional Reach*

FRB	*Frühreha-Barthel-Index*
FSS	*Fatigue Severity Scale*
FTRS	*Fahn Tremor Rating Scale*

G

GAS	*Goal Attainment Scaling*
GGW	*Gleichgewicht*
GMFM	*Gross Motor Function Measure*

H

H&Y	*Hoehn und Yahr*
HOPS	*Hirnorganisches Psychosyndrom.* Erklärung siehe Glossar.

I

i.v.	*Intravenös*
ICC	*Intra Class Correlation.* Erklärung siehe Glossar.
ICF	Internationale Klassifikation der Funktionsfähigkeit, Behinderung und Gesundheit (*International Classification of Functioning, Disability and Health*) Erklärung siehe Glossar.
IGPTR-N	*Interessengemeinschaft Physiotherapie Neurorehabilitation*
IHRES	*Indikatoren des Reha-Status*
IK	*Intermittierender Katheterismus.* Erklärung siehe Glossar
ISNCSCI	*International Standards for the Classification of Spinal Cord Injury (A)*
JHFT	*Jebsen Handfunktionstest*

K

kA	*keine Angaben*
KRS	*Koma-Remissions-Skala*
KST	*Kniestand* (in Gross Motor Function Measure)

L

LF	*Lateralflexion*
li	*links* (re = rechts)
Logo	*Logopädie*
LOS-Test	*Limits of Stability-Test*
LxBxH	*Länge x Breite x Höhe*

M

MAS	*Modified Ashworth Scale*
MCA	*Middle Cerebral Artery (Arteria Cerebri Media, ACM)*
MCANS	*Middle Cerebral Artery Neurological Scale*
MCID	*Minimal Clinically Important Difference (kleinster klinisch wichtige Unterschied)*
MDC	*Minimal Detectable Change (kleinste entdeckbare Veränderung)*
MESUPES	*Motor Evaluation Scale for Upper Extremity in Stroke Patients*
MFIS	*Modified-Fatigue-Impact-Scale*
MFP	*Muskelfunktionsprüfung*
MFS	*Morse Fall Scale*
MFT	*Muskelfunktionstest*
min	*Minuten*
MMST	*Mini Mental Status Test*
MMT	*manueller Muskeltest, manuelle Muskelfunktionsprüfung*
MRC	*British Medical Research Council*
MRI	*Magnetic Resonance Imaging*
MRS	*Modified Rankin Scale*
MS	*Multiple Sklerose*
MSc	*Master of Science*
MSQPT®	*Multiple Sclerosis Questionnaire for Physiotherapists®*
MSS	*Morse Sturz Skala*

N

na	*nicht anwendbar.* Bezieht sich auf Anwendungsbereiche eines Messinstruments.
NAC	*Needs Assessment Checklist*
ne	*nicht empfohlen.* Bezieht sich auf die Anwendungsbereiche eines Messinstruments (e = empfohlen, te = teilweise empfohlen).
NHPT	*Nine Hole Peg Test*
NIH-SS	*National Institute of Health Stroke Scale*
NINDS	*National Institute of Neurological Disorders and Stroke Scale*
NRS	*Numeric Rating Scale*

O

OLB	*One-Leg-Balance*
OLST	*One-Leg-Stance Test (Einbeinstandtest)*
OR	*Odds Ratio* Erklärung siehe Glossar

P

p	*Probability (Wahrscheinlichkeit)*

PAVK	*Periphere arterielle Verschlusskrankheit.* Erklärung siehe Glossar.
PD	*Parkinson Disease (Achtung wird dann doppelt geführt im Abkürzungsverzeichnis, PD ist auch Pulsdruck)*
PDI	*Pain Disability Index*
PDQ-39	*Parkinson's Disease Questionnaire 39*
PEG	*Perkutane Endoskopische Gastrostomie* Erklärung siehe Glossar.
PhD	*Philosophiae Doctor (lat.) oder Doctor of Philosophy*
PNP	*Periphere Polyneuropathie*
POMA	*Performance Oriented Mobility Assessment* (Tinetti-Test)
PT	*Physiotherapie/ Physiotherapeut*
PTR	*Interessengemeinschaft Physiotherapie in der Rehabilitation (www.igptr.ch*

Q

QMT	*quantitativer Muskeltest*

R

re	*rechts* (li = links)
RL	*Rückenlage* (BL = Bauchlage, SL = Seitenlage)
RMI	*Rivermead Mobility Index*
ROC-Kurve	*Receiver-Operating-Characteristics Curve.* Erklärung siehe Glossar.
RPS	*Reaching Performance Scale*
RS	*Rollstuhl*

S

s	*Sekunden*
SAR	*Schweizerische Arbeitsgemeinschaft für Rehabilitation (http://www.sar-gsr.ch)*
SAS	*Stroke Activity Scale*
SCIM	*Spinal Cord Independence Measure*
SCP	*Scale for Contraversive Pushing*
SD	*Standard Deviation.* Erklärung siehe Glossar.
SDS	*Self-rating Depression Scale*
sec	*Sekunden*
SEM	*Standard Error of Measurement,* auch *Standard Error of the Mean* Erklärung siehe Glossar.
SF-12	*Short-Form 12*
SF-36	*Short-Form 36*
SHS	*Schulter-Hand-Score*
SHT	*Schädel-Hirn-Trauma*
SIS	*Stroke Impact Scale*
SL	*Seitenlage* (BL = Bauchlage, RL = Rückenlage)

SLE	systemischer Lupus Erythematodes
SLR	*Straight Leg Raise Test*
SLST	*Single-Leg-Stance Test (Einbeinstandtest)*
SOLEC	*Stand-on-one-leg-eyes-closed Test*
SOT	*Sensory Organisation Test*
SRM	*Standardised Response Mean*. Erklärung siehe Glossar.
SSST	*Six Spot Step Test*
STD	*Stand* (in Gross Motor Function Measure)
STRATIFY	*St Thomas's risk assessment tool in falling elderly inpatients*
STREAM	*Stroke Rehabilitation Assessment of Movement*
SWR	*Schlaf-Wach-Rhythmus* (in Early Functional Abilities)

T

TCT	*Trunk Control Test*
TDPM	*Threshold to Detection of Passive Movement*
te	*teilweise empfohlen*. Bezieht sich auf die Anwendungsbereiche eines Messinstruments (e = empfohlen, ne = nicht empfohlen).
TEMPA®	*Test d'Evaluation de la performance des Membres Supérieurs des Personnes Âgées*
TI	*Transpirationsindex (s. Glossar)*
TIS	*Trunk Impairment Scale*
TUG	*Timed Up and Go*
TULIA	*Test of Upper Limb Apraxia*

U

UA	*Unterarm*
ULNT	*Upper Limb Neurodynamic Test*
UPDRS	*Unified Parkinson's Disease Rating Scale*

V

VAS	*Visual Analogue Scale (Visuelle Analogskala)*

W

WHO	*World Health Organization (Weltgesundheitsorganisation)*. Erklärung s. Glossar.
WHODAS	World Health Organization Disability Assessment Schedule
WISCI	*Walking Index for Spinal Cord Injury*
WMFT	*Wolf Motor Function Test*

Stichwortverzeichnis

Das Stichwortverzeichnis erhebt aufgrund der Komplexität und Vielseitigkeit der Assessments keinen Anspruch auf Vollständigkeit.

A

Abkürzungsverzeichnis	591
Action Research Arm Test	183
Activities of Daily Living	577
ADL (Aktivitäten des täglichen Lebens)	577
- Selbständigkeit	63-114
- s. Körperpflege	
aktive Bewegung	487
Aktivität des täglichen Lebens s. ADL	
akustisch s. Wahrnehmung, auditiv	
Algesie	256, 382
Alltagsaktivitäten der Oberen Extremitäten	226, 235
allgemeiner Gesundheitszustand	570
ALS	515
ALSFRS	515
American Spinal Injury Association	381
Amyotrophe Lateralsklerose	515
Änderungssensitivität	31, 577
anheben von Gegenständen	141, 183, 208, 253
ankleiden s. Körperpflege	
Antrieb	570
anziehen s. Köperpflege	
apraxia screen of TULIA	445
Apraxie	445
ARAT	183
Arbeit	72, 77, 523, 551, 575, 577
Arm	
- allgemeine Gesundheit	570
- ALS	515
- Action Research Arm Test	183
- Box & Block Test	198
- Feinmotorik	190, 198, 235
- Motorik bei Hemiplegie	371, 471, 479
- MESUPES	243
- Neglekt	435
- Parkinson	407
- Schulter-Hand Syndrom	253
- TEMPA	235
- Tremor	411, 417
- Wolf Motor Function Test	208
- Zerebralparese	146
- s. Hand	
Arm-Hand-Funktion	198
ASIA	172-176, 381-387, 591
Assessment	577
- Arbeitsgruppe Assessments der IGPTR-N21	
AST	445
Ästhesie	
- Oberflächensensibilität	349
- Querschnitt	381
- MS (EDSS)	541
Ataxie	236, 411, 417, 471, 540
Atmung	
- ALS	515
- Querschnittlähmung	106
Atrophie	548
AUC	577
Aufmerksamkeit	44, 71
- Functional Assessment Measure	71
- Koma	44
- Neglekt	435
- schwere Hirnschädigung	49
aufstehen	
- ADL	94
- Haltungskontrolle Hemiplegie	374
- Mobilität	136, 154
- Timed Up and Go	154
- Parkinson	407
- Sturzrisiko	287
- Gleichgewicht	298, 374
Augenbewegungen	471
Augenscheinvalidität	29, 577

Ausdruck s. Kommunikation
Ausscheidung, s. Kontinenz

B

baden s. Körperpflege
Balance s. Gleichgewicht
Barthel-Index 80
Basale Mobilität/ Rumpfkontrolle 131
BBA 332
BBS 298
BBT 198
Behandlung bei MS 532
Behinderung im Alltag 63-114
  - ICF 581
Belastung Betreuungspersonen 571
Berg Balance Scale 298
Beschäftigung 72
Betreuungspersonen 571
Beweglichkeit
  - Schulter-Hand-Syndrom 253
  - Spastizität 394, 399
Bewegungssinn 357
Bewusstsein 39, 471, 479
bezahlte Tätigkeit 72, 524
BI 80
bimanuelle Armaktivitäten 235
BiPAP, Biphasic Positive Airway Pressure 112, 521, 577, 591
Blasenkontrolle s. Kontinenz
Blick folgen 479
Blutdruck 49, 58
Bodeneffekt 577
Box&Block Test 198
Brunel Balance Assessment 332
bücken 136, 298, 570

C

CAHAI-G 226
Canadian Occupational Performance Measure 123
Catherine Bergego Scale 435
CBS 435
Chedoke McMaster Stroke Assessment 150, 371
CI 578
CIMT 578
Clinical Test for Sensory Interaction in Balance 280
confidence interval 577
concurrent validity 29, 582
content validity 29, 578
COPM 123
criterion-related validity 29, 578
Cronbachs Alpha 28, 578
CSI 571
Cut-off 578

D

Darmkontrolle s. Kontinenz
Dauerkatheter 97, 101, 104, 112
Deckeneffekt 578
Defäkation s. Kontinenz
Dekubitus 58, 106
Dermatom 349, 381
Determinationskoeffizient 578
DGI 312
DHI 522
Dichotome Skala 578
diagnostische Assessments 30, 33
Diskriminative oder diskriminante Validität 579
Disziplin 579
Dizziness Handicap Inventory 522
Dokumentation der Behandlung in der Ergotherapie 123
Drehen im Liegen
  - Querschnitt 113
  - Zerebralparese 140
  - Mobilität 131, ,140,150
  - Haltungskontrolle 374
  - ALS 515
  - Schwindel 522
DRG 579
duschen 59, 66, 75, 96, 136, 337, 533
Dynamic Gait Index 312
Dynamische Anpassung beim Gehen 312
Dysarthrie 472

E

Early Functional Abilities 49

EBI	94	Feinmotorik	183-252, 411, 579
EDSS	540	- ALS	515
EFA	49	- Hand	190, 235
Effect-Size	31, 579	FES–I	336
Effektgrösse	579	FGA	322
Effektstärke	31, 579	FIM	65
Einbeinstand	299, 264, 312	Finger-Nase-Test	417
Emotion	71,337,505,523-4,533,553,570,574	Finger-Nase-Versuch	417
Empfehlungen	33	FMA	486
Empfindlichkeit	579	FNT	417
Energie	570	FNV	417
Ermüdbarkeit	546	Foam and Dome	280
Erholungsstadium	371	fortbewegen	
Erweiterter Barthel-Index	94	- ADL-Skalen	50, 59, 66, 71, 77, 80, 95
ES	31	- allgemeine Gesundheit	570
ESS	479	- ALS	515
essen		- funktionales Gehen	322
- ADL Skalen	59, 66, 80, 94	- Neglekt	435
- Querschnittlähmung	106	- Parkinson	553, 564
- ALS	516	- Querschnittlähmung	106
European Stroke Scale	479	- Sturzangst	336
Evaluation des subjektiven Gesundheitszustandes von MS-Patienten in physiotherapeutischer Behandlung	532	- Zerebralparese	141
		FR	259, 298
Expanded Disability Status Scale	540	FRB	58
externe Validität	34	Freezing of gait questionnaire FOGQ	559
externes Kriterium	33	Freizeitbeschäftigung	506
		Frühphase	37-62
		Frühreha-Barthel-Index	58
F		FSS	546
		FTRS	411
		Fugl-Meyer-Assessment	486
face validity	29, 579	Functional Ambulation Categories	168
FAC	168	Functional Assessment Measure	71
facio-orale Stimulation	49	Functional Independence Measure	65
Fähigkeiten während der Frührehabilitation	49	Functional Gait Assessment	322
		Functional Reach	259, 287
Fahn Tremor Rating Scale	411	Funktionelle Reichweite	259, 287
falsch negativ	30		
falsch positiv	30		
Falls Efficacy Scale – International Version	336	**G**	
FAM	71	GAS	117
Familienbeziehungen		Gebärdensprache	66, 95
- Schlaganfall (SIS)	506	Gedächtnis	65, 77, 94, 468, 552
- Schwindel (DHI)	523	Gegenstände anheben und tragen	570
- Multiple Sklerose (MSQPT)	533	gehen	
- Parkinson (PDQ-39)	553	- ADL Skala	58, 65, 71, 81, 106
Fatigue Severity Scale	546	- allgemeine Gesundheit	570

- ALS 516
- Bewegungsmuster 160, 288, 479, 560
- Gehgeschwindigkeit 160, 150, 177
- Gehfähigkeit 168, 177
- Gehhilfen s. Gehhilfen
- Gleichgewicht 312, 322, 332
- Hemiplegie 95, 150, 491, 495
- Mobilität 150, 154
- Multiple Sklerose 177, 532, 544
- Orthesen 106, 150, 136, 172, 479
- Parkinson 407, 553, 559
- Querschnittlähmung 106
- Schwindel 523
- Sturzangst 337
- Sturzrisiko 154, 287, 312, 322
Gehhilfe 136, 150, 160, 172, 280, 312, 322, 479
Generalisierbarkeit 34
Gesamtscore 579
Geselligkeit 66, 523
Gesichts- und Mundpflege 80, 81
Gesichtsfeld 471, 479
Gesundheitszustand, allgemein 570
Get up and go test 154
Glasgow Coma Scala 39
GCS 39
Gleichgewicht 259, 289
  - bei Schlaganfall 326
  - beim Gehen 312, 322, 332
  - Gleichgewichtsstörungen 522
Glossar 577
GMFM 140
Goal Attainment Scaling 117
Goldstandard 580
Grobmotorik 580
  - bei Zerebralparese 140
Gross Motor Function Measure 140
Gültigkeit 29
Gütekriterien 580
Guyatt, Koeffizient nach 32

H

H&Y 564
Haltung, Parkinson 407
Haltungskontrolle 371
Hand- und Armgebrauch 570
Handgebrauch 183, 235
Handkraft 235, 431

Harn- s. Kontinenz
Hausarbeiten 505, 523, 553
heben
  - Arm-Hand-Funktion 183, 209, 235, 246
  - Gleichgewicht 298
  - GMFM 128
  - Multiple Sklerose (MSQPT) 533
  - Mobilität (RMI) 136
  - Schlaganfall (SIS) 506
Hemiplegie s. Schlaganfall
Herzfunktionen 49, 58
Hindernisse umgehen 312
hinlegen 141
Hirnschlag s. Schlaganfall 580
Hirnverletzung 39
  - allgemeine Gesundheit 570
  - Arm-Hand-Funktion 208, 253
  - Bewusstsein 39, 44
  - Selbständigkeit 51, 68
hocken, Zerebralparese 141
Hoehn und Yahr Klassifizierung 564
HOPS 55, 580

I

ICC 28, 580
ICF 25, 581
ICF-Linking Regeln 26, 583
IGPTR-N 9, 23, 593
Inhaltsvalidität 29, 581
innere Konsistenz 581
Intentionstremor 417
Interessengemeinschaft Physiotherapie
  in der Neurorehabilitation 9, 23
International Classification of Functioning, Disability and Health 25, 581
Internationale neurologische Standard-Klassifikation für Querschnittlähmungen 381
International Standards for Neurological Classification of Spinal Cord Injury 381
Internationale Klassifikation der Funktionsfähigkeit, Behinderung und Gesundheit 25, 581
interne Konsistenz 28, 581
Interrater-Reliabilität 27
Intertester-Reliabilität 27
Intervallskala 581, 587

Intimhygiene
- FIM 66
- Querschnitt (SCIM) 113
Intraclass-Correlation-Coefficient 28, 581
Intrarater-Reliabilität 27, 582
Intratester-Reliabilität 27, 582
ISNCSCI 381
Item 582

J

JAMAR Dynamometer 431

K

Kappawert 28, 582
kardiorespiratorische Belastbarkeit 160
kauen 50
Kennmuskel 381
Kinästhesie 357
kleiden
- ALS 515
- ADL-Skalen 66, 81, 95
- Neglekt 435
- Frühreha 59
- Parkinson 553
- Querschnitt 106
- Schlaganfall 505
- Arm-Hand-Funktion 236
klettern s. Treppensteigen
klinische Skala für contraversive
Pusher-Symptomatik 440
knien
- Zerebralparese 141
Koeffizient nach Guyatt 32
kognitive Funktionen 433-468
Koma-Remissions-Skala 44
Kommunikation
- ADL Selbständigkeit 66, 71, 95
- ALS 515
- Hemiplegie 471, 479, 491
- Koma 39, 44
- Parkinson 407, 553
- schwere Hirnschädigung 58
konkurrente Validität 29, 582
Konstruktvalidität 29, 582, 589

Kontinenz (Blase, Darm, Toilette ben.)
- ADL-Skalen 58, 65, 80, 94, 101
- Hemiplegie 77, 491, 505
- Querschnittlähmung 106
- schwere Hirnschädigung 49
Kopfkontrolle 50
Körperpflege, waschen, ankleiden, duschen
- allgemeine Gesundheit SF-36 570
- ALS 515
- ADL-Skalen 58, 65, 71, 77, 80, 94
- Hemiplegie 137, 491, 505
- Neglekt 435
- Querschnittlähmung 106
Körperposition wechseln oder beibehalten
s. bücken, aufstehen, drehen im Liegen,
knien, Haltung, stehen, Transfer, Lagerung
Körpersprache 407
Korrelation 28, 582
krabbeln, Zerebralparese 141
Kraft 424
Kriterium, externes 33
Kriteriumsvalidität 29, 582
Kurtzke Scale 540
KVIQ-G 456

L

Lagerungstoleranz 50
Lagesinn 357
Lernfähigkeit 96
lesen
- Selbständigkeit 72
- Schlaganfall 510
- Schwindel 523
Linking-Regeln 26, 583

M

manuelle Muskelfunktionsprüfung 424
manueller Muskelfunktionstest
MAL 213
MAS 399
MCID 32, 583
MDC 32
Medical Research Council 424
MESUPES 243

Meta-Analyse 583
Miktion s. Kontinenz
Mimik 50
minimal clinically important
   difference 32, 583
minimal detectable change 32, 583
minimal erkennbare Veränderung 32, 583
minimale klinisch relevante Veränderung 32, 583
Mini Mental Status Test 468
MMST 468
Mobilität
   - Assessments 129-179, 479
   - in ADL Skalen 50, 71, 106, 131, 491
   - Gleichgewicht und Sturzrisiko 257-346, 522
Modified Ashworth Scale 399
Modified Caregiver Strain Index 571
Modified Rankin Scale 491
Morse Sturz Skala 343
Motor Activity Log 213
Motor Evaluation Scale for Upper Extremity in Stroke Patients 243
Motorik
   - Gesicht 472
   - Arme 411, 472
   - Beine 472
motorische Funktionen 369-431
Krankheitsspezifische Messungen 469-575
MRS 491
MSS 343
MSQPT® 532
Multiple Sklerose
   - Ataxie 411, 540
   - Behandlung 532
   - Einschränkungen 540
   - Ermüdbarkeit 546
   - gehen 168, 177
   - Mobilität 136
   - Motorik untere Extremitäten 177
   - subjektiver Gesundheitszustand 532
   - Tremor 411
Multiple Sclerosis Questionnaire for Physiotherapists® 532
Muskelkraft 424, 479
   - Kraftmesszelle 430
Muskeltonus s. Tonus

N

Nahrungsaufnahme (s. auch Essen) 58, 106
National Institute of Health Stroke Scale 471
Neglekt
   - allgemeine Selbständigkeitsskala 94
   - Beobachtung bei Aktivitäten 435
   - Schlaganfallskala 472
Neurodynamik 422
Neurologischer Status 369-431
NHPT 190
NIH-SS 471
Nine-hole-peg Test 190
Nominalskala 28, 584, 587
Normwerte 584
Nottingham Sensory Assessment 362
NRS 367
Numeric Rating Scale 367
Numerische Einschätzungsskala 367

O

Oberflächensensibilität 349
obere Extremitäten 181-256

Objektivität 584
Odds 584
Odds Ratio 584
Ödem 253
Ordinalskala 585, 587
Orientierung
   - ADL Skalen 58, 71, 94
   - Hemiplegie 471
   - Koma 39, 44
   - Neglekt 435
Orthesen zum Gehen 136
   - Querschnittlähmung 111, 113, 172
   - Hemiplegie 151, 479

P

Parkinson
   - gehen/ Gangstörungen 559
   - Klassifizierung 564
   - Lebensqualität 552
   - Motorik 407

- Rigidität	404
- Symptome und Behinderung	552
- Tremor	411, 564
Parkinson's Disease Questionnaire 39	552
PDQ-39	552
PAVK	585
Pearsons Korrelationskoeffizient	28, 585
PEG	44, 585
Performance Oriented Mobility Assessment	287
periphere Lähmung	236, 424
periphere Ursache	349, 364, 377, 424
periphere Neuropathie	353, 364
POMA	287
Post-Fall-Syndrom	336
prädiktive Validität	29, 585
Praktikabilität	26, 585
predictive validity	29, 585
Problemlösung	66, 67, 75, 76, 505
Proportionalskala	585, 587
Propriozeption	44, 352, 357, 388
psychometrische Kriterien	580, 585
Pusher-Symptomatik	440
p-Wert	585

Q

Querschnittlähmung	
- gehen	172
- Selbständigkeit im Alltag	106
- Sensibilität	381
- Klassifikation	381

R

r	585
r^2	585
randomisieren	585
Rasch-Analyse	586
Receiver Operating Characteristics Curve	586
Referenztest	586
Reflexe	377
- Bewusstsein/ Koma	39, 44
- Multiple Sklerose	540
- Schlaganfall	476, 487, 521
Reliabilität	27, 586
reliability	27, 586
Reproduzierbarkeit	27, 586
rennen	137, 141
Responsivität	**31**, 586
Retest-Reliabilität	27, 28, 32, 586
richtig negativ	30
richtig positiv	30
Rigidität	404
Rivermead Mobility Index	136
RMI	136
ROC-Analyse	586
Rollstuhl fahren	
- FIM	81
- CBS	435
Romberg-Test	388
rp	28
rs	28
Rumpfkontrolle	50, 131, 269, 499

S

SAS	495
Schädel-Hirn-Trauma	
- allgemeine Gesundheit	570
- Arm-Hand-Funktion	208, 236
- Bewusstsein	39
- Selbständigkeit	65
Schlaganfall	580
- Arm-Hand-Funktion	181-256
- Behinderung	65, 71, 80, 94, 491
- gehen	150, 168, 505
- Mobilität	129-179
- Motorik	371, 482
- Neglekt	435
- Neurologischer Schaden	471, 479
- Pusher-Symptomatik	440
- Schulter-Hand-Syndrom	253
- Stereognosie	362
schlucken	49, 58, 71
- ALS	515
Schmerz	
- allgemeine Gesundheit	570
- Intensität	367
- Parkinson	553
- Multiple Sklerose	532
- Schulter	371
- Schulter-Hand-Syndrom	253

schreiben
- FAM 72
- TEMPA 236
- Tremor (FTRS) 411
- ALS (ALSFRS) 515
- Multiple Sklerose (MSQPT) 533
- Parkinson (PDQ-39) 553
Schwindel 522
SCIM 106
SCP 440
Screening-Verfahren 587
SD 587
sehen 94, 479, 541
Selbständigkeit im Alltag 43-114
- allgemeine Skalen 65, 71, 80, 94
- ALS 515
- Frühreha-Barthel-Index 58
- Querschnittlähmung 106
- s. auch Körperpflege
Selbstwahrnehmung 570
SEM 587
Sensibilität
- Lage- und Bewegungssinn 357
- Oberflächen- 349
- Querschnittlähmung 381
- Schlaganfall Skala 472
- Stereognosie 362
- Tiefensensibilität 357
- Vibrationssinn 353
Sensitivität 30, 587
sensitivity-to-change 31, 587
sensorische Funktionen 347-367
sensorische Organisation des Gleichgewichts 280
Sensory Organisation Test 280
SF-36 570
SHS 253
Signifikanz 587
sitzen
- ADL Skalen 65, 80, 94
- ALS 515
- Gleichgewicht 268, 298, 332
- Hemiplegie 150, 371, 491, 495, 505
- Mobilität 136
- Mobilität und Rumpfkontrolle 131
- Pusher 440
- schwere Hirnschädigung 49
- Sturzrisiko 287
- Zerebralparese 140
SIS 504

Six Spot Step Test 177
Skalenniveau 587
SLR 422
Slump-Test 422
SOT 280
soziale Beziehungen
- Stroke Impact Scale 506
- Dizziness Handycap Inventory 523
soziale Interaktion 94
soziales Verhalten 66
Spastizität 394, 399
Spearmans Korrelationskoeffizient 28, 587
Spezifität 30, 587
Spinal Cord Independence Measure 106
Sprachverständnis s. Kommunikation
sprechen s. Kommunikation
springen 141
SRM 31, 588
SSST 177
Standardabweichung 588
Standardized Response Mean 588
Standardized Response Mean 31, 588
Standard Neurological Classification of Spinal Cord Injury 381
stehen
- Gleichgewicht 259, 280, 298, 332, 374, 441
- Hemiplegie-Skala 485
- Mobilität 136, 150
- Pusher Symptomatik 440
- schwere Hirnschädigung 50
- sensorische Organisation 280
- Schlaganfallskala 387
- Sturzrisiko 288
- Tremor 416
- Zerebralparese 141
steigen s. Treppensteigen
Stereognosie 362
Stigma 552
Stimmgabel 353
stossen 141
Straight Leg Raise Test 422
Stroke s. Schlaganfall
Stroke Activity Scale 495
Stroke Impact Scale 504
Stuhlkontinenz s. Kontinenz
Sturzrisiko 343
- Assessments 257-346
- funktionelle Reichweite 259
- gehen (DGI) 312

- Gleichgewicht	298
- Mobilität	154
- Postfall	336
- Tinetti-Test	287
- Sturzangst	336
Subskala	588
Systematische Literaturübersicht	588

T

Tandemstand	299
Tardieu-Skala	394
TCT	131
TEMPA	235
Temperament	94
test of upper limb apraxia	445
Test-Retest-Reliabilität	27, 588
Test d'Evaluation de la performance des Membres Supérieurs des Personnes Agées	235
Tiefensensibilität	357
Timed Up and Go	154
Tinetti-Test	287
TIS	269
Toilette benutzen s. Kontinenz	
Tonus	
- Frühphase	50
- Schlaganfall	371
- Spastizität	394, 399
- Multiple Sklerose	532
tragen von Gegenständen	
- Arm-Hand-Funktion	183, 208
- Zerebralparese	141
Transfer	
- ADL	66, 71, 80, 94, 136
- Gleichgewicht	298
- Hemiplegie	150
- Querschnittlähmung	106
- Schlaganfall	150, 505
- MS	544
- Schwere Hirnschädigung	50
Transitionsfrage	33
transkulturelle Anpassung	30, 588
Transpirationsindex	588
Transportmittel benutzen	72, 214, 523
Tremor	411, 407, 417
Treppensteigen	
- ADL Skalen	59, 66, 71, 80, 94
- allgemeine Gesundheit	570
- ALS	515
- Gehfähigkeit	171
- Gleichgewicht bei Fortbewegung	512, 322
- Mobilität	136
- Multiple Sklerose	151, 533
- Querschnittlähmung	106
- Schlaganfall	506
- Sturzangst	336
- Zerebralparese	141
trinken	
- ADL Skalen	58, 65, 71, 94
- Querschnittlähmung	106
Trunk Control Test	131
Trunk Impairment Scale	269
TUG	154
TULIA	445

U

Übereinstimmung	588
Übersetzung	30
umsteigen s. Transfer	
unbezahlte Tätigkeit	72
Unified Parkinson's Disease Rating Scale	407
unimanuelle Armaktivitäten	235
Unterberger-Tretversuch	388
unwillkürliche Bewegungen	
- Tremor	407, 411
- Intentionstremor	417
Upper Limb Neurodynamic Test	422
ULNT	422
UPDRS	407
Urinal	101, 112

V

Validität	29, 589
VAS	367, 452, 589
Vegetativum	49
Veränderung der Gesundheit	570
Veränderung der Lebensqualität	570
Verhaltensstörung	58
Verknüpfungs- oder Linking-Regeln	26, 583

verlagern 106, 150
- ADL Skalen 50, 59, 66, 71, 80, 95
- ALS 515
- Gleichgewicht 298, 317
- Surzrisiko 259, 288
- Mobilität 136, 180
- Querschnittlähmung 106
- Zerebralparese 140
verstehen s. Kommunikation
vestibuläre Funktion 259, 280, 298, 312
Vibrationssinn 353
Visuelle Analog Skala 367
Vorstellungsfähigkeit 456

W

Wachheit
- Schlaganfall 471, 479
- Hirnverletzung 39, 49
Wahrnehmung
- Assessments 433-468
- auditiv 50, 44
- Bewegung 357
- der eigenen allgemeinen Gesundheit 570
- Frührehabilitation 49
- Gleichgewicht 280
- Koma 44
- Lage 357
- Neglekt 435
- Orientierung 435
- Pusher 440
- räumlich visuell 94, 280, 435, 440
- Selbstwahrnehmung 570
- Stereognosie 362
- taktil 50, 45, 362, 472
- visuell 50, 44
- Zeit 570
Walking Index for Spinal Cord Injury 172
waschen s. Körperpflege
Weltgesundheitsorganisation 25, 589
WHO 25, 589
Willkürbewegungen 140, 270
- ALS 515
- Arm-Hand 183, 209, 236, 243, 371
- Bein 371
- Frührehabilitation 49
- Gleichgewicht 288
- Hemiplegie 371, 472, 479
- Koma 39, 44
- Multiple Sklerose 540
- Schlaganfallskalen 471, 487
- Tremor 411, 417
- Zerebralparese 140
WISCI 172
WMFT 208
Wolf Motor Function Test 208

Z

Zahnradphänomen 405
Zeitwahrnehmung 570
Zielerreichung 117
Zielsetzung 115-127
zittern 411
Zuverlässigkeit 27, 589

Zur Bedienung der CD-ROM

Systemanforderungen

- CD-ROM-Laufwerk
- Programm „Acrobat-Reader"
- Internet-Browser (z.B. Firefox, Internet Explorer oder Opera)

Inhalt der CD-ROM

Die CD-ROM enthält die im Buch vorhandenen Testformulare und Manuals im A4-Format.

Zugang zu den Dokumenten

Wird die CD-ROM ins CD-ROM-Laufwerk eingeschoben, wird diese automatisch aufgestartet und zeigt das Hauptfenster an.
Ist die CD-ROM bereits im Laufwerk, kann über "Arbeitsplatz" das Laufwerk mit Doppelklick gestartet werden. Die CD-ROM startet automatisch auf und zeigt das Hauptfenster an.
Über die Symbole des Hauptfensters gelangt man zu den einzelnen Dokumenten. Wird das Laufwerk über den „Arbeitsplatz" mit der rechten Maustaste über "Öffnen" angewählt, gelangt man zu den auf der CD vorhandenen Dokumenten. Die Dokumente können einzeln auch von hier aus geöffnet werden.

Orientierung auf der CD-ROM

Das Hauptfenster zeigt die auf der CD-ROM vorhandenen Dokumente mit Symbolen an. Durch Anklicken eines Symboles können Sie das Dokument betrachten. Mit der Taste Zurück aus dem Menü oben links im Browser kehren Sie vom Dokument wieder auf die vorherige Seite zurück.

Dokumente im PDF-Format

Die Dokumente sind im PDF-Format abgespeichert. Diese werden mit dem Programm "Acrobat Reader" angezeigt. Der Acrobat Reader kann, wenn nicht vorhanden, kostenlos im Internet heruntergeladen werden z.B. bei: http://get.adobe.com/de/reader/ [19.11.2010]

Ausdrucken der Dokumente

Jedes Dokument kann im Browsers über das Menü "Datei" und "Drucken..." ausgedruckt werden